HANDBUCH DER HAUT- UND GESCHLECHTSKRANKHEITEN

J. JADASSOHN

ERGÄNZUNGSWERK

BEARBEITET VON

G. ACHTEN · J. ALKIEWICZ · R. ANDRADE · R. D. AZULAY · H.-J. BANDMANN · R. BAUER · L. M. BECHELLI
M. BETETTO · H. H. BIBERSTEIN† · E. BOHNERT · R. M. BOHNSTEDT† · G. BONSE · S. BORELLI · W. BORN
O. BRAUN-FALCO · I. BRODY · S. R. BRUNAUER · W. BURCKHARDT† · J. CABRÉ · F. T. CALLOMONT† · C. CARRIÉ
H. CHIARI · G. B. COTTINI · H. J. CRAMER · R. DOEPFMER† · G. DOTZAUER · CHR. EBERHARTINGER
H. EBNER · G. EHLERS · G. EHRMANN · R. A. ELLIS · A. ENGELHARDT · F. FEGELER · E. FISCHER · H. FISCHER
H. FLEISCHHACKER · H. FRITZ-NIGGLI · H. GÄRTNER · O. GANS · M. GARZA TOBA · P. E. GEHRELS
M.GLOOR · F. GSCHNAIT · H. GÖTZ · L.GOLDMAN · H. GOLDSCHMIDT · A.GREITHER · H. GRIMMER · P.GROSS
TH.GRÜNEBERG · J.HÄMEL† · E.HAGEN · D. HARDER · W.HAUSER · E. HEERD · E. HEINKE · H.-J. HEITE
S.HELLERSTRÖM† · A.HENSCHLER-GREIFELT · J.J. HERZBERG · J. HEWITT · G.VON DER HEYDT · G.E. HEYDT
H. HILMER · H. HOBITZ · H. HOFF · K. HOLUBAR · J. HORÁČEK · G. HOPF · O. HORNSTEIN · L. ILLIG
W. JADASSOHN† · M. JÄNNER · E. G. JUNG · R. KADEN · K. H. KÄRCHER · FR. KAIL · K. W. KALKOFF
W.D. KEIDEL · PH. KELLER† · J.KIMMIG† · F. KLASCHKA · G.KLINGMÜLLER · N. KLÜKEN · W. KLUNKER
A.G. KOCHS† · H.U. KOECKE · FR. KOGOJ · G.W. KORTING · E. KRÜGER-THIEMER · H. KUSKE† · F. LATAPI
H. LAUSECKER† · P. LAVALLE · A. LEINBROCK · K. LENNERT · G. LEONHARDI · W. F. LEVER · W. LINDEMAYR
K. LINSER · H. LÖHE† · L. LÖHNER · L. J. A. LOEWENTHAL · A. LUGER · E. MACHER · F. D. MALKINSON
C. MARCH · J. T. McCARTHY · R. T. McCLUSKEY · K. MEINICKE · W. MEISTERERNST · N. MELCZER · A. M.
MEMMESHEIMER† · J. MEYER-ROHN · A. MIESCHER · G. MIESCHER† · P. A. MIESCHER · V. MISGELD
G. MORETTI · E. MÜLLER · A. MUSGER · TH. NASEMANN · FR. NEUWALD ·G. NIEBAUER · H. NIERMANN
W. NIKOLOWSKI · F. NÖDL · H. OLLENDORFF-CURTH · A. PASCHER · R. PFISTER · K. PHILIPP · A. PILLAT
H. PINKUS · P. POCHI · W.POHLIT · H. PORTUGAL† · M.I. QUIROGA · W. RAAB · R.V. RAJAM · B. RAJEWSKY†
J. RAMOS DE SILVA · H. REICH · R. RICHTER · G. RIEHL · H. RIETH · H. RÖCKL · N. F. ROTHFIELD
ST. ROTHMAN† · M. RUPEC · S. RUST† · T. ŠALAMON · S. A. P. SAMPAIO · R. SANTLER · K. F. SCHALLER
E. SCHEICHER-GOTTRON · R. SCHIFFTER · A. SCHIMPF · C. SCHIRREN · C. G. SCHIRREN† · H. SCHLIACK
W. SCHMIDT, MANNHEIM · W. SCHMIDT, MÜNCHEN · R. SCHMITZ · W. SCHNEIDER · U. W. SCHNYDER
H. E. SCHREINER · H. SCHUERMANN† · K.-H. SCHULZ · H.-J. SCHUPPENER · R. SCHUPPLI · E. SCHWARZ
J. SCHWARZ · M. SCHWARZ-SPECK · H.-P.-R. SEELIGER · R. D. G. PH. SIMONS† · J. SÖLTZ'SZÖTS · E. SOHAR
C. E. SONCK · H. W. SPIER† · R. SPITZER · D. STARCK · Z. STARY · G. K. STEIGLEDER · A. STEPPERT · O. STOCH-
DORPH · H. STORCK · J. S. STRAUSS · G. STÜTTGEN · M. SULZBERGER · A. SZAKALL† · L. TAMÁSKA
A. TANAY · J. TAPPEINER · J. THEUNE · W. THIES · W. UNDEUTSCH · G. VELTMAN · J. VONKENNEL†
F. WACHSMANN · G. WAGNER · W. H. WAGNER · E. WALCH · G. WEBER · R. WEHRMANN · K. WEINGARTEN
G. G. WENDT · A. WIEDMANN† · H. WILDE · A. WINKLER · D. WISE · A. WISKEMANN · P. WODNIANSKY
KH. WOEBER · H. WÜST · K. WULF · L. ZALA · H. ZAUN · J. ZEITLHOFER · J. ZELGER · M. ZINGSHEIM
L. ZIPRKOWSKI

HERAUSGEGEBEN GEMEINSAM MIT

R. DOEPFMER† · O. GANS · H. GÖTZ · H. A. GOTTRON† · G. W. KORTING
J. KIMMIG† · A. LEINBROCK · G. MIESCHER† · TH. NASEMANN · H. RÖCKL
C. G. SCHIRREN† · U. W. SCHNYDER · H. SCHUERMANN† · E. SCHWARZ
H.W.SPIER† · G.K.STEIGLEDER · H.STORCK · G.STÜTTGEN · A.WIEDMANN†

VON

A. MARCHIONINI†

ERSTER BAND · VIERTER TEIL A

SPRINGER-VERLAG
BERLIN · HEIDELBERG · NEW YORK
1979

NORMALE UND PATHOLOGISCHE PHYSIOLOGIE DER HAUT II

BEARBEITET VON

R. BAUER · E. BOHNERT · M. GLOOR · J. HORÁČEK
E. G. JUNG · F. KLASCHKA · R. SCHIFFTER
H. SCHLIACK · E. SCHWARZ

HERAUSGEGEBEN VON

E. SCHWARZ · H. W. SPIER† · G. STÜTTGEN

MIT 196 ABBILDUNGEN, DAVON 3 FARBIG

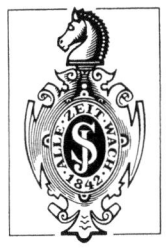

SPRINGER-VERLAG
BERLIN · HEIDELBERG · NEW YORK
1979

Prof. Dr. med. Eberhard Schwarz
Universitätshautklinik im Klinikum Steglitz, Hindenburgdamm 30,
1000 Berlin 45

Prof. Dr. med. Günter Stüttgen
Universitätshautklinik im Rudolf-Virchov-Krankenhaus,
Augustenburger Platz 1, 1000 Berlin 65

ISBN-13: 978-3-642-46394-5   e-ISBN-13: 978-3-642-46393-8
DOI: 10.1007/978-3-642-46393-8

CIP-Kurztitelaufnahme der Deutschen Bibliothek. Handbuch der Haut- und Geschlechtskrankheiten / J. Jadassohn. Bearb. von G. Achten ... hrsg. gemeinsam mit ... von A. Marchionini. – Berlin, Heidelberg, New York: Springer. Ergänzungswerk. NE: Jadassohn, Josef [Begr.]; Achten, Georges [Bearb.]; Marchionini, Alfred [Hrsg.] Bd. 1. Teil 4. A. Normale und pathologische Physiologie der Haut: 2 / bearb. von R. Bauer ... Hrsg. von E. Schwarz ... – 1979. NE: Bauer, Ralf [Bearb.]; Schwarz, Eberhard [Hrsg.]

Das Werk ist urheberrechtlich geschützt. Die dadurch begründeten Rechte, insbesondere die der Übersetzung, des Nachdrucks, der Entnahme von Abbildungen, der Funksendung, der Wiedergabe auf photomechanischem oder ähnlichem Wege und der Speicherung in Datenverarbeitungsanlagen bleiben, auch bei nur auszugsweiser Verwertung, vorbehalten. Bei Vervielfältigungen für gewerbliche Zwecke ist gemäß § 54 UrhG eine Vergütung an den Verlag zu zahlen, deren Höhe mit dem Verlag zu vereinbaren ist.

© Springer-Verlag Berlin Heidelberg 1979
Softcover reprint of the hardcover 1st edition 1979

Die Wiedergabe von Gebrauchsnamen, Handelsnamen, Warenbezeichnungen usw. in diesem Werk berechtigt auch ohne besondere Kennzeichnung nicht zu der Annahme, daß solche Namen im Sinne der Warenzeichen- und Markenschutz-Gesetzgebung als frei zu betrachten wären und daher von jedermann benutzt werden dürften.

Satz: Joh. Roth sel. Ww., München.

Vorwort

Entsprechend dem Leitmotiv der Ergänzungsbände I/1–4, Struktur und Funktion der Haut, werden in den beiden letzteren die normale und pathologische Physiologie behandelt. Der neue Band I/4 A folgt dabei seinem Vorgänger I/3 nach ca. 15 Jahren und hat sich dabei dem Fluß der physiologischen Hautforschung angepaßt. Die Bedenken von J. Jadassohn im Vorwort zum Band I/1 1928, daß für ein zusammenfassendes Werk alles noch zu sehr im Fluß ist, gelten heute mehr denn je, und somit erscheint die Terminsetzung für den Abschluß eines Teilgebietes als Handbuchbeitrag mehr oder weniger willkürlich. Dieser Band wurde im Geiste von H.W. Spier – verstorben am 30. 11. 1975 – erstellt und in seinen Grundzügen von ihm schon in den frühen 60iger Jahren konzipiert. In dem Bemühen um eine zügige Herausgabe erwies sich angesichts bereits abgeschlossener und weiterhin noch nicht fertiggestellter Beiträge die Teilung des Bandes I/4 als zweckmäßig. Trotzdem waren leider große Verspätungen und sogar Rücktritte vom zugesagten Vorhaben nicht zu vermeiden.

Die angestrebte Verteilung des Gesamtstoffs der Physiologie der Haut, bei der die Kapitel der physikalischen und Sinnesphysiologie dem älteren Band vorbehalten waren, ist bei dem jetzt erscheinenden mehr chemisch orientierenden Band in großen Zügen beibehalten worden. Es ist sicher kein Zufall, daß die Bausteinbiochemie von einst mehr und mehr zur chemischen Physiologie der Struktur und des Stoffwechsels geworden ist. Mit den Hautoberflächenlipiden, der Arbeitsphysiologie der Hornschicht und der epidermalen Keratinisation, sowie – wenn auch nicht gleichermaßen auf die Peripherie beschränkt, mit der Lichtbiologie der Haut – sind insbesondere Funktionen der Haut als Grenzorgan zur Umwelt angesprochen. Dem steigenden Interesse an Kontrollmechanismen des Mausergewebes Epidermis wird das Kapitel Zyklo-Nukleotide gerecht. Die Neurophysiologie der Schweißsekretion ist vorwiegend als klinisch-diagnostischer Beitrag gehalten und kann als Vorgriff auf den Teilband B bereits gesehen werden, dem die Biochemie und Physiologie der Schweißsekretion, der Hautpermeation unter pharmakokinetischen Gesichtspunkten, sowie der Pharmakologie der Mikrozirkulation gewidmet sein sollen.

Berlin, im November 1978
E. Schwarz · G. Stüttgen

Inhaltsverzeichnis

Biochemie der epidermalen Keratinisation. Grundzüge der pathologischen Verhornung. Von
Prof. Dr. E. Schwarz, Berlin. (Mit 39 Abbildungen) 1
   I. Einführung 1
     1. Die Stellung der Keratinisation im Rahmen der Zell-Phänomenologie 3
   II. Makromolekulare epidermale (epitheliale) Strukturen 4
     1. Faserproteine (α-Protein, α-Keratin) 4
     2. Löslichkeit epidermaler (epithelialer) Proteine 15
     3. Matrix-Proteine 25
     4. Keratohyalin (Trichohyalin) 28
     5. Zellmembran-Komplex 34
       a) Biologische Membranen 34
       b) Hornzell-Membranen („Membran-Proteine") 36
       c) Interzellular-Zement, Glykokalyx 41
       d) Desmosomen 44
     6. Lyosomen, Keratinosomen, Hydrolasen 44
   III. Lipide und Keratinisation („Hornschichtfette") 48
   IV. Molekularbiologische Untersuchungen zur Keratinisation 54
   Post-synthetische Protein-Modifikationen während der Keratinisation 64
   V. Die wasserlöslichen, kleinmolekularen Inhaltsstoffe epidermaler Verhornungsprodukte . 66
   Keratogene Abbauprodukte von Nichtkeratinen 78
   VI. Phylogenese der Keratinisation 83
   Embryonale Entwicklung und „embryonale Induktion" 88
   Literatur 90

Regulatoren des epidermalen Zellzyklus. Von Dr. R. Bauer, Berlin. (Mit 8 Abbildungen) 117
   I. Einleitung 117
   II. Epidermaler Zellzyklus 118
   III. Regulatoren für Proliferation und Differenzierung 119
   IV. Regulation des epidermalen Zellzyklus 122
     1. Zyklische Nukleotide 122
       a) c-AMP 122
       b) c-GMP 126
       c) Einfluß von c-AMP und c-GMP auf Proliferation und Differenzierung der Epidermis 126
     2. Prostaglandine 129
     3. Chalone 133
     4. Epidermaler Wuchsfaktor 134
   V. Psoriasis – eine entgleiste Zellzyklusregulation 136
     1. Epidermaler Zellzyklus bei Psoriasis vulgaris 136
     2. Zyklische Nukleotide bei Psoriasis 138
       a) c-AMP 138
       b) c-GMP 142
     3. Die psoriatische Zellmembran – ein defekter Regulator der Proliferation ... 142
   Literatur 143

Arbeitsphysiologie der Hornschicht in Grundzügen. Von Prof. Dr. F. Klaschka, Berlin.
(Mit 21 Abbildungen) 153
   I. Einleitung 153
      1. Haut, Arbeit, Umwelt 153
      2. Abgrenzung des Stoffgebietes 154
  II. Das Stratum corneum: Entstehung und Aufbau 155
      1. Die Epidermis als Ganzes 155
      2. Regulation der Epidermiszellreproduktion 159
      3. Verhornung der Epidermiszelle 162
         a) Keratinozyt 163
         b) Interzellulärräume (IZR), Desmosomen (D) 165
         c) Dermo-epidermale Separation 168
      4. Textur der Hornschicht 169
         a) Morphodynamik 169
         b) Kolumnär-Strukturen 169
         c) Hornzelltypen 172
         d) Hornschicht-Teilzonen (sub-layers) 173
         e) Strukturmerkmale der Korneozyten 174
         f) Desquamation 176
 III. Bausteine der Hornschicht 177
      1. Chemische Analysen 177
         a) Skleroproteine 178
         b) Wasserlösliche Inhaltsstoffe, Wasserbindung 179
         c) Lipide 180
      2. Barrieren 182
         a) Perspiratio insensibilis 182
         b) Penetration, Permeabilität 183
         c) Wasserstoffionenkonzentration. Puffer-Kapazität 184
      3. Ökologie. Mikroflora 185
 IV. Physikalische Hornschichtanalysen 186
      1. Methodische Grundlagen 186
      2. Hautrelief 186
      3. Hornzelldiagnostik 188
      4. Hornschichtfestigkeit und -abreißbarkeit. Stripping-Methode 190
      5. Hornschichtgravimetrie 192
      6. Hornschichttransparenz 193
      7. Hornschichtdicke. Meßmethoden und Ergebnisse 199
      8. Biomechanische Eigenschaften 204
  V. Reaktive Hornschichtveränderungen 204
      1. Adaptionsphänomene 204
         a) Lichtschwiele 205
         b) Druckschwielen 205
         c) Chemische Schwiele „Hardening" 206
         d) Akanthosetest 207
      2. Pathophysiologie. Epidermis-Irritation 208
         a) Hornschichtabrisse. Stripping 208
         b) Zellproliferation (bei Psoriasis) 210
         c) Antiproliferationseffekte 211
         d) In vitro-Versuche 212
      3. Iterative Traumatisierung. Exsikkation 213
         a) Belastungsgrenze 213
         b) Funktionelles Zusammenspiel 214
         c) Eluationsstudien 216
      4. Reinigung und Pflege der Haut 217
 VI. Hornschicht-Funktionsprüfung 218
      1. Zielsetzung: Ekzemprophylaxe 218

2. Diagnostische Methoden 220
   a) Kontaktproben. Läppchentest 221
   b) Alkalineutralisationsprobe 223
   c) Alkaliresistenzprobe 224
   d) Permeabilitätsproben 225
   e) Lösungsmittelresistenztest 226
   f) Schmerzpunktbestimmung 226
3. Funktionelle Hornschichtdiagnostik 227
   a) Methodische Voraussetzungen 227
   b) Klinische Untersuchungsbefunde 228
   c) Ergebnisse physikalischer Hornschichtanalysen 229
Literatur 232

Über die Hautoberflächenlipide. Von Prof. Dr. M. Gloor, Heidelberg und Prof. J. Horáček, Brnō. (Mit 23 Abbildungen) 263

I. Nomenklatur, Menge und grobe Zusammensetzung der Hautoberflächenlipide 263
II. Methoden 267
    1. Quantitative Bestimmungsmethoden für die Hautoberflächenlipide und Gewinnung von Material für die Analysen der Zusammensetzung der Hautoberflächenlipide 267
       a) Direkte Extraktionsmethoden 268
       b) Adsorptionsmethoden 269
    2. In der Analyse der Hautoberflächenlipidzusammensetzung angewandte Untersuchungsmethoden 271
       a) Erfassung physikalischer Eigenschaften der Hautoberflächenlipide ... 271
       b) Einfache biochemische Parameter der Hautoberflächenlipide 271
       c) Bestimmung der Einzelkomponenten der Hautoberflächenlipide 272
       d) Chromatographische Methoden 273
III. Zusammensetzung der Lipidkomponenten der Hautoberfläche 275
    Freie Fettsäuren und Glyzeride 275
    Wachsester 279
    Squalen und Sterine 280
    Polare Lipide 281
    Paraffine 282
IV. Lipogenese und Entleerung der Talgdrüsen 284
    1. Lipogenese 284
    2. Entleerung der Talgdrüse 292
V. Änderung der Menge und Zusammensetzung der Hautoberflächenlipide unter verschiedenen Umständen 296
    1. Hautoberflächenlipidmenge 296
       a) Hereditäre Faktoren 296
       b) Lebensalter und Geschlecht 297
       c) Sexualhormone 298
          α) Androgene 298
          β) Antiandrogene 300
          γ) Östrogene 300
          δ) Gestagene 300
       d) Andere Hormone 301
          α) Nebennierenrindenhormone 301
          β) Hypophysenhormone 301
          γ) Schilddrüsenhormone 301
          δ) Andere Hormone 301
       e) Ernährung 302
       f) Zentralnervensystem 302
       g) Innere Erkrankungen 302
       h) Umweltfaktoren 302
       i) Medikamente 303
          α) Beeinflussung der Talgdrüsenentleerung 303
          β) Therapeutisch ausnützbare Hemmung der Lipogenese 303
          γ) Therapeutisch nicht ausnützbare Hemmung der Lipogenese 304
          δ) Sekretionssteigernde Pharmaka 304

2. Zusammensetzung der Hautoberflächenlipide 304
  a) Alter und Geschlecht 305
  b) Sexualhormone 306
  c) Ernährung 306
  d) Umweltfaktoren 306
  e) Zentralnervensystem 307
  f) Innere Erkrankungen 307
  g) Medikamente 307
    α) Einwirkung auf die Relation freie Fettsäuren/Triglyzeride auf der nicht behaarten Haut 307
    β) Beinflussung der Relation freie Fettsäuren/Triglyzeride in den Kopfhaut- und Haarlipiden 308
    γ) Beeinflussung der Relation epidermale Lipide/Talgdrüsenlipide in den Kopfhaut- und Haarlipiden 311
VI. Die physiologische Bedeutung der Hautoberflächenlipide 311
VII. Bedeutende Abweichungen in Eigenschaften, Menge und Zusammensetzung der Hautoberflächenlipide bei verschiedenen Dermatosen 313
  1. Seborrhoea oleosa und Seborrhoea sicca 314
  2. Acne vulgaris 316
  3. Seborrhoisches Ekzem 320
  4. Rosazea 321
  5. Psoriasis vulgaris 322
  6. Kopfhauterkrankungen 323
  7. Ekzeme 324
  8. Hauttumoren 324
  9. Infektiöse Hautkrankheiten 325
Literatur 325

Neurophysiologie und -Pathophysiologie der Schweißsekretion. Von Prof. Dr. H. Schliack, Hannover und Prof. Dr. R.Schiffter, Berlin. (Mit 78 Abbildungen) 349
  I. Einführung und Begrenzung des Themas 349
  II. Arten der Schweißauslösung 350
  III. Historische Daten 352
  IV. Alte und neue Theorien zur Neurophysiologie der Schweißsekretion 355
  V. Zum Problem der schweißhemmenden Nervenbahnen 359
  VI. Adrenergisches Schwitzen 360
  VII. Anatomie und Physiologie der Schweißdrüseninnervation 361
    1. Gehirn 361
    2. Rückenmark 368
    3. Die Beziehungen der vegetativen Efferenzen zu der segmentalen Gliederung des menschlichen Körpers 370
    4. Spinalnervenwurzeln 374
    5. Truncus sympathicus 375
    6. Plexus und periphere Nerven 381
    7. Besonderheiten der Schweißsekretion im Bereich des Gesichts 385
  VIII. Folgerungen aus den anatomisch-physiologischen Fakten für die klinische Diagnostik ... 392
  IX. Klinisch brauchbare Untersuchungsmethoden 394
    Technik des Ninhydrin-Tests 396
  X. Störungen der Schweißsekretion bei speziellen neurologischen Krankheitsbildern 400
    1. Zerebral ausgelöste Störungen der Schweißsekretion 401
    2. Spinal verursachte Störungen der Schweißsekretion 405
      a) Querschnittsläsionen 405
      b) Chordotomien 410

3. Störungen der Schweißsekretion bei Syringomyelie 411
4. Störungen der Schweißsekretion bei Poliomyelitis 412
5. Störungen der Schweißsekretion bei Spinalnervenwurzelläsionen 413
6. Störungen der Schweißsekretion beim Zoster 415
7. Viszerosudorale Reflexe bei Erkrankungen innerer Organe 417
8. Störungen der Schweißsekretion isolierter Grenzstrangläsionen 419
9. Störungen der Schweißsekretion bei Läsionen von Plexus brachialis und lumbosacralis 426
10. Störungen der Schweißsekretion bei peripheren Nervenläsionen 427
11. Störungen der Schweißsekretion im Bereich des Gesichts 433
Das sogenannte Geschmacksschwitzen 436
XI. Besonderheiten des palmoplantaren Schwitzens 442
Der „Lügendetektor" 443
XII. Chirurgische Therapie von isolierten Hyperhidrosen 443
1. Technisches Vorgehen 445
2. Indikation 446
3. Nebenwirkungen 446
Literatur 446

Lichtbiologie der Haut. Von Prof. Dr. E.G. Jung, Mannheim und Dr. E. Bohnert, Mannheim. (Mit 27 Abbildungen) 459
I. Einleitung 459
II. Die Voraussetzungen 459
  1. Physikalische Grundlagen 459
  2. Einheiten und Meßgrößen 461
  3. Lichtquellen 462
    a) Die Sonne 462
    b) Künstliche Lichtquellen 463
    c) Isolierung von bestimmten Banden oder Wellenlängenbereichen 466
    d) Laser 467
  4. Strahlungsmessung 468
III. Primäre und sekundäre Strahlungseffekte 469
  1. Die photochemischen Gesetze 469
  2. Absorption von Strahlungsenergie 470
  3. Photobiologische Sekundärreaktionen 473
IV. Strahlungseffekte der Haut auf molekularer Ebene 474
  1. Bildung freier Radikale 474
  2. Urokaninsäure 474
  3. Aminosäuren und Proteine 475
    a) Photochemische Reaktionen an Aminosäuren und Proteinen 475
    b) Lichtwirkung auf Enzyme 476
  4. Steroide 478
    a) Vitamin D 478
    b) Andere Steroide 480
  5. Desoxyribonukleinsäure (DNS) 480
    a) Pyrimidin-Photoaddukte 482
    b) Photoreaktionen an Purinen 483
    c) Photosensibilisierte Einzelstrangbrüche 483
  A. Reparatur von UV-induzierten DNS-Schäden 483
    a) Photochemische in situ Monomerisierung von Thymindimeren 483
    b) Enzymatische Photoreaktivierung („light repair") 484
    c) Exzisions-Reparatur („dark repair") 484
    d) Reparatur von Einzelstrangbrüchen (rejoining, gap filling) 486
    e) Reparatur durch genetische Rekombination (post replicational repair, bypass repair) 486

B. Xeroderma pigmentosum 487
6. Ribonukleinsäure (RNS) 491
V. Strahlungseffekte an der Haut als Organ 491
1. Sonnenbrand (sunburn) 491
   a) Klinik des UV-Erythems 492
   b) Abhängigkeiten 492
   c) Die minimale Erythemdosis (MED) 493
   d) Aktionsspektrum 494
   e) Erythemgradation 496
2. Strukturelle und biochemische Befunde 496
   a) Epidermis 496
   b) Dermis 498
   c) Epidermale Beeinflussung der Dermis 499
3. Reparative Vorgänge 499
   a) Regeneration der Haut als Organ 500
   b) Reparatur der zellulären Schäden 501
VI. Spätschäden der Haut durch chronische Lichteinwirkung 505
1. Dermale Veränderungen 506
2. Epidermale Veränderungen 507
3. Kombinierte Strahleneffekte 508
VII. Sensibilisierte Lichtreaktionen 508
1. Phototoxische Dermatitis 510
2. Lichturtikaria 513
3. Photoallergie 515
4. Polymorphe Lichtdermatose (polymorphic light eruption, PLE) 519
Glossar 520
Literatur 522

Namenverzeichnis 541

Sachverzeichnis 586

Biochemie der epidermalen Keratinisation
Grundzüge der pathologischen Verhornung

Von

E. Schwarz, Berlin

Mit 39 Abbildungen

I. Einführung

Als Keratinisation oder Verhornung wird die Transformation lebender Epithelzellen in totes Hornmaterial bezeichnet. In der Phylogenese tritt die Keratinisation bei Wirbeltieren mit dem Beginn des terrestrischen Lebens in Erscheinung und ermöglicht offenbar die Anpassung an die neuen Umweltbedingungen. Die Hornschicht, das Produkt der epidermalen Verhornung, wird zum Resorptionshindernis für Substanzen aus der Umwelt und zur Barriere gegen eine schrankenlose Abgabe von Körperwasser.

In der Epidermis beinhaltet die Keratinisation einerseits die Formation besonderer Strukturen (z. B. Hornzellmembranen) und spezieller Proteine (z. B. Tonofibrillen, Keratohyalin), andererseits die Destruktion von Zellstrukturen, wie Zellkernen und -organellen, sowie den Um- und/oder Abbau von präformierten Keratinproteinen sowie von globulären Zellproteinen. Verhornungsanomalien sollen sowohl auf Störung des einen oder anderen Vorgangs beruhen.

Die Epidermis ist ein Mausergewebe, d. h. sie regeneriert sich während des ganzen Lebens, wobei der oft wechselnde Verlust verhornter Zellen an der Oberfläche bei regional variabler Zellpopulationsgröße (jeweilige Dicke lebender oder auch verhornter Epidermis) in einem dynamischen Gleichgewicht durch Mitosen an der Basis ausgeglichen wird. Die Keratinisation ist als Differenzierungsprozeß epithelialer Zellen aufzufassen, der in der Verhornung und damit im Zelltod kulminiert. Die Keratinisation stellt somit die eigentlich spezifische Funktion der Epidermis und bestimmter Anhangsgebilde (z. B. des Haarfollikels) dar, wenn man die Proliferation als (unspezifische) Basis-Funktion zur Erhaltung der Zellpopulation betrachtet, wobei die Intensität der beiden in einem umgekehrten Verhältnis zueinander zu stehen scheint.

Gemeinhin wurden als spezifische Produkte der Zelldifferenzierung keratinisierender Epithelien *Keratine* angesehen, wobei der Begriff Keratin zumeist auf kristalline, fibrilläre Proteine beschränkt blieb, die sich durch Doppelbrechung im polarisierten Licht und eine geordnete Röntgenstruktur oder ferner häufig durch Schwefel-Reichtum auszeichnen, wobei anscheinend historisch bedingt Analysen an Haar- und Wollstrukturen Pate gestanden haben. Keratine gehören offensichtlich – vielleicht nur übertroffen von Immunglobulinen – zu den heterogensten Proteinen. Grundsätzlich sind 6 Hauptgruppen zu unterscheiden (Fraser et al., 1972): Die Schwefel(S)-reichen und S-armen sowie Glycin-Tyrosin-reichen Gruppen der Säuger-*Hart*keratine, die (anscheinend ausschließlich S-reichen, faser-bildenden) Feder-Keratine, und die S-armen bzw. (allenfalls als Minorkomponente vorhandenen) S-reichen Epidermiskeratine.

In der Literatur wird die Bezeichnung Keratin mit recht unterschiedlicher Bedeutung verwendet (Mercer et al., 1964). Als Keratin werden der gesamte verhornte Gewebsanteil (Keratin-Schicht) oder Teile desselben (Keratin-Faser, -Filament, -Zelle) oder bestimmte S-reiche Proteine resp. solche mit besonderen Proportionen basischer Aminosäuren (Block, 1937) oder strukturell und chemisch absolut verschiedene Proteine (fibrilläre *und* amorphe (Matrix-)Proteine = „keratin pattern") benannt.

Analog werden unter Keratinisation die morphologischen und/oder chemischen Veränderungen des ganzen Gewebes verstanden (= Zell-Differenzierung), oder nur diejenigen unmittelbar unter dem verhornten Anteil (= keratogene Zone = Übergangs-Transit-Zone (T-Zellen)) oder die Anreicherung S-haltiger Aminosäuren (Zysteinisation) oder die Umwandlung von Zystein in Zystin (Zystinisation = „Härtung"). Finale und z. T. plötzliche, mit dem Blutgerinnungsvorgang verglichene Veränderungen (= „Konsolidierung") werden der speziellen (primären) Molekülstruktur bestimmter Proteine in Abhängigkeit vom Ionenmilieu oder „post-synthetischen", enzymkatalysierten Prozessen zugeschrieben.

Die vielfältigen Ausprägungen epithelialer Zellverhornung, wie Hornschicht, Haare, Stacheln, Nägel, Klauen, Federn usw., sind zwar prinzipiell vergleichbar, doch liegen ihnen meist andere morphologische und biochemische Gegebenheiten zugrunde. Grundsätzlich wären zwei Keratinisations-Typen zu unterscheiden: einer, bei dem eine Zellschicht mit zytoplasmatischen Granula (Keratohyalin, Trichohyalin o. ä.) durchlaufen wird (Epidermis, Haarwurzelscheiden, -Medullae), der zu „weichen" Keratinisationsprodukten führt und einer, bei dem ein Granula-Stadium ausbleibt (Haare, Nägel) und aus dem „harte" Verhornungsprodukte resultieren. Bei der Erhellung von Keratinisations-Vorgängen werden sicherlich nicht allein Analysen von (konsolidierten) Verhornungsprodukten Aufschluß geben können, sondern auch solche ihrer Vorläufer heranzuziehen sein, spezieller Proteine resp. Makromoleküle, die in der lebenden Epidermis gebildet werden. Als solche sind aus didaktischen Gründen getrennt zu behandeln: Faserproteine (α-Protein = Tonofibrillen-Protein), Matrixproteine und (membranlose) zytoplasmatische Granula, insbesondere Keratohyalin, wobei ein Kapitel „Löslichkeits-Verhalten epidermaler Proteine" zeigt, daß selten Reinprodukte der Vorgenannten erfaßt worden sind. Das gleiche gilt für Hornzell-Membrankomplexe, obwohl „Membranproteine" und Interzellularzement bzw. Glykokalyx versuchsweise separat behandelt werden. Die „Stellung der Keratinisation im Rahmen der Zellphänomenologie" berührt ältere Konzeptionen, die sie als Sonderfall einer Nekrobiose/Nekrolyse sahen, ohne daß die Bedeutung destruierender Prozesse bagatellisiert werden soll und bei den Hydrolyseprodukten, dem „Wasserlöslichen", aber auch bei „Lyosomen/Keratinosomen" erörtert wird. Neuere Auffassungen der Keratinisation gehen von einer programmierten Aufgabe entsprechender Zellen resp. Gewebe und infolgedessen von einem vorbestimmten Ablauf aus: „Molekularbiologie der Keratinisation" und „Postsynthetische Modifikationen".

Die Rolle der „Lipide bei der epidermalen Keratinisation" wird gesondert behandelt. Die „Phylogenese" schließlich soll Beziehungen der vorgenannten Keratinhauptgruppen zueinander aufzeigen, und die „Embryonale Entwicklung und embryonale Induktion" behandelt Kontrollmechanismen der Zell-Differenzierung („Zytogenese") und dermo-epidermale Wechselwirkungen.

Folgende Abkürzungen wurden verwendet:
MG = Molekulargewicht
SDS = Sodium Dodecyl Sulfate
KH = Kohlenhydrat

Die Stellung der Keratinisation im Rahmen der Zell-Phänomenologie

Letterer (1959) sieht in der Verhornung ein charakteristisches Beispiel des Überganges einer *anabiotisch-progressiven* in eine *katabiotisch-regressive* Dystrophie. Im Sinne Virchows ist sie eine „physiologische Degeneration" insofern, als besondere chemische Vorgänge eine Umgestaltung der Zelle verursachen, welche zu ihrem, hier allerdings der Norm entsprechenden, Untergang führt. In dieser Hinsicht steht sie der holokrinen Epithelzelle (Talgdrüse) gleich.

Die Gegenüberstellung orthologischen und pathologischen Geschehens mag zwar im Hinblick auf das Wirksamwerden gleicher Zellmechanismen sinnvoll sein. Die in der Verhornung kulminierende, epidermale Differenzierung stellt zwar „ein Zelleben unter dem Schatten des Todes" dar mit gewissen Parallelen zur Nekrobiose, es handelt sich aber *nicht* um eine Stoffwechsel*störung* als Voraussetzung für eine Degeneration oder Dystrophie, die zu den morphischen und chemischen Veränderungen führt, sondern um eine vorprogrammierte Entwicklung: „Die Epidermiszellen leben um zu sterben". Die Produktion von „Leichen", nämlich Hornzellen, ist ihre eigentliche Funktion. Der Stoffwechsel während der Keratinisation weist in der Tat auch autolytische Prozesse auf, wie bei der Nekrolyse, die allerdings zeitlich *vor* der „Nekrose", in diesem Fall dem Zelltod durch Keratinisation, liegen. Ein Ausbleiben derselben erst stellt eine Abweichung von der Norm dar, wie etwa die Kernpersistenz bestimmter Verhornungsstörungen (Parakeratosen).

Abbauvorgänge an Zellstrukturen während der epidermalen Keratinisation heben sich gegenüber der Nekrose allein schon durch die Regelhaftigkeit ab, mit der ihnen *alle* Zellen gleicher Differenzierung in einer Ebene des Gesamtverbandes, der keratogenen Zone, anheimfallen, während bei der Nekrose nicht von einer Differenzierungsfront gesprochen werden kann, da Zellen meist unterschiedlicher Lebensphasen betroffen sind.

Offensichtlich tragen etliche Prozesse der epidermalen Keratinisation den Charakter der Tätigkeit von Lyosomen, die eine Reihe hydrolytischer Enzyme gewissermaßen verpackt und von ihren Substraten getrennt enthalten, und ihre Rolle im Rahmen der Auto- und Heterophagie bei Zellschädigungen der Epidermis durch Licht oder Vitamin A im Überschuß hat geradezu Modellcharakter. Bei der epidermalen Keratinisation scheint aber eine programmierte Funktion der Lyosomen vorzuliegen, u. a. mit Auftreten spezieller Formen, wie Keratinosomen.

Der histochemische Nachweis hydrolytischer, für gewöhnlich lyosomenständiger Enzyme in der „keratogenen" Zone wurde mit ihrer Freisetzung unter Zerstörung der lyosomalen Membranen in Verbindung gebracht (u. a. Stüttgen u. Schäfer, 1974), oder mit einer a priori nicht an Strukturen gebundenen Aktivität derselben (Braun-Falco u. Rupec, 1967 u. a.), die möglicherweise zunächst in inaktiver Form als Isoenzyme im Programm der Zelldifferenzierung vorgesehen sind. Die Frage bleibt, ob die mit Erliegen der Zellatmung einhergehende Acidose sowie das Auftreten von Sulfhydrylverbindungen als Aktivatoren von Proteasen (Kathepsinen) als Voraussetzung für das Wirksamwerden der Hydrolasen oder als Folge ihrer einsetzenden Tätigkeit zu sehen ist. Man neigt heute wohl mehr der letzteren Auffassung zu und sieht in Parallele zur Embryologie „den physiologischen Zelltod als wichtigen Teil normaler Morphogenese" (Schweichel u. Merker, 1973), obwohl wenig über Trigger-Mechanismen bekannt ist. An einer synthetischen Aktivität ab ovo auch noch in der „keratogenen" Zone ist aufgrund autoradiographischer und molekularbiologischer Befunde nicht mehr zu zweifeln, so daß die epidermale Keratinisation insgesamt als aktiver, im Zellprogramm verankerter Vorgang angesehen werden muß, zu dem „ribosomale Mechanismen" beitragen, ohne daß sich „die Zellen deshalb an ihren eigenen Produkten zu Tode schocken" (Mercer, 1961), und die schließlich auch „post-synthetische" Zellprogramme einschließen.

II. Makromolekulare epidermale (epitheliale) Strukturen

1. Faserproteine (α-Protein, α-Keratin)

Die Existenz von Material mit geordneter Molekularstruktur, entweder faserförmig oder membranartig, ist durch seine optischen Eigenschaften im Polarisationsmikroskop erkennbar. Alle großen biologischen Fasern und insbesondere die in verhornten epithelialen Geweben geben eine *Doppelbrechung* im polarisierten Licht (Übersicht: Odland, 1964). Faserproteine sind zumeist Aggregate von vielen Molekülen, die geordnet nebeneinander liegen und bieten damit die Voraussetzung für Röntgenstrukturanalysen. Regelmäßigkeiten im Molekülbau geben sich bei hinreichender Ordnung als Identitätsperioden zu erkennen. Skleroproteine lassen sich u. a. danach in drei Gruppen einteilen:

1. β-Keratin- (Protein-) Gruppe: Identitätsperiode 6,5–7,0 Å
2. α-Keratin- (Protein-) Gruppe: Identitätsperiode 5,1–5,4 Å
3. Kollagen-Gruppe: Identitätsperiode 2,8–2,9 Å

Angesichts der astronomischen Zahl möglicher Kettenkonformationen ist es erstaunlich, daß die Röntgenstruktur-Analysen nur wenige fundamentale Hauptketten-Anordnungen in der Natur realisiert gefunden haben. Die ihre Funktion bestimmenden, spezifischen Differenzen zwischen Proteinen beruhen auf den funktionellen Gruppen der Seitenketten, nicht aber auf der für das Röntgenbeugungsmuster maßgeblichen Hauptkettenstruktur (Mercer, 1961). Für die Proteine mit dem Röntgenbeugungsmuster vom β-Typ wird eine *Faltblattstruktur* (Abb. 1) postuliert, die berücksichtigt, daß die Identitätsperiode um 5–10% kürzer ist, als sich für eine gestreckte Kette (Peptid-Rost) errechnen würde. Eine Faltblattstruktur mit gegenläufigen, antiparallelen Ketten liegt in der Seidenfibroin-β-Keratin-Gruppe vor (Abb. 4), eine mit gleichlaufenden parallelen Ketten tritt bei Dehnung des Haars auf („mechanische Stereoisomerie", Astbury, 1933).

Für die Proteine mit einer Röntgeninterferenz vom α-Typ wird eine schraubenförmige Struktur (α-Helix) postuliert, die aufgrund theoretischer Erwägungen als wahrscheinlichste Anordnung vorausgesagt war (Pauling u. Corey, 1950). Sie bildet sich auch bei synthetischen Polypeptiden spontan aus. Die als α-Helix bezeichnete Spiralform der Kette benötigt für eine Umdrehung 3,7 Aminosäurereste und weist eine Ganghöhe von 5,4 Å auf (Abb. 2).

<small>Auch am Aufbau löslicher Proteine (Sphäroproteine) ist die α-Helix als Ordnungsprinzip beteiligt. Die räumliche Ordnung „gefalteter" Proteinketten wird offenbar durch Bindungskräfte zwischen bestimmten Kettenabschnitten bewirkt.</small>

Der helikale Anteil ist in den einzelnen Proteinen sehr verschieden und liegt zwischen 10–75% (Karlson, 1972). Meist ist die Helix schon nach 2–3 Windun-

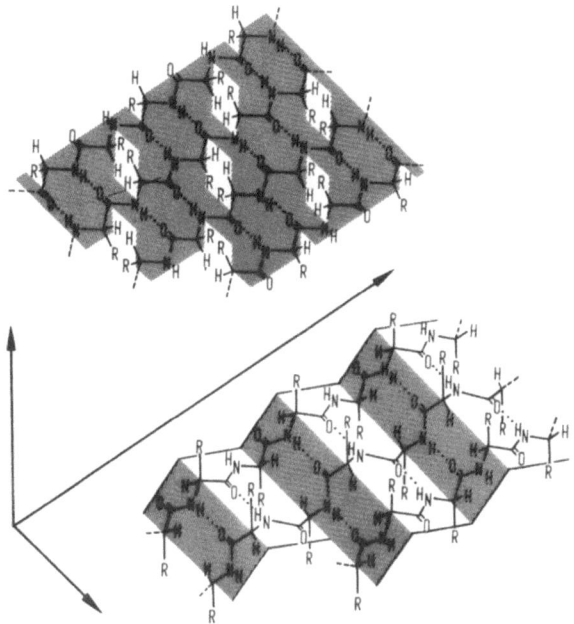

Abb. 1. Ebener „Peptidrost" (oben) und Faltblattstruktur (unten). (Aus Karlson, 1972)

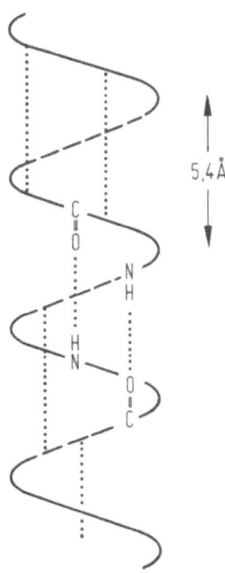

Abb. 2. α-Helix. Schraubenförmige Konformation der Peptidkette, Wasserstoffbrückenbindungen (........) innerhalb der Kette (stark schematisiert). (Aus Buddecke, 1976)

gen wieder unterbrochen durch „Zufallsknäuel" (random coil). Die Denaturierung von Proteinen entspricht dem Übergang von einem hochgeordneten in einen ungeordneten Zustand. Die Proteinkette entfaltet sich (denaturierte Proteine geben ein Röntgendiagramm vom β-Typ), zufällige Ausbildung von Nebenvalenzen zwischen Kettenabschnitten bewirkt die Unlöslichkeit, andererseits werden bisher im Inneren des Moleküls verborgene Gruppen (z. B. SH-Gruppen und Tyrosin-Reste) „demaskiert" und reaktionsfähig.

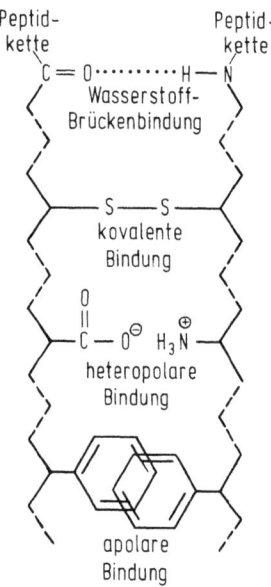

Abb. 3. Beispiele intramolekularer Bindungen in Proteinen. (Nichtpeptid-Bindungen). (Aus Buddecke, 1976)

Die *Kettenkonformation* (= Sekundärstruktur), wohl bereits durch die Aminosäurensequenz (= Primärstruktur) festgelegt, ist Konsequenz bindender Kräfte zwischen verschiedenen Abschnitten der Peptidkette. Die wichtigsten Bindungskräfte der Kettenkonformation und der Proteinkonformation (= Tertiärstruktur), die sich sowohl intra- wie intermolekular (intra- and interchain) zwischen funktionellen Gruppen der Seitenketten ausbilden können (Abb. 3), sind:

1. Hauptvalenzbindungen (covalent bonds)
   a) Disulfidbindungen zwischen zwei Zystein-SH-Gruppen
   b) ε-(γ-Glutamyl)-Lysin-Brücken
   c) Esterbindungen der Hydroxylgruppen des Serin oder Threonin, z. B. über Phosphorsäure (Phosphorsäure-Diester)

2. Nebenvalenzen
   a) Wasserstoffbrückenbindungen zwischen einer >C = O-Gruppe und dem Proton einer NH- oder OH-Gruppe, wenn sie sich auf einen Abstand von 2,8 Å nähern. Obwohl die Bindungsenergie sehr klein ist (= 1/10 der Hauptvalenz), kann ihre große Zahl die Kettenkonformation wesentlich beeinflussen. Das Schema zweier antiparallel resp. parallel angeordneter Peptidketten zeigt, daß

jede oder jede zweite Peptidbindung an einer Wasserstoffbrücke beteiligt sein kann (Abb. 4: „Peptidrost").

Wasserstoffbrücken sind auch zwischen einem Tyrosinrest und einer freien Carboxylgruppe bzw. einem Imidazolrest und einer Hydroxylgruppe möglich.

b) Heteropolare (Ionen)Bindung zwischen funktionellen Gruppen saurer (elektronegativ) und basischer (elektropositiv) Aminosäuren.

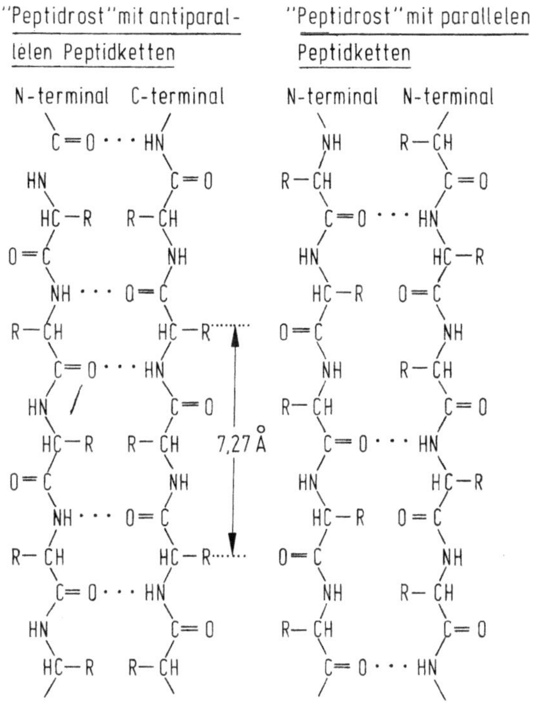

Abb. 4. „Peptidrost" mit antiparallelen Peptidketten (links). „Peptidrost" mit parallelen Peptidketten (rechts). (Aus Buddecke, 1976)

c) Apolare (hydrophobe) Bindungen zwischen apolaren Bereichen (Bereiche gleichmäßiger Elektronenverteilung) aliphatischer Aminosäuren und Phenylalanin infolge kurzzeitiger Asymmetrie der Verteilung und vorübergehender Dipolausbildung (van der Waals'sche Kräfte).

Keratine und keratinhaltige Gewebe werden häufig aufgrund von Röntgenstrukturanalysen als α-, β-, Feder- oder amorphe (γ)-Proteine klassifiziert (Abb. 5).

Bei Säugetieren findet sich als einziges Faserprotein sowohl in „harten" wie in „weichen" Verhornungsprodukten, aber auch als Vorläufer in den jeweils lebenden Epithelien, ein Protein mit partiell (zu etwa 50%) helikaler Struktur und einem Röntgendiagramm vom α-Typ. Bei Reptilien und Vögeln tritt zusätzlich in der Epidermis ein Federkeratin auf.

Die äquatoriale Reflexion des α-Protein von 9,8 Å (Abb. 6) gibt den Abstand zwischen den Peptidketten wieder, die Meridian-Reflexion von 5,1 Å die Steigungsperiodik der α-Helix. Keine Unterschiede bestehen hinsichtlich des

Röntgenbeugungsmusters von α-Protein resp. α-Keratin für Haare, Nägel und Hornschicht. Das der letzteren weist noch eine zusätzliche Meridian-Reflexion von 4,15 Å auf, die auf eine spezielle intramolekulare Lipid-Komponente zurückgeführt wird (Baden u. Goldsmith, 1972). Als Erklärung für eine Identitätsperiode von 5,1 Å statt 5,4 Å, wie das α-Helixmodell erwarten ließe, wird eine Verdrehung einzelner Helikes umeinander zu einem Kabel (Seil) vermutet, wobei sich die Identitätsperiode in der Faserrichtung verkürzt (Abb. 7).

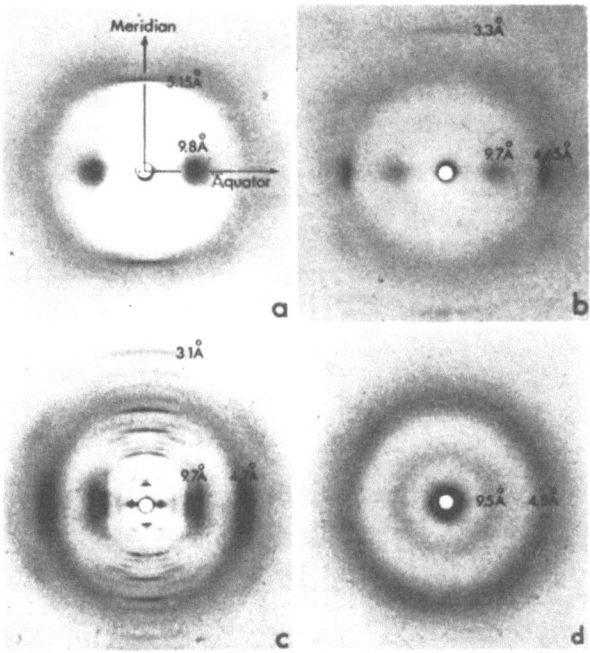

Abb. 5. Klassifikation der Keratine auf der Basis ihrer Weitwinkel-Röntgen-Diffraktions-Muster: (a) das α-Muster, (b) das β-Muster, (c) das Feder-Keratin-Muster, (d) das Muster amorphen Keratins. Die α-, β- und Feder-Muster können durch Abstandsdifferenzen der Meridian-Reflexionen unterschieden werden, die mit strukturellen Wiederholungen parallel der Richtung der Fibrillen-Textur korrespondieren. Die β- und Feder-Muster haben eine auffallende Äquatorial-Reflexion von ~ 4,7 Å, die im α-Muster fehlt. (Aus Fraser et al., 1972)

Die Anordnung der Peptidketten in den Mikrofibrillen des α-Keratins ist ein strittiges Problem und eine Reihe von Modellen sind diskutiert worden (Übersicht: Swanbeck, 1964). Die natürlichen Fasern – besonders gut untersucht ist die Wolle der Schafe – entsprechen nicht einfach einem Bündel von α-Helikes. Zwei oder drei Helikes sind zu einem „Seil" verdreht; elf solcher Seile bilden eine Protofibrille, wobei heute meist ein Modell favorisiert wird, das zwei Seile in der Mitte und neun außen liegend annimmt (9 + 2-Modell, Filshie u. Rogers, 1961). Die Protofibrillen haben einen Durchmesser von 70 Å und sind (im Hartkeratin der Säuger) in eine Matrix („Matrix"-(γ)-Protein") eingebettet.

Die Übereinstimmung des äquatorialen Röntgenbeugungsmusters mit dem kalkulierbaren bei Annahme einer 9 + 2-Anordnung der Mikrofibrille ist nicht groß (Abb. 8), so daß alternativ eine ringförmige Verteilung der „Verbundhelikes" (coiled coil ropes) vorgeschlagen wird.

Faserproteine (α-Protein, α-Keratin)

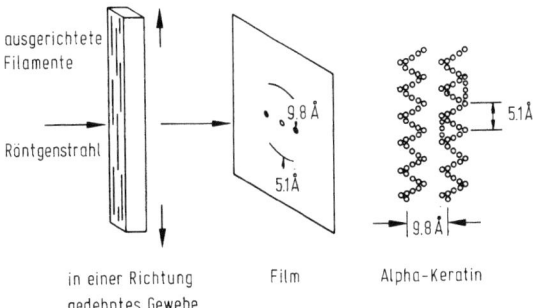

Abb. 6. Rechts die schematische Darstellung zweier benachbarter α-Keratinpeptide. Die Periodizität längs der Helix beträgt 5,1 Å. Die Helikes sind simplifizierend als überstark gewundene (supercoiled) Moleküle wiedergegeben. Die offenen Punkte repräsentieren intramolekulare (intrachain) Wasserstoffbrücken. Die Moleküle sind parallel der Orientierungsachse des gedehnten Gewebes angeordnet. Das Röntgendiffraktionsmuster des gesteckten Gewebes weist eine Meridialreflexion von 5,1 Å auf, die die Steigungsperiodizität repräsentiert, und eine Äquatorialreflexion von 9,8 Å, die der intermolekularen Distanz der beiden Peptide entspricht. Der weiße Kreis in der Mitte des Diagramms ist ein Artefakt des gebremsten Röntgenstrahls. (Aus Baden u. Goldsmith, 1972)

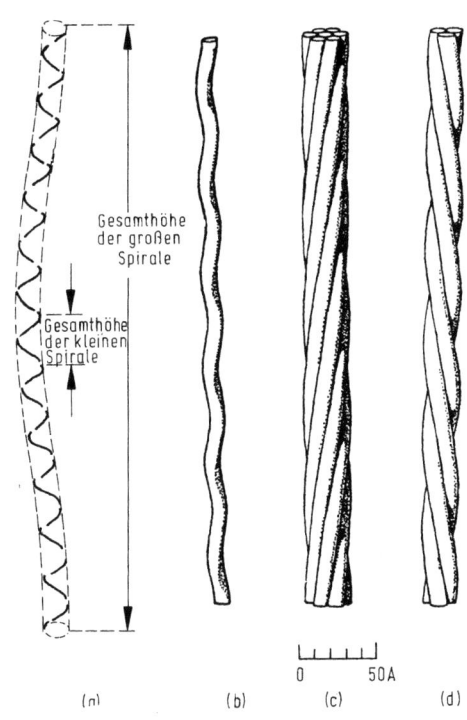

Abb. 7. Illustration der α-Helix-Verdrehung zu einer „Super-Helix" (a) und (b) und zwei mögliche Kombinationen der Super-Helix zu „Verbund-Helikes" (coiled coils), einem siebensträngigen Kabel (c) und einem dreisträngigen (d). (Aus Mercer, 1961)

Aufgrund des elektrophoretischen Verhaltens, der Aminosäurenzusammensetzung, der Molekülgröße und physikalischer Eigenschaften ist von einer Verschiedenheit des α-Proteins in Haaren, Nägeln und Hornschicht auszugehen, obwohl einzelne Molekülabschnitte durchaus sehr ähnlich sein könnten. Das α-Protein des Haars wie auch der Epidermis soll zur Hälfte aus helikalen Abschnitten und zur Hälfte aus Zufallsknäueln (random coils) bestehen, die sich jeweils in der Aminosäure-Zusammensetzung unterscheiden.

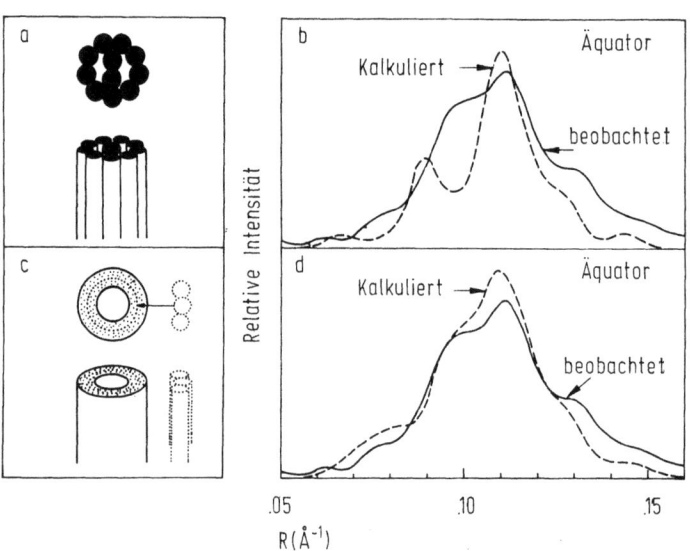

Abb. 8. Vereinbarkeit des 9 + 2 Modells der α-Keratin-Mikrofibrille (a) mit den gemessenen und kalkulierten äquatorialen Röntgen-Beugungsmustern (b). Das alternative „Ring-Core"-Modell (c) sieht eine ringförmige Verteilung der „Verbund-Helikes" (coiled coils) vor mit besserer Übereinstimmung der beobachteten und kalkulierten Werte (d). (Aus Fraser et al., 1972)

In Tabelle 1 ist die Aminosäure-Zusammensetzung des S-Karboxymethyl-Derivats (= SCMK-A) des α-Proteins der Wolle vor und nach Behandlung mit Pronase wiedergegeben, die die enzymresistenteren helikalen Portionen (bevorzugt) übrigläßt.

Die helikalen Fragmente weisen einen höheren Gehalt an Glutaminsäure, Alanin, Leuzin und Lysin bzw. einen niedrigeren Gehalt an Prolin, Serin, Glyzin und Zystein auf als das ganze α-Protein.

α-Proteine verschiedener Epidermisquellen weisen große Übereinstimmungen hinsichtlich der Aminosäure-Zusammensetzung auf (Tabelle 2). Die einschneidendsten Differenzen zwischen *epidermalem* α-Protein und dem des *Haars* betreffen offenbar den Prolin- und Zysteingehalt. Untersuchungen des helikalen und nicht-helikalen Anteils des *epidermalen* α-Proteins durch partielle enzymatische Digestion (Baden, 1970) analog den Studien an Wolle werden durch eine geringere Resistenz der Helikes erschwert. Chromatographische Trennungen des „angedauten" α-Proteins der Epidermis (Abb. 9) ergaben im ersten Peak noch relativ große Abbauprodukte, im zweiten Peak Bruchstücke mit MG zwischen 100000 und 200000, die weitgehend Helikes repräsentieren und im dritten Peak relativ kleinmolekulare Fragmente, vorzugsweise (zu-

Tabelle 1. Aminosäurenzusammensetzung des α-Proteins aus Wolle (SCMK-A) und ihrer nach Behandlung mit Pronase verbliebenen helikalen Fraktionen, Baden et al. (1972) (aus Crewther et al., 1965)

	SCMK-A[a]	Helikal-Fraktion[a] (Pronase behandelt)
Asp	8,0	10,7
Thr	4,7	3,6
Ser	9,4	6,6
Glu	14,1	21,8
Pro	4,0	1,1
Gly	8,8	2,8
Ala	6,3	7,9
Cys ($^1/_2$)	7,1	3,5
Val	6,3	5,3
Met	,5	<,2
Ile	3,3	4,0
Leu	9,6	13,8
Tyr	4,2	3,4
Phe	2,8	1,9
Lys	3,4	5,9
His	,6	,8
Arg	7,4	6,8

[a] Residuen/100 Residuen.

Tabelle 2. Aminosäurenzusammensetzung des α-Proteins menschlicher Epidermis und der von Kuhschnauzen (aus Baden et al., 1972)

	Kuhschnauzen[a]	Mensch
Asp	9,1[b]	9,2
Thr	4,0	4,0
Ser	11,1	9,1
Glu	14,1	13,0
Pro	1,4	2,7
Gly	16,4	18,5
Ala	6,7	5,1
Cys	0,6	ca.1,0[c]
Val	4,0	4,9
Met	1,3	1,2
Ile	3,5	4,9
Leu	9,2	9,8
Tyr	2,8	2,3
Phe	3,6	4,3
Lys	5,1	5,5
His	1,0	1,0
Arg	6,1	4,5

[a] säurelösliches α-Protein aus 1000 g-Fraktion (= „Präkeratin").
[b] Werte in Mol/100 Mol Aminosäuren (residues/100 residues).
[c] $2,75 \times 10^{-2}$ Mol/100 g.

nächst) aus nicht helikalen Portionen bestehend. Längere Einwirkung des Enzyms resultierte in einem sukzessiven Verlust von Peak 1 und einem graduellen Verlust von Peak 2 zugunsten von Peak 3.

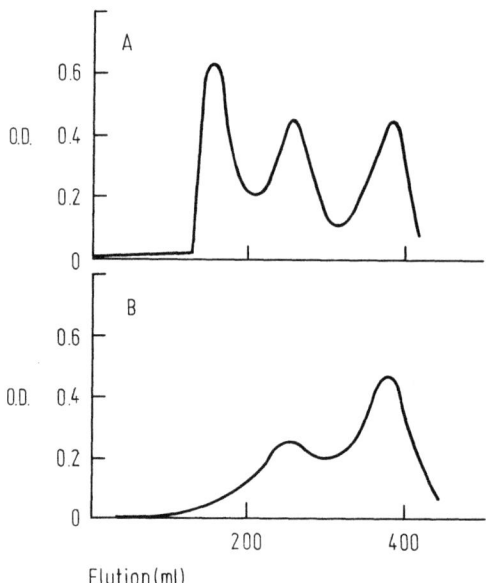

Abb. 9. Säulenchromatographische Fraktionen an Sephadex G-200 von S-Carboxymethyl-α-Protein menschlicher Epidermis nach Behandlung mit Trypsin für 15 min bei 4° C. (A) bzw. für 1 Std (B). (Aus Baden, 1970)

Mit Ausnahme von Zyst(e)in ist hinsichtlich der Differenzen in der Aminosäurenzusammensetzung (Tabelle 3) zwischen Peak 2 und 3 (vorzugsweise helikale resp. nicht helikale Abschnitte repräsentierend) der gleiche Trend wie bei den analogen Haaranalysen zu erkennen. Die helikalen Portionen des epidermalen α-Proteins zeichnen sich durch hohen Glutaminsäuregehalt aus, wobei die Relation der beiden sauren Aminosäuren Glutamin- resp. Asparaginsäure nahezu 2:1 wird, ferner sind relativ vermehrt Lysin, Leuzin und Arginin. Besonders auffällig ist die Verminderung von Glyzin und Prolin in den helikalen Portionen, ferner von Phenylalanin. Bezüglich S-haltiger Aminosäuren ist die erwartete Zyst(e)in-Minderung nicht so augenfällig (epidermales α-Protein ist ohnehin Zyst(e)in-ärmer als das analoge Säuger-Hartkeratin des Haars); Methionin findet sich sogar vermehrt.

Als Repräsentant der ersten Schritte der epidermalen Keratinsynthese ist das „säurelösliche Präkeratin" anzusehen (Baden u. Gifford, 1970; Baden et al., 1971 b). Nach Radiomarkierung mit Leuzin zeigte das aus den Sedimenten bei 1000 g bzw. 100 000 g eines Kuhschnauzen-Homogenats extrahierte Protein in Abhängigkeit von der Inkubationszeit eine Radioaktivitätsverteilung, die auf ein Präkursor (Mikrosomen-Fraktion = „100 000 g-pellet")-Produkt-Verhältnis schließen ließ (Abb. 10).

α-Keratin, das prinzipielle Struktur-Protein der Epidermis und sein Präkursor in der lebenden Epidermis, „Präkeratin", zeigen gleiche Verteilungsmuster bei SDS-Polyakrylamid-Gel-Elektrophorese (Lee et al., 1975) und scheinen danach aus 4 Polypeptidketten zu bestehen (A, A', B, B'), die immunologisch 2 Gruppen (A und B) darstellen mit Molekulargewichten von ~ 47000 und ~ 58000. Obwohl die Autoren weitgehende Ähnlichkeiten hinsichtlich der Aminosäurenzusammensetzung dieser 4 Polypeptide sehen, sind gewisse Differenzen doch offensichtlich vorhanden (Tabelle 4). Die Vermutung, daß eines der Peptide ein „Matrix-Protein" sei (Baden et al., 1973), ließ sich nicht bestätigen. Interessant ist, daß das Röntgeninterferenz-Muster vom α-Typ mindestens je ein Polypeptid der A- und B-Gruppe erfordert. Für das „grundsätzliche" Präkeratin wird eine Zusammensetzung aus A, A', B-Polypeptiden postuliert mit einer Minorkomponente, bestehend aus A, A', B'. Ähnlichkeiten die-

Tabelle 3. Aminosäurenzusammensetzung der chromatographischen Fraktionen trypsinbehandelter, epidermaler SCM-α-Proteine aus Abb. 9 (Baden, 1970)

	Peak 1	Peak 2	Peak 3
Asp	10,9	12,1	6,8
Thr	4,4	4,3	3,2
Ser	8,4	7,1	11,0
Glu	14,0	20,4	9,9
Pro	1,0	,6	3,3
Gly	15,0	6,8	29,5
Ala	7,5	8,1	5,9
Val	4,3	3,7	3,7
Met	,3	1,4	,5
Ile	4,3	4,4	3,0
Leu	10,1	12,6	8,4
Tyr	3,3	2,7	3,1
Phe	4,4	1,5	6,1
Lys	4,8	6,2	2,3
His	1,1	,9	,7
Arg	4,6	6,1	1,6
$^{1}/_{2}$ Cys[a]	1,6	1,1	1,0

[a] Bestimmt als S-Carboxymethyl-Cystein und Cysteinsäure.

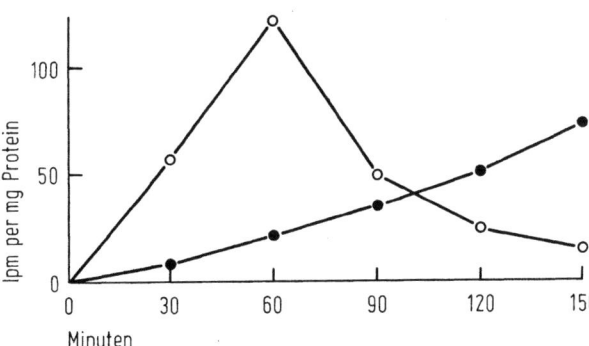

Abb. 10. Das Verhalten der Radiomarkierung des säurelöslichen Skleroproteins aus dem 1000 × g-Pellet (●) und dem 100000 × g-Pellet (○) spricht für ein Präkursor-Produkt-Verhältnis. (Aus Baden u. Goldsmith, 1972)

ses Modells sollen zu Fibrinogen vorliegen, dessen Untereinheiten (Peptide) denen des Präkeratins ähnlich sind.

Andere Befunde für die Untereinheiten des α-Struktur-Proteins der Epidermis mit Molekulargewichten von 47 000, 58 000 und 98 000 (Baden et al., 1973) resp. 60 000 und 72 000 (Skerrow, 1974) zeigen, daß partiell noch Aggregate von Polypeptiden erfaßt wurden oder daß sie methodisch bedingt zu sein

Tabelle 4. Aminosäurenzusammensetzung der Untereinheiten epidermalen α-Proteins (= „Präkeratin") (aus Lee et al., 1975)

	A[a]	A+A′[a]	B[a]	B+B′[a]
Lys	41,5	43,1	47,9	46,8
His	8,9	8,8	10,6	12,3
Arg	59,3	56,2	50,6	51,4
Asp	88,4	99,2	85,8	85,8
Thr	37,7	40,3	33,8	33,5
Ser	125,3	119,9	115,1	117,6
Glu	153,7	158,5	136,9	136,9
Pro	7,3	11,6	18,6	19,8
Gly	192,3	196,4	192,1	210,3
Ala	52,1	52,1	64,1	59,9
Val	31,4	34,7	44,5	44,4
Met	18,8	15,0	15,2	11,0
Ile	35,6	34,5	34,8	35,6
Leu	77,8	86,3	88,9	84,7
Tyr	32,7	25,9	18,6	13,1
Phe	27,9	22,8	38,3	34,1

[a] Residuen/1000 Residuen.

scheinen. Mit einer *dis*kontinuierlichen Gel-Elektrophorese wurden sogar 6 Untereinheiten gefunden (Steinert, 1975). Obwohl auch bei dieser Untersuchung die einzelnen Polypeptide generelle Gemeinsamkeiten, wie z. B. hinsichtlich der terminalen Aminosäuren hatten, sollen andererseits signifikante Differenzen im α-Helixgehalt und der Aminosäurenzusammensetzung vorgelegen haben, so daß das α-Keratin der Epidermis als aus *heterogenen* Polypeptiden zusammengesetzt aufgefaßt wird und insofern der Heterogenität des analogen Proteins der Wolle entsprechen würde (Fraser et al., 1972; Steinert u. Rogers, 1973). Auch immunologisch ist die Heterogenität des α-Skleroproteins der Epidermis herausgestellt worden (Baden et al., 1971 a). Antikörper gegen epidermale Skleroproteine zeigten keine Kreuzreaktionen gegenüber solchen aus Haaren und Nägeln, wohl aber Verwandtschaft zu anderen vertebralen Epidermis-Skleroproteinen, obwohl Polypeptid-Zusammensetzung und Aminosäuregehalt verschieden waren (Lee et al., 1976).

Die Untereinheiten des Präkeratins, des Keratinvorläufers in lebender Epidermis, enthalten 6 Sulfhydrylgruppen und aggregieren („Assembly") am Ort ihrer Synthese zu Tonofibrillen (Steinert, 1975). Diese Eigenschaft ist in vitro reproduzierbar und soll auf nicht kovalenten Bindungskräften beruhen. Die „keratinisierten" Untereinheiten weisen eine komplette Oxydation zu 3 *intra*molekularen (intrachain) Disulfidbrücken auf, die ohne Einfluß auf die Filamentaggregation sein sollen.

Bezüglich der Bedeutung von Disulfidbrücken des Stratum corneum resp. seines Strukturproteins u. a. für die Resistenz gegenüber Lösungsmitteln bestehen unterschiedliche Auffassungen. Während einerseits die schrittweise und folglich mit unterschiedlichen Anteilen vorliegende Disulfidbrückenbildung während der „Keratinisation" verantwortlich gemacht wird (Baden u. Goldsmith, 1971; Baden et al., 1976), sollen andererseits nur sekundäre (nicht kovalente) Bindungskräfte für die „Stabilisierung" der Tonofilamente untereinander wie auch gegenüber anderen „intrazellulären Komponenten" wirksam sein (Steinert, 1975). Die Freisetzung von Polypeptiden des Strukturproteins im Stratum corneum soll lediglich durch die Hornzellmembranen verhindert werden, die ergo für die Resistenz verantwortlich sind. Die mit Beginn der Keratinisation in *fetaler* Rattenepidermis auftretenden Tonofilamentproteine (als SCM-Derivate elektrophoretisch zwei Hauptbanden mit MG von 57 000 und 64 000) enthalten die „cross-reaktiven" Proteine (Dale u. Stern, 1975 a; Dale et al., 1976).

Das α-Keratin macht etwa 60% des Trockengewichts der epidermalen Hornschicht aus. Die Annahme, daß neben dem α-Protein in der Epidermis noch in einer Größenordnung von 5–10% ein besonderes Strukturprotein mit einem „cross-β"-Röntgendiffraktionsmuster vorliegen soll (Baden et al., 1972), hat sich als Irrtum erwiesen (Baden et al., 1976). Die nach Streckung des Haars beobachtete „Superkontraktion", die ein cross-β-Röntgendiagramm ergibt, weist wohl, wie ähnliche Beobachtungen an der Epidermis (Baden u. Goldsmith, 1972), auf Denaturierungen hin.

Bei einer erblichen Verhornungsstörung des Menschen, dem sog. „Harlekinfötus" (= autosomal-rezessive Ichthyosis congenita gravis) soll anstelle des α-Proteins in der Epidermis ein cross-β-Protein vorliegen, das sich auch in der Aminosäurenzusammensetzung unterscheidet (Craig et al., 1970). Daß der genetische Defekt der Ichthyosis congenita (= „lammelar ichthyosis") in der Epidermis selbst liegt, wurde in Langzeittransplantationen auf kongenital athymische, nackte Mäuse geradezu modellhaft demonstriert (Briggaman u. Wheeler, 1976)[1]. Parallelen der Ichthyosis congenita sind zu den Epidermisveränderungen der ichthyotischen Maus herausgestellt worden (Jensen u. Esterly, 1977).

Alle anderen Ichthyosistypen wiesen hinsichtlich ihres fibrillären Skleroproteins ein α-Röntgendiagramm auf, elektrophoretisch fanden sich zwar differente Verteilungsmuster, aber die Aminosäureanalysen zeigten Übereinstimmung (Baden et al., 1975). Das α-Protein der verschiedenen Ichthyosen scheint nicht abnorm zu sein, obwohl subtilere Unterschiede nicht ausgeschlossen werden können.

2. Löslichkeit epidermaler (epithelialer) Proteine

Am eingehendsten untersucht sind die Extraktions- und Isolationsbedingungen der Keratine aus Wolle und Haaren (Übersichten: Crewther et al., 1965; Gillespie, 1960, 1962 a, b, c; Gillespie et al., 1962; Gillespie u. Inglis, 1965 b; Mercer, 1961; Rogers, 1964, 1969; Fraser et al., 1972).

Um Säuger-Hartkeratine in Lösung zu bringen, sind reduzierende Agentien zum Aufbrechen von Disulfidbrücken (z. B. Bisulfit, Thioglykolat, 2-Merkaptoäthanol, Dithiothreitol u. a.) meist in alkalischem Milieu und in Gegenwart hochkonzentrierter, H-Bindungen dissoziierender Mittel (z. B. 6–8 M und hö-

---

[1] Analoge Untersuchungen mit Psoriasistransplantaten zeigen bis zu 11 Wochen ein Persistieren psoriatischer Zeichen, mit Ausnahme der typischen Glykogenanreicherung (Krueger et al., 1975), ohne daß der epidermale Defekt bekannt ist.

her konzentrierte Harnstofflösungen (= Urea), Guanidin) sowie Oxydation mit organischen Säuren (z. B. Perazetat; Corfield, 1962, 1963) verwendet worden. Einer Reaggregation wurde durch Alkylierung der SH-Gruppen (z. B. mit Jodazetat) vorgebeugt und führte zu löslichen S-Karboxymethyl(SCM)-Kerateinen. Die nach Oxydation mit Alkalien extrahierten Keratine werden Keratosen genannt. Durch Präzipitation am isoelektrischen Punkt (meist bei pH 4,1–4,5) lassen sich eine S-arme (SCMKA) und eine S-reiche (SCMKB) Gruppe gewinnen. Die SCMKA stellen etwa 60% der Wollfaser mit MG 45000–50000 und einem S-Gehalt von 0,7%. Die SCMKA-Moleküle haben etwa zur Hälfte eine helikale Konformation und geben ein α-Röntgendiagramm. Die SCMKB stellen etwa 30% des Wollkeratins mit MG um 20000. Sie weisen keine reguläre Sekundärstruktur auf und geben eine Röntgeninterferenz, charakteristisch für amorphes Material (γ-Keratin). Stärkegel-Elektrophoresen von SCMK-Präparationen der Wolle zeigen die langsam wandernden Banden den SCMKA zugehörig, wenn auch kontaminiert mit schneller wan-

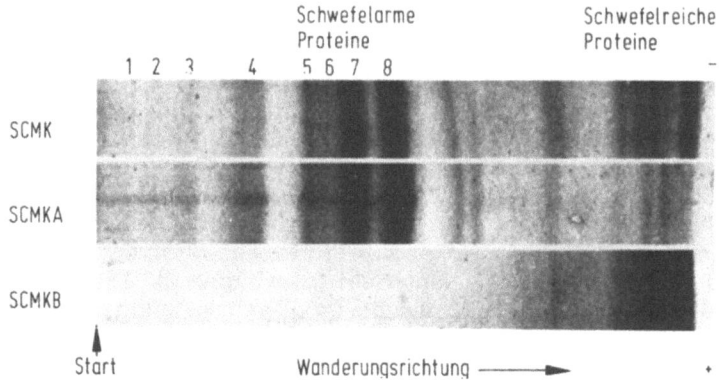

Abb. 11. Stärke-Gel-Elektrophorese von S-Karboxymethyl-Proteinen der Merinowolle, SCMK = Total-Extrakt, SCMKA = bei pH 4,4 präzipitierbare Fraktion, SCMKB = nicht präzipitierbare Fraktion. Die langsam wandernden Hauptbanden 7 und 8 stellen S-armes Protein, die schnell wandernden S-reiches Protein dar. Die Banden 1–4 sind Aggregate von 7 und einige der verbleibenden Banden enthalten glyzin-tyrosinreiche Proteine. (Aus O'Donnell u. Thompson, 1964)

dernden, die offenbar den SCMKB entsprechen (Abb. 11). Die beiden Hauptbanden der SCMKA (7 und 8 benannt) liegen etwa im Verhältnis 2:1 vor und bestehen „mikroheterogen" aus Gemischen weitgehend verwandter Proteine (O'Donnell u. Thompson, 1964).

Die langsamer wandernden Banden werden als Aggregate der Komponente 7 aufgefaßt und enthalten Proteine mit einem ungewöhnlich hohen Gehalt an Glyzin und Tyrosin (glyzin-tyrosinreiche Proteine), die, nicht den SCMKA zugehörig, als separate Gruppe betrachtet werden (O'Donnel u. Thompson, 1964; Moschetto et al., 1965).

SCMKA-Extrakte anderer Säuger-Hartkeratine, einschließlich menschlicher Haare und Nägel (Shechter et al., 1969), zeigen prinzipiell vergleichbares, wenn auch speziesverschiedenes elektrophoretisches Verhalten.

Die SCMKB sind vergleichsweise sehr heterogen und bestehen aus Proteinen mit unterschiedlicher Größe und Zusammensetzung (Gillespie, 1963 b). Eine isolierte Komponente (Gillespie, 1963 a) wurde als *eine* molekulare Spezies aufgefaßt, hat sich aber als „Proteinfamilie", ausgezeichnet durch Fehlen von Lysin und Histidin, mit MG ~ 23 000 erwiesen. Aus der heterogenen SCMKB-Fraktion sind durch Zonenelektrophorese vier Gruppen (I–IV) aus jeder dieser Gruppen durch Gelfiltration (Molekular-Siebe) weitere Untergruppen (A, B, ...) und durch weitere DEAE-Zellulose-Chromatographie aus jeder derselben eine Anzahl von Komponenten (1, 2 ...) isoliert worden. Nach weiterer Reinigung zeigten die Komponenten III B 2, III B 3 und III B 4 weitgehend verwandte homogene Proteine (Haylett et al., 1971).

Die heterogenen SCMKB-Fraktionen verschiedener Säuger-Hartkeratine zeigen erhebliche Speziesverschiedenheiten (Gillespie u. Inglis, 1965 a, b; Darskus u. Gillespie, 1971). Der S-Gehalt ist mit 7–45% höchst variabel und korreliert mit der Größe des Anteils der SCMKB am Gesamtkeratinkomplex. Bei Schafen erwies sich der Anteil der S-reichen Proteine in Wolle, ihr S-Gehalt selbst und die elektrophoretische Verteilung der Komponenten abhängig von der Nahrungsaufnahme (Gillespie, 1965), und die S-Aufnahme betrifft eine besondere Gruppe der SCMKB (Lindley et al., 1971).

Die SCM-Derivate der Haarwurzel, sozusagen die SCMK-Präkursoren, lassen sich durch Präzipitation in eine S-arme (1,6–1,8%) und eine S-reiche (4,0–4,13%) Fraktion trennen. Die Zusammensetzung ersterer ähnelt sehr der analogen der Haarkortex, die der S-reichen an sich auch, aber wahrscheinlich überlagert durch Kontamination mit zytoplasmatischen Proteinen (Fraser et al., 1972). Eine aus Wollwurzeln isolierte Fraktion der S-armen Proteine entsprach weitgehend in ihrer Zusammensetzung der Komponente 8 der keratinisierten Wollprodukte (Frater, 1969).

Die beiden Hauptkomponenten der SCMKA 7 und 8 ließen sich sogar in Extrakten unterschiedlich differenzierter Regionen der Wollwurzel ermitteln (Fraser, 1969 a, b).

Hinsichtlich der S-reichen Fraktion ergaben sich anscheinend Diskrepanzen zwischen Wollwurzeln und der keratinisierten Wolle in Abhängigkeit vom pH der Extraktionsbedingungen. Urea-extrahierte Fraktionen zeigten keine Übereinstimmung in den beiden Materialien (Downes et al., 1966), wohl aber anschließend Alkali-extrahierte. Vergleichbare Differenzen hatten Urea-Extraktionen bei pH 7,1, resp. 9,4 ergeben (Fraser, 1969 a).

Die Aminosäurenzusammensetzung von SCMK-Fraktionen der Wolle (Tabelle 5) zeigen in der S-armen Fraktion (SCMKA-Gruppe) einen höheren Gehalt an sauren Aminosäuren, insbesondere Asparaginsäure, sowie an Leuzin, Lysin und Alanin, in der S-reichen Fraktion (SCMKB-Gruppe) große Mengen an Zyst(e)in, Threonin, Serin und Prolin sowie ein auffälliges Fehlen von Methionin, annähernd auch von Lysin.

Die Annahme, daß 65% der sauren Aminosäuren in der S-reichen Fraktion und 45% in der S-armen Fraktion als Amide vorliegen, läßt auf einen basischen Charakter der SCMKB-, resp. sauren der SCMKA-Gruppe schließen.

Die Werte für Glyzin und Tyrosin sind wahrscheinlich durch Kontamination mit glyzin-tyrosinreichem Protein überlagert, so daß mögliche Differenzen nicht beurteilbar sind. In der Tat waren die Werte dieser beiden Aminosäuren in gereinigten Subfraktionen von SCMKA (Komponente 7 und 8) geringer als in der Gesamtfraktion (Thompson u. O'Donnell, 1965).

Die SCMKA-Gruppe zeigte in einer Reihe von Säuger-Hartkeratinen gute Übereinstimmungen der Aminosäurenzusammensetzung, die größten Abweichungen fanden sich bezüglich Zyst(e)in, Glyzin und Tyrosin. Im Gegensatz dazu wies die SCMKB-Gruppe eine erhebliche Variabilität bei den einzelnen Spezies auf, die insbesondere den Zystingehalt betraf.

Tabelle 5. Aminosäurenzusammensetzung der schwefelreichen und -armen Fraktionen der Wolle und ihrer follikulären Präkursoren. Residuen/100 Residuen[a]

Amino-säure	Wolle total[b]	S-arme Fraktion[c]	S-reiche Fraktion[d]	Follikel Praecursor-[e] S-arm	S-reich
Ala	5,5	6,4	2,9	7,5	3,2
Arg	6,6	7,3	6,7	7,4	4,5
Asp[f]	6,5	8,1	4,1	10,2	3,4
$^{1}/_{2}$ Cys[g]	11,4	6,8	17,9	5,5	17,9
Glu[h]	11,3	14,1	6,4	17,3	8,7
Gly	8,8	8,8	5,4	5,0	6,2
His	0,8	0,7	0,9	0,6	0,9
Ile	3,4	3,7	3,0	3,9	4,5
Leu	7,8	10,3	5,0	11,6	4,8
Lys	3,0	4,1	0,7	4,6	0,9
Met	0,5	0,6	0	0,7	0
Phe	2,9	3,0	2,4	1,8	2,2
Pro	6,0	4,2	13,6	3,2	11,4
Ser	9,6	7,3	11,9	7,5	13,1
Thr	6,1	4,4	10,4	4,5	10,1
Tyr	4,1	4,3	1,9	2,4	2,6
Val	5,9	5,9	6,7	6,4	5,8

[a] Kalkuliert von zitierten Literatur-Daten, auf 0,1 abgerundet.
[b] O'Donnell u. Thompson (1962).
[c] Thompson u. O'Donnell (1962).
[d] Lindley et al. (1971).
[e] Fraser (1969a).
[f] Inklusive Asparagin.
[g] Cystein plus Cystin-$^{1}/_{2}$ im Original-Keratin.
[h] Inklusive Glutamin.

Sequenzanalysen von 3 Proteinen der III B-Subfraktion aus SCMKB (Tabelle 6) erweisen sie als homologe. Verlust von 2 Zysteinyl-Resten erfolgt in III B 2 (Position 48 und 99), eines Asparaginyl-Restes in III B 3 und 4 (Position 92) und Zysteinyl-Ersatz durch Tyrosin in III B 3 (Position 55). Im Hinblick auf andere Residuen, außer Zystein, sind eine Reihe von Austauschen erfolgt. Die Verteilung der Substitutionen ist uneinheitlich. Keine liegt zwischen Position 14 und 37 vor, 8 hingegen zwischen 51 und 61 und 9 zwischen 85 und 99. Auch die Verteilung der Zysteinyl-Reste ist uneinheitlich: Der S-Gehalt der Residuen 1–49 beträgt 6,6%, der Rest hat 2,8%. Ein Viertel des Moleküls enthält überhaupt kein Zystein (Positionen 66–89). Eine weitere Auffälligkeit ist die Häufigkeit, mit der bestimmte Residuen als Paare auftreten.

Schon bei früheren Untersuchungen an SCMKB 2 war das Auftreten von Repititionen bestimmter Residuen in Molekülabschnitten aufgefallen (Lindley et al., 1971): z. B. zweimal die Sequenz -Pro-Pro-Cys-Cys-Val-Val-Cys-Cys-. Solche Abschnitte innerhalb einer Faltblattstruktur würden auf beiden Seiten die gleichen Oberflächen bieten und ggf. dem S-reichen Protein Eigenschaften verleihen, die seiner Rolle als „Zementsubstanz" gerecht würden.

Die N-Terminalen im Säuger- und Vogel-Keratin sollen zumeist akyliert sein (O'Donnell, 1971 (persönl. Mitt.), zit. n. Fraser et al., 1972).

Analysen der glyzin-tyrosinreichen Proteine ergaben bei Gelfiltration mehrere Peaks, von denen eine gereinigte Subfraktion Molekulargewichte, je nach

Tabelle 6. Aminosäurenzusammensetzung gereinigter schwefelreicher Wollproteinfraktionen (SCMKB–III B 2, 3 u. 4). Cys = S-Carboxymethyl-Cystein (aus Haylett et al., 1971)

```
              1                    5                   10
2 Acetyl –  Ala – Cys – Cys – Ala – Pro – Arg – Cys – Cys – Ser – Val –
3 Acetyl –  Ala – Cys – Cys – Ala – Arg – Leu – Cys – Cys – Ser – Val –
4 Acetyl –  Ala – Cys – Cys – Ala – Arg – Leu – Cys – Cys – Ser – Val –

              11                   15                  20
            Arg – Thr – Gly – Pro – Ala – Thr – Thr – Ile – Cys – Ser –
            Pro – Thr – Ser – Pro – Ala – Thr – Thr – Ile – Cys – Ser –
            Pro – Thr – Ser – Pro – Ala – Thr – Thr – Ile – Cys – Ser –

              21                   25                  30
            Ser – Asp – Lys – Phe – Cys – Arg – Cys – Gly – Val – Cys –
            Ser – Asp – Lys – Phe – Cys – Arg – Cys – Gly – Val – Cys –
            Ser – Asp – Lys – Phe – Cys – Arg – Cys – Gly – Val – Cys –

              31                   35                  40
            Leu – Pro – Ser – Thr – Cys – Pro – His – Asn – Ile – Ser –
            Leu – Pro – Ser – Thr – Cys – Pro – His – Thr – Val – Trp –
            Leu – Pro – Ser – Thr – Cys – Pro – His – Thr – Val – Trp –

              41                   45                  50
            Leu – Leu – Gln – Pro – Thr – Cys – Cys ——— Asp – Asn –
            Leu – Leu – Gln – Pro – Thr – Cys – Cys – Cys – Asp – Asn –
            Phe – Leu – Gln – Pro – Thr – Cys – Cys – Cys – Asp – Asn –

              51                   55                  60
            Ser – Pro – Val – Pro – Cys – Val – Tyr – Pro – Asp – Thr –
            Arg – Pro – Pro – Pro – Tyr – His – Val – Pro – Gln – Pro –
            Arg – Pro – Pro – Pro – Cys – His – Ile – Pro – Gln – Pro –

              61                   65                  70
            Tyr – Val – Pro – Thr – Cys – Phe – Leu – Leu – Asn – Ser –
            Ser – Val – Pro – Thr – Cys – Phe – Leu – Leu – Asn – Ser –
            Ser – Val – Pro – Thr – Cys – Phe – Leu – Leu – Asn – Ser –

              71                   75                  80
            Ser – His – Pro – Thr – Pro – Gly – Leu – Ser – Gly – Ile –
            Ser – Gln – Pro – Thr – Pro – Gly – Leu – Glu – Ser – Ile –
            Ser – Gln – Pro – Thr – Pro – Gly – Leu – Glu – Ser – Ile –

              81                   85                  90
            Asn – Leu – Thr – Thr – Phe – Ile – Gln – Pro – Gly – Cys –
            Asn – Leu – Thr – Thr – Tyr – Thr – Gln – Ser – Ser – Cys –
            Asn – Leu – Thr – Thr – Tyr – Thr – Gln – Pro – Ser – Cys –

              91                   95
            Glu – Asn – Val – Cys – Glu – Pro – Arg – Cys
            Glu ——— Pro – Cys – Ile – Pro – Ser – Cys – Cys
            Glu ——— Pro – Cys – Ile – Pro – Ser – Cys – Cys –
```

Methode, von 9000–13 000 resp. 16 400 hatte, als N-resp. C-terminale Aminosäure nur Glyzin resp. Tyrosin, und bei 101 Aminosäuren im Molekül zu fast zwei Dritteln aus vier Aminosäuren bestand: Glyzin (24), Tyrosin (18), Serin (13) und Phenylalanin (9) (Zahn u. Biela, 1968 a, b).

Das Gros *epidermalen* Proteinmaterials ist „unlöslich". Mit Wasser oder Neutralpuffern läßt sich nur eine geringe Menge löslicher Proteine gewinnen. Mit hochmolaren Urea- oder Guanidin-Lösungen mit und ohne reduzierende Agentien, mit sauren Zitratpuffern oder Ameisensäure oder mit Alkalien unterschiedlicher Konzentration wurde ein Teil der Proteine der Epidermis resp. ihrer Verhornungsprodukte in Lösung gebracht. Der unlösliche Rückstand enthielt meist Zell- resp. Hornzellmembranen. Ein Rückblick zeigt, daß bei diesen Untersuchungen selten das gleiche Gewebsmaterial oder gleiche Lösungs- bzw. Isoliermethoden verwandt wurden.

Die ersten Extraktionen wurden an Kuhschnauzen-Epidermis, und zwar an drei mechanisch getrennten Schichten, mit 6 M Urea für 24 Std bei Raumtemperatur durchgeführt und durch wiederholte Präzipitation gereinigt in zwei Fraktionen separiert (Rudall, 1952). Der S-Gehalt der S-armen Fraktionen betrug 0,8–1,08%, der der S-reichen Fraktionen 1,13–2,86%. Die S-arme Fraktion der lebenden Schichten wurde „Epidermin" genannt und entsprach einer aus menschlicher Epidermis analog gewonnenen Fraktion (Roe, 1956). Die S-arme Fraktion präzipitierte bei pH 5,5, die S-reiche bei pH 4,5. Mit ähnlichen Methoden wurden auch Keratinvorläufer aus Mäuseepidermis extrahiert und Fraktionen durch Präzipitation bei pH 4,5, 5,5 und 6,3 isoliert (Carruthers et al., 1955). Resolution und Repräzipitation letzterer ergaben zusätzlich zu den pH 4,5 und 5,5-Fraktionen eine dritte, die bei pH 5,0 ausfiel.

Im Verfolg dieser Arbeiten wurden mit Zitratpuffern im Bereich pH 2,6–3,3 Epidermisproteine („Präkeratin") (Matoltsy, 1965; Skerrow et al., 1973, frühere Arbeiten auch Hornschicht betreffend: Matoltsy, 1956, 1964; Matoltsy u. Balsamo, 1955 a, b; Matoltsy u. Herbst, 1956; Matoltsy u. Matoltsy, 1963) mit MG ~ 640 000 erhalten, die im pH-Bereich zwischen 3,4–11,5 unlöslich waren (sofern nicht Urea zugesetzt wurde), oberhalb pH 12,0 zerfielen und für die pro Molekül 38 Disulfidbrücken kalkuliert wurden. Wie für Epidermin wurde für Präkeratin eine faserförmige (fibrilläre) Struktur ermittelt: α-Röntgendiffraktionsmuster.

Bei dem „makromolekularen" Präkeratin handelt es sich offenbar um Molekülaggregate, da keine Vorsorge zur Reduzierung vorhandener Disulfidbrücken bzw. ihrer Reoxydation getroffen wurde.

Auch die mit hochmolaren Urea- oder Guanidinlösungen *mit* reduzierenden Agentien extrahierten Epidermisproteine stellen offenbar sehr große Molekülaggregate dar, da sie bei Gelfiltration ausgeschlossen werden bzw. bei Diskelektrophorese nicht in das Gel eindringen (Baden u. Goldsmith, 1972). Bei den durch Präzipitation erhaltenen Fraktionen dieser Proteinextrakte handelt es sich offenbar um S-arme Keratinvorläufer, bei der nicht fällbaren (bei pH 4,5 löslichen) um S-reiches Epidermisprotein (Tabelle 7) (Baden u. Goldsmith, 1972).

Die „alkalilöslichen" Epidermisproteine (Crounse, 1963, 1964; Rothberg, 1964 a, b; Rothberg et al., 1965) zeigen nur prima vista Parallelen zu den eingangs erwähnten urealöslichen. Auch hier finden sich mehrere bei unterschiedlichen pH-Werten fällbare Fraktionen, die aufgrund ihrer Aminosäurezusammensetzung (Tabelle 8) am ehesten den fibrillären Epidermisproteinen zuzurechnen sind. Die Ähnlichkeit ihrer Aminosäurekomposition läßt eigentlich einen *Basisproteinkern* vermuten, so daß die differenten isoelektrischen Punkte

Tabelle 7. Aminosäurenzusammensetzung unterschiedlich fällbarer, Guanidin-Merkaptoäthanollöslicher Epidermisproteine[a] (aus Baden et al., 1972)

	Unfraktioniertes Protein	Protein unlöslich bei pH 7,8	Protein unlöslich bei pH 4,5	Protein löslich bei pH 4,5
Asp	8,5	8,6	8,6	7,4
Thr	3,9	3,8	4,0	4,2
Ser	11,3	11,0	11,6	10,0
Glu	13,5	13,8	14,1	12,5
Pro	2,2	1,5	1,9	8,6
Gly	17,6	18,0	17,4	20,7
Ala	6,8	6,5	6,9	7,1
Cys ($^1/_2$)[b]	0,9	0,6	0,7	1,7
Val	4,2	4,3	4,1	4,0
Met	1,6	1,2	1,2	1,3
Ile	3,3	3,8	3,2	2,7
Leu	8,7	9,1	8,8	5,9
Tyr	2,8	2,7	2,8	1,8
Phe	3,5	3,5	3,5	2,5
Lys	4,8	5,0	4,8	4,5
His	1,0	0,7	0,8	1,3
Arg	5,4	5,9	5,6	3,8

[a] Residuen/100 Residuen.
[b] Bestimmt als S-Carboxymethylcystein.

Tabelle 8. Aminosäurenzusammensetzung alkalilöslicher, bei verschiedenen pH-Werten fällbarer Proteine epidermaler Hornschicht (Callus) (aus Crounse, 1964)

AS[a]	pH 5,5	pH 5,0	pH 4,5
Asp	9,74	11,13	11,34
Thr	4,44	4,57	2,55
Ser	7,90	7,95	8,21
Glu	13,94	15,67	16,55
Pro	2,95	2,31	2,09
Gly	13,41	11,98	11,66
Ala	6,64	6,54	7,12
Cys	∅	∅	∅
Val	5,16	4,97	4,98
Met	1,35	1,36	1,45
Ile	4,70	4,73	5,12
Leu	9,69	10,14	10,64
Tyr	2,83	2,85	2,58
Phe	3,96	3,37	3,38
Lys	5,17	5,46	5,38
His	1,70	1,39	1,23
Arg	6,43	5,60	5,75

[a] Aminosäuren in Mol/100 Mol.

(Fällbarkeit) durch Addition oder Subtraktion einiger Peptide bedingt ist (Crounse, 1964, 1965 a).

Die Abhängigkeit der erhaltenen Proteinfraktionen von den Extraktionsbedingungen veranschaulicht Abb. 12. Je einschneidender die Extraktionsbedingungen bezüglich Alkalikonzentration und Temperatur, um so kleinere Fraktionen resultieren. Das bei pH 6,3 fällbare „Makromolekül", das ca. 40% des Trockengewichts von Hornschicht oder Kallus ausmacht, steht in umgekehrter

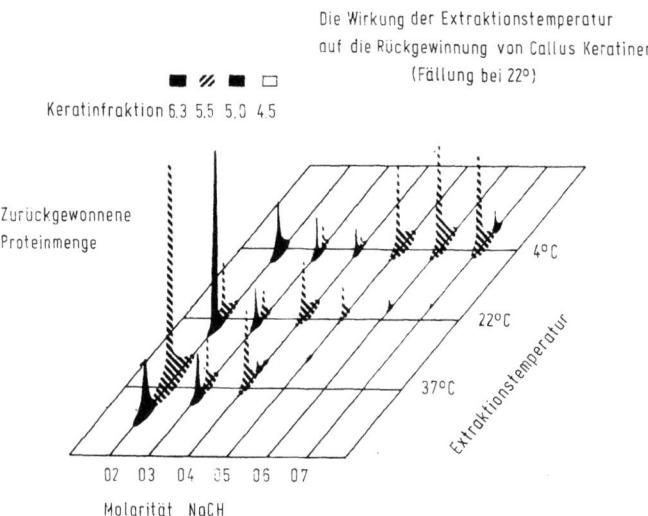

Abb. 12. Abhängigkeit der alkalilöslichen Epidermis-(Kallus)-Protein-Fraktionen von den Extraktionsbedingungen (Alkali-Konzentration und Temperatur). (Aus Crounse, 1964)

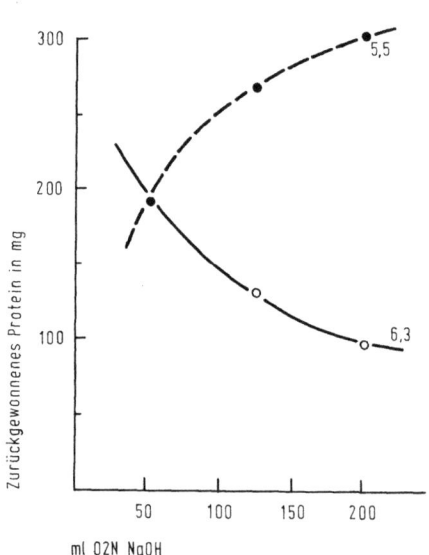

Abb. 13. Umgekehrte Proportionalität zwischen den alkalilöslichen Kallusfraktionen, fällbar bei pH 6,3 resp. 5,5 in Abhängigkeit vom Extraktions-Volumen. (Aus Crounse, 1964)

Proportion zur pH 5,5-Fraktion (Abb. 13). Als N-terminale Aminosäuren dieser beiden Fraktionen wurden insbesondere Glyzin und Serin ermittelt. Diese beiden Aminosäuren bestritten etwa die Hälfte der bei Resolution des „Makromoleküls" freiwerdenden Peptide. In Basaliomen, denen anscheinend die Fähigkeit zur Verhornung fehlt (Waldorf u. van Scott, 1967), waren die beiden letztgenannten Proteinfraktionen nicht nachweisbar (Rothberg u. van Scott, 1964).

Die Wirkung verschiedener Lösungsmittel auf Epidermisproteine resp. Strukturen zeigen histochemische (Orfanos et al., 1971) und ultrastrukturelle Studien (Nagy-Vezekényi et al., 1975; Fukuyama et al., 1968).

0,1 N NaOH löst Keratohyalin und die Bindesubstanz des Keratins (= „Matrix-Proteine"), Epithel- und Keratinfasern sowie Hornzellmembranen bleiben dagegen unberührt. Bei Psoriasis bewirkt NaOH das Erscheinen des „Keratinmusters" (Nagy-Vezekényi et al., 1975). Durch Thioglykolat verschwindet Keratohyalin; in den Epithel- und Keratinfasern tritt „Periodizität" auf (als histochemische Reaktion aufzufassen: Osmium reagiert mit den freien Thiolgruppen, die nach Reduktion repitierend vorliegender Disulfidbrücken verbleiben); der Kontrast der Keratin-Bindesubstanz wird stärker. Äther-Alkohol-Extraktion bewirkt Flecken im Keratohyalin, keine Periodizität der Hornschicht. Bei allen Vorbehandlungen verschwindet die interzelluläre Kontaktschicht der Desmosomen wie die Keratinosomen.

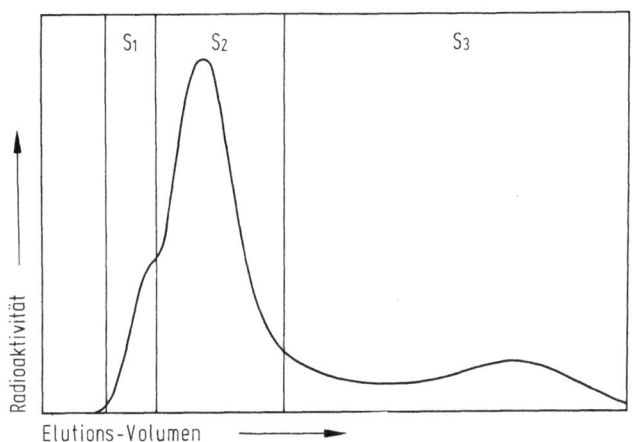

Abb. 14. Fraktionierung des SCMK-Extraktes aus Kuhschnauzen durch Gel-Filtration. Das alkylierende Agens war ^{14}C-markiert. (Aus O'Donnell, 1971)

SCM-Kerateine aus *Stratum corneum* von Kuhschnauzen (O'Donnell, 1971) repräsentieren 60% des Ausgangsmaterials mit einer S-armen Fraktion (0,48% S) und einer „S-reichen" Fraktion (0,74%), die 7% des Extraktes ausmachte. Die SCMK-Fraktionen epidermaler Verhornungsprodukte entsprechen offenbar bezüglich ihres S-Gehalts nicht denen aus Säuger-Hartkeratinen (vergleichsweise ca. 2, resp. 6%).

Extraktionen des gleichen Ausgangsmaterials (Kuhschnauzen) mit Ameisensäure erfassen nur die lebenden Epidermisschichten und lassen die Hornschicht intakt (O'Donnell, 1971). Nach Alkylierung der Extrakte wurden die

SCM-Derivate durch Gelfiltration in drei Fraktionen getrennt (Abb. 14). S_2 ist die Hauptkomponente mit einem S-Gehalt von 0,7%, S_1 ein Aggregat derselben und S_3 (= ca. 7% des Extraktes) hat einen S-Gehalt von 1,27%, die verbliebene Hornschicht von 1,04%. Aminosäurenanalysen dieser Fraktionen resp. korrespondierender epidermaler Präkursoren s. Tabelle 9.

Tabelle 9. Aminosäurenzusammensetzung von Gelfiltrationsfraktionen der SCM-Epidermis[a] resp. Hornschichtproteine aus Kuhschnauzen, aus Abb. 14. Residuen/100 Residuen[b] (aus Fraser et al., 1972)

Residuen	Stratum Corneum			Epidermis-Vorläufer-Fraktionen	
	in toto	Fraktionierter Extrakt			
		S2	S3	S2	S3
Ala	6,6	6,9	6,1	6,9	5,9
Arg	5,3	6,9	5,2	6,3	4,3
Asp[c]	8,7	9,1	8,2	9,0	8,9
$^1/_2$-Cys[d]	2,1	0,9	2,3	1,2	3,2
Glu[e]	13,9	13,6	11,0	13,1	13,0
Gly	14,1	13,8	16,5	14,1	10,2
His	1,1	0,9	1,6	1,1	2,5
Ile	4,0	4,4	4,4	4,2	4,4
Leu	8,7	9,9	8,1	9,3	7,7
Lys	5,8	5,0	5,8	5,3	7,9
Met	1,6	0,9	0,5	1,6	1,6
Phe	3,1	3,1	4,1	3,6	3,6
Pro	2,6	1,4	3,9	2,2	7,1
Ser	9,7	9,5	9,2	9,1	6,4
Thr	4,2	4,5	4,6	4,3	4,7
Tyr	3,2	3,4	2,5	3,0	2,2
Val	5,4	5,8	6,1	5,7	6,4

[a] O'Donnell (1971).
[b] auf 0,1 abgerundet.
[c] Inklusive Asparagin.
[d] Cystein plus $^1/_2$-Cystin im Original-Keratin.
[e] Inklusive Glutamin.

Papierelektrophoretische Studien über die *löslichen* (in Wasser resp. Neutralpuffern) *Eiweißstoffe* der Haut (Spier et al., 1954) hatten für die lebende Epidermis eine „dem allgemeinen Typus des zytoplasmatischen Eiweißes zuzuordnende" Verteilung ergeben. In *Psoriasschuppen* liegen auch lösliche Proteine in analysierbaren Mengen vor, die sich elektrophoretisch trennen ließen (Matoltsy u. Matoltsy, 1963; Marghescu, 1967) und partiell aus Nukleoproteinen bzw. Enzymen bestanden (Leonhardi et al., 1969, 1972; Hook et al., 1974). Anscheinend prävalieren zwei Hauptbanden, die eine reich an Serin, Glyzin, Alanin, Asparaginsäure und Leuzin, die andere reich an Serin, Threonin und Glyzin. Beide Proteine enthielten Galaktosamin (Neufahrt et al., 1975). Eine albuminartige Fraktion enthielt vermehrt Glutaminsäure, Glyzin und Alanin, vermindert Zystin und Tyrosin (Förster et al., 1976). Abhängig von der Isoliermethode wurde in ihr Galaktosamin gefunden.

3. Matrix-Proteine

Elektronenoptische Befunde an Wollfasern haben ein charakteristisches „Keratinmuster" ergeben (keratin pattern), das vermuten ließ, daß Filamente in ein Matrixprotein, entsprechend dem „9 + 2-Modell" (Birbeck u. Mercer, 1957; Filshie u. Rogers, 1961), eingebettet sind. Die größere Affinität des Matrixproteins zu den in der Elektronenmikroskopie verwendeten Metallverbindungen, wofür sein S-Reichtum verantwortlich gemacht wurde (Rogers, 1964; Birbeck, 1964), ließ es elektronendichter als die Filamente sein. Auch für die epidermale Hornschicht wurde elektronenoptisch ein gleiches „Keratinmuster" demonstriert (Brody, 1959, 1960, 1964 a, b). Neuere Befunde, die zwei oder gar drei Zelltypen in der Hornschicht beschreiben (Brody, 1970 a, b; Orfanos u. Ruska, 1970; Orfanos, 1972), lassen dieses Keratinmuster, anscheinend abhängig vom finalen Differenzierungsgrad, nur in den A-Zellen erkennen, in den B-Zellen hingegen ein „schwammartiges" Bild.

Die chemischen und strukturanalytischen Befunde scheinen im Einklang mit der Doppelstruktur des „α-Keratins" (Säugerhartkeratins) zu stehen. Die Filamente entsprechen dem S-armen Protein mit geordneter, faserförmiger (partiell helikaler) Struktur, das ein α-Röntgendiagramm ergibt, während das S-reiche Protein die unorientierte, „amorphe" Matrix darstellt. Bezüglich der Herkunft wurden (zumindest partiell) zudem globuläre Zellproteine erwogen (Fraser et al., 1972).

Ein Modell der Keratinstruktur ist in Abb. 15 wiedergegeben, das eigentlich keine Erklärung für die Elektronendichte zwischen den ringförmig angeordne-

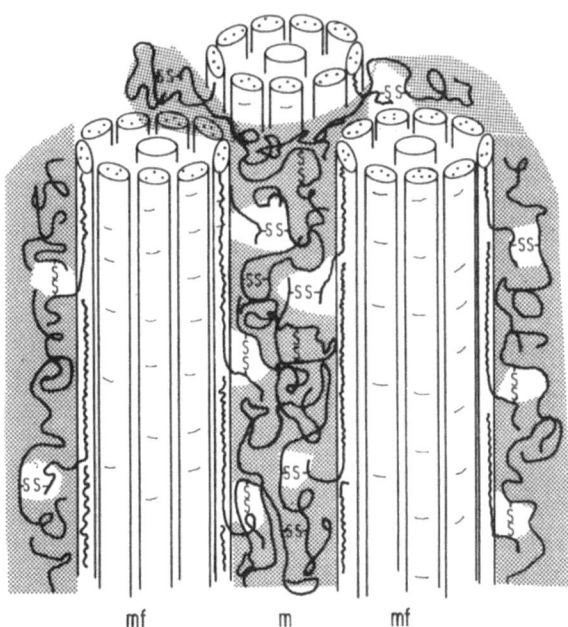

Abb. 15. Modellvorstellung einer Keratinstruktur, bestehend aus 3 Mikrofibrillen (mf) in umgebender Matrix (m). Die S-armen, fibrillären Proteine besitzen Schwänze („tails"), von denen einige peripher gelegene in die Matrix reichen und mittels Disulfidbrücken mit ihr verknüpft sind. Die S-S-Bindungen der Matrix selbst und der Mikrofibrillen sind ebenfalls dargestellt. (Aus Rogers, 1969)

ten Filamenten einer Mikrofibrille und den zentralen Filamenten derselben ergibt.

Es wird angenommen, daß die Matrixproteine nicht in die Mikrofibrille selbst eindringen (nicht interfilamentär vorliegen), sondern sich nur im *inter*mikrofibrillären Raum befinden. Dafür spricht z. B., daß der Durchmesser der Mikrofibrillen (70 Å), trotz variabler Anteile des Matrixproteins am gesamten Verhornungsprodukt, weitgehend konstant bleibt. Die intermikrofibrilläre Distanz (und demgemäß der entsprechende Raum) korreliert hingegen mit dem jeweiligen Gehalt an S-reichem Protein.

Für ein Säuger-Hartkeratin (Stachelschweinstacheln) wurde ein Mikrofibrillenvolumen von 63%, für das Matrixvolumen von 37% kalkuliert (Fraser et al., 1972). Es enthält 19% S-reiches Protein (nach 10%iger Korrektur für ein nicht keratinöses Protein); das entspricht nur der Hälfte des kalkulierten Matrixanteils. Die verbliebenen 18% sind Glyzin-Tyrosin-Protein und/oder einem „Überlauf" (spill over) von S-armem Protein in die Matrix zuzuschreiben, wo-

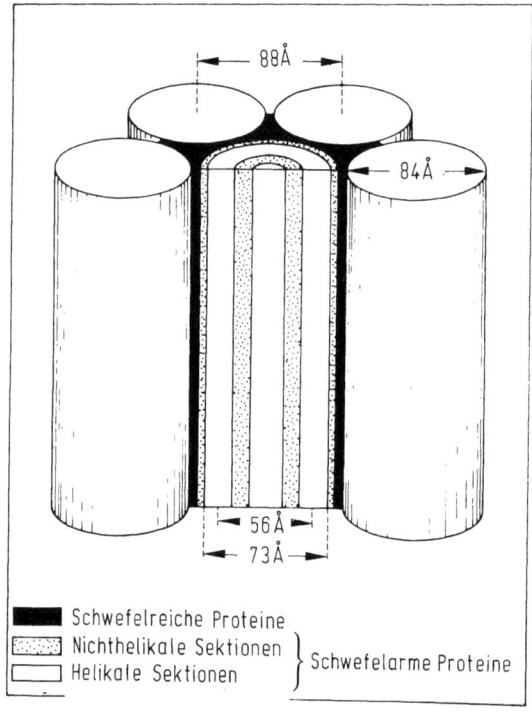

Abb. 16. Sehr schematische Wiedergabe der Feinstruktur von α-Keratin. Die helikalen Abschnitte des S-armen Proteins in Form kurzer „Verbundhelikes" (coiled coil rope) bilden ein zylindrisches Gerüst (hell) etwa 20 Å dick mit einem Außendurchmesser von 73 Å. Innerhalb dieses Zylinders liegt ein „Core" mit einem Durchmesser von 20 Å mit ebenfalls helikalem Material. Der (punktierte) Teil zwischen Außenzylinder und Core besteht aus nicht helikalen Abschnitten des S-armen Proteins. Der Raum zwischen den Mikrofibrillen entspricht der Matrix und enthält S-reiches Protein, das aber nur den Zwischenraum bei 84 Å dicken Mikrofibrillen ausfüllen könnte. Das rechnerische Defizit läßt vermuten, daß in dem Zwischenraum auch ein „Überlauf" (spill over) nicht helikalen S-armen Proteins (im Schema punktiert als Oberflächenmantel der Mikrofibrille dargestellt) sowie Glyzin-Tyrosin-Protein vorhanden sind. Die Struktur der Mikrofibrille ist sehr regelmäßig; aber es ist anzunehmen, daß an den Berührungsstellen mit ihr das Matrixprotein eine geordnete Struktur aufweist. (Aus Fraser et al., 1972)

für nicht helikale Partien desselben in Frage kommen. Das orientierte helikale Material der Mikrofibrille beträgt nur 34–41% ihres Volumens (der native Helixgehalt ist geringer als der von SCM-Derivaten in Lösung), so daß der elektronenoptisch erkennbare osmiophile Anulus zwischen Ring und Core aus „S-reicheren", nicht helikalen Abschnitten des S-armen Proteins besteht (s. Abb. 16, „Ring-Core-Modell" des Keratins).

Das Matrixprotein scheint keine reguläre Sekundärstruktur zu haben (γ-Keratin); es wurde aber eine „pseudoglobuläre" Struktur vermutet (Sikorski u. Woods, 1960; Crewther u. Dowling, 1960). Das Schwellungsvolumen der Matrix nach Hydrierung spricht gegen eine zufällige Vernetzung (randomly crosslinked network), sondern für eine intramolekuläre Ausbildung von Disulfidbrücken, die einen globulären Charakter nahelegen (Fraser et al., 1972).

In der Epidermis ist die Existenz von Matrixproteinen umstritten. Diesbezügliche Hinweise sind im Kapitel „Keratohyalin" (S-reiches) zu finden, allerdings würden sie keinen dem Hartkeratin, resp. seiner Matrixportion vergleichbaren S-Reichtum haben und würden ggf. nur eine „Minor"-Komponente darstellen.

Tabelle 10. Aminosäurezusammensetzung von S-Carboxymethyl-Keratin (SCMK)-Fraktionen der Wolle (aus Crewther et al., 1965)

AS[a]	SCMKA	SCMKA-2	SCMKB-1	SCMKB-2	Gly-Tyr-reiches Protein
Asp	8,14	9,09	0,77	1,05	3,86
Thr	4,40	4,69	11,38	10,69	4,61
Ser	7,31	8,40	14,83	14,13	11,31
Glu	14,15	15,35	9,84	11,63	3,42
Pro	4,25	3,32	12,35	10,96	5,96
Gly	8,81	6,45	6,34	9,02	25,45
Ala	6,44	7,03	3,03	3,53	1,94
Cys	6,79	6,88	23,70	22,27	11,00
Val	5,93	6,88	4,22	4,07	2,97
Met	0,55	0,49	∅	∅	∅
Ile	3,67	3,61	2,74	4,24	1,19
Leu	10,27	10,17	1,84	1,94	5,80
Tyr	4,29	4,69	2,09	1,94	12,07
Phe	3,02	2,53	0,75	1,32	5,07
Lys	4,05	3,81	0,48	0,01	0,29
His	0,66	0,58	0,57	0,01	0,44
Arg	7,27	7,52	5,07	3,19	4,61

[a] Werte in Mol/100 Mol Aminosäuren.

Indirekte Hinweise für epidermale Matrixproteine scheinen die nicht fällbaren, alkali- bzw. guanidin-merkaptoäthanollöslichen Fraktionen zu sein. Erstere scheinen, in menschlicher Hornschicht bzw. Kallus auf Proteinmaterial („Rohkeratin") bezogen, 22% (Oberfläche), 30,3% (Barriere) bzw. 36,8% (Kallus) zu betragen (Pascher, 1964). Diese Fraktion wurde nicht im Detail analysiert. Kalkuliert wurde für sie ein Zystingehalt von 7–8%. Die Analyse der nicht fällbaren, guanidin-merkaptoäthanollöslichen Protein-Fraktion (Tabelle 7) zeigt allerdings eine von den Matrixproteinen der Wolle (SCMKB) (Tabelle 10) abweichende Aminosäurezusammensetzung, die zwar einen hohen Prolin- und relativ hohen Zysteingehalt, aber andererseits Glyzinreichtum aufweist, so daß entweder diesbezüglich überhaupt keine Parallelen bestehen, oder daß gleichzeitig kontaminierendes Material miterfaßt wurde.

Scheinbar analog den glyzin-tyrosinreichen Proteingruppen in Wolle (Tabelle 10), konnte in der Epidermis eine Proteinfraktion isoliert werden, die sich durch einen hohen Glyzingehalt auszeichnet, keine Übereinstimmung aber in der übrigen Aminosäurenzusammensetzung, insbesondere bezüglich des Tyrosin- und Zystingehalts aufweist (Tabelle 7; vgl. auch Tabelle 14 c: urea-merkaptoäthanollösliche und -resistente Fraktionen).

Bei Annahme eines Fehlens von epidermalen Matrixproteinen bleibt immerhin die Diskrepanz zu dem in der Hornschicht in der Tat elektronenoptisch eruierbaren „Keratinmuster" zu lösen. Als Erklärung, die nicht das „Fibrillen-Matrix-Modell" zur Voraussetzung hat, wurde die unterschiedliche Anfärbbarkeit der Helix- und Zufallsknäul-Abschnitte (random coiled) des epidermalen α-Proteins verantwortlich gemacht, die beim „Ring-Core"-Modell (Abb. 16) möglicherweise dem nicht helikalen „Überlauf" des α-Proteins zukommen und in der Tat einen Oberflächen-Mantel der Fibrillen ergäben.

4. Keratohyalin (Trichohyalin)

Zytoplasmatische Granula wurden schon 1869 (Aufhammer), ein Stratum granulosum 1873 (Langerhans) beschrieben und der populäre Name „Keratohyalin" 1882 (Waldeyer) gegeben, da die Granula für Keratinvorläufer gehalten wurden und „Hyalin" ihre Proteinnatur ausdrücken sollte. Auch Lipide wurden als Substrat der Granula vermutet: „Eleidin" (Ranvier, 1879).

Die Natur und Zusammensetzung des Keratohyalins ist bis heute ein kontroverses Problem geblieben. Es wird für destruktives Zellmaterial (Barrnett u. Sognnaes, 1962) oder für das Produkt synthetischer Zelleistung (Bernstein, 1970; Bernstein et al., 1970; Fukuyama et al., 1965 a, b; Fukuyama u. Epstein, 1966, 1967; Leuchtenberger u. Lund, 1951) gehalten, für einen S-armen (Braun-Falco, 1961; Matoltsy u. Matoltsy, 1962, 1970; Montagna et al., 1954; Szodoray u. Vezekényi, 1964) oder S-reichen (Brody, 1959; Matoltsy, 1975, 1976; Matoltsy et al., 1974) Vorläufer des Hornzellinhalts, bzw. für RNP-Partikel-Aggregate (Bell u. Kellum, 1967). Auch über das Vorkommen hydrolytischer Aktivitäten, wie saurer Phosphatasen, wird berichtet (Braun-Falco u. Rupec, 1965) sowie über „faserbildende Polysaccharide (Glykogen)" (Patzelt, 1954).

Es gibt zwar keine spezifische histologische Färbbarkeit, Keratohyalin ist aber mit Hämatoxylin, Kongorot, Alizarin, Sulfonat, Toluidin-Blau, Methylgrün-Pyronin, Acridin-Orange und Pauly-Reagenz darstellbar (Ugel, 1975). Die Pauly-Reaktion wurde mit einem Gehalt an Histidin (Reaven u. Cox, 1965 b; Cox u. Reaven, 1967) in Verbindung gebracht; zu berücksichtigen wäre insbesondere Urokaninsäure. Es handelt sich bei den Keratohyalin-„Granula" nicht um membranbegrenzte Zellpartikel, sondern um unterschiedliche Lösungszustände zytoplasmatischer Materialien (molekular-, resp. kolloid-disperse Lösungen; Übergang eines Sols in Gel, resp. Vernetzung monomerer Substanzen, Aggregation von Molekülen).

Das Auftreten von Keratohyalin in den Zellagen der Epidermis, die die Grenze des lebenden Epithels zur toten Hornschicht bilden, ist charakteristisch für die *normale* Verhornung (Orthokeratose). Keratohyalin fehlt bei pathologischer Verhornung (*Para*keratose), resp. ist quantitativ reduziert (Erickson u. Kahn, 1970) und qualitativ verändert bei Ichthyosis vulgaris (autosomal-dominant) und Refsum-Syndrom (Anton-Lamprecht u. Schnyder, 1974). Die Dyskeratose beim Morbus Darier soll mit zu früher Keratohyalin-Bildung einhergehen (Piérard u. Kint, 1968).

Zytoplasmatische (membranlose) „Granula", ähnlich Keratohyalin, finden sich bei verschiedenen Verhornungstypen, wie in der Medulla, Kutikel und inneren Wurzelscheide des Haarfollikels (Parakkal u. Matoltsy, 1964), ohne daß gleiche Endprodukte resultieren. Sie sind nicht Bedingung für keratinisierende Epithelien; beispielsweise läuft die Verhornung der Haar*kortex* ohne eine „Granula"-Phase ab. Auch eine Reihe von Epidermis-Typen, wie die der Vögel, des Rattenschwanzes und der äußeren Haarwurzelscheide, zeigen kein Keratohyalin (Baden et al., 1974; Jarrett, 1964, 1973). Die morphologischen Ähnlichkeiten dieser zytoplasmatischen Granula gaben zu der Vermutung Anlaß, daß sich die in den vertikalen Zellschichten des Haarfollikels separat nebeneinander anzutreffenden Verhornungstypen in der Epidermis sozusagen überlagern (Birbeck, 1964). In der Tat müßte die Epidermis als das phylogenetisch Ursprüngliche grundsätzlich über die Potenzen der Verhornungsmodifikationen ihrer (wohl durch Mutationen entstandenen) spezialisierten Anhangsgebilde verfügen. Kerato- resp. Trichohyalin scheinen für Verhornungsvorgänge charakteristisch zu sein, die zu „weichen" Verhornungsprodukten führen, die im Gegensatz zu „harten" Verhornungsprodukten, wie Haaren und Nägeln, einer Auflösung (Desquamation) unterliegen.

Tabelle 11. Aminosäurenzusammensetzung von Haarproteinen des Meerschweinchens (insbesondere zitrullinhaltigen)[a] (aus Harding u. Rogers, 1971)

Aminosäure	Mol/1000 Mol AS				
	ganzes Haar	Keratin (Rest)	Total-Trypsin Digest d. Medulla	säurelösl. tryptische	Säure unlösl. Peptide
Cys (O$_3$H)		4,2			
Asp	49,2	47,4	68,1	70,9	65,7
Thr	49,9	59,1	28,5	25,8	29,7
Ser	87,2	106,0	45,0	34,1	45,9
Glu	150,1	110,0	302,1	302,1	287,6
Cit[b]	23,5	trace	127,8	180,0	120,5
Pro	77,6	82,8	12,7	2,4	15,0
Gly	72,2	84,4	48,1	40,0	51,3
Ala	50,5	45,1	42,3	35,6	42,9
Val	47,1	50,6	33,3	32,6	36,3
Cys/2	137,0	175,8	7,6	12,7	9,0
Met	5,9	4,5	8,6	7,7	9,6
Ile	25,9	28,1	20,3	24,9	21,0
Leu	71,0	60,5	100,0	106,1	105,2
Tyr	26,0	28,9	17,5	16,6	17,1
Phe	22,4	20,5	28,5	39,1	28,5
Lys	33,4	22,7	52,2	43,6	54,0
His	12,0	10,5	13,4	12,2	14,4
Arg	59,2	58,9	43,6	13,6	46,5
Try[c]	–	–	7,8	9,1	6,3

[a] Hydrolyse-Verlust nicht korrigiert.
[b] Cit-Hydrolyse-Verlust korrigiert (Cit-Orn = Cit).
[c] Colorimetrisch bestimmt.

In den inneren Wurzelscheiden und Medullae von Haarfollikeln und Haaräquivalenten sind Proteine mit einem ungewöhnlichen Baustein gefunden worden, nämlich Zitrullin (Rogers u. Simmonds, 1958; Rogers, 1962, 1963, 1964), die die Zellen so ausfüllen wie das α-Keratin die Kortexzellen und somit das „Reinprodukt" eines speziellen Keratins sind (Steinert et al., 1971). Die Aminosäurenzusammensetzung dieses Zitrullin-Proteins weicht von der anderer Keratine ab (Tabelle 11) und ist durch einen hohen Glutaminsäure- und niedrigen Prolin- und Zyst(e)in-Gehalt ausgezeichnet. Die extreme Unlöslichkeit der Zitrullin-Proteine in den üblichen, sonst auch Keratin angreifenden Lösungsmitteln (Rogers, 1964) wird auf besondere kovalente Bindungsbrücken (cross links) zwischen Lysin- und Glutaminsäure-Seitenketten (ε-(γ-Glutamyl)-Lysin) zurückgeführt, von denen im Medullaprotein des Meerschweinchenhaars 13 auf 1000 Aminosäuren (zum Vergleich Fibrin: 1/1000) bestehen (Harding u. Rogers, 1971). 25% der Lysin-Seitenketten sind auf diese Weise blockiert. Wenig resistent sind diese Proteine gegenüber Proteasen, so daß tryptische Verdauung für ihre Untersuchung herangezogen wurde.

Das diese Glutamyl-Lysin-Brückenbindungen vermittelnde Enzym, Transglutaminase, ist in Haarfollikeln wie in Epidermis bei Rindern (Buxman u. Wuepper, 1975) und Menschen (Goldsmith u. Martin, 1975) nachgewiesen worden. Die immunologische Verschiedenheit der follikulären und epidermalen Transglutaminasen bei beiden Spezies werden auf unterschiedliche Akzeptor-

Tabelle 12. Aminosäurezusammensetzung (Mol/100 Mol AS) verschiedener Proteinfraktionen aus Keratohyalin

	Histidin-Protein			„Keratohyalin"		Glycin-Protein[a]
	Ratte[a]	Mensch[a]	Ratte[b]	Rinderhufe[c]	Rinder-Schnauze[d]	
Asp	5,6	15,4	5,97	6,83	5,11	3,9
Thr	6,8	10,4	6,17	6,75	4,09	3,8
Ser	11,5	6,0	12,76	27,42	9,01	19,2
Glu	14,1	12,0	19,37	12,80	10,31	11,6
Pro	–	–	3,53	0,87	13,26	–
Gly	15,3	16,3	13,10	15,83	12,99	33,8
Ala	11,8	10,1	10,23	2,60	3,82	5,9
Cys	–	–	–	0,95	10,35	–
Val	–	1,8	2,56	–	4,36	1,7
Met	–	∅	–	–	–	–
Ile	–	1,2	1,99	–	2,55	1,0
Leu	–	1,6	2,05	1,13	9,22	1,0
Tyr	9,4	4,3	1,22	0,95	1,29	2,7
Phe	–	0,6	1,67	–	3,50	1,7
Lys	1,0	1,3	2,87	1,82	2,63	2,1
His	6,9	8,3	6,60	9,34	1,26	3,2
Arg	9,0	10,0	10,43	12,72	6,25	6,9
NH_3	6,8	–				

[a] aus Bernstein J.A.: J. Soc. Cosmet. Chem. 21 (1970).
[b] Isoliermethode analog Ugel aus Sibrack L.A. et al.: J. invest. Derm. 62, 394–405 (1974).
[c] aus Ugel A.R.: J. invest. Derm. 65, 118–126 (1975).
[d] aus Matoltsy A.G.: J. invest. Derm. 65, 127–142 (1975).

proteine bezogen, wobei im Fall des Follikels Zitrullin-Protein angenommen wird, das der Epidermis unbekannt sein soll (Ogawa u. Goldsmith, 1977), obwohl auch in der Meerschweinchenepidermis peptidgebundenes Zitrullin wahrscheinlich gemacht wurde (Schwarz u. Berger, 1973). Die Konversion von Arginin zu Zitrullin soll im Peptidverband erfolgen (Rogers, 1964), d. h. primär soll bei der Synthese Arginin eingebaut werden. In Follikelhomogenaten wurde eine Arginintransferase (Lock et al., 1976) nachgewiesen, die Arginin aus seiner tRNS-Bindung, ohne Mitwirkung von Ribosomen, auf die N-terminale Region eines Akzeptor-Proteins überträgt.

Keratohyalin ist offensichtlich (im Gegensatz zu Trichohyalin) aus heterogenen Proteinfraktionen zusammengesetzt, so daß, je nach verwendeter Isolierungsmethode, unterschiedliche Produkte mit voneinander abweichenden Aminosäurenzusammensetzungen resultieren (Tabelle 12).

Der Vergleich des aus Epidermis des Menschen resp. junger Ratten gewonnenen Histidin-Proteins zeigt, daß auch Speziesdifferenzen und damit die Verwendung unterschiedlicher Ausgangsmaterialien für Abweichungen verantwortlich sein können. Der Mangel an S-haltigen Aminosäuren ist zum Ausschluß möglicher methodischer Fehler mittels Radio-Leitisotopen bestätigt worden (Chakrabarti u. Bernstein, 1967).

Zu unterscheiden wären: ein „Histidin-reiches" Protein (Hoober u. Bernstein, 1966; Gumucio et al., 1967; Bernstein, 1970; Voorhees et al., 1968; Bernstein et al., 1970), in einer gewissen Verwandtschaft dazu stehende „Keratohyalin-Oligomeren" (Ugel, 1969, 1971, 1975), die serin- und glyzinreich sind und ein zyst(e)in- und prolinreiches Protein (Matoltsy, 1975).

Ein integraler Bestandteil des epidermalen Keratohyalins soll das „Histidin-Protein" (HP) sein, dessen Synthese extragranulär mit der von Monomeren (mit MG von 12 700 bis 93 000, hauptsächlich 48 500 und 79 000 (Sibrack et al., 1974), anscheinend abhängig vom Extraktionsmittel (Dale u. Stern, 1975 b): Phosphatpuffer MG 48 000, Zitrat-Detergens 4 MG zwischen 54 000 und 64 000) im Zytoplasma der Granulazellen beginnt, die noch ebendort zu Einheiten mit MG ~ 190 000 polymerisieren und als Aggregate zweier solcher Einheiten Komponenten der Keratohyalingranula werden (Sibrack et al., 1974). Die Biosynthese des HP ist ein exzellentes Beispiel der Kontrolle epidermaler Differenzierung (Keratinisation) auf der Ebene der Transkription (Bernstein et al., 1975); sie ist während der fetalen Entwicklung in Rattenepidermis mit dem Auftreten „reifer" Keratohyalingranula verbunden (Freinkel u. Wier, 1975).

Histochemische Befunde hatten proteingebundenes Histidin im Stratum granulosum und Stratum corneum menschlicher und tierischer Epidermis ergeben (Cox u. Reaven, 1967; Nagy-Vezekényi, 1969). Radiomarkiertes Histidin zeigte, in Übereinstimmung damit, einen vorzugsweisen Einbau im Stratum granulosum zunächst im Zytoplasma, dem vermutlichen Syntheseort, und später sukzessive in den Keratohyalingranula, entsprechend ihrem appositionellen Wachstum (Fukuyama u. Epstein, 1967).

Blockierung der Proteinsynthesen durch Puromyzin stoppte die Bildung von Histidin-Protein sowie partiell die Formation von Keratohyalin, so daß „medusenhaupt"-artige Bilder entstanden, die auf einen „puromyzinempfindlichen" Proteinanteil (mit „ribosomalem" Mechanismus) und auf einen „puromyzinunempfindlichen" Anteil schließen ließen (Fukuyama u. Epstein, 1971). Bei Verhornungsanomalien, die durch Fehlen von Keratohyalin ausgezeichnet sind, wie die Psoriasis, ist weder die Synthese (^{3}H-Histidin-Inkorporierung, Fegeler u. Rahmann-Esser, 1966 b) noch ein Histidin-Protein selbst nachweisbar (Voorhees et al., 1968).

Offensichtlich besteht eine direkte Korrelation zwischen dem morphologischen Nachweis von Keratohyalingranula und dem färberischen Nachweis von proteingebundenem Histidin sowie der Einbaurate radiomarkierten Histidins (Baden et al., 1974). Die für die autosomal-dominante Ichthyosis vulgaris postulierte Störung der Keratohyalinbildung (Anton-Lamprecht, 1973; Frost et al., 1966) konnte auf diese Weise auf eine Störung der Histidin-Proteinsynthese bezogen werden (wobei ein Patient sowohl pathologisches wie normales Verhalten aufwies) sowie für einen Teil der autosomal-rezessiven Ichthyosis congenita-Fälle, so daß dieser Ichthyosis-Typ möglicherweise für nicht homogen gehalten wird. Die X-chromosomal-rezessive Ichthyosis und die Erythrodermia ichthyosiformis congenita bullosa BROCQ zeigten in diesem Zusammenhang bezüglich der Keratohyalin- und Histidinprotein-Formation normales Verhalten (Baden et al., 1974).

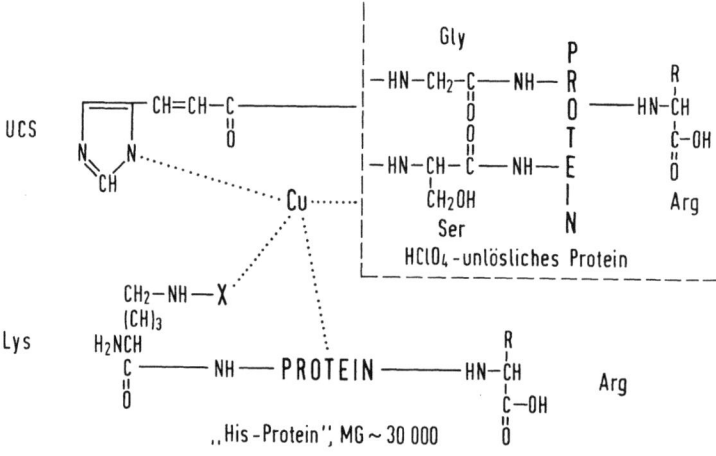

Abb. 17. Hypothetische Struktur des His-reichen Proteins im „nativen" Milieu. (Aus Bernstein, 1970)

Die hypothetische Struktur des Histidinproteins zeigt Abb. 17. Der Peptidpräkursor soll ein MG von ca. 30000 haben (Sugawara u. Bernstein, 1971) und Teil eines größeren Moleküls sein, für das MG zwischen 200000 und 400000 angegeben wurden (Bernstein, 1970), die wohl auf die Untereinheiten zu 190000 bzw. ihr Aggregat zu 390000 (Sibrack et al., 1974) zu beziehen sind. Die Bindung des kleineren Moleküls an das größere erfolgt anscheinend über den Imidazolring der Urokaninsäure und Cu, da beide bei Trennung freigesetzt werden. Urokaninsäure, typischer und einziger UV-absorbierender Bestandteil des „Wasserlöslichen" normaler Hornschicht ist in der Epidermis peptidgebunden nachgewiesen worden (Schwarz, 1970 a). Einzige C-terminale Aminosäure beider Moleküle ist Arginin. Das kleine Histidin-Protein-Molekül hat als N-Terminale Lysin, deren ε-Aminogruppe in unbekannter Weise blockiert ist. Das größere Molekül hat als N-Terminalen Glyzin, Serin, Threonin und Asparaginsäure.

Epidermales *Keratohyalin aus Rinderhufen* (Ugel, 1969, 1971, 1975) ist in jeweils bestimmten Konzentrationsbereichen in Neutralpuffern resp. -salzen löslich und fällt bei Dialyse wieder aus (zur Reinigung benutzt). Geringe Veränderungen der Ionenkonzentration bestimmen sein Löslichkeitsverhalten und sind offenbar auch in vivo für seine „Makroaggregation" (durch vorwiegend nicht kovalente Bindungskräfte) verantwortlich. Die Eigenschaften dieses Keratohyalin-Proteins, die in der Molekülstruktur begründet und insofern schon im Kode bei der Synthese festgelegt sind, könnten die finalen Ereignisse bei der epidermalen Keratinisation, ihre Plötzlichkeit, erklären helfen. Der „Sprung in die Verhornung" bedarf demnach nicht unbedingt enzymatischer Kontrolle (Lysosomen), sondern ist primär durch eine einzigartige Proteinstruktur programmiert.

Das Rinder-Keratohyalin-Protein ist ein Makroaggregat aus Monomeren mit je 115 Aminosäuren und einem MG von 16 900. SDS-Gel-Elektrophoresen zeigen eine geometrische (logarithmische) Verteilung von 13 aus Dubletten bestehenden Banden, die anscheinend Konformations-Isomere darstellen. Es enthält 8% RNS und ist somit ein Nukleoprotein. Offensichtlich bestehen Beziehungen zum Histidin-Protein, das aber auch bei angeglichener Isoliermethode Speziesdifferenzen zeigt. Die aus Rattenepidermis gewonnene Keratohyalin-Fraktion (ca. die Hälfte des Gesamt-Keratohyalins; Sibrack et al., 1974) unterscheidet sich jedenfalls in der Aminosäurenzusammensetzung, insbesondere hinsichtlich Serin und Alanin, im elektrophoretischen (keine oligomeren Serien) und immunologischen Verhalten (Ugel, 1975).

Ein *schwefel*reiches Keratohyalinprotein (Matoltsy u. Matoltsy, 1970; Matoltsy et al., 1974) wird mit einer anderen Methode gewonnen, die von einem 2% Zitronensäure-Detergents (0,3% Brij 35)-Extrakt eines Homogenats tryptisch separierter Epidermis neugeborener Ratten, ausgeht. Dieses Protein ist nicht in pH-Bereichen zwischen 2,6 und 9,8 löslich, wohl aber in Alkalien mit disulfidbrechenden Agentien. Es ist bei pH 4,5 fällbar, hat noch zu etwa 1% Lipide und Kohlenhydrate und weist elektrophoretisch zwei Banden im Verhältnis 9 : 1 auf, wobei zumindest die Hauptkomponente aus einem einzigen Polypeptid aufgebaut ist (Matoltsy, 1975). Das S-reiche Keratohyalin-Protein repräsentiert anscheinend das „nukleäre Keratohyalin" (= single granules, Jessen, 1973; = dense homogenous deposits (DHD), Fukuyama u. Epstein, 1973, 1975), das in den Nuclei entsteht und in den „composite granules" die Randzonen einnimmt. Es ist offenbar der Vorläufer des „marginalen Bandes", der verdichteten Zytoplasmaschicht an der Innenseite der verhornenden Zellmembran, die im wesentlichen für die „Membranverdickung" während der Keratinisation verantwortlich zu machen ist. Der Sulfhydrylgruppen-Reichtum ist auch morphologisch für alle drei Lokalisationsphasen dieser Keratohyalin-Proteinfraktion demonstriert worden (Jessen, 1973).

Eine weitere Untersuchungsmethode (Tezuka u. Freedberg, 1972, 1974) hat anscheinend Keratohyalinmaterial erfaßt, das sich als Mischung der vorigen darstellt.

Verschiedene der vorgenannten Extraktionsmethoden, insbesondere Keratohyalin-Proteine betreffend, werden für Epidermis neugeborener Ratten anhand von SDS-Gel-Elektrophoresen und Aminosäurenanalysen gegenübergestellt (Dale u. Stern, 1975 a, b) und zeigen, daß die Hornschicht, neben fibrillärem Protein (Tonofilamente), Komponenten des aus Granularzellen zu isolierenden Keratohyalins enthält.

In der durch kanzerogene Behandlung mit Phorbol-Azetat ausgelösten, wellenförmigen Proliferation und Keratinisation der Mäuseepidermis (Krieg et al., 1974) traten bei neugeborenen Mäusen zwei Proteine mit MG von 13 500 bzw. 27 000 auf, die offensichtlich den oberen Epidermislagen zugehörig sind und nicht bei adulten Mäusen vorliegen (Balmain, 1976).

Die ultrastrukturell aufgezeigte Heterogenität von Keratohyalin (Farbman, 1966; Jessen, 1970; Fukuyama u. Epstein, 1973) läßt sich durch Autoradiographien im elektronenoptischen Maßstab bestätigen (Fukuyama u. Epstein, 1975).

Die tritiummarkierten Aminosäuren Histidin, Zystin, Arginin und Prolin wurden – in Übereinstimmung mit früheren Untersuchungen (Fukuyama et al., 1965 a; Fukuyama u. Epstein, 1966, 1968 a, b, 1969) – alle in Proteine der Granularzellen inkorporiert, doch differierte die Lokalisation der radiomarkierten Proteine beträchtlich, je nach verwendeter ^{3}H-Aminosäure. Das „histidinmarkierte" Protein fand sich hauptsächlich in der Matrixportion der Keratohyalingranula, das „zystinmarkierte" reicherte sich in den „dichten homogenen Ablagerungen" (dense homogenous deposits = DHD) des Keratohyalins an. „Arginin-etikettiertes" Protein war mehr diffus in den Zellorganellen verstreut, aber das mit Keratohyalin verbundene war am häufigsten zusammen mit Histidin- und partiell mit Zystin-Protein lokalisiert. Große Mengen „prolinmarkierten" Proteins waren auch in anderen Zytoplasma-Arealen als in Keratohyalin zu finden. Das in den DHD lokalisierte wies aber offenbar eine schnellere Umsatzrate auf als das Zystin-Protein. DHD scheint daher zumindest aus zwei verschiedenen Polypeptiden zu bestehen, einem S-reichen und einem prolinreichen.

5. Zellmembran-Komplex

Plasmamembranen besitzen eine Reihe wichtiger Eigenschaften für Zellfunktionen. In der Epidermis wie in anderen Epithelien unterliegen sie einer plötzlichen Strukturänderung während der Keratinisation. Zum besseren Verständnis dieses Vorgangs und diesbezüglich gefundener Daten seien zunächst generelle Erkenntnisse biologischer Membranen vorangestellt (u. a. Rothfield u. Finkelstein, 1968).

a) Biologische Membranen

Bis vor kurzem wurden Plasmamembranen als biochemische „Black Boxes" betrachtet (Juliano, 1973). Neben ihrer allgemeinen Funktion einer selektiven Permeabilität, die eine Einschränkung des Stoffaustausches zwischen verschiedenen Reaktionsräumen (Kompartimenten) bewirkt, sind sie Träger von Transport- und Enzymfunktionen sowie Träger antigener Aktivitäten, die jeder Zelle ihre eigene Individualität verleihen.

Gegenüber älteren Membranmodellen, wie „Einheitsmembran" (Danielli u. Davson, 1962 u. a. Übersichten: Mercer, 1961; Nicolaides, 1964), wird heute eine flüssige, mosaikartige Struktur der Zellmembran bevorzugt (Juliano, 1973). Die Matrix wird von einer viskösen, aber flüssigen Lipid-Doppelschicht gebildet, in die andere Membrankonstituenten eingebettet sind, die – wie z. B. Membranproteine (intrinsic proteins) – in ihr diffundieren. Kurzfristige Ordnungen (oligomere Verbindungen) sind mit dieser Vorstellung vereinbar, langfristige nicht. Mögliche Kooperationen hätten in diesem Modell eine Zeitbegrenzung von Minuten, wenn nicht Sekunden, durch die Diffusionsmobilität der (Makro)-Moleküle.

Ein weiteres Strukturprinzip besteht darin, daß innerhalb der Membran die apolaren (lipophilen) Bausteine in das Membraninnere, die geladenen (hydrophilen) Gruppen, insbesondere die Oligosaccharidgruppen der Glykoproteine und Glykolipide, nach außen orientiert sind (Abb. 18). Biologische Membranen enthalten hauptsächlich Lipide (Phospholipide, Cholesterin, Triglyzeride),

Proteine und Kohlenhydrate in variablen Proportionen. Die Kohlenhydrate sind meist mit Proteinen (Glykoproteine) und/oder Lipiden (Glykolipide) verbunden. An den Wechselwirkungen zwischen Zellen, wie Zell-Zell-Erkennung, Zelladhäsion und Mitosehemmung, sind vermutlich die Glykoproteine vorrangig beteiligt (Guidotti, 1972).

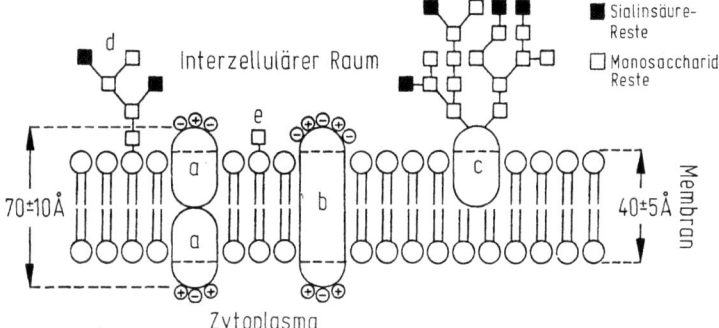

a,b Membranproteine mit polaren, außerhalb der Membran liegenden und apolaren mit den Membranlipiden in Kontakt tretenden Bereichen
c Glykoprotein mit Oligosacchariden als prosthetische Gruppe
d Gangliosid
e Cerebrosid
◯ Membranlipide (Phospholipide) mit polarem Anteil (O) und zwei Fettsäureresten (II).
║ Der apolare (hydrophobe) Bereich der Membran enthält auch Cholesterin

Abb. 18. Schematische Darstellung der Lipid-Protein-Mosaikstruktur von Membranen. (Aus Buddecke, 1976)

Eine Asymmetrie biologischer Membranen ergibt sich u. a. aus der unterschiedlichen Zusammensetzung der Phosphorlipide an der Außen- und Innenseite sowie der Einlagerung der Cholesterinmoleküle in der äußeren Lipidschicht. Es handelt sich um einen Ordnungszustand, der nur unter Energiezufuhr aufrechterhalten werden kann.

Manche mechanischen Eigenschaften von Plasmamembranen sind schwer erklärbar. Bekannt ist, daß Stoffwechselerschöpfung die Membran aus einem flüssigen in einen rigiden Zustand überführen kann. Spekulativ wird dafür das „Spektrin" verantwortlich gemacht.

Die meisten Untersuchungen hinsichtlich Membrankonstituenten tierischer Zellen beziehen sich zwar auf Erythrozyten (resp. „Ghosts" = Erythrozytenmembranen; Blumenfeld et al., 1970; Tanner u. Boxer, 1972), doch dürfte der Bauplan einer Zellmembran prinzipiell ähnlich sein.

Hauptprotein-Komponente der Zellmembran ist das „Spektrin" oder „Tektin", das leicht durch Puffer geringer Ionenstärke, insbesondere in Gegenwart von Chelatbildnern, bei höherem pH von der Membran abgelöst wird. Es dürfte sich um ein einfaches Protein ohne KH- oder Lipid-Anteil handeln, das unter bestimmten Bedingungen (z. B. abhängig vom Ionenmilieu) aggregiert und Faserstrukturen bildet. Als weitere Proteinkomponente der Zellmembran ist das sog. „100000 MG-Protein" zu nennen, das 20–30% des Membranproteins (intrinsic proteins) bestreitet und schwer extrahierbar ist, anscheinend aber selektiv durch ein Detergents (Triton-X) (Juliano, 1973).

Zumindest drei Glykoproteine existieren in der Membran fest verankert (intrinsic proteins), die durch Detergentien, Chloroform, Methanol, Phenol oder Pyridin, freigesetzt werden können.

Das große Sialoglykoprotein enthält 60% KH und 40% Protein. Es stellt nur wenige Prozent des Gesamtproteins der Zellmembran. Das KH besteht aus Galaktose, N-Azetylgalaktosamin, N-Azetylglukosamin, Mannose, Fukose und Sialinsäure (letztere repräsentiert weitgehend den diesbezüglichen Zellgehalt).

Die Zusammensetzung des Sialoglykoproteins läßt vermuten, daß bei Analysen normaler bzw. pathologischer epidermaler Verhornungsprodukte ähnliche Verbindungen erfaßt worden sind (Tabelle 13). Bei den Aminosäuren prävalieren Serin und Threonin. Die Kohlenhydratportion des Moleküls ist an den Polypeptid-Teil durch Azetylgalaktosamin und Serin oder Threonin (alkali-labil) oder durch Azetylglukosamin und Asparagin bzw. Asparaginsäure (alkali-stabil) gebunden. Die Kohlenhydrat-Seitenkette der alkali-labilen Bindung ist wahrscheinlich ein Tetramer mit endständiger Sialinsäure und die Seitenkette der alkali-stabilen Bindung ist länger und komplexer.

Die Glykoproteine der Plasmamembran scheinen komplett eingebaut zu werden, d. h. der Polypeptid- und Kohlenhydrat-Anteil wird nach Synthese am endoplasmatischen Retikulum „konzertiert" umgesetzt (Kawasaki u. Yamashina, 1971).

Tabelle 13. Analyse des Sialoglycoproteins (aus Tanner u. Boxer, 1972)

Aminosäure	Mol/1000 Mol Aminosäuren		
		Kohlenhydrat Mol/10 000 g Protein	
Asp	58	Fucose	1,8
Thr	115	Mannose	2,4
Ser	146	Galaktose	13,5
Glu	97	Glukose	1,2
Pro	75	GlcNAc	5,0
Gly	48	GalNAc	11,8
Ala	51	Sialinsäure	13,5
Cys/2[a]	0		
Val	77	Kohlenhydrat	53,7% der Summe
Met[b]	12		Protein- + KH-Gehalt
Ile	74		
Leu	59		
Tyr	25		
Phe	19		
His[c]	54		
Lys	37		
Arg	53		
Protein	38,0% des Trockengewichtes		
Protein	46,3% der Summe Protein- + Kohlenhydrat-Gehalt		

[a] als Cysteinsäure.
[b] als Methioninsulfon.
[c] unsicher wegen großer Mengen Galaktosamin.

b) Hornzell-Membranen („Membran-Proteine")

Während der Zelldifferenzierung keratinisierender Gewebe unterliegen die Plasmamembranen einer Reihe von Modifikationen, die zum Auftreten einer adhäsiven Schicht zwischen den benachbarten Zellen führt. Das für gewöhnlich als „Zell-Membrankomplex" bezeichnete Gebilde ist in Abb. 19 (Fraser et al., 1972) dargestellt.

Die zentrale δ-Schicht wird als proteinartig betrachtet, und ist in *Hartkeratinen* ziemlich konstant ca. 150 Å dick. Die δ-Schicht wird von einem Paar ca. 50 Å dicker (nicht elektronendichter „inerter") Schichten begrenzt, die offenbar aus den entsprechenden Schichten der originalen Plasmamembranen der beiden benachbarten Zellen stammen. Diese Schichten sind wohl als Hornzellmembranen aufzufassen, die δ-Schicht auch als Interzellularzement.

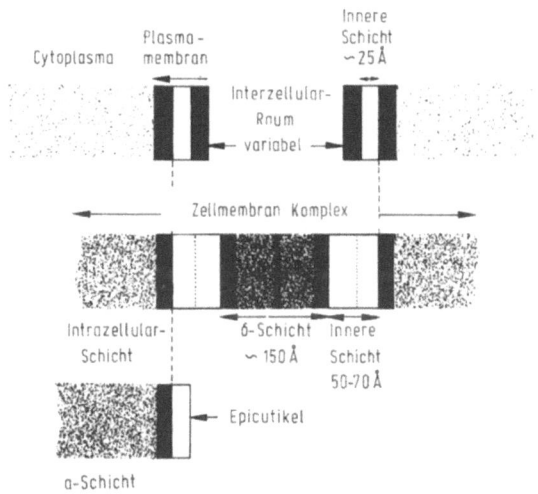

Abb. 19. Darstellung des Zellmembran-Komplex in keratinisierenden Geweben. Während der Keratinisation wird die Plasmamembran der sich differenzierenden Zellen (oben) beträchtlich modifiziert und Proteinmaterial (δ-Schicht) zwischen benachbarten Zellen abgelagert (Mitte). Außerdem entsteht eine intrazelluläre Schicht von variabler Dicke ähnlich der a-Schicht der Kutikelzellen des Haares (unten). (Aus Fraser et al., 1972)

Zusätzlich zu der δ-Schicht und den „inerten" Schichten ist eine *intra*zelluläre Schicht mit Affinität für Farbmittel der Elektronenmikroskopie zu unterscheiden, die während der Keratinisation aber durch weitere intrazelluläre Ablagerungen verstärkt wird (Frithiof, 1970). Die sog. a-Schicht der Kutikel-Zellen stellt offenbar eine derartige Ablagerung dar. Sie muß als Komponente des Zellmembrankomplexes angesehen werden (Fraser et al., 1972).

Die „Dickenzunahme" der keratinisierenden *epidermalen Hornzellmembran* wird gemeinhin der weniger elektronendichten Mittelschicht der dreischichtigen Plasmamembran der lebenden Epithelzelle zugeschrieben, ist aber eigentlich das Resultat einer Disintegration der äußeren Lamelle (Abb. 20) (Frithiof, 1970).

Bezüglich der „*intrazellulären* Schicht" der Hornzellmembran bestehen unterschiedliche Auffassungen. Sie wird 1. den membran-coated granules (= Keratinosomen) zugeschrieben (Matoltsy u. Parakkal, 1965), obwohl diese sich zu diesem Zeitpunkt eigentlich schon im *Inter*zellularraum befinden, 2. als „marginales Band" aus nukleärem Keratohyalin stammend betrachtet (Jessen, 1973)

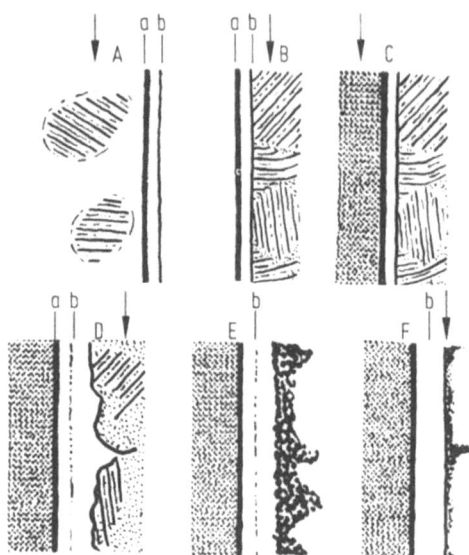

Abb. 20. Konsekutive Veränderungen der Plasmamembran keratinisierender Epithelien im Stratum granulosum (A–C) und Stratum corneum (D–F).

(A) Keratinosomen (Pfeil) auf der Zytoplasmaseite der Membran, gewöhnlich asymmetrisch, trilaminar strukturiert mit einer zytoplasmatischen (a) und, durch eine weniger dichte getrennt, einer peripheren Schicht (b).
(B) Der lamellierte Inhalt der Keratinosomen wurde in den Interzellulärraum (Pfeil) transferiert, wo er fest mit der peripheren Schicht verbunden ist.
(C) Eine Schicht kondensierten Zytoplasmas hat sich gebildet (Pfeil), assoziiert zur zytoplasmatischen Membranlamelle. Keratinosomen sind im Zellzytoplasma nicht mehr identifizierbar.
(D) Die Lamellierung des Interzellularmaterials ist graduell verlorengegangen (Pfeil) und hat sich von der peripheren Membranlamelle (b) gelöst, deren Struktur weniger deutlich als zuvor ist.
(E) Die periphere Lamelle ist weitgehend farblos geworden (b), die Dichte des interzellulären Materials hat zugenommen, die Lamellierung ist verschwunden.
(F) Die periphere Membranlamelle (b) kann in ihrer ursprünglichen Position nicht mehr ausgemacht werden. Das Volumen des Interzellulärmaterials nimmt ab, seine Dichte zu, anscheinend eine neue „periphere Schicht" bildend (Pfeil). Die dazwischenliegende, weniger dichte Schicht ist deutlich dicker als die originale. (Aus Frithiof, 1970)

oder 3. als „besonders dimensional stabiles", peripheres Zytoplasma (Frithiof, 1970) angesehen, das in seiner Struktur den „attachment plaques" der Desmosomen aller Zellagen entspricht. Die Schicht „kondensierten" Zytoplasmas an der inneren Membranlamelle findet sich auch in nicht keratinisierenden Epithelien und soll daher nicht aus Keratohyalin stammen müssen (Hayward u. Hakkemann, 1973). Während der epidermalen Verhornungsprozesse wird die Hornzellmembran undurchlässig für Inhaltsstoffe, und ihr wird die Resistenz der Horn*schicht* (und eigentlich nicht den intrazellulären Keratinen) zugeschrieben (Matoltsy u. Matoltsy, 1966; Steinert, 1975).

Andererseits soll der Transformation lebender Epithelzellen in Hornmaterial, zusammen oder parallel mit der Ausstoßung von Keratinosomen, eingeleitet jedenfalls durch Aktion lysosomaler Enzyme, eine merkliche Permeabilitätssteigerung der Plasmamembran vorausgehen, so daß partiell lysiertes Material des Zellinhalts in den Interzellularraum gelangt (Lavker u. Matoltsy, 1970). In der Hornschicht selbst jedoch ist u. a. die Abwesenheit von „membrangebundenen Partikeln", als aktiven Transport-Orten, der morphologische Ausdruck für das Sistieren dieser Tätigkeit und damit der „Barriere-Funktion" (Breathnach, 1975).

Die Extraktionsmethoden für den Hornzell-Membrankomplex sind naturgemäß aggressiv, so daß Analysen von vornherein mit Irrtümern belastet sein können; die jeweils gewonnenen Fraktionen repräsentieren nur bedingt einzelne Komponenten des Komplexes.

Der chemische Charakter der Hornzellmembranen wird als komplementär zu dem der intrazellulären Keratine angesehen (Mercer, 1961). Im Gegensatz zu letzteren beruht ihre Resistenz offenbar nicht (nur) auf der Ausbildung von Disulfid- und Wasserstoffbrücken, so daß sie von den üblichen keratinlösenden Agentien nicht angegriffen werden. Früher wurde für ihre Resistenz ein anderes Bindungsprinzip („Tanning") vermutet, das beispielsweise Hartstrukturen der Wirbellosen (Chitin-Exoskeleton) zugrunde liegt (Mercer, 1961); aber noch in jüngster Zeit wird die Membranstabilität auf eine „unbekannte, höchst resistente" Bindung zurückgeführt (Matoltsy, 1976), so daß an die zweite kovalente Bindung in Keratinen, etwa an ε-(γ-Glutamyl)-Lysinbrücken gedacht werden müßte, die dem sog. Zitrullin-Protein „komplementäre" Eigenschaften verleihen.

Anders als Keratine (deren enzymatische Unangreifbarkeit aber auch in Frage gestellt ist; Rothberg u. Axilrod, 1967) sollen die Hornzellmembranen, ohne den Schutz des intakten Gewebes, von proteolytischen Fermenten rasch abgebaut werden. In Haarstrukturen konnten durch Trypsin die Membranen und das Matrixprotein entfernt werden, so daß die Fibrillen übrigblieben. Gegensätzliche Befunde wurden anscheinend an epidermalem Gewebe erhoben, wo nach tryptischer Verdauung von Hautschnitten ein Netzwerk, entsprechend den Konturen des peripheren Stratum Malpighii, übrigblieb (Szodoray, 1930).

Nach Extraktion epidermaler Verhornungsprodukte mit Alkali, hochmolaren Urea- oder Guanidinlösungen und disulfidbrechenden Agentien finden sich die Zellmembranen im unlöslichen Rückstand. Das alkaliresistente Material aus menschlicher Plantarhornschicht erwies sich elektronenoptisch vorzugsweise aus Zellmembranen bestehend (Matoltsy u. Matoltsy, 1966).

Als charakteristisch für diese „Membranproteine" wird der hohe Gehalt an Prolin und Zystin herausgestellt, der mit einer α-Helix inkompatibel ist und mit dem Fehlen eines Röntgendiffraktionsmusters übereinstimmen würde.

Die Anteile des vermutlichen Membrankomplexes am Proteinmaterial („Rohkeratin") normaler epidermaler Verhornungsprodukte des Menschen, die aufgrund der Alkali- (0,1 N NaOH) und Proteasen-Resistenz erhalten wurden, betragen 28,8–38,4% resp. 21,9–28,8% (Tabelle 14 a), wobei die tiefe Hornschicht (= „Barriere") offenbar weniger resistentes Material aufweist als die oberflächliche (=„Schabsel"). In beiden Fällen waren vom NaOH-resistenten Material noch rund 25% durch Protease verdaubar. Der Urea-Merkaptoäthanol-resistente Rückstand normaler Hornschichtoberfläche (= „Schabsel") war mit 54% des Ausgangsmaterials (= „Rohkeratin") sogar noch größer (Tabelle 14 b). Der Membrankomplex wird heute zumeist auf ca. 5% des Verhornungsprodukts geschätzt (Matoltsy, 1976; Steinert, 1975), so daß es fraglich ist, inwieweit das in den Tabellen angegebene, jeweils resistente Material überhaupt „Membranproteine" repräsentiert. Auffallend ist, daß sowohl das hyperkeratotische (Kallus, Tabelle 14 a) wie das parakeratotische Material (Psoriasisschuppen, Tabelle 14 b), ungeachtet der verwendeten Lösungsprozedur, erheblich weniger resistentes Material aufweist als vergleichsweise das normale:

Tabelle 14a. Prozentuale Anteile verschiedener Fraktionen des „Rohkeratins"[a] menschlicher, epidermaler Verhornungsprodukte aufgrund ihrer Löslichkeit (Puffer, Alkali) und Proteasen-Resistenz (aus Pascher, 1964)

	Anteil (%) des „Rohkeratins" am Ausgangsmaterial	0,1 N NaOH-löslich			0,1 N NaOH-resistent	Trypsin-resistent
		gesamt	bei pH 4,1 fällbar	nicht fällbar		
Hornschicht-Oberfläche (= „Schabsel")	50,0	55,2	33,2	22,0	38,4	28,8
tiefe Hornschicht (= „Barriere")	51,0	63,5	33,2	30,3	28,5	21,9
Callus	70,0	86,3	49,5	36,8	10,7	5,3

[a] „Rohkeratin" = Ausgangsmaterial minus wasserlösliche Bestandteile und Lipide.

Tabelle 14b. Prozentuale Anteile verschiedener Fraktionen des „Rohkeratins"[a] menschlicher Hornschicht und Psoriasis-Schuppen aufgrund ihrer Löslichkeit in 6 M Urea, 6 M Urea und 0,1 M Mercaptoäthanol (aus Schwarz, unveröffentlicht)

	Anteil (%) des „Rohkeratins" am Ausgangsmaterial	6 M Urea	6 M Urea + 0,1 M Mercaptoäthanol	Urea-Mercaptoäthanol-resistent
Hornschicht-Oberfläche (= „Schabsel")	60,0	10,4	34,8	54,0
Psoriasis-Schuppen	88,5	94,0	3,4	0,9

[a] „Rohkeratin" = Ausgangsmaterial minus wasserlösliche Bestandteile und Lipide.

10,7% von dem rund 50% tryptisch verdaubar sind, resp. 0,9%. Die auffälligsten Veränderungen der pathologischen Verhornungsprodukte scheinen demnach in insuffizientem (nicht resistentem) oder mangelndem Membranmaterial zu liegen.

Der Gesamtprotein-Anteil der pathologischen Verhornungsprodukte (= „Rohkeratin") am Ausgangsmaterial ist mit 70% resp. 88,5% jeweils größer als in normaler Hornschicht mit 50–60%, wahrscheinlich wohl wegen der geringeren Menge an Hydrolyseprodukten („Wasserlösliches"), deren Mangel „zum Wesen parakeratotischer Verhornung" gehört (Grünberg u. Szakall, 1959).

Die Aminosäurenzusammensetzung der NaOH-löslichen, bei pH 4,1 fällbaren Fraktionen (Tabelle 14c) müßte weitgehend fibrilläres α-Protein widerspiegeln. Kennzeichnend ist der hohe Gehalt an sauren Aminosäuren, insbesondere an Asparaginsäure sowie Leuzin und Lysin und der geringe Gehalt an Prolin und Zyst(e)in sowie Serin und Glyzin. Die NaOH-lösliche, nicht fällbare Fraktion wurde nicht analysiert (siehe „Matrixproteine").

Die urealöslichen Fraktionen mit und ohne Merkaptoäthanol stellen vergleichsweise Proteingemische dar, da fällbare Proteine nicht separiert wurden (Tabelle 14c). Die Aminosäurenanalysen sind daher wohl nur bedingt mit den

Tabelle 14c. Aminosäurenzusammensetzung verschiedener Proteinfraktionen epidermaler Verhornungsprodukte

AS[d]	Hornschicht-Oberfläche[a]				Barriere[a]			Callus[a]			"Membran-Proteine"[a,b]	Hornschicht-Oberfläche[c]			Psoriasis-Schuppen[c]		
	Rohkeratin	NaOH-löslich[e]	NaOH-resistent	Proteasen-resistent	Rohkeratin	Na-OH-löslich[e]	Proteason-resistent	Rohkeratin	NaOH-löslich[e]	Proteasen-resistent		Urea-löslich (6 m)	Urea-Mercapto-äthanol (0,1 M)-löslich	Urea-Mercapto-äthanol-resistent	Urea-löslich (6 M)	Urea-Mercapto-äthanol (0,1 M)-löslich	Urea-Mercapto-äthanol-resistent
Asp	7,7	13,0	6,6	4,3	7,3	15,2	2,5	9,1	14,4	3,1	5,8	11,5	7,8	6,1	8,7	12,7	3,7
Thr	3,7	4,3	4,1	5,7	3,4	4,5	3,1	4,6	4,9	3,7	3,7	4,4	4,4	3,2	9,1	9,0	3,4
Ser	13,4	6,9	12,9	16,3	15,8	6,8	15,9	10,7	6,6	12,4	7,4	10,0	13,2	16,2	5,8	5,7	7,3
Glu	12,5	18,5	12,7	13,2	12,7	20,0	11,2	13,7	19,2	14,3	14,0	14,4	12,2	10,3	15,9	16,1	15,4
Pro	4,0	1,3	7,6	11,1	3,4	0,6	13,1	2,4	1,0	17,6	13,7	2,5	0,7	5,8	2,9	1,9	14,0
Gly	20,0	7,7	18,8	18,2	21,4	3,2	25,8	14,8	4,1	17,6	14,1	14,9	21,9	23,1	11,5	10,3	10,4
Ala	4,4	6,1	3,9	3,3	3,9	6,7	3,1	6,2	6,8	3,7	5,2	6,8	6,3	4,3	6,5	6,1	4,0
Cys	2,1	0,1	2,4	3,2	1,3	–	1,0	0,5	0,2	1,5	4,9	0,9	1,3	5,0	0,9	–	1,1
Val	3,6	4,2	4,0	4,7	3,2	4,6	3,9	3,8	4,2	4,2	5,2	2,3	1,7	2,1	2,7	1,6	2,0
Met	1,0	1,6	0,9	0,5	0,9	1,2	0,7	1,6	2,0	0,8	–	1,1	0,5	–	2,0	2,2	–
Ile	3,5	5,3	2,9	2,2	2,9	5,2	2,1	4,5	6,1	1,8	3,3	2,0	1,7	1,0	2,0	2,2	0,9
Leu	6,7	11,5	6,1	4,1	6,6	12,0	2,2	9,1	11,0	2,9	5,8	8,3	7,1	4,3	8,0	9,3	4,1
Tyr	3,2	3,4	2,8	1,9	3,3	3,3	2,7	3,1	3,2	2,2	1,1	4,0	4,6	4,0	2,6	2,2	9,2
Phe	3,0	2,3	3,0	2,0	3,5	1,8	2,5	3,0	2,0	2,0	2,3	4,0	3,6	4,6	2,9	2,5	4,4
Lys	4,6	6,8	4,4	3,1	4,4	7,2	3,7	5,3	6,9	5,0	6,6	5,8	4,7	4,8	6,2	5,4	8,6
His	2,2	1,5	2,3	1,8	1,8	1,2	2,4	1,2	1,2	2,1	2,1	1,7	1,3	1,4	4,3	1,6	1,5
Arg	4,2	5,7	4,4	4,1	3,8	5,8	2,1	6,3	6,2	2,5	4,6	3,9	3,2	3,7	5,7	3,9	4,0
NH₃	10,3	11,8	10,3	10,0	–	–	–	–	–	9,5		13,2	13,6	10,3	–	–	–

[a] aus Pascher, G.: Arch. klin. exp. Derm. 218, 111 (1964).
[b] aus Matoltsy, A.G. u. M.N. Matoltsy: J. invest. Derm. 46, 127 (1966).
[c] aus Schwarz, E.
[d] Werte in Mol/100 Mol AS.
[e] bei pH 4,1 gefälltes Protein.

NaOH-löslichen Fraktionen vergleichbar. Beispielsweise hat die *urea*lösliche Fraktion zwar noch eine dem α-Protein entsprechende Asparagin-/Glutaminsäurerelation, wenn auch der Gehalt der sauren Aminosäuren an sich geringer ist, sowie die relative Prolin- und Zyst(e)in-Armut. Die *Urea-Merkaptoäthanol-Fraktion* ist besonders reich an Glyzin und Serin und repräsentiert anscheinend cum grano salis das (nicht im Detail analysierte) nicht fällbare NaOH-lösliche. Die „Membranproteine" (Matoltsy u. Matoltsy, 1966) wurden durch NaOH- (0,1 N) Extraktion aus menschlichem Sohlenhorn gewonnen und dürften daher am ehesten Kallus entsprechen.

Die Aminosäurenanalysen der resistenten Fraktionen der pathologischen Verhornungsprodukte Kallus und Psoriasisschuppen weisen höhere Prolin- und niedrigere Zyst(e)inwerte als normale Hornschicht auf, die Psoriasisschuppen fallen durch hohe Tyrosinwerte auf.

c) Interzellular-Zement, Glykokalyx

Histochemische Untersuchungen haben schon früher ein PAS-positives, diastaseresistentes, Hale- und Alcianblau-reaktives Material im Interzellularraum der Epidermis und an den Zelloberflächen ergeben, das für Mukopolysaccharide gehalten wurde (Braun-Falco u. Weber, 1958; Flesch et al., 1960; Roe et al., 1961).

Eine saure, hexosaminhaltige Substanz wurde aus normaler und pathologischer Hornschicht, später ein Glykoproteolipid (Flesch u. Esoda, 1960, 1962) isoliert. Die Existenz eines epidermisspezifischen Glykoproteins wurde bestritten (Berrens, 1964) bzw. als aus dem Blutserum stammend angesehen (Ishikawa et al., 1965).

Den Mukopolysaccharid-Verbindungen der Epidermis wurde eine „zementierende Funktion" zugeschrieben, deren Abbau bei normaler Verhornung die invisible Desquamation ermöglicht und deren mangelhafte Dekomposition bei Verhornungsstörungen zur Schuppenbildung führt (Flesch u. Esoda, 1964).

Die normale Desquamation erfolgt durch Abstoßung einzelner Zellen oder von Zellverbänden, bedingt durch Verlust der seitlichen Adhärenz zwischen Zellmembranen, aber nicht durch eine Disintegration des Zellwalles, „... es mag sein, daß ein Verlust an Substanzen oder Strukturen innerhalb der Zelle den Verlust der Adhäsion an der Zelloberfläche begleitet" (Keddie u. Sakai, 1965, s. auch Kligman, 1964).

Elektronenmikroskopisch läßt sich zeigen, daß die Interzellularräume der Epidermis ein Kontinuum bilden, das von einem mit Lanthan-Nitrat darstellbaren Material ausgefüllt ist (Wolff u. Schreiner, 1968). Nach Auswaschen des Gewebes blieb nur noch ein Zelloberflächenmaterial auf diese Weise nachweisbar, abhängig offenbar von ihrer anionischen Natur (Krawczyk, 1976). Dieses die Zelloberflächen bedeckende Material (surface coat = Glykokalyx) muß aufgrund seiner Affinität zu weiteren Mitteln, wie Ruthenium-Rot (Fritsch et al., 1975), bzw. der Reduktion von Silbersalzen (Mercer et al., 1968) saure Mukopolysaccharide enthalten. Der in vitro-Einbau von ^{35}S-Sulfat in normale und psoriatische Epidermis wird mit der Synthese dieses Materials in Zusammenhang gebracht, die sich danach mehr in den basalen Zellagen abspielt. In den Verhornungsprodukten war in beiden Fällen keine Radioaktivität mehr nachweisbar (Braun-Falco et al., 1966). Ähnliche in vivo-Untersuchungen sind schlecht zu beurteilen, da der Tracer epikutan appliziert wurde (Scott, 1964). Unter Cantharidin-Einwirkung war die Synthese der Mukopolysaccharide merklich gehemmt, nach Trypsinbehandlung gesteigert (Christophers et al., 1967).[1] Anscheinend werden sulphathaltige Mukopolysaccharide, ähnlich den dermalen, vorausgesetzt (Tappeiner, 1976). Sie sind jedoch durch Hyaluronidase nicht verdaubar (Braun-Falco, 1961; Flesch u. Esoda, 1964), wohl aber durch das mukolytische Enzym Elastase (Flesch u. Esoda, 1964) mit Freisetzung von Hexosamin. Auch in vitro bilden Epidermiszellen Glykokalyx, und der Umstand ihrer Verdaubarkeit durch Neuraminidase ließ sialinsäurehaltige Substanzen annehmen (Fritsch et al., 1975), obwohl früher Sialinsäure nicht nachweisbar war (Flesch u. Esoda, 1964). In Zellkulturen fand sich eine komplette Regeneration der Glykokalyx nach enzymatischer Digestion in 24 Std (Fritsch et al., 1975). Bestandteile der Zelloberfläche sollen im Rahmen des Membranstoffwechsels an das umgebende Medium abgegeben werden (Kapeller et al., 1973). Weniger resistente Polysaccharide scheinen der Glykokalyx angelagert zu sein (Mahrle u. Orfanos, 1976).

Die Ausbildung des Oberflächenmaterials korreliert mit fortschreitender Zelldifferenzierung (Mercer et al., 1968), aber offenbar ohne zeitlichen Zu-

---

[1] Die durch Cantharidin ausgelöste Kohärenzstörung der Epidermis soll primär auf *intra*zellulären Veränderungen (Zytolyse) beruhen, so daß sie eigentlich nicht Zellkontakte, wie Desmosomen und/oder Interzellularzement, betrifft (Wolff et al., 1968).

sammenhang mit der Freisetzung von Keratinosomen in den Interzellularraum (Matoltsy u. Parakkal, 1965). Der Zellüberzug wird für die feste Adhäsion ausdifferenzierter Zellen der Epidermis verantwortlich gemacht und ist durch die Desmosomen nicht unterbrochen, die anscheinend nur spezialisierte Kontaktstellen benachbarter Zellen darstellen (Mercer et al., 1968). Eine „gleitende Haftung", angesichts des Gestaltwandels einer Epidermiszelle während ihrer Wanderung zur Oberfläche, ist bei Annahme einer „flüssigen" Zellmembran durchaus vorstellbar (Schwarz, 1967 d). In psoriatischer Epidermis fehlt der Zellüberzug (Glykokalyx) oder ist reduziert, so daß eine Zelladhäsion, mit Ausnahme der desmosomalen Kontakte, ausbleibt (Mercer u. Maibach, 1968).[2] Zusammenhänge der fehlenden Zell*adhäsion* mit der mangelhaften Kontrolle der Zellteilung bei der Proliferationsdermatose Psoriasis werden gesehen (Mahrle u. Orfanos, 1976). Normale menschliche Keratinozyten zeigen in vitro „Kontakthemmung der Migration" (contact inhibition of movement), für die nicht-desmosomale Zellkontakte und zytoplasmatische Mikropseudopodien verantwortlich gemacht werden (Flaxman u. Nelson, 1974).

Die gestörte Membranstruktur psoriatischer Epidermiszellen, das äußere Blatt der trilaminaren Zellmembran ist „wie von Motten zerfressen" (Orfanos et al., 1976), läßt auch auf Störungen membranständiger Enzyme, z. B. Adenylzyklase, schließen und damit auf mangelnde Steuerung durch Zyklonukleotide. Eine besondere Rolle spielt der Verlust von Desmosomen bei akantholytischen Dermatosen und Dyskeratosen (Wilgram et al., 1964).

Tabelle 15. Aminosäurenzusammensetzung von Desmosomen-Protein[a]
(aus Matoltsy, 1975)

Asp	101,6
Thr	57,9
Ser	70,6
Glu	136,4
Pro	45,4
Gly	80,3
Ala	73,8
Val	63,9
Cys ($^1/_2$)	trace
Met	23,7
Ile	55,8
Leu	101,6
Tyr	21,3
Phe	34,9
Lys	56,4
His	20,6
Arg	55,9

[a] Werte von 24 Std-Hydrolysaten als Rest/1000 Residuen.

---

[2] Umgekehrt blieben die Zellen in Pemphigus-vulgaris-Läsionen zusammen, wenn die interzelluläre Substanz erhalten blieb, auch wenn der Desmosomen-Tonofibrillen-Komplex verschwunden war (Hashimoto u. Lever, 1967). Die Pemphigus-Antikörper scheinen gegen spezifische (wahrscheinlich mit der Concanavalin A-Bindung identische) Orte der Glykokalyx von Keratinozyten gerichtet zu sein (Hashimoto et al., 1974).

d) Desmosomen

Eine *Desmosomen*-Präparation, die praktisch „Querschnitte" des Membrankomplexes an den Zellkontakten repräsentiert, wie die elektronenoptischen Kontrollen vermuten lassen, wurde aus dem Stratum spinosum von Kuhschnauzen-Epidermis durch Extraktion mit 0,1 M Zitrat-Puffer, pH 2,6 und anschließender Ultrazentrifugation in diskontinuierlichen Rohrzucker-Gradienten erhalten (Skerrow u. Matoltsy, 1974; Matoltsy, 1975). Analysen ergaben einen Gehalt von 76% Protein, 17% Kohlenhydrate und 10% Lipide. Die Aminosäurenzusammensetzung ist in Tabelle 15 wiedergegeben. Nur wenig Sialinsäure wurde gefunden: 5,1 nMol/mg Desmosomalprotein. Die Lipide bestanden zu 40% aus Cholesterin und zu 60% aus Phospholipiden; Triglyzeride und Fettsäuren wurden nur in Spuren gefunden. Die Desmosomenpräparation war komplett löslich in 0,01 M Phosphatpuffer pH 7, enthaltend 1 mM EDTA, 1–2% SDS und 1% 2-Merkaptoäthanol. SDS-Polyakrylamid-Gel-Elektrophoresen zeigten 24 Banden mit Mobilitäten, die MG von 15000–230000 entsprachen. Die 7 Hauptbanden stellten 81% des desmosomalen Proteins. Bande 1 und 2 (= 35% des Totalgewichts) mit MG von 230000 und 210000 werden mit „Spektrin" aus Erythrozyten-Ghosts (nach Hämolyse erhaltene Membranen) in Parallele gesetzt. Bande 3 und 4 mit MG ~ 130000 sind PAS-positiv und werden für Glykoproteine (24% des Gesamtgewichts) gehalten. Bande 5–7 können nicht identifiziert werden, aber es wird darauf hingewiesen, daß Polypeptide mit gleichen MG (90000, 75000 und 60000) in den meisten Plasmamembran-Präparationen gefunden werden.

6. Lyosomen, Keratinosomen, Hydrolasen

Lyosomen stellen ein intrazelluläres Verdauungssystem mit komplexer Morphologie und Funktion dar. Epidermiszellen verfügen über eine Reihe von zytoplasmatischen, membranbegrenzten Granula, die zu auto- und heterophagen Linien des lyosomalen Systems gehören (Wolff u. Schreiner, 1970). Keratinosomen scheinen modifizierte Lyosomen darzustellen (Wolff u. Holubar, 1967).

Lyosomen, erstmalig von de Duve (1953, 1963) beschrieben, enthalten hydrolytische Enzyme zur Selbstverdauung von (geschädigten) Gewebebestandteilen und Fremdmaterial, deren pH-Optimum im sauren Bereich liegt. Hydrolasen, wie saure Phosphatase (Phosphomonoesterase), Ribo- und Desoxyribonuklease, Proteinasen, insbesondere Kathepsin D und β-Glukuronidase gelten als „Marker-Enzyme" für Lyosomen (Appel, 1972). Meistens erfolgt eine intrazelluläre Digestion, doch können hydrolytische Enzyme auch durch Exozytose in den extrazellulären Raum sezerniert werden.

Auf die Existenz von Lyosomen in der Epidermis lassen histochemische Nachweise von Hydrolasen (Übersichten: Leonhardi u. Steigleder, 1959; Braun-Falco, 1961; Braun-Falco u. Rupec, 1967; Brody, 1968; ferner Moretti u. Mescon, 1956; Spier u. Martin, 1956; v. Caneghem, 1957; Steigleder u. Raab, 1962; Braun-Falco u. Rupec, 1965; Steigleder et al., 1965; Jarrett, 1967; Wohlraab et al., 1968; ultrastrukturell: Eisen et al., 1964; Olson u. Nordquist, 1966; Olson et al., 1968; Itoiz et al., 1975) schließen, die zumeist konzentrierter in der keratogenen oder Übergangszone „am Fuße der Hornschicht" zu finden sind. Biochemische Nachweise von Hydrolasen betreffen die proteolytische Aktivität normaler und pathologischer Epidermis (Paschoud et al., 1955; Stüttgen et al., 1957, 1965, 1969; Stüttgen u. Würdemann, 1959; Klaschka, 1962; Steigleder u. Enders, 1964; Song et al., 1969; Bersaques, 1971; Bjorksten et al., 1971; Lazarus et al., 1975; Heikkinen et al., 1975; Fräki u. Hopsu-Havu, 1975; Fräki, 1976) resp. die Angreifbarkeit epidermaler Strukturen (Dobson u. Bosley, 1963; Stüttgen et al., 1965), Nukleosidase (Bersaques, 1962), DNase und RNase (Santoianna u. Rothman, 1961; Melbye u. Freedberg, 1975), deren Rolle für die an der Hautoberfläche zu finden de Aktivität, beispielsweise nach β-Bestrahlungen herausgestellt (Tabachnick, 1961, 1964; Tabachnick et al., 1964, 1967; Tabachnick u. Perlish, 1967; Tabachnick u. La Badie, 1970 a, 1973; Chang u. Tabachnick, 1973), aus der Sicht einer möglichen Funktion verwirrend ist (Shugar u. Sierakowska, 1967), saure Phosphatase (Dicken u. Decker, 1966; Wohlrab et al., 1968; Miyagawa et al., 1974) sowie Muramidase (Klenha u. Krs, 1967).

Das Vorkommen von „*intra*zytoplasmatischen Desmosomen" (Schenk, 1975; Komura u. Watanabe, 1975) läßt auf lyosomale Reduzierung von Zellkontakten zur Herabsetzung der interzellulären Adhäsivität schließen und ist offenbar ein ubiquitäres Phänomen von Keratinozyten sowohl unter physiologischen wie pathologischen Bedingungen.

In Psoriasisschuppen zeigen Phosphatasen, Proteinasen und Ribonukleasen mehr Aktivität als in normaler Hornschicht und eine etwas abweichende subzelluläre Verteilung (Förster et al., 1975). Mit Ausnahme der alkalischen Phosphatase, deren maximale Aktivität in der „Kern"-Fraktion der Psoria*sschuppen* gefunden wurde, lagen die Maxima der anderen Enzyme im Zytoplasma. Die Proteasen der psoriatischen Schuppe erinnern an Enzymmuster, die in Geweben und Zellkulturen mit hoher Mitoserate gefunden werden (Fräkt u. Hopsu-Havu, 1976). In Psoriasisschuppen wurde zudem eine inkomplette Arylamidase ermittelt (Herrmann, 1976). In der verdickten Granularzellschicht von Lichen planus-Läsionen liegt eine reduzierte Hydrolasenaktivität vor (Jarrett et al., 1975).

Strukturen, die morphologisch Kriterien von Lyosomen erfüllen, werden regelmäßig, wenn auch spärlich, in der (nicht irritierten) Epidermis von Säugetieren und Menschen (Diengdoh, 1964; Nordquist et al., 1966; Lagerholm, 1965 a, b; Wynn u. Iqbal, 1966; Rowden, 1967) und zwar gewöhnlich, aber nicht ausschließlich, in den basalen und unteren spinalen Zellagen gefunden (Wolff u. Schreiner, 1970). Keratinosomen weisen eine davon abweichende Verteilung auf. Lyosomen resp. Hydrolasen werden in der Epidermis u. a. in Melanosomen und Langerhans-Zellen gefunden und im verhornenden Mundschleimhautepithel (Squier u. Waterhouse, 1970).

Lyosomen sind nicht eigentlich definierte korpuskuläre Partikel, wie es der Name vermuten läßt, sondern Teile eines dynamischen Systems, das früher als „Vakuom" beschrieben wurde (Appel, 1972). Hydrolytische Enzyme werden anscheinend im Golgi-Apparat in „primäre Lyosomen" verpackt. Beim Verschmelzen mit Organellen, die die zu verdauenden Substrate enthalten, entstehen „sekundäre Lyosomen" oder „Digestiv-Vakuolen" (Abb. 21; Lazarus et al., 1975). Bei der Heterophagie wird Fremdmaterial von der Zelle in „Heterophagosomen" durch Phagozytose (größere, unlösliche Substanzen) oder durch Pinozytose (kleines, lösliches Material) verarbeitet. Die Fusion mit einem primären Lyosom führt zur digestiven Vakuole.

Bei Autophagie sequestriert die Zelle Teile des eigenen Zytoplasmas zur Verdauung. Fusion eines „Autophagosoms" mit einem primären Lyosom führt ebenfalls zu einer digestiven Vakuole (Lazarus et al., 1975). Ausreichend kleine Verdauungsprodukte von Proteinen, Nukleinsäuren etc. können die lyosomale Membran wieder verlassen und ggf. reutilisiert werden.

„Restkörper" (residual bodies) oder „Teleolyosomen" entstehen bei unvollkommenem Abbau von Substanzen; ist keine Hydrolasenaktivität in ihnen mehr nachweisbar, werden sie „Postlyosomen" genannt. „Restkörper" können mittels Exozytose eliminiert werden oder verbleiben in der Zelle.

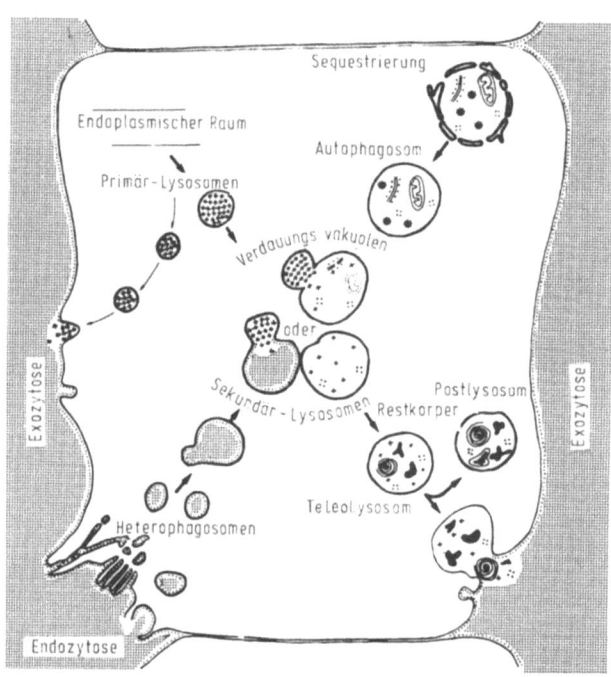

Abb. 21. Schematische Darstellung lyosomaler Funktionen. (Aus Lazarus et al., 1975)

Die Bedeutung von Lyosomen für die Epidermis erhellt exemplarisch aus der Lichtreaktion (UVB) (Nix et al., 1964, 1965) und ihrer Dämpfung durch Hydrokortison (Weissman u. Fell, 1962; Hönigsmann et al., 1974) (= „Lyosomen-Stabilizer"; Hochschild, 1971), dem photodynamischen Meladinine-Effekt (Wolff u. Schreiner, 1970) und dem Einfluß von Vitamin A auf den Keratinisations-Typ (Fell u. Mellanby, 1953). Sie spielen eine Rolle bei der Pigmentierung, Talgsekretion und pathologischen Bedingungen, wie Neurodermitis (Prose et al., 1965; Frichot u. Zelickson, 1972), Erythematodes (Lazarus et al., 1975), Speicherkrankheiten (Hers u. van Hoff, 1973), z. B. bei Angiokeratoma corporis diffusum Fabry (Witschel u. Meyer, 1968), und Neoplasien (Smith u. Camilleri, 1964; Shamberger u. Rudolph, 1967). Lyosomen spielen aber nicht nur eine vitale Rolle bei der intrazellulären Verdauung sondern auch bei der Zellteilung (Lazarus et al., 1975; Olson et al., 1969; Olson, 1972), so daß hier Angriffspunkte einer lyosomalen Beeinflussung der Keratinisation, wie etwa beim Vitamin A-Effekt vermutet (Fraser et al., 1972), gesucht werden können.

Keratinosomen treten in den oberen Zellagen des Stratum spinosum (auch nicht keratinisierender Schleimhautepithelien; Hayward u. Hackemann, 1973; Rowden, 1966) auf und werden, resp. ihr Inhalt, im Stratum granulosum in den Interzellularraum ausgestoßen, wo sie am Prozeß der „Membranverdickung"

(Matoltsy u. Parakkal, 1965) teilnehmen, der aber auch unabhängig davon gesehen wird (Hayward u. Hackemann, 1973; Frithiof, 1970). Ihre unterschiedlichen Benennungen weisen z. T. auf die umstrittene Funktion hin: „small dense granules" (Selby, 1957), „a submicroscope granular component" (Odland, 1960), „membran coated granules" (Matoltsy u. Parakkal, 1965), „intrazytoplasmatische Körperchen" (Rupec u. Braun-Falco, 1965), „Keratinosomen" (Wilgram, 1965), „Cementsomes" oder „Kittkörper" (Hashimoto, 1971).

Keratinosomen sollen Lipide, insbesondere Phospholipide (Breathnach u. Wyllie, 1966; Olah u. Rölich, 1966), und Glykoproteine enthalten (Hashimoto, 1971; van de Staak et al., 1969; Olson et al., 1969) und zur Interzellularsubstanz bzw. Glykokalyx (Hayward u. Hackemann, 1973) der epidermalen Hornschicht beitragen. Das „Lyosomen-Konzept" schreibt den Keratinosomen eine Rolle beim Abbau der Hornzellenadhäsion, auch der desmosomalen Kontakte zu und folglich der Regulierung der Abschuppungsrate (Wilgram, 1965; Keddie u. Sakai, 1965; Wolff u. Holubar, 1967).

Bei der Wundheilung nach subepidermaler Blasenbildung einwandernde, „epithelisierende" Keratinozyten synthetisieren mit einer Latenz von 24 Std neue Keratinosomen, die der neugebildeten Hornschicht vorausgehen (Krawczyk u. Wilgram, 1975). Lysosomale Enzyme sind offensichtlich bei den Prozessen während der epidermalen Keratinisation beteiligt, und sie könnten die Plötzlichkeit der Destruktion von Zellbestandteilen beim „Sprung in die Verhornung" erklären. Die unterschiedliche Verteilung von Hydrolasen bzw. Lyosomen in der Epidermis, erstere konzentrierter im Stratum granulosum, letztere mehr in den basalen Zellagen lokalisiert, spricht nicht für eine Freisetzung der Enzyme durch Lyosomenruptur, sondern läßt an primär nicht strukturgebundene Aktivität denken. Eins der „Marker-Enzyme", saure Phosphatase, fand sich intrazellulär strukturgebunden an Lyosomen und Keratohyalin, aber auch frei, d. h. nicht strukturgebunden im Zytoplasma, sowie extrazellulär im Interzellularraum ortho- und parakeratotischer Hornschicht (Braun-Falco u. Rupec, 1967). Erwogen wird, ob Hydrolasen (und struktur- resp. nicht strukturgebundene verschieden; Braun-Falco u. Rupec, 1967) nicht prinzipiell in *jeder* Epidermiszellage, nicht nur im Stratum granulosum, synthetisiert werden können, möglicherweise zunächst in inaktiver Form (Rowden, 1967). Isoenzyme saurer Phosphatasen existieren in lyosomalen und extralyosomalen Situationen (Tappel et al., 1963; Ide u. Fishman, 1969; Maggi, 1969; Ohkawara et al., 1967, 1972).

Keinen zwingenden Grund sieht Rowden (1975), die lytischen Ereignisse während der Keratinisation (allein) auf Lyosomentätigkeit beziehen zu wollen. Die strittigen Auffassungen über die Bedeutung struktur- oder nicht strukturgebundener Hydrolasen für die Verhornung werden aber wohl unerheblich angesichts der Vorstellung, daß „primäre Lyosomen überhaupt keine fixen Strukturen, sondern vergleichend der Unsicherheitsrelation von Ort und Zeit zu einem bestimmten Zeitpunkt nicht lokalisiert oder aber an einem bestimmten Ort in einem dynamischen Prozeß sind" (Appel, 1972).

Die durch Hydrolasen vermittelten Stoffwechselmechanismen bei der epidermalen Keratinisation sind bislang im Rahmen der post-mortalen Autolyse von Zellen und Geweben infolge Anoxybiose und Azidose gesehen worden (Braun-Falco u. Winter, 1964 a, b), werden aber heute eher als „dramatisches Beispiel eines programmierten Katabolismus" (Lazarus et al., 1975) in Parallele zum „physiologischen Tod" bei der embryonalen Morphogenese (Schweichel u. Merker, 1973) gesehen.

III. Lipide und Keratinisation („Hornschichtfette")

Die Vermutung, daß Lipiden eine Rolle bei normaler Keratinisation zukommt, ist nicht neu und fand ihren Ausdruck in der Annahme eines öligen Präkeratins, „Eleidin" (Ranvier, 1879), resp. in „Hornschichtfetten" (Unna u. Golodetz, 1913), wobei die Bedeutung einer Cholesterinveresterung herausgestellt wurde. Frühe Lipidanalysen von Schichten menschlicher Palmo-Plantarepidermis (Kooyman, 1932) sind bis heute richtungweisend geblieben: Ätherlöslicher Phosphor (= Phospholipide) fällt von 2,6% (berechnet als Lezithin auf fettfreies Trockengewicht) im Stratum basale auf 0,14% in der Hornschicht ab, parallel dazu steigt der Gehalt an Cholesterinestern von 7% auf 18% an. Das Bild, das sich abzeichnete, war: Phospholipide und Cholesterin werden in der Basalzellschicht der Epidermis synthetisiert und insbesondere für Membranen verwendet, beim Hochwandern der Zellen zur Oberfläche werden letztere schließlich zerstört und die dabei freigesetzten Sterole mit Fettsäuren verestert, die möglicherweise aus den Phospholipiden stammen. Einschlägige Lipidanalysen in menschlicher und tierischer Epidermis liegen von Blomstrand et al. (1961), Carruthers (1964, 1967), Cramer (1965), Gerstein (1963), Jarrett u. Spearman (1964), Jarrett et al. (1965), Jarrett (1973), Nicolaides (1964), Reinertson u. Wheatley (1959), Rothman (1964), Yardley u. Godfrey (1964) vor.

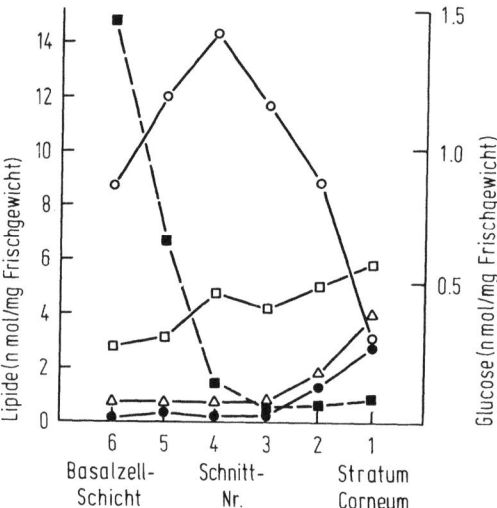

Abb. 22. Veränderungen im Lipid- und Glukose-Gehalt der Epidermis in Abhängigkeit von der Zellschicht. −○−, Phospholipide; −□−, Cholesterin; −●−, Triglyzeride; −△−, Fettsäuren; −−■−−, Glukose. (Aus Long, 1970)

Lipidanalysen an Kuhschnauzen-Epidermis, deren Dicke eine weitergehende schichtweise Auftrennung gestattet, bestätigen im Prinzip die älteren Vorstellungen (Abb. 22). Der Phospholipidgehalt soll danach, entsprechend dem Verbrauch endogener Phosphatide durch Hautschnitte in Kulturen ohne Glukose, mit dem von der Basis zur Oberfläche abfallenden Glukosekonzentrationsgradienten abnehmen (Long u. Yardley, 1970; Long, 1970). Untersuchungen zur Lipogenese der epidermalen Differenzierung bei Hühnerembryonen zeigen in Übereinstimmung damit, daß die Synthese von Phosphatiden in dem Maß, wie sich die Keratinisation entwickelt, zu weniger polaren Estern, wie Sterol- und Wachs-Estern, umgelenkt wird (Freinkel, 1972).

Die Verhornung normaler Säugerepidermis ist aber nur mit Vorbehalt der der Vogelepidermis vergleichbar, vielleicht eher unter pathologischen Situationen (Lavker, 1975) wie der Psoriasis (Hanusova, 1960), die morphologisch durch Fett-Tropfen gekennzeichnet ist (Matoltsy, 1969) und möglicherweise Zellhybride („Keratinosebozyten") aufweist. Interessant ist der Nachweis von Wachsestern in der talgdrüsenfreien Hühnerepidermis, die beim Säuger weitgehend diesen epidermalen Anhangsgebilden zugerechnet werden.

Der Anteil der Sterolester nimmt während der Entwicklung der Stratifizierung und Keratinisation der Epidermis (und Gesamthaut) fetaler und neugeborener Ratten zu, obwohl die Aktivität der Cholesterin-Fett-Akyl-Transferase sogar abnimmt und ist auf das größere Angebot an freien Fettsäuren und Sterolen aus dem Zerfall intrazellulärer Membranen zurückzuführen (Freinkel u. Fiedler-Weiss, 1974).

Histochemisch hat sich eine andere Phospholipid-Verteilung mit Maximum im Stratum granulosum ergeben (Braun-Falco, 1961; Jarrett et al., 1965), dagegen in ganzer Breite der parakeratotischen Hornschicht bei Psoriasis.

Der relativ hohe Phosphatidgehalt parakeratotischer Hornschicht und der Palmo-Plantarregion wird auf eine mangelhafte Zytolyse zurückgeführt oder auf eine Phospholipidsynthese noch in höheren Epidermiszellagen, die in Zusammenhang mit einem aktiveren Pentose-Phosphat-Zyklus stehen soll (Jarrett, 1973).

Anscheinend läuft die Cholesterin-Veresterung in der Epidermis (Freinkel u. Aso, 1971) entsprechend der im Blutserum ab (Glomset, 1962, 1963; Glomset u. Kaplan, 1965), so daß eine Cholesterin-Fettsäure-Akyl-Transferase die Fettsäure aus der β-Position des Lezithins auf die Alkoholgruppe des Cholesterins überträgt. Die Transesterifizierung wurde an Meerschweinchenepidermis und an Kallushomogenaten gezeigt, ein Zeichen dafür, daß keine lebenden Zellen erforderlich sind (Freinkel u. Aso, 1968). Über die Fähigkeit der Hautoberfläche zur Esterbildung und -spaltung aufgrund exogener Träger (Bakterien, Pilze) wurde schon früher berichtet (Steigleder u. Löffler, 1956; Steigleder u. Schultis, 1957; Steigleder u. Röttcher, 1959).

Bezüglich der epidermogenen oder sebogenen Natur der Cholesterinester liegen widersprechende Mitteilungen vor (s. Gloor et al., ds. Hdb.Bd), da Lipidanalysen der Epidermis bzw. ihrer Verhornungsprodukte für gewöhnlich (auch bei Ausnützung eines kranio-kaudalen Gefälles) mit überwiegend sebogenen Oberflächenlipiden kontaminiert sind. „Talg" findet sich nicht nur an der Oberfläche, sondern auch in tieferen Hornschichtlagen (Szakall, 1958; Herrmann et al., 1960; Coon et al., 1963). Der epidermogene Lipidanteil, das „Hornfett", soll etwa 3–6% der Talgmenge betragen. Wenn die Cholesterinsynthese in den Talgdrüsen dem Kandutsch-Russell-Weg folgt, müßten schon die Intermediärprodukte verestert sein, nicht aber beim auch in anderen Körperzellen üblichen Bloch-Weg, der in der Epidermis abzulaufen scheint und keine veresterten Zwischenstufen aufweist (Rothman, 1964; Kandutsch, 1964).

Bei Analysen isolierter Talgdrüsen (ohne epidermale Kontamination) konnten keine Cholesterinester nachgewiesen werden (Kellum, 1967; Peter et al., 1970). Die Fettsäuren in den Cholesterinestern sind in Oberflächenlipiden und Epidermislipiden unterschiedlich verteilt: Das Verhältnis der ohnehin dominierenden C_{18}- zu C_{16}-Fettsäuren ist 1 : 5, resp. umgekehrt (Nicolaides et al., 1970). Des Rätsels Lösung liegt anscheinend darin, daß in der Hornschicht bzw.

im Lipidfilm eine Veresterung mit den zur Verfügung stehenden und in der Tat vorwiegend aus Triglyzeriden der Talgdrüsen stammenden Fettsäuren erfolgt, deren Ausmaß verständlich wird, wenn man bedenkt, daß der Cholesterinesteranteil an der Oberfläche 2–3mal größer ist als in der vitalen Epidermis (Freinkel u. Aso, 1969). 4% der Fettsäuren aus Cholesterinestern, die zwischen $C_{9:10}$ ungesättigt sind, scheinen epidermogener Natur zu sein (Wilkinson, 1969). Als

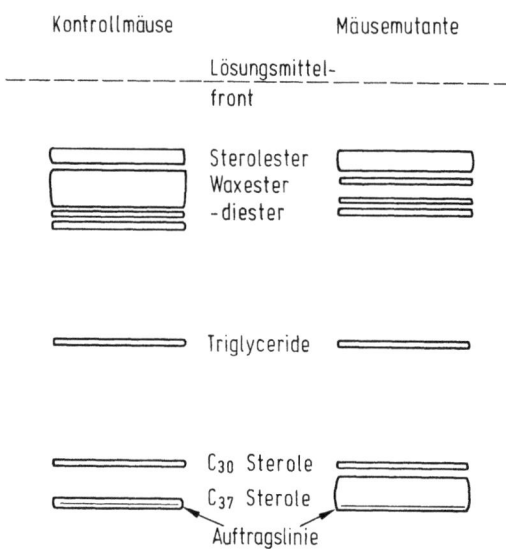

Abb. 23. Dünnschichtchromatographie von Haut*oberflächen*-Lipiden der Maus auf Kieselgel.

epidermis-typisch wurde für Lipide aus dem Inhalt von Grützbeuteln (Epidermiszysten) ermittelt (Nicolaides et al., 1968): ein Übergewicht der Sterolester gegenüber Wachsestern wegen der geringen Menge letzterer (im Gegensatz dazu in den überwiegend sebogenen Oberflächenlipiden des Menschen und übrigens auch beim Tier ein Verhältnis von 1 : 9), freies Cholesterin und Phospholipide sowie Squalen-Freiheit. Dünnschicht-chromatographisch (= thin layer chromatography = TLC) getrennte Hautoberflächenlipide (Abb. 23) resp. Epidermislipide (Abb. 24) einer Mäuse-Mutante *ohne* Talgdrüsen („Asebia"; Wilkinson u. Karasek, 1966) und infolgedessen ohne Kontamination, lassen eindrucksvoll die jeweils mögliche epidermale Herkunft der verschiedenen Lipidklassen erkennen, wobei die Differenzen zu den Kontrolltieren im einzelnen in diesem Zusammenhang weniger interessieren, die sicherlich nicht nur durch das Fehlen von Talgdrüsen, sondern auch durch Lipid-Stoffwechseldefekte der Epidermiszellen selbst bedingt sein werden. Die Funktion der Sterolester ist letztlich noch unklar. Sie werden in Geweben gebildet, die Sterole in anderer Weise für den Stoffwechsel wirksam machen können und stellen möglicherweise eine Speicherform dar.

Die Fähigkeit, Cholesterin zu verestern, soll bei Psoriatikern auch in der unbefallenen Haut reduziert sein (Gara et al., 1964). ^{14}C-Palmitinsäure wurde zwar wie auf normaler Hautoberfläche in Triglyzeride, aber nur zu einem geringen Teil (1/10 der Kontrollen) in Cholesterinester eingebaut. Diese Ergebnisse sind aufgrund quantitativer Analysen des Anteils der Ester an der Gesamtsterolmenge bezweifelt worden, die bei *beiden* Kollektiven Streuwerte zwischen 30–70% erbrachten (Wilkinson u. Farber, 1967 a), aber ihrerseits mit einer zweiten Studie (Wilkinson u. Farber, 1967 b) in Kritik gekommen sind, da angeblich „casual lipids" (weitgehend sebogene Lipide repräsentierend) erfaßt worden sind (Lorincz, 1967). Bezüglich des Sterolestergehalts unbefallener Psoriatikerhaut liegen widersprechende Ergebnisse vor, da er teils erhöht (Incedayi

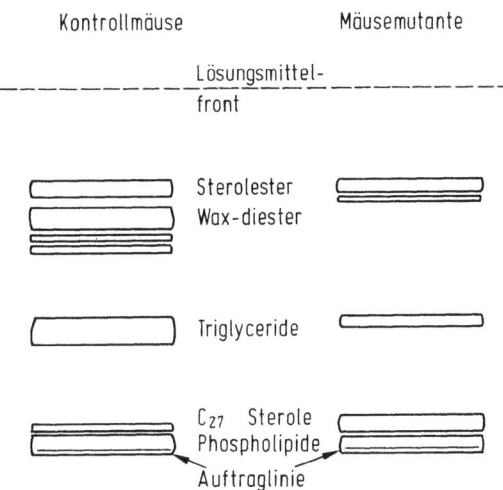

Abb. 24. Dünnschichtchromatographie von *Epidermis*-Lipiden der Maus auf Kieselgel.

u. Ottenstein, 1941), teils unverändert (Marchionini et al., 1938; Wilkinson u. Farber, 1967 a) und teils vermindert (Rothman, 1950; Reinertson u. Wheatley, 1959) gefunden wurde, so daß die Frage aufzuwerfen ist, ob man mit Analysen von Haut*oberflächen*lipiden überhaupt Lipid-Stoffwechselstörungen, insbesondere die Keratinisation betreffend, der Epidermiszellen erfassen kann (Freinkel u. Aso, 1969).

Bei Neurodermitis ist eine Verminderung der Cholesterinester in der (vorwiegend) verhornten Epidermis (Suktions-Blasendecken) sowie eine (kompensatorische) Vermehrung freien Cholesterins und freier Fettsäuren gefunden worden, die auf bakterielle Tätigkeit an der Hautoberfläche zurückgeführt wird (Mustakallio et al., 1967), die aber auch im Stoffwechsel der Dermatose selbst begründet sein könnte (Yardley, 1969).

Besonders eindrucksvoll zeigen sich die Zusammenhänge zwischen Keratinisation und Lipidstoffwechsel bei der Einnahme von Medikamenten, die die Cholesterinsynthese hemmen. Die Behandlung der Hypercholesterinämie mit Triparanol führte zu schweren ichthysiformen Hauterscheinungen, die histologisch, neben Hyperkeratose, ein reduziertes Stratum granulosum aufweisen (Achor et al., 1961; Winkelmann et al., 1963). Ähnliche Hautveränderungen sowie Acanthosis nigricans-ähnliche Bilder (Parsons u. Flinn, 1959; Ruiter u. Meyler, 1960; Tromovich et al., 1964) zeigten sich nach hohen Dosen Nikotinsäure, die ebenfalls den Cholesterinserumspiegel senken. Bei Behandlung von Schizophrenien mit „WY 3457" (Fluorobutyrophenon) traten ichthysiforme Hautveränderungen, klinisch ähnlich den Triparanol-Patienten, auf, die aber histologisch ein gut ausgebildetes Stratum granulosum und stellenweise Parakeratose aufwiesen (Simpson et al., 1964). 20, 25-Diaza-Cholesterin induziert Palmo-Plantar-Keratosen (Anderson u. Martt, 1965). Diese Substanz blockiert die Cholesterinsynthese vor der Mevalonsäure-Pyrophosphatbildung sowie die Reduktion der Seitenketten, so daß Demosterol angereichert wird (Hess, 1964). Obwohl alle diese Substanzen Keratinisationsanomalien verursachen, sind sie strukturell durchaus verschieden und hemmen die Cholesterinsynthese in unterschiedlicher Weise (Yardley, 1969).

Von genuinen Erkrankungen mit veränderten Serum-Cholesterinwerten sind Verhornungsstörungen nur beim Myxödem in Form des Keratoderma bekannt (Anderson u. Martt, 1965).

Die naheliegende Vermutung, daß heriditären Keratosen Lipid-Stoffwechselstörungen zugrunde liegen, ließ sich für die Ichthyosis vulgaris durch in vitro-Untersuchungen mit Hautschnitten und radiomarkiertem Azetat am Einbau in Sterolfraktionen nicht erhärten (Summerly u. Yardley, 1967).

Diätmangel an essentiellen Fettsäuren wirkt sich offenbar nur im Entwicklungsalter aus. Beim Menschen sind schuppende Hautveränderungen nur bei Kleinkindern beobachtet worden (Hansen et al., 1958), während sich beim Erwachsenen über eine Beobachtungszeit von 6 Monaten keine Hautsymptome zeigten (Brown et al., 1938). Unter Mangeldiät an essentiellen Fettsäuren, die obligater Bestandteil von Cholesterinestern sind, werden offenbar abnorme, nicht wie üblich utilisierbare Ester gebildet, die sich in der Haut anreichern. Parallel dazu findet sich eine Vermehrung von Phosphatiden und ein geringerer Gehalt an freiem Cholesterin (Sinclair, 1956; Wilson, 1963; Kingery u. Kellum, 1965). Bei jungen Ratten treten unter Mangel an essentiellen Fettsäuren hyperkeratotische Hauterscheinungen mit verbreitertem Stratum granulosum und Akanthose auf (Kingery u. Kellum, 1965). Das *Refsum*syndrom, das neben den neurologischen Symptomen ichthyosiforme Hauterscheinungen aufweist, beruht offenbar auf einem heriditären Enzymdefekt, so daß ein normaler Diätbestandteil, Phytansäure, nicht abgebaut werden kann und in Cholesterinestern physiologische Fettsäuren, wie Palmitin- oder Stearinsäure, ersetzt (Klenk u. Kahlke, 1963; Steinberg et al., 1967).

Die Vorstellung von ,,Hornschichtfetten" beinhaltet aber eigentlich engere Verbindungen zu Keratinstrukturen als die bisher erörterten. Nach Entfernung sebogener Lipide (,,sofort lösliche Lipide") fanden sich in epidermalen Verhornungsprodukten nur mit drastischeren Methoden extrahierbare, sog. ,,alkohollösliche Hornschichtlipide" und ,,keratingebundene Lipide" (Wheatley et al., 1964, Wheatley u. Flesch, 1967; Poksoon u. Wheatley, 1967). Der Gehalt an ,,Hornschichtlipiden" war in Psoriasisschuppen gegenüber normaler Hornschicht auf die Hälfte reduziert.

Insbesondere die ,,polaren Lipide" zeigten markante Differenzen, die für einzelne Dermatosen charakteristisch waren. Aufgrund ihres chromatographischen Verhaltens wurden drei Gruppen unterschieden. Gruppe I umfaßt etwa zwei Drittel aller polaren Lipide, die nicht näher identifiziert wurden, mit einem niedrigen Aminosäurengehalt (weniger als 10%). Gruppe II enthält Sterole. Hydrolysen isolierter Substanzen dieser Gruppe ergaben Cholesterin und Hexosamin (möglicherweise N-Azetyl-Galaktosamin) und einen weiteren, nicht identifizierten Kohlenwasserstoff. Diese Gruppe polarer Lipide aus ,,Hornschichtlipiden" soll eine besondere Rolle bei schuppenden Dermatosen spielen. Gruppe III enthält Phosphatid-Peptid-Komplexe (,,Lipopeptide"), wahrscheinlich Sphingomyelin in Bindung mit einem Peptid aus 15 Aminosäuren. Die ,,polaren" Lipide sollen auch komplexere Substanzen, wie ,,Proteolipide" resp. ,,Lipoproteine" oder ,,Lipopeptide" (wasserlöslich), enthalten (Poksoon u.

Wheatley, 1967). „Die Existenz eines wasserlöslichen, sterolhaltigen Lipidkomplexes mit entweder Proteinen oder Mukopolysacchariden ist sehr wahrscheinlich".

Die originalen Proteolipide der epidermalen Hornschicht scheinen unter den notwendigerweise aggressiven Extraktionsbedingungen zu zerfallen, so daß eigentlich immer nur variabel komplexe Abbauprodukte bei den Analysen zur Verfügung stehen. Als Quelle der „Hornschichtfette" werden angenommen (Wheatley u. Flesch, 1967):
 1. Lipidkomponenten des Interzellularzements
 2. Lipide der Hornzellmembran
 3. Lipide aus den intrazellulären Membranen (Mitochondrien, endoplasmatisches Retikulum usw. (spezielle Lipidzusammensetzung von Mitochondrien und Kernen der Epidermis des Menschen und Schweins (Gray u. Yardley, 1975)
 4. Proteolipide der interfilamentösen „Keratinmatrix"
 5. Proteolipide der intrafibrillären „Keratinmatrix".

Sicherlich stammen die Lipide der Keratinstrukturen variabel aus mehreren der vorgenannten Quellen. Im Hinblick auf die im Kapitel „Membrankomplex" erörterten Substanzen scheinen die vorgelegten Analysen der „Hornschichtfette" insbesondere auf die unter 1–3 angeführten Strukturen bezogen werden zu können.

Tabelle 16. Gehalt der alkali-löslichen bei pH 6,3 und pH 5,5 fällbaren Hornschicht-Proteine (Callus) an gebundenen Phospholipiden und Cholesterin (nach Crounse, 1966)

	6,3-Protein		5,5-Protein	
	%	µg/mg	%	µg/mg
Cholesterin	0,7	7	0,4	4
Phospholipid	0,02	0,2	0 (0,003)	0

Der Gehalt an „alkalilöslichen", bei pH 6,3 bzw. 5,5 fällbaren Hornschichtproteinen (Kallus) an Cholesterin und Phospholipiden ist in Tabelle 16 dargestellt. Obwohl „Barriere"-Eigenschaften intakter Hornschicht nicht mit dem Lipidgehalt einzelner Keratine (α-Proteine) korreliert sein müssen, sondern wesentlich der Hornzellmembran zuzuschreiben sind, ist es interessant, daß sich nur das phospholipidhaltige 6,3-Protein in vitro als „Barriere" beim Wassertransport erwies (Crounse, 1965 a, 1966).

Röntgendiffraktionsstudien haben Hinweise für in Keratinstrukturen gebundene Lipoidsubstanzen ergeben, die allerdings nicht bestätigt wurden (Fraser et al., 1963). Jede der 250 Å dicken Keratinfibrillen normaler Hornschicht soll von einer 80 Å dicken Lipoidschicht mit radiär senkrecht zur Protein-Molekül-Achse stehenden Fettsäurekette umgeben sein (Swanbeck, 1959; Swanbeck u. Thyresson, 1961, 1962). Normale Keratinisation impliziert die Bildung eines Lipoproteins mit einer besonderen Art von Sterinestern. Typisches Zeichen der Verhornungsstörung schuppender Dermatosen (Psoriasis, Ichthyosis) soll die intrazelluläre Kristallisation von (freien) Phosphatiden und Cholesterin im Stratum granulosum sein, die für die mangelhafte Aggregation der Tonofibrillen verantwortlich gemacht wird (Nicolaides, 1964).

Neuere Röntgendiffraktionsstudien an epidermaler Hornschicht (Goldsmith u. Baden, 1970) sprechen für ein besonderes, polares Lipid mit einem MG von 284, dessen Auftreten mit der Transformation des „Präkeratins" (= fibrilläres α-Protein) in ein vernetztes (cross-linked) Molekül in der keratogenen Zone verbunden ist. Seine chemische Natur soll nicht mit der bereits beschriebener Epidermislipide übereinstimmen.

Unbestreitbar ist die Rolle der Lipide, außer für den Keratinisationsvorgang selbst, für die Funktion des Produkts, der Hornschicht, als „Barriere", d. h. als Hindernis einer transepidermalen Resorption und der Wasserpermeabilität, von Bedeutung (Blank, 1965; Coon et al., 1963; Hicks, 1966; Mali, 1955; Malkinson u. Rothman, 1963; Malten et al., 1968; Matoltsy et al., 1968; Stoughton, 1974; Sweeny u. Downing, 1970; Szakall, 1959; Wohlraab et al., 1967). Der früheren Annahme, daß nur der kompakte Teil der Hornschicht Barrierefunktion hat, steht die Auffassung von mehreren Barrieren (Horacek, 1964; Winter u. Freundova, 1964) bzw. der gesamten Hornschicht als Funktionsträger gegenüber (Kligman, 1964).

IV. Molekularbiologische Untersuchungen zur Keratinisation

Die Hauptzellfunktionen der Epidermis (und anderer keratinisierender Epithelien) bestehen 1. in einer kontinuierlichen, dem Zellverlust an der Oberfläche variabel angepaßten *Zellerneuerung* durch Mitosen („Mauserung") an der Basis, und 2. der *Differenzierung* der aus der Regenerationszone auswandernden Zellen, die im Zelltod kulminiert und einen Schutzwall toter Hornzellen ergibt. Die Zellneubildung kann als Basisfunktion zur Erhaltung der Zellpopulation, die Zelldifferenzierung als die eigentlich spezifische Aufgabe, die Keratinisation, angesehen werden.

Unter in vitro-Bedingungen, bei denen Basalzellen proliferierten und DNS synthetisierten, zeigten intakte (ganze) Spinal- und Granularzellen keine dieser Funktionen (Vaughan et al., 1971), obwohl separierte Kerne von Spinalzellen, nicht von Granularzellen, noch über die Potenz zur DNS-Replikation verfügen (Vaughan et al., 1976). In gleicher Weise ist der Nachweis von drei „Schlüsselenzymen" (Thymidylat-Synthetase, Thymidin-Kinase und Zytidin-Diphospho-Reduktase) zu werten, die lediglich in den germinativen Epidermiszellen vorlagen (Moore u. Karasek, 1971). Die „antimitotische" Kontrolle wird offenbar am enzymatischen Apparat der DNS-Replikation ausgeübt. Für die Aktivierung der Gen-Abschnitte, die die Zellproliferation kontrollieren, werden saure Nukleoproteine (Baserga, 1972) verantwortlich gemacht. Bei Stimulierung der Zellproliferation mit Isoproterenol gingen der DNS-Synthese in der prä-replikativen Phase RNS- und Proteinsynthesen (gemessen durch ^{3}H-Leuzin-Inkorporierung) in einer Art Ping-Pong-Mechanismus voraus. Für eine Synthese besonderer Proteine mit raschem Turnover (offenbar Histone) in Nukleoli sich differenzierender Epidermiszellen sprachen Autoradiographien mit ^{3}H-Arginin (Fukuyama u. Epstein, 1972). Auf eine weitgehende Synchronie der Synthese von DNS und Nukleohistonen lassen zytophotometrische Untersuchungen schließen (Ehlers, 1968 a, b, c; Ehlers et al., 1974). Zellen in G_1-(oder G_0-)-Phase haben einen nukleären DNS-Gehalt von 2 C (C = DNS-Gehalt eines Gameten), in der G_2-Phase einen solchen von 4 C. Die bimodalen Profile psoriatischer Epidermiszellen bei Zytophotometrie (d. h. Zellen mit 2 C und 4 C-Gehalt) sind ein Hinweis auf die stärker proliferierende Zellpopulation, normale Epidermiszellen und die unbefallener Psoriatikerhaut weisen überwiegend 2 C-Gehalt auf (Grove et al., 1976). Keine eindeutige Aussage konnte zum Vorliegen von G_0-Zellen gemacht werden, oder zu nicht zyklisierenden G_2-Zellen (Gelfant u. Candelas, 1972). Die 10fache Steigerung der DNS-Synthese gestrippter menschlicher Epidermis in der Kultur wird auf eine Rückkehr in Differenzierung begriffener G_1-Zellen (oder Aktivierung von G_0-Zellen) in den „proliferierenden Pool" bezogen (Bishop u. Cox, 1974). Der Anteil DNS-synthetisierender Zellen ist in der fetalen menschlichen Epidermis nicht größer als beim Erwachsenen (Gerstein, 1971).

Isolierungen und Charakterisierungen epidermaler DNS und RNS, z. B. mit Nukleotidrelation, liegen von Bersaques (1966), Bernstein et al. (1955), Krämer et al. (1970, 1971), Liss u. Lever (1963) resp. Chromatin-Fraktionierungen von Slaga et al. (1974) vor. Bezüglich Schmelzpunkt und Zirkular-Dichromizität fanden sich keine signifikanten Unterschiede der DNS normaler und psoriatischer Epidermis, so daß auf gleichen Zytosin-Guaningehalt und vergleichbare helikale Zusammensetzung geschlossen wird (Teimer et al., 1976).

Autoradiographische Befunde zum DNS- und RNS-Stoffwechsel der Epidermis stehen in Einklang mit molekularbiologischen Vorstellungen (Bernstein, 1964; Fukuyama u. Bernstein, 1961, 1963; Fukuyama et al., 1965 b, 1968 b; Fegeler u. Rahmann-Esser, 1965, 1966 a, b, 1967; Epstein u. Fukuyama, 1969; Susz, 1968). Danach beträgt die DNS-Synthesezeit bei neugeborenen Ratten ca. 6 Std und die Lebenszeit der Epidermiszellen ca. 90 Std (Fukuyama u. Bernstein, 1961). Als Ort der RNS-Synthese sind die Nukleoli zu betrachten. Nach ca. 6 Std setzt die Passage markierter Kern-RNS ins Zytoplasma ein, die nach ca. 24 Std komplett ist (Fukuyama u. Bernstein, 1963). Die DNS-Synthesezeit menschlicher Epidermis beträgt ebenfalls ca. 6 Std, die Verweildauer der Basalzellen ca. 6–7 Tage (Christophers, 1967). Bei Epidermishyperplasie und Karzinogenese soll die DNS-Synthesezeit nicht verändert, aber die prämitotische Ruhephase Schwankungen unterworfen sein (Dörmer et al., 1964). Gegensätzliche Resultate wurden bei der epidermalen Karzinogenese haarloser Mäuse durch UV-Licht erhalten, nämlich eine Verkürzung des Zellzyklus wie der DNS-Synthesezeit und zwar progressiv mit der Spinaliomentwicklung (Chopra, 1976). In vitro zeigte die Wachstumskinetik neugeborener Rattenepidermis keinen Anhalt für Regulationshemmer (Elgjo et al., 1976). Bei β-Bestrahlungen in vivo sind strahlenresistente Stoffwechselfunktionen ermittelt worden, nicht die Zellteilung selbst, die das Auswandern von Zellen in der basalen Zone bewirken (Etoh et al., 1975). Hydrokortison hatte bei Mäusen keinen Einfluß auf irgendeine Phase der epidermalen Zellproliferation, lediglich die Geschwindigkeit der Zelldifferenzierung steigerte sich, so daß eine Verdünnung der lebenden Epidermis (auf Kosten der differenzierten Zellen) infolge Verkürzung des „Zellebens" resultierte (Laurence u. Christophers, 1976).

Die DNS-Stimulierung durch Retinoinsäure war in vitro hochspezifisch für Meerschweinchen-*Epidermis*zellen; dagegen fanden sich Hemmeffekte in Fibroblasten- sowie menschlichen Lymphozytenkulturen (Christophers, 1974 b). Die DNS-Synthesezeit und Mitosedauer in der Epidermis war verkürzt, die Generationszeit sogar im Mittel auf 10% (Pullmann et al., 1975).

Weitere Untersuchungen zur Steuerung der epidermalen Zellproliferation (Oehlert, 1966) u. a. durch Chalone, Zyklonukleotide (Cohen, 1972; Duell et al., 1975; Delescluse et al., 1976; Elgjo, 1972, 1975; Harper et al., 1974; Flaxman u. Harper, 1975, auch des Haarfollikels, Comaish, 1969), resp. ihre Beeinflussung durch epidermale Inhaltsstoffe (Rothberg u. Arp, 1975), durch UV-Licht (Baden u. Pearlman, 1964; Fukuyama et al., 1967; Epstein et al.,

1968), durch ionisierende Strahlung (Yamaguchi et al., 1972; Freedberg, 1965), durch Externa (Freedberg, 1965), durch Vitamine und Steroide (Christophers u. Braun-Falco, 1968; Christophers, 1974 a; Braun-Falco u. Christophers, 1969; Fegeler u. Rahmann-Esser, 1966 a, 1967; Marks et al., 1971; O'Malley u. Buller, 1977), durch Zytostatika (Fukuyama u. Epstein, 1971) und durch Viren (Epstein et al., 1966) sind letztlich mit der epidermalen Zelldifferenzierung und folglich der Keratinisation verknüpft.

Die Notwendigkeit von Mitosen zur Entwicklung eines anderen, neuen Differenzierungstyps ist bei dem „antikeratinisierenden" Effekt (Moritz, 1943) eines Vitamin-A-Überschusses auf die Epidermis (muköse Metaplasie; Studer u. Frey, 1949; Rothberg, 1967) zu erkennen, bei dem, außer der bekannten Lyosomenlabilisierung, noch ein fundamentalerer Einfluß wahrscheinlich schien (Fraser et al., 1972). Postmitotische resp. bereits differenzierte Zellen blieben weitgehend unbeeinflußt. Absetzen des Vitamins A wirkte sich nicht mehr auf die bereits metaplasierten Zellen, sondern nur auf die Nachfolger aus. Die Auswahl der Gen-Sets, die die Keratinisation oder Muzinproduktion bestimmen, muß demnach während oder doch kurz nach der Mitose erfolgen.

Die morphologisch sichtbaren Merkmale epidermaler Differenzierung (Stratifizierung) sind in Übereinstimmung mit autoradiographischen Untersuchungen (Hoober u. Bernstein, 1963; Fukuyama et al., 1965 a, b, 1968; Fukuyama u. Epstein, 1966, 1967, 1968 a, 1975; Freinkel u. Wier, 1975; Porter u. Shuster, 1968) Ausdruck bestimmter Stoffwechselvorgänge, u. a. der Synthese spezieller Proteine. Molekularbiologisch werden Stoffwechselprozesse, wie die Synthese von Proteinen, als *Transkription* der genetischen Information betrachtet, d. h. als Überschreibung eines DNS-Abschnitts in eine komplementäre RNS (Messenger-RNS = mRNS), deren *Translation* an Ribosomen die Aminosäurensequenz eines naszenten Polypeptids bestimmt. Notwendige Teilnehmer der Translation sind ferner amino-akylierte Transfer-RNS (tRNS), GTP und Proteinfaktoren (Initiation factors) (Abb. 25, 26).

Untersuchungen der letzten Jahre gaben Anhalt dafür, daß epidermalen Proteinsynthesen ein „ribosomaler" Mechanismus zugrunde liegt (liegen kann) (Bernstein et al., 1970; Baden u. Cohen, 1965; Baden u. Pearlman, 1965; Freedberg u. Baden, 1962; Freedberg et al., 1967; Freedberg, 1970 a, b; Priestley u. Speakman, 1966). Voraussetzung für in vitro-Synthesen epidermaler Polypeptide war die Gewinnung „aktiver" Ribosomenpräparationen (Kumaroo et al., 1972; Argyris u. Nevar, 1974, 1975; Gilmartin u. Freedberg, 1975). Analoge Untersuchungen wurden an Haarfollikeln und Federn (Humphreys et al., 1964; Freedberg, 1970 a, b; Wilkinson, 1970 a; Steinert u. Rogers, 1971) durchgeführt. Für das Dominieren monomerer Ribosomen einer im Rohrzucker-Dichtegradienten durch Ultrazentrifugation aufgetrennten Präparation (Abb. 27) werden endogene RNasen (Melbye u. Freedberg, 1975) verantwortlich gemacht, obwohl auch das „Einfrieren" mit Zykloheximid das gleiche Ribosomenprofil brachte. Die Inkorporierung von ^{3}H-Aminosäuren in ein derartiges Ribosomen/Polysomenprofil und damit seine jeweilige „Aktivität" zeigt Abb. 28.

Die hauptsächlichen RNS-Spezies aus Ribosomen/Polysomen von Haarfollikeln (Wilkinson, 1970 a, b) resp. Meerschweinchenepidermis (Knop, 1976) weisen, wie in anderen Eukaryonten, Sedimentationswerte von 28, 18 und 4–5 s auf. Pulsmarkierungen mit ^{3}H-Uridin resp. ^{3}H-Adenin ergaben, in Abhängigkeit von der Laufzeit der Tiere, unterschiedliche Radioaktivitäts-Peaks (Abb. 29 a, b, c, d): zunächst bei kurzer Laufzeit (15–20 min) größer als 28 s, später sukzessive in gleicher Lokalisation wie das UV-Profil (bei 260 nm) der RNS-

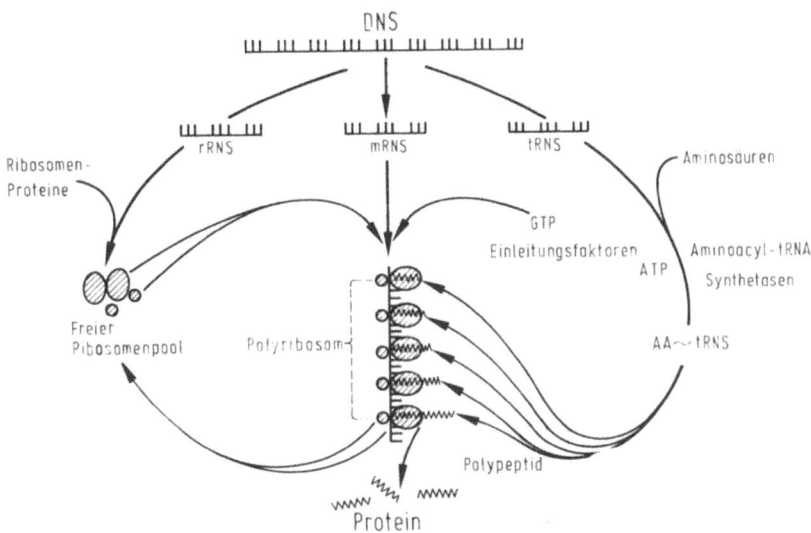

Abb. 25. Grundschema der Proteinsynthese. Drei RNS-Spezies werden an der DNS-Schablone synthetisiert. Ribosomale RNS und ribosomale Proteine bilden zusammen die Ribosomen-Untereinheiten. mRNS ist für die qualitative Spezifität des an den Ribosomen gebildeten Proteins verantwortlich. tRNS hat eine Trägerfunktion für Aminosäuren, die im Verein mit Amino-Akyl-tRNS-Ligasen aktiviert werden. Nach ihrer Synthese werden die Proteine von den polyribosomalen Komplexen abgelöst. (Aus Freedberg, 1972)

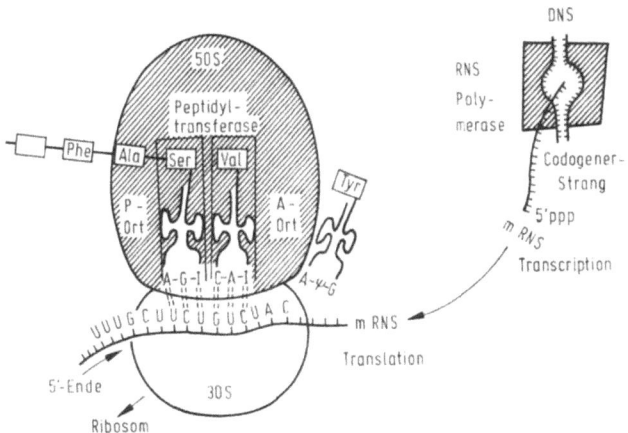

Abb. 26. Schema der Proteinbiosynthese. Rechts oben ist die Transkription dargestellt: Durch die RNS-Polymerase wird an der DNS-Matrize die mRNS gebildet, die komplementär zum codogenen Strang der DNS ist. Links ist der Translationsschritt auf dem Ribosom dargestellt: Am Peptidyl-tRNS-Bindungsort (P-Ort) ist die serinspezifische tRNS gebunden, die die halbfertige Peptidkette trägt; am A-Ort (Aminoakyl-tRNS-Bindungsort oder Akzeptor-Stelle) ist die valinbeladene, valinspezifische tRNS gebunden. Rechts ist die tyrosinbeladene tRNS^{Tyr} dargestellt, die noch nicht gebunden ist, sich aber an das nächste Codon binden wird, wenn die mRNS um eine Codoneinheit nach links transportiert ist. (Aus Karlson, 1972)

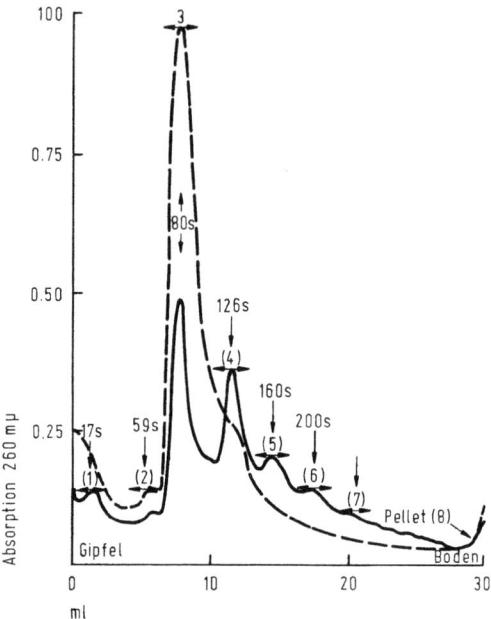

Abb. 27. Das Profil epidermaler Polysomen nach Ultrazentrifugation im Rohrzucker-Dichtegradienten (10–30%). 12 A_{260}-Einheiten an Polysomen wurden als solche aufgetragen oder nach Digestion mit 0,2 μg RNase für 10 min bei 37° C. Die Absorption bei 260 nm wurde automatisch registriert. Polysomen ————; nach RNase-Digestion ----------. (Aus Kumaroo et al., 1972)

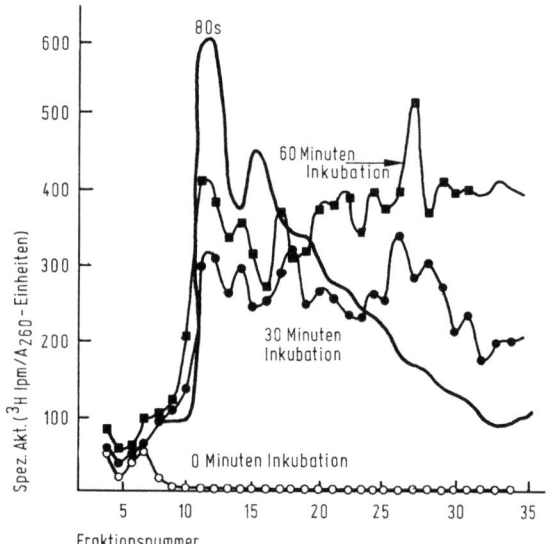

Abb. 28. Das Profil epidermaler Polysomen neugeborener Ratten nach Ultrazentrifugation im Rohrzucker-Dichtegradienten, die in einem zellfreien proteinsynthetisierenden System mit ^{3}H-Leuzin inkubiert worden waren. $A_{260\,nm}$ Profil: ————; spezifische Aktivität der Fraktionen nach angezeigter Inkubationszeit mit der radiomarkierten Aminosäure, ○——○, ●——●, ■——■. (Aus Bernstein et al., 1975)

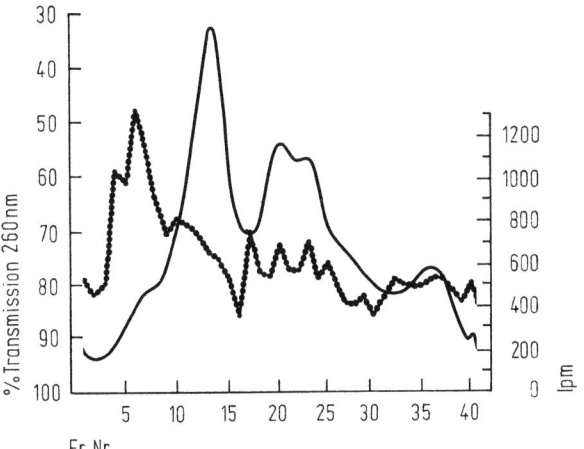

Abb. 29 a. Radioaktivitätsverteilung (.....) und UV-Absorption (260 nm = ——) der aus epidermalen Polysomen extrahierten RNS bei Ultrazentrifugation (SW 27 Rotor, 16 Std, 0° C) im linearen Rohrzucker-Dichtegradienten (7–40%) nach intradermaler Applikation von 100 µ Ci ^{3}H-Adenin (spez. Akt.: 5–15 Ci/mMol). *Laufzeit der Meerschweinchen 25 min.* (Aus Knop, 1976)

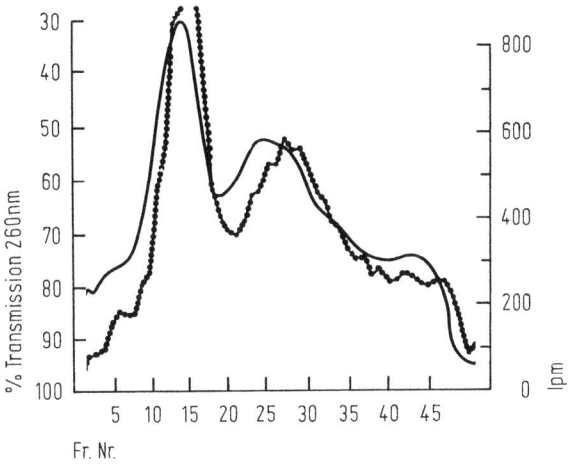

Abb. 29 b. Analog Abb. 29 a. *Laufzeit 60 min*

Spezies. Der frühzeitig auftretende Peak (Abb. 26 a) soll einen rRNS-Präkursor (Wilkinson, 1970 b) repräsentieren, oder eine „schwere" (kurzlebige?) mRNS (Knop, 1976).

Die Keratinsynthese wird aber anscheinend von stabiler (langlebiger) mRNS kodiert (Fraser et al., 1972). Aktinomyzin D konnte in der Mäusehaut die Synthese von RNS, nicht aber die Proteinsynthese hemmen (Flamm et al., 1966). Die Existenz langlebiger mRNS hätte eigentlich auch aus autoradiographischen Befunden bei neugeborenen Ratten gefolgert werden können, die keine Beeinflussung des Histidin- und Leuzineinbaus durch Methotrexat in wirksamer Dosis, kenntlich an der Mitosehemmung, wohl aber durch den Pro-

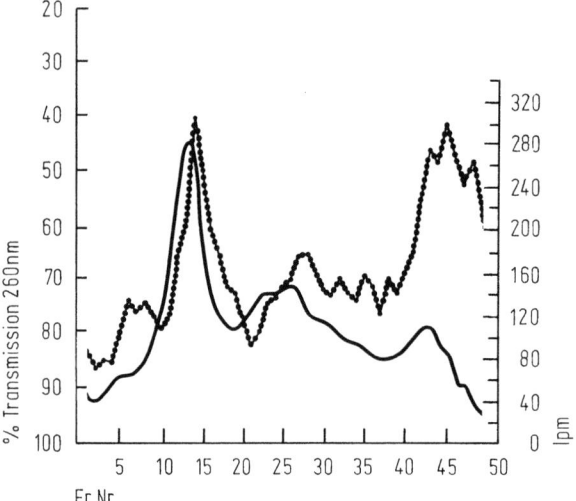

Abb. 29 c. Analog Abb. 29 a. *Laufzeit 120 min*

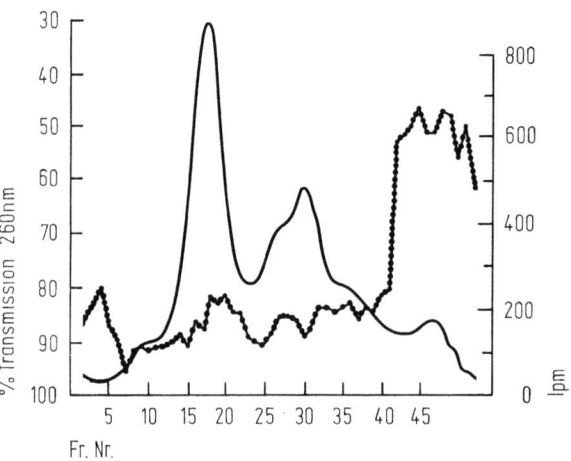

Abb. 29 d. Analog Abb. 29 a. *Laufzeit 24 Std*

tein-Syntheseinhibitor Puromyzin ergeben hatten (Robinson, 1970). Aktinomyzin D beeinflußt als RNS-Synthesehemmer das Polysomenprofil aus Wollfollikeln nicht bis zu 4 Std (Wilkinson, 1970 b), und sein unterschiedlicher Effekt auf die Keratinsynthese des Haars, in Abhängigkeit vom Haarzyklus, läßt ebenfalls auf langlebige mRNS schließen (Moffat, 1974). Durch Aktinomyzin D konnte die in vitro-Aminosäure-Inkorporierung 7–9 Tage alter Hühnerembryonen unterdrückt werden, die der 9–13 Tage alten aber nicht mehr, bei denen bereits vorwiegend Keratin synthetisiert wird (Abb. 30) (Bell, 1964).

Für die Synthese des Histidinproteins, eines essentiellen Bestandteils des Keratohyalins und eines „Marksteins epidermaler Zelldifferenzierung" (Sugawara u. Bernstein, 1971), konnte eine Kontrolle der epidermalen Zelldifferenzierung (= Keratinisation) auf der Ebene der *Transkription* gezeigt werden (Bernstein et al., 1975). Die entsprechende mRNS wird offenbar nur im Stratum granulosum gebildet. Aus Basalzellen resp. Granularzellen neugeborener Rattenepidermis (wegen der Haarlosigkeit bei Geburt *mehr*schichtiges Stratum granulosum) isolierte mRNS induzierte in zellfreien Proteinsynthese-Systemen

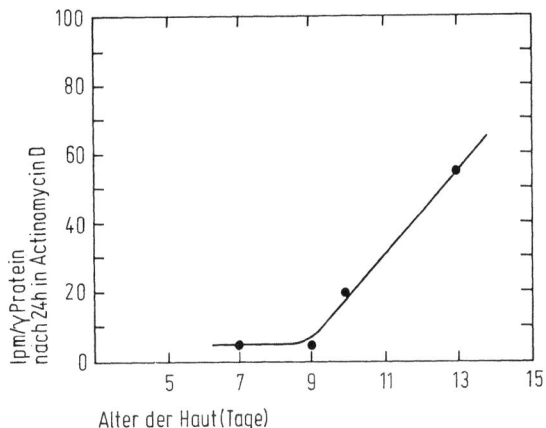

Abb. 30. Empfindlichkeit der Proteinsynthese von Haut und Federn von Küken gegenüber 10 µg/ml Aktinomyzin D. In 9 Tage alter Epidermis ist die gesamte Proteinsynthese unterdrückt, in den Federn 13 Tage alter Embryonen bleiben 60% der Synthesen unbeeinflußt. (Aus Bell, 1964)

Tabelle 17. ^{14}C-Aminosäure-Einbau in einem Aszites-zellfreien Protein-Synthesesystem unter Kodierung durch epidermale mRNS neugeborener Ratten[a] (aus Bernstein et al., 1975)

Zellpopulation	inkorporierte Ipm[b]		His/Leu
	Histidin	Leucin	
Basale	300	3050	0,10
Granulare	1400	4640	0,33

[a] Unveröffentlichte Daten.
[b] Ipm normalisiert für die gleiche Menge RNS anhand der A_{254nm} der Probe.

unterschiedlich den Einbau von ^{14}C-Leuzin resp. -Histidin, die jeweils repräsentativ für Synthesen der genannten Zellschichten sind. Leuzin wird zwar in beiden Fällen absolut stärker inkorporiert, Histidin aber in Granularzellen 5mal mehr als in Basalzellen und in Relation zum Leuzin ebenfalls stärker (Tabelle 17).

Die aus Granularzellen resp. anderen Epidermisschichten isolierte DNS induzierte in vitro mit DNS-abhängiger RNS-Polymerase und radiomarkiertem CTP resp. UTP die Synthese einer RNS mit einem Verhältnis der vorgenannten Nukleotide von 2,4 (Granula-), 2,2 (Granula- *und* Spinalzellen) und 1,1 (*Gesamt*epidermis). Die so ermittelten Nukleotidrelationen entsprechen kalkulierten Werten aus den möglichen Codons eines Histidinproteins, unter Berücksichtigung der Aminosäurenzusammensetzung (Tabelle 18) resp. denen für das urealösliche Protein der Gesamtepidermis.

Als Ort einer Regulationskontrolle, auf der Ebene der *Translation*, wird die „Initiation" angesehen. Die Translation von mRNS beginnt mit der Bildung

Tabelle 18. Aminosäurenzusammensetzung des Histidin-Proteins aus Keratohyalin und mögliche Codons seiner mRNS (aus Bernstein et al., 1975)

Aminosäure	Residuen/100 residuen	Mögliche Codons
Glu	22,40	GAA GAG
(Glutamin)[a]		(CAA CAG)
Ser	15,60	UCU UCC UCA UCG AGU AGC
Gly	13,10	GGU GGC GGA GGG
Arg	12,70	CGU CGC CGA CGG AGA AGG
Ala	11,00	GCU GCC GCA GCG
His	7,35	CAU CAC
Thr	6,08	ACU ACC ACA ACG
Asp	4,82	GAU GAC
(Asparagin)[a]		(AAU AAC)
Pro	2,57	CCU CCC CCA CCG
Tyr	1,09	UAU UAC
Ile	1,84	AUU AUC AUA
Lys	0,55	AAA AAG
Val	0,41	GUU GUC GUA GUG

[a] Zuverlässigere Daten nicht verfügbar als % Glutamat und Aspartat in HP als Amide vorliegend.

eines Initiatorkomplexes, bestehend aus Formyl-Methionyl-tRNS, der kleineren Ribosomeneinheit und dem Start-Codon der mRNS (Abb. 31). Sowohl in Bakteriensystemen wie in Eukaryonten konnten mehrere initiierende Proteinfaktoren ermittelt werden. In Epidermissystemen war die Initiationsreaktion gehemmt, obwohl ein IF-2-artiger Faktor nachweisbar war (Gilmartin et al., 1976). Zellfreie proteinsynthetisierende Systeme der Epidermis zeigten sich eigenartigerweise unempfindlich gegenüber bekannten (und vergleichsweise bei Lebersystemen durchaus effektvollen) Inhibitoren der Initiationsreaktion, nicht dagegen gegenüber solchen der Elongation. Ein offenbar kleinmolekularer, dem Translationshemmer für die Häminkontrolle der Globinsynthese entsprechender Inhibitor wurde gefunden (Gilmartin et al., 1976). Die Proteinsynthesen höherer Zellen werden an sich durch Formyl-Methionyl-tRNS eingeleitet. Im Fall der Histone wird als Initiator-Aminosäure N-Azetyl-Serin vermutet (Liew et al., 1970). Eine spezifische initiierende Seryl-tRNS wird auch für die Keratinsynthese angenommen (Fraser et al., 1972) und möglicherweise N-Azetyl-Alanin für die Synthese des S-reichen Matrixproteins.

Die Synthese von Proteinen mit ungewöhnlicher Aminosäurenzusammensetzung, die letztlich bei bestimmten Keratinen gegeben ist, spiegelt sich im Spektrum des tRNS-Pool wider. Bei der Seidenraupe setzt, als Ausdruck der Zelldifferenzierung in einem bestimmten Puppenstadium, die Synthese von Seidenfibroin ein, das zu 93% aus vier Aminosäuren, nämlich Glyzin, Alanin, Serin

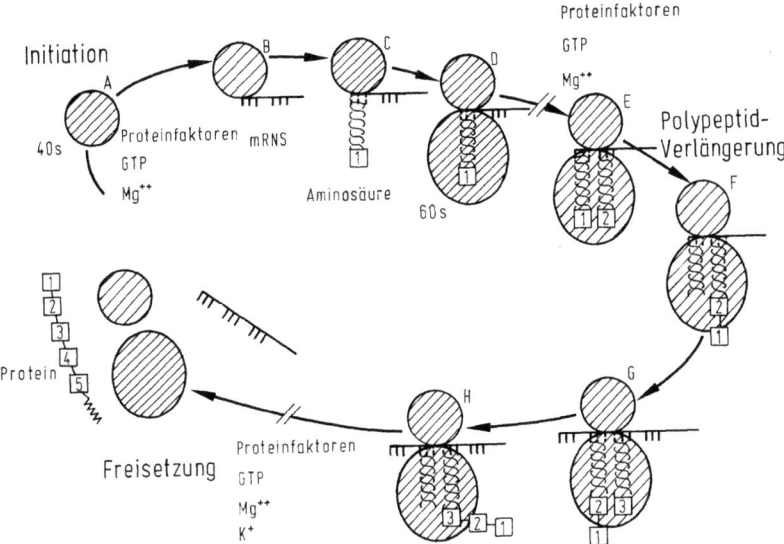

Abb. 31. Details der Proteinsynthese am Ribosom. Die Initiationsschritte (A–D) schließen die Bildung eines Initiationskomplexes aus Proteinfaktoren, mRNS und der kleineren Ribosomen-Untereinheit ein. Die größere Untereinheit wird gebunden sowie die erste Aminosäure (Methionin) durch ihre spezifische tRNS.

Die Schritte der Polypeptidelongation (E–H) benötigen auch Protein-Kofaktoren und setzen sich aus der Bindung der zweiten Aminosäure (E), Bildung einer Peptidbindung (F) sowie einem Shift (G) zusammen, der die Bindung der dritten Aminosäure und damit die Wiederholung des ganzen Prozesses gestattet.

Die Polypeptidkette, mRNS und die ribosomalen Untereinheiten werden nach dem letzten Schritt freigesetzt. (Aus Freedberg, 1972)

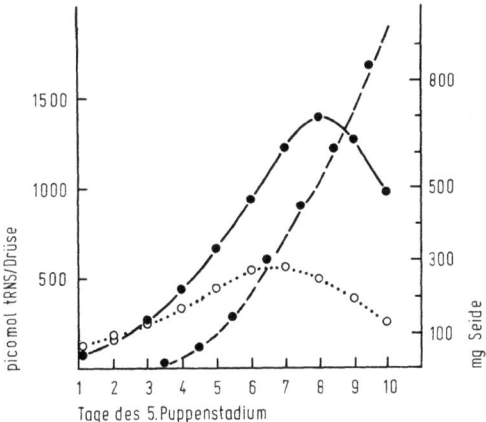

Abb. 32. tRNS-Verteilung während des 5. Puppenstadiums im posterioren Teil der Seidendrüse von Bombyx mori L. Die tRNS wurden extrahiert und in vitro akyliert. ●——● Gesamtmenge von 4 tRNS (Ala, Gly, Ser, Tyr) entsprechend den vier prävalierenden Aminosäuren des Fibroins. ○······○ die Verteilung der anderen tRNS-Spezies. ●----● Produktion des Seidenproteins (mg/Drüse). (Aus Garel et al., 1973)

und Tyrosin, besteht; ihr geht eine Vermehrung der entsprechenden tRNS-Spezies voraus (Abb. 32) (Garel et al., 1973).

Als Ausdruck der Regulation bei der Zelldifferenzierung kann die Veränderung der relativen Menge isoakzeptierender tRNS-Spezies (bekanntlich kann die für eine bestimmte Aminosäure spezifische tRNS in mehreren Formen vorkommen) betrachtet werden. Gegebenenfalls bieten Untersuchungen von tRNS-Isoakzeptoren (Schwarz, 1976) die Möglichkeit, epidermisspezifische Stoffwechseleffekte von bislang empirisch ausgewählten Pharmaka zu ermitteln (Freedberg, 1965), wie es im Prinzip schon früher versucht wurde (Marks et al., 1971).

Post-synthetische Protein-Modifikationen während der Keratinisation

Die finalen und dramatischsten katabolen Prozesse während der Keratinisation ereignen sich unmittelbar in der letzten Zellage des Stratum granulosum und sind mit einem plötzlichen Verlust an Zellorganellen, wie Nukleus, Mitochondrien, Ribosomen usw., verbunden. Es ist naheliegend, die Rolle lyosomaler Hydrolasen hierbei zu berücksichtigen, zumal histochemisch eine Konzentration einer Reihe derselben eben in der „keratogenen" Zone (s. S. 44) darstellbar ist. Offen bleibt die Frage, ob die „Freisetzung" lyosomaler Enzyme Ursache oder Folge einsetzender Veränderungen mit Azidose (Umschlag von blutalkalischen pH-Werten von 7,4 im lebenden Epithel (Göppert, 1961) auf pH 4,3–4,6 (Spier, 1962)) in der eben verhornten Zone, der „Barriere", ist. In „Übergangszellen" mit partiellen Degradationszeichen konnten autophage Vakuolen oder andere Manifestationen einer Autophagie nicht beobachtet werden (Breathnach, 1971 b).

Die schlagartige Dehydration beim Übergang in Hornzellen (die epidermale Hornschicht dürfte mit ca. 3–10% Wassergehalt die wasserärmste Struktur des Körpers sein (Marchionini u. Spier, 1959)) ist wohl für milieubedingte Veränderungen im Sinn der „nicht enzymatischen Bräunungsreaktion" (Amadori-Maillard-Kondensationsreaktionen; Szakall, 1958; Schwarz, 1963 b) anzuschuldigen, gegebenenfalls auch für den Schutz von Fermenten, die im Verhornungsprodukt gefunden werden, vor Proteasen der (noch) lebenden Zelle. Sie ist sicherlich *Folge* keratogener Veränderungen.

Die Plötzlichkeit des Übergangs in Hornmaterial ist eine Besonderheit „weicher" Keratinisation. Hartkeratine, wie Haarkortex, weisen eine vergleichsweise ausgedehnte keratogene Zone auf.

Da ein großer Teil der Zellproteine globulärer Natur ist (Fermente, Sphäroproteine), die Analysen normaler epidermaler Hornschicht aber nahezu ausschließlich „unlösliche" Skleroproteine ergeben (die noch nachgewiesenen löslichen Proteine und Enzyme stellen quantitativ kein Äquivalent für ihren möglichen Verbleib dar), kann – in Übereinstimmung mit früheren Ansichten (Rothman, 1954) – von einer zumindest partiellen Umwandlung globulärer Zellproteine während der Keratinisation ausgegangen werden. Außer einer mehr oder weniger kompletten *Hydrolyse* wird eine „Entfaltung" (Streckung) globulärer Proteine erwogen, wobei sich bislang verborgene Seitenketten „demaskieren". Insofern kann die Keratinisation als „*Denaturierung*" (Rothman, 1954) aufgefaßt werden.

Als Hinweis für die „Entfaltung" (= Denaturierung und Unlöslichwerden) von Sphäroproteinen könnte insbesondere das Auftreten eines subkornealen, SH-Gruppen-reichen Bandes bei histochemischen Darstellungen (Barrnett u.

Sognnaes, 1962; Braun-Falco, 1961; Jarrett, 1962; Liefländer u. Tronnier, 1954; Montagna, 1962; Ogura et al., 1960, 1962; Rausch u. Glodny, 1956; Ryohei et al., 1962; Schaaf, 1969; Scott u. Flesh, 1954; Sims, 1970; Spier u. Caneghem, 1957; Steigleder, 1956; Steigleder u. Gans, 1964; Sulfhydryl-Darstellung mit ^{203}Hg: Gentele et al., 1960; Spektrophotometrie: Steiner, 1959) gewertet werden, das weder für noch gegen eine Anreicherung mit S-haltigen Aminosäuren resp. -Peptiden sprechen muß (Zysteinisation) (zum epidermalen S-Stoffwechsel: Scott, 1964, 1965; Paducheva u. Belugina, 1966; Roe, 1969; mit ^{35}S-Methionin: Belanger, 1956; Lipnik u. Levy, 1959; Porter u. Shuster, 1968; speziell zur Keratinisation: Bersaques u. Rothman, 1962; Fukuyama u. Epstein, 1969; Iwashita, 1966; Susz, 1968).

Bezüglich der *Konsolidierung* (Zystinisation = Oxydation von Sulfhydrylgruppen zu Disulfidbrücken) epidermaler Proteine während der Keratinisation bestehen unterschiedliche Auffassungen. Einerseits wird die intramolekulare Zystinisation von 6 SH-Gruppen der Präkeratin-Untereinheit als einzige Differenz zum verhornten α-Keratin gesehen (Baden u. Goldsmith, 1971), andererseits sollen die Disulfidbrücken nur der „amorphen Matrix" (Matoltsy, 1976) zukommen, für deren Existenz keine zwingenden Hinweise bestehen. Als S-reiches Protein der Epidermis kommt eigentlich nur „nukleäres Keratohyalin" in Frage, das bei der Verhornung zum „marginalen Band" der Hornzellmembran wird.

Eine Kalkulation (Matoltsy, 1976), schließt aus dem Defizit zwischen Totalschwefelgehalt der Hornschicht (konkret nicht angegeben) und dem diesbezüglichen Beitrag der bekannten Epidermisproteine (α-Protein = 50–60% des Zellinhalts = 10 Cys/2 auf 1 000 Aminosäuren; Keratohyalin = 30–40% Zellinhalt = 100 Cys/2 auf 1000 Aminosäuren; Hornzellmembran = 5% Zellinhalt = 50 Cys/2 auf 1000 Aminosäuren) indirekt auf die Existenz einer S-reichen Matrix (= „10mal mehr S als in α-Protein").

Für das Verschwinden von Zystein-SH-Gruppen wird außer Disulfidbildung ein Abbau zu Pyruvat durch Zystein-Desulfurase postuliert (Jarrett, 1962; Iwashita, 1966).

Eine Anreicherung des Matrixproteins von Hartkeratinen mit S-haltigen Aminosäuren scheint aufgrund der Inkorporierung radiomarkierten Zyst(e)ins und Methionins in der keratogenen Zone der Haarkortex, nicht aber im Bulbus, stattzufinden (Ashmore, 1965; Bern et al., 1955; Belanger, 1956; Harkness u. Bern, 1957; Downes et al., 1963; Intoccia et al., 1964). Die nutritive Abhängigkeit des S-Gehalts soll aber nur eine bestimmte Komponente der Matrixproteine betreffen (Lindley et al., 1971), deren sehr variable Zusammensetzung ohnehin an einen Beitrag denaturierter Zellproteine denken läßt.

Als Hinweis für eine (zumindest partielle) Hydrolyse von Zellproteinen sind kleinmolekulare, wasserlösliche Substanzen von Verhornungsprodukten betrachtet worden (Bolliger, 1951; Bolliger u. Gross, 1952 a, b, c, 1953, 1956 u. a., s. „Wasserlösliches"), wobei der beachtliche Anteil epidermaler Hornschicht an freien Aminosäuren (35–42%, bezogen auf fettfreies Trockengewicht) in deutlichem Gegensatz zu dem von Hartkeratinen (Haarschaft ca. 0,3%) steht. Als Quellen dieser *Hydrolyseprodukte* sind aber neben *intra*zellulärem Material (z. B. Urokaninsäure aus Histidinprotein), insbesondere *Inter*zellularsubstanzen und Glykokalyx in Rechnung zu stellen, die in der Tat im Gegensatz zu Hartkeratinen in desquamierenden Epithelien mehr oder weniger vollständig abgebaut werden.

Das weitgehende Fehlen S-haltiger Aminosäuren im „Wasserlöslichen" normaler Verhornungsprodukte ist auf eine selektive Reutilisation entsprechender Hydrolyseprodukte bezogen worden (Leonhardi et al., 1953; Korting u. Nitz-Litzo, 1952). Auffällig ist, daß sich als mögliche Hydrolyseprodukte im

„Wasserlöslichen" epidermaler Hornschicht keine sicheren Nukleinsäurebausteine, wie Purine und Pyrimidine, resp. nicht in annähernd äquivalenten Mengen finden (s. „keratogene Abbauprodukte von Nicht-Keratinen").

Die Annahme einer *Hydrolyseumkehr* als früher erörterte Möglichkeit der Proteininformation ist aus energetischen Gründen, auch bei Eliminierung des Reaktionsprodukts infolge Unlöslichkeit, zu verwerfen.

Eine andere, vom zentralen Dogma der Molekularbiologie abweichende und für die Bildung kleiner Peptide bzw. Peptid-Antibiotika bekannte Reaktion, die *Transpeptidierung*, ist nicht auszuschließen (Bernstein et al., 1970) und wäre durch das Zusammenwirken mehrerer Enzyme in Form von Multienzymkomplexen (Biokatalysatoren) zu erwägen.

Neben der die Strukturproteine in keratinisierenden Epithelien stabilisierenden Disulfidbrückenbildung ist nunmehr eine weitere kovalente Bindung zu berücksichtigen: die ε-(γ-Glutamyl)Lysin-Bindung. Während für die Disulfidbindung in verhornenden Epithelien bisher keine spezifischen Enzyme gefunden wurden (Fraser et al., 1972), sind sowohl im Haarfollikel wie in der Epidermis (Buxman u. Wuepper, 1975; Goldsmith u. Martin, 1975; Ogawa u. Goldsmith, 1976, 1977) *Transglutaminasen* gefunden worden, die die Glutamyl-Lysin-Bindung katalysieren.

Als weitere, postsynthetische Modifikationen vermittelnde Enzyme bei der Keratinisation sind *Aminoakyl-tRNS-Transferasen* zu erörtern, die z. B. beim Aufbau von Glykopeptiden des Bakterien-Zellwalls eine Rolle spielen (Soffer, 1974). Als sowohl in Bakterien wie Säugergeweben zu findende Aminoakyl-tRNS-Protein-Transferase ist im Meerschweinchen-Haarfollikel eine *Arginintransferase* (Lock et al., 1976) nachgewiesen worden, deren Funktion im einzelnen noch unbekannt ist, da man das Akzeptorprotein nicht kennt. Für gewöhnlich wird dabei Arginin aus seiner tRNS-Bindung ohne ribosomale Mitwirkung auf N-terminale Dikarboxylsäuren eines Peptides oder Proteins übertragen.

V. Die wasserlöslichen, kleinmolekularen Inhaltsstoffe epidermaler Verhornungsprodukte

Das Produkt epidermaler Zelldifferenzierung, die Hornschicht, ist, trotz ihrer geringen Dicke von durchschnittlich 15–30 µ, als lebenswichtige Grenzstruktur unseres Körpers anzusehen. Das Stratum corneum besteht etwa zur Hälfte aus der peripheren Pars disjuncta (= „Vorfeld") und zur Hälfte aus der Pars conjuncta (= „Barriere") (Spier u. Pascher, 1959 a). Der abschabbare Teil der Pars disjuncta (= Schabsel) erfaßt etwa 0,3–2 µ der Hornschichtoberfläche. Von der Rückenpartie eines Menschen lassen sich etwa 50–200 mg durch Abschaben mit einem Rasiermesser gewinnen. Die ergiebigere Abrißmethode führt, nach Ablösung der Klebschicht mit Petroläther, zu einem – nicht durchweg geeigneten – Substrat bis zu einer Tiefe von 6–12 µ. Das Stratum corneum conjunctum läßt sich auf diese Weise – bisweilen erst nach Kunstgriffen literarisch nicht genügend dokumentierter Art – als zusammenhängende 6–14 µ dicke Membran erhalten (Spier u. Pascher, 1959 a). In vivo-Extraktionen laugen die Hornschicht unterschiedlich tief aus (Szakall, 1957; Spier et al., 1960; Spier, 1967). Wasserlösliche Inhaltsstoffe lassen sich – meist nach vorheriger Entfettung – auch aus Unterarm-Handschuh-Eluaten gewinnen (Vermeer et al., 1966; Spier u. Schwarz, 1962). Tabelle 19 zeigt die quantitative Verteilung der drei großen Stoffgruppen der Hornschicht: Skleroproteine, Äther- und Wasserlösliches.

Danach besteht die menschliche Hornschicht nur etwa zur Hälfte aus Skleroproteinen. Andere großmolekulare Verbindungen, wie Nukleinsäuren oder Mukopolysaccharide, liegen nicht vor. Auch lösliche Proteine fallen, zumindest mengenmäßig, nicht ins Gewicht; sie sind offenbar während der Verhornung zu unlöslichen (Sklero-)Proteinen denaturiert, resp. transformiert oder zu wasserlöslichen Substanzen hydrolysiert worden.

Tabelle 19. Orientierende Durchschnittswerte der großen Stoffgruppen menschlicher Hornschicht

	Barriere[b]	Oberflächenschabsel[a]
Skleroproteine	50%	50%
Wasserlösliches	38%	23%
Lipide	2%	20%
Wasser	10%[c]	7%[d]

[a] aus Spier u. Pascher (1956).
[b] aus Stüpel u. Szakall (1957).
[c] bei 50% relativer Luftfeuchtigkeit 5 bis 15%.
[d] unter Zimmerbedingungen.

Der hohe Lipidanteil an der Oberfläche ist auf Kontamination mit squalenreichem Drüsentalg, der geringere in der tiefen Hornschicht auf cholesterinreiches epidermogenes „Hornfett" zurückzuführen.

Die wasserlöslichen, kleinmolekularen Substanzen (im folgenden Wl genannt) stellen mit rund 25% an der Oberfläche und rund 40% der Pars conjuncta einen ins Gewicht fallenden Anteil der Hornschicht dar. Bezogen auf fettfreies Trockengewicht, um den variablen Einfluß des Talgs an der Oberfläche zu eliminieren, ergeben sich 35 bzw. 42% Wl.

Für Schutzfunktionen der Hautoberfläche, die durch Begriffe wie Säuremantel (Szakall, 1955; Marchionini u. Spier, 1959), Pufferkapazität (Dowling u. Naylor, 1960a; Spier u. Beiersdorf, 1964), Hygroskopizität (Spier u. Pascher, 1959a; Spier u. Schwarz, 1962; Middleton, 1968) und Bakterizidie (Miescher, 1957; Miescher u. Speck, 1957; Röckl et al., 1957; Röckl u. Pascher, 1960) geprägt sind, ist gerade das Wl wesentlich verantwortlich (Spier, 1962) und weniger die Skleroproteine (Spier u. Beiersdorff, 1964). Zivilisationsschäden der Haut beruhen nicht selten – und mit der wachsenden Zahl und Verwendung von Detergentien und organischen Lösungsmitteln zunehmend – auf Auslaugung des Wl (Stüpel u. Szakall, 1957; Spier, 1967). Die prozentuale Aufgliederung des Wl von „Schabsel" ist in den Abb. 33 und 34 wiedergegeben.

Die Streubreite der einzelnen Substanzen des Wl ist nicht klein (Tabelle 20, 21), aber keineswegs so erheblich, wie in Anbetracht der heterogenen Herkunft (Epidermis, Schweiß) zu erwarten wäre.

Den mengenmäßig überragenden Anteil des Wl bilden die „freien Aminosäuren" mit durchschnittlich 40 (36–52)%, auf Hornschicht-Ausgangsmaterial bezogen 6–14% (Spier u. Pascher, 1955 a, b, 1956, 1957, 1959 a). Ihre prozentuale Verteilung deckt sich qualitativ weitgehend mit der Zusammensetzung der freien Aminosäuren der Pars conjuncta (Stüpel u. Szakall, 1957).

Weitere Aminosäurenanalysen menschlicher Hornschicht oder Hautoberfläche liegen von Korting u. Nitz-Litzo (1952), Leonhardi et al. (1953), Lustig

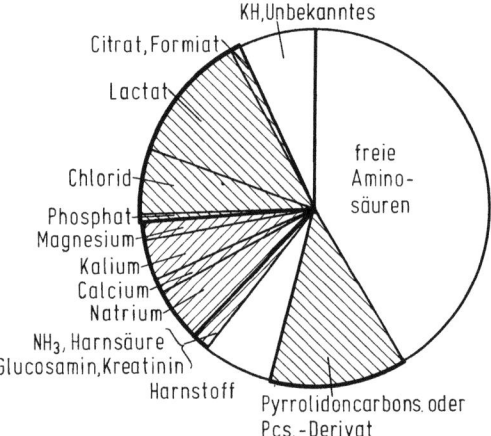

Abb. 33. Prozentuale Aufgliederung der wasserlöslichen Inhaltsstoffe des abschabbaren Stratum disjunctum ohne Urokaninsäure (Durchschnittswerte). (Aus Spier u. Pascher, 1956)

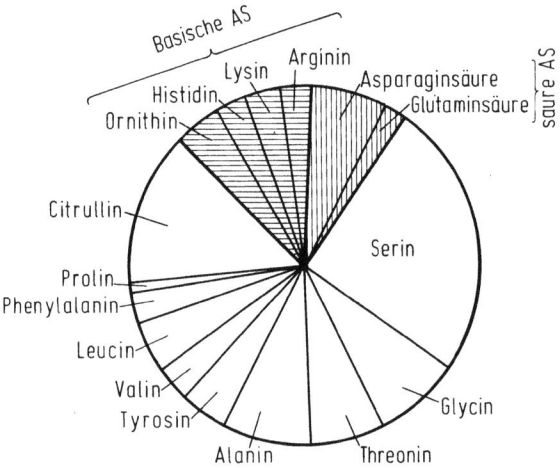

Abb. 34. Prozentuale Aufgliederung der freien Aminosäuren im abschabbaren Stratum disjunctum (Durchschnittswerte). (Aus Spier u. Pascher, 1956)

et al. (1958), Dowling u. Naylor (1960 a, b), Burke et al. (1966) und Pratzel (1969) vor. Die Frage von Veränderungen der Zusammensetzung freier Aminosäuren bei Verhornungsstörungen, wie Psoriasis (frühe semiquantitative Analysen: Cornish et al., 1959; Schwarz, 1966 a)[1] oder Ichthyosen resp. Ekzem, Altersveränderungen usw., sind bei den einzelnen jeweils prävalierenden Verbindungen abgehandelt.

Vergleichbare Analysen bei Meerschweinchen (Tabachnick, 1959; Tabachnick u. Labadie, 1970 b; Rossmiller u. Hoekstra, 1966) und in Gegenüberstellung bei haarlosen Mäusen, zusammen mit dem Aminosäurespektrum mehrerer Proteinfraktionen (Schwarz et al., 1971) sind an der *Gesamt*epidermis durchge-

---

[1] Die Aminosäurenzusammensetzung der Hydrolysate ganzer Psoriasisschuppen ist nicht vergleichbar (Zahnd u. Citron, 1960).

Tabelle 20. Prozentuale Zusammensetzung des „Wasserlöslichen" (= 100%) menschlicher Hautoberfläche (Aus Spier u. Pascher, 1959 a)

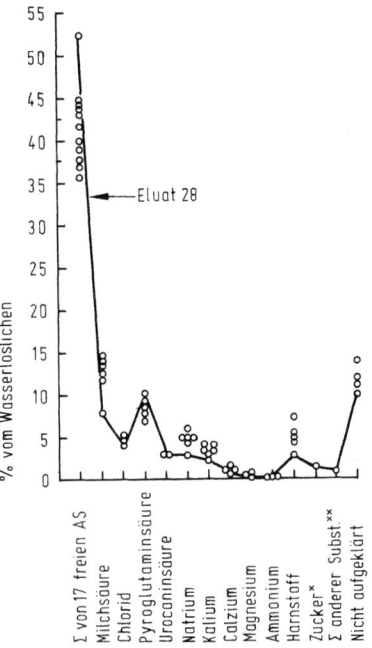

Tabelle 21. Prozentuale Anteile der freien Aminosäuren am „Wasserlöslichen" normaler menschlicher Hornschicht (= „Schabsel") (Aus Spier u. Pascher, 1959 a)

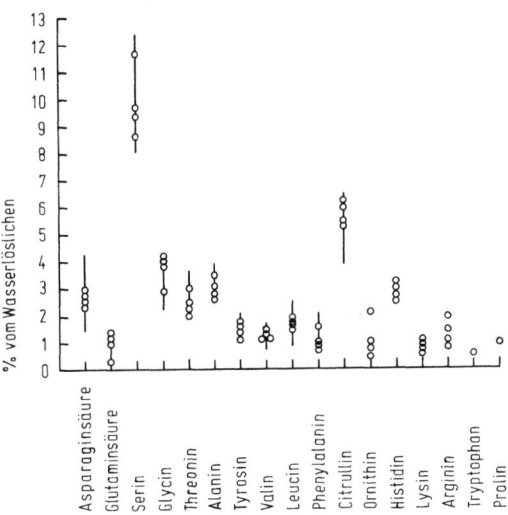

führt worden. Ihre Ähnlichkeit mit denen epidermaler Verhornungsprodukte zeigt, daß diese Substanzen weitgehend aus letzterem und weniger aus dem lebenden Anteil stammen. Beeinflussung der freien Aminosäuren der Epidermis (resp. „Haut") fand sich durch Pharmaka, wie Hydrokortison (Minderung; Ryan, 1964).

Tabelle 22. Konzentrationsquotienten (größenordnungsmäßig) von Schweiß- und Hornschicht-Inhaltsstoffen, Schweiß 1 gewählt. ± bedeutet besonders große Schwankungen der individuellen Schweißkonzentration (aus Spier u. Pascher, 1959 a).

Bestandteil	Schweiß	Hornschicht Oberfläche (Rücken-Schabsel)	Barriere	Herkunft (vorwiegend) wahrscheinlich
Lactat	± 1	12		Schweiß
Chlorid	± 1	6		Schweiß
Gesamt-Phosphat	1	60		Epidermis
Urocaninat	1	50		Epidermis
Harnstoff	1	15	15	siehe Text
Freie Aminosäuren	1	200	~ 300	Epidermis
Kalium	(<)1	40		Epidermis
Natrium	± 1	10		Schweiß

Zur Frage der Herkunft des Wl im einzelnen angesichts der Interferenz von Schweiß (ca. 10–30% sudorigenes Wl, aber nur bestimmte Substanzen betreffend; Spier u. Pascher, 1959 a) und Epidermis gibt der sog. Konzentrations-Quotient (= Verhältnis der Konzentration einer Substanz im Wl und Schweiß) Hinweise, wobei ein Quotient bis 12 für sudorigene, ein solcher über 12 für epidermogene Natur gewertet wurde (Tabelle 22). Die freien Aminosäuren stammen danach nahezu ausschließlich aus der Epidermis, eine Feststellung, die durch ihre hohe Konzentration in der nicht durch Schweiß kontaminierten tiefen Hornschicht unterstrichen wird. Laktat, Chlorid und Natrium sind sicherlich Schweißbestandteile, Harnstoff dürfte aus beiden Quellen stammen.

Niedrige Ureawerte finden sich im Wl der Altershaut (von Kügelgen u. Schwarz, 1974; Schwarz, 1974 a) in Verbindung mit geringen Laktatwerten, offenbar durch vermindertes Schwitzen bedingt. Die Wirkung hoher Ureakonzentrationen in der Hauttherapie sind mit physiologischen Konzentrationsschwankungen nicht vergleichbar. Der therapeutische Angriffspunkt soll u. a. in einer Hemmung der DNS-Synthese liegen (Wohlraab u. Schiemann, 1976).

Historisch interessant ist, daß eine Reihe von Wl-Komponenten erstmalig vermeintlich im „Schweiß" entdeckt wurden (z. B. Urokaninsäure (Zenisek u. Kral, 1953; Brusilow u. Ikai, 1968), Serin (Emden u. Tachau, 1910, zit. n. Rothman, 1954)). Ungeachtet dessen wird weiter „über die Ausscheidung der freien Aminosäuren im menschlichen ekkrinen Schweiß" berichtet (Liappis u. Jäkel, 1975).

Naturgemäß sollten Analysen der *Gesamthaut*, die die Zweiteilung der Haut in Epidermis und Korium unberücksichtigt lassen (Adamcic u. Fiser-Herman, 1967), der Vergangenheit angehören.

Die aus Epidermis stammenden kleinmolekularen, organischen Wl-Substanzen sind als Überbleibsel („Fossilien"; Schwarz, 1966 b) der Um- und Abbauvorgänge an Zellbestandteilen während der Keratinisation betrachtet worden, die im Hinblick auf differente Zusammensetzung in pathologischen Verhornungsprodukten Rückschlüsse auf diese meist unbekannten Prozesse gestatten könnten. Die freien Aminosäuren aus Schabsel (keratin scrapings) sollen aus epidermalen Zellproteinen, nicht aus „Keratoprotein" stammen (Dowling u. Naylor, 1960 b). Als Quelle dürften auch Interzellularsubstanzen bzw. Glykokalyx der Hornschicht in Frage kommen.

Urokaninsäure (UCS) ist als Metabolit des ersten, durch Histidase katalysierten Abbauschritts von Histidin bekannt. Auch in der Epidermis konnte die Umsetzung von Histidin zu UCS gezeigt werden (Schwarz, 1961). Ein weiterer

Abbau findet offenbar wegen des Fehlens von Urokanase (Baden u. Pathak, 1967) nicht statt. UCS ist kein obligater Bestandteil normaler Epidermiszellen. In Schlangen- und Hühnerepidermis und in (nicht keratinisierenden) Schleimhautepithelien fehlt sie (Baden u. Pathak, 1966).

Für *ortho*keratotische Hornschicht resp. Epidermis höherer Säuger und des Menschen ist das Vorliegen von UCS charakteristisch (Spier u. Pascher, 1959 b; Pascher, 1962; Tabachnick, 1957; Tabachnick, 1959). In *para*keratotischen Verhornungsmaterialien, wie Psoriasisschuppen, fehlt sie weitgehend (Schwarz, 1966 b, 1967 c), auch in epidermalen Tumoren (Baden u. Pathak, 1966). Ihr Wiedererscheinen, mit Abklingen eines Psoriasisschubes, wurde als Gradmesser einer Methotrexatbehandlung gewertet (Schwarz, 1967 e), obwohl sie anscheinend in der unbefallenen Haut eines Psoriatiker-Kollektivs im Mittel vermindert ist (Schwarz u. Kloss, 1968). Dabei erwies sich die aus Psoriatikerhaut gewonnene Histidaseaktivität gegenüber der Norm als doppelt so hoch (Baden et al., 1974).[1] In der Epidermis scheint die Existenz von UCS in besonderer Weise mit dem Vorhandensein von Keratohyalin verbunden zu sein.[2]

UCS ist offenbar ein Baustein des sog. Histidin-Proteins (Sibrack et al., 1969), eines integralen Bestandteils des Keratohyalins, wobei die Umwandlung aus Histidin wohl nach der Inkorporierung in den Peptidverband erfolgt. In Tierversuchen konnte radiomarkierte UCS nach intradermaler Applikation von ^{3}H-Histidin in epidermalen „Makromolekülen" nachgewiesen werden (Schwarz, 1970 a). UCS scheint ein Lichtschutzfaktor der Haut (Hais et al., 1966, 1970; Hais u. Strych, 1968) sogar bei Afrikanern (Kral et al., 1967) zu sein. In physiologischen Konzentrationen (50 µg/cm^2) auf die Hautoberfläche gebracht, setzt sie die Erythemschwellendosis deutlich herauf (Baden u. Pathak, 1967). Da das Absorptionsmaximum der UCS (ε_{268} = 16 000 im sauren, der Hornschicht entsprechenden Milieu) unter dem des sonnenbranderzeugenden UV-B-Bereichs liegt, wird vielleicht weniger ein physikalisch-adsorptiver Schutz wie bei anderen Lichtfiltersubstanzen (max. ~ 300 nm), sondern eher ein photochemischer vermutet (Ippen zit. n. Herrmann et al., 1973). UV-B führt zu einer energieverbrauchenden trans-cis-Isomerisation von UCS (Anglin et al., 1961; Anglin u. Everett, 1964) sowie zu einer gesteigerten Histidaseaktivität (Baden u. Pathak, 1967; Anglin et al., 1966). Nach ionisierender Bestrahlung (Sr-90/Y-90) fand sich zunächst lokal ein Anstieg des Urokaninsäuregehalts (parallel mit dem freier Aminosäuren usw.) in der Meerschweinchenepidermis (Tabachnick u. Weiss, 1959).

Pyrrolidonkarbonsäure (PCS) = Glutaminsäureanhydrid = Pyroglutaminsäure ist nach Laktat gewichtsmäßig am stärksten im Wl vertreten (etwa 20 Mol/100 Mol Aminosäuren) (Spier u. Pascher, 1959 a). Sie fand sich in der Epidermis des Menschen und mehrerer Säugetiere und als normaler Plasmabestandteil in Konzentrationen von 0,22 bis 0,33 mMol/l (Wolfersberger et al., 1973). Sie bildet manchmal das N-terminale Ende einer Peptidkette (Karlson, 1972).

PCS wird in der Epidermis offenbar fermentativ (Meister u. Bukenberger, 1962) aus Glutaminsäure gebildet (Schwarz, 1964 a; Wolfersberger u. Tabachnick, 1974), und die Summe beider Verbindungen könnte das Mißverhältnis zu

---

[1] Bei Vitamin-B- und Folinsäure-Mangel ist die Histidaseaktivität im Stratum corneum vermindert (Satwekar et al., 1968).
[2] Histidinämie-Kranke sollen aber, trotz vorhandenen Keratohyalins, in der Epidermis keine UCS aufweisen (Baden et al., 1969).

Asparaginsäure im Wl im Vergleich zu Epidermisproteinen (Glutaminsäure > Asparaginsäure) erklären.

Wegen der Autoregulation des „Säuremantels", auch bei stark wechselnden Schweißraten, wird dem Reservoir epidermogener saurer Valenzen in den tiefen Hornschichtlagen großes Gewicht beigemessen (Spier u. Pascher, 1959 a). Als Substrat desselben dürfte, neben Asparagin- und Glutaminsäure, vor allem PCS gelten. PCS liegt an der Hautoberfläche zu über 95% als Salz vor (Spier u. Pascher, 1959 a). Pyrrolidonat ist stark hygroskopisch, und ihm scheint, ähnlich wie Laktat, für die normale Hautbeschaffenheit (-feuchtigkeit) eine wesentliche Rolle zuzukommen. Analysen des Wl zur Frage der Trockenheit von Altershaut ergaben keine Minderung von Pyrrolidonat, wohl aber von Laktat und Harnstoff, offenbar durch geringeres Schwitzen bedingt (von Kügelgen u. Schwarz, 1974; Schwarz, 1974 a).

Tabelle 23. Mittelwerte und Standardabweichungen (in Klammern) freier Aminosäuren in Psoriasisschuppen (A) und in Hornschicht-Schabsel gesunder (C) sowie unbefallener Haut bei Psoriatikern (B) (aus Schwarz et al., 1968)

	A[c]		B		C[e]	
N	7		7		6	
Tau	0,55	(69,0)[a]	0,18	(58,0)	0,32	(31,8)
Asp	3,96	(30,6)	5,54	(24,2)	3,00	(49,3)
Thr	6,32	(9,8)	6,65	(6,0)	7,13	(11,2)
Ser	10,74	(39,6)	27,23	(6,3)	23,20	(18,1)
Glu	5,09	(23,2)	2,65	(45,2)	2,43	(45,0)
Cit	1,53	(30,7)	7,94	(17,0)	10,00	(19,7)
Pro	3,50	(24,8)	1,99	(54,6)	1,48	(65,0)
Gly	8,50	(18,7)	14,52	(14,2)	16,12	(21,6)
Ala	10,14	(22,7)	9,78	(10,6)	9,21	(23,9)
Val	6,10	(16,1)	3,25	(8,0)	3,81	(18,9)
Met[b]	2,32	(19,0)	0,50	(38,4)	0,72	(36,0)
Ile	4,32	(23,6)	1,67	(11,5)	1,94	(24,2)
Leu	9,23	(18,5)	2,26	(30,8)	2,62	(36,7)
Tyr	3,31	(14,5)	2,32	(23,7)	2,95	(24,4)
Phe	4,40	(14,8)	1,27	(21,4)	2,83	(45,0)
Orn	3,97	(67,0)	3,56	(35,7)	2,87	(39,4)
Lys	5,87	(16,2)	2,05	(20,8)	1,79	(25,7)
His	3,41	(37,3)	4,78	(23,5)	4,29	(22,8)
Arg	2,65	(95,0)	1,24	(142,3)	0,73	(149,0)
UCS[c]	∅	–	1,49[d]	(97,1)	6,64	(27,7)

[a] Standardabweichung in Prozent des Mittelwertes.
[b] Incl. Met-O.
[c] Mol pro 100 Mol Aminosäuren.
[d] Für N = 5.
[e] Aus Kloss u. Schwarz (1967).

Serin stellt im Wl normaler Hornschicht rund *ein Viertel* der freien Aminosäuren. Serin, Glyzin und Zitrullin zusammen ergeben etwa die *Hälfte* aller freien Aminosäuren der Hautoberfläche. Im Wl *para*keratotischer Verhornungsprodukte, wie Psoriasisschuppen (Zahnd u. Citron, 1960; Wheatley u. Farber, 1961; Liss u. Lever, 1963), beträgt der Serinanteil nur noch ein *Zehntel*, der der Summe von Serin, Glyzin und Zitrullin nur noch ein *Fünftel* aller freien Aminosäuren. Bei Parakeratose scheinen demnach diese Aminosäuren nicht in gleichem Maße anzufallen wie bei Orthokeratose (Kloss u. Schwarz, 1967) (Tabelle 23). Hexadekan-induzierte epidermale „Hyperkeratinisation" beim Meerschweinchen zeigte, in Relation zur Norm, ein – analog Psoriasisschuppen – verändertes Aminosäurenspektrum (Rossmiller u. Hoekstra, 1966).

Serin und Glyzin gehören nach autoradiographischen Befunden (Fukuyama et al., 1965a; Fukuyama u. Epstein, 1966) anscheinend zu den bevorzugten Bausteinen von Proteinen, die im Stratum granulosum gebildet werden. Ihre Freisetzung bei normaler Verhornung weist auf zumindest partielle Dekomposition derselben hin, die bei Parakeratose nicht erfolgt oder nicht erfolgen kann, weil die entsprechenden Proteine nicht gebildet werden. Ein Zusammenhang mit dem Fehlen von Keratohyalin oder Interzellularzement resp. Glykokalyx bei Psoriasis bietet sich an.

Die Serinmenge im Wl von Verhornungsprodukten spiegelt aber nicht zwingend den Grad der Keratohyalin-Formation wider. Kallus-Wl weist bezüglich Serin und Glyzin normale Werte auf (die Reduzierung von Zitrullin s. später), nur das hyperkeratotische Material *einer* Ichthyosis (X-chromosomale) zeigt auffällig reduzierte Werte für Serin (Schwarz et al., 1969; anderer Meinung: Anton-Lamprecht, 1974) nicht aber parallel für Glyzin.

Die Keratinisationsstörung der X-chromosomalen Ichthyosis soll in einer quantitativen Minderung der Keratinosomen bestehen. Das Stratum granulosum ist normal mehrschichtig ausgeprägt (Anton-Lamprecht, 1974; Anton-Lamprecht u. Schnyder, 1974; Baden et al., 1974).

Als Serin-Quelle des Wl käme Keratohyalin-Material, wie die aus Rinderhufen isolierten Oligomeren, in Frage (Ugel, 1969, 1971, 1975), die etwa in der Relation 2 : 1 Serin und Glyzin enthalten, andererseits Histidin und Arginin in einer Menge, die bei Annahme eines Zerfalls der Oligomeren nicht gleichermaßen zum Wl beitragen, es sei denn, man betrachtet Urokaninsäure bzw. Zitrullin als Folgeprodukte derselben.

Sehr spekulativ wäre an eine Herkunft aus Hornzell-Oberflächenmaterial zu denken, sofern hier Serin und Glyzin als Komponenten der Peptidoglykane vorlägen, wie beispielsweise in Bakterien-Zellmembranen (Petit et al., 1968).

Serin- und glyzinreiche Peptide fanden sich im nicht fällbaren (kleinmolekularen) Anteil bei der Gewinnung „alkalilöslicher" Proteine (Crounse, 1964) aus normaler Hornschicht und Kallus. Analoge Befunde wurden für Gesamtepidermis von Meerschweinchen und haarlosen Mäusen erhoben (Schwarz et al., 1971). Es scheint sich dabei um N-terminale Peptide von α-Protein resp. um „random-coiled" Abschnitte zu handeln, die weniger resistent als Helikes sind. Für die (zumindest partielle) Herkunft von Serin im Wl aus diesem Material sprechen Verteilungsstudien nach Applikation von ^{14}C-Serin (Tabelle 24 a, b), die die höchsten spezifischen Aktivitäten in den kleinmolekularen, wäßrigen (Fraktion A) und alkalilöslichen Epidermisfraktionen (Fraktionen C und H_1) zeigten (Schwarz, 1972a).

Mit den alkalilöslichen, bei pH 6,3 bzw. 5,5 fällbaren Epidermisproteinen präzipitiert ein „Phosphoprotein", das in akantholytischer Epidermis die 12fache Phosphatmenge und zwar als O-Phospho-Serin enthält (Decker, 1968).

Serin wird in der Epidermis auch aus Intermediärprodukten der Glykolyse gebildet (Pomerantz, 1961; Goldsmith u. O'Barr, 1976). Der phosphorylierte Weg der Serinbiosynthese im menschlichen Haarfollikel weist auf eine von Nahrung und Leber unabhängige Quelle von Serin (und folglich Glyzin) in Produkten keratinisierender Epithelien hin.

Tabelle 24 a. Fraktionierungsschema isolierter Epidermis (Homogenat) haarloser Mäuse (aus Schwarz, 1972 a)

Petrolätherextraktion	
Wäßrige Extraktion (5 ml/100 mg FG)	
0,02 N KOH (12,5 ml/100 mg FG)	
0,1 N KOH (10 ml/10 mgTG)	
0,1 N KOH (10 ml/10 mg TG)	
0,1 N KOH (1,0 l/10 mg TG)	

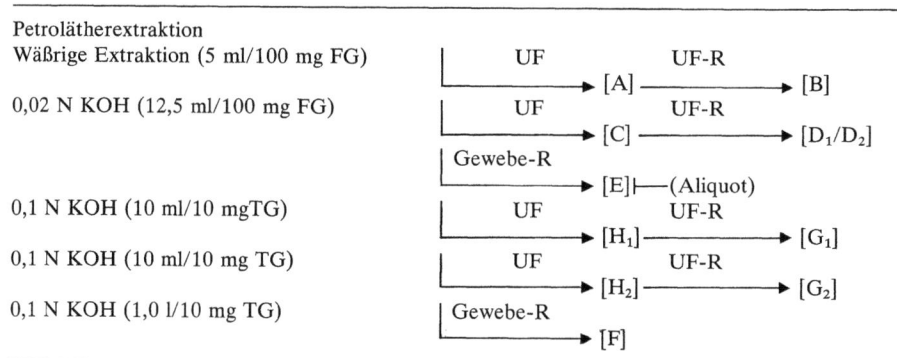

FG = Frischgewicht des Ausgangsmaterials.
TG = Trockengewicht des Extraktionsrückstandes.

Tabelle 24 b. Radioaktivitätsverteilung (%) und spezifische Aktivität der Epidermisfraktionen haarloser Mäuse aus Tabelle 14 a nach intradermaler Applikation von L-Serin-U-^{14}C[a], Laufzeiten 2 und 48 Std (aus Schwarz, 1972 a)

Fraktionen	Radioaktivitätsanteil[b]		Spezifische Aktivität[c]	
	2 Std	48 Std	2 Std	48 Std
A	36,06	27,59	1 030	678
B	1,52	0,16	1 098	472
C	10,03	7,57	8 818	9 565
D_1	0,04	0,28	172	215
D_2	0,12	0,46	236	460
E	52,23	63,95	418	538
H_1	7,83	11,22	11 975	12 969
G_1	0,63	0,97	566	488
H_2	0,12	0,97	340	...[d]
G_2	∅	0,27	0	464
F	0,73	1,11	2 913	680

[a] Spez. Akt.: 128 mCi/mM; New England Nuclear Corp. Boston, Mass., USA, ca. 20 µCi pro Versuchsgruppe = ää 4 Tiere.
[b] In Prozent der wiedergefundenen Radioaktivität.
[c] Spez. Akt. = Ipm/µMol α-Amino-N (α-Alanin).
[d] Nicht bestimmbar, da kein α-Amino-N.

Glyzin ist, anscheinend anders als Serin, relevant an der Aminosäurenzusammensetzung vieler Epidermisproteine beteiligt. Fraktionierungen epidermaler Verhornungsprodukte resp. Gesamtepidermis des Menschen (Schwarz, 1972 c) oder von Säugetieren (Schwarz et al., 1971) aufgrund unterschiedlicher Löslichkeit in Säuren oder in verschieden konzentrierten Alkalien ergaben einen steigenden Glyzingehalt der resistenten Portionen ohne Relation (oft sogar im Gegensatz) zum Seringehalt. Das in der Epidermis gefundene glyzinreiche Protein (Tabelle 12) könnte, analog dem tyrosin-glyzinreichen des Haars (Ta-

Tabelle 25. Korrelationskoeffizient (r) und Bestimmtheitsmaß (r^2) verschiedener Komponenten des „Wasserlöslichen" der beiden Altersgruppen UCS = Urocaninsäure, PCS = Pyrrolidoncarbonsäure (aus Schwarz, 1974 a)

Lfd. Nr.	X/Y	Altersgruppe N	r	r^2 x 100	Kontrollgruppe N	r	r^2 x 100
1	Aminosäuren/Lactat	13	−0,4678	21,88	12	−0,7522[c]	56,58
2	Aminosäuren/Urea	30	−0,2660	7,08	24	−0,5009[b]	25,09
3	Urea/Lactat	13	+0,8941[d]	79,94	12	+0,6995[b]	48,93
4	Asp/Arg	30	−0,1504	2,26	24	−0,5325[c]	28,36
5	Asp/Cit	30	+0,0808	0,65	24	−0,2664	7,10
6	Arg/Cit	30	−0,2802	7,85	24	+0,0997	0,99
7	Orn/Cit	30	−0,5157[c]	26,59	24	−0,2037	4,15
8	Orn/Arg	30	−0,3152[a]	9,94	24	−0,2717	7,38
9	Arg/Urea	30	−0,3867[b]	14,95	24	+0,2752	7,57
10	Val/Leu	30	+0,5862[d]	34,36	24	+0,5528[c]	30,56
11	Val/Lys	30	+0,1376	1,89	24	−0,1361	1,85
12	Leu/Lys	30	+0,3726[b]	13,88	24	+0,2387	5,70
13	Gly/Ala	30	+0,0800	0,64	24	+0,4784[b]	22,89
14	Gly/Ser	30	+0,2480	6,15	24	+0,5267[c]	27,74
15	Gly/Thr	30	−0,0279	0,08	24	−0,2683	7,20
16	Thr/Ser	30	−0,1213	1,47	24	−0,3254	10,59
17	His/UCS	24	−0,4161[b]	17,31	18	−0,6749[c]	45,55
18	PCS/Glu	13	+0,0018	0,0	12	−0,1278	1,63
19	PCS/Pro	13	+0,4133	17,08	12	−0,2755	7,59

[a] Null-Hypothese von r zu verwerfen für $2\alpha = 0,1$; Freiheitsgrad = N − 2.
[b] dto. für $2\alpha = 0,05$.
[c] dto. für $2\alpha = 0,01$.
[d] dto. für $2\alpha = 0,001$.

belle 10), ein Matrixprotein sein; die Relation Serin (19 Mol%) zu Glyzin (33 Mol%) entspricht aber nicht der des normalen Wl. Eine konstante Relation Serin : Glyzin = 2 : 1 im Wl scheint nur für orthokeratotische Hornschicht zu gelten. Exakter ergaben Korrelationsstudien (Schwarz, 1974 a) ein „Bestimmtheitsmaß" für Serin und Glyzin, das auf eine Beeinflussung zu etwa 28% durch *gleiche Faktoren* schließen ließe (Tabelle 25).

Die mittels radiomarkierten Glyzins ermittelte Transitzeit normaler Epidermiszellen aus dem Stratum basale bis zur Abstoßung an der Oberfläche von 28 Tagen (Rothberg et al., 1961) steht eigentlich im Gegensatz zu der bevorzugten Einbaurate im Stratum granulosum (Hoober u. Bernstein, 1963; Fukuyama et al., 1965 a).

Zitrullin ist, wie Ornithin, ein Metabolit des Harnstoffzyklus. Obwohl auch Arginin und Harnstoff im Wl vorliegen, wird die Existenz desselben in der Epidermis des Menschen bestritten (Crounse u. Rothberg, 1961). Im Gegensatz zu Arginin sind aber die genannten Aminosäuren keine *üblichen* Proteinbausteine. Zitrullin wurde jedoch in Proteinen der inneren Wurzelscheiden und Medullae von Haaren bzw. Äquivalenten nachgewiesen (Rogers u. Simmonds, 1958; Rogers, 1962, 1963, 1964; Steinert et al., 1971) und der Epidermis wahrscheinlich gemacht (Schwarz u. Berger, 1973). Die Konversion Arginin zu Zitrullin soll im Peptidverband erfolgen (Rogers, 1964), d. h. primär wird Arginin bei der Proteinsynthese eingebaut. Die nachgewiesene Existenz einer Arginintransferase (Lock et al., 1976) läßt den Arginineinbau auch ohne ribosomalen Mechanismus vermuten. Zitrullin-Proteine finden sich normalerweise anscheinend nur in „weichen" Verhornungsprodukten, nicht in „harten", wie Haarschaft und Nägeln. „Weiche" Verhornungsprodukte, die meist durch zytoplasmatische Granula ausgezeichnet sind, unterliegen in der Regel einer Auflösung (Desquamatio). In der Tat sind Zitrullin-Proteine, die aufgrund besonderer Brückenbindungen (ε-(γ-Glutamyl)-Lysin) sogar gegenüber Keratinlösungsmitteln resistent sind, durch Proteasen leicht angreifbar.

Vermutlich repräsentieren die rund 10 Mol% Zitrullin im Wl normaler Hornschicht die Auflösung epidermaler Zitrullin-Proteine während der Keratinisation, resp. während der Passage durch die Hornschichtzellagen. Plausibel erscheint dann die Reduzierung von Zitrullin im Wl *hyper*keratotischer Verhornungsprodukte, wie Kallus (Schwarz et al., 1969) und der physiologisch dickeren Hornschicht der Palmo-Plantarregion (Burke et al., 1966), wobei eine mangelhafte Auflösung der entsprechenden Proteine (Retentions-Hyperkeratosen) oder eine fehlerhafte Bildung derselben vorausgesetzt wäre.

Andere mit Hyperkeratose einhergehende Hauterkrankungen, wie verschiedene genetisch differente Ichthyosen (auch verschieden hinsichtlich Retentions- oder Proliferationshyperkeratose) zeigten keine auffällige Zitrullinreduzierung (Schwarz et al., 1969), wohl dagegen die psoriatische *Para*keratose (Kloss u. Schwarz, 1967). Sicherlich sind für das Zusammenkleben der Hornzellen resp. ihre Lösung voneinander bei der Desquamatio invisibilis, außer Zitrullin-Protein, noch andere Faktoren maßgeblich, wie Desmosomen-Kontakte, Glykokalyx u. a. m. Die geringere Resistenz von Membranmaterial aus Kallus und Psoriasisschuppen gegenüber normaler Hornschicht betrifft aber sowohl disulfidbrückenbrechende Agentien (Alkali, Urea/Merkaptoäthanol) wie ε(γ-Glutamyl)Lysin-Bindungen lösende Proteasen (Tabelle 14 a, b, c).

Die Reduzierung von Zitrullin unter den freien Aminosäuren der Epidermis haarloser Mäuse (hr/hr) im Vergleich zum „Norm-Bild" bei Meerschweinchen (Schwarz et al., 1971) deutet auf einen interessanten Aspekt dieser genetischen Störung hin. Sie ist mit einer kompensatorischen Vermehrung von Arginin verbunden, so daß das Ausbleiben der Konversion Arginin zu Zitrullin vermutet werden könnte.

Eine stets gleiche Summe von Zitrullin *und* Arginin bei sonst variablen Einzelwerten ist für Wl normaler Hornschicht postuliert worden (Burke et al., 1966). Direkte Korrelationsbestimmungen (Schwarz, 1974 a) fanden aber keine *signifikanten* Zusammenhänge, auch nicht zwischen Ornithin und Zitrullin resp. Arginin-, Ornithin- und Urea-Werten im Hinblick auf die Existenz des Harnstoffzyklus.

Ein reziprokes Verhältnis von Arginin zu Ornithin wäre an sich zu erwarten gewesen (nicht gleichermaßen für Urea wegen des interferierenden Schweißanteils), da Arginase in der Epidermis (wie in anderen Organen, z. B. Haarfollikel (Crounse u. Rothberg, 1960)) offenbar als einziges Enzym eines ansonsten nicht kompletten Harnstoffzyklus vorhanden ist und zwar in einer Keratohyalin bevorzugenden Lokalisation (Rothberg u. van Scott, 1958).

Arginin ist als Baustein von verschiedenen Epidermisproteinen anzusehen, die bei der epidermalen Differenzierung unterschiedliche Rollen spielen, in Keratohyalin offensichtlich in Verbindung mit Histidin-Protein (Fukuyama u. Epstein, 1975), wofür seine Aminosäurenzusammensetzung sprechen würde (s. Tabelle 12), andererseits auch in Proteinen der DHD und nicht zuletzt in solchen des Zytoplasmas der Granularzellen. Wie zu vermuten, wurde eine Arginin-Inkorporierung in Nukleoproteine der Zellkerne sich differenzierender Epidermis gefunden (Fukuyama u. Epstein, 1972). Arginin ist daher ein schlechter „Marker" zum Studium spezifischer Komponenten der Granularzellen.

Daß S-haltige Aminosäuren, wie *Zyst(e)in* und *Methionin*, im Wl epidermaler Verhornungsprodukte nicht oder nur in geringen Mengen vertreten sind (die Berücksichtigung von Taurin als möglichem Hydrolyse-Produkt von Zystein fällt quantitativ nicht ins Gewicht, falls ihm nicht sogar eine eigene Rolle zukommt; Roe, 1966; Kritik: Zackheim u. Farber, 1968), läßt vermuten, daß sie aus ihren Proteinen nicht freigesetzt werden. In der Tat zerfallen die für den S-Reichtum schlechthin repräsentativen Keratine der Haarkortex resp. Wolle (das interfibrilläre Matrixprotein) kaum, da das Wl dieser Verhornungsprodukte minimal im Vergleich zur epidermalen Hornschicht ist. In der Epidermis kommt es, alten Verhornungstheorien zufolge (Rothman, 1954), bei der vor oder während der Keratinisation stattfindenden Hydrolyse von (globulären) Zellproteinen zu einer einseitigen Reutilisation S-haltiger Peptide bei der Bildung von Skleroproteinen, so daß lediglich S-freie Peptide Lieferant für das Wl sein können.

Insgesamt kann die epidermale Hornschicht aber nicht als S-reich bezeichnet werden. Ihre S-reichen Proteine beschränken sich anscheinend auf das „marginale Band" der inneren Hornzellmembran, die demnach offenbar nicht einer Auflösung zu Wl-Produkten im Zug der Desquamation unterliegen.

Die Aminosäuren *Leuzin*, *Lysin* und *Valin* zeigten bei Autoradiographien größere Einbauraten in den basalen Zellagen als im Stratum granulosum, so daß sie als bevorzugte Bausteine der dortigen Proteinsynthesen gelten und demzufolge wohl partiell des fibrillären α-Proteins. Als Quelle des Wl dürfte es kaum in Frage kommen, da es der Aktivität lyosomaler Enzyme in der „Transformationsphase" am ehesten widersteht (Matoltsy, 1975).

In Übereinstimmung damit finden sich die genannten Aminosäuren im normalen Wl in relativ geringen Mengen, und ihre scheinbare Erhöhung im Wl parakeratotischer Verhornungsprodukte beruht auf der Minderung der sonst prävalierenden Aminosäuren, bedingt durch den Bezug der Einzelwerte auf die Summe der gefundenen Aminosäuren (Mol/100 Mol). Nur für Valin und Leuzin fand sich eine Korrelation ($r = + 0,55$) (Tabelle 25), die für eine (partiell) gemeinsame Herkunft sprechen könnte.

Tyrosin und *Prolin* zeigten bei Autoradiographien keine Einbau-Präferenzen in der Epidermis. Als Wl-Produkte ließen weder Tyrosin, *ein* „Leitseil der Verhornung" (Unna, zit. n. Rothman u. Schaaf, 1929; Spier u. Caneghem, 1957 a) noch Prolin als Repräsentant des Hornzellmembran-Proteins (Matoltsy u. Matoltsy, 1966) Schlüsse auf Keratinisationsprozesse zu.

Eine Palmo-Plantar-Keratose ist bei einer Tyrosinstoffwechselstörung (Richner-Hanhart-Syndrom) bekannt, die mit Tyrosinämie und erhöhter Harnausscheidung von Tyrosinmetaboliten einhergeht (Goldsmith et al., 1973).

Histidin könnte prima vista als „Marker" einer essentiellen Keratohyalin-Komponente von Interesse sein, wobei anscheinend das Tochterprodukt Urokaninsäure Gradmesser des letzteren ist. Im Wl normaler Hornschicht besteht tatsächlich eine negative Korrelation ($r = -0,68$, Tabelle 25) zwischen beiden Verbindungen, eine kompensatorische Vermehrung von Histidin in den meist urokaninsäurefreien Psoriasisschuppen war aber nicht erkennbar. Histidin soll im Wl bei mikrobiellem Ekzem (Schwarz, 1971 b) und Neurodermitis (Schwarz, 1970 c) vermehrt sein. Die Streuungen der Einzelwerte für die Aminosäuren im Wl mikrobieller Ekzematiker waren geringer als für die Kontrollgruppe Hautgesunder, so daß auf die Erfassung eines bestimmten Hautoberflächen-Konstitutionstyps (mikrobielles Ekzem ~ seborrhoisches Ekzem) gegenüber mehreren normalen geschlossen wurde.

Keratogene Abbauprodukte von Nichtkeratinen

Die epidermale Keratinisation geht normalerweise, neben der Skleroprotein-(Keratin-)bildung, mit einer Destruktion von Zellstrukturen inkl. Zellkern und dem totalen Abbau von Nukleinsäuren einher. Beide Vorgänge sind bei Orthokeratose zeitlich aufeinander abgestimmt, können aber bei pathologischen Verhornungen, wie der psoriatischen Parakeratose, dissoziiert ablaufen, u. a. kenntlich an der Kernpersistenz im Verhornungsprodukt.

Obwohl die Produkte anderer Ab- und Umbauprozesse, wie der Skleroproteinbildung, offensichtlich im Wl *normaler* Hornschicht vorliegen, fanden sich Komponenten der Nukleinsäuren, wie Purine, Pyrimidine, Pentosen und/oder Phosphat, nicht oder nicht in der zu erwartenden Menge darin.

Im Wl *oberflächlicher* Hornschicht („Schabsel") wurden nur relativ kleine Mengen an Monosacchariden meist in „gebundener" Form nachgewiesen: 20–65 mg% Pentosen[1], 120–200 mg% Hexosen und ca. 40 mg% Glukosamin (Spier u. Pascher, 1959 a). *Freie* Pentosen lagen nicht vor, *freie* Hexosen nur 10–30 mg%. Nach einer Kalkulation wären aus dem Nukleinsäureabbau zu erwarten 300–700 mg% Pentosen (Spier u. Pascher, 1957). In der *tiefen* Hornschicht („Barriere-Wl"; Grünberg u. Szakall, 1959) wurden 87,5 mg% Pentosen ermittelt, durch in vivo-Eluierung, die sicherlich auch schon lebendes Zellepithel erfaßt hat, 0,5–1,7 g% Orcin-positive Pentosen (Buckup u. Szakall, 1957), also das etwa 20–30fache der an der Oberfläche gefundenen Menge. Im Wl *pathologischer* Verhornungsprodukte der Epidermis wurden mehr resp.

Tabelle 26. Pentosen im Wasserlöslichen verschiedener epidermaler Verhornungsprodukte (mg/100 g Schuppen) (nach Flesch et al., 1959)

	Anzahl der Probanden	Variationsbreite oder Einzelwert
Callus	1	92–190
Exfoliative Dermatitis	3	188–390
Ichthyosis vulgaris	2	147–190
Keratoderma plantare	2	110–193
Morbus Darier	1	570
Ichthyosiforme Erythrodermie	2	82–167
Neurodermitis	1	390–420
Lymphoma	1	630
Mykosis fungoides	1	870
Seborrhoische Dermatitis	1	910
Psoriasis vulgaris	14	195–1600

überhaupt *freie* Pentosen gefunden (Tabelle 26), besonders ausgeprägt in Psoriasisschuppen (Flesch u. Esoda, 1959), obwohl – anscheinend abhängig von der Akuität des Psoriasisschubes – das jeweilig erfaßte Material unterschiedliche Pentosewerte aufwies (Schwarz, 1967 c).

Während die Verminderung wasserlöslicher (kleinmolekularer) Substanzen in Psoriasisschuppen zum Wesen parakeratotischer Verhornung gehört (Grünberg u. Szakall, 1955, 1959), kenntlich an der Reduzierung des α-Amino-N,

---

[1] alle Werte auf fettfreies Trockengewicht bezogen.

steht die Pentosevermehrung dazu im auffälligen Gegensatz (Flesch u. Esoda, 1964). Trotzdem fand sich eigenartigerweise eine Korrelation der α-Amino-N- und der Pentose-Werte in Psoriasisschuppen (Abb. 35), nicht aber im Wl unbefallener Psoriatikerhaut oder Hautgesunder (Schwarz, 1967 c). Den genannten Pentosebestimmungen lag die Bial'sche Reaktion zugrunde, die nicht unbedingt spezifisch für Pentosen ist, so daß auch Mukopolysaccharide und/oder die Schlüsselsubstanz dieses Stoffwechsels, Uridin-Diphosphoglukose (Berry u. Warkany, 1963) erfaßt sein könnten.

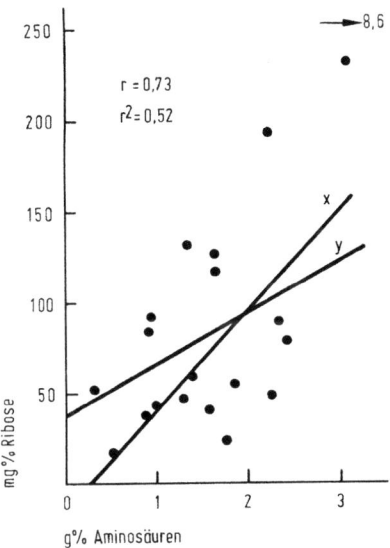

Abb. 35. Korrelation zwischen Pentose- und α-Amino-N-Werten (bezogen auf α-Alanin) im Wasserlöslichen von Psoriasisschuppen mit den Regressionsgraden Y und X. (Aus Schwarz, 1967 c)

Der Verbleib der Pentosen während der normalen epidermalen Keratinisation ist ein ungelöstes Problem. Es könnte, wie für andere Nukleinsäure-Bausteine, Rückresorption und Reutilisation vermutet werden. In vitro-Untersuchungen mit radiomarkierten Pentosen und Epidermis des Menschen bzw. Meerschweinchens weisen u. a. auf Milchsäure als epidermogen Katabolit im Wl hin (Schwarz, 1963 b). Ferner sind (Amadori-Maillard-) Kondensationsreaktionen verantwortlich gemacht worden (Szakall, 1958). In Modellversuchen fanden sich aber keine Verbindungen, die den bekannten Bestandteilen des Wl zuzuordnen wären (Schwarz, 1963 b). In pathologischen Verhornungsprodukten, wie Psoriasisschuppen, könnte der Nachweis von 40–160 mg% Desoxyribose (Flesch u. Esoda, 1959) für die Herkunft der Pentosen überhaupt aus (hierbei unvollkommen abgebauten) Nukleinsäuren sprechen.

Obwohl Interzellularsubstanzen bei Psoriasis weitgehend fehlen (Mahrle u. Orfanos, 1976), fanden sich mit 16–90 mg% Glukosamin (Flesch et al., 1960; Flesch u. Esoda, 1960, 1962, 1964) annähernd gleiche Mengen wie in normalem Wl mit ca. 40 mg% (Spier u. Pascher, 1959 a).

Neuere Analysen des Wl normaler Hornschicht bringen bezüglich der Monosaccharide keine Übereinstimmungen. Einerseits wurde dünnschichtchromatographisch Ribose, Desoxyribose, Glukose, Fruktose und Glukosamin in *freier*

Tabelle 27. Phosphatwerte des „Wasserlöslichen" epidermaler Verhornungsprodukte

mg %	normale Hornschicht	Callus	Psoriasis-Schuppen
Gesamt-P	40[a]	–	–
	35,4[b]	55,0[b]	180,5[b]
freier P (anorganischer)	–	36,1[c]	137,8[c] (114,8)
	–	58,0[d]	75,0[d]
	–	–	153[e]
organischer P	–	8,0[d]	142[d]
	–	–	45[e]

[a] aus Spier, H.W. u. Pascher, G.: Akt. Probl. Derm. I, pp. 1–46 (1959).
[b] aus Braun-Falco, O. u. Salfeld, K.: Derm. Wschr. 140, 369–873 (1959).
[c] aus Braun-Falco, O. u. Salfeld, K.: Arch. klin. exp. Derm. 208, 395–401 (1959); in Klammern: „Serum-durchtränkte" Psoriasis-Schuppen.
[d] aus Wheatley, V.R. u. Farber, E.M.: J. invest. Derm. 36, 199–211 (1961).
[e] aus Wheatley, V.R. u. Farber, E.M.: J. invest. Derm. 39, 79–89 (1962).

Form neben Amadori-Produkten gefunden (Jacobi, 1967, 1969), andererseits wurde nur *freie* Hexose, nicht aber Ribose und Desoxyribose ermittelt (Padberg, 1967).

Bestimmungen von freiem, gebundenem resp. Total-*Phosphat* im Wl epidermaler Verhornungsprodukte (Tabelle 27) lassen ebenfalls keine Rückschlüsse auf mögliche Nukleinsäure-Abbauprodukte in demselben zu (Braun-Falco u. Salfeld, 1959 b). In Psoriasisschuppen sind andere Phosphatquellen, wie Phosphatide etc., sogar wahrscheinlich (Findlay, 1962; McCabe u. Mier, 1963).

Aus normalem Wl wurde papierchromatographisch eine schwer hydrolysierbare, P-enthaltende Verbindung isoliert, deren R_f-Wert mit einer in einem Amadori-Maillard-Modell-Versuch aus Glyzin, Pentose und Phosphat gewonnenen Substanz identisch war (Szakall u. Weber, 1959).

Tabelle 28. Nukleinsäuren und Kataboliten in epidermalen Verhornungsprodukten mg % (bezogen auf fettfreies Trockengewicht)

mg %	normale Hornschicht		Callus			Psoriasis-Schuppen		
RNS	70[a]		22[a]			336[a]		
DNS	10[a]		5[a]			138[a]		
Xanthin	34[a]		41[a]	53[b]		93[a]	127[b]	138[c]
Hypoxanthin	19[a]		26[a]	33[b]		68[a]	58[b]	90[c]
Harnsäure	–[a]	30[d]	–[a]	7[b]		–[a]	47[b]	19[c]
Purine	∅		∅		415[e]			475[e]
Uracil + Uridin	–[a]		–[a]	–[b]		109[a]	136[b]	142[c]

[a] aus Hodgson, C.: J. invest. Derm. 39, 69–78 (1962).
[b] aus Wheatley, V.R. et al.: J. invest. Derm. 36, 199–211 (1961).
[c] aus Wheatley, V.R. et al.: J. invest. Derm. 39, 79–89 (1962).
[d] aus Spier, H.W. u. Pascher, G.: Akt. Probl. Derm. I, pp. 1–46 (1959).
[e] aus Braun-Falco, O. et al.: Arch. klin. exp. Derm. 208, 395 (1959): aus ermitteltem „Purin-N" errechnet.

Für eine nahezu komplette Nukleolyse spricht der Nachweis sehr geringer Mengen an RNS und DNS in normaler Hornschicht und in Kallus (Tabelle 28). Unter den *N-Basen* als Abbauprodukten fanden sich nur geringe, keineswegs für den Anfall aus Nukleinsäuren repräsentative Mengen an Purinen (Spier u. Pascher, 1959 a; Hodgson, 1962; Wheatley u. Farber, 1961), auffallenderweise keine Pyrimidine. Die aus Purin-N errechneten Werte (Braun-Falco u. Salfeld, 1959 a) stehen mit den anderen Daten nicht in Übereinstimmung.

Meerschweinchen-Epidermis-Extrakte ergaben einen DNS-Abbau bis zu Mononukleosiden und weitergehenden Metaboliten, so daß auf Beteiligung zumindest einer Endo-, einer Exonuklease und einer Phosphatase geschlossen wird (Miyagawa et al., 1975).

In Kallus und normaler Hornschicht (Wheatley u. Farber, 1961, 1962; Hodgson, 1962) wurde noch eine „unbekannte" Substanz ermittelt, bei der es sich um Urokaninsäure gehandelt haben dürfte (Schwarz u. Spier, 1965). In den Psoriasisschuppen ist aber in der Tat eine andere, bislang nicht identifizierte, UV-absorbierende Substanz gefunden worden (Schwarz, 1966 b).

Die inkomplette Nukleolyse bei *para*keratotischer Verhornung äußert sich in größeren RNS- und DNS-Mengen im Schuppenmaterial (Flesch et al., 1966; Wheatley u. Farber, 1961, 1962; Hodgson, 1962; Tickner, 1961) sowie größeren Purinmengen. Auffällig ist, daß Psoriasisschuppen auch Pyrimidinverbindungen, allerdings nur Urazil betreffend, enthalten. Der Anfall von Urazil und seinem Ribosid im Wl von Psoriasisschuppen könnte auf eine vorzugsweise Freisetzung oder ein anderes Basen-Verhältnis der RNS in psoriatischer Epidermis hinweisen. Diesbezügliche Analysen geben dafür keinen Anhalt (Wheatley u. Farber, 1962; Liss u. Lever, 1963), so daß u. a. eine nicht nukleogene Herkunft erwogen wird (Berry u. Warkany, 1963).

Die Nukleinsäuren bei der Keratinisation des Haars unterliegen einem Abbauprozeß, der in der Regel nicht komplett bis zum Freiwerden von N-Basen läuft. Abbauprodukte, wie Pentosen, Purine (hauptsächlich Hypoxanthin, Xanthin und Harnsäure), Pyrimidine und ihre Nukleoside, werden aber im Terminalhaar gefunden (Santoianni et al., 1968). Frühere diesbezügliche Analysen betrafen „Keratinstrukturen" von Vertebraten (Bolliger u. Gross, 1952 a, b, c) und Haare (Bolliger, 1951) sowie Nägel (Bolliger u. Gross, 1953) bzw. Kopfschuppen (Bolliger u. Gross, 1956) des Menschen.

Das Fehlen adäquater Mengen an Purinen und Pyrimidinen aus dem Nukleinsäureabbau bei normaler epidermaler Verhornung hat zur Vermutung eines „atypischen", d. h. vom üblichen Säugerstoffwechsel abweichenden, Abbaus derselben geführt, wobei Produkte im Wl resultieren sollten, denen ihre Herkunft nicht mehr angesehen werden könnte. Diesbezügliche Untersuchungen mit radiomarkierten Verbindungen waren für Purine negativ (Schwarz, 1963 a, 1964 b, c, 1969 b, 1970 b, 1971 a) und haben nur im Fall der Pyrimidine möglicherweise Anhalt dafür gegeben, da außer einer $^{14}CO_2$-Freisetzung (Bersaques, 1967), die für einen reduktiven Abbau unter Ringsprengung sprach, in der Tat die ersten Thymin-Kataboliten dieses Weges gefunden wurden (Schwarz, 1967 b; weitere Untersuchungen: Baden, 1967).

Wahrscheinlicher ist aber im Fall der *Pyrimidine* eine Reutilisation im Epidermisstoffwechsel. Dafür sprach die Nukleosidformation aus ^{14}C-Urazil und -Thymin (Bersaques, 1967) (reaktionslos blieben diesbezüglich Zytosin und Orotsäure), die auf den üblichen Spar-Stoffwechsel (salvage pathway) schließen läßt, da der weitere Aufbau zu Nukleotiden durch Nukleosid-Kinase meist gegeben ist. Die *direkte* Bildung von Pyrimidin-Nukleotiden ließ sich nur für Orotsäure zeigen, wobei UMP nachgewiesen wurde (Bersaques, 1967), das eine zentrale Stellung im Pyrimidinstoffwechsel besitzt.

Die Bedeutung von Zytosin-Nukleotiden scheint insbesondere in einem Salvage-Mechanismus via Desoxy-Nukleoside der DNS-Synthese zu liegen (Delapp u. Karasek, 1976), so daß diese von einer de novo-Synthese über Orotsäure unabhängig wird. Die Existenz dieses Spar-Mechanismus erklärt wohl auch die Ineffektivität kurzfristiger Methotrexat- (= MTX)Einwirkungen, die an sich die Thymidilat-Bildung hemmen (Abb. 36).

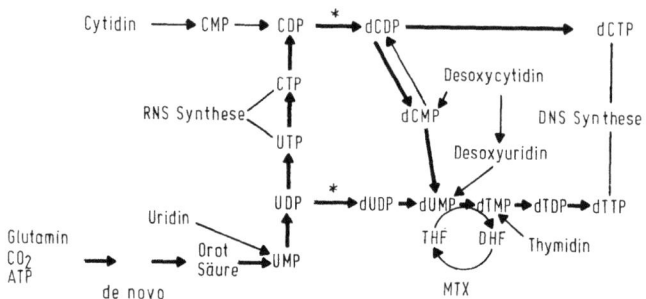

Abb. 36. Sparstoffwechsel und Neu-Syntheseweg der Pyrimidinribo- und desoxyribonukleotide. Dünne Pfeile = Sparstoffwechsel, dicke Pfeile = Neusynthese, Sterne = Ribonukleotid-Reduktion, MTX = Methotrexat. (Aus Delapp u. Karasek, 1976)

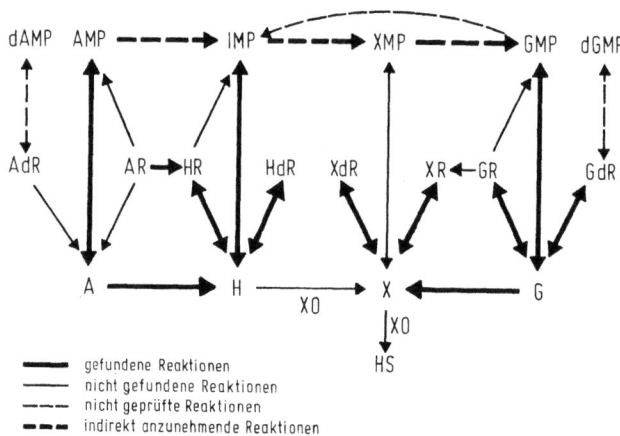

Abb. 37. Purin-Stoffwechsel menschlicher Epidermis in vitro. (Aus Bersaques, 1967 u. Schwarz, 1963 a, 1964 a, b, c, 1974 b)

Die Epidermis ist offenbar zu einer Reutilisation von *Purin-Basen* und zugehörigen Nukleosiden wie Nukleotiden in der Lage. Die Ergebnisse entsprechender in vitro-Versuche mit ^{14}C-Purinen und menschlicher Epidermis sind in Abb. 37 dargestellt (Schwarz, 1974 b). Im Vordergrund des Spar-Stoffwechsels der Purine steht danach offenbar der *direkte* Aufbau von Basen zu ihren Nukleotiden durch Phosphoribosyltransferasen. Mit einem entsprechenden Substrat (5-Phosphoribosyl-1-pyrophosphat) konnten aus Adenin, Hypoxanthin und Guanin, nicht aber aus Xanthin, die zugehörigen Nukleotide gebildet werden (Schwarz, 1963 a, 1964 b; Bersaques, 1967). Andererseits wurden mit den entsprechenden phosphorylierten Substraten die Desoxy- und Riboside, mit Ausnahme der von Adenin, gebildet.

Der Nachweis einer Adenase scheint eine Besonderheit menschlicher Epidermis zu sein (Schwarz, 1963 a; Bersaques, 1967). Im Gegensatz zur Säugerepidermis verfügt die des Menschen offenbar nicht über Xanthinoxydase. In Übereinstimmung damit wurden bei Analysen epidermaler Verhornungsprodukte meist nur Hypoxanthin und Xanthin gefunden; frühere Nachweise von Harnsäure (Szakall, 1955) sind zweifelhaft.

Auf der Suche nach möglichen „atypischen" Purin-Abbauprodukten unter der epidermalen Keratinisation wurden bei Meerschweinchen und haarlosen Mäusen bei *fehlender* Adenase, aber vorhandener Xanthinoxydase mit ^{14}C-Adenin (nicht seinem Ribosid) *direkte* Oxydationsprodukte des letzteren (8-Hydroxy- und 2,8-Dihydroxyadenin) gefunden (Schwarz et al., 1973). Bestätigend ließ sich diese Reaktion mit Allopurinol blockieren (Schwarz, 1972 b).

Die chromatographischen Verteilungsmuster an Ionenaustauschern (Dowex 50) der säurelöslichen, UV-absorbierenden Verbindungen der Meerschweinchen-Epidermis, die mit Ausnahme von Urokaninsäure (in den beiden Cis- und Trans-Isomeren) freie Purine und Pyrimidine resp. ihre Nukleoside/Nukleotide widerspiegeln (Schwarz, 1967 a), wurden unter dem Einfluß von Autolyse, mechanischer Regenerations-Stimulierung sowie nach Behandlung mit Hexadekan, Methotrexat (Schwarz u. Klaschka, 1967) und Vitamin A untersucht (Schwarz, 1969 a).

VI. Phylogenese der Keratinisation

Die Verteilung von Makromolekülen unter den verschiedenen biologischen Ordnungen (Phyla) ist ein faszinierendes Problem mit weitreichender Verflechtung hinsichtlich ihrer evolutionären Entwicklung. Die Fähigkeit, Protein- und/oder Polysaccharid-Material zu bilden, das mittels verschiedener chemischer Kunstgriffe gehärtet werden kann, scheint eine primitive, persistierende Zelleigenschaft zu sein (Mercer, 1961, Abb. 38).

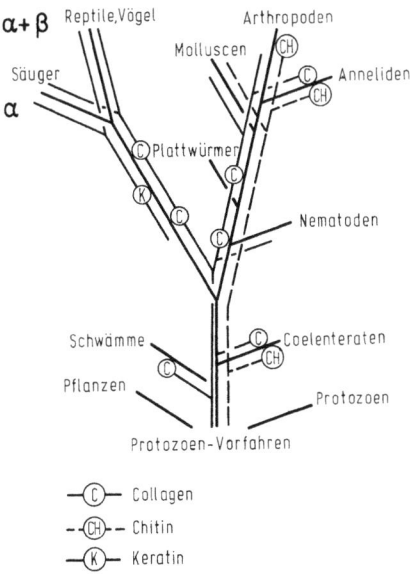

Abb. 38. Verteilung von Kollagen, Chitin und Keratin im Stammbaum. (Aus Mercer, 1961)

Tabelle 29. Korrelation struktureller und molekularer Evolution in der Entwicklung eines schützenden Integumentes (aus Mercer, 1961)

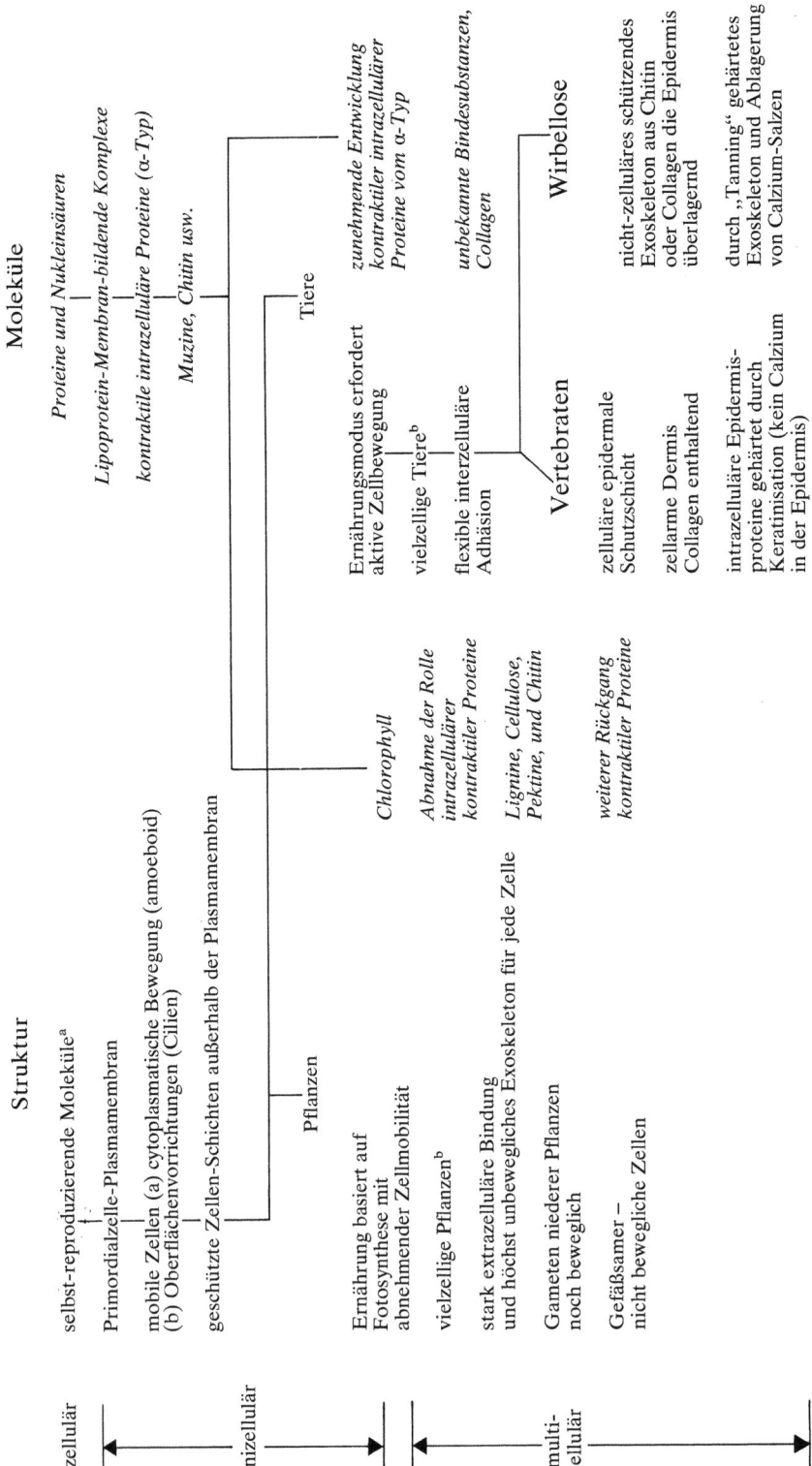

[a] Obwohl umstritten schließen wir uns der gängigen Spekulation an, daß selbst-reproduzierende Makromoleküle dem Erscheinen von Zellen vorausgehen.
[b] Die Beweisführung ist unabhängig davon, ob die Zelladhäsion oder die Zellularisierung großer azellulärer Organismen der Vielzelligkeit bewirkt.

Röntgendiffraktionsstudien, zusammen mit chemischen und histologischen Daten, ergeben einen ziemlich umfassenden Überblick über die verschiedenen Strukturtypen in den Tier- und Pflanzengruppen (Tabelle 29). Danach sind die Organismen sowohl in struktureller wie biochemischer Hinsicht im allgemeinen während der gesamten Evolution sehr konservativ gewesen, da nur eine begrenzte Anzahl von prinzipiellen Makromolekülstrukturen aufgetreten ist.

Die Epidermis, in der Form, wie sie unter den heute lebenden Landbewohnern gefunden wird, ist das Ergebnis einer langen Evolution, die aber offensichtlich schon begonnen hat, bevor das trockene Land erobert wurde, da einige Fische intrazelluläre Fibrillen in ihren Epidermiszellen aufweisen. Zytoplasmatische Skleroproteine müssen nicht a priori protektive Fibrillen im Sinn der Keratine gewesen sein, vielmehr war offenbar die frühe Spezialisierung der äußeren Zellschichten auf das Problem der Wasserkontrolle gerichtet. Bei im Meer lebenden Organismen ist der osmotische Druck innerhalb und außerhalb ihrer Zellen nahezu gleich. Das Vordringen in salzärmere Gewässer bedingt eine diesbezügliche Anpassung, hier könnte die Prä-Adaptierung an das Landleben gesehen werden.

Die Fähigkeit zur Produktion eines Skleroproteins mit „Verbund-Helikes" (coiled coil conformation) in der Wirbeltierepidermis scheint mindestens 450 Millionen Jahre alt zu sein, da bereits die Epidermis des Neunauges ein α-Röntgendiffraktionsmuster aufweisen soll. Die frühe Entwicklung spezialisierter epidermaler Anhangsgebilde zeigt sich in den Hornzähnen des Neunauges, der Hornbasis der Ventralflossen des Schlammspringers und den hornigen Flossenstrahlen des Lungenfisches aus Queensland. Das Zahnkeratin des Neunauges hat eine „Filament-Matrix-Ultrastruktur" mit Filamentdurchmesser von 70 Å, so daß die prinzipiellen Merkmale hinsichtlich Konformation und Feinstruktur des Säugerkeratins schon zu diesem frühen Zeitpunkt auftreten (Fraser et al., 1972).

Die Amphibien, in vielerlei Hinsicht „lebende Fossile" bieten in den Veränderungen, denen ihre Epidermiszellen während der Metamorphose unterliegen, eine Vorstellung vom Verlauf der Evolution keratinisierender Epithelien bis hin zu den ausschließlichen Landbewohnern. Die Larvenhaut weist noch eine Varietät von Zellpotenzen auf, einige mit Zilien, einige Muzin sezernierend und andere feine Fibrillenmassen enthaltend, so daß die Restriktion auf Faktoren, die die Keratinisation determinieren, noch nicht abgeschlossen ist. Das nur ein bis zwei Zellagen dicke Stratum corneum enthält Zystinbrücken als stabilisierendes Element (Barrnett u. Sognnaes, 1962; Hergersberg, 1957) an der peripheren Zellmembran konzentriert (Spearman, 1966) und weist ein α-Röntgendiffraktionsmuster auf (Rudall, 1947).

Alle landbewohnenden Wirbeltiere zeigen Gemeinsamkeiten ihrer Faserproteine (Gillespie, 1970). Sie „härten" ihre Epidermis mit einem keratinisierten Protein, die auf einer Kollagen enthaltenden Dermis getragen wird. Eine bemerkenswerte Differenz unterscheidet Vögel und Reptilien von Säugern, die in dieser Sicht konservativer sind, da sie ausschließlich ein α-Protein übernommen haben, das wahrscheinlich ähnlich dem primitiver Zellen ist. Bei Vögeln und Reptilien wird ein vergleichbares α-Protein in den weicheren Hautarealen gefunden, aber in ihren typischen Hartplatten (Panzer), Federn, Schuppen und Klauen tritt ein gänzlich anderes, das Feder-Keratin, auf. Dieser neue Proteintyp ist offenbar durch Mutation(en) in der Reptilien-Stammlinie entstanden, nachdem sich der säugerartige Reptilienast abgetrennt hat, vor der Abzweigung der Vögel von der Stammlinie. „Die Feder ist eine Insel von β-keratinisierenden

Zellen in einem Meer von α-keratinisierenden" (interfollikuläre Epidermis) (Maderson, 1972).

Charakteristisch für die epidermale Keratinisation der Säuger ist die Bildung einer Granularzellschicht. Die Hornschicht vom rigiden Schuppentyp der Reptilien wird flexibel. Das Auftreten von Keratohyalin scheint mit der Evolution des Haars verbunden zu sein (Spearman, 1964; Jarrett, 1973). Zellen mit Keratohyalin-Granula treten erstmalig an den Follikelostien und den Schweißdrüsenöffnungen auf. Mit zunehmender Haarentwicklung nähern sich die Epidermiszonen mit Granularzellen, und schließlich bedecken sie das ganze Integument. (Die haarlose Palmo-Plantarhaut weist allerdings auch ein Stratum granulosum auf.)

Der evolutionäre Haarverlust bei Walen ist in der Tat mit Keratohyalinverlust verbunden, allerdings handelt es sich nicht um eine Rückkehr zur Schuppenhornschicht der Reptilien, sondern um eine Parakeratose, ähnlich der Psoriasis. Ihre mögliche Beziehung zur Schwanzschuppenhornschicht niederer Säuger, die ohne Granularzellschicht entsteht, wird allerdings erörtert (Jarrett, 1973), so daß die Psoriasis als atavistische Regression zur entwicklungsgeschichtlich primitiveren Parakeratose aufgefaßt wird (Spearman, 1964; Jarrett u. Spearman, 1964; Spearman u. Hardy, 1977). Andererseits wurde in diesem Zusammenhang die Eignung der vergleichbaren „physiologischen Psoriasis" des Flußpferdes für die Diskussion exfoliierender Dermatosen sehr kritisch gesehen (Flesch u. Esoda, 1964).

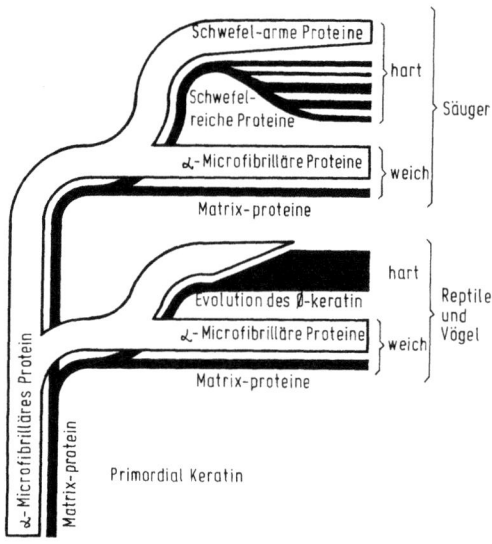

Abb. 39. Spekulative Phylogenese der Keratine. Die S-armen Proteine der Säuger-Hartkeratine und die der Epidermis gehen vermutlich aus einem gemeinsamen Stamm eines filament-bildenden Proteins hervor, die S-reichen Proteine der Säuger-Hartkeratine und die der Feder-Keratine aus einem gemeinsamen Matrix-Proteinvorläufer. (Aus Fraser et al., 1972)

Ungenügend Informationen liegen über die chemische Zusammensetzung des Keratins niederer Wirbeltiere vor, um die Herkunft der beiden terrestrischen Hartkeratintypen zu verfolgen, doch kann eine simplifizierende Hypothese bei Annahme eines Ur-Keratins formuliert werden (Fraser et al., 1972), von dem beide Entwicklungen ihren Ausgang nahmen (Abb. 39), und das in etwa noch dem heutigen Epidermis-Keratin entsprochen haben müßte. Das S-arme Protein des Säuger-Hartkeratins ist danach als Entwicklung eines filamentbildenden Proteins aufzufassen, das der S-armen Komponente des heutigen Epidermisproteins entspricht, wobei durch eine Reihe von Mutationen Abschnitte des Moleküls mit Zystin angereichert wurden. Gestützt wird die Hypothese durch die Ähnlichkeiten der Aminosäurenzusammensetzung zwischen den S-armen Komponenten der beiden Säugerkeratine (Epidermis- und S-arme Wollextrakte, Tabelle 30). Federkeratin andererseits zeigt Übereinstimmungen mit dem S-reichen Matrixprotein des Säuger-Hartkeratins, die an eine gemein-

Tabelle 30. Ähnlichkeiten der Aminosäurenzusammensetzung zwischen Epidermis- und schwefelarmem Wollprotein resp. schwefelreichem Wollprotein und Federkeratin. Residuen/100 Residuen[a] (aus Fraser et al., 1972)

Residuen	Epidermis-Extrakt[b]	S-arme Wollextrakte[c]	S-reiches Wollprotein	Feder-Extrakt
Ala	7	6	3	9
Arg	6	7	4	4
Asp } Glu }	23	22	13	12
½-Cys	2	7	16	8
Gly	16	9	5	14
His	1	1	2	0
Ile	4	4	4	3
Leu	9	10	7	8
Lys	5	4	1	0
Met	0	1	0	0
Phe	4	3	3	3
Pro	2	4	14	11
Ser } Thr }	15	12	20	19
Tyr	2	4	2	1
Val	5	6	6	8
MG	50,000	45,000–50,000	11,260	10,400
α-Helix Gehalt (%)	44–50	51	0	0

[a] Auf ganze Zahlen angenähert.
[b] Analysen von Rinder-präkeratin (Maltoltsy, 1965).
[c] Gesamt-SCMKA-Extrakt aus Wolle (Thompson u. O-Donnell, 1962b).

same Herkunft denken lassen. Unklar bliebe die Zuordnung eines S-reichen Epidermisproteins (Fraser et al., 1972).

Auch die zweite, Keratin stabilisierende Bindung (ε-(γ-Glutamyl-)Lysin) scheint schon bei Amphibien und Schildkröten vorzuliegen, da bei ihnen der menschlichen Transamidase vergleichbare, katalysierende Enzyme gefunden wurden (Goldsmith u. Martin, 1975).

Embryonale Entwicklung und „embryonale Induktion"

Morphologisch ist die embryonale Differenzierung und die Entwicklungsmechanik der menschlichen Haut von Pinkus u. Tanay (1968) dargestellt worden, sowie von Kantner (1968), Matsunaka u. Mishima (1969), Ebling (1970) und Breathnach (1971 a), eine „vergleichende Histologie" von Koecke (1968).

Das Augenmerk der letzten Jahre hat sich von den morphologischen Aspekten der Hautentwicklung mehr ihren Kontrollmechanismen zugewendet. Bei der Kontrolle von Wachstum und Differenzierung (Flaxman u. Maderson, 1976) sind zumindest drei Ebenen der „Determinierung" zu analysieren: der Plan der makromolekularen Synthesen durch Zellen, „Zytogenese", die allgemeine topographische Verteilung von Zellgruppen mit ähnlichen Syntheseaktivitäten, „Histogenese", und die koordinierte Organisation von Zellgruppen zur Bildung erkennbarer Einheiten, „Organogenese".

In allgemeiner Sicht ist das befruchtete Ei biochemisch und strukturell omnipotent. Es ist potentiell in der Lage, alle Produkte zu synthetisieren, die später in nachfolgenden Zellen auftreten. In dem Maße wie die Entwicklung fortschreitet, werden diese Potenzen in den einzelnen Zellsystemen reduziert, so daß jedes einzelne schließlich nur noch eine begrenzte Zahl von Substanzen für seine spezielle Funktion bildet (Mercer, 1961).

In frühen Stadien der embryonalen Entwicklung sind alle Gene für die verschiedenen Zelldifferenzierungstypen inoperativ, können aber unter bestimmten Bedingungen operativ werden. Die Differenzierung beinhaltet eine „Restriktion" der ursprünglichen Potenzen. Während der „restriktiven Phase" eines Zelltyps sind die Gen-Sets für alternative Zelltypen bleibend reprimiert („Dauerblockade" (Karlson, 1972)). Die restriktive Repression ist außerordentlich stabil, so daß ein stabiler Zelltyp resultiert (Wessells, 1970). Die Dauerblockade wird bei Zellteilung dupliziert. Man könnte vermuten, daß Mitose und Determinations-Stabilität wenig miteinander zu tun haben, andererseits scheinen Differenzierung und Zellteilung inkompatible Prozesse zu sein: „Der zelluläre Phänotyp kommt und geht als Funktion der Mitoserate" (Wessells, 1970). Die Stabilität der Dauerblockade, durch die „Erblichkeit" klonaler Zellkulturen bezeugt (Cahn u. Cahn, 1966), wird nur aufgehoben a) durch das Einbringen eines (nackten) differenzierten Zellkerns in das Zytoplasma eines Oozyten (Gurdon, 1968), die nuklear-zytoplasmatische Wechselwirkung unterstreichend, b) durch Erzwingen einer außerordentlich hohen Zahl von Mitosen bei einer determinierten Zelle (Hadorn, 1968) oder c) unter pathologischen Bedingungen.

Einer der fundamentalsten Prozesse in der embryonalen Entwicklung ist die Wechselwirkung zwischen Zellen und Geweben unterschiedlicher Ontogenese. Die „heterotypische Interaktion" (Grobstein, 1967) ist auch zwischen epithelialen und mesenchymalen Präkursoren verantwortlich für unterschiedliche regionale und arttypische Epidermisdifferenzierungen. Sie besteht während des ganzen Lebens.

Die Bedeutung der Dermis bzw. der dermo-epithelialen Junction (ultrastrukturelle Studie zur Herkunft und Funktion ihrer Anteile (Briggaman u. Wheeler, 1975)) für den Charakter der Epitheldifferenzierung ist schon früher, z. B. bei der Haarentwicklung bzw. sog. Pili multigemini, herausgestellt worden (Montagna u. van Scott, 1958). In die gleiche Richtung wiesen Experimente mit embryonalen Gewebekulturen, wobei separierte Epidermis mit ihrem natürlichen dermalen Partner oder mit dem Bindegewebe anderer Organe rekombiniert wurde (Übersicht früherer Arbeiten: Fell, 1962; weitere Arbeiten: Billingham u. Silvers, 1971 (Übersicht); Bishop u. Cox, 1974; Christophers, 1974 a; Fritsch et al., 1972; Hambrick et al., 1966; Harper et al., 1974; Karasek, 1975; Prose et al., 1967; Reaven u. Cox, 1965 a, 1968; Reinertson, 1961; Rothberg, 1967; Singh u. Hardy, 1970; Summerlin et al., 1970; sowie speziell zur Psoriasis: Caron, 1968; Kariniemi, 1974; Krueger et al., 1975).

Im allgemeinen wird vermutet, daß der mesodermale Einfluß auf das Ektoderm (oder der dermale auf die Epidermis) bedeutender ist. Indessen gibt es Hinweise für die Autonomie des ektodermalen Potentials bzw. eine prinzipale Einwirkung auf das angrenzende Mesenchym. Es wäre zu prüfen, wie weit sich das Ektoderm bereits entwickelt hat, wenn die Wechselwirkung mit dem Mesenchym einsetzt. Von der „größeren Bedeutung" des einen oder anderen zu sprechen, ist an sich fruchtlos, da die Organogenese spezialisierter Hautanhangsgebilde, wie Haare, Federn oder Zähne, nicht erfolgt ohne Zusammenwirken epithelialer und mesenchymaler Komponenten.

Die morphologische Demonstration der gegenseitigen Beeinflussung von Ektoderm und Mesenchym sagt aber wenig über die Natur der Wechselwirkung aus. Zwei mögliche, sich nicht gegenseitig ausschließende Mechanismen werden postuliert (Briggaman u. Wheeler, 1971): ein physikalisch wirkender „Träger"-Mechanismus dermaler Makromoleküle oder Analoga (Briggaman u. Wheeler, 1968, 1971) und diffusible Faktoren (Wessells, 1963; Dodson, 1967; Karasek, 1968, 1972). Ein *mesodermale* Gewebe induzierender Faktor (Protein mit MG 25000) konnte ein chemisch gewonnen werden (Tiedemann, 1966, 1967, 1968). Jedoch ist ein chemisch definierter, diffusibler mesenchymaler Faktor zur *epidermalen* Induktion embryonaler oder adulter Herkunft bislang nicht identifiziert worden. Die Existenz vorausgesetzt, könnte man spekulativ diesbezügliche Störungen für Erkrankungen wie Psoriasis, Ichthyosen und Epidermis-Krebse verantwortlich machen.

Die Determinierung von Epithelien zeigt verschiedene Grade der Restriktion im Hinblick auf Entwicklungs-Alternativen. Der Zeitpunkt, zu welchem die Determinierung eines Gewebes, wie der Epidermis, vorliegt, ist ungewiß. Irgendwann ist ein Zustand erreicht, bei dem viele der ursprünglichen Möglichkeiten ausgeschlossen sind und nur noch ein begrenztes Repertoire für regulatorische Einflüsse (Flaxman u. Nelson, 1974; Flaxman u. Harper, 1975; Bullough u. Laurence, 1964; Cohen, 1972; Delescluse et al., 1976; Elgjo et al., 1976) (s. auch „Regulatoren des epidermalen Zellzyklus" Bauer, dieses Handbuch) oder die benachbarter dermaler Zellpopulationen verbleibt (Billingham u. Silvers, 1963, 1967)

Literatur

Achor, R. W. P., Winkelmann, R. K., Perry, H. O.: Cutaneous side effects from use of Triparanol (MER-29). Proc. Mayo Clin. **36**, 217–228 (1961)

Adamic, M., Fiser-Herman, M.: Über Veränderungen der chemischen Zusammensetzung der menschlichen Haut während des Kindesalters. Arch. klin. exp. Derm. **229**, 7–19 (1967)

Anderson, P. C., Martt, J. M.: Myotonia and keratoderma induced by 20, 25 diazacholesterol. Arch. Derm. **92**, 181–183 (1965)

Anglin, A. H., jr., Bever, A. R., Everett, M. A., Lamb, J. H.: Ultraviolet-light-induced alterations in urocanic acid in vivo. Biochem. Biophys. Acta **53**, 408–409 (1961)

Anglin, J. H., Everett, M. A.: Photodimerization of urocanic acid in vitro and in vivo. Biochem. Biophys. Acta **88**, 492–501 (1964)

Anglin, J. H., Jones, D. H., Bever, A. T., Everett, M. A.: The effect of ultraviolet light and thiol compounds on guinea pig skin histidase. J. Invest. Derm. **46**, 34–39 (1966)

Anton-Lamprecht, I.: Zur Ultrastruktur hereditärer Verhornungsstörungen. III. Autosomal-dominante Ichthyosis vulgaris. Arch. Derm. Forsch. **248**, 149–172 (1973)

Anton-Lamprecht, I.: Zur Ultrastruktur hereditärer Verhornungsstörungen. IV. X-chromosomalrecessive Ichthyosis. Arch. Derm. Forsch. **248**, 361–378 (1974)

Anton-Lamprecht, I., Schnyder, U. W.: Ultrastructure of inborn errors of keratinization. VI. Inherited ichthyoses – a model system for heterogeneities in keratinization disturbances. Arch. Derm. Forsch. **250**, 207–227 (1974)

Appel, W.: Die klinische Enzympathologie der Lyosomen. Med. Welt **23**, 574–579 (1972)

Argyris, T. S., Nevar, C. H.: Further studies on the isolation of ribosomes from normal and methylcholanthrene-treated mouse epidermis. J. invest. Derm. **65**, 334–336 (1975)

Argyris, T. S., Nevar, C. H., Mueller, S. T., De Young, L., Gordon, G.: Ribosome fractions from normal and methylcholanthrene-treated mouse epidermis. J. invest. Derm. **63**, 262–267 (1974)

Ashmore, H.: Measurement of the rate of growth of rodent hair using cystine labelled with sulphur-35. Nature **206**, 108–109 (1965)

Astbury, W. T.: Fundamentals of fibre structure. London: Oxford University Press 1933

Auffhammer, D.: Kritische Bemerkungen zu Schrön's Satz: „10 strato corneo trae la sua origine dalle ghiandole sudorifere". Verh. Phys. Med. Ges. Würzburg **1**, 192–209 (1869)

Avigan, J., Steinberg, D., Gutman, A., Mize, Ch. E., Milne, G. W. A.: Alpha-decarboxylation, an important pathway for degradation of phytanic acid in animals. Biochem. Biophys. Res. Com. **24**, 838–844 (1966)

Baden, H. P.: Thymine and urocil metabolism in the epidermis. J. invest. Derm. **48**, 235–239 (1967)

Baden, H. P.: Enzymatic hydrolysis of the α-protein of epidermis. J. invest. Derm. **55**, 184–187 (1970)

Baden, H. P., Cohen, J.: Protein synthesis in epidermal cells. Biochem. Biophys. Acta **108**, 143–146 (1965)

Baden, H. P., Gavioli, L.: Histidase activity in rat liver and epidermis. J. invest. Derm. **63**, 479–481 (1974)

Baden, H. P., Gifford, A. M.: Pre-keratin isolated from epidermal microsomes. Biochem. Biophys. Acta **221**, 674–676 (1970)

Baden, H. P., Gifford, A. M., Goldsmith, L. A.: The Precursor of the α-fibrous protein of epidermis. J. invest. Derm. **56**, 446–449 (1971 b)

Baden, H. P., Goldsmith, L. A.: Changes in the α-fibrous protein during epidermal keratinization. Acta Derm. Ovener. (Stockholm) **51**, 321–326 (1971)

Baden, H. P., Goldsmith, L. A.: The structural protein of epidermis. J. invest. Derm. **59**, 66–76 (1972)

Baden, H. P., Goldsmith, L. A., Fleming, B.: The polypeptide composition of epidermal prekeratin. Biochem. Biophys. Acta **317**, 303–311 (1973)

Baden, H. P., Goldsmith, L. A., Gifford, A. M.: Immunologic properties of the α-fibrous protein of human epidermis. Acta Derm. Ovener. (Stockholm) **51**, 327–330 (1971 a)

Baden, H. P., Goldsmith, L. A., Lee, L. D.: The fibrous proteins in various types of ichthyosis. J. invest. Derm. **65**, 228–230 (1975)

Baden, H. P., Hori, Y., Pathak, M. A., Levy, H. L.: Epidermis in histidinaemia. Arch. Derm. **100**, 432–435 (1969)

Baden, H. P., Lee, L. D., Kubilus, J.: The fibrous proteins of stratum corneum. J. invest. Derm. **67**, 573–576 (1976)

Baden, H. P., Pathak, M. A.: Urocanic acid in normal and neoplastic epidermis. Clin. Res. **14**, 266 (1966)

Baden, H. P., Pathak, M. A.: The metabolism and function of urocanic acid in skin. J. invest. Derm. **48**, 11–17 (1967)

Baden, H. P., Pearlman, C.: The effect of ultraviolet light on protein and nucleic acid synthesis in the epidermis. J. invest. Derm. **43**, 71–76 (1964)

Baden, H. P., Pearlman, C.: Studies of epidermal protein metabolism. III. Protein synthesis in an epidermal carcinoma in vivo and in vitro. J. invest. Derm. **44**, 145–150 (1965)

Baden, H. P., Roth, S. I., Goldsmith, L. A., Baden, S. B., Lee, L. D.: Keratohyalin protein in disorders of keratinization. J. invest. Derm. **62**, 411–414 (1974)

Balmain, A.: The synthesis of specific proteins in adult mouse epidermis during phases of proliferation and differentiation induced by the tumor promoter TPA and in basal and differentiating layers of neonatal mouse epidermis. J. invest. Derm. **67**, 246–253 (1976)

Barrnett, R. J., Sognnaes, R. F.: Histochemical distribution of protein-bound sulfhydryl and disulfide groups in vertebrate keratins. In: Fundamentals of keratinization (eds. E. O. Butcher and R. F. Sognnaes). Amer. Ass. Adv. Sci. 1962

Baserga, R.: Control of cell proliferation in mammalian cells: role of nuclear acidic proteins. J. invest. Derm. **59**, 21–23 (1972)

Belanger, L. F.: Autoradiographic visualization of the entry and transit of S^{35} methionine and cystine in the soft and hard tissues of the growing rat. Anat. Record. **124**, 555–579 (1956)

Bell, E.: Protein synthesis in differentiating chick skin. Nat. Cancer Inst. Monogr. **13**, 1–11 (1964)

Bell, R. F., Kellum, R. E.: Early formation of keratohyalin granules in rat epidermis. Acta derm.-venereol. **47**, 350–353 (1967)

Bern, H. A., Harkness, D. R., Blair, S. M.: Radioautographic studies of keratin formation. Proc. Nat. Acad. Sci. U. S. **41**, 55–60 (1955)

Bernstein, I. A.: Relation of nucleic acids to protein synthesis in the mammalian epidermis. In: Montagna, W., Lobitz, W. C., jr.: The epidermis. London-New York: Academic Press 1964

Bernstein, I. A.: Chemical differentiation in the epidermis. J. Soc. Cosmet. Chem. **21**, 583–594 (1970)

Bernstein, I. A., Block, W. D., Forster, P.: Isolation of the nucleotides of ribonucleic acid from the skin of young rats. J. invest. Derm. **25**, 375–381 (1955)

Bernstein, I. A., Chakrabarti, S. G., Kumaroo, K. K., Sibrack, L. A.: Synthesis of protein in the mammalian epidermis. J. invest. Derm. **55**, 291–302 (1970)

Bernstein, I. A., Kaman, R. L., Malinoff, H., Sachs, L., Gray, R. H.: Translation of polysomal messenger RNA during epidermal differentiation. J. invest. Derm. **65**, 102–106 (1975)

Berrens, L.: The proteins in psoriatic scales. Nonexistence of a metachromatic glycoprotein reported in extracts of psoriatic scales. Clin. Chim. Acta **10**, 453–459 (1964)

Berry, H. K., Warkany, S. F.: The nature of the "pentose" reaction in aqueous extracts of psoriasis scales. J. invest. Derm. **41**, 371–375 (1963)

Bersaques, J. de: Nucleosidase in human epidermis and in normal and abnormal scales. J. invest. Derm. **38**, 133–135 (1962)

Bersaques, J. de: Deoxyribonucleic acid in epidermis. J. invest. Derm. **46**, 40–42 (1966)

Bersaques, J. de: Purine and pyrimidine metabolism in human epidermis. J. invest. Derm. **48**, 169–173 (1967)

Bersaques, J. de: Peptidase in human skin. Hydrolysis of peptides containing alanine and glycine. Vortrag VI. Symp. internat. Kongr. exp. Dermatol. Palermo 1971

Bersaques, J. de, Rothman, S.: Mechanism of keratin formation. Nature **193**, 147–148 (1962)

Billingham, R. E., Silvers, W. K.: Origin and conservation of epidermal specifities. N. Engl. J. Med. **268**, 477–482 (1963)

Billingham, R. E., Silvers, W. K.: Studies on the conservation of epidermal specifities of skin and certain mucosas in adult mammals. J. exp. Med. **125**, 429–446 (1967)

Billingham, R. E., Silvers, W. K.: A biologist's reflections on dermatology. J. invest. Derm. **57**, 227–240 (1971)

Birbeck, M. S. C.: Keratin: an ultrastructural review. In: Rook, A., Champion, R. H.: Progress in the biological sciences in relation to dermatology – 2. Cambridge: University Press 1964

Birbeck, M.S.C., Mercer, E.H.: The electron microscopy of the human hair follicle. J. biophys. biochem. Cytol. **3**, 203–230 (1957)

Bishop, S.C., Cox, A.J.: Autoradiographic study of the DNA synthetic activity in human skin cultured in vitro: effects of stripping and the inhibition by glucosamine. J. invest. Derm. **62**, 74–79 (1974)

Bjorksten, J., Weyer, E.R., Ashman, S.T.M.: Study of low molecular weight proteolytic enzymes. Finska Kemists. Medd. **80**, 70–87 (1971)

Blank, I.H.: Cutaneous barriers. J. invest. Derm. **45**, 249–256 (1965)

Block, R.J.: Chemical studies on neuroproteins, on nature of proteins of ektoderm, on keratins and pseudo-keratins. J. Biol. Chem. **127**, 761 (1937)

Blomstrand, R., Fregert, S., Nakayama, F.: Phospholipid compositions of human epidermis. Acta Derm. Venereol. **41**, 281–288 (1961)

Blumenfeld, O.O., Callop, P.M., Howe, C., Lee, L.T.: Erythrocyte membrane proteins, their study using aqueous pyridine lolutions. Biochem. Biophys. Acta **211**, 109–123 (1970)

Bolliger, A.: Water extractable constituents of hair. J. invest. Derm. **17**, 79–84 (1951)

Bolliger, A., Gross, R.: Non-keratins: a contribution to the biochemistry of keratinization. Aust. J. Derm. **1**, 179–182 (1952 a)

Bolliger, A., Gross, R.: Quantitative studies on some water-soluble organic constituents associated with vertebrate keratin. Austr. J. exp. Biol. Med. Sci. **30**, 181–189 (1952 b)

Bolliger, A., Gross, R.: Nitrogenous compounds in the aqueous extract of vertebrate keratinous structures. Austr. J. exp. Biol. Med. Sci. **30**, 399–408 (1952 c)

Bolliger, A., Gross, R.: Non-keratins of human toenails. Austr. J. exp. Biol. Med. Sci. **31**, 127–130 (1953)

Bolliger, A., Gross, R.: Water soluble compounds (non-keratins) associated with the skin flakes of the human scalp. Austr. J. exp. Biol. Med. Sci. **34**, 219–224 (1956)

Braun-Falco, O.: Über die Fähigkeit der menschlichen Haut zur Polysaccharidsynthese, ein Beitrag zur Histotopochemie der Phosphorylase. Arch. klin. exp. Derm. **202**, 163–170 (1956)

Braun-Falco, O.: Die Histochemie der Haut. In: Gottron, H.A., Schönfeld, W.: Dermatologie und Venerologie I/1. Stuttgart: Thieme 1961

Braun-Falco, O., Christophers, E.: Psoriasisforme Epidermis-Reaktion der Meerschweinchenhaut durch örtliche Vitamin A-Säure-Applikation. Arch. klin. exp. Derm. **234**, 70–86 (1969)

Braun-Falco, O., Langner, A., Christophers, E.: Über den Einbau von ^{35}S-markiertem Sulfat in die Haut bei Psoriasis (in vitro). Arch. klin. exp. Derm. **224**, 310–317 (1966)

Braun-Falco, O., Rupec, M.: Über das Vorkommen von saurer Phosphatase in Keratohyalin-Granula normaler menschlicher Epidermis. Naturwissenschaften **5**, 109–110 (1965)

Braun-Falco, O., Rupec, M.: Die Verteilung der sauren Phosphatase bei normaler und psoriatischer Verhornung (eine elektronenoptisch-cytochemische Untersuchung). Dermatologica **134**, 225–242 (1967)

Braun-Falco, O., Salfeld, K.: Über den Gehalt wäßriger Extrakte von Callus und Psoriasis-Schuppen an freien Purinen und freiem Phosphat. Arch. klin. exp. Derm. **208**, 395–401 (1959 a)

Braun-Falco, O., Salfeld, K.: Über das Verhalten von Gesamtphosphat im wasserlöslichen Nichtkeratinanteil von normaler Hornschicht, Kallus und Psoriasisschuppen. Derm. Wschr. **140**, 861–873 (1959 b)

Braun-Falco, O., Weber, G.: Zur Histo- und Biochemie des epidermalen Intercellularraumes unter normalen und pathologischen Verhältnissen. Arch. klin. exp. Derm. **207**, 459–471 (1958)

Braun-Falco, O., Winter, W.: Untersuchungen über die Autolyse der Haut. Arch. klin. exp. Derm. **220**, 344–361 (1964 a)

Braun-Falco, O., Winter, W.: Untersuchungen über die Autolyse der Haut. Arch. klin. exp. Derm. **220**, 417–442 (1964 b)

Breathnach, A.S.: Embryology of human skin. A review of ultrastructural studies. J. invest. Derm. **57**, 133–143 (1971 a)

Breathnach, A.S.: An atlas of the ultrastructure of human skin. London: Churchill 1971 b

Breathnach, A.S.: Aspects of epidermal ultrastructure. J. invest. Derm. **65**, 2–15 (1975)

Breathnach, A.S., Wyllie, M.A.L.: Osmium iodide positive granules in spinous and granular layers of guinea pig epidermis. J. invest. Derm. **47**, 58–60 (1966)

Briggaman, R.A., Wheeler, C.E.: Epidermal-dermal interactions in adult human skin: role of dermis in epidermal maintenance. J. invest. Derm. **51**, 454–465 (1968)

Briggaman, R. A., Wheeler, C. E, jr.: Epidermal-dermal interactions in adult human skin. II. The nature of the dermal influence. J. invest. Derm. **56**, 18–26 (1971)

Briggaman, R. A., Wheeler, C. E., jr.: The Epidermal-dermal junction. J. invest. Derm. **65**, 71–84 (1975)

Briggaman, R. A., Wheeler, C. E., jr.: Lamellar ichthyosis: long-term graft studies on congenitally athymic nude mice. J. invest. Derm. **67**, 567–572 (1976)

Brody, I.: The keratinization of epidermal cells of normal guinea pig skin as revealed by electron microscopy. J. Ultrastruct. Res. **2**, 482–511 (1959)

Brody, I.: An electron microscopic investigation of the keratinization process in the epidermis. Acta Derm. Venereol. **40**, 74–84 (1960)

Brody, I.: Different staining methods for the electron-microscopic elucidation of the tonofibrillar differentiation in normal epidermis. In: Montagna, W., Lobitz, W. C., jr.: The epidermis. London-New York: Academic Press 1964 a

Brody, I.: Observation on the fine structure of the horny layer in the normal human epidermis. J. invest. Derm. **42**, 27–32 (1964 b)

Brody, I.: The epidermis. In: Jadassohn, J.: Handbuch der Haut- und Geschlechtskrankheiten; Erg. Bd. I/1. Berlin-Heidelberg-New York: Springer 1968

Brody, I.: An electron microscopic study of the fibrillar density in the normal human stratum corneum. J. Ultrastruct. Res. **30**, 209–217 (1970 a)

Brody, I.: Variations in the differentiation of the fibrils in the normal human stratum corneum as revealed by electron microscopy. J. Ultrastruct. Res. **30**, 601–614 (1970 b)

Brown, W. R., Hansen, A. E., Burr, G. O., McQuarrie, I.: Effects of prolonged use of extremely low-fat diet on an adult human subject. J. Nutr. 16, 511. Zit. nach Yardley, H. J.: Sterols and keratinization. Brit. J. Derm. **81**, Suppl. 2, 29–38 (1969)

Brusilow, S. W., Ikai, K.: Urocanic acid in sweat: an artefact of elution from the epidermis. Science **160**, 1257–1258 (1968)

Buckup, H., Szakall, A.: Über typische Veränderungen des Gehaltes von Hornschichtextrakten an Lipoiden und Pentosen bei verschiedenen Gewerbedermatosen. Berufsdermatosen **5**, 181–191 (1957)

Buddecke, E.: Grundriß der Biochemie. De Gruyter Lehrbuch, 4. Auflage. Berlin-New York: de Gruyter 1976

Bullough, W. S., Laurence, E. B.: The production of epidermal cells. Symp. Zool. Soc. Lond. **12**, 1–23 (1964)

Burke, R. C., Lee, T. H., Buettner-Janusch, V.: Free amino acids and water soluble peptides in stratum corneum and skin surface film in human beings. Yale J. Biol. Med. **38**, 355–373 (1966)

Butcher, E. O., Sognnaes, R. F.: Fundamentals of keratinization. Amer. Ass. Advanc. Sci. 1962

Buxman, M. M., Wuepper, K. D.: Keratin cross-linking and epidermal transglutaminase. J. invest. Derm. **65**, 107–112 (1975)

Cahn, R. D., Cahn, M. B.: Heritability of cellular differentiation: clonal growth and expression of differentiation in retinal pigment cells in vitro. Proc. Nat. Acad. Sci. US **55**, 106–114 (1966)

Caron, G. A.: Organ cultures of normal and psoriatic skin. Arch. Derm. **97**, 575–586 (1968)

Carruthers, C.: Fatty acid composition of the phosphatide and triglyceride fractions of human epidermis. Proc. Soc. exp. Biol. Med. **115**, 215–218 (1964)

Carruthers, C.: The fatty acid composition of the phosphatides of normal and malignant epidermis. Cancer Res. **27**, 1–6 (1967)

Carruthers, C., Woernley, D. L., Baumler, A., Kress, B.: Proteins of mammalian epidermis. J. invest. Derm. **25**, 89–101 (1955)

Chakrabarti, S. G., Bernstein, I. A.: Sulfur in epidermal chemical differentiation. Fed. Proc. **26**, 369 (1967)

Chang, L. F., Tabachnick, J.: A sequential study of phosphatase activity in beta-irradiated guinea-pig skin and its correlation with the histological changes. J. Path. **110**, 251–257 (1973)

Chopra, D. P.: Ultraviolet light carcinogenesis in hairless mice: cell kinetics during induction and progression of squamous cell carcinoma as estimated by the double-labeling method. J. invest. Derm. **66**, 242–247 (1976)

Christophers, E.: Zur DNS-Synthesezeit in der menschlichen Epidermis. Arch. klin. exp. Derm. **228**, 57–64 (1967)

Christophers, E.: Growth stimulation of cultured postembryonic epidermal cells by vitamin A acid. J. invest. Derm. **63**, 450–455 (1974 a)

Christophers, E.: In vitro-effects of vitamin A acid on cultured fibroblasts, lymphocytes and epidermal cells: a comparative study. Arch. Derm. Forsch. **251**, 147–153 (1974 b)

Christophers, E., Braun-Falco, O.: Stimulation der epidermalen DNS-Synthese durch Vitamin A-Säure. Arch. klin. exp. Derm. **232**, 427–433 (1968)

Christophers, E., Langner, A., Braun-Falco, O.: Die Wirkung von Cantharidin auf den epidermalen Einbau von ^{35}S-markiertem Sulfat. Arch. klin. exp. Derm. **228**, 65–71 (1967)

Cohen, S.: Epidermal growth factor. J. invest. Derm. **59**, 13–16 (1972)

Comaish, S.: Autoradiographic studies of hair growth in various dermatoses: investigation of a possible circadian rhythm in human hair growth. Brit. J. Derm. **81**, 283–288 (1969)

Coon, W.M., Wheatley, V.R., Herrmann, F., Mandol, L.: Free fatty acids of the skin surface and barrier zone in normal and abnormal keratinization. J. invest. Derm. **41**, 259–264 (1963)

Corfield, M.C.: The fractionation of α-keratose. Biochem. J. **84**, 602–610 (1962)

Corfield, M.C.: A new fraction from oxidized wool. Biochem. J. **86**, 125–129 (1963)

Cornish, H.H., Block, W.D., Lea, W.A.: Distribution of lipids and free amino acids in psoriatic scales. J. invest. Derm. **32**, 43–47 (1959)

Cox, A.J., Reaven, E.P.: Histidine and keratohaylin granules. J. invest. Derm. **49**, 31–34 (1967)

Craig, J.M., Goldsmith, L.A., Baden, H.P.: An abnormality of keratin in the harlequin fetus. Pediatrics **46**, 437–440 (1970)

Cramer, H.J.: Histochemische Untersuchungen mit dem sauren Haemateintest nach Baker an normaler und pathologisch veränderter Haut. Arch. klin. exp. Derm. **221**, 629–640 (1965)

Crewther, W.G., Dowling, L.M.: Effects of chemical modifications on the physical properties of wool. A model of the wool fibre. J. Text Inst. **51**, 775–791 (1960)

Crewther, W.G., Fraser, R.D.B., Lennox, F.G., Lindley, H.: The chemistry of keratins. Adv. Protein Chem. **20**, 191–346 (1965)

Crounse, R.G.: Epidermal keratin: a re-evaluation. Nature (London) **200**, 539–542 (1963)

Crounse, R.G.: Alkali-soluble human epidermal proteins. In: Montagna, W., Lobitz, W.C., jr.: The epidermis. London-New York: Academic Press 1964

Crounse, R.G.: Keratin and the barrier. A human epidermal phospholipoprotein with water barrier proporties. Arch. Environ. Health **11**, 522–528 (1965 a)

Crounse, R.G.: An approach to a common keratin sub-unit. In: Lyne, A.G., Short, B.F.: Biology of the skin and hair growth. Sidney: Angus & Robertson 1965 b

Crounse, R.G.: The association of lipids with keratinous proteins of human callus. J. invest. Derm. **46**, 550–554 (1966)

Crounse, R.G., Rothberg, S.: The distribution of arginase in human hair roots. J. invest. Derm. **35**, 107–111 (1960)

Crounse, R.G., Rothberg, S.: Evaluation of the enzymes of the Krebs-Henseleit Cycle in human epidermis. J. invest. Derm. **36**, 287–292 (1961)

Dale, B.A., Stern, I.B.: Sodium dodecyl sulfate-polyacrylamide gel electrophoresis of proteins of newborn rat skin. I. Cell strata and nuclear proteins. J. invest. Derm. **65**, 220–222 (1975 a)

Dale, B.A., Stern, I.B.: Sodium dodecyl sulfate-polyacrylamide gel electrophoresis of proteins of newborn rat skin. II. Keratohyalin and stratum corneum proteins. J. invest. Derm. **65**, 223–227 (1975 b)

Dale, B.A., Stern, I.B., Rabin, M., Huang, L.Y.: The identification of fibrous proteins in fetal rat epidermis by electrophoretic and immunologic techniques. J. invest. Derm. **66**, 230–235 (1976)

Danielli, J.F., Davson, H.: Symposium on the plasma membrane. Circulation **26**, 1073–1074 (1962)

Darskus, R.L., Gillespie, J.M.: Breed and species differences in the hair proteins of four genera of Caprini. Aust. J. Biol. Sci. **24**, 515–524 (1971)

Decker, R.H.: The identification of a phosphoprotein in acantholytic epidermis. J. invest. Derm. **51**, 141–145 (1968)

Delapp, N.W., Karasek, M.A.: Importance of pyrimidine nucleotide salvage pathways for DNA synthesis in skin. J. invest. Derm. **66**, 306–312 (1976)

Delescluse, C., Fukuyama, K., Epstein, W.L.: Dibutyryl cyclic AMP-induced differentiation of epidermal cells in tissue culture. J. invest. Derm. **66**, 8–13 (1976)

Deurwaerder, R.A. de, Dobb, M.G., Sweetman, B.J.: Selective extraction of a protein fraction from wool keratin. Nature **203**, 48–49 (1964)

Dicken, C.H., Decker, R.H.: Biochemical evidence for the presence of lysosomes in the epidermis. J. invest. Derm. **47**, 426–431 (1966)

Diengdoh, J.V.: The demonstration of lysosomes in mouse skin. Quart J. Micr. Sci. **105**, 73–78 (1964)
Dobson, R.L., Bosley, L.: The effect of keratinase on human epidermis. J. invest. Derm. **41**, 131–134 (1963)
Dodson, J.W.: Differentiation of epidermis. I. Interrelationship of epidermis and dermis in embryonic chicken skin. J. Embryol. exp. Morph. **17**, 83–105 (1967)
Dörmer, P.H., Tulinius, H., Oehlert, W.: Untersuchungen über die Generationszeit, DNS-Synthesezeit und Mitosedauer von Zellen der hyperplastischen Epidermis und des Plattenepithelcarcinoms der Maus nach Methylcholanthrenpinselung. Zschr. Krebsforsch. **66**, 11–28 (1964)
Dowling, G.B., Naylor, P.F.D.: The buffering properties of keratin scrapings. Brit. J. Derm. **72**, 51–56 (1960 a)
Dowling, G.B., Naylor, P.F.D.: The source of free amino acids in keratin scrapings. Brit. J. Derm. **72**, 57–61 (1960 b)
Downes, A.M., Ferguson, K.A., Gillespie, J.M., Harrap, B.S.: A study of the proteins of the wool follicle. Aust. J. Biol. Sci. **19**, 319–333 (1966)
Downes, A.M., Sharry, L.F., Rogers, G.E.: Separate synthesis of fibrillar and matrix proteins in the formation of keratin. Nature **199**, 1059–1061 (1963)
Duell, E.A., Keley, W.H., Voorhees, J.J.: Epidermal chalone-past to present concept. J. invest. Derm. **65**, 67–70 (1975)
Duve, C. de: The lysosome concept. In: Renck, A.V.S. de, Cameron, M.P.: Lysosomes. London: Churchill 1963
Duve, C. de, Pressman, B.C., Geaneeta, R., Wattiaux, R., Appelmans, F.: Intracellular distribution patterns of enzymes in rat liver tissue. Biochem. J. **60**, 604–617 (1953)
Ebling, F.J.G.: The embryology of the skin. In: Champion, R.H., Gillman, T., Rook, A.J., Sims, R.T.: An introduction to the biology of the skin. Oxford-Edinburgh: Blackwell Scientific Publications 1970
Ehlers, G.: Vergleichende quantitative cytochemische Untersuchungen über den Desoxyribonucleinsäure- und Nucleohiston-Gehalt von Basalzellepitheliomen. Arch. klin. exp. Derm. **232**, 102–118 (1968 a)
Ehlers, G.: Cytophotometrische Untersuchungen über den Arginin-Gehalt an ruhenden Zellen epidermal-dermaler und korialer Naevi pigmentosi. Arch. klin. exp. Derm. **233**, 191–196 (1968 b)
Ehlers, G.: Quantitativ-histochemische Untersuchungen über den Arginin-Gehalt von Basalzellepitheliomen. Arch. klin. exp. Derm. **232**, 413–426 (1968 c)
Ehlers, G., Gründer, K., Wohlrab, W.: Cytophotometrische Untersuchungen über den DNS- und Gesamtproteingehalt an Epidermiszellen in vitro kultivierter normaler Haut und klinisch gesunder Psoriatikerhaut. Arch. Derm. Forsch. **249**, 255–276 (1974)
Eisen, A.Z., Arndt, K.A., Clark, W.H., jr.: The ultrastructural localisation of acid phosphatase in human epidermis. J. invest. Derm. **43**, 319–326 (1964)
Elgjo, K.: Chalone inhibition of cellular proliferation. J. invest. Derm. **59**, 81–83 (1972)
Elgjo, K.: Epidermal chalone and cyclic AMP: an in vivo study. J. invest. Derm. **64**, 14–18 (1975)
Elgjo, K., Hennings, H., Michael, D., Yuspa, S.H.: Natural synchrony of newborn mouse epidermal cells in vitro. J. invest. Derm. **66**, 292–296 (1976)
Epstein, W.L., Conant, M.A., Krasnobrod, H.: Molluscum contagiosum: normal and virus infected epidermal cell kinetics. J. invest. Derm. **46**, 91–103 (1966)
Epstein, W.L., Fukuyama, K.: Autoradiographic study of friction blisters RNA, DNA and protein synthesis. Arch. Derm. **99**, 94–106 (1969)
Epstein, J.H., Fukuyama, K., Epstein, W.I.: UVL induced stimulation of DNA synthesis in hairless mouse epidermis. J. invest. Derm. **51**, 445–453 (1968)
Erickson, L., Kahn, G.: The granular layer thickness in atopy and ichthyosis vulgaris. J. invest. Derm. **54**, 11–12 (1970)
Etoh, H., Taguchi, Y.H., Tabachnick, J.: Movement of beta-irradiated epidermal basal cells to the spinous-granular layers in the absence of cell division. J. invest. Derm. **64**, 431–435 (1975)
Farbman, A.I.: Morphological variability of keratohyalin. Anat. Rec. **154**, 275–285 (1966)
Fegeler, F., Rahmann-Esser, M.: Autoradiographische Untersuchungen zum Protein- und RNS-Stoffwechsel der normalen menschlichen Haut. Arch. klin. exp. Derm. **223**, 255–262 (1965)

Fegeler, F., Rahmann-Esser, M.: Einfluß von Vitamin C und Folsäure auf den Eiweiß- und Ribonucleinsäure-Stoffwechsel normaler und psoriasiskranker Haut. Autoradiographische Untersuchungen. Arch. klin. exp. Derm. **224**, 424–436 (1966 a)

Fegeler, F., Rahmann-Esser, M.: Autoradiographische Untersuchungen zum Proteinstoffwechsel der Epidermis gesunder und durch Psoriasis veränderter Haut. Arch. klin. exp. Derm. **227**, 847–851 (1966 b)

Fegeler, F., Rahmann-Esser, M.: Einfluß von Vitamin A und Hydrocortison auf den RNS- und Eiweiß-Stoffwechsel normaler und psoriatischer Epidermis. Autoradiographische Untersuchungen. Arch. klin. exp. Derm. **229**, 102–109 (1967)

Fell, H. B.: Some effects of environment on epidermal differentiation. Brit. J. Derm. **74**, 1–7 (1962)

Fell, H. B., Mellanby, E.: Metaplasia produced in cultures of chick ectoderm by high vitamin A. J. Physiol. **119**, 470–488 (1953)

Filshie, B. K., Rogers, G. E.: The fine structure of α-keratin. J. Mol. Biol. **3**, 784–786 (1961)

Findlay, G. H.: Epidermal phosphate. Brit. J. Derm. **74**, 260–264 (1962)

Fitton Jackson, S., Fell, H. B.: Epidermal fine structure in embryonic chicken skin during atypical differentiation induced by vitamin A. Develop. Biol. **7**, 394 (1963). Zit. n. Rothberg, S.: J. invest. Derm. **49**, 35–38 (1967)

Flamm, W. G., Banerjee, M. R., Counts, W. B.: Topical application of actinomycin D on mouse skin: effect on the synthesis of ribonucleic acid and protein. Cancer Res. **26**, 1349–1360 (1966)

Flaxman, B. A., Harper, R. A.: In vitro analysis of the control of keratinocyte proliferation in human epidermis by physiologic and pharmacologic agents. J. invest. Derm. **65**, 52–59 (1975)

Flaxman, B. A., Maderson, P. F. A.: Growth and differentiation of skin. J. invest. Derm. **67**, 8–14 (1976)

Flaxman, B. A., Nelson, B. K.: Ultrastructural studies of the early junctional zone formed by keratinocytes showing contact inhibition of movement in vitro. J. invest. Derm. **63**, 326–330 (1974)

Flesch, P., Esoda, E. C. J.: Pentoses in horny layers. J. invest. Derm. **32**, 437–444 (1959)

Flesch, P., Esoda, E. C. J.: Mucopolysaccharides in human epidermis. J. invest. Derm. **35**, 43–46 (1960)

Flesch, P., Esoda, E. C. J.: Isolation of a glycoproteolipid from human horny layers. J. invest. Derm. **39**, 409–415 (1962)

Flesch, P., Esoda, E. C. J.: Chemical anomalies in pathological horny layers. In: Montagna, E., Lobitz, W. C., jr.: The epidermis. London-New York: Academic Press 1964

Flesch, P., Hodgson, C., Esoda, E. C. J.: Water-soluble organic components of psoriatic scales. Arch. Derm. **85**, 476–484 (1966)

Flesch, P., Roe, D. A., Esoda, E. C. J.: The gram-staining material of human epidermis. J. invest. Derm. **34**, 17–29 (1960)

Förster, F. J., Gottschalk, K., Leonhardi, G.: Separation isolation and amino acid composition of the albumin-like fraction from psoriatic scales. Arch. Derm. Res. **256**, 75–78 (1976)

Förster, F. J., Neufarth, A., Stockum, G., Bauer, K., Frenkel, S., Fertig, U., Leonhardi, G.: Subcellular distribution of phosphatases, proteinases and ribonucleases in normal human stratum corneum and psoriatic scales. Arch. Derm. Res. **254**, 23–28 (1975)

Fräki, J. E.: Human skin proteases. Separation and characterization of two acid proteases resembling cathepsin B 1 and Cathepsin D and of an inhibitor of Cathepsin B 1. Arch. Derm. Res. **255**, 317–330 (1976)

Fräki, J. E., Hopsu-Havu, V. K.: Human skin proteases. Separation and characterization of two alkaline proteases, one splitting trypsin and the other chymotrypsin substrates. Arch. Derm. Res. **253**, 261–276 (1975)

Fräki, J. E., Hopsu-Havu, V. K.: Human skin proteases. Fractionation of psoriasis scale proteases and separation of a plasminogen activator and a histone hydrolysing protease. Arch. Derm. Res. **256**, 113–126 (1976)

Fraser, I. E. B.: Proteins of keratin and their synthesis. I. Proteins of prekeratin and keratin. Aust. J. Biol. Sci. **22**, 213–229 (1969 a)

Fraser, I. E. B.: Proteins of keratin and their synthesis. II. Incorporation von S-35-Cystine into prekeratin and keratin proteins. Aust. J. Biol. Sci. **22**, 231–238 (1969 b)

Fraser, R. D. B., MacRae, T. P., Rogers, G. E.: Keratins. Their composition, structure and biosynthesis. Springfield III: Charles C. Thomas Publ. 1972

Fraser, R. D. B., MacRae, T. P., Rogers, G. E., Filshie, B. K.: Lipids in keratinized tissues. J. Mol. Biol. **7**, 90–91 (1963)

Frater, R.: Heterogeneity in a high sulphur protein from wool. Aust. J. Biol. Sci. **22**, 1087–1090 (1969)
Freedberg, I. M.: Effects of local therapeutic agents upon epidermal macromolecular metabolism. J. invest. Derm. **45**, 529–538 (1965)
Freedberg, I. M.: Mammalian epidermal and hair root protein synthesis: subcellular localization of the synthetic site. Biochem. Biophys. Acta **224**, 219–231 (1970 a)
Freedberg, I. M.: Hair root cell-free protein synthesis. J. invest. Derm. **54**, 108–120 (1970 b)
Freedberg, I. M.: Pathways and controls of epithelial protein synthesis. J. invest. Derm. **59**, 56–65 (1972)
Freedberg, I. M., Baden, H. P.: Studies of epidermal protein metabolism. J. invest. Derm. **39**, 339–345 (1962)
Freedberg, I. M., Fine, I. H., Cordelle, F. H.: Cell-free protein synthesis in mammalian skin. J. invest. Derm. **48**, 55–66 (1967)
Freinkel, R. K.: Liogenesisi in epidermal differentiation of embryonic chicken skin. J. invest. Derm. **59**, 332–338 (1972)
Freinkel, R. K., Aso, K.: Esterification of cholesterol by epidermis. J. invest. Derm. **50**, 357 (1968)
Freinkel, R. K., Aso, K.: Esterification of cholesterol in the skin. J. invest. Derm. **52**, 148–154 (1969)
Freinkel, R. K., Aso, K.: Esterification of cholesterol by epidermis. Biochem. Biophys. Acta **239**, 98–102 (1971)
Freinkel, R. K., Fiedler-Weiss, V.: Esterification of sterols during differentiation and cornification of developing rat epidermis. J. invest. Derm. **62**, 458–462 (1974)
Freinkel, R. K., Wier, K. A.: Changing patterns of incorporation of (^{14}C)Histidine and (^{3}H)Leucine into epidermal proteins during differentiation of fetal rat skin. J. invest. Derm. **65**, 482–487 (1975)
Frichot, B. C. III, Zelickson, A. S.: Steroids, Lysosomes and Dermatitis. Acta Derm. Venereol. **52**, 311–319 (1972)
Frithiof, L.: Ultrastructural changes in the plasma membrane in human oral epithelium. J. Ultrastruct. Res. **32**, 1–17 (1970)
Fritsch, P., Diem, E.: Das enzymcytochemische Verhalten von Langzeitzellkulturen aus der Meerschweinchenepidermis. Arch. Derm. Forsch. **243**, 373–381 (1972)
Fritsch, P., Wolff, K., Hönigsmann, H.: Glycocalyx of epidermal cells in vitro: demonstration and enzymatic removal. J. invest. Derm. **64**, 30–37 (1975)
Frost, P., Weinstein, G. D., Scott, E. J. van: The ichthyosiform dermatoses II. J. invest. Derm. **47**, 561–567 (1966)
Fukuyama, K., Bernstein, I. A.: Autoradiographic studies of the incorporation of thymidine-H^3 into deoxyribonucleic acid in the skin of young rats. J. invest. Derm. **36**, 321–326 (1961)
Fukuyama, K., Bernstein, I. A.: Site of synthesis of ribonucleic acid in mammalian epidermis. J. invest. Derm. **2**, 47–52 (1963)
Fukuyama, K., Buxman, M. M., Epstein, W. L.: The preferential extraction of keratohyalin granules and interfilamentous substances of the horny cell. J. invest. Derm. **51**, 355–364 (1968)
Fukuyama, K., Epstein, W. L.: Epidermal keratinization: localisation of isotopically labeled amino acids. J. invest. Derm. **47**, 551–560 (1966)
Fukuyama, K., Epstein, W. L.: Ultrastructural autoradiographic studies of keratohyalin granule formation. J. invest. Derm. **49**, 595–604 (1967)
Fukuyama, K., Epstein, W. L.: Protein synthesis studied by autoradiography in the epidermis of different species. Amer. J. Anat. **122**, 269–273 (1968 a)
Fukuyama, K., Epstein, W. L.: Synthesis of RNA and protein during epidermal cell differentiation in man. Arch. Derm. **98**, 75–79 (1968 b)
Fukuyama, K., Epstein, W. L.: Sulfur-containing proteins and epidermal keratinization. J. Cell. Biol. **40**, 830–838 (1969)
Fukuyama, K., Epstein, W. L.: Inhibition of RNA and protein synthesis in granular cells by Actinomycin-D and Puromycin. J. invest. Derm. **56**, 211–222 (1971)
Fukuyama, K., Epstein, W. L.: Synthesis and turnover of protein(s) in nucleoli during epidermal keratinization. Exp. Cell Res. **75**, 15–22 (1972)
Fukuyama, K., Epstein, W. L.: Heterogeneous ultrastructure of keratohyalin granules: a comparative study of adjacent skin and mucous membrane. J. invest. Derm. **61**, 94–100 (1973)

Fukuyama, K., Epstein, W. L.: Heterogenous proteins in keratohyaline granules studied by quantitative autoradiography. J. invest. Derm. **65**, 113–117 (1975)
Fukuyama, K., Epstein, W. L., Epstein, J. H.: Effect of ultraviolet light on RNA and protein synthesis in differentiated epidermis cells. Nature **216**, 1031–1032 (1967)
Fukuyama, K., Nakamura, T., Bernstein, I. A.: Differentially localized incorporation of amino acids in relation to epidermal keratinization in the newborn rat. Anat. Rec. **152**, 525–536 (1965 a)
Fukuyama, K., Nakamura, T., Bernstein, I. A.: DNA synthesis in human skin studied in vitro by autoradiography. J. invest. Derm. **44**, 29–32 (1965 b)
Gara, A., Estrada, E., Rothman, S. T., Lorincz, L. A.: Deficient cholesterol esterifying ability of lesion-free skin surfaces in psoriatic individuals. J. invest. Derm. **43**, 559–564 (1964)
Garel, P., Fournier, A., Daillie, J.: Functional and modulated adaption of tRNA to fibroin biosynthesis in the SILK gland of BOMBYX MORI L. 24. Colloq. Ges. Biol. Chem. Mosbach, 323–331 (1973)
Gelfant, S., Candelas, G. C.: Regulation of epidermal mitosis. J. invest. Derm. **59**, 7–12 (1972)
Gentele, H., Lagerholm, B., Lodin, A.: Demonstration of sulfhydryl groups in normal skin and psoriasis by the use of Hg 203. Acta Derm.-Venereol. **40**, 85–88 (1960)
Gerstein, W.: The phospholipids of normal and psoriatic skin. J. invest. Derm. **40**, 105–109 (1963)
Gerstein, W.: Cell proliferation in human fetal epidermis. J. invest. Derm. **57**, 262–265 (1971)
Gillespie, J. M.: The isolation and properties of some soluble proteins from wool. I. The isolation of a low-sulphur protein. Aust. J. Biol. Sci. **13**, 81–103 (1960)
Gillespie, J. M.: The isolation and properties of some soluble proteins from wool. II. The preferential extractions of high-sulphur proteins. Aust. J. Biol. Sci. **15**, 262–277 (1962 a)
Gillespie, J. M.: The isolation and properties of some soluble proteins from wool. III. The heterogeneity of the low-sulphur wool protein SCMKA 2. Aust. J. Biol. Sci. **15**, 564–571 (1962 b)
Gillespie, J. M.: The isolation and properties of some soluble proteins from wool. IV. The isolation of the high-sulphur protein SCMKB 1. Aust. J. Biol. Sci. **15**, 572–583 (1962 c)
Gillespie, J. M.: The isolation and properties of some soluble proteins from wool. V. The isolation of the high sulfur protein SCMKB 2. Aust. J. Biol. Sci. **16**, 241–251 (1963 a)
Gillespie, J. M.: The isolation and properties of some soluble proteins of wool. VII. The heterogeneity of the high sulfur proteins. Aust. J. Biol. Sci. **16**, 259–280 (1963 b)
Gillespie, J. M.: The high sulphur proteins of normal and aberrant keratins. In: Biology of Skin and Hair Growth (eds. A. G. Lyne and B. F. Short). Sydney: Angus and Robertson 1965
Gillespie, J. M.: Mammoth hair: stability of α-keratin structure and constituent proteins. Science **170**, 1100–1102 (1970)
Gillespie, J. M., Inglis, A. S.: A comparative study of high-sulphur proteins from α-keratins. Comp. Biochem. Physiol. **15**, 175–185 (1965 a)
Gillespie, J. M., Inglis, A. S.: High sulphur proteins as a major cause of variation in sulphur content between α-keratins. Nature **207**, 1293–1294 (1965 b)
Gillespie, J. M., O'Donnell, I. J., Thompson, E. O. P.: The interaction between high- and low-sulphur proteins extracted from α-keratin. Aust. J. Biol. Sci. **15**, 409–412 (1962)
Gilmartin, M. E., Freedberg, I. M.: Isolation and characterization of epidermal ribosomes. J. invest. Derm. **64**, 90–95 (1975)
Gilmartin, M. E., Freedberg, M. A., Freedberg, I. M.: Mammalian epidermal protein synthesis: initiation factors. J. invest. Derm. **67**, 240–245 (1976)
Glomset, J. A.: The mechanism of the plasma cholesterol esterification reaction: plasma fatty acid transferase. Biochem. Biophys. Acta **65**, 128–135 (1962)
Glomset, J. A.: Further studies of the mechanism of the plasma cholesterol esterification reaction. Biochem. Biophys. Acta **70**, 389–395 (1963)
Glomset, J. A., Kaplan, D. M.: The distribution of plasma fatty acid transferase-like activity in rat tissues. Biochem. Biophys. Acta **98**, 41–46 (1965)
Göppert, H.: Allgemeine Physiologie der Haut. In: Dermatologie und Venerologie Bd. I/1 (Hrsg. H. A. Gottron und W. Schönfeld). Stuttgart: Thieme 1961
Goldsmith, L. A., Baden, H. P.: Uniquely oriented epidermal lipid. Nature **225**, 1052–1053 (1970)
Goldsmith, L. A., Kang, E., Bienfang, D. C., Jimbow, K., Gerald, P., Baden, H. P.: Tyrosinemia with plantar and palmar keratosis and keratitis. J. Pediatr. **83**, 798–805 (1973)
Goldsmith, L. A., Martin, C. M.: Human epidermal transamidase. J. invest. Derm. **64**, 316–321 (1975)

Goldsmith, L. A., O'Barr, T.: Serine biosynthesis in human hair follicles by the phosphorylated pathway: follicular 3-phosphoglycerate dehydrogenase. J. invest. Derm. **66**, 360–366 (1976)

Gray, G. M., Yardley, H. J.: Mitochondria and nuclei of pig and human epidermis: isolation and lipid composition. J. invest. Derm. **64**, 423–430 (1975)

Grobstein, C.: Mechanism of organogenetic tissue interaction. Nat. Cancer Inst. Monograph **26**, 1967. Zit. n. Billingham et al., 1971

Grove, G. L., Anderton, R. L., Smith, J. G.: Cytophotometric studies of epidermal proliferation in psoriatic and normal skin. J. invest. Derm. **66**, 236–238 (1976)

Grünberg, T. H., Szakall, A.: Über den Gehalt an Schwefel und wasserlöslichen Bestandteilen in der verhornten Epidermis bei normaler und pathologischer Verhornung (Psoriasis). Arch. klin. exp. Derm. **201**, 361–377 (1955)

Grünberg, T. H., Szakall, A.: Über das Verhalten der Pentosen und polarographisch reduzierbaren Substanzen in der verhornten Epidermis bei normaler und pathologischer Verhornung (Psoriasis vulgaris). Arch. Derm. **208**, 402–409 (1959)

Guidotti, G.: Membrane proteins. Ann. Rev. Biochem. **41**, 731–752 (1972)

Gumucio, J., Feldkamp, C., Bernstein, I. A.: Studies on localization of "histidine-rich" peptide material present in epidermis of the newborn rat. J. invest. Derm. **49**, 545–557 (1967)

Gurdon, J. B.: Transplanted nuclei and cell differentiation. Sci. Amer. **219**, 24–35 (1968)

Hadorn, E.: Transdetermination in cells. Sci. Amer. **219**, 110–114 (1968)

Hais, I. M., Strych, A.: Increase in urocanate concentration in human epidermis following insolation. Experientia **24**, 231–232 (1968)

Hais, I. M., Strych, A., Spacek, J., Zenisek, A., Kral, J. A.: The increase of epidermal imidazoleacrylic acid following insolation. J. invest. Derm. **55**, 39–46 (1970)

Hais, I. M., Zenisek, A., Kral, J. A.: Der Beitrag der Urokaninsäure zum Schutz der Haut gegen die erythemogene und kanzerogene Sonnenstrahlung. Z. angew. Bäder- Klimaheilk. **13**, 285–292 (1966)

Hambrick, G. W., Lamberg, S. I., Bloomberg, R.: Observation on keratinization of human skin in vitro. J. invest. Derm. **47**, 541–550 (1966)

Hansen, A. E., Adam, D. J. D., Wiese, H. F., Boelsche, A. N., Haggard, M. E.: Essential fatty acid deficiency in infants. In: "Essential fatty acids". Ed. by Sinclair, H. M. New York: Academic Press 1958

Hanusova, S.: Psoriasis im Flächenbild. Arch. klin. exp. Derm. **210**, 227–251 (1960)

Harding, H. W. J., Rogers, G. E.: ε-(γ-Glutamyl)lysine cross-linkage in citrulline-containing protein fractions from hair. Biochem. **10**, 624–630 (1971)

Harkness, D. R., Bern, H. A.: Radioautographic studies of hair growth in the mouse. Acta anat. **31**, 35–45 (1957)

Harper, R. A., Flaxman, B. A., Chopra, D. P.: Mitotic response of normal and psoriatic keratinocytes in vitro to compounds known to affect intracellular cyclic AMP. J. invest. Derm. **62**, 384 (1974)

Hashimoto, K.: Cementsome, a new interpretation of the membrane-coating granule. Arch. Derm. Forsch. **240**, 349–364 (1971)

Hashimoto, K., King, L. E., Yamanishi, Y., Beachey, E. H., Maeyens, E.: Identification of the substance bindung pemphigus antibody and concanavalin in the skin. J. invest. Derm. **62**, 423–435 (1974)

Hashimoto, K., Kumakiri, M.: Intranuclear tonofilaments in verruca vulgaris. J. invest. Derm. **67**, 285–287 (1976)

Hashimoto, K., Lever, W. F.: The intercellular cement in pemphigus vulgaris, an electron microscopic study. Dermatologica **135**, 27–34 (1967)

Haylett, T., Swart, L. S., Parris, D., Joubert, F. J.: The primary structure of some high sulfur proteins of reduced wool. Appl. Poly. Symp. **18**, 37–44 (1971)

Hayward, A. F., Hackemann, M.: Electron microscopy of membrane-coating granules and a cell surface coat in keratinized and nonkeratinized human oral epithelium. J. Ultrastruct. Res. **43**, 205–219 (1973)

Heikkinen, J. E., Järvinen, M., Jansén, C. R.: Purification and biochemical characterization of rat skin Cathepsin D. J. invest. Derm. **65**, 272–278 (1975)

Hergersberg, H.: Untersuchungen über den Verhornungsprozeß in der Epidermis. Z. Zellforsch. **45**, 569–577 (1957)

Herrmann, F., Ippen, H., Schaefer, H., Stüttgen, G.: Biochemie der Haut. Stuttgart: Thieme 1973

Herrmann, F., Scher, R., Coon, W. M., Mandol, L.: Untersuchungen der Lipoide in verschiedenen Bezirken der Hautoberfläche und in verschiedenen Lagen der Hornschicht (Menge, Säurezahl, Ausbreitungsindex). Hautarzt **11**, 8–15 (1960)
Herrmann, W. P.: Incomplete arylamidase in psoriasis scales. Arch. Derm. Res. **255**, 231–236 (1976)
Hers, H. G., Hoff, F. van (eds.): Lysosomes and storage diseases. London-New York: Academic Press 1973
Hess, R.: Drugs in experimental atherosclerosis. Adv. Lipid Res. **2**, 295–341 (1964)
Hicks, D. M.: The permeability of rat transitional epithelium Keratinization and the barrier to water. J. Cell. Biol. **28**, 21–31 (1966)
Hochschild, R.: Lysosomes, membranes and aging. Exp. Geront. **6**, 153–166 (1971)
Hodgson, C.: Nucleic acids and their decomposition products in normal and pathological horny layers. J. invest. Derm. **39**, 69–78 (1962)
Hoekstra, W. G., Phillips, P. H.: Effects of topically applied mineral oil fractions on the skin of guinea pigs. J. invest. Derm. **40**, 79–88 (1963)
Hönigsmann, H., Wolff, K., Konrad, K.: Epidermal lysosomes and ultraviolet light. J. invest. Derm. **63**, 337–342 (1974)
Hoober, J. K., Bernstein, I. A.: Studies on the mechanism of the localized incorporation of glycine-H^3 in newborn rat epidermis. Fed. Proc. **22**, 238 (1963)
Hoober, J. K., Bernstein, I. A.: Protein synthesis related to epidermal differentiation. Proc. Nat. Acad. Sci. USA **56**, 594–601 (1966)
Hook, B., Neufahrt, A., Leonhardi, G.: Separation of water soluble proteins in psoriatic scales with different polyacrylamide gel concentrations and molecular weight estimations of the separated bands by disc-electrophoresis. Arch. Derm. Forsch. **250**, 245–252 (1974)
Horacek, J.: Zur Problematik der epidermalen Barrieren. II. Symp. dermatol. Brünn Oktober 1964
Humphreys, T., Penman, S., Bell, E.: The appearance of stable polysomes during the development of chick down feathers. Biochem. Biophys. Res. Comm. **17**, 618–623 (1964)
Ide, H., Fishman, W. H.: Dual localisation of β-glucoronidase and acid phosphatase in lysosomes and microsomes. II. Membrane-associated enzymes. Histochemie **20**, 300–321 (1969)
Incedayi, C. K., Ottenstein, B.: Neuere Untersuchungen über die Beziehungen zwischen Psoriasis und Lipoidosen. Acta Derm. Venereol. **21**, 674–698 (1941)
Intoccia, A. P., Walsh, J. M., Bogner, R. L.: Absorption and incorporation of Methionine-S^{35} into hair. J. Pharm. Sci. **53**, 372–375 (1964)
Ishikawa, H., Klingmüller, G., Seebach, A. von: Biochemische Untersuchungen in der pathologischen Hornschicht. Arch. klin. exp. Derm. **221**, 566–583 (1965)
Itoiz, M. E., Rey, B. M. de, Cabrini, R. L.: Thiamine pyrophosphatase and acid phosphatase. Their ultrastructural localization in rat skin. Arch. Derm. Forsch. **252**, 131–137 (1975)
Iwashita, K.: Studies on the epidermal keratinization. Japan. J. Derm. Ser. B: **76**, 298–326 (1966)
Jacobi, O.: Die Inhaltsstoffe des normalen Stratum corneum und Callus menschlicher Haut. I. Wasser, Hauttalg, reduzierende Substanzen, Pentosen, Desoxyribose, Glucosamin. Arch. klin. exp. Derm. **230**, 183–194 (1967)
Jacobi, O.: Die Inhaltsstoffe des normalen Stratum Corneum und Callus menschlicher Haut. II. Dünnschichtchromatographische Untersuchung auf freie und gebundene Zucker. Arch. klin. exp. Derm. **233**, 383–406 (1969)
Jacobi, O.: Die Inhaltsstoffe des normalen Stratum corneum und Callus menschlicher Haut. III. Milchsäure, Kreatin, Kreatinin, Harnstoff, Cholin. Arch. klin. exp. Derm. **240**, 107–118 (1971)
Jarrett, A.: A histological method for the demonstration of cysteine desulphurase. J. Hist. Cytochem. **10**, 400–401 (1962)
Jarrett, A.: Histochemistry of keratinization. In: Ebling, J.: The Mammalian epidermis and its derivatives. Symp. Zoolog. Soc. London **12**, 55–65 (1964)
Jarrett, A.: Acid nucleases in human skin. J. invest. Derm. **49**, 443 (1967)
Jarrett, A.: The epidermis. In: The physiology and pathophysiology of the skin. London-New York: Academic Press 1973
Jarrett, A., Spearman, R. I. C.: Histochemistry of the skin-psoriasis. London: The English Universities Press 1964
Jarrett, A., Spearman, R. I. C., Riley, P. A., Cane, A. K.: The distribution of epidermal phospholipids and their relation to the alkaline phosphatase activity of the granular layer. J. invest. Derm. **44**, 311–319 (1965)

Jarrett, A., Witham, K. M., Hardy, J. A.: Enzyme changes in lichen planus. Arch. derm. Forsch. **252**, 257–266 (1975)

Jensen, J. E., Esterly, N. B.: The ichthyosis mouse: histologic, histochemical, ultrastructural and autoradiographic studies of interfollicular epidermis. J. invest. Derm **68**, 23–32 (1977)

Jessen, H.: Two types of keratohyalin granules. J. Ultrastruct. Res. **33**, 95–115 (1970)

Jessen, H.: Electron cytochemical demonstration of sulfhydryl groups in keratohyalin granules and in the peripheral envelope of cornified cells. Histochemie **33**, 15–29 (1973)

Juliano, R. L.: The proteins of the erythrocyte membrane. Biochem. Biophys. Acta **300**, 341–378 (1973)

Kandutsch, A. A.: Sterol metabolism in skin and epidermis. In: Montagna, W., Lobitz, W. C., jr.: The epidermis. London-New York: Academic Press 1964

Kantner, M.: Entwicklungsmorphologie der Haut im Kindesalter, Hdb. Kinderheilkunde (Hrsg. H. von Opitz und F. Schmid, Bd. 9: Pädriatrische Grenzgebiete – Augen – Ohren – Zähne – Haut (Redig. von H. Mai, bearb. von G. Beckmann, H. Berger, K. Dietel u. a.). Berlin-Heidelberg-New York: Springer 1968

Kapeller, M., Gal-Oz, R., Grover, N. B., Doljanski, F.: Natural shedding of carbohydrate-containing macromolecules from cell surfaces. Exp. Cell Res. **79**, 152–158 (1973)

Karasek, M. A.: Growth and differentiation of transplanted epithelial cell cultures. J. invest. Derm. **51**, 247–252 (1968)

Karasek, M. A.: Dermal factors affecting epidermal cells in vitro. J. invest. Derm. **59**, 99–101 (1972)

Karasek, M. A.: In vitro growth and maturation of epithelial cells from postembryonic skin. J. invest. Derm. **65**, 60–66 (1975)

Kariniemi, A. L.: Culture of psoriatic and uninvolved human skin in diffusion chambers in mice. J. invest. Derm. **63**, 388–391 (1974)

Karlson, P.: Biochemie, 8. Aufl. Stuttgart: Thieme 1972

Kawasaki, T., Yamashina, I.: Metabolic studies of rat liver plasma membranes using D-(I-^{14}C)glucosamine. Biochem. Biophys. Acta **225**, 234–238 (1971)

Keddie, F., Sakai, D.: Morphology of the horny cells of superficial stratum corneum. Cell membranes amd melanin granules. J. invest. Derm. **44**, 135–138 (1965)

Kellum, R. E.: Human sebaceous gland lipids. Analysis by thin-layer chromatography. Arch. Derm. **95**, 218–220 (1967)

Kingery, F. A. J., Kellum, R. E.: Essential fatty acid deficiency. Arch. Derm. **91**, 272–279 (1965)

Klaschka, F.: Untersuchungen zur autolytischen und heterolytischen Aktivität der Proteasen normaler und pathologisch veränderter Epidermis und Cutis. I. Normale Haut. Arch. klin. exp. Derm. **215**, 137–150 (1962)

Klenha, J., Krs, V.: Lysozyme in mouse and human skin. J. invest. Derm. **49**, 396–399 (1967)

Klenk, E., Kahlke, W.: Über das Vorkommen der 3.7.11.15-Tetramethyl-hexadecansäure (Phytansäure) in den Cholesterinestern und anderen Lipidfraktionen der Organe bei einem Krankheitsfall unbekannter Genese (Verdacht auf Heredopathia atactica polyneuritiformis (Refsum-Syndrom). Hoppe Seylers Z. physiol. Chem. **333**, 133–139 (1963)

Kligman, A. M.: The biology of the stratum corneum. In: Montagna, W., Lobitz, W. C., jr.: The epidermis. London-New York: Academic Press 1964

Kloss, G., Schwarz, E.: Freie Aminosäuren und andere Ninhydrin-positive Substanzen in normaler Hornschicht und in Psoriasis-Schuppen. Arch. klin. exp. Derm. **228**, 188–198 (1967)

Knop, R.: Isolierung und Charakterisierung von m-RNS aus tierischer Epidermis. Inaugural-Dissertation FU Berlin 1976

Koecke, H. U.: Vergleichende Histologie der Haut. In: Jadassohn, J.: Handbuch der Haut- und Geschlechtskrankheiten, Erg. Bd. I/1. Berlin-Heidelberg-New York: Springer 1968

Komura, J., Watanabe, S.: Desmosome-like structures in the cytoplasm of normal human keratinocyte. Arch. Derm. Res. **253**, 145–149 (1975)

Kooyman, D. J.: LXI. Lipids of the skin. Some changes in the lipids of the epidermis during the process of keratinization. Arch. Derm. Syph. **25**, 444–450 (1932)

Korting, G. W., Nitz-Litzo, D.: Zur Kenntnis der Aminosäureabscheidung der Hautoberfläche. Arch. Derm. Syph. **194**, 405–413 (1952)

Krämer, D., Pathak, M. A., Güngerich, U.: Isolation and characterization of mammalian skin DNA. J. invest. Derm. **54**, 431 (1970)

Krämer, D. M., Pathak, M. A., Güngerich, U.: Isolation and characterization of epidermal DNA and RNA from guinea pig skin. J. invest. Derm. **56**, 55–60 (1971)

Kral, J. A., Zenisek, A., Strych, A., Hais, I. M., Petranova, O., Kalouskova, A., Hovorka, J.: Urocaninsäuregehalt der Epidermis bei Afrikanern und Europäern. Parf. Kosm. **48**, 193–195 (1967)

Krawczyk, W. S.: Ultrastructural studies on the external surface coat of epidermal cells. Alcian Blue-Lanthanum Nitrate staining during wound healing. Arch. Derm. Res. **255**, 157–162 (1976)

Krawczyk, W. S., Wilgram, G. F.: The synthesis of keratinosomes during epidermal wound healing. J. invest. Derm. **64**, 263–267 (1975)

Krieg, L., Kühlmann, I., Marks, F.: Effect of tumour-promoting phorbol esters and of acetic acid on mechanisms controlling DNA synthesis and mitosis (chalones) and on the biosynthesis of histidine-rich protein in mouse epidermis. Cancer Res. **34**, 3135–3146 (1974)

Krueger, G. G., Manning, D. D., Malouf, J., Ogden, B.: Long-term maintenance of psoriatic human skin on congenitally athymic (nude) mice. J. invest. Derm. **64**, 307–312 (1975)

Kügelgen, H. von, Schwarz, E.: Zur Frage von Altersveränderungen der Hautoberfläche. Arch. Derm. Forsch. **248**, 355–360 (1974)

Kumaroo, K. K., Gray, R. H., Kaman, R. L., Bernstein, I. A.: Isolation and characterization of polyribosomes from the epidermis of the newborn rat. J. invest. Derm. **59**, 305–312 (1972)

Lagerholm, B.: Cellular changes in the psoriatic epidermis. Acta Derm. Venereol. **45**, 99–112 (1965 a)

Lagerholm, B.: Cellular changes in the psoriatic epidermis. Akad. Abh. Stockholm 1965 b

Langerhans, P.: Über Tastkörperchen und Rete Malpighii. Arch. Mikr. Anat. Entwicklungsmech. **9**, 730–744 (1973)

Laurence, E. B., Christophers, E.: Selective action of hydrocortisone on postmitotic epidermal cells in vivo. J. invest. Derm. **66**, 222–229 (1976)

Lavker, R. M.: Lipid synthesis in chick epidermis. J. invest. Derm. **65**, 93–101 (1975)

Lavker, R. M., Matoltsy, A. G.: Formation of horny cells. The fate of cell organelles and diffentiation products in ruminal epithelium. J. Cell Biol. **44**, 501–512 (1970)

Lazarus, G. S., Hatcher, V. B., Levine, N.: Lysosomes and the skin. J. invest. Derm. **65**, 259–271 (1975)

Lee, L. D., Baden, H. P., Kubilus, J., Fleming, B. F.: Immunology of epidermal fibrous proteins. J. invest. Derm. **67**, 521–525 (1976)

Lee, L. D., Fleming, B. C., Waitkus, R. F., Baden, H. P.: Isolation of the polypeptide chains of prekeratin. Biochem. Biophys. Acta **412**, 82–90 (1975)

Leonhardi, G., Glasenapp, I. von, Brühl, G.: Die freien Aminosäuren der menschlichen Haut. Hoppe-Seylers Z. physiol. Chem. **292**, 89–94 (1953)

Leonhardi, G., Löhner, L., Gürenci, J., Holtz, H.: Water soluble epidermal proteins: demonstration of thiol groups and enzymatic activities of the carboxyesterase and peroxydase. Arch. derm. Forsch. **243**, 382–391 (1972)

Leonhardi, G., Löhner, L., Gürenci, J., Schmidt, J.: Auftrennung wasserlöslicher, epidermaler Proteine mittels Disc-Elektrophorese. Arch. klin. exp. Derm. **234**, 61–69 (1969)

Leonhardi, G., Steigleder, K.: Biochemie und Histochemie der Enzyme in der Haut. Die Histotopochemie der Enzyme in der Haut. Akt. Probleme der Dermat. **1**, 47–106 (1959)

Letterer, E.: Allgemeine Pathologie. Stuttgart: Thieme 1959

Leuchtenberger, C., Lund, H. Z.: The chemical nature of the so-called keratohyaline granules of the stratum granulosum of the skin. Exp. Cell Res. **2**, 150–152 (1951)

Liappis, N., Jäkel, A.: Über die Ausscheidung der freien Aminosäuren im menschlichen ekkrinen Schweiß. Arch. Derm. Res. **254**, 185–203 (1975)

Liefländer, M., Tronnier, H.: Beitrag zur Biochemie des Schwefels in der menschlichen Haut. Dermatologica **109**, 295–306 (1954)

Liew, C. C., Haslett, G. W., Allfrey, V. G.: N-Acetyl-seryl-tRNA und polypeptid chain initiation during histone biosynthesis. Nature **226**, 414–417 (1970)

Lindley, H., Broad, A., Damaglou, A. P., Darskus, R. L., Elleman, T. C., Gillespie, J. M., Moore, C. H.: The high sulphur protein fraction of keratins. Appl. Poly. Symp. **18**, 21–35 (1971)

Lipnik, M. J., Levy, S. H.: Altered L-Methionine S^{35} utilization in psoriasis. J. invest. Derm. **32**, 519–524 (1959)

Liss, M., Lever, W. F.: The amino acid and nucleotide composition of the proteins and of RNA of psoriatic scales. J. invest. Derm. **40**, 45–49 (1963)

Lock, R. A., Harding, H. W., Rogers, G. E.: Arginine transferase activity in homogenates from guinea-pig hair follicles. J. invest. Derm. **67**, 582–586 (1976)

Long, V. J. W.: Variations in lipid composition at different depths in the cow snout epidermis. J. invest. Derm. **55**, 269–273 (1970)

Long, V. J. W., Yardley, H. J.: Phospholipids in cultured guinea pig skin. J. invest. Derm. **54**, 174–177 (1970)

Lorincz, A. L.: Diskussion zu Wilkinson, D. I., Farber, E. M. J. invest. Derm. **49**, 531 (1967)

Lustig, B., Katchen, B., Reiss, F.: The amino acid composition of the horny layer of the human skin. J. invest. Derm. **30**, 159–163 (1958)

Maderson, P. F. A.: On how an archosaurian scale might have given rise to an avian feather. Amer. Naturalist **106**, 424–428 (1972)

Maggi, V. M.: Lyosomal and non-lyosomal acid hydrolases in animal cells. Biochem. J. **III**, 25P–26P (1969)

Mahrle, G., Orfanos, C. E.: Glykokalyx und Membranenzyme als epidermaler Steuermechanismus. Hautarzt Suppl. **I**, 212–215 (1976)

Mali, J. W. H.: The transport of water through the human epidermis. J. invest. Derm. **27**, 451–469 (1955)

Malkinson, F. D., Rothman, S. T.: Percutaneous absorption. In: Jadassohn, J.: Handbuch der Haut- und Geschlechtskrankheiten, Erg. Bd I/3. Berlin-Göttingen-Heidelberg: Springer 1963

Malten, K. E., Spruit, D., Boemaars, H. G. M., Keizer, M. J. M. de: Horny layer injury by solvents. Berufsdermatosen **16**, 135–147 (1968)

Marchionini, A., Manz, E., Huss, F.: Der Cholesteringehalt der Hautoberschicht bei der Seborrhoe und bei der Psoriasis; Beiträge zur Kenntnis der pathochemischen Hautkonstitution des Status seborrhoicus. Arch. Derm. Syph. **176**, 613–645 (1938)

Marchionini, A., Spier, H. W.: Orthologie und Pathologie der Ausscheidung der Haut. In: Büchner, F., Letterer, E., Roulet, F.: Handbuch der allgemeinen Pathologie, Bd. V/2. Berlin-Göttingen-Heidelberg: Springer 1959

Marghescu, S.: Über wasserlösliche Proteine in normaler und psoriatischer Hornschicht. I. Das PAA-Gel-elektrophoretische Proteinspektrum. Arch. klin. exp. Derm. **228**, 327–332 (1967)

Marks, R., Halprin, K., Fukui, K., Graff, D.: Topically applied triamcinolone and macromolecular synthesis by human epidermis. J. invest. Derm. **56**, 470–473 (1971)

Matoltsy, A. G.: Sedimentation studies of epidermal keratins. Keratin A and Keratin B. J. Biophys. Biochem. Cytol. **2**, 361–363 (1956)

Matoltsy, A. G.: Soluble proteins in different levels of the epidermis. J. invest. Derm. **42**, 111–114 (1964)

Matoltsy, A. G.: Soluble Prekeratin. In: Biology of the skin and hair growth (eds. A. G. Lyne and B. F. Short). Sydney: Angus & Robertson 1965

Matoltsy, A. G.: Keratinization of the avian epidermis. J. Ultrastruct. Res. **29**, 438–458 (1969)

Matoltsy, A. G.: Desmosomes, filaments and keratohyaline granules: their role in the stabilization and keratinization of the epidermis. J. invest. Derm. **65**, 127–142 (1975)

Matoltsy, A. G.: Keratinization. J. invest. Derm. **67**, 20–25 (1976)

Matoltsy, A. G., Balsamo, C. A.: The components of the cornified epithelium of the human skin. J. invest. Derm. **25**, 71–74 (1955 a)

Matoltsy, A. G., Balsamo, C. A.: A study of the components of the cornified epithelium of human skin. J. Biophys. Biochem. Cytol. **1**, 339–360 (1955 b)

Matoltsy, A. G., Downes, A. M., Sweeney, T. M.: Studies of the epidermal water barrier. II. Investigation of the chemical nature of the water barrier. J. invest. Derm. **50**, 19–26 (1968)

Matoltsy, A. G., Herbst, F. S. M.: A study of human epidermal proteins. J. invest. Derm. **26**, 339–342 (1956)

Matoltsy, A. G., Lavker, R. M., Matoltsy, M. N.: Demonstration of cystine-containing protein in keratohyalin granules of the epidermis. J. invest. Derm. **62**, 406–410 (1974)

Matoltsy, A. G., Matoltsy, M. N.: A study of morphological and chemical properties of keratohyalin granules. J. invest. Derm. **38**, 237–247 (1962)

Matoltsy, A. G., Matoltsy, M. N.: A study of the soluble proteins of normal and pathologic horny tissues by a modified disc-electrophoresis technic. J. invest. Derm. **41**, 255–257 (1963)

Matoltsy, A. G., Matoltsy, M. N.: The membrane protein of horny cells. J. invest. Derm. **46**, 127–129 (1966)

Matoltsy, A. G., Matoltsy, M. N.: The chemical nature of keratohyalin granules of the epidermis. J. Cell Biol. **47**, 593–603 (1970)
Matoltsy, A. G., Parakkal, P. F.: Membrane-coating granules of keratinizing epithelia. J. Cell Biol. **24**, 297–307 (1965)
Matsunaka, M., Mishima, Y.: Electron microscopy of embryonic human epidermis at seven and ten weeks. Acta Derm.-Venereol. **49**, 241–250 (1969)
McCabe, M. G. P., Mier, P. D.: Fractionation of the acid-soluble phosphate esters in the lesions of eczema and psoriasis. Brit. J. Derm. **75**, 358–362 (1963)
Meister, A., Bukenberger, M. W.: Enzymatic conversion of d-glutamic acid to D-pyrrolidone carboxylic acid by mammalian tissues. Nature **194**, 557–559 (1962)
Melbye, S. W., Freedberg, I. M.: Epidermal nucleases: purification and characterization of ribonuclease from mammalian epidermis. Biochim. Biophys. Acta **384**, 466–476 (1975)
Mercer, E. H.: Keratin and keratinization: an essay in molecular biology. Oxford-London-New York-Paris: Pergamon Press, 1961
Mercer, E. H., Jahn, R. A., Maibach, H. I.: Surface coats containing polysaccharides on human epidermal cells. J. invest. Derm. **51**, 204–214 (1968)
Mercer, E. H., Maibach, H. I.: Intercellular adhesion and surface coats of epidermal cells in psoriasis. J. invest. Derm. **51**, 215–221 (1968)
Mercer, E. H., Munger, B. L., Rogers, G. E., Roth, S. I.: A suggested nomenclature for fine-structural components of keratin and keratin-like products of cells. Nature **201**, 367–368 (1964)
Middleton, J. D.: The mechanism of water binding in stratum corneum. Brit. J. Derm. **80**, 437–450 (1968)
Miescher, G.: Die Haut als Organ der Abwehr. Hautarzt **8**, 88–93 (1957)
Miescher, G., Speck, K.: Die Beeinflussung der bakteriziden Wirkung des Hautfettes durch die Aminosäuren der Hautoberfläche. Naunyn-Schmiedebergs Arch. exp. Path. Pharm. **230**, 223–227 (1957)
Miyagawa, T., Anai, M., Urabe, H.: Degradation of deoxyribonucleic acid by guinea pig epidermal extracts. Arch. Derm. Res. **254**, 79–85 (1975)
Miyagawa, T., Koda, M., Urabe, H.: Chromatographic fractionation and partial characterization of acid phosphatase in guinea-pig epidermis. J. invest. Derm. **63**, 476–478 (1974)
Moffat, G. H.: Effects of actinomycin D on RNA metabolism in the growing hair follicles of the mouse. J. invest. Derm. **63**, 199–205 (1974)
Montagna, W.: The structure and function of skin. London-New York: Academic Press 1962
Montagna, W., Eisen, A. Z., Rademacher, A. H., Chase, H. B.: Histology and cytochemistry of human skin. VI. The distribution of sulfhydryl and disulfide groups. J. invest. Derm. **23**, 23–32 (1954)
Montagna, W., Scott, E. J. van: The anatomy of the hair follicle. In: Montagna, W., Ellis: The biology of the hair growth. London-New York: Academic Press 1958
Moore, J. T., Karasek, M. A.: Isolation and properties of a germinative and a non-germinative cell population from postembryonic mouse, rabbit and human epidermis. J. invest. Derm. **56**, 318–324 (1971)
Moretti, G., Mescon, H.: Histochemical distribution of acid phosphatase in normal human skin. J. invest. Derm. **26**, 347–360 (1956)
Moritz, W.: Das Vitamin A als Differenzierungshemmer des gesamten Epithels. Zschr. Anat. Entwicklungsgesch. **112**, 271–303 (1943)
Moschetto, Y., Dautrevaux, M., Biserte, G.: Fractionnement des kératines de la laine sur Sephadex G 75. Etude électrophorétique et composition en amino-acides. Bull. Soc. Chim. Biol. **47**, 1273–1277 (1965)
Mustakallio, K. K., Kiistala, U., Piha, H. J., Nieminen, E.: Epidermal lipids in Besnier's prurigo (Atopic eczema). Ann. Med. exp. Fenn **45**, 323–325 (1967)
Nagy-Vezekényi, C.: On the histidine content of human epidermis. Brit. J. Derm. **81**, 685–691 (1969)
Nagy-Vezekényi, K., ZS-Nagy, I., Török, E.: Die Wirkung einiger Lösungsmittel auf die Epidermis. Arch. derm. Forsch. **252**, 53–61 (1975)
Neufahrt, A., Förster, F. J., Besser, H., Balikcioglu, S.: Isolierung und Aminosäurenzusammensetzung zweier pathologisch erhöhter Proteine aus Psoriasisschuppen. Arch. derm. Forsch. **252**, 305–309 (1975)

Nicolaides, N.: Lipids, membranes and the human epidermis. In: Montagna, W., Lobitz, W.C., jr.: The epidermis. London-New York: Academic Press 1964

Nicolaides, N., Ansari, M.N.A., Fu, H.C., Lindsay, D.G.: Lipid composition of comedones compared with that of human skin surface in acne patients. J. invest. Derm. **54**, 487–495 (1970)

Nicolaides, N., Levan, N.E., Fu, H.C.: The lipid pattern of the wen. J. invest. Derm. **50**, 189–194 (1968)

Nix, T.E., jr., Black, O., jr., Nordquist, R.E., Anglin, J.H., Everett, M.A.: The epidermal irregular dense body: correlation of ultrastructural histochemistry with biochemical charakteristics. J. invest. Derm. **45**, 432–447 (1965)

Nix, T.E., jr., Nordquist, R.E., Scott, B.A., jr., Everett, B.A., Everett, M.A.: Ultrastructural changes in stratum corneum induced by ultraviolet light. J. invest. Derm. **43**, 301–318 (1964)

Nordquist, R.E., Olson, R.L., Everett, M.A.: The transport, uptake and storage of ferritin in human epidermis. Arch. Derm. **94**, 482–490 (1966)

Odland, G.F.: A submicroscopic granular component in human epidermis. J. invest. Derm. **34**, 11–15 (1960)

Odland, G.F.: Tonofilaments and keratohyalin. In: Montagna, W., Lobitz, W.C., jr.: The epidermis. London-New York: Academic Press 1964

O'Donnell, I.J.: The search for a simple keratin – the precursor keratins from cow's lip epidermis. Aust. J. Biol. Sci. **24**, 1219–1234 (1971)

O'Donnell, I.J., Thompson, E.O.P.: Studies on oxidized wool. VI. Interactions between high and low-sulphur proteins and their significance in the purification of extracted wool proteins. Aust. J. Biol. Sci. **15**, 740–756 (1962)

O'Donnell, I.J., Thompson, E.O.P.: Studies on reduced wool. IV. The isolation of a major component. Aust. J. Biol. Sci. **17**, 973–989 (1964)

Oehlert, W.: Die Steuerung der Regeneration im mehrschichtigen Plattenepithel. Verhandl. Dt. Ges. Pathol. 50. Tagung, 90–118 (1966)

Ogawa, H., Goldsmith, L.A.: Human epidermal transglutaminases: preparation and properties. J. Biol. Chem. **251**, 7281–7288 (1976)

Ogawa, H., Goldsmith, L.A.: Human epidermal transglutaminase. II. Immunologic properties. J. invest. Derm. **68**, 32–35 (1977)

Ogura, R., Knox, J.M., Griffin, A.C.: An evaluation of methods for determining the sulfhydryl and disulfide concentration in the stratum corneum. J. invest. Derm. **35**, 125–129 (1960)

Ogura, R., Knox, J.M., Griffin, A.C., Kusuhara, M.: The concentration of sulfhydryl and disulfide in human epidermis, hair and nail. J. invest. Derm. **38**, 69–75 (1962)

Ohkawara, A., Halprin, J., Barber, P., Halprin, K.M.: Human epidermal isoenzymes. Arch. Derm. **95**, 412–415 (1967)

Ohkawara, A., Halprin, K.M., Taylor, J.R., Levine, V.: Acid hydrolases in the human epidermis. Brit. J. Derm. **83**, 450–459 (1972)

Olah, L., Rölich, R.: Phospholipidgranula im verhornten Oesophagusepithel. Z. Zellforsch. **73**, 205–219 (1966)

Olson, J.A.: The biological role of vitamin A in maintaining epithelial tissues. Israel. J. Med. Sci. **8**, 1170–1178 (1972)

Olson, R.L., Nordquist, R.F.: Ultramicroscopic localization of acid phosphatase in human epidermis. J. invest. Derm. **46**, 431–435 (1966)

Olson, R.L., Nordquist, R., Everett, M.A.: Ultrastructural localization of aryl sulfatase in human epidermis. Acta Derm. Venereol. **48**, 556–562 (1968)

Olson, R.L., Nordquist, R.E., Everett, M.A.: Mitosis in human epidermis. An ultrastructural study. Dermatologica **138**, 268–283 (1969)

O'Malley, B.W., Buller, R.E.: Mechanism of steroid hormone action. J. invest. Derm. **68**, 1–4 (1977)

Orfanos, C.E.: Feinstrukturelle Morphologie und Histopathologie der verhornenden Epidermis. Stuttgart: Thieme 1972

Orfanos, C.E., Mahrle, G., Runne, U.: Verteilungsstörung oberflächlicher Glycoconjugate der psoriatischen Zellmembran. Cytochemischer Nachweis mit Hilfe der Alcianblau-Lanthan-Reaktion. Arch. derm. Res. **256**, 39–51 (1976)

Orfanos, C., Ruska, H.: Die Keratine der Haut und des Haares. Hautarzt **21**, 343–351 (1970)

Orfanos, C., Ruska, H., Schade, H.: Die histochemische Darstellung der Feinstruktur menschlicher Keratine mit Hilfe von saurem Natriumthioglykolat und Osmiumtetroxyd. Arch. Derm. Forsch. **240**, 404–418 (1971)

Padberg, G.: Über die Kohlenhydrate im wäßrigen Eluat der menschlichen Hautoberfläche. Arch. klin. exp. Derm. **229**, 33–39 (1967)

Paducheva, A.L., Belugina, O.P.: In vitro synthesis of cystein in skin homogenates. Byull. Eksperim. Biol. Med. **31**, 51–53 (1966)

Parakkal, P.F., Matoltsy, A.G.: A study of the differentation products of the hair follicle cells with the electron microscope. J. invest. Derm. **43**, 23–34 (1964)

Parsons, W.B., jr., Flinn, J.H.: Reduction of serum cholesterol levels and betalopoprotein cholesterol levels by nicotine acid. Arch. intern. Med. **103**, 783–790 (1959)

Pascher, G.: Cis- und trans-Urocaninsäure als Bestandteile des stratum corneum. Arch. klin. exp. Derm. **214**, 234–239 (1962)

Pascher, G.: Bestandteile der menschlichen Hornschicht. Arch. klin. exp. Derm. **218**, 111–125 (1964)

Paschoud, JM., Schmidli, B., Keller, W.: Über proteolytische Fermente der normalen menschlichen Haut. Arch. klin. exp. Derm. **201**, 484–494 (1955)

Patzelt, V.: Über Tonofibrillen, Keratohyalin, Glykogen und Verhornung in der Epidermis. Acta Anatom. **21**, 349–356 (1954)

Pauling, L., Corey, R.B.: Two hydrogen-bondet spiral configurations of the polypeptide chain. J. amer. Chem. Soc. **72**, 5349 (1950)

Peter, G., Schröpl, F., Lippross, R., Weiss, G.: Gaschromatographische Untersuchungen der Talgdrüsenlipide. I. Bestimmung der Gesamtlipide. Arch. klin. exp. Derm. **239**, 12–21 (1970)

Petit, J.F., Strominger, J.L., Söll, D.: Biosynthesis of the peptidoglycan of bacterial cell walls. VII. Incorporation of serine and glycine into interpeptide bridges in staphylococcus epidermis. J. Biol. Chem. **243**, 757–767 (1968)

Piérard, J., Kint, A.: Die Dariersche Krankheit. Eine elektronenmikroskopische Studie. Arch. klin. exp. Derm. **231**, 382–397 (1968)

Pinkus, H., Tanay, A.: Embryologie der Haut. In: Jadassohn, J.: Handbuch der Haut- und Geschlechtskrankheiten, Erg. Bd. I/1. Berlin-Heidelberg-New York: Springer 1968

Poksoon, H.M.P., Wheatley, V.R.: Horny layer lipids. III. Hydrolysis studies, before and after chromatography, of the polar (hexane insoluble) lipids from stratum corneum. J. invest. Derm. **49**, 206–213 (1967)

Pomerantz, S.H.: Glucose metabolism in young rat skin. Arch. Biochem. Biophys. **93**, 147–152 (1961)

Porter, D., Shuster, S.: Epidermal renewal and amino acids in psoriasis and pityriasis rubra pilaris. Arch. Derm. **98**, 339–343 (1968)

Pratzel, H.: Biochemische Vorgänge an der menschlichen Hautoberfläche. Dissertation München 1969

Priestley, G.C., Speakman, P.T.: Intra-cellular site of epidermal keratin synthesis. Nature **209**, 1336–1337 (1966)

Prose, P.H., Frieman-Kien, A.E., Neistein, S.: Ultrastructural studies of organ cultures of adult human skin. In vitro growth and keratinization of epidermal cells. Lab. Invest. **17**, 693 (1967)

Prose, P.H., Sedlis, E., Bigelow, M.: The demonstration of lysosomes in the diseased skin of infants with infantile eczema. J. invest. Derm. **45**, 448–457 (1965)

Pullmann, H., Lennartz, K.J., Steigleder, G.K.: Die Proliferationskinetik normaler Epidermis vor und nach äußerlicher Anwendung einer 1prozentigen Vitamin A-Säure-Lösung. Arch. derm. Res. **253**, 71–76 (1975)

Ranvier, L.: Sur une substance nouvelle de l'épiderme et sur le processus de kératinisation du revêtement épidermique. Compt. Rend. **88**, 1361–1364 (1879)

Rausch, L., Glodny, H.: Entwicklungen und Ergebnisse der Thiolforschung in dermatologischer Sicht. Zbl. Haut Geschl. Krkh. **94/95**, 1–23 (1956)

Reaven, E.P., Cox, A.J., jr.: Organ culture of human skin. J. invest. Derm. **44**, 151–156 (1965 a)

Reaven, E.P., Cox, A.J.: Histidine and keratinization. J. invest. Derm. **45**, 422–431 (1965 b)

Reaven, E.P., Cox, A.J.: Behavior of adult human skin in organ culture. II. Effects of cellophane tape stripping, temperature, oxygen, tension, pH and serum. J. invest. Derm. **50**, 118–128 (1968)

Reinertson, R. P.: Stratum corneum formation in auto-implants and in explants of human skin. J. invest. derm. **36**, 345–355 (1961)

Reinertson, R. P., Wheatley, V. R.: Studies on the chemical composition of human epidermal lipids. J. invest. Derm. **32**, 49–59 (1959)

Robinson, W. E.: Studies on the effect of methotrexate on amino acid incorporation in the epidermis of the young rat. J. invest. Derm. **55**, 141–146 (1970)

Roe, D. A.: A fibrous keratin precursor from the human epidermis. I. The extraction and physical properties of a fibrous protein found in human epidermis. J. invest. Derm. **27**, 1–8 (1956)

Roe, D. A.: Taurine intolerance in psoriasis. J. invest. Derm. **46**, 420–430 (1966)

Roe, D. A.: Sulphur metabolism in relation to cutaneous disease. Brit. J. Derm. **81**, 49–60 (1969)

Roe, D. A., Flesch, P., Esoda, E. C. J.: Present status of epidermal mucopolysaccharides. Arch. Derm. **84**, 213–218 (1961)

Röckl, H., Pascher, G.: Der Einfluß wasserlöslicher Bestandteile der Hornschicht auf Bakterien. II. Mitteilung. Arch. klin. exp. Derm. **210**, 531–536 (1960)

Röckl, H., Spier, H. W., Pascher, G.: Der Einfluß wasserlöslicher Bestandteile der Hornschicht auf Bakterien. Arch. klin. exp. Derm. **205**, 420–434 (1957)

Rogers, G. E.: Occurence of citrulline in proteins. Nature **194**, 1149–1151 (1962)

Rogers, G. E.: The localization and significance of arginine and citrulline in proteins of the hair follicle. J. Histochem. Cytochem. **11**, 700–705 (1963)

Rogers, G. E.: Structural and biochemical features of the hair follicle. In: Montagna, W., Lobitz, W. C., jr.: The epidermis. London-New York: Academic Press 1964

Rogers, G. E.: The structure and biochemistry of keratin. In: Bittar, E. E., Bittar, N.: The biological basis of medicine, vol. 6. London-New York: Academic Press 1969

Rogers, G. E., Simmonds, D. H.: Content of citrulline and other amino acids in a protein of hair follicles. Nature **182**, 186–187 (1958)

Rossmiller, J. D., Hoekstra, W. G.: Hexadecane-induced hyperkeratinization of guinea pig skin. IV. A comparison of free amino acid levels in normal and hyperkeratotic epidermis. J. invest. Derm. **47**, 44–48 (1966)

Rothberg, S.: The synthesis of epidermal proteins. J. invest. Derm. **43**, 151–157 (1964 a)

Rothberg, S.: The synthesis of epidermal proteins. II. Soluble proteins. J. invest. Derm. **43**, 159–164 (1964 b)

Rothberg, S.: The cultivation of embryonic chicken skin in a chemically defined medium and the response of the epidermis to excess of vitamin A. J. invest. Derm. **49**, 35–38 (1967)

Rothberg, S., Arp, B. C.: Inhibition of epidermal and dermal DNA synthesis by mouse and cow-snout epidermal extracts. J. invest. Derm. **64**, 245–249 (1975)

Rothberg, S., Axilrod, G. D.: Enzymatic solubilization of insoluble proteins at neutral pH. Science **156**, 90–93 (1967)

Rothberg, S., Crounse, R. G., Davis, L., Avogardo, L., Lamas, J.: The amino acid composition of protein fractions from normal and abnormal epidermis. J. invest. Derm. **44**, 320–325 (1965)

Rothberg, S., Crounse, R. G., Lee, J. L.: Glycine-C^{14} incorporation into the proteins of normal stratum corneum and the abnormal stratum corneum of psoriasis. J. invest. Derm. **37**, 497–504 (1961)

Rothberg, S., Scott, E. J. van: Evaluation of arginase activity in normal epidermal tissue and pathological stratum corneum. J. invest. Derm. **31**, 263–268 (1958)

Rothberg, S., Scott, E. J. van: Absence of normal epidermal protein in basal cell tumor. J. invest. Derm. **42**, 141–143 (1964)

Rothfield, L., Finkelstein, A.: Biochemistry of cellular membranes. General characteristics and isolation. Ann. Rev. Biochem. **37**, 463–496 (1968)

Rothman, S.: Abnormalities in the chemical composition of the skin surface film in psoriasis. Arch. Derm. **62**, 814–819 (1950)

Rothman, S.: Physiology and biochemistry of the skin. The university of Chicago Press 1954

Rothman, S.: Keratinization in historical perspective. In: Montagna, W., Lobitz, W. C., jr.: The epidermis. London-New York: Academic Press 1964

Rothman, S., Schaaf, F.: Chemie der Haut. In: Jadassohn, J.: Handbuch der Haut- und Geschlechtskrankheiten, Band I/2. Berlin: Springer 1929

Rowden, G.: "Membrane-Coating" granules of mouse oesophageal and gastric epithelium. J. invest. Derm. **47**, 359–362 (1966)

Rowden, G.: Ultrastructural studies of keratinized epithelia of the mouse. J. invest. Derm. **49**, 181–197 (1967)

Rowden, G.: Ultrastructural studies of keratinized epithelia of the mouse. IV. quantitative studies of lysosomes. J. invest. Derm. **64**, 4–8 (1975)

Rudall, K.M.: X-ray studies of the distribution of protein chain types in the vertebrate epidermis. Biochem. Biophys. Acta **1**, 549–562 (1947)

Rudall, K.M.: The proteins of mammalian epidermis. Advan. Prot. Chem. **7**, 253–290 (1952)

Ruiter, M., Meyler, L.: Skin changes after therapeutic administration of nicotinic acid in large doses. Dermatologica **120**, 139–144 (1960)

Rupec, M.: Über intercelluläre Verbindungen in normaler menschlicher Epidermis – Stratum spinosum und Stratum granulosum. Arch. klin. exp. Derm. **224**, 32–41 (1966)

Rupec, M., Braun-Falco, O.: Zur Ultrastruktur und Genese der intracytoplasmatischen Körperchen in normaler menschlicher Epidermis. Arch. klin. exp. Derm. **221**, 184–193 (1965)

Ryan, W.L.: Regulation of the free amino acids of skin by hydrocortisone. J. invest. Derm. **43**, 121–124 (1964)

Ryohei, O., Knox, J.M., Griffin, A.C., Kusuhara, M.: The concentration of sulfhydryl and disulfide in human epidermis, hair and nail. J. invest. Derm. **38**, 69–75 (1962)

Santoianni, P., Mangoni, C., di Stefano, S.: Nucleoproteins and their catabolic products within the hair. Biopathology of pattern alopecia, pp 82–89. Basel-New York: Karger 1968

Santoianna, P., Rothman, S.: Nucleic acid-splitting enzymes in human epidermis and their possible role in keratinization. J. invest. Derm. **37**, 489–495 (1961)

Satwekar, K., Radhakrishnan, A.N., Baker, S.J.: Histidine deaminase activity in the stratum corneum of the human in normal and Vitamin B_{12} folate deficiency states. Clin. Chim. Acta **20**, 53–59 (1968)

Schaaf, F.: Probleme dermatologischer Grundlagenforschung. Heidelberg: Hüthig 1969

Schenk, P.: Desmosomale Strukturen im Cytoplasma normaler und pathologischer Keratinocyten. Arch. Derm. Res. **253**, 23–42 (1975)

Schwarz, E.: Abbau von Histidin zu Urocaninsäure in der Epidermis. Biochem. Z. **334**, 415–424 (1961)

Schwarz, E.: Untersuchungen zum Schicksal der aus Nucleinsäuren beim Zellabbau während der epidermalen Keratinisation freiwerdenden Purine. Arch. klin. exp. Derm. **216**, 427–445 (1963 a)

Schwarz, E.: Untersuchungen zum Schicksal der aus Nucleinsäuren beim Zellabbau während der epidermalen Verhornung freiwerdenden Pentosen. Arch. klin. exp. Derm. **217**, 273–294 (1963 b)

Schwarz, E.: Isotopenstudien zur epidermalen Verhornung. Arch. klin. exp. Derm. **219**, 593–598 (1964 a)

Schwarz, E.: Zur Genese von Imidazol-Derivaten der wasserlöslichen Substanzen epidermaler Hornschicht. In vitro-Untersuchungen mit Adenin-2-^{14}C. Hoppe-Seyler's Zschr. physiol. Chem. **339**, 110–114 (1964 b)

Schwarz, E.: Tracer-Untersuchungen zur epidermalen Keratinisation. II. Symposium Dermatologicum Brno 1964 c

Schwarz, E.: Freie Aminosäuren und Harnstoff in psoriatischen und normalen epidermalen Verhornungsprodukten. Arch. klin. exp. Derm. **225**, 299–305 (1966 a)

Schwarz, E.: Wasserlösliches. Arch. klin. exp. Derm. **227**, 191–202 (1966 b)

Schwarz, E.: Säurelösliche, UV-absorbierende Verbindungen der Epidermis des Meerschweinchens. Arch. klin. exp. Derm. **228**, 179–187 (1967 a)

Schwarz, E.: Zum Schicksal der aus Nucleinsäuren beim Zellabbau während der epidermalen Verhornung freiwerdenden Pyrimidine. Untersuchungen mit Thymin-methyl- und Thymin-2-^{14}C. Arch. klin. exp. Derm. **230**, 437–443 (1967 b)

Schwarz, E.: Klinisch-chemische Analyse von menschlicher Hautoberfläche. Zschr. Klin. Chem. Klin. Biochem. **5**, 247–251 (1967 c)

Schwarz, E.: Was weiß man von der epidermalen Verhornung? Zschr. Haut- Geschl.-Krkh. **42**, 20: 791–806 (1967 d)

Schwarz, E.: Über ultraviolett-absorbierende Verbindungen im Wasserlöslichen epidermaler Verhornungsprodukte. XIII. Congressus Internationalis Dermatologiae München 1967 e

Schwarz, E.: Einfluß von Vitamin A auf die Zusammensetzung säurelöslicher, UV-absorbierender Verbindungen der Meerschweinchen-Epidermis. In: Kress, H., Blum, K.U. von: Vitamine A, E und K. Klinische und physiologisch-chemische Probleme. Stuttgart-New York: Schattauer 1969 a

Schwarz, E.: Zum Schicksal der N-Basen (Purine und Pyrimidine) beim Nucleinsäureabbau während der epidermalen Verhornung. Ann. Ital. Derm. Clin. Sperm. **23**, 53–62 (1969 b)

Schwarz, E.: Zur Frage der Histidin-Conversion zu Urocaninsäure in der Epidermis. Arch. klin. exp. Derm. **237**, 675–683 (1970 a)

Schwarz, E.: Zur Frage eines atypischen Purinabbaus während der epidermalen Verhornung. Arch. klin. exp. Derm. **238**, 146–153 (1970 b)

Schwarz, E.: Zur Frage chemischer Stigmata der Epidermis und ihrer Adnexe beim konstitutionellen Ekzematiker. Hautarzt **21**, 333–338 (1970 c)

Schwarz, E.: Über den Abbau der Purine in der Säuger-Epidermis. Ann. Ital. Derm. Clin. Speriment. **25**, 430–438 (1971 a)

Schwarz, E.: Freie Aminosäuren und verwandte Verbindungen in der abschabbaren Hornschicht unbefallener Haut von mikrobiellen Ekzematikern und Hautgesunden. Arch. derm. Forsch. **242**, 87–96 (1971 b)

Schwarz, E.: Zur Biologie der Epidermis. Arch. derm. Forsch. **244**, 26–30 (1972 a)

Schwarz, E.: Zur Aufklärung „atypischer" Adenin-Abbauprodukte der Epidermis haarloser Mäuse. Arch. derm. Forsch. **245**, 154–162 (1972 b)

Schwarz, E.: Amino acid composition of fractions of human epidermis and of cornified products. Vortrag XIV. Internat. Congr. Dermatol. Padua – Venedig Mai 1972 c

Schwarz, E.: Biochemische Stigmata menschlicher Hautoberfläche im Alter. Z. Klin. Chem. Klin. Biochem. **12**, 93–97 (1974 a)

Schwarz, E.: Normaler und pathologischer Nukleinsäure-Abbau in der Epidermis. Vortrag Arbeitsgemeinschaft Dermatol. Forsch. Düsseldorf Nov. 1974 b

Schwarz, E.: Molekularbiologische Grundlagen der epidermalen Keratinisation. Vortrag Symposion: Das Stratum corneum. Struktur und Funktion. Berlin Dez. 1976

Schwarz, E., Berger, M.: Zur Frage Citrullin-haltiger Epidermis-Proteine. Arch. derm. Forsch. **246**, 167–174 (1973)

Schwarz, E., Berger, M., Pech, H.: Identifizierung „atypischer" Adeninabbauprodukte isolierter Epidermis haarloser Mäuse. Dermatologica **146**, 30–39 (1973)

Schwarz, E., Klaschka, F.: Biochemische Stigmata der Epidermis-Reaktivität. I. Das Verhalten der säurelöslichen, UV-absorbierenden Verbindungen der Meerschweinchen-Epidermis unter dem Einfluß von Autolyse, Regenerations-Stimulierung, Cetan-Applikation und Methotrexat-Behandlung. Hautarzt **18**, 532–535 (1967)

Schwarz, E., Kloss, G.: Freie Aminosäuren und zugehörige Substanzen in abschabbarer Hornschicht unbefallener Psoriatikerhaut. Arch. klin. exp. Derm. **231**, 311–317 (1968)

Schwarz, E., Knop, R.: Messenger-RNS in Meerschweinchen-Epidermis. Vortrag Arbeitsgemeinschaft Dermatol. Forsch. Berlin Nov. 1975

Schwarz, E., Spier, H.W.: About the proof of urocanic acid in callus and in normal human horny layer. J. invest. Derm. **45**, 319–323 (1965)

Schwarz, E., Thies, W., Kloss, G.: Freie Aminosäuren in Ichthyosis-Schuppen und in Callus. Arch. klin. exp. Derm. **235**, 43–52 (1969)

Schwarz, E., Witzke, G., Jacob, M., Pech, H.: Aminosäuren-Zusammensetzung von Epidermis-Fraktionen bei Meerschweinchen und haarlosen Mäusen. Arch. derm. Forsch. **240**, 173–183 (1971)

Schweichel, J.U., Merker, H.J.: The morphology of various types of cell death in prenatal tissues. Teratology **7**, 253–266 (1973)

Scott, A.: The biochemical behaviour of radioactive sulphur in normal and psoriatic epidermis. Brit. J. Derm. **76**, 537–543 (1964)

Scott, A.: Some aspects of the comparative biochemistry of human keratins. Brit. J. Derm. **77**, 291–302 (1965)

Scott, E.J. van, Flesch, P.: Sulfhydryl groups and disulfide linkages in normal and pathological keratinization. Arch. Derm. Syph. **70**, 141–154 (1954)

Selby, C.C.: An electron microscope study of thin sections of human skin. II. Superficial cell layers of footpad epidermis. J. invest. Derm. **29**, 131–150 (1957)

Shamberger, R.J., Rudolph. G.: Increase of lysosomal enzymes in skin cancers. Nature **213**, 617–618 (1967)
Shechter, Y., Landau, J.W., Newcomer, V.D.: Comparative disc-electrophoresis of hair kerateines. J. invest. Derm. **52**, 57–62 (1969)
Shugar, D., Sierakowska, H.: Mammalian nucleolytic enzymes and their localisation. In: Davidson, J.N., Cohn, W.E.: Progress in nucleic acid research and molecular biology, vol. 7. London-New York: Academic Press 1967
Sibrack, L.A., Chakrabarti, S.G., Bernstein, I.A.: The presence of "nonhistidine" imidazole and copper in protein during epidermal differentiation. Abstr. amer. Soc. Cell Biol. **43**, 2, 131 a (1969)
Sibrack, L.A., Gray, R.H., Bernstein, I.A.: Localization of the histidine-rich protein in keratohyalin: a morphologic and macromolecular marker in epidermal differentiation. J. invest. Derm. **62**, 394–405 (1974)
Sikorski, J., Woods, H.J.: X-ray and electron microscope studies of the staining of keratin by silver. J. Text Inst. **51**, 506–514 (1960)
Simpson, G.M., Blair, J.H., Cranswick, E.H.: Cutaneous effects of a new butyrophenone drug. Clin. Pharmac. Ther. **5**, 310–321 (1964)
Sims, R.T.: The epidermis. In: Champion, R.H., Gillman, T., Rook, A.J., Sims, R.T.: An introduction to the biology of the skin. Oxford-Edinburgh: Blackwell Scientific Publications 1970
Singh, A., Hardy, M.H.: Skin and isolated epidermis in intraperitoneal diffusion chambers. J. invest. Derm. **55**, 57–64 (1970)
Skerrow, C.J., Matoltsy, A.G.: Chemical characterization of isolated epidermal desmosomes. J. Cell Biol. **63**, 524–530 (1974)
Skerrow, D.: The structure of prekeratin. Biochem. Biophys. Res. Com. **59**, 1311–1316 (1974)
Skerrow, D., Matoltsy, A.G., Matoltsy, M.N.: Isolation and characterization of the α-helical regions of epidermal perkeratin. J. Biol. Chem. **248**, 4820–4826 (1973)
Slaga, T.J., Das, S.B., Rice, J.M., Thompson, S.: Fractionation of mouse epidermal chromatin components. J. invest. Derm. **63**, 343–349 (1974)
Smith, C.J., Camilleri, G.E.: Changes in epithelial cell lysosomes during experimental oral carcinogenesis. Nature **201**, 512–514 (1964)
Soffer, R.L.: Aminoacyl-tRNA transferases. Adv. Enzymol. **40**, 91–139 (1974)
Song, Ch.W., Tabachnick, J., McCarron, D.J., jr.: A trypsin-like protease in guinea-pig skin. Experientia **25**, 1063 (1969)
Spearman, R.I.C.: The evolution of mammalian keratinized structures. In: Ebling, J.: The mammalian epidermis and its derivatives. Symp. Zool. Soc. London **12**, 67–81 (1964)
Spearman, R.I.C.: The keratinization of epidermal scales, feathers and hairs. Biol. Res. **41**, 59–96 (1966)
Spearman, R.I.C., Hardy, J.A.: Ultrastructure of the contrasting types of keratinization seen in the tail epidermis of the laboratory mouse (mus musculus). Arch. derm. Forsch. **258**, 33–40 (1977)
Spier, H.W.: Die Bedeutung der wasserlöslichen Inhaltsstoffe im Rahmen der Schutzfunktionen des Stratum corneum. Symp. Derm. Prag, 42–50 (1962)
Spier, H.W.: Keratogene Zone der Epidermis. De structura et functione stratorum epidermidis s. d. barrierae. Symp. Derm. Brünn, 89–91 (1964)
Spier, H.W.: Hornschichtphysiologie als gewerbedermatologische Grundlagenforschung. Neuere Befunde und Probleme. Berufsdermatosen **15**, 121–146 (1967)
Spier, H.W.:, Beiersdorf, H.U.: Zur quantitativen Bedeutung der Skleroproteine und der wasserlöslichen Inhaltsstoffe für Alkali-Neutralisations- und Resistenzproben. Arch. klin. exp. Derm. **219**, 613–619 (1964)
Spier, H.W., Caneghem, P. von: Zur Histochemie der Verhornung. Arch. klin. exp. Derm. **206**, 344–363 (1957)
Spier, H.W., Martin, K.: Histochemische Untersuchungen über die Phosphomonoesterasen der gesunden Haut mit Hinweis auf Befunde bei Hauterkrankungen. Arch. klin. exp. Derm. **202**, 120–152 (1956)
Spier, H.W., Pascher, G.: Die wasserlöslichen Bestandteile der peripheren Hornschicht (Hautoberfläche). Quantitative Analysen. I. Allgemeines, Stickstoffhaltige Substanzen. Arch. Derm. Syph. **199**, 411–427 (1955 a)
Spier, H.W., Pascher, G.: Freie Aminosäuren an der Hautoberfläche. Quantitative Untersuchungen zur Frage ihrer physiologischen Bedeutung. Arch. klin. exp. Derm. **200**, 59–66 (1955 b)

Spier, H. W., Pascher, G.: Zur analytischen und funktionellen Physiologie der Hautoberfläche. Hautarzt **7**, 55–60 (1956)
Spier, H. W., Pascher, G.: Analytische und physiologische Untersuchungen über die wasserlöslichen Inhaltsstoffe der peripheren Hornschicht (Hautoberfläche). Acta Derm.-Venereol. Proc. IIth Int. Congr. Derm. II, 14–22 (1957)
Spier, H. W., Pascher, G.: Physiolgoie der Hautoberfläche. Akt. Probl. Derm. **1**, 1–46 (1959 a)
Spier, H. W., Pascher, G.: Die wasserlöslichen Bestandteile der peripheren Hornschicht (Hautoberfläche). Quantitative Analysen. VI. Das Substrat der UV-Absorption des wasserlöslichen Urocaninsäure-Gehalts der Hornschicht. Arch. klin. exp. Derm. **209**, 181–193 (1959 b)
Spier, H. W., Röckl, H., Pascher, G.: Papierelektrophoretische Studien über die löslichen Eiweißstoffe der menschlichen Haut. Klin. Wschr. **32**, 795–798 (1954)
Spier, H. W., Schwarz, E.: Chemie der Hornschicht. Proc. XII. Inter. Congr. Derm. Washington 1962
Spier, H. W., Szakall, A., Fischer, A., Klaschka, F.: Belastungen der Haut, ihre Gesetzmäßigkeiten und ihre Folgen. Derm. Wschr. **142**, 1073–1084 (1960)
Squier, C. A., Waterhouse, J. P.: Lysosomes in oral epithelium: the ultrastructural localization of acid phosphatase and non-specific esterase in keratinized oral epithelium in man and rat. Arch. oral Biol. **15**, 153–168 (1970)
Staak, W. J. B. M. van de, Stadhouders, A. M., Gilsing, H.: A comparative electron microscopic and histochemical investigation of membrane-coating granules in normal human skin and in the skin of psoriasis vulgaris patients. Dermatologica **138**, 341–345 (1969)
Steigleder, G. K.: Die Histochemie der Epidermis und ihrer Anhangsgebilde. Arch. klin. exp. Derm. **206**, 276–317 (1956)
Steigleder, G. K.: Morphologische und histochemische Befunde in pathologischer Hornschicht, insbesondere bei Parakeratose. Ein Beitrag zur Biologie der Hautoberfläche. Arch. klin. exp. Derm. **207**, 209–229 (1958)
Steigleder, G. K., Enders, E.: Zur Biochemie der krankhaften Verhornung, im besonderen bei Psoriasis. Proteolytische Aktivität auf der Oberfläche pathologisch veränderter Haut. Arch. klin. exp. Derm. **218**, 105–110 (1964)
Steigleder, G. K., Gans, O.: Pathologische Reaktionen in der Epidermis. In: Jadassohn, J.: Handbuch der Haut- und Geschlechtskrankheiten, Erg. Bd. I/2. Berlin-Heidelberg-Göttingen-New York: Springer 1964
Steigleder, G. K., Löffler, H.: Zum histochemischen Nachweis unspezifischer Esterasen und Lipasen. Arch. klin. exp. Derm. **203**, 41–60 (1956)
Steigleder, G. K., Raab, W. P.: The localisation of ribonuclease and deoxyribonuclease in normal and psoriatic epidermis. J. invest. Derm. **38**, 209–214 (1962)
Steigleder, G. K., Röttcher, K. A.: Die Fähigkeit der Hautoberfläche zur Esterspaltung und Esterbildung. II. Mitteilung über Pilze, Hefen und Bakterien als Träger von Esterasen. Arch. klin. exp. Derm. **209**, 293–312 (1959)
Steigleder, G. K., Rust, S., Koch, H.: Über die Verdaubarkeit der Desoxyribonucleinsäure der Kerne durch Desoxyribonuclease in psoriatisch veränderter Epidermis. Arch. klin. exp. Derm. **221**, 203–206 (1965)
Steigleder, G. K., Schultis, K.: Zur Histochemie der Esterasen der Haut. Arch. klin. exp. Derm. **205**, 196–211 (1957)
Steinberg, D., Herndon, J. H., Uhlendorf, B. W., Mize, Ch. E., Avigan, J., Milne, G. W. A.: Refsum's disease: nature of the enzyme defect. Science **156**, 1740–1742 (1967)
Steiner, K.: Sulphur levels in normal and pathologic epidermis. Spectromicrophotometric determinations. J. invest. Derm. **34**, 189–196 (1959)
Steinert, P. M.: The extraction and characterization of bovine epidermal α-keratin. Biochem. J. **149**, 39–48 (1975)
Steinert, P. M., Dyer, P. Y., Rogers, G. E.: The isolation of non-keratin protein filaments from inner root sheath cells of the hair follicle. J. invest. Derm. **56**, 49–54 (1971)
Steinert, P. M., Rogers, G. E.: Protein biosynthesis in cell-free systems prepared from hair follicle tissue of guinea pigs. Biochem. Biophys. Acta **232**, 556–572 (1971)
Steinert, P. M., Rogers, G. E.: Characterization of the proteins of guinea-pig hair and hairfollicle tissue. Biochem. J. **135**, 759–771 (1973)
Stoughton, R. B.: Percutaneous absorption: a personal view. J. invest. Derm. **63**, 305–308 (1974)

Studer, A., Frey, J.R.: Über Hautveränderungen der Ratte nach großen oralen Dosen von Vitamin A. Schweiz med. Wschr. **79**, 382–384 (1949)

Stüpel, H., Szakall, A.: Die Wirkung von Waschmitteln auf die Haut. Heidelberg: Hüthig 1957

Stüttgen, G., Gigli, I., Harth, P.: Zur Verteilung und Hemmung esterolytischer Dermoproteinasen beim Menschen. Arch. klin. exp. Derm. **235**, 9–15 (1969)

Stüttgen, G., Hofmann, N., Simmich, W.: Die Proteolyse normaler und pathologisch veränderter Haut durch Endopeptidasen. Arch. klin. exp. Derm. **205**, 381–388 (1957)

Stüttgen, G., Klofat, H., Strauch, M.: Die Reaktion der normalen und krankhaft veränderten menschlichen Haut auf intracutan und epicutan applizierte Endopeptidasen (Trypsin, Bromelin). Arch. klin. exp. Derm. **222**, 580–602 (1965)

Stüttgen, G., Schaefer, H.: Funktionelle Dermatologie. Berlin-Heidelberg-New York: Springer 1974

Stüttgen, G., Würdemann, J.: Zur Darstellung der katheptischen Endopeptidase in der normalen menschlichen Haut und bei Dermatosen. Arch. klin. exp. Derm. **208**, 192–203 (1959)

Sugawara, K., Bernstein, I.A.: Biosynthesis, in vitro, of „Histidine-Protein" – a biochemical marker in epidermal differentiation. Biochem. Biophys. Acta **238**, 129–138 (1971)

Summerlin, W.T., Charlton, E., Karasek, M.: Transplantation of organ cultures of adult human skin. J. invest. Derm. **55**, 310–316 (1970)

Summerly, R., Yardley, H.J.: Cholesterol synthesis in ichthyosis vulgaris. Brit. J. Derm. **79**, 378–385 (1967)

Susz, F.R.: Studies of cellular renewal and protein synthesis in mouse oral mucosa utilizing H^3-thymidine and H^3-cystine. J. invest. Derm. **51**, 403–408 (1968)

Swanbeck, G.: Macromolecular organization of epidermal keratin. An X-ray diffraction study of the horny layer from normal, ichthyotic and psoriatic skin. Acta Derm.-Venereol. **39**, suppl. 43, 1–37 (1959)

Swanbeck, G.: A theory for the structure of α-keratin. In: Montagne, W., Lobitz, W.C., jr.: The epidermis. London-New York: Academic Press 1964

Swanbeck, G., Thyresson, N.: An X-ray diffraction study of scales from different dermatoses Acta Derm.-Venereol. **41**, 289–296 (1961)

Swanbeck, G., Thyresson, N.: A study of the aggregation of the lipida in normal and psoriatic horny layer. Acta Derm.-Venereol. **42**, 445–457 (1962)

Sweeney, T.M., Downing, D.T.: The role of lipids in the epidermal barrier to water diffusion. J. invest. Derm. **55**, 135–140 (1970)

Szakall, A.: Über die Eigenschaften, Herkunft und physiologischen Funktionen der die H-Ionenkonzentration bestimmenden Wirkstoffe in der verhornten Epidermis. Arch. klin. exp. Derm. **201**, 331–360 (1955)

Szakall, A.: Über den Verlust und Nachschub der hygroskopen wasserlöslichen Inhaltsstoffe in der Hornschicht beim lebenden Menschen. Arch. klin. exp. Derm. **206**, 374–379 (1957)

Szakall, A.: Biologie der Hautoberfläche. Berufsdermatosen **6**, 93–104 (1958)

Szakall, A.: Über die Funktion des Stratum corneum conjunctum der Haut als Wasserbarriere beim lebenden Menschen: Die Rolle der Lipoide. Fette, Seifen, Anstrichmittel **61**, 774–782 (1959)

Szakall, A., Weber, M.: Über den Einbau von Phosphat in organische Verbindungen der Hornschichtextrakte bei normaler und pathologischer Verhornung. Hautarzt **10**, 309–311 (1959)

Szodoray, L.: Beiträge zur Eiweißstruktur des Hautepithels. Arch. Derm. Syph. **159**, 605–610 (1930)

Szodoray, L., Vezekényi, C.N.: Histochemical studies on keratohyalin in human epidermis. J. invest. Derm. **42**, 157–160 (1964)

Tabachnick, J.: Urocanic acid, the major acid-soluble, ultraviolet-absorbing compound in guinea pig epidermis. Arch. Biochem. Biophys. **70**, 295–298 (1957)

Tabachnick, J.: Studies on the biochemistry of epidermis. I. The free amino acids, ammonia, urocanic acid and nucleic acidcontent of normal albino guinea pig epidermis. J. invest. Derm. **32**, 563–568 (1959)

Tabachnick, J.: Enzymatic changes in beta-irradiated epidermis of guinea pigs. I. Free and inhibitor-bound ribonuclease. Rad. Res. **15**, 785–797 (1961)

Tabachnick, J.: Studies on the biochemistry of epidermis. II. Some characteristics of Deoxyribonucleases I and II of albino guinea pig epidermis and saline extracts of hair. J. invest. Derm. **42**, 471–478 (1964)

Tabachnick, J., La Badie, J.H.: Increased activity of skin surface DNase I after β-irradiation in jury of clipping of guinea pig hair. J. invest. Derm. **55**, 89–93 (1970 a)

Tabachnick, J., La Badie, J.H.: Studies on the biochemistry of epidermis. IV. The free amino acids, ammonia, urea and pyrrolidone carboxylic acid content of conventional and germ-free albino guinea pig epidermis. J. invest. Derm. **54**, 24–31 (1970 b)

Tabachnick, J., La Badie, J.H.: Increased epidermal deoxyribonuclease I activity in β-irradiated guinea pig skin. Irradiation through the hair, a required control. Arch. derm. Forsch. **247**, 65–71 (1973)

Tabachnick, J., Perlish, J.S.: Studies on the biochemistry of epidermis. III. Content and some characteristics of 5'-nucleotidases, pyrophosphatases and phosphomonoesterases of albino guinea pig and rat epidermis. J. invest. Derm. **48**, 587–594 (1967)

Tabachnick, J., Perlish, J.S., Chang, L.F., Freed, R.M.: Enzymatic changes in Beta-irradiated epidermis of guinea pigs: acid and alkaline phosphatases and inorganic pyrophosphatases. Rad. Res. **32**, 293–308 (1967)

Tabachnick, J., Perlish, J.S., Freed, R.M.: Enzymatic changes in beta-irradiated epidermis of guinea pigs: extracellular and intracellular. Rad. Res. **23**, 594–602 (1964)

Tabachnick, J., Weiss, C.: Biochemical changes in Beta-irradiated epidermis of guinea pigs. Rad. Res. **11**, 684–699 (1959)

Tanner, M.J.A., Boxer, D.H.: Separation and some properties of the major proteins of the human erythrocyte membrane. Biochem. J. **129**, 33–34 (1972)

Tappeiner, J.: Die Pemphigus-Krankheit – ein Modell moderner dermatologischer Forschung. Hautarzt **27**, 181–186 (1976)

Tappel, A.L., Sawont, P.L., Shibko, S.: Lysosomes: Distribution in animals, hydrolytic capacity and other properties; in De Renck AVS and Cameron MP: Lysosomes, pp. 78–108. London: Churchill 1963

Teimer, G., Ramb, G., Leonhardi, G.: Isolation and physicochemical characterisation of the DNA from normal human skin and psoriatic scales. Arch. Derm. Res. **256**, 241–246 (1976)

Tezuka, T., Freedberg, I.M.: Epidermal structural proteins. I. Isolation and purification of keratohyalin granules of the newborn rat. Biochem. Biophys. Acta **261**, 402–417 (1972)

Tezuka, T., Freedberg, I.M.: Epidermal structural proteins. III. Isolation and purification of histidine-rich protein of the newborn rat. J. invest. Derm. **63**, 402–406 (1974)

Thompson, E.O.P., O'Donnell, I.J.: Studies on oxidized wool. Austral. J. Biol. Sci. **12**, 282–293 (1959)

Thompson, E.O.P., O'Donnell, I.J.: Studies on reduced wool. I. The extent of reduction of wool with increasing concentrations of thiol and the extraction of proteins from reduced and alkylated wool. Aust. J. Biol. Sci. **15**, 757–768 (1962)

Thompson, E.O.P., O'Donnell, I.J.: Studies on reduced wool. V. A comparison of the two major components. Aust. J. Biol. Sci. **18**, 1207–1225 (1965)

Tickner, A.: The biochemistry of psoriasis. Brit. J. Derm. **73**, 87–98 (1961)

Tiedemann, H.: Embryonale Induktion und Differenzierung. RNS- und Proteinstoffwechsel in Triturusembryonen. Bull. Schweiz. Akad. med. Wiss. **22**, 89–96 (1966)

Tiedemann, H.: Molekulare Grundlagen der Differenzierung bei höheren Organismen. Umschau **9**, 269–274 (1967)

Tiedemann, H.: Entwicklung und Differenzierung höherer Organismen: Vom Vitalismus zur molekularen Biologie. Berl. Med. **19**, 15–26 (1968)

Tromovitch, T.H.A., Jacobs, P.H., Kern, S.: Acanthosis nigricans-like lesions from nicotinic acid. Arch. derm. Forsch. **89**, 222–223 (1964)

Ugel, A.R.: Keratohyalin: extraction and in vitro aggregation. Science **166**, 250–251 (1969)

Ugel, A.R.: Studies on isolated aggregating oligoribonucleoproteins of the epidermis with histochemical and morphological characteristics of keratohyalin. J. Cell Biol. **49**, 405 (1971)

Ugel, A.R.: Bovine keratohyalin: anatomical, histochemical, ultrastructural, immunologic and biochemical studies. J. invest. Derm. **65**, 118–126 (1975)

Unna, P.G., Golodetz, L.: Biochemie der Haut. In: Oppenheimers Handbuch der Biochemie, Erg. Bd. Jena: Gustav Fischer 1913

Vermeer, J.H., Jong, J.C. de, Donk, L.A.: Skin demage by washing. Dermatoligica **132**, 305–319 (1966)

Virchow, R.: Die Cellularpathologie in ihrer Begründung auf physiologische und pathologische Gewebelehre, 3. Aufl. Berlin: Hirschwald 1862. Zit. n. Letterer, E.: Allgemeine Pathologie. Stuttgart: Thieme 1959

Voorhees, J.J., Chakrabarti, S.G., Bernstein, I.A.: The metabolism of „histidine-rich" protein in normal and psoriatic keratinization. J. invest. Derm. **51**, 344–354 (1968)

Vaughan, F.L., Bernstein, I.A.: Studies of proliferative capabilities in isolated epidermal basal and differentiated cells. J. invest. Derm. **56**, 454–466 (1971)

Vaughan, F.L., Mitra, R.S., Bernstein, I.A.: Synthesis of DNA in isolated nuclei from differentiated mammalian epidermal cells. J. invest. Derm. **66**, 355–359 (1976)

Waldeyer, W.: Untersuchungen über die Histogenese der Horngebilde, insbesondere der Haare und Federn. Beitr. Anat. Embryol. Henle-Festschrift, 141–162 (1882)

Waldorf, D.S., Scott, E.J. van: Inability to induce keratinization in basal cell tumors (wounding and application of resin podophyllum). Arch. Derm. **95**, 576–582 (1967)

Weissman, G., Fell, H.B.: The effect of hydrocortisone on the response of fetal rat skin in culture to ultraviolet irradiation. J. exp. Med. **116**, 365–380 (1962)

Wessells, N.K.: Effects of extra-epithelial factors on the incorporation of thymidine by embryonic epidermis. Exp. Cell Res. **30**, 36–55 (1963)

Wessels, N.K.: Some thoughts on embryonic inductions in relation to determination. J. invest. Derm. **55**, 221–225 (1970)

Wheatley, V., Farber, E.M.: Studies on the chemical composition of psoriatic scales. J. invest. Derm. **36**, 199–211 (1961)

Wheatley, V.R., Farber, E.M.: Chemistry of psoriatic scales. II. Further studies of the nucleic acids and their catabolites. J. invest. Derm. **39**, 79–89 (1962)

Wheatley, V.R., Flesch, P.: Horny layer lipids. II. Further studies on the overall chemical composition of lipids from normal and pathological human stratum corneum. J. invest. Derm. **49**, 198–205 (1967)

Wheatley, V.R., Flesch, P., Esoda, E.C.J., Coon, W.M., Mandol, L.: Studies of the chemical composition of the horny layer lipids. J. invest. Derm. **43**, 395–405 (1964)

Wilgram, G.F.: Das Keratinosom, ein Faktor im Verhornungsprozeß der Haut. Hautarzt **16**, 377–379 (1965)

Wilgram, G., Caulfield, J.B., Madgic, E.B.: A possible role of the desmosome in the process of keratinization. In: Montagna, W., Lobitz, W.C., jr.: The epidermis. Lodon-New York: Academic Press 1964

Wilkinson, B.R.: Keratin biosynthesis. I. Isolation and characterization of polysomes from wool roots. Aust. J. Biol. Sci. **23**, 127–138 (1970 a)

Wilkinson, B.R.: Keratin biosynthesis. II. Extraction and characterization of nucleic acids from wool roots. Aust. J. Biol. Sci. **23**, 139–148 (1970 b)

Wilkinson, D.I.: Esterified cholesterol in surface lipids: methods of isolation and fatty acid content. J. invest. Derm. **53**, 34–38 (1969)

Wilkinson, D.I., Farber, E.M.: Free and esterefied sterols in surface lipids from uninvolved skin in psoriasis. J. invest. Derm. **48**, 249–251 (1967 a)

Wilkinson, D.I., Farber, E.M.: Fatty acids of surface lipids from uninvolved skin in psoriasis. J. invest. Derm. **49**, 526 (1967 b)

Wilkinson, D.I., Karasek, M.A.: Skin lipids of a normal and a mutant (asebic) mouse strain. J. invest. Derm. **47**, 449–455 (1966)

Winkelmann, R.K., Perry, H.O., Achor, R.W.P., Kirby, T.J.: Cutaneous syndromes produced as side effects of triparanol therapy. Arch. Derm. **87**, 373–377 (1963)

Winter, V., Freundova, D.: Darstellung der epidermalen Barriere Szakall's im fluoreszenzmikroskopischen Bild. Symp. Dermatol. II Brünn 1964

Witschel, H., Meyer, W.: Der Morbus Fabry als Beispiel einer erblichen Lipoidspeicherkrankheit. Neuere Gesichtspunkte zur Pathogenese, Klinik und Morphologie. Klin. Wschr. **46**, 72–76 (1968)

Wohlraab, W., Marculescu, J., Schneider, I.: Zur Frage der Identität der epidermalen Barriere und der Intermediärzone menschlicher Haut. Arch. klin. exp. Derm. **230**, 432–436 (1967)

Wohlraab, W., Peker, J., Marculescu, J.: Über die Verteilung und die Aktivität hydrolytischer Enzyme in der Epidermis klinisch gesunder und Psoriatikerhaut. Arch. klin. exp. Derm. **233**, 206–210 (1968)

Wohlraab, W., Schiemann, S.: Untersuchungen zum Mechanismus der Harnstoffwirkung auf die Haut. Arch. Derm. Res. **255**, 23–30 (1976)

Wolfersberger, M. G., Tabachnick, J.: Enzymatic formation of L-pyrrolidone carboxylic acid in mammalian epidermis and other tissues. J. invest. Derm. **62**, 587–590 (1974)

Wolfersberger, M. G., Tabachnick, J., Finkelstein, B., Levin, M.: L-pyrrolidone carboxylic acid content in mammalian epidermis and other tissues. J. invest. Derm. **60**, 278–281 (1973)

Wolff, K., Holubar, K.: Odland-Körper (Membrane Coating Granules, Keratinosomen) als epidermale Lysosomen. Ein elektronen-mikroskopisch-cytochemischer Beitrag zum Verhornungsprozeß der Haut. Arch. klin. exp. Derm. **231**, 1–19 (1967)

Wolff, K., Schreiner, E.: An electron microscopic study on the extraneous coat of keratinocytes and the intercellular space of the epidermis. J. invest. Derm. **51**, 418–430 (1968)

Wolff, K., Schreiner, E.: Epidermal lysosomes. Electron microscopic-cytochemical studies. Arch. Derm. **101**, 276–286 (1970)

Wolff, K., Tappeiner, J., Schreiner, E.: Akantholyse. I. Der Pathomechanismus der Cantharidin- „Akantholyse". Eine elektronenmikroskopische Studie. Arch. klin. exp. Derm. **232**, 325–344 (1968)

Wynn, C. H., Iqbal, M.: Isolation of rat skin lysosomes and a comparison with liver and spleen lysosomes. Biochem. J. **98**, 10 (1966)

Yamaguchi, T., Tabachnick, J.: Cell kinetics of epidermal repopulation and persistent hyperplasia in locally β-irradiated guinea pig skin Rad. Res. **50**, 158–180 (1972)

Yardley, H. J.: Sterols and keratinization. Br. J. Derm. **81**, 29–38 (1969)

Yardley, H. J., Godfrey, G.: Metabolism of phosphate esters and phospholipids in skin maintained in vitro. J. invest. Derm. **43**, 51–57 (1964)

Zackheim, H. S., Farber, E. M.: Taurine and psoriasis. J. invest. Derm. **50**, 227–230 (1968)

Zahn, H., Biela, M.: Über die Isolierung tyrosinreicher Proteine aus Wolle. Textil Praxis **2**, 103–106 (1968 a)

Zahn, H., Biela, M.: Tyrosinreiche Proteine im Ameisensäureextrakt von reduzierter Wolle. Europ. J. Biochem. **5**, 567–573 (1968 b)

Zahnd, H., Citron, M.: The amino acid composition of exfoliative tissue in psoriasis. Arch. Derm. **81**, 936–939 (1960)

Zenisek, A., Kral, J. A.: The occurrence of urocanic acid in human sweat. Biochim. Biophys. Acta **12**, 479–480 (1953)

Regulatoren des epidermalen Zellzyklus

Von

R. Bauer, Berlin

Mit 8 Abbildungen

I. Einleitung

Eine der Abschilferung der Hornschicht exakt angepaßte Mitoserate der Basalschicht ist die Voraussetzung für ein ausbalanciertes Wachstum der Epidermis. Jede Störung in dem ausgewogenen System von Verlust und Nachschub muß weitreichende Folgen für ihren Träger haben und sich in wohl definierten Krankheitsbildern äußern. Der Kontrollmechanismus des basalen Zellzyklus ist deshalb nicht nur als esoterische Grundlagenforschung von großer Wichtigkeit, sondern seine Kenntnis hat direkte Auswirkung auf Verständnis und einsetzbare Therapie. Die meisten Ergebnisse über die Gen- und Mitoseaktivität sind an Prokaryonten gewonnen worden (Howard u. Pelc, 1953; Jacob u. Monod, 1961). 1961 veröffentlichten Jacob u. Monod ihre Arbeit über „Genetische Regulationsmechanismen in der Proteinsynthese". Damit war die Grundlage für

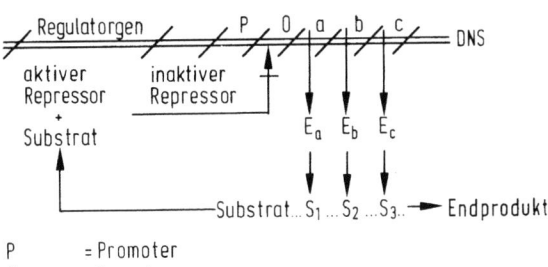

Abb. 1. Induktionsmodell (nach Jacob u. Monod, 1961)

das Induktionsmodell zur Steuerung der Genaktivität geschaffen. Versuche, dieses an Prokaryonten gewonnene Modell auf Eukaryonten zu übertragen, erwiesen sich im Ansatz fruchtbar. Es zeigte sich aber bald, daß das Genom höherer Zellen nicht aus einem Aneinanderreihen von Strukturgenen mit dazwischengeschalteten Kontrollstellen besteht, sondern daß zahlreiche DNS-Abschnitte aus einer Wiederholung identischer Sequenzen aufgebaut sind (Britten u. Kohne, 1968). Die Bedeutung dieser repetitiven Nukleotidsequenzen ist unbekannt. Auch das Problem der Genredundanzen und der bei der Reifung einer Eizelle auftretenden Genamplifikation für r-RNS-Gene stellen für Eukaryonten typische Erscheinungen dar.

Morphologisch wohldefinierte Abweichungen der Epidermis von dem normalen Zustand hängen mit zwei Fundamentalfragen der Molekulargenetik zusammen: Steuerung der Proliferation und Differenzierung. Der erste Punkt greift die Frage nach den Regulationsmechanismen der Mitoserate in sich ständig teilenden Geweben auf, der zweite, wesentlich schwierigere Teil, beschäftigt sich mit den Vorgängen, daß morphologisch und funktionell Tochterzellen sich wesentlich von ihren Elternzellen unterscheiden können. Dabei scheint Differenzierung immer mit Zellteilung gekoppelt zu sein (Holtzer, 1972). Ausdruck der spezifischen Differenzierung der Epidermis ist die Keratinisierung (Flaxman u. Maderson, 1976). Da dieser Vorgang selbst noch viele ungelöste Rätsel enthält (Matoltsy, 1976) und gerade das Fundamentalproblem völlig unbekannt ist, welche Faktoren die Zelle der Basalschicht von weiteren Teilungen abhalten und sie in die Differenzierung schicken, beschränken sich die meisten Untersuchungen mit dem Problem der Steuerung der Mitoserate.

Es soll deshalb in diesem Beitrag der „augenblicklich gültige Stand der experimentellen Erkenntnisse" über den Einfluß von zyklischen Nukleotiden, Prostaglandinen, Chalonen und epidermalen Wuchsfaktoren auf Proliferation und Differenzierung referiert werden.

II. Epidermaler Zellzyklus

Das von Howard u. Pelc (1953) entworfene, später durch Patt u. Quastler (1963) modifizierte Konzept des Zellzyklus besteht aus wohldefinierten Phasen. Die G_1-Phase liegt zwischen Mitose und Beginn der DNS-Synthese für die nächste Zellteilung. In ihr laufen alle zellspezifischen Funktionen ab. Sie ist deshalb möglicherweise die wichtigste Zellphase, da Regulationsmechanismen

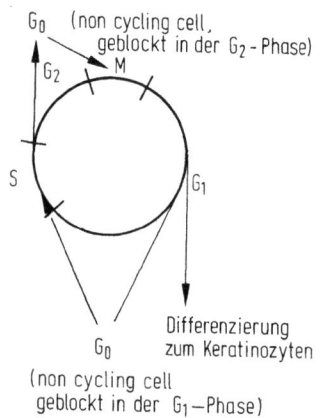

Abb. 2. Zellzyklus (nach Patt u. Quastler, 1963)

innerhalb des Zyklus in dieser Phase vermutet werden (Pardee et al., 1974; Tobey et al., 1974). In der anschließenden S-Phase wird die DNS repliziert. Die G_2-Phase liegt zwischen dem Ende der DNS-Synthese und der Mitose. Auch in diesem Abschnitt werden Regulationsphänomene angenommen. Durchläuft die Zelle im physiologischen Zustand keinen Zellzyklus mehr, so befindet sie sich permanent in der G_1-Phase. Diese im Vergleich zu einer mitoseaktiven Zelle lange G_1-Phase wird auch als G_0-Phase bezeichnet. In diesem Stadium ist die Proliferation reprimiert. Durch Aktivierung der Proliferation können die Zellen aus der G_0-Phase wieder in die G_1-Phase übergehen und dann einen normalen Zellzyklus durchlaufen. Beispiel dieses G_0-----G_1-Überganges stellt der Lymphozyt dar. Das exakte Definieren der einzelnen Zellzyklusphasen ist äußerst wichtig, da Regulatoren des Zyklus in verschiedenen Phasen angreifen, und in Abhängigkeit von den Umweltsbedingungen und vom Zelltyp die G_1-, S-, G_2- Phasen und die Mitose unterschiedlich lang sind.

Von 1960 bis zum heutigen Zeitpunkt ist eine eindeutige experimentelle Antwort über die Dauer der einzelnen Zellzyklusphasen menschlicher epidermaler Basalzellen nicht gegeben worden. Sichtet man grob die vorliegende Literatur, so differieren die Angaben stark (Schultze u. Öhlert, 1960; Sherman et al., 1961; Iversen u. Evensen, 1962; Pilgrim u. Maurer, 1962; Dörmer et al., 1964; Pilgrim u. Maurer, 1964; Christophers u. Schaumlöffel, 1967; Weinstein u. Frost, 1968; Gibbs u. Casarett, 1969; Weinstein u. Frost, 1969; Heenen u. Galand, 1971; Flaxman u. Chopra, 1972; Gelfant u. Candelas, 1972; Halprin, 1972; Goodwin et al., 1973; Allegra u. Panfilis, 1974; Goodwin et al., 1974; Schmid u. Stöcker, 1974; Bauer u. de Grood, 1975; Gelfant, 1976). Die Tabelle 1 gibt die Ergebnisse der verschiedenen Untersucher an.

Tabelle 1

Autor	Untersuchungs- objekt	Markierung	T_c (Std)	T_s (Std)
Schultze u. Oehlert (1960)	Maus, Ratte	in vivo	24–120	4–5
Sherman, Quastler u. Wimber (1961)	Maus	in vivo	586	30
Pilgrim u. Maurer (1962)	Maus	in vivo	—	7,1
Iversen u. Eversen (1962)	haarlose Maus	in vivo	110	5,3
Dörmer, Tulinius u. Oehlert (1964)	Maus	in vivo	150	8
Christophers u. Schaumlöffel (1967)	Mensch	in vitro	142–166	5,9
Weinstein u. Frost (1969)	Mensch	in vivo	308	16
Heenen u. Galand (1971)	Mensch	in vitro	213	10
Weinstein (1971)	Mensch	in vivo	457	16
Flaxman u. Chopra (1972)	Mensch	in vitro	59	11,5
Allegra u. Panfilis (1974)	Mensch	in vivo	206	7,6
Pullmann, Lennartz u. Steigleder (1974)	Mensch	in vitro	282	6,6
Bauer u. de Grood (1975)	Mensch	in vivo	50	—

III. Regulatoren für Proliferation und Differenzierung

Schon bald nachdem der zyklische Charakter der Basalzellen bekannt war, wurde die Frage nach der bedarfsgerechten Steuerung der basalen Mitoserate gestellt. In anderen Säugetierzellen sind bereits Faktoren gefunden worden, die den Zellzyklus in vivo und in vitro regulieren können: zyklische Nukleotide, Prostaglandine, lösliche Faktoren aus Zellextrakten, Substanzen, die als Hormon oder Mitogen über eine Bindung an Rezeptoren der Zellmembran den

Zellzyklus modifizieren. Eine Einteilung dieser Regulatormoleküle kann von zwei Gesichtspunkten vorgenommen werden (Voorhees et al., 1976):

Typ I bindet an Rezeptorproteine der Zellmembran und setzt intrazellulär zellzyklusspezifische Informationsmoleküle frei.

Typ II dringt in die Zelle ein, verbindet sich mit Zellkernstrukturen (Histonen, Nichthistonproteinen, RNS-Polymerase, Promoter der DNS, usw.) oder mit zytoplasmatischen Rezeptormolekülen und modifiziert selbst, im Gegensatz zu Typ I, intrazellulär Proliferation und Differenzierung.

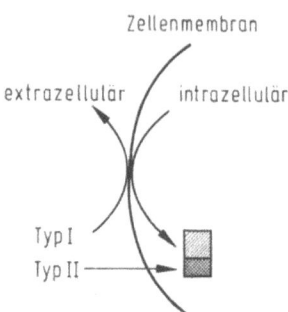

Abb. 3. Möglichkeiten einer intrazellulären Steuerung durch extrazelluläre Substanzen (nach Voorhees et al., 1976)

Typ I ist wesentlich komplizierter aufgebaut als Typ II, erlaubt damit aber eine ungleich feinere Auswahl der Information. Die Zellmembran als aktives informationsverarbeitendes System kann Signale von Substanzen aufnehmen, die aufgrund ihres hohen Molekulargewichts nicht in die Zelle eindringen können. Große Bedeutung kommt hier den Oberflächenfaktoren zu, die als spezifische Zellerkennungsfaktoren (cell recognition factor) dienen (Humphreys, 1965; Moscona, 1974). Hausman u. Moscona (1975) isolierten aus embryonalen Netzhautzellen einen gewebsspezifischen Zellerkennungsfaktor, der die Zellen in die Lage versetzt, andere Zellen von der Aggregation zu einem Gewebe auszuschließen.

Dabei stellte sich heraus, daß in den untersuchten Systemen gegensätzliche Effekte durch c-AMP und c-GMP ausgelöst werden können. Besonders ausgiebig untersucht wurde dieses Phänomen bei der Proliferation von Lymphozyten. Hadden et al. (1972) fanden in den ersten 20 min nach Stimulierung von Blutlymphozyten durch PHA einen 50fachen Anstieg von c-GMP. Der c-AMP-Gehalt dagegen veränderte sich nicht wesentlich. c-GMP stellt damit das entscheidende Signal für die Proliferation dar. MacManus u. Whitefild (1969) und Byron (1972) sehen eine Stimulierung von Thymuslymphozyten und Knochenmarkszellen in vitro unter kleinen c-AMP-Konzentrationen. Hoher Gehalt an c-AMP dagegen verhindert die Proliferation. Die Konzentration an c-GMP ist nicht entscheidend für die Stimulierung der Thymuslymphozyten. Auch in anderen Systemen konnte der antagonistische Effekt von c-GMP und c-AMP nachgewiesen werden (Estensen et al., 1973; Goldberg et al., 1974; Goldberg et al., 1973).

Diese Ergebnisse veranlaßten Goldberg, seine *Yin-Yang-These* der biologischen Regulation durch c-GMP und c-AMP aufzustellen (Goldberg et al., 1976). Diese Hypothese besagt, daß bidirektionale Prozesse durch gegensätz-

lich angreifende Kräfte gesteuert werden. Ein bidirektional regulierter Vorgang ist eine Zellfunktion, deren augenblicklicher funktioneller Zustand sowohl gehemmt als auch stimuliert werden kann. Goldberg postuliert zwei Typen eines derartig kontrollierten Systems:
Typ A wird durch c-AMP stimuliert und durch c-GMP gehemmt;
Typ B kann durch c-GMP gefördert und durch c-AMP gehemmt werden.

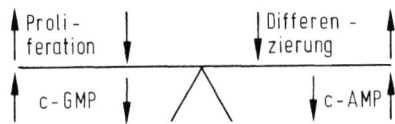

Abb. 4. Verhalten eines Lymphozyten unter zyklischen Nukleotiden (Yin-Yang-Hypothese nach Goldberg et al., 1976)

Ein anderes gut untersuchtes System beschreibt Humphreys (1965). Zwei in ihrer Farbe unterschiedliche Pilzarten werden in Einzelzellen zerlegt. Nach Mischen der beiden Arten kommt es zu einer speziesspezifischen Aggregation. Verantwortlich dafür zeichnet ein Kohlenhydratanteil der Zelloberfläche. Diese Untersuchungen zeigen deutlich die wichtige Aufgabe der Zellmembran für Proliferation und Differenzierung. Von Gospodarowicz wurden einige lösliche Faktoren in Fibroblasten und Thrombozyten gefunden, die zu einer Mitosestimulierung führten (Gospodarowicz et al., 1974; Gospodarowicz u. Moran, 1975; Gospodarowicz et al., 1975).

Am eindrucksvollsten gestalten sich allerdings die Erfolge, die unter der Wirkung der zyklischen Nukleotide gemessen werden können. In zahlreichen Organsystemen stehen unterschiedliche physiologische Funktionen unter der Kontrolle der zyklischen Nukleotide: Thrombozytenaggregation (Glass et al., 1974), Kontraktion und Erschlaffung der glatten Muskulatur (Lee et al., 1972), inotrope Herzmuskelfunktion (George et al., 1970), DNS-Synthese in Lymphozyten (Diamantstein u. Ulmer, 1975 a; Diamantstein u. Ulmer, 1975 b), Freisetzung von lysosomalen Enzymen aus Leukozyten (Ignarro, 1973), Histaminfreisetzung aus Mastzellen, Zytotoxität von Lymphozyten (Strom et al., 1973), Polarisation der postsynaptischen Membran im Ganglion cervicale superior (McAfee u. Greengard, 1972) und Transport von einigen Substanzen durch Fibroblasten. Der Dualismus der beiden Effektoren c-GMP und c-AMP ist bereits in einigen Systemen nachgewiesen worden. Als Beispiel für ein nach Typ A kontrolliertes System dient die Herzmuskelkontraktion (George et al., 1970), während die Kontraktion der glatten Muskulatur nach Typ B verläuft. Auch die Zellproliferation könnte ein derartig reziprok kontrollierter Prozeß sein. Anhaltspunkte wurden bereits bei der Proliferation von Lymphozyten unter Mitogeneinfluß gefunden. Dabei scheint in zahlreichen Untersuchungen die Wirkung von c-AMP in einer Hemmung der Zellproliferation und Stimulierung der Differenzierung zu bestehen. c-GMP dagegen erweist sich als Promoter der Proliferation. Wie die zyklischen Nukleotide Einfluß auf die Genaktivität in Eukaryonten nehmen, ist unklar. Aus Bakterienuntersuchungen sind bereits einige Mechanismen bekannt. So bindet sich c-AMP an ein zytoplasmatisches Protein (CAP = catabolite gene activator protein) und ermöglicht dadurch die Transkription der Lac-Gene, die sonst einer Katabolit-Repression unterworfen sind (Riggs et al., 1970). Ähnliche Verhältnisse vermutet man in Eukaryontensystemen; unter der Wirkung eines durch zyklische Nukleotide aktivierten oder an zyklische Nukleotide gebundenen Proteinfaktors wird die Replikation und/oder Transkription durch Modifikation chromosomaler Proteine (Repressor-, Aktivatorprotein) oder direkten Angriff an Promoter, RNS-Polymerase, DNS-Polymerase noch unbekanntermaßen gesteuert.

Besser sind wir über die intrazelluläre Konzentrationsänderung der zyklischen Nukleotide informiert. Der Gehalt an c-AMP und c-GMP hängt von der Aktivität der synthetisierenden Nukleotidzyklasen und der abbauenden Zyklonukleotid-Phosphodiesterasen ab. Die Enzyme unterliegen wiederum einer Steuerung durch kleinmolekulare Faktoren. Dabei ist die Kaskadenwirkung, die durch die zyklischen Nukleotide ausgelöst wird, für c-AMP schon gut untersucht. Der Informationsfluß läuft von dem Hormon oder hormonähnlichen Effektor zur Zellmembran, aktiviert die in der Membran lokalisierte Adenylzyklase, die c-AMP produziert, das nach Bindung an eine Rezeptoruntereinheit eine

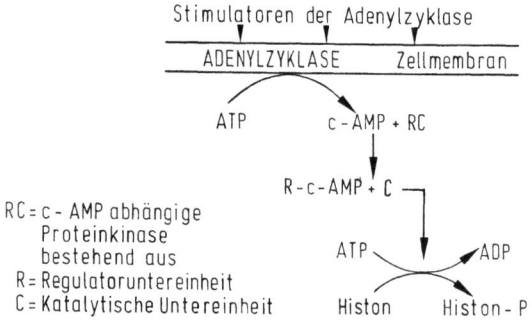

Abb. 5. Adenylzyklase/c-AMP-Kaskade

c-AMP-abhängige Proteinkinase aktiviert. Diese Kinase überträgt einen terminalen Phosphatrest vom ATP auf ein Substrat. Die Phosphorylierung führt zu einer veränderten Enzymaktivität oder zu einer modifizierten Bindung der chromosomalen Proteine an die DNS. Für c-GMP ist ein derartiger Mechanismus bis jetzt nicht bekannt.

IV. Regulation des epidermalen Zellzyklus
1. Zyklische Nukleotide
a) c-AMP

1971 berichteten Brønstad, Elgjo u. Øye über den Nachweis einer durch Adrenalin induzierten Erhöhung des c-AMP-Gehalts in der Epidermis. Im selben Jahr zeigte Powell (Powell et al., 1971) den stimulierenden Effekt der β-adrenergen Substanz Isoproterenol auf die endogene c-AMP-Synthese in Rattenepidermis. Es handelte sich dabei um in vitro Versuche. Bereits 3 min nach Zugabe von Isoproterenol steigt der c-AMP-Gehalt von 20 auf über 60 picomol/mg Epidermisprotein. Das Maximum wird nach 6–8 min erreicht, um nach 25 min wieder zum Ausgangswert zurückzukehren. Aus diesen beiden Berichten geht hervor, daß die Epidermis über Rezeptoren in der Zellmembran verfügt, die unter Katecholaminwirkung mit einer c-AMP-Synthese antworten.

Nur Substanzen mit pharmakologisch definierter β-Rezeptorenwirkung erhöhen den c-AMP-Gehalt der Epidermis; Substanzen, die als α-Rezeptorenstimulatoren bekannt sind, wirken nicht (Voorhees et al., 1972).

Wird in den folgenden Sätzen über die β-adrenerge Wirkung von Substanzen an der Epidermis gesprochen, so sind natürlich nicht die bekannten pharmakologischen Wirkungen β-adrenerger Pharmaka gemeint (wie Erhöhung der Frequenz, der Kontraktionskraft, der Leitungsgeschwindigkeit im Reizleitungssystem des Herzens, Erschlaffung glatter Muskulatur usw.), sondern es bedeutet, daß Pharmaka, die zu der Stoffklasse der β-adrenergen Substanzen zählen, an der Membran der Epidermiszelle wirken und den intrazellulären c-AMP-Gehalt anheben.

Noradrenalin wirkt auf α- und β-Rezeptoren, aber mit unterschiedlicher Kraft. α-Rezeptoren werden stärker beeinflußt als β-Rezeptoren mit Ausnahme der β-Rezeptoren des Herzens. Unter Noradrenalin (1×10^{-5}M) steigt die c-AMP-Konzentration um 120%. Nur Propranolol als β-Rezeptorenantagonist blockt den durch Noradrenalin verursachten Syntheseanstieg, während Phentolamin als α-Rezeptorenblocker unwirksam ist. Zum gleichen Ergebnis kommt Voorhees (Voorhees et al., 1974), wenn er die c-AMP-Synthese durch Isoproterenol und Phenylephrin beeinflußt. Phenylephrin als α-Rezeptorenstimulator bleibt wirkungslos, während Isoproterenol einen starken c-AMP-Anstieg in den Epidermisschnitten verursacht. Daraus kann gefolgert werden, daß eine verstärkte c-AMP-Produktion nur durch β-Rezeptoren auslösbar ist.

Andere Autoren (Marks u. Grimm, 1972) erhalten dagegen in vivo etwas andere Ergebnisse. Nach intraperitonealer Injektion von Isoproterenol messen sie einen Anstieg des c-AMP-Gehalts um 900%. Geben sie Propranolol dazu, so wird der Anstieg geblockt; jedoch finden sie auch unter Phentolamin eine verstärkte c-AMP-Synthese. Eine Erklärung für diese Diskrepanz liegt möglicherweise in der Applikationsart der Pharmaka. Voorhees untersucht reine Epidermisschnitte, während Marks u. Grimm intraperitoneal injizieren.

Eine systemische Interaktion von Dermis und Epidermis über Vasokonstriktion/Vasodilatation ist dabei nicht auszuschließen. Voorhees (Voorhees et al., 1974) deutet deshalb den schwächeren Effekt von Adrenalin auf die c-AMP-Synthese bei Marks u. Grimm über konstringierte Blutgefäße. Da Adrenalin sowohl α- als auch β-Rezeptorenwirkung zeigt, würde der vasokonstringierende Effekt verhindern, daß Adrenalin in genügender Menge die Epidermis erreicht und seine β-adrenerge Wirkung ausübt.

Voorhees berichtet weiter (Voorhees et al., 1974), daß er in vorläufigen Versuchen nur einen β-2-Rezeptor in der Epidermis nachweisen kann. Salbutamol als Stimulator des β-2-Rezeptors führt zu einer Steigerung des c-AMP-Gehalts. Diese Stimulierung ist nicht durch Practolol, einen β-1-Antagonisten, aufhebbar. Zu gleichen Ergebnissen kommen Ambalavanar et al. (1973) bei ihren Untersuchungen mit Froschhaut. Auch sie haben nur Anhaltspunkte für die Anwesenheit von β-2-Rezeptoren.

Der c-AMP-Gehalt der Epidermis ist die Differenz zwischen der Aktivität der synthetisierenden Adenylzyklase und der abbauenden c-AMP-Phosphodiesterase.

Eine Vielzahl von Substanzen mit Wirkung auf die Adenylzyklase und auf die c-AMP-Phosphodiesterase wurden an Epidermisschnitten getestet. Dabei hatten Vasopressin (0,1 u. 1 Unit), Glukagon (10^{-6}M), ACTH (10^{-6}M, 10^{-5}M) keine Auswirkungen auf den c-AMP-Gehalt, während Dopamin (10^{-5}M) nur eine geringe Steigerung herbeiführte (Voorhees et al., 1974). Andere Stoffe dagegen stimulierten die c-AMP-Rate deutlich: Papaverin (Stawiski et al., 1975), Adenosin (Voorhees et al., 1974), Prostaglandin E_2 (Voorhees et al., 1973) und Coffein.

Adenylzyklase

Die Aktivität der Adenylzyklase ist an die innere Schicht der Plasmamembran gebunden. Auch in der Epidermis kann das Enzym in einer bei 17 000 × g sedimentierenden partikulären Fraktion lokalisiert werden (Duell et al., 1971). Diese aus Epidermis von neugeborenen Ratten isolierte Adenylzyklase zeigt eine geringere Empfindlichkeit zu β-Rezeptorenstimulatoren als intakte Epidermisschnitte. Ansonsten erwies sich das Enzym aber identisch mit den an Gewebe gewonnenen Ergebnissen. Es war durch Isoprotenerol und NaF stimulierbar, konnte durch Propranolol gehemmt werden und erwies sich unempfindlich gegenüber Glukagon, ACTH, Histamin und PGE_1.

Bei der mechanischen Aufschließung des Gewebes werden die Membranen unkontrollierbar geschädigt, so daß eine geringere Stimulierbarkeit für die Schädigung des Rezeptor-Adenylzyklase-Komplexes spricht.

Auch das Alter der untersuchten Epidermis muß berücksichtigt werden. Bär u. Hahn (1971) sowie Schmidt u. Robinson (1971) haben gezeigt, daß die hormonelle Stimulierbarkeit von dem Alter der Tiere abhängt. Eine zyklusabhängige Aktivität der Adenylzyklase ist ebenfalls möglich. So zeigen Dipriani et al. (1976), daß die c-AMP-Konzentration in Follikelzellen von Rattenhaaren zwei Maxima durchläuft: Der erste Peak liegt in der Anagenphase, der zweite im Telogenstadium. Ob dabei die Aktivitätsänderung ausschließlich von der Anwesenheit β-adrenerger Substanzen abhängt oder ob die Empfindlichkeit des β-Rezeptors sich ändert, ist nicht klar entschieden.

Marks u. Rebien (1972 a) weisen in Mäuseepidermis in einer partikulären Fraktion Adenylzyklaseaktivität nach. Stimulation gelingt ebenfalls mit Isoproterenol und Adrenalin, Hemmung mit Propranolol, aber nicht mit Phentolamin. Kein Einfluß auf die c-AMP-Syntheserate war mit Serotonin, Glukagon, Histamin, Prostaglandin E_1, E_2, mit EGF (epidermal growth factor) oder mit STH zu erzielen.

c-AMP-Phosphodiesterase

1972 wird in Mäusehaut die Aktivität der c-AMP-PDE gemessen (Mier u. Urselmann, 1972). Das Enzym benötigt Magnesium oder Mangan und wird durch Methylxanthine gehemmt. Sein pH-Optimum liegt zwischen 7,8 und 8,0. Lokalisiert wird die Aktivität in einer löslichen und einer partikulären Fraktion, wobei die Verteilung etwa 2/3 zu 1/3 beträgt. Der K_m-Wert liegt bei 9×10^{-5} M. Auch andere Autoren (King et al., 1975) finden die c-AMP-PDE in der 100 000 × g-Fraktion und mit histochemischen Methoden (King et al., 1974) in einer Membran-assoziierten Form.

Sie können in Mastzellen, Fibroblasten der Haut, Keratinozyten der Epidermis und in den dendritischen Basalzellen nahe der Plasmamembran Aktivität nachweisen. Über die Regulation der c-AMP-PDE ist wenig bekannt. Einige Autoren (Cheung, 1970; Kakiuchi et al., 1972; Teo u. Wang, 1973) finden Proteinfaktoren, die spezifisch die Aktivität regulieren. Andere Regulationsmechanismen werden in der subzellulären Kompartimentierung, in Isoenzymen oder allosterischen Effekten gesehen. King et al. (1975) finden in der Rattenhaut (Epidermis plus Korium) zwei Formen des Enzyms. Die beiden Enzyme unterscheiden sich in der Affinität zum Substrat c-AMP. Zwei abweichende Michaelis-Menten-Konstanten wurden gefunden:

Ein hoher K_m-Wert von $10^{-4}M$ und ein niedriger K_m-Wert von $2 \times 10^{-6}M$. Untersuchungen mit Mäuseepidermis (Marks u. Raab, 1974) kamen zu ähnlichen Ergebnissen. Zwei K_m-Werte konnten bestimmt werden: $8 \times 10^{-5}M$ und $4 \times 10^{-4}M$ für c-AMP als Substrat. Die Enzyme können völlig durch Theophyllin und Koffein blockiert werden (Voorhees et al., 1973). Eine Stimulation der c-AMP-PDE erzielen Voorhees et al. (Voorhees et al., 1972) in drei Tage alter Rattenepidermis mit Histamin. Auch in menschlicher Epidermis konnten von Voorhees et al. (1974) zwei durch den K_m-Wert sich unterscheidende Enzyme nachgewiesen werden. Ebenso finden sich lösliche und partikelgebundene Enzymaktivitäten. Unterschiedliche K_m-Werte sind in zahlreichen Systemen aufgedeckt worden (Weber, 1973; Prasad u. Kumar, 1973; Amer, 1973; Kaplan et al., 1973; Schmidt u. Lolley, 1973).

Die zyklische Nukleotidphosphodiesterase in Mäuseepidermis hydrolisiert c-AMP und c-GMP. King et al. (1975) fanden eine kompetitive Hemmung durch c-GMP auf die Hydrolyse von c-AMP in niedrigen Konzentrationen, hohe c-AMP-Konzentrationen werden nicht durch c-GMP vor der Hydrolyse geschützt. Auch in anderen Geweben (Appleman et al., 1973) existiert die Interferenz von c-GMP auf die c-AMP-Hydrolyse. Dabei hemmt c-GMP die PDE mit dem niedrigen K_m-Wert kompetitiv, während das Enzym mit dem hohen K_m-Wert nichtkompetitiv geblockt wird. Der K_i-Wert für die Hemmung durch c-GMP beträgt $10^{-4}M$.

ATP und 5-AMP hemmen die c-AMP-PDE in Rattenhaut, während ADP keinen meßbaren Effekt hat. In Mäuseepidermis dagegen wird dieser Effekt nicht nachgewiesen (Marks u. Raab, 1974). Dibutyryl-c-AMP und Theophyllin sind kompetitive Inhibitoren für die PDE mit dem niedrigen K_m-Wert, während sie nichtkompetitive Inhibitoren für das Enzym mit dem hohen K_m-Wert darstellen.

Ein interessanter pharmakologischer Effekt wurde 1976 publiziert (Lavin et al., 1976). In Lymphozyten von Kindern mit allergischem Asthma fanden die Autoren eine signifikant höhere Aktivität der c-AMP-PDE als in der Kontrollgruppe.

Steht die Patientengruppe unter der Therapie mit Dinatriumcromoglycat, so ist die Aktivität der c-AMP-PDE deutlich niedriger gegenüber der Normalgruppe und gegenüber der Patientengruppe. Diesen c-AMP-PDE-hemmenden Effekt konnten die Autoren auch in vitro nachweisen. In Konzentrationen von 10–100 µg/ml hemmt Dinatriumcromoglycat die c-AMP-PDE. Der c-AMP-Gehalt der mit Dinatriumcromoglycat behandelten Lymphozyten ist deutlich höher als die Kontrolle. Weiter fanden die Autoren, daß Hydrocortison in physiologischen Dosen die Aktivität der zyklischen Phosphodiesterase hemmt. Der bekannte cortisonsparende Effekt von Dinatriumcromoglycat soll nach Meinung von Lavin auf den gemeinsamen Angriffspunkt, nämlich Erhöhung des c-AMP-Gehalts durch Blockierung der PDE, zurückzuführen sein.

King et al. (1975) fanden dagegen in Rattenhaut eine Stimulierung der c-AMP-PDE unter allen Steroidhormonen: Testosteron, Triamcinolon, Cortison und Hydrocortison.

c-AMP-abhängige Proteinkinase

Aus menschlicher Haut wurde 1971 (Kumar et al., 1971) eine c-AMP-abhängige Proteinkinase isoliert und teilweise gereinigt. Histone waren das effektivste Substrat zur Phosphorylierung durch ATP. Die Stimulierung der Phosphorylierungsrate durch c-AMP beträgt bei den lysinreichen Histonen weit über 200%.

Auch Protamin, Kasein und Albumin werden phosphoryliert, wenn auch bedeutend geringer. Dabei läßt sich die Protaminphosphorylierung durch c-AMP nicht erhöhen. Das pH-Optimum der Kinase liegt bei 9,0–9,5. Maximale Stimulation wird mit 5×10^{-7} M c-AMP erzielt. Der K_m-Wert beträgt 5×10^{-8} M für c-AMP. Die anderen zyklischen Nukleotide c-GMP, c-UMP und c-CMP stimulieren das Enzym ebenfalls. Um dieselbe Aktivität wie unter c-AMP-Stimulation zu erreichen, ist eine tausendfach höhere Konzentration notwendig.

Durch Chromatographie an DEAE-Zellulose können drei verschiedene Proteinkinasen getrennt werden. Alle drei Formen sind durch c-AMP stimulierbar (Kumar et al., 1972). Die Wirkungsweise der c-AMP-Aktivierung ist von verschiedenen Autoren gut untersucht worden (Langan, 1970; Gill u. Garren, 1970; Reimann et al., 1971 a). Die Proteinkinase setzt sich aus enzymatischen und regulatorischen Untereinheiten zu einem Oligomer zusammen. Das zyklische Nukleotid bindet sich an das Regulatorprotomer; dadurch wird der enzymatische Bereich des Enzymkomplexes freigesetzt und phosphoryliert entsprechende Substrate.

RC + c – AMP → R – c – AMP + C
R = Regulatoreinheit der Proteinkinase
C = katalytische Untereinheit der Proteinkinase.

In zahlreichen Geweben wurde dieser Mechanismus nachgewiesen (Tao, 1972; Reimann et al., 1971 b; Chen u. Walsh, 1971; Majumder u. Turkington, 1971). Andererseits werden Proteinkinasen gefunden, die nicht durch c-AMP stimulierbar sind. Hier ist nur der enzymatische Teil der Proteinkinase vorhanden, so daß eine Bindung des c-AMP an das Enzym unmöglich ist (Reimann et al., 1971 b; Chen u. Walsh, 1971; Majumder u. Turkington, 1971). In der menschlichen Haut dagegen besitzen alle drei Proteinkinasen eine regulatorische Untereinheit. In den übrigen Aktivitätsbedingungen unterscheiden sich die Proteinkinasen der menschlichen Haut nicht sonderlich voneinander und auch nicht von Kinasen aus anderen Geweben.

b) c-GMP

Während Literatur über den c-GMP-Gehalt und seine Veränderung in transformierten Lymphozyten reichlich vorhanden ist, sind Angaben über die c-GMP-Konzentration in Haut und Epidermis spärlich. 1971 berichten Baird und Mitarbeiter, daß Tetradekanoylphorbolacetat (TPA) ein starkes Mitogen und Kokarzinogen für Epidermis ist. In Balb/c 3T3-Zellen fanden Estensen et al. (1974) einen starken Anstieg der c-GMP-Konzentration unter TPA. Voorhees maß daraufhin den c-GMP-Gehalt in Epidermis unter TPA-Applikation (Voorhees et al., 1974). Bereits 30 sec nach Zufuhr von 75 ng/ml TPA steigt die c-GMP-Konzentration auf 168% gegenüber der Kontrolle.

Marks (1973) fand in dem $17\,000 \times g$ Überstand von Epidermis Guanylzyklase-Aktivität. Isoproterenol, Adrenalin, Noradrenalin, Azetylcholin, Serotonin, Thyroxin und NaF haben keinen Einfluß auf die Aktivität der Guanylzyklase. Das steht in Übereinstimmung mit Messungen in anderen Geweben. Gefunden wurde die Guanylzyklase stets in gelöster Form im Zytoplasma der Epidermis.

c) Einfluß von c-AMP und c-GMP auf Proliferation und Differenzierung der Epidermis

Seit den Arbeiten von Bullough u. Laurence (1961) ist die Hemmung der epidermalen Mitose durch Adrenalin bekannt. Heute wissen wir, daß dieser

Mechanismus über den c-AMP-Gehalt geht. Voorhees zeigte (Voorhees et al., 1972), daß unter Dibutyryl-c-AMP eine dosisabhängige Reduktion der epidermalen Mitoserate zu erzielen ist. Die Mitosehemmung steigt von 46% auf 76% bei einer c-AMP-Konzentration von 5×10^{-5} M bis 5×10^{-3} M. Ähnliche Verhältnisse fanden Marks u. Rebien (1972).

In einem G_2-Assay am Mäuseohr wiesen Birnbaum et al. (1976) eine 50%ige Hemmung der Mitoserate unter 2×10^{-5} M Dibutyryl-c-AMP nach; totale Hemmung tritt bei 5×10^{-4} M ein.

In allen untersuchten Fällen wird die Mitose in der G_2-Phase gestoppt. Dieselbe Hemmung in der G_2-Phase des Zellzyklus tritt unter Isoproterenol (Voorhees et al., 1971; Voorhees et al., 1973) und Noradrenalin ein. Propranol verhindert diesen β-adrenergen Effekt. Damit ist deutlich, daß β-adrenerge Mechanismen über die Erhöhung des intraepidermalen c-AMP-Gehalts zu einer Mitosehemmung führen. Ob neben dem Übergang von der G_2-Phase in die Mitose eine Hemmung innerhalb der G_1-Phase besteht, ist zur Zeit noch Gegenstand der Forschung.

Elgjo (1975) hat zu diesem Problem Untersuchungen durchgeführt. Er fand eine verstärkte Hemmung der DNS-Synthese in Epidermiszellen durch einen epidermalen G_1-Inhibitor, wenn er die Zellen mit Koffein und einem β-Rezeptorenantagonist vorbehandelte. Er meint, daß der Übergang von der G_1- zur S-Phase durchaus mit einem regulatorischen Effekt des c-AMP in der Epidermis verknüpft sein kann, eine direkte kritische Abhängigkeit aber nicht besteht. Voorhees et al. (1974) berichten, daß in Epidermiskulturen von Meerschweinchen der Thymidineinbau deutlich absinkt, wenn Dibutyryl-c-AMP oder Papaverin den Kulturen zugesetzt wird. In anderen Zellsystemen werden gegensätzliche Effekte unter c-AMP beobachtet. So werden Speicheldrüsenzellen in vivo durch hohe Dosen Isoproterenol zur Proliferation stimuliert (Kirby et al., 1969).

Auch nach teilweiser Hepatektomie steigt vor dem Beginn der DNS-Synthese der c-AMP-Gehalt an (MacManus et al., 1972). Hier scheint der Beginn der DNS-Synthese von dem erhöhten c-AMP-Spiegel abzuhängen. In der Epidermis allerdings ist stets eine Senkung der Mitoserate und eine verringerte Thymidininkorporation unter c-AMP nachweisbar.

Eine andere Arbeitsgruppe verglich den antimitotischen Effekt von Pharmaka mit ihrer Fähigkeit, die Phosphodiesterase (PDE) zu blockieren (Birnbaum et al., 1976 b). Die Mitosehemmung wurde mit dem G_2-Mitose-Assay vom Mäuseohr, die PDE-Aktivität in einem $17\,000 \times g$ Überstand von Mäusehauthomogenat bestimmt. Dabei ergab sich eine gute Korrelation zwischen beiden gemessenen Hemmungen. Die Potenz der Pharmaka, die PDE zu inhibieren, konnte in Relation zu ihrer antimitotischen Wirkung gesetzt werden: SQ 20009 (Chasin, 1971), RO 20-1724 (Sheppard et al., 1972) und Papaverin (Poech u. Kukovetz, 1971) hemmten beide Systeme stark. Theophyllin und Glyzyrrhetinsäure (Amer, 1974) zeigten in beiden Systemen einen weniger ausgeprägten Effekt. Die Autoren ziehen aus ihren Versuchen ebenfalls den Schluß, daß anhand der Beziehung zwischen Hemmung der c-AMP-PDE und Senkung der Mitoserate ein deutlicher Hinweis auf die Rolle des c-AMP als Regulator des Zellzyklus in der G_2-Phase besteht.

Der Einfluß von c-AMP auf die Differenzierung der Epidermis kann nur in einem in-vitro-System untersucht werden. Epidermiskulturen zeigen im allgemeinen keinerlei Tendenz zur Keratinisierung als Ausdruck der epidermalen Differenzierung (Constable, 1972; Fritsch u. Diem, 1972; Fusenig u. Worst, 1974; Regnier et al., 1973). Sie wachsen als einschichtiger epithelialer Verband ohne Keratohyalingranula. Werden dagegen Epidermiszellen in Gegenwart von 10^{-3} M Dibutyryl-c-AMP gezüchtet, so zeigen sich Keratohyalingranula-ähnliche Strukturen; die Inkorporation von Histidin, Zystein und Arginin erhöht sich, und die Zellen wachsen als multilayer-Verband (Delescluse et al., 1976). Wie es zu dieser epidermalen Differenzierung unter c-AMP kommt, ist unbekannt. Aus anderen Systemen kennt man den Einfluß von c-AMP auf Transkription und Translation (Wicks, 1974). Dabei scheint generell eine Wechselwirkung zwischen Differenzierung und Proliferation zu bestehen. Werden die Epidermiszellen durch Vitamin-A-Säure zu einer verstärkten Proliferation angeregt, so sinkt die Differenzierung ab (Christophers, 1974). Werden proliferierende Epidermiszellen mit Pharmaka behandelt, die den c-AMP-Gehalt erhöhen, so sinkt die Mitoserate, gleichzeitig tritt eine verstärkte Differenzierung ein (Delescluse et al., 1974; Chopra, 1977). Das ist in letzter Zeit von Chopra (1977) an der Epidermis gut demonstriert worden. Bei Zugabe von Theophyllin allein oder von Theophyllin plus Dibutyryl-c-AMP wird das Wachstum einer Epidermiskultur gestoppt. Gleichzeitig treten, als Zeichen der verstärkten Differenzierung, Keratohyalingranula in den Zellen auf. Dibutyryl-c-AMP allein vermag nur die Mitose zu hemmen. Erst nach Hemmung der PDE durch Theophyllin scheint der intrazelluläre c-AMP-Pool hoch genug zu sein, so daß Differenzierungseffekte sichtbar werden. Für die Epidermis ist der bifunktionelle Effekt von c-AMP durch diese Untersuchung ziemlich sicher nachgewiesen: Proliferation und mangelhafte Differenzierung sowie das Gegenteil, geordneter Differenzierungsvorgang und Hemmung des Zellwachstums, scheinen Hand in Hand zu gehen.

Steuerungsvorgänge zur Differenzierung werden auf der Ebene der Transkription und Translation entschieden. Dabei scheint die Translokation eines c-AMP-aktivierbaren Proteinkinase-Komplexes eine wichtige Rolle zu spielen (Jungmann et al., 1975). In erster Linie kommen die chromosomalen Proteine

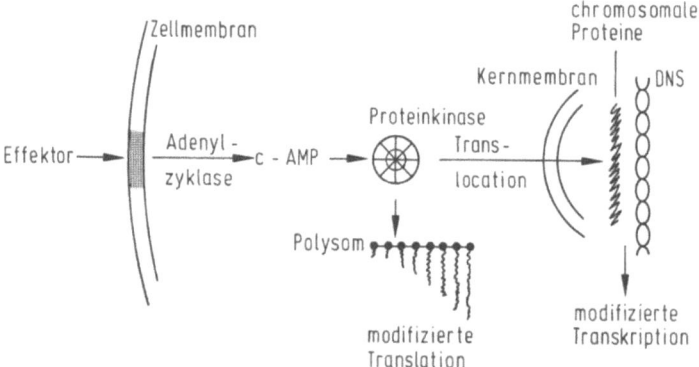

Abb. 6. Translokation einer c-AMP-abhängigen zytoplasmatischen Proteinkinase (nach Jungmann et al., 1975)

als Substrat der Phosphorylierung in Frage. Aber auch die RNS-Polymerase wird im Kern durch eine translozierte Proteinkinase phosphoryliert (Jungmann u. Schweppe, 1972). Inkubiert man steigende Mengen Chromatin mit ^{3}H-c-AMP allein, so findet man eine geringe Bindungsrate. Wird dagegen Chromatin mit einer c-AMP-abhängigen Proteinkinase-Präparation aus dem Zytoplasma in Gegenwart von ^{3}H-c-AMP versetzt, steigt die am Chromatin gebundene Radioaktivität stark an. Dieselben Ergebnisse werden mit intakten Kernpräparationen erzielt (Jungmann et al., 1974). Diese Untersuchungen zeigen, daß eine Translokation einer Proteinkinase mit einem c-AMP-bindenden Protein aus dem Zytoplasma in den Zellkern sehr wahrscheinlich ist.

An Ribosomen wird ebenfalls ein c-AMP-bindendes Protein stark gebunden (Jungmann et al., 1975). Die Hypothese, daß intrazellulär eine Translokation eines c-AMP-bindenden Proteins und einer Proteinkinase vom Zytoplasma zu Acceptorsites in Kern und an Ribosomen erfolgt, gestattet es, die Proteinkinase in einen für Hormone und zyklische Nukleotide leicht zugänglichen Raum zu kompartimieren. Aus diesem Kompartiment werden die funktionell aktivierten Proteinkinasen sodann an den eigentlichen Ort ihrer Wirkung transportiert.

Untersuchungen dieser Art existieren für die Epidermis zur Zeit nicht, doch ist aus dem Nachweis c-AMP-abhängiger Proteinkinasen im Zytoplasma ein ähnlicher Weg zu vermuten.

2. Prostaglandine

Neben den zyklischen Nukleotiden sind in letzter Zeit die Prostaglandine Gegenstand eingehender Untersuchungen für Regulationsvorgänge geworden. Diese Substanzen werden von nahezu allen Zellen synthetisiert (Pike, 1976).

Ausgangspunkt der Synthese ist die ungesättigte Fettsäure Arachidonsäure. Über PG-Synthetase-Komplex I und II werden die biologisch aktiven Moleküle

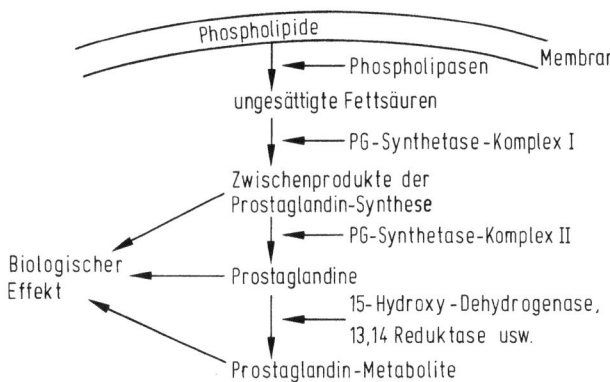

Abb. 7. Prostaglandin-Stoffwechsel

hergestellt, eine 15-Hydroxy-Dehydrogenase und 13,14-Reduktase bildet die Prostaglandine zu Prostaglandin-Metaboliten um. Neben den klassischen Prostaglandinen PGE_2 und $PGF_{2\alpha}$, sind neue Substanzen, wie HETE (12-L-Hydroxy-5,8,10,14-Eicosatetraenoinsäure), HPETE (das entsprechende Hydroperoxyd), HHT (12-Hydroxy-8,10-Heptadekadienoinsäure), Thromboxane und einige neue Prostaglandine der Serien A, B, E und F, gefunden worden. In vielen Fällen ist eine starke biologische Wirkung nachweisbar, wobei die eigentliche physiologische Rolle dieser Substanzen nicht immer klar ist. Eine tabellarische Übersicht über mögliche physiologische Funktionen, Beteiligung an pathologischen Prozessen und mit Prostaglandinen auslösbare Wirkung gibt Pike (1976).

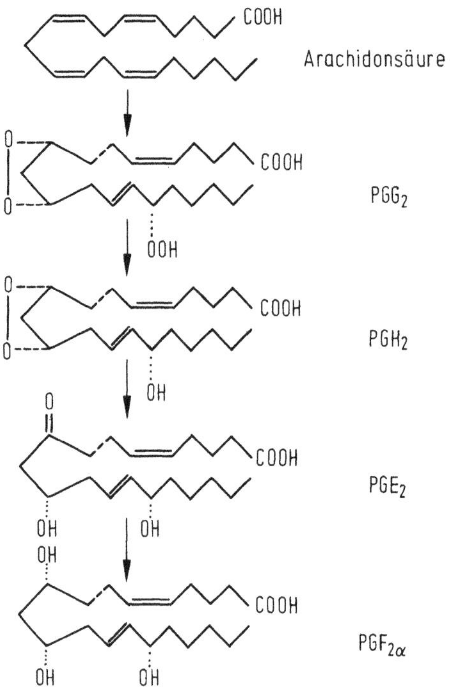

Abb. 8. Prostaglandin-Biosynthese

Tabelle 2

Mögliche physiologische Funktionen der Prostaglandine
Spermientransport
Eitransport
Obliteration des Ductus arteriosus
Autoregulation der Niere
Wehenanregung

Mögliche Beteiligung der Prostaglandine an pathologischen Zuständen
Entzündung
Psoriasis
Cholera
Hochdruck
Abort
Dysmenorrhoe
allergische Kontaktdermatitis
Asthma bronchiale
Fieber

Welche Beziehungen zwischen den Prostaglandinen und den zyklischen Nukleotiden bestehen, wird zur Zeit vielerorts untersucht (Bem u. Greaves, 1974; Adachi et al., 1975; Aso et al., 1975; Aso et al., 1976; Burstein et al., 1976; Yu et al., 1976). Für die Psoriasis ergeben sich daraus evtl. neue Aspekte. Hammarström et al. (1975) fanden in psoriatisch veränderter Epidermis einen bedeutend höheren Gehalt an freier Arachidonsäure und HETE im Vergleich zu normaler Haut.

Daß Prostaglandine direkt einen Einfluß auf die Proliferation oder Differenzierung haben, ist aus den vorliegenden Untersuchungen unwahrscheinlich. Vielmehr scheinen sie lokalisierte Hormonwirkungen auszuüben (Pike, 1976). Für diese Nahwirkung in Geweben spricht schon die chemische Struktur der Prostaglandine: Die polyungesättigten Fettsäuren, als Ausgangspunkt der Prostaglandine, sind zum größten Teil in Phospholipiden von Membranen lokalisiert, aus denen sie durch Phospholipasen freigesetzt werden können. Auch die schnelle Inaktivierung durch Prostaglandin-spezifische Enzyme, die dicht neben den Synthetase-Komplexen lokalisiert sind, spricht für den engen Wirkungsradius der Prostaglandine. Der schnelle Metabolismus dieser Substanzen würde die Zelle befähigen, viele Einzelsignale zu registrieren und bei Addition der in gleicher Richtung wirkenden Impulse entsprechende Informationen auf das nachgeschaltete System der zyklischen Nukleotide zu übertragen. So gesehen, wäre das Prostaglandin-System ein vielschichtiger Akkumulator für lokalisierte, damit kompartimentgerechte Einzelinformationen, deren Weitergabe in ein die Zellfunktionen entscheidend beeinflussendes Steuerwerk schwellenabhängig gesteuert werden könnte. Erst wenn eine bestimmte Konzentration lokalisiert in der Zelle überschritten ist, wird eine Gesamtantwort der Zellen herbeigeführt. Dieses Modell liegt natürlich noch weit im spekulativen Bereich.

Prostaglandin-Synthetase-Aktivität ist in Haut und Epidermis nachgewiesen worden (Ziboh u. Hsia, 1971; Greaves u. McDonald-Gibson, 1972; Jonsson u. Anggard, 1973; Ziboh, 1973; Adachi et al., 1975). Der Enzymkomplex synthetisiert in vitro im allgemeinen aus Arachidonsäure PGE_2 und $PGF_{2\alpha}$. Von Ziboh (1973) wird die Prostaglandin-Synthetase in der mikrosomalen Fraktion der menschlichen Epidermis nachgewiesen. Auch Enzyme für den Metabolismus der Prostaglandine werden beschrieben (Jonsson u. Anggard, 1973; Ziboh et al., 1975). Ziboh (1975) fand in Menschen- und Rattenhaut das Enzym PGE_2-9-Ketoreduktase, das die Umwandlung von PGE_2 zu $PGF_{2\alpha}$ katalysiert.

Kingston et al. (1976) konnten in Rattenhaut die Prostaglandin-Synthetase in der mikrosomalen Fraktion ebenfalls nachweisen. Dabei geht die Synthese von der Arachidonsäure über labile Zwischenprodukte, Prostaglandin G_2 und H_2 (Hamberg et al., 1974), aus denen die Prostaglandine E_2, $F_{2\alpha}$ und D_2 entstehen. Pharmaka können die Bildung der Prostaglandine verhindern. Antiphlogistische Substanzen, die nicht der Steroidgruppe angehören, wie Indomethacin, Phenylbutazon und Aspirin, blockieren die Prostaglandin-Biosynthese dosisabhängig in vielen Geweben (Flower, 1974). Auch in der Haut tritt dieser Effekt ein (Kingston u. Greaves, 1976). In einem nicht fraktionierten Hauthomogenat finden Greaves u. MacDonald-Gibson (1972) eine Hemmung der Prostaglandin-Bildung unter Fluocinolon und Betamethason. Dieser Hemmeffekt ist in der mikrosomalen Fraktion nicht mehr nachweisbar (Flower et al., 1972; Flower et al., 1973; Blackwell et al., 1975; Kingston u. Greaves, 1976). In isolierten Tumorzellen wird die Prostaglandin-Synthese durch Kortikosteroide inhibiert. Möglicherweise ist der Prostaglandin-hemmende Einfluß der Kortikosteroide nur an intakten Zellen nachweisbar.

Prostaglandine E_1 und E_2 erhöhen die c-AMP-Konzentration in Meerschweinchenepidermis und menschlicher Epidermis (Aso et al., 1975; Adachi et al., 1975). Prostaglandine A_1, A_2, und $F_{2\alpha}$ haben keinen Einfluß auf die Adenylzyklase. Der Anstieg von c-AMP unter PGE (E_1 und E_2) erreicht nach 4–5 min sein Maximum und fällt nach weiteren 5 min auf 50% seines Maximalwertes ab. Die Aktivierung der Adenylzyklase ist dosisabhängig. Mit einer PGE-Konzentration von 3×10^{-5} M ist eine maximale Stimulation erreicht. Durch Propranolol als β-Rezeptorenblocker wird der Effekt nicht aufgehoben. Dies bedeutet, daß PGE nicht an dem β-Rezeptorenort der Adenylzyklase angreift. Die gleichzeitige Gabe von PGE und Adrenalin führt zu einer additiven Erhöhung des c-AMP-Spiegels. Prostaglandine können damit, unabhängig von β-adrenergen Substanzen, Einfluß auf die Höhe des c-AMP in der Epidermis nehmen. Die beiden getrennt voneinander aktivierbaren Rezeptoren der Adenylzyklase ermöglichen es der Zelle, verschiedene Signale zu verarbeiten und bei Besetzung eines Rezeptors trotzdem noch durch weitere Effektoren ansprechbar zu sein. Die Regulation erfolgt dann eben nur auf einer höheren Aktivitätsebene. α-Blocker haben keinen Einfluß auf die PGE-Stimulation der Adenylzyklase. Ab 3×10^{-7} M PGE tritt ein effektiver Einfluß auf den c-AMP-Gehalt ein. Diese Prostaglandin-Konzentration liegt im physiologischen Bereich der Epidermis.

Auch in anderen Systemen wird die Stimulation von c-AMP unter Prostaglandinen beobachtet. Burstein et al. (1976) fanden eine Erhöhung von c-AMP unter PGE_1 und PGE_2 in kultivierten Brustdrüsenzellen von Mäusen. Prostaglandin $F_{1\alpha}$ und $F_{2\alpha}$ dagegen haben keinen nennenswerten Einfluß. Ohne gleichzeitige Gabe eines Inhibitors der PDE kehrt die c-AMP-Erhöhung bereits nach 30 min wieder zur Norm zurück.

Ein weiterer, indirekter Beweis, daß Prostaglandine den c-AMP-Gehalt der Haut erhöhen, ist in dem Einfluß von Arachidonsäure und PGE_1 auf die Melanosomen in Melanozyten und Keratinozyten im Haarbulbus im Anagenstadium zu sehen (Sauk et al., 1975). Die Melaninproduktion wird in vitro durch Zusatz von Arachidonsäure oder PGE_1 zu der Kultur gesteigert. Dieser Effekt kann mit Nanogramm-Mengen der Arachidonsäure ausgelöst werden. Der Erfolg ist ähnlich einer UV-B-Bestrahlung. Die Zahl der aktiven Melanozyten steigt (Jimbow et al., 1973).

Es kommt zu einer verstärkten peripheren Orientierung der Mikrofilamente in den dendritischen Fortsätzen der Melanozyten mit gleichzeitigem vermehrten Melanosomentransfer in die Keratinozyten (Sauk et al., 1975).

Die mit PGE_1 erzielbare dunkle Farbe der Froschhaut gleicht der Pigmentierung durch MSH (Kreiner et al., 1973). Im Cloudman-Melanom steigt die Adenylzyklase-Aktivität unter PGE_1 sogar stärker an als unter MSH oder PGE_2 (Kreiner et al., 1973). In allen Fällen sind durch Prostaglandine Differenzierungsprozesse stimuliert worden. Daß dieser Weg über die zyklischen Nukleotide geht, wird berechtigt vermutet.

Eine verstärkte Prostaglandin-Synthese tritt in der Haut nach UV-Bestrahlung auf (Greaves u. Sondergaard, 1970; Mathur u. Gandhi, 1972). Wird PGE_2 intradermal gespritzt, so entwickelt sich an der Injektionsstelle ein Erythem mit deutlicher ödematöser Komponente (Sondergaard et al., 1973). Trägt man vor einer UV-Bestrahlung lokal Indomethacin auf, wird die Erythembildung unterdrückt (Snyder u. Eaglstein, 1974). Diese Untersuchungen sprechen für eine direkte Beteiligung der Prostaglandine an dem UV-induzierten Erythem der Haut.

Trifft UV-B auf die Epidermis, so sinkt zunächst die DNS-Synthese der Basalzellen. Nach 48 Std aber findet sich eine 3–6fache Erhöhung der DNS-synthetisierenden Zellen (Epstein et al., 1971). Auch dieser Effekt kann durch Prostaglandine ausgelöst werden. Spritzt man PGE_2 intrakutan, so steigt nach 48 Std der Thymidineinbau dosisabhängig bis über 250% gegenüber der Kontrolle (Eaglstein u. Weinstein, 1975). In den ersten 24 Std nach Prostaglandin-Applikation tritt der unter UV-B nachweisbare Abfall der DNS-Synthese nicht auf. PGE_2 scheint den Übergang der Zelle von G_1 in die S-Phase nicht zu blockieren. Der Anstieg der Zellen in der S-Phase ist vom PGE_2 abhängig; der initiale Abfall dagegen scheint eine direkte Folge der UV-B-Einwirkung zu sein (Kramer et al., 1974). Über welche biochemischen Wege dieser mit einer Latenz von 48 Std auftretende Effekt geht, ist nicht bekannt. Auch die photosensibilisierende Eigenschaft der Psoralene geht sehr wahrscheinlich über die Prostaglandine (Lord et al., 1976). In vitro steigt die Umwandlung von Arachidonsäure in Prostaglandine unter 8-Methoxypsoralen und UV-Bestrahlung bei 254 und 360 nm deutlich an. Dabei erweist sich die Wellenlänge 254 nm effektiver als 360 nm. Wie es zu dieser erhöhten Prostaglandin-Synthese kommt, ist unbekannt. Gleichzeitig sinkt das Verhältnis $PGE_2 / PGF_{2\alpha}$ stark ab, da die mikrosomale Hautfraktion unter Psoralen mehr $PGF_{2\alpha}$ synthetisiert. Diese Verschiebung ist lichtunabhängig.

Die Transformation von PGE_2 zu $PGF_{2\alpha}$ wird durch 8-Methoxypsoralen stimuliert (Lord et al., 1976). Dieser Effekt ist ebenso lichtunabhängig. Offen bleibt allerdings die Frage, ob 8-Methoxypsoralen einen Einfluß direkt auf die Aktivität der PGE_2-9-Ketoreduktase oder auf notwendige Koenzyme hat.

3. Chalone

Seit den Arbeiten von Bullough u. Laurence (Bullough u. Laurence, 1960; Bullough, 1962; Bullough et al., 1964) sind die Chalone als Inhibitoren der epidermalen Zellproliferation bekannt. Bullough definiert ein Chalon als „an internal secretion produced by a tissue for the purpose of controlling by inhibition the mitotic activity of the cells of that same tissue" (Bullough, 1962). Er sowie seine Mitarbeiter finden in wäßrigen Epidermisextrakten einen thermolabilen, nicht dialysierbaren Faktor, der die Mitose der Epidermis blockiert (Bullough et al., 1964). Dieser Befund wurde von Iversen et al. (1965) bestätigt. Auch aus anderen Geweben werden chalonähnliche Stoffe isoliert (Saetren, 1956; Bullough u. Laurence, 1968 a; Bullough u. Laurence, 1968 b; Rytömaa u. Kiviniemi, 1968; Moorhead et al., 1969; Rytömaa u. Kiviniemi, 1969; Simnett et al., 1969; Volm et al., 1969; Bullough u. Laurence, 1970 a; Bullough u. Laurence, 1970 b; Lasalvia et al., 1970; Rytömaa u. Kiviniemi, 1970; Elgjo u. Hennings, 1971; Laurence u. Elgjo, 1971).

Mit Extrakten aus transplantierbaren Tumoren, aus Lymphozyten, Granulozyten, Talgdrüsen usw. gelingt in dem jeweiligen Gewebe eine Hemmung der Mitose. Diese Gewebsspezifität ist ein Charakteristikum vieler Chalone (Rytömaa u. Kiviniemi, 1968; Lasalvia et al., 1970). Dagegen sind die Chalone nicht speziesspezifisch. Mit epidermalem Chalonextrakt aus Meerschweinchen, Mensch und Fledermaus kann die Mitose der Mäuseepidermis in vitro und in vivo gestoppt werden (Bullough et al., 1967). Die epidermalen Chalone scheinen nicht streng gewebsspezifisch zu sein. Auch in Schleimhautepithelien der Gingiva, im Hornhautepithel und in der Speiseröhre sinkt die Mitoserate unter dem Einfluß eines epidermalen Chalonextrakts. Die Chalone sind Teile eines negativen Rückkopplungsmechanismus. Von keratinisierenden Epidermiszellen synthetisiert, beeinflussen sie den Zellzyklus der Basalschicht. Sowohl in der G_2-Phase (Elgjo, 1969) wie in der späten G_1-Phase (Hennings et al., 1969) wird der epidermale Zellzyklus gestoppt. Dieser unterschiedliche Angriffspunkt kann zwei verschiedenen Chalonen zugeordnet werden. Behandelt man die Haut mit Aktinomyzin D, so findet man nach 24 Std nur noch den G_1-Inhibitor (Elgjo u. Hennings, 1971). Durch Abtrennung der Basalschicht von den keratinisierenden Epidermiszellen gelingt es, die Chalonwirkung zu spalten. In dem Chalonextrakt aus der Basalschicht befindet sich der G_2-Inhibitor; die Keratinozyten dagegen enthalten den G_1-Inhibitor (Elgjo et al., 1971 a; Elgjo et al., 1971 b; Marks, 1971). Nach der Trennung der Chalone konnten der G_1- und G_2-Inhibitor teilweise isoliert und näher charakterisiert werden. Das G_1-Chalon wird von Keratinozyten synthetisiert. Sein Molekulargewicht liegt über 100 000 Daltons. Es ist resistent gegenüber RNase, Pronase, Trypsin und übersteht Erhitzen ohne Wirkungsverlust.

Die Bildungsstätte des G_2-Chalon sind die Basalzellen. Chemisch handelt es sich sehr wahrscheinlich um ein Glykoprotein mit einem Molekulargewicht von 30–40 000 Daltons. Sein isoelektrischer Punkt liegt zwischen 5,2 und 6,8. Durch Hitze und Trypsin läßt sich seine Aktivität leicht zerstören. Im neutralen Bereich geht seine Wirkung ebenso leicht verloren, während bei leicht saurem pH-Wert das Molekül stabil bleibt (Iversen, 1974).

1964 vermuteten Bullough u. Laurence, daß die Chalonwirkung an die Gegenwart von Adrenalin gebunden ist. Diese Meinung wird durch den von Voorhees et al. (1973) nachgewiesenen mitosehemmenden Effekt der Katecholamine gefestigt. Welche Beziehung aber zwischen Chalonen und zyklischen Nukleotiden besteht, war lange Zeit unklar. Eine Stimulierung der Adenylzyklase oder der Guanylzyklase konnte nicht gefunden werden (Marks u. Rebien, 1972; Marks, 1973). Elgjo (1975) ging in einer in-vivo-Studie dem Zusammenhang zwischen epidermalen Chalonen und zyklischem AMP nach. Bei Vorbehandlung der Tiere mit dem β-Rezeptoren-Blocker Propranolol vermag der G_2-Inhibitor keine Depression der Mitose auszulösen. Werden die Tiere dagegen mit Propranolol als β-Rezeptoren-Blocker und mit Koffein als Phosphodiesterase-Hemmer gleichzeitig vorbehandelt, so ist der G_2-Inhibitor aktiv, und die Mitoserate sinkt um den gleichen Betrag ab, als wenn keine Vorbehandlung erfolgt wäre. Unter Propranolol allein kommt es zu einem Abfall des c-AMP intrazellulär. Wird aber die PDE durch Koffein blockiert, so ist der c-AMP-Abfall intrazellulär nur geringfügig, da die Hydrolyse des c-AMP durch Koffein verhindert wird. Der G_2-Inhibitor benötigt für seine Funktion eine ausreichende c-AMP-Konzentration intrazellulär. Da er bei Zugabe von Koffein genau so aktiv ist, als wenn kein Propranolol vorhanden wäre, kann der G_2-Inhibitor nicht an dem β-adrenergen Rezeptor der Zellmembran angreifen. Der c-AMP-Gehalt der Zelle ist damit ein kritischer Wert für die Wirksamkeit des G_2-Chalon. Der G_1-Inhibitor wird durch β-Rezeptoren-Blocker nicht beeinträchtigt (Elgjo, 1975). Unter PDE-Inhibitoren verstärkt sich der mitosehemmende Effekt des G_1-Inhibitors. c-AMP scheint damit ebenso an der G_1-Chalonwirkung beteiligt zu sein, nur besteht keine so kritische Abhängigkeit wie bei dem G_2-Chalon.

Die Funktion des G_1-Inhibitors besteht darin, daß die Keratinozyten damit den Übergang einer Basalzelle von der G_1-Phase in die DNS-Phase blockieren können (Hennings et al., 1969). Schwieriger ist, die Funktion des G_2-Inhibitors zu verstehen. Da er hauptsächlich in der Basalzellschicht (Elgjo et al., 1971 a) und in der Dermis (Elgjo u. Edgehill, 1973) vorkommt, vermutet Elgjo (1975) in ihm mehr einen Differenzierungs- als Proliferationsregulator. Holtzer (1972) vertritt die These, daß eine Differenzierung nur erfolgt, wenn die Zelle vorher eine Mitose durchlaufen hat. Bei einigen Zellen wird bereits in der G_2-Phase festgelegt, welche Funktionen sie im G_1-Stadium ausführen (Mueller, 1971). Diese Befunde und die starke Abhängigkeit des G_2-Inhibitors vom c-AMP sprechen nach Ansicht von Elgjo (1975) für eine nahe Beziehung des G_2-Inhibitors zur Zelldifferenzierung. Die Mitosehemmung wäre dann nur ein Nebeneffekt.

4. Epidermaler Wuchsfaktor

In Extrakten von Submaxillardrüsen wurde von Cohen ein Faktor entdeckt, der das Wachstum und die Keratinisierung der Epidermis beschleunigt (Cohen u. Elliot, 1963). Ausgangspunkt dieser Entdeckung war die Beobachtung, daß tägliche subkutane Injektionen des Speicheldrüsenextrakts bei neugeborenen Mäusen zu einer vorzeitigen Öffnung der Augenlider und zu einem schnelleren Durchbrechen der Schneidezähne führt (Cohen, 1960). Durch diesen Faktor (EGF = epidermal growth factor) wird die epidermale Mitose dosisabhängig stimuliert. Die Haut neugeborener Ratten spricht deutlich empfindlicher an als die Epidermis erwachsener Tiere. Behandelt man von Geburt an durch tägliche subkutane Injektion die Epidermis mit EGF, so kommt es zunächst zu einem starken Anstieg der Mitose. Dieser Anstieg liegt 100–200% über der Kontrolle zu dem Zeitpunkt, an dem die Schneidezähne durchbrechen und die Tiere die Augen öffnen (Birnbaum et al., 1976 a). Trotz weiterer Injektionen sinkt die Mitoserate im Lauf der nächsten 8 Tage wieder ab. c-AMP, Papaverin und Isoproterenol vermögen den EGF-induzierten Mitoseanstieg weit unter den nicht mit EGF behandelten Kontrollwert zu drücken.

Dieser epidermale Wuchsfaktor wurde isoliert und als ein Polypeptid mit einem Molekulargewicht von 6000–6500 identifiziert (Cohen, 1962; Taylor et al., 1970). Aminosäureanalysen zeigten, daß Lysin, Phenylalanin und Alanin nicht vorkommen, während die übrigen Aminosäuren vorhanden sind.

Möglicherweise wird die Tertiärstruktur des Moleküls durch drei Disulfidbrücken stabilisiert (Taylor et al., 1970). EGF ist eine einzelne Peptidkette mit Asparagin als Amino-terminales und Arginin als Carboxyl-terminales Ende. Er wirkt antigen, ist hitzestabil, nicht dialysierbar, durch proteolytische Enzyme verdaubar und kommt zu 0,5% im Protein der Submaxillardrüsen vor. Ähnlich wie Insulin (Chance et al., 1968) und Bradykinin (Schachter, 1969) proteolytisch aus einer Vorstufe freigesetzt werden, wird EGF durch eine Arginin-Esterase von einem größeren Protein abgespalten (Cohen, 1972).

In zahlreichen Zellkulturen wurde die Wirksamkeit des EGF erwiesen: in Haut von Hühnerembryonen (Cohen, 1965 a), in Epithelzellen der Brustdrüsen von Mäusen (Turkington, 1969) und in Brustdrüsenkarzinomzellen. In allen Fällen stieg unter EGF der DNS-, RNS- und Proteingehalt der Zellen stark gegenüber den Kontrollen an. Die Zellmigration wird deutlich gefördert (Cohen, 1965 b). Unter EFG steigt innerhalb der ersten 15 min der Einstrom von Metaboliten in die Zelle. Dieser Effekt läßt sich nicht durch Proteinsynthesehemmer, wie Cycloheximid, aufheben. Die Steigerung der Zellpermeabilität geht nicht mit der Synthese neuer Proteine einher (Hoober u. Cohen, 1967 a). Parallel dazu steigt innerhalb von 90 min der Einbau von Uridin in die Gesamt-RNS. Auch diese Stimulation kann nicht durch Cycloheximid oder Puromycin geblockt werden. 30 min nach Zugabe von EGF findet eine starke Verschiebung der Monosomen zu den Polysomen statt. Für die erhöhte Polysomenbildung sind neue Proteine nicht notwendig, da Cycloheximid keinen Einfluß darauf hat. Ebenso ist die Synthese ribosomaler Untereinheiten gesteigert (Cohen u. Stastny, 1968). Eine größere Polysomenzahl unter EGF-Stimulation der Zellen führt zu einer verstärkten Proteinsynthese in einem zellfreien System (Hoober u. Cohen, 1967 b).

Aus biochemischen Untersuchungen nach partieller Hepatektomie oder nach STH-Gabe ist bekannt, daß eine Induktion der Ornithin-Dekarboxylase stattfindet. Dies ist durch Behandlung der Zellkulturen mit EGF nachweisbar. Der 40fache Anstieg der Ornithin-Dekarboxylase wird durch Cycloheximid, Puromycin und Fluorphenylalanin verhindert. Durch die Enzyminduktion erfolgt ein starker Anstieg von Putrescin innerhalb der Zelle. Wie dann der weitere biochemische Weg zu einem beschleunigten Zellwachstum aussieht, ist noch unklar. Rudland et al. (1974) berichteten über einen gereinigten Wuchsfaktor für Fibroblasten, der in Gegenwart von Hydrocortison Zellen aus der G_0-Phase in das G_1-Stadium überführt. Unter Anstieg des c-GMP erhöht sich die DNS-Synthese. In isolierten Zellmembranen stimuliert der Wuchsfaktor die Guanylzyklase. Ein ähnlicher Mechanismus könnte für den EGF bestehen.

Im Serum der Mäuse wurde der EGF in einer Konzentration von 1 ng/ml nachgewiesen (Cohen, 1972). Nach Injektion eines α-Rezeptorenstimulators stieg innerhalb von 60 min der Serumgehalt auf über 150 ng/ml. Dies weist auf eine regulierte Ausschüttung von EGF mit Rückkopplungsmechanismen hin. Die Produktion von EGF findet in spezifischen Tubuluszellen der Submaxillardrüsen statt, wie durch Immunfluoreszenz gezeigt werden konnte (Turkington et al., 1971). Abhängig vom Entwicklungszustand dieser Zellen ist der Gehalt an EGF. Auch im menschlichen Serum (Ances, 1973) und im Harn (Starkey et al., 1975) konnte EGF nachgewiesen werden. EGF scheint nicht bei der Psoriasis oder anderen Proliferationsdermatosen beteiligt zu sein.

V. Psoriasis – eine entgleiste Zellzyklusregulation

Entgleisungen eines geordneten Steuerungsvorganges sind direkt an den klinischen Erscheinungen der Psoriasis ablesbar. Histologisch unterscheidet sich die psoriatische Epidermis in drei Punkten wesentlich von der normalen Epidermis. Sie zeigt Hyperproliferation, fehlerhafte Differenzierung (van Scott, 1972; van Scott u. Ekel, 1963) und Glykogenanhäufung (Halprin u. Ohkawara, 1966; Williams, 1972). Normale Epidermis dagegen hat eine geringere Proliferationsrate als die psoriatische (Allegra u. Panfilis, 1974; Goodwin et al., 1974); der Glykogengehalt ist niedrig (Halprin u. Ohkawara, 1966); die Zellen durchlaufen von der Basalschicht zum Stratum corneum eine hoch differenzierte Entwicklung (Christophers, 1972).

Dieser Prozeß ist so spezialisiert, daß er mit dem Zelltod endet, ein Vorgang, der einmalig im Differenzierungsverhalten von Zellen ist. Diese drei Befunde versucht Voorhees auf einen gemeinsamen biochemischen Defekt zurückzuführen (Voorhees u. Duell, 1971; Voorhees et al., 1972; Voorhees et al., 1972 a; Voorhees et al., 1972 b; Voorhees et al., 1973).

Durch die Untersuchungen von Goldberg et al. (1973) war es deutlich geworden, daß c-AMP in vielen Geweben einen Mitoseinhibitor und Differenzierungspromoter und c-GMP einen Proliferationsstimulator darstellt. Somit war es nicht verwunderlich, daß die sich der üblichen Steuerung der Mitoserate entziehende Proliferationsdermatose Psoriasis in den Verdacht kam, an einem unausgeglichenen zyklischen Nukleotidgehalt zu leiden. Diese Überlegung war der Anstoß für eine Fülle von Untersuchungen über den Gehalt und Metabolismus der zyklischen Nukleotide in der psoriatischen Epidermis. Eine Weile sah es so aus, als ob man endlich in dem gestörten c-AMP/c-GMP-Gleichgewicht den lang gesuchten Schlüssel für die Pathogenese der Psoriasis in Händen hätte.

1. Epidermaler Zellzyklus bei Psoriasis vulgaris

Hohes Interesse an der Länge des epidermalen Zellzyklus und an der Dauer der DNS-Synthesenphase in normaler und psoriatischer Epidermis kam auf, als das zentrale Dogma von Weinstein u. Frost (1968) über den Zellzyklus bei psoriatischer Epidermis von anderen Arbeitsgruppen angezweifelt wurde. Nach Weinstein (1968) entstehen die klinischen Manifestationen der Psoriasis aufgrund einer 12fachen Verkürzung des Zellzyklus von 457 auf 37,5 Std. Dabei sinkt die S-Phase auf die Hälfte ab. Bei einem Zellzyklus von 37,5 Std und einer DNS-Synthesezeit von 8,5 Std ist die enorme Proliferation der Epidermis mit einer stark verkürzten Transitzeit erklärbar. In neueren Arbeiten werden die Ergebnisse und die dafür benutzten Methoden einer eingehenden Kritik unterzogen (Gelfant, 1976; Bauer u. de Grood, 1975). Gelfant (1976) analysierte die bis jetzt erschienenen Untersuchungen über den Zellzyklus bei Psoriasis und kam zur Erkenntnis, daß Weinsteins Konzept nicht haltbar war. Der Zellzyklus zwischen Psoriasis und normaler Epidermis unterscheidet sich nicht um den Faktor 12 (von 457 auf 37,5 Std), sondern höchstens um den Faktor 2 (von 200 auf 100 Std). Die DNS-Synthesephase ist bei Psoriasis nicht um die Hälfte verkürzt, sondern, im Gegenteil, eher verlängert (von ca. 6–8 Std in normaler Epidermis auf etwa 12–14 Std in psoriatischer Epidermis). Tabelle 3 soll einen Einblick in die zahlreichen Ergebnisse der verschiedenen Autoren geben.

Wenn eine drastische Verkürzung des Zellzyklus bei der Psoriasis nicht vorliegt, muß ein anderer Mechanismus zu der hohen Proliferationsrate führen. Gelfant (1963) beschreibt die Möglichkeit, daß Zellen im Verlauf des Zellzyk-

Tabelle 3

Autor	Markierung	T_c (Std)	S (Std)
Weinstein u. Frost (1967, 1968)	in vivo	37,5	8–8,5
Chopra u. Flaxman (1974)	in vitro	53,5	6,5
Goodwin, Hamilton u. Fry (1974)	in vivo	91	9,8
		111	12,2
Pullmann, Lennartz u. Steigleder (1974)	in vitro	114	14,4
Bauer u. de Grood (1975)	in vivo	50	—
Duffil, Wright u. Shuster (1976)	in vivo	56	7,7
		77	7,7

lus in verschiedenen Phasen gestoppt sein können. Diese Theorie wird von ihm als ein neues Konzept zur Erklärung der psoriatischen Hyperproliferation vorgestellt. Er unterscheidet in der Basalschicht Zellen, die regelmäßig Mitosen durchlaufen – cycling cells –, von Zellen, die nicht am Zellzyklus teilnehmen – non-cycling cells. Der Block der non-cycling cells soll auf zwei Ebenen bestehen: in der G_1-Phase und im G_2-Stadium. Hinweise auf die Existenz der non-cycling cells ergeben sich aus folgenden Beobachtungen. Bei einer Dauerinfusion mit ^{3}H-Thymidin über 15 Tage sollten alle Basalzellen markiert sein, wenn nur cycling cells vorhanden sind, da der Zellzyklus selbst nur etwa 8 Tage beträgt. Es waren aber nur 17% der Basalzellen markiert. Damit muß die Keimschicht Zellen enthalten, die nicht am regelmäßigen Mitosezyklus teilnehmen (Gelfant, 1976). Das Verhältnis der drei Zelltypen in der Basalschicht gibt Gelfant (1976) spekulativ mit 60% non-cycling cells, cavon 90% in der G_1-Phase und 10% im G_2-Stadium geblockt, an. Nur 40% der Basalzellen sind also am normalen Nachschub der Epidermis beteiligt. Unter molekularbiologischen Verhältnissen der Psoriasis werden die ruhenden non-cycling cells aus ihrem Block gelöst und nehmen bei leicht verkürztem Zellzyklus mit an der Mitose teil. Dadurch kommt es zu der explosionsartigen Zunahme proliferierender Zellen und zu der 4- bis 6fachen Verbreiterung der Epidermis. Die psoriatischen Veränderungen sind also Ergebnis einer quantitativ verstärkten Rekrutierung von ruhenden Reservezellen. Damit verschiebt sich die Erklärung der Hyperproliferation vom Defekt der Einzelzelle auf das Fehlverhalten der gesamten Keimschicht. Jeder äußere oder innere Faktor, der zur überstürzten Totalmobilmachung führt, wird an den cycling cells der nicht befallenen psoriatischen Epidermis zu keinen großen Veränderungen führen, an den non-cycling cells dagegen fördert er den Übergang in cycling cells, so daß durch die große Zahl der mitotischen Zelle alle klinischen Zeichen der Psoriasis entstehen.

2. Zyklische Nukleotide bei Psoriasis

Wenn es richtig ist, daß die drei histologischen Befunde inkomplette Differenzierung, Hyperproliferation und Glykogenanhäufung ihre gemeinsame Ursache in einem c-AMP-Defizit und einem c-GMP-Überschuß haben, so kommt dem c-AMP/c-GMP-Gehalt in psoriatischer Epidermis im Vergleich zu nicht befallenen Hautstellen eine zentrale Bedeutung zu. Die Verschiebung des c-AMP/c-GMP-Quotienten müßte dann in der Aktivität der synthetisierenden und abbauenden Enzyme und ihrer Steuerung durch übergeordnete Faktoren gesucht werden.

a) c-AMP

Die Pionierarbeiten über den c-AMP-Gehalt in psoriatischer Epidermis leistete Voorhees (Voorhees et al., 1973; Voorhees et al., 1974; Voorhees u. Duell, 1975). An 50 Psoriasis-Patienten führte er Exzisionen aus und bestimmte die c-AMP-Konzentration in psoriatischen Plaques mit der Methode von Gilman (1970) im Vergleich zu nicht befallener Epidermis sowie gesunden Probanden. Die mit einem Keratom gewonnenen Epidermisbiopsien wurden in flüssigem Stickstoff gefroren, mit 6% Trichloressigsäure homogenisiert, und im Überstand wurde der c-AMP-Gehalt gemessen. Dabei fand Voorhees (Voorhees et al., 1972 a u. 1972 b; Voorhees et al., 1973) einen statistisch signifikant niedrigeren c-AMP-Gehalt in befallener zu unbefallener psoriatischer Epidermis. Der Abfall wurde auf Milligramm Protein und auf Mikrogramm DNS bezogen. Bei beiden Bezugsgrößen ergab sich eine c-AMP-Verminderung von 55% bis 36%. Kein signifikanter c-AMP-Verlust konnte bei 32 Kontrollpersonen im Vergleich zu nicht befallener Epidermis festgestellt werden.

Zu einem gegensätzlichen Ergebnis kamen Härkönen et al. (1974). Sie fanden bei Psoriasis-Patienten einen doppelt so hohen c-AMP-Gehalt in befallener Epidermis im Vergleich zu gesunden Kontrollpersonen. Außerdem ist in den psoriatischen Plaques die c-AMP-Konzentration leicht erhöht gegenüber nicht befallener psoriatischer Epidermis. Letzteres Ergebnis war aber nicht signifikant. Härkönen versuchte, diese unterschiedlichen Ergebnisse zu erklären. Beide gewinnen sie die Epidermisschnitte mit einem Keratom. Voorhees (Voorhees et al., 1972) stellt bei normaler Epidermis eine Schnittstärke von 0,1 mm ein, bei Psoriasisherden, je nach Ausprägung, 0,25–0,5 mm. Härkönen benutzt lichtmikroskopisch kontrollierte Epidermisschnitte, die in allen Biopsien die Hälfte der Dermispapillen einschließen. Diese Schnitte sind flacher als die von Voorhees. Da der c-AMP-Gehalt in den verschiedenen Schichten völlig unbekannt ist, kann sich die Schnittiefe möglicherweise stark auf das Ergebnis auswirken.

Ein anderer Punkt muß bei Voorhees kritisiert werden, der ebenfalls eine Erklärung für differenzierende Angaben sein kann. Die Streubreite der Meßergebnisse variiert bei psoriatisch veränderter Epidermis von 0,1–1,5 pmol/µg DNS, bei nicht befallener Epidermis von 0,1–2,2 pmol/µg DNS, d. h., um den Faktor 15 bzw. 22 streuen die Werte. Viele Einzelwerte überlappen demnach. Bei vier Patienten war tatsächlich der c-AMP-Gehalt in den psoriatischen Herden höher als in den nicht befallenen Stellen. Obwohl beide Autoren mit vergleichbaren Methoden arbeiten (Keratomschnitte; Bestimmung des c-AMP durch Radioimmunassay bzw. Proteinbindung), weichen die Werte stark voneinander ab. Die Erklärung für diese Diskrepanz muß bei einem anderen, methodischen Fehler zu suchen sein.

Eine interessante Mitteilung über den c-AMP-Metabolismus wurde von etlichen Autoren veröffentlicht. Nach Abtrennen des Kopfes von der Blutzirkulation steigt der c-AMP-Gehalt innerhalb von 1–2 min im Kleinhirn außerordentlich stark an, um dann ebenso schnell in den nächsten 5 min abzusinken (Kakiuchi u. Rall, 1968). Dieser Ischämie-Effekt auf die c-AMP-Konzentration ist im Kleinhirn und im Herzen nachweisbar; Leber und Niere dagegen zeigen ein rasches Absinken von c-AMP (Ebadi et al., 1971). Wie es zu diesem Anstieg kommt, ist völlig unklar.

Auch in der Haut besteht eine Abhängigkeit des c-AMP-Gehalts von der Durchblutung. Bei jungen Hausschweinen verdoppelt sich die c-AMP-Konzentration nach Entnahme der Haut innerhalb von 10–20 sec (Yoshikawa et al.,

1975 a). Nach 2 min ist das Maximum erreicht, die Konzentration ist 4mal so hoch wie der Ausgangswert. In den nächsten 15 min sinkt sie langsam ab, um nach 20 min aber immer noch höher zu liegen als der anfängliche Wert. Die Manipulation des Keratomschnittes führt eindeutig zu einer raschen Veränderung der c-AMP-Konzentration im Gewebe. Ob dieser Effekt in der Dermis und/oder in der Epidermis ausgelöst wird, ist aus den Untersuchungen nicht zu entnehmen, da die Keratomschnitte 0,4 mm dick sind und damit Dermis und Epidermis enthalten. Das Phänomen kann nicht durch β-adrenerge Rezeptoren-Blocker, wie Propranolol, unterdrückt werden.

Ein durch die Ischämie lokal ausgelöstes Freisetzen von β-adrenergen Substanzen kann somit nicht als Erklärung für den c-AMP-Anabolismus dienen. Damit ist verständlich, daß Epidermisschnitte sehr vorsichtig gewonnen werden müssen. Eine Ischämie, wie sie durch lokale Anästhesie erzeugt wird, hat damit bereits in vivo einen Einfluß auf den c-AMP-Gehalt der zu untersuchenden Epidermisprobe. Das bedeutet, daß die Epidermis vor Entnahme einer Biopsie eingefroren werden muß, will man eine artefizielle Veränderung des c-AMP-Gehalts durch die Manipulation verhindern. Unter diesem neuen Gesichtspunkt wurde in letzter Zeit wieder die Frage gestellt, ob der c-AMP-Gehalt in der psoriatischen Epidermis niedrig, nicht verändert oder erhöht sei (Yoshikawa et al., 1975 b).

Yoshikawa et al. (1975) versuchten, besondere Sorgfalt bei der Entnahme der Biopsien walten zu lassen. Sie vermieden jegliche Ischämie durch Lokalanästhetika. Ohne die Entnahmestelle mit Alkohol zu säubern, wird die Haut während des ganzen Biopsievorgangs mit Chloräthyl vereist. Die Biopsie wird als 6mm-Punch-Biopsie durchgeführt. Der entnommene Hautzylinder wird in Kryostatschnitte zerlegt, so daß eine möglichst reine (95%) Epidermispräparation resultiert. In diesen schonend gewonnenen Präparaten liegt der c-AMP-Gehalt der psoriatischen Epidermis bei 0,196 pmol/µg DNS, in den nicht befallenen Epidermisschnitten 0,186 pmol/µg DNS. Damit stehen die Ergebnisse von Yoshikawa et al. (1975) im Gegensatz zu den Arbeiten von Voorhees. Die c-AMP-Konzentration der psoriatischen Epidermis ist nicht erniedrigt gegenüber gesunder Epidermis. Eher liegt der c-AMP-Gehalt in der befallenen Epidermis etwas höher. Welche der Angaben der Wirklichkeit am nächsten kommen, läßt sich zur Zeit nicht entscheiden.

Der gemessene c-AMP-Gehalt stellt die Summe des c-AMP in den einzelnen Epidermisschichten dar. Dabei ist es durchaus denkbar, daß in der Basalschicht eine völlig andere Konzentration herrscht als im Stratum granulosum. Wenn aber in der Basalschicht ein niedriger c-AMP-Gehalt vorliegt, muß in den anderen Schichten eine bedeutend höhere Konzentration an c-AMP sein, damit in der Summe ein über dem Normalen liegender Wert resultiert. Dann wäre aber unverständlich, wieso es im Stratum spinosum zu einer Glykogenanhäufung und im Stratum granulosum zu einer fehlerhaften Differenzierung käme, denn in diesen Schichten müßte ja ein höherer c-AMP-Gehalt zu finden sein. Die Entscheidung, wie der Widerspruch zwischen den Ergebnissen von Voorhees einerseits und Härkönen und Yoshikawa andererseits gelöst werden kann, liegt noch nicht vor.

Adenylzyklase

Der c-AMP-Gehalt ist die Differenz zwischen synthetisierender Adenylzyklase und abbauender c-AMP-PDE. 1972 erschien die erste Veröffentlichung über die Aktivität der Adenylzyklase (Hsia et al., 1972). Zwei Methoden wurden benutzt. In 650 × g Sedimenten aus Menschenhaut kann die Umwandlung von ATP-α-^{32}P in c-AMP-^{32}P demonstriert werden. Auch durch Markierung des ATP-Pool mit ^{3}H-Adenin gelingt die Bestimmung der Adenylzyklase. Es zeigt sich, daß psoriatische Hautschnitte eine geringere c-AMP-Synthese aufweisen als nicht befallene Haut oder gesunde Kontrollpersonen. Die Stimulierung durch NaF und Adrenalin ist deutlich erniedrigt. Zu ähnlichen Ergebnissen kamen Wright et al. (1973). Eine verminderte Antwort der Adenylzyklase auf PGE$_1$ in psoriatischen Epidermispräparaten fanden Aso et al. (1974).

Voorhees et al. (1975) fanden unter Isoproterenolstimulierung zwar annähernd den gleichen Wert für befallene und nicht befallene psoriatische Epidermis (1,5 pmol c-AMP/µg DNS bzw. 1,3 pmol/µ DNS), dabei beträgt aber die Stimulation für die gesunde Epidermis 117%, während sie für psoriatische Epidermis nur 36% ausmacht. Dieser Befund ist sehr verwunderlich, da hierbei der Ausgangswert (nämlich ohne Isoproterenolstimulierung) bei der psoriatischen Epidermis fast doppelt so hoch liegt gegenüber der gesunden Epidermis. Beide Epithelschnitte wurden 10 min bei 30° vorinkubiert, bevor Isoproterenol zugesetzt wurde. Hier trat anscheinend das von Yoshikawa et al. (1975) beschriebene Phänomen des c-AMP-Anstiegs unter Ischämie auf. Eigentümlich ist, daß sich der c-AMP-Gehalt nur in der psoriatischen Epidermis erhöhte, nicht aber in der gesunden Haut.

Die Befunde von Voorhees (Voorhees et al., 1973; Voorhees u. Duell, 1975) sind deshalb nicht eindeutig zu werten. Einerseits ist die Stimulierung durch β-adrenerge Substanzen vermindert, andererseits ist der Endwert im c-AMP-Gehalt in beiden Fällen gleich.

Härkönen et al. (1974) fanden eine signifikant geringere Aktivität der Adenylzyklase in befallenen Herden gegenüber gesunden Hautstellen bei der gleichen Person. Unter NaF-Stimulation steigt die Aktivität in den erkrankten Herden nur um 63%. Auch Mui et al. (1975) konnten eine reduzierte Aktivität der Adenylzyklase in psoriatischer Epidermis nachweisen. Dabei sank die Stimulierbarkeit mit Adrenalin von 12- bis 32fach in der Kontrollgruppe auf das 5fache ab. Mit Prostaglandin E$_2$ als Stimulator war die Antwort der Adenylzyklase in beiden Fällen gleich. Es ist deshalb denkbar, daß bei der Psoriasis der Defekt der Adenylzyklase möglicherweise nur an der Regulatorstelle für β-adrenerge Substanzen vorliegt.

Der „salvage pathway" scheint ebenfalls fehlerhaft abzulaufen. Adenin wird in psoriatischen Hautschnitten nur zu 38% in ATP umgesetzt (Mui et al., 1975). Da aber die Aktivität der Adenylzyklase mit ^{3}H-ATP als Prekursor gemessen wurde, ist die mangelhafte c-AMP-Synthese nur durch einen Defekt im Adenylzyklase-System zu erklären. Der Fehler scheint in einem die Aktivität der Adenylzyklase regulierenden Rezeptorprotein zu liegen, wie das unterschiedliche Ansprechen auf Prostaglandin E$_2$ und β-adrenerge Substanzen in gesunder und erkrankter Haut zeigt. Ein membrangebundener Adenylzyklasedefekt wurde von Mahrle u. Ofranos (1975) in überzeugender Weise elektronenoptisch demonstriert. Ausgehend von der Tatsache, daß die Membran entscheidend an der Regulation des Zellwachstums, an der Verarbeitung von eintreffender Information und an der Beeinflussung des Zellstoffwechsels beteiligt ist (Otten et al., 1971), untersuchten sie die membrangebundenen ATP-verbrauchenden Enzyme, einschließlich der Adenylzyklase. In normaler Epidermis konnten sie unter Isoproterenolstimulation Adenylzyklaseaktivität nachweisen. Ohne Isoproterenol ist keine Aktivität vorhanden. Auch NaF vermag nicht in intakter menschlicher Haut die Adenylzyklase zu stimulieren. Dagegen kann Glukagon die Ablagerung elektronendichter Partikel verstärken. Psoriatische Epidermis zeigt nach

Zugabe von Isoproterenol und/oder Glukagon zum Inkubationsmedium eine verringerte Antwort. Die Adenylzyklase spricht auf extrazelluläre Regulatormoleküle vermindert an. Da Mahrle u. Orfanos (1975) eine generelle Abnahme membrangebundener ATP-verbrauchender Enzyme in der psoriatischen Epidermis fanden, vermuteten sie eine gestörte Energieutilisation in der psoriatischen Zellmembran. Diese biochemischen Befunde werden durch die ultrastrukturellen Veränderungen in der psoriatischen Epidermiszellmembran ergänzt (Orfanos et al., 1973). Ob allerdings diese Defekte Folge oder Ursache der Psoriasispathogenese sind, läßt sich nicht beantworten.

c-AMP-Phosphodiesterase

Unter dem Eindruck der Arbeiten von Voorhees wurde nach dem Grund für einen c-AMP-Abfall in psoriatischer Epidermis gefragt. Voorhees ging selbst dieser Frage nach (Voorhees et al., 1973). Bei einer Konzentration von 5×10^{-4} M c-AMP ist die Aktivität der PDE mit dem hohen K_m-Wert (5×10^{-5} M/l) in psoriatischer und gesunder Haut gleich. Unterschiede ergeben sich bei dem Enzym mit dem niedrigen K_m-Wert (1×10^{-6} M/l). Der Wert für V_{max} liegt in psoriatischer Epidermis viermal so hoch wie in der Kontrolle. Dies bedeutet, daß in der psoriatischen Epidermis eine Enzymform der PDE in höherer Konzentration vorliegt.

Härkönen et al. (1974) maßen die Gesamtaktivität der PDE in gesunder und befallener Epidermis. Dabei ist die Hydrolyserate von 5×10^{-3} M zugesetztem c-AMP in psoriatischen Herden bedeutend geringer als in nicht befallenen sowie in normalen Epidermishomogenaten.

Beide Arbeiten gehen von Homogenaten aus. Da bei jedem Aufschließen eines Gewebes die Frage bleibt, ob die in vitro gemessene Enzymaktivität tatsächlich dem Zustand in der intakten Zelle entspricht, versuchten Mahrle u. Orfanos (1976), zytochemisch die PDE-Aktivität in Punch-Biopsien von Psoriasispatienten und gesunden Kontrollpersonen zu bestimmen. Sie fanden das Enzym teilweise membrangebunden im Zytoplasma. Psoriatische und gesunde Epidermis zeigen die gleiche Enzymaktivität. Dieses Ergebnis ist kritisch zu werten, wie die Autoren selbst schreiben. Da die PDE in vielen biochemischen Formen auftritt, die Kinetik jedes Isoenzyms anders sein kann, der Einfluß der jeweilig vorliegenden c-AMP-Konzentration unbestimmbar ist und endlich die Genauigkeit der zytochemischen Reaktion noch nicht eindeutig ist, kann das Ergebnis durch diese Faktoren unvorhersehbar beeinflußt werden. Trotz der Bedenken scheint mit zytochemischen Methoden, zwischen psoriatischer und gesunder Epidermis kein Unterschied im Verhalten der c-AMP-PDE nachweisbar zu sein.

c-AMP-abhängige Proteinkinase

Die Steuerung der Genaktivität ist durch die Phosphorylierung chromosomaler Proteine möglich. Über diesen Mechanismus können Veränderungen des c-AMP/c-GMP-Gleichgewichts zu Störungen in der Proliferation und Differenzierung der Zelle führen. Während die Aktivität der epidermalen Proteinkinasen, ihre Substratspezifität und Stimulierbarkeit durch zyklische Nukleotide gut bekannt sind, existiert nur eine Arbeit von Mier et al. (1972) über die Aktivität der c-AMP-abhängigen Proteinkinasen in psoriatischer Epidermis im Vergleich zu gesunder Haut. In Gegenwart und Abwesenheit von c-AMP besteht kein statistisch signifikanter Unterschied zwischen erkrankter und gesunder Epidermis.

b) c-GMP

Einen um 100% erhöhten c-GMP-Gehalt in befallener psoriatischer Epidermis gegenüber nicht befallenen Hautstellen fanden Voorhees et al. (1973). In gesunder Epidermis beträgt der c-GMP-Gehalt ungefähr 0,2–1% der c-AMP-Konzentration. Kranke, psoriatische Epidermis enthält 1–10% c-GMP, bezogen auf c-AMP. Der c-AMP/c-GMP-Quotient wird damit 2fach verschoben: Erstens ist der c-GMP-Gehalt der Epidermis bei Psoriatikern absolut erhöht, zweitens wird die relative Zunahme der c-GMP-Konzentration im zyklischen Nukleotidgleichgewicht durch den von Voorhees gefundenen c-AMP-Abfall verstärkt. Da aber über die c-AMP-Konzentration noch keine endgültige Entscheidung gefallen ist (obwohl der Trend mehr in Richtung gleichbleibend bis leicht erhöht geht), wird der letzte Punkt vielleicht nicht so ausschlaggebend sein. Ein erhöhter c-GMP-Wert führt über eine allosterische Aktivierung der PDE zu einer verstärkten Hydrolyse des c-AMP (Beavo et al., 1970; Klotz u. Stock, 1972). Ob dieser Effekt auch in der Epidermis eine Rolle spielt, ist ungewiß, zumal der c-AMP-Wert nur von Voorhees et al. (1973) als erniedrigt angegeben wird.

3. Die psoriatische Zellmembran – ein defekter Regulator der Proliferation

Jede Regulation von Proliferation und Differenzierung einer Zelle muß sich den Bedingungen des Gewebes anpassen; nur dann entsteht ein einheitlich funktionierendes Organ. Der Übergang der Einzelzelle zum Gewebeverband ist mit einem tiefgreifenden Wechsel im Verhalten der Zellen verbunden. Beim Übergang von der Einzelzelle zum vielzelligen Verband werden artspezifische Zellkontaktstellen an der Zellmembran entwickelt, die es der Zelle ermöglichen, durch Bindungen zu ihren Nachbarzellen ein dem Bedürfnis des Gewebes untergeordnetes Verhalten zu entwickeln. Jeder extrazelluläre Regulator mit Wirkung auf den Zellverband muß über Membranrezeptoren seine Information an die intrazellulären Steuermechanismen abgeben können. Fehlt diese Möglichkeit, so wird das Signal nicht weitergeleitet, und es kommt zu Entgleisungen in der Regulation des Organs.

Bei der Psoriasis liegt eine Störung im Zellzyklus vor. Einerseits ist der Mitosezyklus um den Faktor 2 verkürzt, andererseits sind Zellen aus der G_0-Phase in das G_1-Stadium übergegangen. Es sind damit mehr cycling cells mit nur noch halb so langem Zellzyklus vorhanden. Dieser Steuerungsentzug der Einzelzelle kann über Membrandefekte gehen (Orfanos et al., 1969; Orfanos u. Mahrle, 1975). Orfanos u. Mahrle (1975) sehen im Verlust der Membran, Signale für ein geordnetes Wachstum zu empfangen, die pathogenetische Ursache der Hyperproliferation, wie sie bei der Psoriasis vorliegt. Mit elektronenoptischen Methoden wurde gezeigt, daß bei der psoriatischen Zelle der charakteristische Glykoproteinmantel, der Glykokalyx, fehlt (Mercer u. Maibach, 1968; Orfanos et al., 1973). Ferner ist der Zellkontakt des psoriatischen Keratinozyten zu seinen Nachbarzellen gelockert. Die Zellen weisen ein lockeres Gefüge mit verminderter Adhäsion auf (Mercer u. Maibach, 1968; Orfanos et al., 1969). Mit der Alcianblau-Lanthan-Methode kann in normaler Epidermis eine interzelluläre Schicht dargestellt werden, die den gleichmäßigen Kontakt zwischen allen Zellen herstellt. Diese Schicht weist bei der psoriatischen Epidermis große Lücken auf und durchsetzt nur unregelmäßig den epidermalen Interzellularraum (Orfanos u. Mahrle, 1975). Mit den morphologischen Veränderungen gehen physikalisch-chemische Befunde einher. Die Membran wird weniger permeabel für Substanzen. Orfanos u. Mahrle (1975) sehen einen verminderten Eintritt von Lanthansalzen in psoriatische Zellen. Hoffmann et al. (1972) zeigen den herabgesetzten aktiven Transport von Dihydroepiandrostendion durch die Erythrozytenmembran von Psoriasispatienten. Für die Membran des psoriatischen Keratinozyten vermuten sie ähnliche Verhältnisse. Die passive Diffusion von zugesetzten Substanzen dagegen ist erhöht (Mahrle u. Orfanos, 1972). Membrangebundene Enzyme werden von dieser Funktionsänderung ebenso betroffen. Die Aktivität der Adenylzyklase ist vermindert. Damit ist der Weg zur intrazellulären Fehlsteuerung vorgezeichnet. Ob dabei der c-AMP-Gehalt erniedrigt, normal oder leicht erhöht ist, muß durch weitere Versuche entschieden werden. Es ist durchaus denkbar, daß der Fehler im Begriff des normalen c-AMP-Gehalts liegt. Eine c-AMP-Konzentration, die sich am gesunden Keratinozyten orientiert, kann durchaus für psoriatische Zellen zu niedrig liegen. Vielleicht ist sogar der erhöhte c-AMP-Wert der Versuch der Zelle, den relativen c-AMP-Mangel zu kompensieren. Auch das Alter der untersuchten Psoriasisläsionen spielt sicherlich eine große Rolle. Frisch aufschießende Psoriasiseffloreszenzen haben eine größere Proliferationstendenz als alte stationäre Herde. Jedenfalls paßt das Bild der veränderten Zellmembran mit der mangelhaft stimulierbaren Adenylzyklase gut zu einem unausgewogenen Verhältnis von c-AMP/c-GMP.

Orfanos u. Mahrle (1975) definieren den molekularbiologischen Defekt der psoriatischen Zelle als eine „genetisch verankerte, labile oder veränderte Membranfunktion, die die Stimuli der Wachstumsblocker nicht mehr wahrnimmt oder nicht mehr voll beantwortet". Es liegen bei der Psoriasis also Fehler im informationsverarbeitenden System vor. Membran, membrangebundener Rezeptor, membrangebundene Enzyme, intrazellulärer Metabolismus der informationstragenden Effektoren und endlich die Umsetzung eines Signals in die Genaktivität mit Bildung der richtigen Peptidkette zur richtigen Zeit sind die Hauptkontrollstellen für Proliferation und Differenzierung. Einige dieser Punkte sind in ihrer Funktion bereits eingehend erforscht, andere liefern noch widersprüchliche Ergebnisse. Aber gleichgültig, wessen Befunde anerkannt werden, sind doch durch die weltweiten Bemühungen viele Erkenntnisse über die Regulation des epidermalen Zellzyklus gewonnen worden, die sicher eines Tages Eingang in die Therapie finden werden.

Literatur

Adachi, K., Yoshikawa, K., Halprin, K. M., Levine, V.: Prostaglandins and cyclic AMP in epidermis. Brit. J. Derm. **92**, 381–388 (1975)

Allegra, F., Panfilis, G. de: An in vivo method of studying the kinetics of cell proliferation in normal human epidermis. Acta Derm. Venereol. (Stockh.) **54**, 87–90 (1974)

Ambalavanar, S., Foster, R. W., Schnieden, H.: The adrenoceptors mediating catecholamine effects in frog isolated skin. J. Pharm. Pharmakol. **25**, 55–59 (1973)

Amer, M. S.: Cyclic adenosine monophosphate and hypertension in rats. Science **179**, 807–809 (1973)

Amer, M. S.: Cyclic GMP and gastric acid secretion. Amer. J. Digest. Dis. **19**, 71–74 (1974)

Ances, I. G.: Serum concentrations of epidermal growth factor in human pregnancy. Amer. J. Obstet. Gynec. **115**, 357–362 (1973)

Appleman, M. M., Thompson, W. J., Russell, T. R.: Cyclic nucleotide phosphodiesterases. In: Advances in cyclic nucleotide research, vol. 3 (eds. P. Greengard and G. A. Robison), pp. 65–98. New York: Raven Press 1973

Aso, K., Deneau, D. G., Krulig, L., Wilkinson, D. I., Farber, E. M.: Epidermal synthesis of prostaglandins and their effect on levels of cyclic adenosine 3', 5'-monophosphate. J. invest. Derm. **64**, 326–331 (1975)

Aso, K., Orenberg, E. K., Rabinowitz, I. N., Farber, E. M.: The reduced levels of prostaglandins and the effect of prostaglandin stimulation on c-AMP accumulation in psoriatic epidermis. J. invest. Derm. **62**, 545 (1974)

Aso, K., Rabinowitz, I., Farber, E. M.: The role of prostaglandin E, cyclic AMP and cyclic GMP in the proliferation of guinea-pig ear skin stimulated by topical application of vitamin A acid. J. Invest. Derm. **67**, 231–234 (1976)

Bär, H. P., Hahn, P.: Development of rat liver adenyl-cyclase. Canad. J. Biochem. **49**, 85–89 (1971)

Baird, W. M., Sedgwick, J. A., Boutwell, R. K.: Effects of phorbol and four diesters of phorbol on the incorporation of tritiated precursors into DNA, RNA and protein in mouse epidermis. Cancer Res. **31**, 1434–1439 (1971)

Bauer, F. W., Grood, R. M. de: Impulse cytophotometry in psoriasis. Brit. J. Derm. **93**, 225–227 (1975)

Beavo, J. A., Hardman, J. G., Sutherland, E. W.: Hydrolysis of cyclic guanosine and adenosin 3', 5'-monophosphates by rat and bovine tissues. J. biol. Chem. **245**, 5649 (1970)

Bem, J. L., Greaves, M. W.: Prostaglandin E_1 effects on epidermal cell growth „in vitro". Arch. Derm. Forsch. **251**, 35–41 (1974)

Birnbaum, J. E., Sapp, T. M., Moore, J. B.: Effects of reserpine, epidermal growth factor and cyclic nucleotide modulators on epidermal mitosis. J. invest. Derm. **66**, 313–318 (1976 a)

Birnbaum, J. E., Sapp, T. M., Tolman, E. L.: Cyclic AMP-phosphodiesterase and epidermal mitosis. J. invest. Derm. **67**, 235–239 (1976 b)

Blackwell, G. J., Flower, R. J., Vane, J. R.: Some characteristics of the prostaglandin synthesizing system in rabbit kidney microsomes. Biochim. Biophys. Acta **398**, 178 (1975)

Britten, R. J., Kohne, D. E.: Repeated sequences in DNA. Science **161**, 529 (1968)

Brønstad, G. O., Elgjo, K., Øye, I.: Adrenaline increases cyclic 3', 5'-AMP formation in hamster epidermis. Nature New Biol. **233**, 78–79 (1971)

Bullough, W. S.: The control of mitotic activity in adult mammalian tissue. Biol. Rev. **37**, 307 (1962)

Bullough, W. S., Hewitt, C. L., Laurence, E. B.: The epidermal chalone: preliminary attempt at isolation. Exp. Cell Res. **36**, 192 (1964)

Bullough, W. S., Laurence, E. B.: The control of the mitotic activity in the mouse. Proc. Roy. Soc. Ser. B **151**, 517 (1960)

Bullough, W. S., Laurence, E. B.: Stress and adrenaline in relation to the diurnal cycle of epidermal mitotic activity in adult mice. Prod. Roy. Soc. (Lond.) **154**, 540–556 (1961)

Bullough, W. S., Laurence, E. B.: Mitotic control by internal secretion. The role of the chalone-adrenalin complex. Exp. Cell Res. **33**, 176–194 (1964)

Bullough, W. S., Laurence, E. B.: Epidermal chalone and mitotic control in the Vx2 epidermal tumour. Nature (Lond.) **220**, 134 (1968 a)

Bullough, W. S., Laurence, E. B.: Melanocyte chalone and mitotic control in melanomata. Nature (Lond.) **220**, 137 (1968 b)

Bullough, W. S., Laurence, E. B.: Chalone control of mitotic activity in sebaceous glands. Cell Tissue Kinetics, 3291 (1970 a)

Bullough, W. S., Laurence, E. B.: The lymphocytic chalone and its anti-mitotic action on mouse lymphoma in vitro. Europ. J. Cancer **6**, 525 (1970 b)

Bullough, W. S., Laurence, E. B., Iversen, O. H., Elgjo, K.: The vertebrate epidermal chalone. Nature (Lond.) **214**, 578 (1967)

Burstein, S., Gagnon, G., Hunter, S. A., Maudsley, D. V.: Prostaglandin biosynthesis and stimulation of cyclic AMP in primary monolayer cultures of epithelial cells from mouse mammary gland. Prostaglandins **11**, 85–99 (1976)

Byron, J. W.: Evidence for a β-adrenergic receptor initiating DNA synthesis in haemopoietic stem cells. Exp. Cell Res. **71**, 228–232 (1972)

Chance, R. E., Ellis, R. M., Bromer, W. W.: Porcine proinsulin: characterization and amino acid sequence. Science **161**, 165 (1968)

Chasin, M.: A potent new cyclic nucleotide phosphodiesterase inhibitor (abstr.). Fed. Proc. **30**, 1268 (1971)

Chen, L. J., Walsh, D. A.: Multiple forms of hepatic adenosine 3', 5'-monophosphate-dependent protein kinase. Biochemistry **10**, 3614 (1971)

Cheung, W. Y.: Porperties of cyclic 3', 5'-nucleotide phosphodiesterase from rat brain. Biochemistry **6**, 1079–1087 (1967)
Chopra, D. P.: Effects of theophylline and dibutyryl cyclic AMP on proliferating and keratinization of human keratinocytes. Brit. J. Derm. **96**, 255–262 (1977)
Chopra, D. P., Flaxman, B. A.: Cell Tissue Kinet. **7**, 69 (1974)
Christophers, E.: Correlation between column formation, thickness and rate of new cell production in guinea pig epidermis. Virchows Arch. Abt. B: Zellpathol. **10**, 286–292 (1972)
Christophers, E.: Growth stimulation of cultured postembryonic epidermal cells by vitamin A acid. J. invest. Derm. **63**, 450–455 (1974)
Christophers, E., Schaumlöffel, E.: Zur DNS-Synthesezeit in der menschlichen Epidermis. Arch. klin. exp. Derm. **228**, 57 (1967)
Cipriani, C., Moretti, G., Rampini, E., Divano, C.: Adenyl-cyclase activity in rat-hair-cycle. Arch. Derm. Res. **256**, 319–325 (1976)
Cohen, S.: Purification of a nerve of growth promoting protein from the mouse salivary gland and its neurocytotoxic antiserum. Proc. Nat. Acad. Sci. USA **46**, 302 (1960)
Cohen, S.: Isolation of a mouse submaxillary gland protein accelerating incisor eruption and eyelid opening in the newborn animal. J. Biol. Chem. **237**, 1555 (1962)
Cohen, S.: The stimulation of epidermal proliferation by a specific protein (EGF). Develop. Biol. **12**, 394 (1965 a)
Cohen, S.: Growth factors and morphogenic induction. In: Developmental and Metabolic Control Mechanisms and Neoplasia. Baltimore, Md: Williams and Wilkins Co. (1965 b)
Cohen, S.: Epidermal growth factor. J. invest. Derm. **59**, 13–16 (1972)
Cohen, S., Elliott, G. A.: The stimulation of epidermal keratinization by a protein isolated from the submaxillary gland of the mouse. J. invest. Derm. **40**, 1 (1963)
Cohen, S., Stastny, M.: Epidermal growth factor. III. The stimulation of polysome formation in chick embryo epidermis. Biochim. Biophys. Acta **166**, 427 (1968)
Constable, H.: Ultrastructure of adult epidermal cells in monolayer culture. Brit. J. Derm. **86**, 27–39 (1972)
Delescluse, C., Colburn, N. H., Duell, E. A., Voorhees, J. J.: Cyclic AMP-elevating agents inhibit proliferation of keratinizing guinea pig epidermal cells. Differentiation **2**, 343–350 (1974)
Delescluse, C., Fukuyama, K., Epstein, W. L.: Dibutyryl cyclic AMP-induced differentiation of epidermal cells in tissue culture. J. invest. Derm. **66**, 8–13 (1976)
Diamantstein, T., Ulmer, A.: The antagonistic action of cyclic GMP and cyclic AMP on proliferation of B and T lymphocytes. Immunology **28**, 113–119 (1975 a)
Diamantstein, T., Ulmer, A.: Effect of cyclic nucleotides on DNA synthesis in mouse lymphoid cells. Immunol. Communic. **4**, 51–62 (1975 b)
Dörmer, P., Tulinius, H., Oehlert, W.: Untersuchungen über die Generationszeit, DNS-Synthesezeit und Mitosedauer von Zellen der hyperplastischen Epidermis und des Plattenepithelcarcinoms der Maus nach Methylcholanthrenpinselung. Ztsch. Krebsforsch. **66**, 11 (1964)
Duell, E. A., Voorhees, J. J., Kelsey, W. H., Hayes, E.: Isoproterenol-sensitive adenyl cyclase in a particulate fraction of epidermis. Arch. Derm. **104**, 601–610 (1971)
Duffill, M., Wright, N., Shuster, S.: The cell proliferation kinetics of psoriasis examined by three in vivo techniques. Brit. J. Derm. **94**, 355–362 (1976)
Eaglstein, W. H., Weinstein, G. D.: Prostaglandin and DNA synthesis in human skin: Possible relationship to ultraviolet light effects. J. invest. Derm. **64**, 386–389 (1975)
Ebadi, M. S., Weiss, B., Costa, E.: Microassay of adenosine-3', 5'-monophosphate (cyclic AMP) in brain and other tissues by the luciferin-luciferase system. J. Neurochem. **18**, 183 (1971)
Elgjo, K.: Epidermal cell proliferation during the first 24 hr after injection of an aqueous skin extract (chalone). Virchows Arch. Abt. B, Zellpathol. **4**, 119–125 (1969)
Elgjo, K.: Epidermal chalone and cyclic AMP: An in vivo study. J. invest. Derm. **64**, 14–18 (1975)
Elgjo, K., Edgehill, W.: Epidermal growth inhibitors (chalones) in dermis and serum. Virchows Arch. Abt. B, Zellpathol. **13**, 14–23 (1973)
Elgjo, K., Hennings, H.: Epidermal mitotic rate and DNA synthesis after injection of water extracts made from mouse skin treated with actinomycin D: two or more growth-regulating substances? Virchows Arch. Abt. B, Zellpathol. **7**, 342 (1971)
Elgjo, K., Hennings, H.: Epidermal chalone and cell proliferation in a transplantable squamous cell carcinoma in hamsters. I. In vivo results. Virchows Arch. Abt. B, Zellpathol. **7**, 1 (1971)

Elgjo, K., Laerum, O.D., Edgehill, W.: Growth regulation in mouse epidermis. I. G_2-inhibitor present in the basal cell layer. Virchows Arch. Abt. B, Zellpathol. **8**, 277–283 (1971 a)

Elgjo, K., Laerum, O.D., Edgehill, W.: Growth regulation in mouse epidermis. II. G_1-inhibitor present in the differentiating cell layer. Virchows Arch. Abt. B, Zellpathol. **10**, 229–236 (1971 b)

Epstein, W.L., Fukuyama, K., Epstein, J.H.: Ultraviolet light, DNA repair and skin carcinogenesis in man. Fed. Proc. **30**, 1766–1771 (1971)

Estensen, R.D., Hadden, J.W., Hadden, E.M., Touraine, F., Touraine, J.L., Haddex, M.K., Goldberg, N.D.: Phorbol myristate acetate: effects of a tumor promoter on intracellular cyclic GMP in mouse fibroblasts and as a mitogen on human lymphocytes. In: The Cold Spring Harbor Laboratory symposium on regulation of proliferation in animal cells (eds. B. Clarkson and R. Baserga). New York: Cold Spring Harbor Laboratory 1974

Estensen, R.E., Hill, H.R., Quie, P.G., Hogan, N.: Cyclic GMP and cell movement. Nature (Lond.) **245**, 458 (1973)

Flaxman, B.A., Chopra, D.P.: Cell cycle of normal and psoriatic epidermis in vitro. J. invest. Derm. **59**, 102–105 (1972)

Flaxman, B.A., Maderson, P.F.A.: Growth and differentiation of skin. J. invest. Derm. **67**, 8–14 (1976)

Flower, R.J.: Drugs which inhibit prostaglandin biosynthesis. Pharmacol. Rev. **26**, 33–67 (1974)

Flower, R.J., Cheung, H.S., Cushman, D.W.: Quantitative determination of prostaglandins and malondialdehyde formed by the arachidonateoxygenase (prostaglandin synthetase) system of bovine seminal vesicle. Prostaglandins **4**, 325–341 (1973)

Flower, R.J., Gryglewski, R., Herbacyznska-Cedro, K., Vane, J.R.: Effects of anti-inflammatory drugs on prostaglandin biosynthesis. Nature New Biol. **238**, 104 (1972)

Fritsch, P., Diem, E.: Enzymcytochemische Untersuchungen an Zellsuspensionen und Primärkulturen aus Meerschweinchenepidermis. Arch. derm. Forsch. **243**, 364–372 (1972 a)

Fritsch, P., Diem, E.: Das enzymcytochemische Verhalten von Langzeitkulturen aus der Meerschweinchenepidermis. Arch. derm. Forsch. **243**, 373–381 (1972 b)

Frusenig, N.E., Worst, P.K.M.: Mouse epidermal cell cultures. I. Isolation and cultivation of epidermal cells from adult mouse skin. J. invest. Derm. **63**, 187–193 (1974)

Gelfant, S.: A new theory on the mechanism of cell division. Internat. Soc. Cell Biol. **2**, 229 (1963)

Gelfant, S.: The cell cycle in psoriasis: a reappraisal. Brit. J. Derm. **95**, 577–590 (1976)

Gelfant, S., Candelas, G.C.: Regulation of epidermal mitosis. J. invest. Derm. **59**, 7–12 (1972)

George, W.J., Polson, J.B., O'Toole, A.G., Goldberg, N.D.: Elevation of guanosine-3′, 5′-cyclic phosphate in rat heart after perfusion with acetylcholine. Proc. Nat. Acad. Sci. USA **66**, 398–403 (1970)

Gibbs, S.J., Casarett, G.: Influences of a circadian rhythm and mitotic delay from tritiated thymidine on cytokinetic studies in hamster cheek pouch epithelium. Radiat. Res. **40**, 588 (1969)

Gill, G.N., Garren, L.D.: A cyclic 3′, 5′-adenosine monophosphate-dependent protein kinase from the adrenal cortex: comparison with a cyclic AMP binding protein. Biochem. Biophys. Res. Communic. **39**, 335 (1970)

Gilman, A.G.: A protein binding assay for adenosine 3′, 5′-cyclic monophosphate. Proc. Nat. Acad. Sci. USA **67**, 305–312 (1970)

Glass, D.W., White, J.G., Goldberg, N.D.: Rapid elevation in cyclic GMP with epinephrine-induced platelet aggregation. Fed. Proc. **33**, 611 (1974)

Goldberg, N.D., O'Dea, R.F., Haddox, M.K.: Cyclic GMP. In: Advances in cyclic nucleotide research, vol. 3 (eds. P. Greengard and G.A. Robison), pp. 155–223. New York: Raven Press 1973

Goldberg, N.D., Haddox, M.K., Dunham, E., Lopez, C., Hadden, J.W.: The yin yang hypothesis of biological control: opposing influences of cyclic GMP and cyclic AMP in the regulation of cell proliferation and other biological processes. In: The Cold Spring Harbor Laboratory symposium on regulation of proliferation in animal cells (eds. B. Clarkson and R. Baserga). New York: Cold Spring Harbor Laboratory 1974

Goldberg, N.D., Haddox, M.K., Zeilig, C.E., Nicol, S.E., Acott, T.S., Glass, D.B.: Cyclic GMP, cyclic AMP and the Yin Yang hypothesis of biologic regulation. J. invest. Derm. **67**, 641–645 (1976)

Goodwin, P.G., Hamilton, S., Fry, L.: Comparison between DNA synthesis and mitosis in involved and uninvolved psoriatic epidermis and normal epidermis. Brit. J. Derm. **89**, 613 (1973)

Goodwin, P., Hamilton, S., Fry, L.: The cell cycle in psoriasis. Brit. J. Derm. **90**, 517–524 (1974)
Gosporadowicz, D., Greene, G., Moran, J.: Fibroblast growth factor can substitute for platelet factor to sustain the growth of Balb/3T3 cells in the presence of plasma. Biochem. Biophys. Res. Communic. **45**, 924–930 (1975)
Gospodarowicz, D., Jones, K.L., Sato, G.: Purification of a growth factor for ovarian cells from bovine pituitary glands. Proc. Nat. Acad. Sci., USA **71**, 2295–2299 (1974)
Gospodarowicz, D., Moran, J.S.: Mitogenic effect of fibroblast growth factor on early passage cultures of human and murine fibroblasts. J. Cell Biol. **66**, 451–457 (1975)
Greaves, M.W., Mc Donald-Gibson, W.J.: Prostaglandin biosynthesis by human skin and its inhibition by corticosteroids. Brit. J. Pharmacol. **46**, 172–175 (1972)
Greaves, M.W., Sondergaard, J.: Pharmacologic agents released in ultraviolet inflammation studied by continuous skin perfusion. J. invest. Derm. **54**, 365 (1970)
Hadden, J.W., Hadden, E.M., Haddox, M.K., Goldberg, N.D.: Guanosine-3′,5′-cyclic monophosphate: a possible intracellular mediator of mitogenic influences in lymphozytes. Proc. Nat. Acad. Sci., USA **69**, 3024–3027 (1972)
Härkönen, M., Hopsu-Havu, V.K., Raij, K.: Cyclic adenosine monophosphate, adenyl cyclase and cyclic nucleotide phosphodiesterase in psoriatic epidermis. Acta Dermato-Venereol. (Stockh.) **54**, 13–18 (1974)
Halprin, K.M.: Epidermal 'turnover time' – a re-examination. Brit. J. Derm. **86**, 14 (1972)
Halprin, K.M., Ohkawara, A.: Carbohydrate metabolism in psoriasis: An enzymatic study. J. invest. Derm. **46**, 51–69 (1966)
Hamberg, M., Svensson, J., Wakabayashi, T., Samuelson, B.: Isolation and structure of two prostaglandin endoperoxides that cause platelet aggregation. Proc. Nat. Acad. Sci., USA **71**, 345–349 (1974)
Hammarström, S., Hamberg, M., Samuelson, B., Duell, E.A., Stawiski, M., Voorhees, J.J.: Increased concentrations of nonesterified arachidonic acid, 12-L-hydroxy-5,8,10,14-eicosatetranoic acid, prostaglandin E_2 and prostaglandin F_{2a} in epidermis of psoriasis. Proc. Nat. Acad. Sci., USA **72**, 5130–5134 (1975)
Hausman, R.E., Moscena, A.A.: Purification and characterization of the retina-specific cell-aggregating factor. Proc. Nat. Acad. Sci., USA **72**, 916–920 (1975)
Heenen, M., Galand, P.: Cell population kinetics in human epidermis: in vitro autoradiographic study by double-labeling method. J. invest. Derm. **56**, 425 (1971)
Hennings, H., Elgjo, K., Iversen, O.H.: Delayed inhibition of epidermal DNA synthesis after injection of an aqueous skin extract (chalone). Virchows Arch. Abt. B, Zellpathol. **4**, 45–53 (1969)
Hoffmann, H., Morsches, B., Döhler, U., Holzmann, H., Oertel, G.W.: Steroide und Haut VIII. Arch. derm. Forsch. **243**, 18–30 (1972)
Holtzer, H.: The cell cycle, myogenesis and psoriasis. J. invest. Derm. **59**, 33–34 (1972)
Hoober, J.K., Cohen, S.: Epidermal growth factor. I. The stimulation of protein and nucleic acid synthesis in chick embryo epidermis. Biochim. Biophys. Acta **138**, 347 (1967 a)
Hoober, J.K., Cohen, S.: Epidermal growth factor. II. Increased activity of ribosomes from chick embryo epidermis for cell-free protein synthesis. Biochim. Biophys. Acta **138**, 357 (1967 b)
Howard, A., Pelc, S.P.: Synthesis of deoxyribonucleic acid in normal and irradiated cells and its relation to chromosome breakage. Heredity (Lond.) **6**, 261–273 (1953)
Hsia, S.L., Wright, R., Mandy, S.H., Halprin, K.H.: Adenyl cyclase in normal and psoriatic skin. J. invest. Derm. **59**, 109–113 (1972)
Humphreys, T.: The cell surface and specific cell aggregation. In: The specificity of cell surfaces (eds. B.D. Davis and L. Warren), Englewood Cliffs NJ: Prentice-Hall 195–210 (1965)
Ignarro, L.J.: Neutral protease release from human leucocytes regulated by neurohormones and cyclic nucleotides. Nature New Biol. **245**, 151–154 (1973)
Iversen, O.H.: Die epidermalen Chalone. Gastvorlesung auf der 2. Jahrestagung der Arbeitsgemeinschaft Derm. Forsch. (ADF), Düsseldorf 1974
Iversen, O.H., Aandahl, E., Elgjo, K.: The effect of an epidermis-specific mitotic inhibitor (chalon) extracted from epidermal cells. Acta Pathol. Microbiol. Scand. **64**, 506 (1965)
Iversen, H.O., Evensen, A.: Experimental skin carcinogenesis in mice. Acta Pathol. Microbiol. Scand. Suppl. **156** (1962)
Jacob, F., Monod, J.: Genetic regulatory mechanism in the synthesis of proteins. J. Molec. Biol. **3**, 318–356 (1961)

Jimbow, K., Pathak, M.A., Fitzpatrick, T.B.: Effect of ultraviolet on the distribution pattern of microfilaments and microtubules and on the nucleus in human melanocytes. Yale J. Biol. Med. **46**, 411–426 (1973)

Johnsson, C.E., Anggard, E.: Biosynthesis and metabolism of prostaglandin E_2 in human skin. Scand. J. Clin. Lab. Invest. **29**, 289–296 (1973)

Jungmann, R.A., Hiestand, P.C., Schweppe, J.B.: Mechanism of action of gonadotropin. IV. Cyclic adenosine monophosphate-dependent translocation of ovarian cytoplasmic cyclic adenosine monophosphate-binding protein and protein kinase to nuclear acceptor sites. Endocrinology **94**, 168–183 (1974)

Jungmann, R.A., Lee, S.G., DeAngelo, A.B.: Translocation of cytoplasmic protein kinase and cyclic adenosine monophosphate-binding protein to intracellular acceptor sites. In: Advances in cyclic nucleotide research, vol. 5 (eds. G.I. Drummond, P. Greengard and G.A. Robison), pp. 281–306. New York: Raven Press 1975

Jungmann, R.A., Schweppe, J.S.: Mechanism of action of gonadotropin. II. Control of ovarian nuclear ribonucleic acid polymerase activity and chromatin template capacity. J. Biol. Chem. **247**, 5543–5548 (1972)

Kakiuchi, S., Rall, T.W.: Studies on adenosine 3', 5'-phosphate in rabbit cerebral cortex. Molec. Pharmacol. **4**, 379 (1968)

Kakiuchi, S., Yamazaki, R., Teshima, Y.: Regulation of brain phosphodiesterase activity: Ca^{++} plus Mg^{++}-dependent phosphodiesterase and its activating factor from rat brain. In: Advances in cyclic nucleotide research, vol. 1 (eds. P. Greengard and G.A. Robison) pp. 455–477. New York: Raven Press 1972

Kaplan, J.C., Pichard, A.L., Laudat, M.H., Laudat, P.: Kinetic and electrophoretic abnormality of cyclic AMP phosphodiesterase in genetically obese mouse adipocytes. Biochem. Biophys. Res. Communic. **51**, 1008–1014 (1973)

King, L.E., Florendo, N.T., Solomon, S.S., Hashimoto, K.: Cyclic 3', 5'-nucleotide phosphodiesterase. I. Histochemical localization in rat skin. J. invest. Derm. **62**, 485–492 (1974)

King, L.E., Solomon, S.S., Hashimoto, K.: Cyclic 3', 5'-nucleotide phosphodiesterase in rat skin. II. Biochemical characterization. J. invest. Derm. **64**, 390–396 (1975)

Kingston, W.P., Greaves, M.W.: Factors affecting prostaglandin synthesis by rat skin microsomes. Prostaglandins **12**, 51–69 (1976)

Kirby, K.C., Swern, D., Baserga, R.: The effect of structural modifications of the isoproterenol molecule on the stimulation of deoxyribonucleid acid synthesis in mouse salivary glands. Molec. Pharmacol. **5**, 572–579 (1960)

Klotz, U., Stock, K.: Influence of cyclic guanosine-3', 5'-monophosphate on the enzymatic hydrolysis of adenosine 3', 5'-monophosphate. Naunyn-Schmiedebergs Arch. Pharmacol. **274**, 54 (1972)

Kramer, D.M., Pathak, M.A., Kornhauser, A., Wiskemann, A.: Effect of ultraviolet irradiation on biosynthesis of DNA in guinea-pig skin in vivo. J. invest. Derm. **62**, 388–393 (1974)

Kreiner, P.W., Gold, C.J., Keirns, J.J., Brock, W.A., Bitensky, M.W.: MSH-sensitive adenyl cyclase in Cloudman melanoma. Yale J. Biol. Med. **46**, 583–591 (1973)

Kumar, R., Tao, M., Solomon, L.M.: Cyclic 3', 5'-adenosine monophosphate-stimulated protein kinase from human skin. J. invest. Derm. **57**, 312–315 (1971)

Kumar, R., Tao, M., Solomon, L.M.: Adenosine 3', 5'-cyclic monophosphate-stimulated protein kinase from human skin. II. Isolation and properties of multiplex forms. J. invest. Derm. **59**, 196–201 (1972)

Langan, T.A.: Phosphorylation of histones in vivo under the control of cyclic AMP and hormones. Role of cyclic AMP in cell function. In: Advances in biochemical psycho pharmacology, vol. 3 (eds. P. Greengard and E. Costa). New York: Raven Press 1970

Lasalvia, E., Garcia-Giralt, E., Macieira-Coelho, A.: Extraction of an inhibitor of DNA synthesis from human periphal blood and bovine spleen. Rev. europ. Etudes clin. biol. **15**, 789 (1970)

Laurence, E.B., Elgjo, K.: Epidermal chalone and cell proliferation in a transplantable squamous cell carcinoma in hamsters. II. In vitro results. Virchows Arch. Abt. B, Zellpathol. **7**, 8 (1971)

Lavin, N.X., Rachelefsky, G.S., Kaplan, S.A.: An action of disodium cromoglycate: inhibition of cyclic 3', 5'-AMP phosphodiesterase. J. Allergy clin. Immunol. **57**, 80–88 (1976)

Lee, T.P., Kuo, J.E., Greengard, P.: Role of muscarinic cholinergic receptors in regulation of guanosine-3', 5'-cyclic monophosphate content in mammalian brain, heart muscle and intestinal smooth muscle. Proc. Nat. Acad. Sci. USA **69**, 3287–3291 (1972)

Lord, J.T., Ziboh, V.A., Poitier, J., Legget, G., Penneys, N.S.: The effects of photosensitizers and ultraviolet irradiation on the biosynthesis and metabolism of prostaglandine. Brit. J. Derm. **95**, 397–406 (1976)

MacManus, J.P., Franks, D.J., Youdale, T., Braceland, B.M.: Increases in rate liver cyclic AMP concentrations prior to the initiation of DNA synthesis following partial hepatectomy or hormone infusion. Biochem. Biophys. Res. Communic. **49**, 1201–1207 (1972)

MacManus, J.P., Whitfield, J.F.: Stimulation of deoxyribonucleic acid synthesis and mitotic activity of thymic lymphocytes by cyclic adenosine-3′, 5′-monophosphate. Exp. Cell Res. **58**, 188 (1969)

Mahrle, G., Orfanos, C.E.: Die Cytoarchitektonik der psoriatischen Hornschicht und das psoriatische Keratin mit besonderer Berücksichtigung ihrer Permeabilität. Arch. derm. Forsch. **244**, 89–90 (1972)

Mahrle, G., Orfanos, C.E.: Ultrastructural localization and differentiation of membrane-bound ATP utilizing enzymes including adenyl cyclase in normal and psoriatic epidermis. Brit. J. Derm. **93**, 495–507 (1975 a)

Mahrle, G., Orfanos, C.E.: β-adrenerge Stimulation membrangebundener Adenylcyclase in normaler Epidermis und mangelnde Stimulierbarkeit bei Psoriasis. Arch. derm. Forsch. **253**, 195–202 (1975 b)

Mahrle, G., Orfanos, C.E.: Localization and activity of tissue bound cyclic nucleotide phosphodiesterase in normal and lack of changes in psoriatic human skin. Brit. J. Derm. **95**, 591–598 (1976)

Majumder, G.C., Turkington, R.W.: Adenosine 3′, 5′-monophosphate-dependent and independent protein phosphokinase isoenzymes from mammary gland. J. biol. Chem. **246**, 2650 (1971)

Marks, F.: Direct evidence of two tissue-specific chalone-like factors regulating mitosis and DNA synthesis in mouse epidermis. Hoppe-Seylers Ztsch. physiol. Chemie **352**, 1273–1274 (1971)

Marks, F.: The second messenger system of mouse epidermis. III. Guanyl cyclase. Biochim. Biophys. Acta **309**, 349–356 (1973)

Marks, F., Grimm, W.: Diurnal fluctuation and β-adrenergic elevation of cyclic AMP in mouse epidermis in vivo. Nature New Biol. **240**, 178–179 (1972)

Marks, F., Raab, I.: The second messenger system of mouse epidermis. IV. Cyclic AMP and cyclic GMP phosphodiesterase. Biochim. Biophys. Acta **334**, 368–377 (1974)

Marks, F., Rebien, W.: The second messenger system of mouse epidermis. I. Properties and β-adrenergic activation of adenylate cyclase in vitro. Biochim. Biophys. Acta **284**, 556–567 (1972 a)

Marks, F., Rebien, W.: Cyclic 3′, 5′-AMP and theophylline inhibit epidermal mitosis in G_2-phase. Naturwiss. **59**, 41–42 (1972 b)

Mathur, G.P., Gandhi, V.M.: Prostaglandin in human and albino rat skin. J. invest. Derm. **58**, 291 (1972)

Matoltsy, A.G.: Keratinization. J. invest. Derm. **67**, 20–25 (1976)

McAfee, D.A., Greengard, P.: Adenosine 3′, 5′-monophosphate: electrophysiological evidence for a role in synaptic transmission. Science **178**, 310–312 (1972)

Mercer, E.H., Maibach, H.J.: Intercellular adhesion and surface coats of epidermal cells in psoriasis. J. invest. Derm. **51**, 215–221 (1968)

Mier, P.D., Hurk, J. van den, Holla, S.W.J., Hollman, E.P.M.J., Porters, J.E., Weemers, M.B.M.: Cyclic 3′, 5′-adenosine monophosphate-dependent protein kinase of skin. II. Levels in atopic dermatitis and psoriasis. Brit. J. Derm. **87**, 577–579 (1972)

Mier, P.D., Urselmann, E.: Adenosine 3′:5′-cyclic monophosphate phosphodiesterase in skin. I. Measurement and properties. Brit. J. Derm. **86**, 141–146 (1972)

Moorhead, J.F., Paraskova-Tschernozenska, E., Pirrie, A.J., Hayes, C.: Lymphoid inhibitor of human lymphocyte DNA-synthesis and mitosis in vitro. Nature (Lond.) **224**, 1207 (1969)

Moscona, A.A.: Surface specification of embryonic cells: lectin receptors, cell recognition and specific cell ligands. In: The cell surface in development (ed. A.A. Moscona), pp. 67–99. New York: Wiley 1974

Mueller, G.C.: Biochemical perspectives of the G_1 and S intervals in the replication of animal cells. In: The cell cycle and cancer (ed. R. Baserga), pp. 270–308. New York: Marcel Dekker 1971

Mui, M.M., Hsia, S.L., Halprin, K.M.: Further studies on adenyl cyclase in psoriasis. Brit. J. Derm. **92**, 255–262 (1975)

Orfanos, C.E., Christenhusz, R., Mahrle, G.: Die normale und psoriatische Hautoberfläche. Vergleichende Beobachtungen mit dem Elektronenmikroskop. Arch. klin. exp. Derm. **235**, 284–294 (1969)

Orfanos, C. E., Mahrle, G.: Membrandefekt als Basis der gestörten Wachstumsregulation bei Psoriasis. Dermatologica **151**, 199–215 (1975)

Orfanos, C. E., Schaumburg-Lever, G., Mahrle, G., Lever, W. F.: Alterations of cell surfaces as a pathogenetic factor in psoriasis. Possible loss of contact inhibition of growth. Arch. Derm. **107**, 38 (1973)

Otten, J., Johnson, G. S., Pastan, I.: Cyclic AMP levels in fibroblasts: relationship to growth rate and contact inhibition of growth. Biochem. Biophys. Res. Communic. **44**, 1192 (1971)

Pardee, A. B., deAsua, L. J., Rozengurt, E.: Functional membrane changes and cell growth: significance and mechanism. In: Control of proliferation in animal cells (eds. B. Clarkson, R. Baserga), pp. 547–561. Cold Spring Harbor, New York: Cold Spring Harbor Laboratories 1974

Patt, H. M., Quastler, H.: Radiation effects on cell renewal and related systems. Physiol. Rev. **43**, 357–396 (1963)

Pike, J. E.: The prostaglandis. J. invest. Derm. **67**, 650–653 (1976)

Pilgrim, C., Maurer, W.: Autoradiographische Bestimmung der DNS-Verdopplungszeit verschiedener Zellarten von Maus und Ratte nach Doppelmarkierung mit 3H und 14C-thymidin. Naturwissenschaften **23**, 544 (1962)

Poech, G., Kukovetz, W. R.: Papaverine induced inhibition of phosphodiesterase activity in various mammalian tissues. Life Sci. **10**, 133–144 (1971)

Powell, J. A., Duell, E. A., Voorhees, J. J.: Beta adrenergic stimulation of endogenous epidermal cyclic AMP formation. Arch. Derm. **104**, 359–365 (1971)

Prasad, K. N., Kumar, S.: Cyclic 3', 5'-AMP phosphodiesterase activity during cyclic AMP-induced differentiation of neuroblastoma cells in culture. Proc. Soc. exp. Biol. Med. **192**, 406–409 (1973)

Pullmann, H., Lennartz, K. J., Steigleder, G. K.: In vitro examination of cell proliferation in normal and psoriatic epidermis with special regard to diurnal variations. Arch. derm. Forsch. **250**, 177 (1974)

Regnier, M., Delescluse, C., Prunieras, M.: Studies on guinea pig skin cell cultures. I. Separate cultures of keratinocytes and dermal fibroblasts. Acta Dermato-Venereol. (Stockh.) **53**, 241–247 (1973)

Reimann, E. M., Brostrom, C. O., Corbin, J. D., King, C. A., Krebs, E. G.: Separation of regulatory and catalytic subunits of the cyclic 3', 5'-adenosine monophosphate-dependent protein kinase (s) of rabbit skeletal muscle. Biochem. Biophys. Res. Communic. **42**, 187 (1971 a)

Reimann, E., Walsh, D. A., Krebs, E. G.: Purification and properties of rabbit skeletal muscle adenosine 3', 5'-monophosphate-dependent protein kinases. J. biol. Chem. **246**, 1986 (1971 b)

Riggs, A. D., Newby, R. F., Bourgeois, S.: Lac repressor-operator-interaction. J. molec. Biol. **51**, 303 (1970)

Rudland, P. S., Gospodarowicz, D., Seifert, W.: Activation of guanylcyclase and intracellular cyclic GMP by fibroblast growth factor. Nature (Lond.) **250**, 771–773 (1974)

Rytömaa, T., Kikiniemi, K.: Control of granulocyte production. I. Chalone and antichalone, two specific humoral regulators. Cell Tissue Kinet. **1**, 329 (1968)

Rytömaa, T., Kiviniemi, K.: Chloroma regression induced by the granulocytic chalone. Nature (Lond.) **222**, 995 (1969)

Rytömaa, T., Kiviniemi, K.: Regression of generalized leukaemia in rat induced by the granulocytic chalone. Europ. J. Cancer **6**, 401 (1970)

Saetren, H.: A principle of auto-regulation of growth. Production of growth. Production of organ specific mitose-inhibitors in kidney and liver. Exp. Cell. Res. **11**, 229 (1956)

Sauk, J. J., White, J. G., Witkop, C. J.: Influence of prostaglandines E_1, E_2 and arachidonate on melanosomes in melanocytes and keratinocytes of anagen hair bulbs in vitro. J. invest. Derm. **64**, 332–337 (1975)

Schachter, M.: Kallikreins and kinins. Physiol. Rev. **49**, 509 (1969)

Schmid, G. H., Stöcker, E.: Autoradiographische Bestimmung der Generationszeit der Keratinozyten im Stratum basale des Ohrepithels verschieden alter Ratten. Arch. derm. Forsch. **250**, 395–406 (1974)

Schmidt, M. J., Robison, G. A.: The effect of norepinephrine on cyclic AMP levels in discrete regions of the developing rabbit brain. Life Sci. **10**, 459–464 (1971)

Schmidt, S. Y., Lolley, R. N.: Cyclic nucleotide phosphodiesterase: an early defect in inherited retinal degeneration of C3H mice. J. Cell Biol. **57**, 117–125 (1973)

Schultze, B., Oehlert, W.: Autoradiographic investigations of incorporation of H3-thymidine into cells of the rat and mouse. Science **131**, 737 (1960)

Scott, E. J. van: Tissue compartments of the skin lesion of psoriasis. J. invest. Derm. **59**, 4–6 (1972)
Scott, E. J. van, Ekel, T. M.: Kinetics of hyperplasia in psoriasis. Arch. Derm. **88**, 373–381 (1963)
Sheppard, H., Wiggan, G., Tsien, W. H.: Structure-activity relationship for inhibitors of phosphodiesterase from erythrocytes and other tissues. In: Advances in cyclic nucleotide research, vol. 1 (eds. P. Grengard and G. A. Robison), pp. 103–112. New York: Raven Press 1972
Sherman, F. G., Quastler, H., Wimber, D. R.: Cell population in the ear epidermis of mice. Exp. Cell Res. **25**, 114 (1961)
Simnett, J. D., Fisher, J. M., Heppleston, A. G.: Tissue-specific inhibition of lung alveolar cell mitosis in organ culture. Nature (Lond.) **223**, 944 (1969)
Snyder, D. S., Eaglstein, W.: Intradermal anti-prostaglandin agents and sunburn. J. invest. Derm. **62**, 47 (1974)
Sondergaard, J. M., Pekka, J., Jorgensen, H. O.: Human cutaneous inflammation induced by prostaglandin E_1. J. Pathol. **109**, 239 (1973)
Starkey, R. H., Cohen, S., Orth, D. N.: Epidermal growth factor: identification of a new hormone in human urine. Science **189**, 800–802 (1975)
Stawiski, M. A., Powell, J. A., Lang, P. G., Schork, A., Duell, E. A., Voorhees, J. J.: Papaverine: Its effects on cyclic AMP in vitro and psoriasis in vivo. J. invest. Derm. **64**, 124–127 (1975)
Strom, T. B., Carpenter, C. B., Garovoy, M. R., Austen, K. E., Merrill, J. P., Kaliner, M.: The modulating influence of cyclic nucleotides upon lymphocyte-mediated cytotoxicity. J. exp. Med. **138**, 381–393 (1973)
Tao, M.: Dissociation of rabbit red blood cell protein kinase I by protamine. Biochem. Biophys. Res. Communic. **46**, 56 (1972)
Taylor, J. M., Cohen, S., Mitchell, W. M.: Epidermal growth factor: High and low molecular weight forms. Proc. Nat. Acad. Sci. USA **67**, 164 (1970)
Teo, T. S., Wang, J. H.: Purification and properties of the protein activator of bovine heart cyclic adenosine 3′, 5′-monophosphate phosphodiesterase. J. Biol. Chem. **248**, 588–595 (1973)
Tobey, R. A., Gurley, L. R., Hildebrand, C. E., Ratcliff, R. L., Walters, R. A.: Sequential biochemical events in preparation for DNA replication and mitosis. In: Control of proliferation in animal cells (eds. B. Clarkson and R. Baserga), pp. 665–679. Cold Spring Harbor, New York: Cold Spring Harbor Laboratories 1974
Turkington, R. W.: The role of epithelial growth factor in mammary gland development in vitro. Exp. Cell Res. **57**, 79 (1969)
Turkington, R. W., Males, J. L., Cohen, S.: Synthesis and storage of epithelial-epidermal growth factor in submaxillary gland. Cancer Res. **31**, 253 (1971)
Volm, M. V., Kinzel, V., Mohr, U., Süss, R.: Inactivation of tissue-specific inhibitors by a carcinogen (diethylnitrosamin). Experientia (Basel) **25**, 68 (1969)
Voorhees, J. J., Colburn, N. H., Stawiski, M., Duell, E. A., Haddox, M., Goldberg, N. D.: Imbalanced cyclic AMP and cyclic GMP levels in the rapidly dividing, incompletely differentiated epidermis of psoriasis. In: Control of proliferation in animal cells, vol. 1 (eds. R. Baserga and B. Clarkson), pp. 635–648. Cold Spring Harbor, New York: Cold Spring Harbor Laboratory 1974
Voorhees, J. J., Duell, E. A.: Psoriasis as a possible defect of the adenyl cyclase-cyclic AMP cascade. Arch. Derm. **104**, 352–358 (1971)
Voorhees, J. J., Duell, E. A.: Imbalanced cyclic AMP-cyclic GMP levels in psoriasis. In: Advances in cyclic nucleotide research, vol. 5 (eds. P. Greengard and G. A. Robison), pp.735–758. New York: Raven Press 1975
Voorhees, J. J., Duell, E. A., Bass, L. J., Harrell, E. R.: Role of cyclic AMP in the control of epidermal cell growth and differentiation. Nat. Cancer Inst. Monogr. **38**, 47–60 (1973)
Voorhees, J. J., Duell, E. A., Bass, L. J., Kelsey, W. H.: Inhibition of epidermal cell division by isoproterenol, dibutyryl cyclic AMP and theophylline. Clin. Res. **19**, 682 (1971)
Voorhees, J. J., Duell, E. A., Bass, L. J., Powell, J. A., Harrell, R. E.: The cyclic AMP system in normal and psoriatic epidermis. J. invest. Derm. **59**, 114–120 (1972 a)
Voorhees, J. J., Duell, E. A., Bass, L. J., Powell, J. A., Harrell, E. R.: Decreased cyclic AMP in the epidermis of lesions of psoriasis. Arch. Derm. **105**, 695–701 (1972 b)
Voorhees, J. J., Duell, E. A., Chambers, D. A., Marcelo, C. L.: Regulation of cell cycles. J. invest. Derm. **67**, 15–19 (1976)
Voorhees, J. J., Duell, E. A., Kelsey, W. H.: Dibutyryl cyclic AMP inhibition of epidermal cell division. Arch. Derm. **105**, 384–386 (1972)

Voorhees, J.J., Duell, E.A., Kelsey, W.H., Hayes, E.: Effects of alpha and beta adrenergic stimulation on cyclic AMP formation and mitosis in epidermis. Clin. Res. **20**, 419 (1972)

Voorhees, J.J., Duell, E.A., Stawiski, M., Harrell, E.R.: Cyclic nucleotide metabolism in normal and proliferating epidermis. In: Advances in cyclic nucleotide research, vol. 4 (eds. P. Greengard and G.A. Robison), pp. 117–162. New York: Raven Press 1974

Voorhees, J.J., Kelsey, W., Stawiski, M., Smith, E., Duell, E.A., Haddox, M., Goldberg, N.D.: Increased cyclic GMP and decreased cyclic AMP levels in the rapidly proliferating epithelium of psoriasis. In: The role of cyclic nucleotides in carcinogenesis, vol. 6 (eds. J. Schultz and H.G. Gratzner), pp. 325–373. New York: Academic Press 1973

Weber, G.: The molecular correlation concept of neoplasia and the cyclic AMP system. In: The role of cyclic nucleotides in carcinogenesis (eds. J. Schultz and H.G. Gratzner), pp. 57–94. New York: Academic Press 1973

Weinstein, G.D., Frost, P.: Abnormal cell proliferation in psoriasis. J. invest. Derm. **50**, 254 (1968)

Weinstein, G.D., Frost, P.: Cell proliferation kinetics in benign and malignant skin diseases in human. Nat. Cancer Inst. Monogr. **30**, 225 (1969)

Weinstein, G.D., Frost, P.: Methotrexate for psoriasis. Arch. Derm. **103**, 33–38 (1971)

Wicks, W.D.: Regulation of protein synthesis by cyclic AMP. In: Advances in cyclic nucleotide research, vol. 4 (eds. P. Greengard and G.A. Robison), pp. 335–438. New York: Raven Press 1974

Williams, J.P.G.: Interrelation of epithelial glycogen, cell proliferation and cellular migration with cyclic adenosine monophosphate in epithelial wound healing. Cell Diff. **1**, 317–323 (1972)

Wright, R.K., Mandy, S.H., Halprin, K.M., Hsia, S.L.: Defects and deficiency of adenyl cyclase in psoriatic skin. Arch. Derm. **107**, 47–53 (1973)

Yoshikawa, K., Adachi, K., Halprin, K.M., Levine, V.: Cyclic AMP in skin: effects of acute ischaemia. Brit. J. Derm. **92**, 249–254 (1975 a)

Yoshikawa, K., Adachi, K., Halprin, K.M., Levine, V.: Is the cyclic AMP in psoriatic epidermis low? Brit. J. Derm. **93**, 253–258 (1975 b)

Yu, J.H., Wells, H., Ryan, W.J., Lloyd, W.S.: Effects of prostaglandins and other drugs on the cyclic AMP content of cultured bone cells. Prostaglandins **12**, 501–513 (1976)

Ziboh, V.A.: Biosynthesis of prostaglandin E_2 in human skin: subcellular localization and inhibition by unsaturated fatty acids and anti-inflammatory drugs. J. Lipid Res. **14**, 377–384 (1973)

Ziboh, V.A., Hsia, S.L.: Prostaglandin E_2 biosynthesis and effects on glucose and lipid metabolism in rat skin. Arch. Biochem. Biophys. **146**, 100–109 (1971)

Ziboh, V.A., Lord, J.T., Penneys, N.S.: Metabolism of PGE_2 by human and rat skin. Abstracts of papers. International Conference on Prostaglandins Florence, Italy 1975

Arbeitsphysiologie der Hornschicht in Grundzügen

Von

F. Klaschka, Berlin

Mit 21 Abbildungen

I. Einleitung

1. Haut, Arbeit, Umwelt

Bei der Abwehr äußerlicher Einwirkungen kommt zwar stets die Gesamtheit der unterschiedlichen Strukturen und Funktionen des Hautorgans in differenzierter Weise zur Geltung. Während die Lederhaut jedoch überwiegend als Schutzhülle gegenüber physikalischen, insbesondere stumpfen mechanischen Insulten wirksam ist, bildet die Hornschicht, an der äußersten Peripherie des Körpers angelegt, eine lebensnotwendige Barriere: Sie bewahrt den Innenkörper vor Austrocknung durch ungeregelten, übermäßigen Wasserverlust an die Umwelt, und sie schützt das Einzelwesen in weiten Grenzen gegen chemische und physikalische Mikrotraumen sowie vor schädigender kosmischer Strahlung. Unabdingbare Voraussetzung für die Funktionstüchtigkeit des Integuments und somit für die Berufs- und Arbeitsfähigkeit ist das Erhaltensein der Hornschicht-Kohärenz. Beim Auftreten flächenhafter, grabenartiger oder auch nur punktförmiger Hornschicht-Durchbrüche führt der Ansturm exogener Noxen zur unmittelbaren Irritation und Reaktion der betroffenen epithelialen Zellverbände und, begleitet von kutan-vaskulären Erscheinungen, zur Ausbildung einer toxischen irritativen und/oder allergischen Dermatitis, deren Verlaufszeit und Schwere die Dauer und Intensität der ursächlichen Noxen-Einwirkung unverhältnismäßig weit übertreffen können.

Nun gilt den Auseinandersetzungen des Hautorgans mit allfälligen Reizfaktoren aus der belebten und unbelebten Umwelt von vornherein das besondere Interesse der Dermatologie. Mit dem Aufkommen neuer Stoffklassen und Produkte und mit deren oft differenzierter Be- oder Verarbeitung häufen sich jedoch unfallmäßige Hautschädigungen, deren ätiopathogenetische Aufklärung tiefere Einblicke in die Funktionsabläufe an und in der Haut erfordert. Berufliche Hauterkrankungen zählen zu den häufigsten Berufskrankheiten überhaupt. Berücksichtigt man, daß über 95% aller Berufsdermatosen, das sind nicht weniger als ein Drittel der gemeldeten Berufskrankheiten, eine Kontaktreaktion darstellen, deren Genese stets in irgendeiner Form von den besonderen strukturellen und funktionellen Eigenheiten der Hornschicht mitgeprägt wird, so liegt es nahe, die Hornschicht-Funktion bei der Krankheitsentstehung, aber auch in bezug auf eine mögliche Prüfung der individuellen Hautbelastbarkeit, einschließlich der natürlichen Adaptationsfähigkeit, näher zu bestimmen.

Mehr denn je ist die Dermatologie bzw. die sich entwickelnde Berufs- oder Arbeitsdermatologie heute vor die Aufgabe gestellt, stoff- und arbeitsspezifische Hautschädigungsmechanismen aufzuklären und zu beheben, damit unsere Arbeitswelt von den durch sie selbst herbeigeführten Krankheitsursachen freigemacht oder freigehalten werden kann. Mit diesem Auftrag wird die Arbeitsdermatologie zu einem Bestandteil der in unserer Zeit kaum zu überschätzenden Arbeits- und Sozialmedizin.

2. Abgrenzung des Stoffgebietes

Thematisch gehört das spezielle Gebiet einer Arbeitsphysiologie der Hornschicht zu dem weit größeren, allerdings bislang nicht geschlossen vorliegenden Kapitel einer Arbeitsphysiologie der Haut. In den seit der Jahrhundertwende erscheinenden Werken der Arbeitsphysiologie (s. Lehmann, 1962) wie auch in den Beiträgen über Berufskrankheiten der Haut (Ullmann u. Rille, 1915/26; Mayer, 1930; Koehler, 1938, 1944; Schwartz et al., 1957; Burckhardt, 1962; Schulz, 1963) liegt eine kompakte Darstellung nicht vor. Bei einem solchen Versuch befindet man sich von vornherein in einer eigenartigen Position: Das spezielle Gebiet einer Arbeitsphysiologie der Haut und der Hornhaut muß inhaltlich auf die Erkenntnisse der allgemeinen und speziellen Physiologie und Anatomie der Haut aufbauen. Letztere sind aber umgekehrt an der grundsätzlich als Schutzorgan anzusehenden Haut gerade auch unter derart speziellen Aspekten erarbeitet worden – allerdings mit sehr unterschiedlichen experimentellen Methoden einer noch weithin esoterisch erscheinenden Grundlagenforschung, oft auch ohne direkten Bezug zu den praktischen arbeitsdermatologischen Erfordernissen. So kann die thematische Abgrenzung unseres speziellen Gebietes und die Verknüpfung seiner vielfältigen Aspekte angesichts des zwar in großer Fülle, gleichwohl weit gestreut vorliegenden Stoffes nicht nahtlos erfolgen. Bei der Behandlung des Themas wird zwangsläufig eine Auswahl auch des engeren Stoffes zu treffen sein. Eine breite Grundlage bilden die nach dem 2. Weltkrieg erschienenen Beiträge und Monographien zur allgemeinen und speziellen Physiologie und Pathophysiologie wie zur Anatomie und Histologie der Haut und insbesondere zur funktionellen Dermatologie (Rothman, 1954; Schaaf, 1969; Stüpel u. Szakall, 1957; Marchionini u. Spier, 1959; Sulzberger u. Herrmann, 1954; Fiedler, 1968; Stüttgen, 1965; Herrmann et al., 1973; Stüttgen u. Schäfer, 1974; Montagna u. Lobitz, 1964; Brody, 1968 a, b; Orfanos, 1972).

Mit den Aufzeichnungen vom „Symposion dermatologorum de morbis cutaneis professionalibus" in Prag, 1960, sowie von der Tagung in Brünn, 1964, „De Structura et Functione Stratorum Epidermidis s. d. Barrierae" (1965) erhält die Arbeitsphysiologie der Haut, die sich hier im wesentlichen als Arbeitsphysiologie der Hornschicht darstellt, einen erkennbaren Rahmen. In seinem richtungweisenden Beitrag „Hornschichtphysiologie als gewerbe-dermatologische Grundlagenforschung" schildert Spier (1967) die arbeitsphysiologisch herausragende Rolle der Hornschicht erstmals im Zusammenhang. Mit Hilfe neuer und verbesserter Methoden der Mikroskopie, der Chemie und Physik wurde in jüngster Zeit auf dem Gebiete der speziellen Hornschicht-Physiologie und Pathophysiologie eine sehr fruchtbare Forschungsarbeit geleistet. Der folgende Beitrag will neuere Erkenntnisse und Methoden mit dem Blick auf praxisbezogene Studien und klinisch relevante Untersuchungen am Arbeitsplatz herausstellen. Von dem weitreichenden Stoffgebiet angesprochen sind nicht nur Dermatologen und Arbeitsmediziner, Werks- und Betriebsärzte, sondern auch Chemiker, Biologen und Umweltforscher.

Eine Arbeitsphysiologie der Hornschicht wäre aber unvollständig, würde sie nicht im Zusammenhang mit allen anderen Funktionen der Haut gesehen. Erwähnt seien nur die Kapitel der Resorptionsphysiologie (Schulze, 1961; Scheuplein, 1971, 1976 a, b; Blank et al., 1967; Zesch et al., 1973, 1975), der Sinnesphysiologie (Kantner, 1961), der Elektrophysiologie (Keller, 1963 b), der Lichtphysiologie (Herrmann et al., 1973), der Mikrobiologie (Marples, 1965; Maibach et al., 1973; Röckl, 1977) und Behaarung (Richter, 1963), der mechanischen Eigenschaften der Haut (Keller, 1963 a), der Hauttemperatur und -durchblutung (Kleine-Natrop, 1961 a, b).

II. Das Stratum corneum: Entstehung und Aufbau
1. Die Epidermis als Ganzes

Die Hornschicht ist das Differenzierungsprodukt der Epidermis. In ihr hat die zur Verhornung bestimmte Epidermiszelle ihr definitives Entwicklungs- und Reifestadium erreicht. Im Verband mit anderen gleichartigen Zellen vollendet die Hornzelle im Stratum corneum als der peripheren Grenz- und Kontaktzone des Einzelwesens ihre eigentliche und letzte Funktion, den Erhalt der individuellen Integrität, bevor sie, ihrem Schicksal gemäß, von der Hautoberfläche an die Umwelt abgesondert und durch eine neue, von unten her nachrückende Zelle ersetzt wird. Die Nachfolgezelle wird durch Zellteilung in basalen Epidermiszonen, dem Stratum germinativum, zur Verfügung gestellt. Nach dem Prinzip der Dauermauserung unterhält die Epidermis, im Gegensatz zu anderen Organen, ihre lebenslang fortwährende Eigenreproduktion. Dabei stellen individuelle, alters- und geschlechtsbedingte Faktoren einerseits, äußerliche Reizwirkungen andererseits regulatorische Größen dar (Kligman, 1964; Stüttgen, 1965; Stüttgen u. Schäfer, 1974).

Bei der kontinuierlichen Epidermiserneuerung entstehen in der basalen Zellreduplikationszone die alsbald der Keratinisation anheimfallenden Zellen, die Keratinozyten. Träger der Information für die Zellteilung und -differenzierung ist die Desoxyribonukleinsäure. Der Regenerationszeit von rund 28 Tagen liegt eine DNS-Synthesezeit von 5,9 Std zugrunde, so daß beim Zuwachs von 0,6–0,7 Zellen pro Stunde, bezogen auf 100 Basalzellen, die Zellverweildauer im Stratum basale mit 6–7 Tagen anzugeben ist (Christophers u. Schaumlöffel, 1967).

Beide aus einer Zellteilung nach Ablauf regulärer Mitosen, die normalerweise im Verhältnis von 1 : 2200 – 1 : 4500 der Epidermiszellen angetroffen werden (Schaaf, 1969) und mikroskopisch alle Charakteristika der Pro-, Meta-, Ana- und Telephase erkennen lassen, hervorgehenden Folgezellen erscheinen funktionell gleichermaßen befähigt zur weiteren Reproduktion oder Verhornung. Schon während der Anaphase setzt mit der Synthese von Tonofilamenten im Zellkörper die Differenzierung des Keratinozyten ein. Schwerpunkte der Stoffwechselaktivitäten liegen vor allem in der Synthese und dem Abbau von Nukleinsäuren, dem Purin- und Pyrimidinstoffwechsel (s. Herrmann et al., 1973; Schwarz, 1967, 1970, 1972; Bernstein et al., 1970; Baserga, 1972; Freedberg, 1972; Krämer et al., 1974).

Durch orale, intraperitoneale, intradermale Zufuhr radiomarkierter Nukleoside läßt sich die DNS- und RNS-Synthese autoradiographisch lokalisieren und einer qualitativen wie auch quantitativen Auswertung zuführen (Elgjo et al., 1976; Flaxman et al., 1976; Goldberg et al., 1976; Halprin, 1976; Voorhees et al., 1976 a, b). Aufschlußreich sind Untersuchungen an Epidermiszellkulturen (Prunieras et al., 1976).

Zur Messung des DNS-Gehalts in normalen und/oder veränderten epidermalen Zellen dienen zytophotometrische Methoden (Ehlers et al., 1972, 1973, 1976; Grove et al., 1976; Haag et al.,

1975). Die Elektronenmikroskopie eröffnet neue Dimensionen der Zyto- und Immunzytochemie, der Autoradiographie, der Darstellung mit lichtradioaktiven Tracern in vivo und in vitro, der Verlaufsanalyse struktureller Veränderungen, der dreidimensionalen Rekonstruktion von Serienschnitten, der Reliefdarstellung, der quantitativen Morphometrie (Klein-Szanto, 1977) und der Röntgen-Mikroanalyse (Wolff u. Wolff-Schreiner, 1976; Orfanos, 1976).

Ob nun beide oder nur eine und gegebenenfalls welche der Folgezellen den Weg von der basalen Bildungsstätte zur Hautoberfläche antreten werden, unterliegt einer, von den jeweiligen regionalen und allgemeinen funktionellen Erfordernissen des Epidermiszellverbandes abhängigen Steuerung. Als Faktoren einer bedarfsgerechten Mitoseregulation, auf die im einzelnen noch einzugehen sein wird, erweisen sich nach in vivo- und vitro-Beobachtungen insbesondere zyklische Nukleotide, Prostaglandine, lösliche Substanzen aus Zellextrakten, Substanzen, die nach Art der Hormon- oder Mitogenwirkung an Rezeptoren der Zellmembran angreifen oder, anderen molekularen Aktionsformen entsprechend, in die Zelle eindringen und in Verbindung mit Zellkernstrukturen wie Histonen, Nicht-Histonen, Proteinen, u. a. wirksam werden. Den Zellmembranfaktoren, die zur Erkennung, Aufnahme und aktiven Verarbeitung spezifischer Informationen, herangetragen von den hochmolekularen, die Zellmembran nicht selbst permeierenden Stoffen, befähigt sind, kommt hinsichtlich Proliferation und Differenzierung wie aber auch in bezug auf Sensibilisierung und Immunreaktivität besondere Bedeutung zu (Mahrle u. Orfanos, 1977).

Besondere Aufmerksamkeit gilt den in bestimmten epidermalen Reaktionsabläufen klinisch und experimentell erkennbaren Aktions- und Reaktionsmechanismen, die innerhalb der epidermalen Zellschichten und darüber hinaus zwischen Epidermis und Kutis wirksam sind (Flaxman et al., 1976) und gewissermaßen kybernetischen Regelmechanismen entsprechen (Voorhees et al., 1976 a; Goldberg et al., 1976). Beispielhaft für einen bidirektional steuerbaren Prozeß, in dem ein bestehender Funktionszustand der Zelle im gleichen Augenblick stimuliert oder gehemmt werden kann, sind die antagonistischen Effekte der c-AMP und c-GMP-Aktivierungs- oder Inhibitionsmechanismen. Steuerungsimpulse für diese, besonderen biologischen Gesetzmäßigkeiten gehorchenden Regelkreise, deren organspezifische Funktion molekular-biologisch in den Aktivitäten zyklischer Nukleotide erkennbar wird (Goldberg et al., 1976; Halprin, 1976), können offensichtlich ausgehen von mechanischen, chemischen und aktinischen Reizen, von Temperatur- und Sinnesreizen, aber auch von endogenen, psychischen und/oder hormonellen Faktoren. Dem epidermalen Reaktionsvermögen bei der Beantwortung physiologischer und pathologischer Reizwirkungen, übertragen und/oder in differenzierter Weise verstärkt bzw. abgeschwächt durch Mediatorsubstanzen (Stüttgen, 1977), wie dies insbesondere bei abnormer Epidermiszellproliferation, der „proliferativen Hautkrankheit" schlechthin (Voorhees et al., 1976 b) deutlich wird, ist naturgemäß das besondere Augenmerk gewidmet.

Die zur Verhornung bestimmten Keratinozyten reihen sich im basalen Stratum Malpighii in den kontinuierlichen, distalwärts gerichteten Zellstrom ein und durchlaufen Schritt für Schritt ihre Differenzierungsstufen, in denen charakteristische Veränderungen der Zellstrukturen eintreten (Brody, 1968 a, b; 1969; 1970 a, b; 1974; Orfanos, 1972). Eine den Differenzierungszonen entsprechende Schichtung bestimmt den strukturellen Aufbau der Epidermis (Abb. 1 u. 2). Hierin zeigt sich Gleichförmigkeit und Synchronisation des von jedem nachrückenden Keratinozyten zu wiederholenden Verhornungsprozesses (Matoltsy, 1976). Unter extrem veränderten, die physiologischen Grenzen überschreitenden epidermalen Aktivitäten läuft dieser Prozeß verkürzt und mit qualitativ und quantitativ weit differierenden Resultaten ab (Voorhees et al., 1976 b; Gelfant, 1966, 1976). Als natürliche Modelle sind hier neben der am eingehendsten studierten Psoriasis vulgaris (Mahrle u. Orfanos, 1977) vornehmlich Genodermatosen (Anton-Lamprecht, 1972 a, 1973; Anton-Lamprecht et al., 1973; Anton-Lamprecht u. Kahlke, 1974; Anton-Lamprecht u. Schnyder, 1974; Hashimoto et al., 1975; Frost, 1973) sowie andere Verhornungsanomalien zu nennen (Braun-Falco, 1961, 1962; Steigleder, 1958 b, 1963; Steigleder u. Endres, 1964). Während der ganzen Daseinsperiode, von der Entstehung bis zur Abschilferung, bleiben die Keratinozyten, die eigentlichen Epidermiszellen, miteinander über membranständige Kontaktzonen, die Desmosomen, in Verbin-

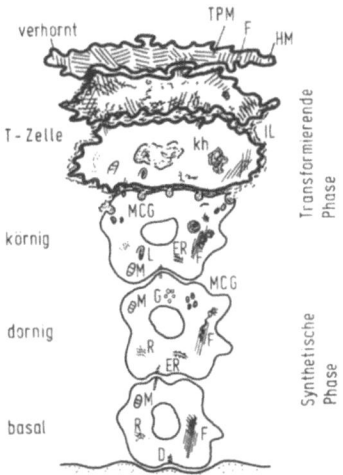

Abb. 1. Schematische Darstellung von ultrastrukturellen Veränderungen während der Synthese- und Transformationsstadien einer verhornenden Epidermiszelle: BM = Basalmembran, D = Desmosom, F = Filament, R = Ribosom, N = Nucleus, M = Mitochondrium, ER = endoplasmatisches Reticulum, MCG = Membran coating granula, G = Golgi-Komplex, L = Lysosom, Kh = Keratohyalingranula, IL = intrazelluläre Ablagerungen, TPM = verdickte Plasmamembran, HM = Hornzellmatrix (Matoltsy, 1976)

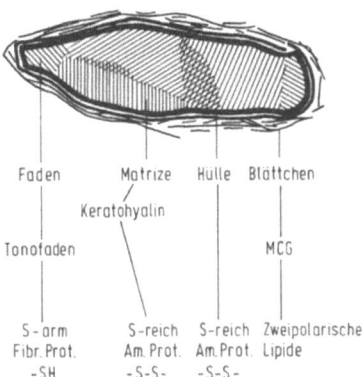

Abb. 2. Schematische Darstellung zur Herkunft und chemischen Natur von Hornzellkomponenten und intrazellulären Materials im Stratum corneum, s. Abb. 1 (Matoltsy, 1976)

dung. Eingegliedert in den Epidermiszellverband, nimmt der Keratinozyt im distalwärts fließenden Zellstrom seinen ihm vorbestimmten Platz ein. Demgegenüber können die im Epidermiszellverband in minderer Zahl und Dichte angesiedelten Nicht-Keratinozyten, vornehmlich Melanozyten und Langerhans-Zellen, ihren Standort durch Eigenbewegung in den Zellzwischenräumen der nicht verhornten Epidermisschichten, dem Stratum Malpighii, verändern.

Den *Melanozyten* obliegt im Dienst der epidermalen Schutzfunktionen in erster Linie die Bildung und Bereitstellung von Melanin. Letzteres wird in den mit einer Gruppe von Keratinozyten eine multizelluläre „epidermale Melanin-Einheit" (s. Brody, 1968) bildenden Melanozyten durch Tyrosinase-Aktivität in Form von Melanosomen bereitgestellt und über dendritische Zellausläufer an die benachbarten Epidermiszellen weitergegeben. Die Melaningranula-haltigen schlauchförmigen Melanozytenausläufer werden durch Invagination der Keratinozytenmembran partiell umschlossen und von der Epidermiszelle aufgenommen, wonach die Zellgrenzen beider Zelltypen wieder voll hergestellt werden. Einen Überblick über die Melanozyten-Keratinozyten-Einheit, die bereits embryonal angelegt wird, über die Melanosomensynthese wie auch über den Melanosomentransport, den Übergabeprozeß und den später intra- oder extrazellulär erfolgenden Melanosomenabbau, geben Fitzpatrick et al., (1963, 1967), Jimbow et al. (1976). Aus arbeitsphysiologischer Sicht interessieren im epidermalen Funktionsablauf die zwischen Keratinozyten-Profileration und Pigmentproduktion bestehenden Beziehungen insofern, als unterschiedliche Reizfaktoren, irritative Kontakte mit chemischen Verbindungen, Strahlenwirkungen, die eine oder die andere oder beide Epidermiszell-Aktivitäten anzuregen vermögen. Klinische Beobachtungen, wonach Farbstoffeinwirkung zu Hyperpigmentierung mit oder ohne lichenoide Reaktion führt (Klaschka u. Binder, 1977), können für eine dissoziierte wie auch für eine gekoppelte Aktivitätssteigerung der beiden Zelltypen sprechen. Pigmente in der Humanhaut nach oraler Beta-Karotinzufuhr untersuchen Micheline et al. (1975), nach Einnahme von Medikamenten Klingmüller (1963).

In den dendritischen *Langerhans-Zellen* mit hellem Zytoplasma und läppchenförmigem Kern werden elektronen-mikroskopisch intra- und extranukleäre Granula gefunden (Wolff u. Sollereder, 1969). Charakteristisch für Langerhans-Zellen, deren Mitoseaktivität darzustellen ist (Konrad u. Hönigsmann, 1973), ist das Fehlen von Organellen, insbesondere von Desmosomen und Tonofibrillen, den eigentlichen Keratinozyten-Merkmalen, wie von Melanosomen und Prämelanosomen. Die Phagozytose-Aktivität der Langerhans-Zellen erscheint unter pathologischen Bedingungen, beispielsweise bei pustulöser Psoriasis, verstärkt ausgeprägt. Sie übertrifft die der Keratinozyten (Nagao u. Iijima, 1972). Interaktionen zwischen Keratinozyten und Dendritenzellen untersuchte Prunieras (1969) und Breathnach (1975). Langerhans-Zellen, deren Vorkommen in Epidermis, Kutis, Lymphknoten und Thymus nachgewiesen ist, spielen offenbar bei der Aufnahme und Weiterleitung exogen applizierter Substanzen, insbesondere chemischer Verbindungen mit ekzemallergenen Eigenschaften, d. h. bei Induktion und Ablauf der zellvermittelten Hautreaktionen eine Rolle (Baer, 1976; Silberberg et al., 1976). In Kontaktreaktionen sensibilisierter Individuen werden sie, neben mononukleären Zellen, vermehrt angetroffen. Zellen mit Langerhans-Granula finden sich auch im Lumphknoten bei einer durch Dermatosen bedingten Lymphadenopathie (Jimbow et al., 1969). Fritsch et al. (1973) beobachteten Langerhans-Zellen in epidermalen Zellkulturen.

Die *Merkel-Zelle* kann als dritte Dendritenzellform ultramikroskopisch von Melanozyten und Langerhans-Zellen in Maus- (Psuji, 1969) wie in Humanepidermis (Kido et al., 1971; Hashimoto, 1972) unterschieden und hier wie auch in der Kutis und im Follikelepithel als Neurorezeptor dargestellt werden. Als spezialisierter Abkömmling der Neuralleiste steht die Merkel-Zelle mit allen Formen sensorischer Nervenendigungen der Haut in Verbindung, und sie weist charakteristische Enzymreaktionen auf (Winkelmann, 1977). Merkel-Zellen registrieren als Mechano- und Chemorezeptoren (Breathnach, 1975) periphere Reize und setzen diese in Axon-Reflexe um (Mahrle u. Orfanos, 1974). Im Tierexperiment wird im Zug einer durch chemische oder physikalische Stimulierung ausgelösten Hautschädigung, unabhängig von der Schädigungsursache, eine im Zug der Epidermishyperplasie regelhaft auftretende Proliferation von Nervenfasern nachgewiesen (Fitzgerald et al., 1975). Mit der Cholinesterase-Methode und der Fluoreszenz-Technik (adrenergische Fasern) ist die Darstellung und Beschreibung von myelinhaltigen und myelinfreien Nervenfasern sowie von Nervenkörperchen detailliert möglich geworden. Neurophysiologische Studien gelten jüngst der Hautsensibilität (Bourland, 1976), der Haarscheibe (Smith, 1977; English, 1977), den Mechanorezeptoren (Horch et al., 1977), der taktischen Sensibilität (Weinstein, 1977), der Thermosensibilität (Darian-Smith u. Johnson, 1977), den Funktionen des autonomen Nervensystems (Jacobovic,

1977), den adrenergischen und cholinergischen Nervenendfasern an ekkrinen und apokrinen Schweißdrüsen (Uno, 1977), der neuroendokrinen Schweißdrüsenfunktionssteuerung (Robertshaw, 1977).

Die *Beschreibung der epidermalen Zellschichten* als Basal-, Spinal-, Körner-, Glanz- und Hornschicht erfolgte vor geraumer Zeit unter lichtmikroskopischen Bedingungen nach uneinheitlichen Kriterien, der Lokalisation oder der Zellmorphologie. Sie bedarf, mit Rücksicht auf elektronenmikroskopische Perspektiven, einer gewissen Korrektur (s. Tab. 1; Orfanos, 1972). Mit der Transmis-

Tabelle 1. Bezeichnung der epidermalen Schichten
(s. Orfanos, 1972)

Stratum basale	*Stratum Malpighii*
Stratum spinosum	– nicht verhornte Keratinozyten
	Stratum germinativum
	– unteres Stratum Malpighii
Stratum granulosum	*Stratum intermedium*
	– Stratum granulosum und Übergangszone von nicht verhornten zu verhornten Keratinozyten
Stratum corneum	*Stratum corneum*
	– untere, mittlere, obere Teilzone

sions- und Rasterelektronenmikroskopie (Orfanos, 1976; Wolff et al., 1976) und einer verfeinerten Präparationsmethodik, der Gefrierbruchtechnik, der Zyto- und Histochemie, werden ultrastrukturelle Gewebsanalysen möglich, die tiefere Einblicke auch in epidermale Proliferations- und Verhornungsprozesse gestatten (Breathnach, 1975) im Sinn einer „funktionellen Morphologie". Durch das Aufdecken der epidermalen Feinstrukturen an gesunder Haut, bei Genodermatosen oder anderen Verhornungsstörungen (Brody, 1960, 1968, 1969; Menton u. Eisen, 1971 a, b; Orfanos, 1972, 1976; Rupec, 1971), an der Schleimhaut (Zelickson, 1963) sowie an Embryonalhaut (Breathnach, 1971) wird unsere Vorstellung von den Hornschichtfunktionen entscheidend mitgeprägt.

2. Regulation der Epidermiszellreproduktion

Von den die Zellteilung anregenden oder inhibierenden Faktoren hängt die physiologische und die reaktiv gesteigerte Epidermiszellaktivität, mithin die epidermale Adaptations- und Reparationsfähigkeit, wesentlich ab. Neben der Frage nach den Regulationsmechanismen bei der Epidermiszellmitose sind jene Faktoren von Interesse, die zur Ausbildung morphologisch und funktionell gegenüber den Elternzellen veränderten Tochterzellen führen. Diese Vorgänge sind eingebunden in den Epidermisstoffwechsel. Dargestellt seien hier einige Aspekte der Zellproliferation, die, teilweise an anderen Säuretierzellen nachgewiesen, auch für die menschliche Epidermis zutreffen.

Epidermaler Zyklus

In der G1-Interphase, von der Beendigung einer Mitose bis zum Beginn der DNS-Synthese, deren Dauer in Normalhaut über 145 Stunden, bei Psoriasis etwa 25 Stunden beträgt (Milstein u. Cornell, 1973), befindet sich die Zelle in einer Phase der Stimulierbarkeit. Die anschließende S-Phase umfaßt die DNS-Replizierung (Dauer 8,5 Std). Vom Ende der DNS-Synthese bis zur M-Phase, der Mitose- bzw. Zellteilungsphase (4–8 Std), erstreckt sich die G2-Periode (0,3–1 Std), bei welcher Mitoseregulatoren-Einflußnahme ebenfalls möglich erscheint. Der Übergang aus der G0-Phase, dem Ende des physiologischen Zellzyklus, in die G1-Phase ist bei speziellen Zellformen (Lymphozyten) durch deren Stimulierung zu erreichen. Die Dauer der einzelnen Zellteilungsphasen ist variabel und hängt ab vom Zelltyp und den jeweiligen Umweltbedingungen.

Als Regulatormoleküle mit in vivo und/oder in vitro nachgewiesener Wirksamkeit gelten zyklische Nukleotide, zyklisches Adenosin(A)- und Guanosin(G)-Monophosphat (cAMP; cGMP), ferner Prostaglandine, Chalone, Wachstumsfaktoren, Hormone, Mitogene, insbesondere Lektine (Lit. s. Mahrle u. Orfanos, 1977; Bauer, 1977).

Prostaglandine, lipidlösliche, aus polyungesättigten Fettsäuren und Arachidonsäure synthetisierte Stoffe, sind extrahierbar aus Humanepidermis als PGE_1, PGE_2 und PGF_2. Die Prostaglandin-Synthese erfolgt in der mikrosomalen Fraktion der Humanepidermis. Im Gewebe zeigen Prostaglandine Nahwirkungen. Sie stimulieren die Zelldifferenzierung, beeinflussen, unabhängig von Betaadrenergen Substanzen, den c-AMP-Gehalt in der Epidermis. Durch Kortikosteroide werden Prostaglandine gehemmt (Greaves u. McDonald-Gibson, 1973; Bem u. Greaves, 1974; Aso et al., 1975; Goldyne, 1975; Eaglstein u. Weinstein, 1975; Lands, 1976; Levine et al., 1976; Pike, 1976; Fülgraff, 1972; Mathur u. Gandhi, 1972; Wilkinson u. Walsh, 1977; Lupulescu, 1977; Lowe u. Stoughton, 1977; Rabinowitz u. Farber, 1976).

Chalone sind wasserlösliche, thermolabile, nicht dialysierbare Glykoproteine, darstellbar auch aus Epidermis. Definitionsgemäß sind Chalone ein von den Zellen eines Gewebes gebildetes Substrat, das durch Mitosehemmung eine Kontrollfunktion in Zellen des gleichen Gewebes ausübt (Bullough, 1962). Wirksam werden Chalone nur in Gegenwart von Adrenalin. In bezug auf die Mitosehemmung zeigen Chalone eine charakteristische, jedoch nicht absolute Gewebespezifität und keine strenge Speziesspezifität. Durch Auftrennung dieser Inhibitoren wird die Charakterisierung eines G_1- sowie G_2-Chalons möglich. Die G_2-Inhibitorfunktion hängt ab von einem gewissen cAMP-level. (Mars u. Voorhees, 1971 a, b; Chopra et al., 1972; McGuire, 1972; Elgjo, 1972, 1975; Elgjo u. Edgehill, 1973; Duell et al., 1975; Viley et al., 1973).

Ein epidermaler *Wachstumsfaktor,* darstellbar aus Submaxillardrüsen (0,8%), beschleunigt dosisabhängig die Epidermismitose (Cohen, 1972; Birnbaum et al., 1976). Durch Arginin-Esterase abspaltbar von einem größeren Protein, besteht der Faktor aus einer Peptidkette mit Asparagin als Amino-terminalem und Arginin als Karboxyl-terminalem Ende. Er ist hitzestabil, nicht dialysierbar, verdaubar durch protolytische Enzyme, und er besitzt Antigen-Eigenschaften. Ein Fibroblasten-Wuchsfaktor überführt Zellen der G_0-Phase in Gegenwart von Hydrocortison in das G_1-Stadium. Hamsterepidermishomogenate enthalten einen angiogenetischen Faktor (Nishioka u. Ryan, 1972; Wolf u. Harrison, 1973).

Angriffspunkte der Regulatoren können an der Zellmembran oder im Zellinneren liegen. Über Rezeptormoleküle der Zellmembran erfolgt bei Regulatoren-Bindung oder -Kontakt einerseits die intrazelluläre Freisetzung von Informationsmolekülen (Beispiel: Peptidhormone). Andererseits entstehen an Zellkernstrukturen (Histonprotein, DNS-Polymerase, DNS-Promoter) oder Zytoplasmamolekülen nach Regulatorstoffpassage durch die Zellmembran intrazelluläre, die Proliferation modifizierende Verbindungen (Beispiel: Steroidhormone).

Der Membran-vermittelten Regulation der Zellproliferation liegt eine der Zellmembran, ungeachtet ihrer Abkunft, innewohnende Strukturierung zugrunde (Mahrle u. Orfanos, 1977). Membran-Bestandteile sind polare Lipide, überwiegend Phospholipide, die in Form einer Doppelmembran mit hydrophiler Außen- und hydrophober Innenphase angeordnet sind. Ihr Viskositätszustand ermöglicht bedarfsgerechte funktionelle Dispersion und Haftung von Proteinen. Letztere agieren in Verbindung mit Phospholipiden größtenteils als Enzyme oder Transportproteine. In der Humanerythrozytenmembran sind etwa 25 spezifische Enzyme nachgewiesen. An Proteine oder Lipide gebundene Kohlehydrate bilden an der äußeren Oberfläche einen polysaccharidreichen Membran-Überzug (Glykokalyx). Die Plasmamembran erscheint als eine Funktionseinheit (plasma unit membrane) mit besonderen Angriffspunkten für Regulatormoleküle der Zellteilung, der Antigen-Antikörper-Wirkungen sowie für Arzneimittel. Experimentell lassen sich verschiedenartige Rezeptorensysteme nachweisen. Vollständige Antikörper stehen bei entsprechend Sensibilisierten in Bereitschaft zur Antigen-Antikörper-Reaktion (Raff, 1976). Histokompatibilitäts-Antigene, Glykoproteine mit Immun-Globulin-ähnlicher Struktur sind an jeder Zelloberfläche vorhanden (Henning et al., 1976; Terhorst et al., 1976) und wirken als genetische Marker oder als Erkennungs- bzw. Lyseorte für „non-self"- oder veränderte Zellen. Ihre Modifizierung ist möglich durch Mitogene, Viruseffekte, chemische Tumorinduktoren. Auf Membran-Beziehungen zum HL-A-System weisen Meruelo u. Edidin (1975) hin.

Als Rezeptoren für die Bindung von Lektinen, überwiegend Proteine oder Glykoproteine pflanzlicher Herkunft (Sharon u. Lis, 1972), wie Concanavalin A (Con A), Phythämagglutinin (PHA), Weizenkeim-Agglutinin (WGA), wirken vornehmlich Saccharide der Zelloberfläche. In Zellkulturen führt Mehrfachbindung zur Agglutination. Diese bleibt nach Trypsin-Vorbehandlung der Zelle aus. Die an Normalzellenmembranen zufällig verteilten Rezeptoren treffen sich vornehmlich bei Mitose sowie nach präparativer Vorbehandlung. In Zellkulturen bedingt Membrankontakt eine von cAMP-Abnahme begleitete Zellwachstums- und Zellteilungshemmung (contact inhibition of cell division). Dieser Effekt unterbleibt bei Zellen, die mit Trypsin vorbehandelt wurden. Er tritt jedoch bei Zugabe monovalenten Lektins und Restitution der Oberflächenstruktur wieder auf. Es liegen mithin Rezeptoren für die Kontrolle des Zellwachstums vor.

Über die Rezeptoren für Enzym-Proteine wird extrazelluläre Information bei der Membran-Permeation vornehmlich an zyklische Nukleotide, cAMP und cGMP, die auch in Humanepidermiszellen vorliegen (Voorhees u. Mier, 1974), übergeben. Da zyklische Nukleotide extrazelluläre Stimuli verstärken bzw. Zellenzyme unspezifisch aktivieren, hat eine Veränderung ihres intrazellulären Gleichgewichtszustands entscheidende Auswirkungen auf die Zellentwicklung in die eine oder andere Richtung. Ausschlaggebend ist die Zellart und ihre Enzymansprechbarkeit. In Normalepidermiszellen bewirkt cAMP Hemmung der Proliferation, Induktion der Zelldifferenzierung und gesteigerten Glykogenabbau, während cGMP sich als Antagonist erweist (Yin-Yang-Hypothese). Die zwischen beiden Nukleotiden bestehenden Beziehungen stellen offenbar wesentliche Regulationsfaktoren dar (Harper et al., 1974; Halprin et al., 1975; Voorhees et al., 1972, 1975; Elgjo, 1975; King et al., 1975; Birnbaum et al., 1976; Chambers, 1976).

Abhängig von der zur *Zellmarkierung* und zur Ermittlung des *Mitoseindex* verwendeten Methodik wird für die Epidermisregeneration der von einer Zelle auf dem Weg zur Hautoberfläche benötigten Zeit, beim Menschen eine Periode von etwa 28 Tagen an Normalhaut (und von 6–8 Tagen im Psoriasisherd), angegeben (Lit. s. Halprin, 1972; Gelfant, 1976). Auch wenn infolge Betastrahlenschädigung in der Epidermis eine Zellteilung unterbleibt, erreichen Basalzellen ohne Verlangsamung in 8 Tagen die Körnerschicht (Etoh et al., 1975). Die Mitoserate beträgt bei Männern 1,44 (± 0,12), bei Frauen 1,17 (± 0,13) pro

1000 gesichteter Zellen. Die mittlere Mitosedauer liegt bei 90 min. Die Zellersatzrate der Hornschicht, ermittelt mit der Tetrachlorsalizylanilin-Methode (Baker et al., 1965) beträgt im fortgeschrittenen Alter von 60–92 Jahren bei einer Durchschleusungszeit von 20–36 Tagen 30–47 Std pro Zell-Lage, im jugendlichen Alter dagegen 19,9 Std bei einer Durchlaufzeit von 13,3 Tagen (Baker et al., 1967,1968).

In der Rückenhaut von Ratten findet sich mit zunehmendem Alter der Tiere autoradiographisch zunächst ein Anstieg der DNS-Synthese (3.–10. Tag), später ein mittleres Niveau (21. Tag), sodann am 27. und 60. Tag ein Zwischenmaximum (Schell et al., 1974; Schmidt u. Stöcker, 1974), vergleichbar den Befunden an Wangenschleimhaut und Zunge (Schmidt et al., 1973).

Bei der physiologischen Epidermiserneuerung des Menschen ist, neben einem deutlichen *Altersgang* mit Reduzierung der Mitosezahl im 7.–8. Lebensjahrzehnt auf die Hälfte der bis zum 10. Lebensjahr gefundenen Quote, ein mehr oder weniger deutlich ausgeprägter *Tag-Nacht-Rhythmus* festzustellen. Nach Fisher (1968) liegt das Maximum der zwischen 0,1 und 0,9 pro 1000 Epidermiszellen variierenden Mitoseaktivität nach Mitternacht, das Minimum in der Mittagszeit. Durch körperliche Tätigkeit wird die Mitoserate in hohem Maß reduziert, bedingt durch einen Hemmeffekt infolge Kortikoid- und Adrenalinspiegel-Erhöhung. Arbeitsphysiologisch ergeben sich Bezüge zur Schicht- und Akkordarbeit. Hingewiesen sei auf die Mitosehemmung durch Adrenalin (Bullough u. Laurence, 1961; Bullough, 1962).

Deutliche diurnale Schwankungen zeigen sich am 3H-Index in Wangenschleimhaut und Rückenhaut von Ratten. In beiden Geweben liegt der 3H-Index in den Nachtstunden gegen 3 Uhr und am Morgen gegen 9 Uhr deutlich über den Tages- und Abendwerten bei 14 und 21 Uhr. Gegenüber dem 3H-Index läßt der in Wangenschleimhaut ermittelte Mitoseindex, bei ebenfalls deutlichen Tagesschwankungen, eine zeitliche Verzögerung erkennen (Schell et al., 1974 b).

Unter Berücksichtigung der Proliferationsrate, des Färbe-Mitoseindex, der epidermalen Durchsatzzeit und der Epidermisstruktur ergibt sich bei der Maus für Rücken- und Ohrhaut eine nahezu gleich große Proliferationsrate, während Schwanz und Fuß eine 4mal höhere Rate aufweisen. Nach Struktur und Proliferation erscheint die Rückenhaut der Maus als ein bestimmten Humanhautregionen gut entsprechendes Modell. Entstehung und Reifung der Epidermiszellen sollen programmgemäß innerhalb der epidermalen Proliferations-Einheit erfolgen, wobei die Langerhans-Zelle möglicherweise eine Rolle spielt (Potten, 1975).

Cyproteronazetat-Applikation beeinflußt den 3H-Index in Epidermis- und Wangenschleimhaut männlicher Ratten nicht, während im Samenblasenepithel dieser Tiere bereits nach 24 Std ein starker Abfall des 3H-Index nachzuweisen ist (Schell u. Schmidt, 1973). Neben Hormonen können auch Nahrungs- bzw. Stoffwechselfaktoren auf Epidermisbreite und Hornschichtdicke Einfluß nehmen (Dickmeier, 1962; Schaaf, 1969; Herrmann et al., 1973).

Allen u. Potten (1974) weisen auf das Bestehen einer epidermalen Proliferationseinheit hin und untersuchen ihre Organisation. In Humanhaut finden Rowe u. Dixon (1972) eine signifikante Häufung der Mitosen in Form einer Bündelung. Dies läßt auf einen Mitose-Stimulierungsfaktor in der Humanhaut schließen, der die Charakteristika eines epidermalen Antichalons haben müßte.

3. Verhornung der Epidermiszelle

Allgemeine Aspekte: Der Verhornungsprozeß beginnt bereits während der Entstehung des Keratinozyten mit der elektronenoptisch in der Anaphase erkennbaren Synthese von Tonofilamenten, dünnen intraplasmatischen Faserbündeln, die in den höheren Epidermisschichten, nach weiterer Polymerisation, dichtere Tonofibrillenbündel darstellen werden. Mit dem Auftreten von Keratohyalingranula und der Ausbildung von Tonofibrillen-Keratohyalin-Komplexen in höheren Epidermislagen erreicht der Keratinozyt weitere Reifestadien. Gleichzeitige Veränderungen der Zellform, der Zellmembran, der interzellulären Kontaktbereiche und Zwischenräume, leiten den abrupten Übergang des Keratinozyten in die Hornzelle ein. Der „Sprung in die Verhornung" vollzieht sich im oberen Stratum intermedium, der nur etwa 1 µ dicken Keratinisationszone, von einer Zell-Lage zur anderen in verändertem Zellmilieu durch Umwandlung der Tonofibrillen-Keratohyalin-Komplexe in epidermales Keratin, d. h. in hochmolekulare Skleroproteine und kleinmolekulare Bestandteile, bei völligem Schwund des Zellkerns wie auch der zytoplasmatischen Organzellen, jedoch ohne Mitochondrien-Tätigkeit (Spier, 1967). Im Gegensatz zur schlagartigen Verhornung des Zellinnenkörpers gehen die Umwandlungsprozesse der Zellmembran allmählich vor sich. In allen zellulären Entwicklungs- bzw. Reifestadien und in allen Epidermis-Schichten bleiben desmosomale Zellkontakte, wenngleich zeitweise – in Mitosephasen – schwächer ausgeprägt oder zahlenwie funktionsmäßig verändert, bis hin zur Hornzellablösung in der superfiziellen Pars disjuncta strati cornei erhalten (Molekularbiologie der Verhornung s. Schwarz, 1976; Matoltsy, 1976).

a) Keratinozyt

Der meist große, chromatinreiche *Zellkern* ist rund oder oval, in tieferen Epidermislagen eher rund oder polygonal, in höheren Lagen längsoval oder spindelförmig. Er hat eine zentrale intrazelluläre Position. Neben der Kerndoppelmembran, die von Poren durchbrochen ist, liegt eine perinukleäre Zisterne. Der Kern enthält oft einen exzentrisch gelegenen Nukleolus. Im Stratum intermedium wird letzterer selten angetroffen. Die regressiven Zellveränderungen gehen mit einer Verschmälerung oder spindeligen Ausziehung des Zellkerns und mit Verdichtung des Kernchromatins einher. Intranukleär können 0,2–0,4 µ große Spiralkörper, Sphäridien, unspezifische Substrukturen von DNS- und/oder RNS-Komplexen, in räumlicher Beziehung zum Nukleolus angetroffen werden, und zwar in Normalepidermis, vor allem bei gesteigerter Zellaktivität sowie bei Dermatosen. Offenbar werden in diesen Kernkörperchen Ribosomen oder deren Vorstufen vom Nukleolus her durch das Karyoplasma in das Zytoplasma ausgeschleust. Es liegt hier ein struktureller Niederschlag des rRNS-Transports in das Zytoplasma vor (Klehr u. Klingmüller, 1970).

Die 8–10 nm dicke *Zellmembran* weist charakteristische Dreischichtung auf. Sie besteht aus 2 dünnen peripheren, osmiophilen, d. h. proteinreichen Schichten und einer – meist dickeren – mittleren osmiophoben, d. h. lipoidreichen Schicht. Die hydrophoben Lipoidanteile der Membran sind nach innen, die hydrophilen Lipoidpole nach außen gerichtet. Besonders deutlich ausgeprägt ist die Zellmembran an den Desmosomen-Kontaktzonen (s. u.). Im Stratum intermedium kommt es zu Membranverschmelzungen mit fester, reißverschlußähnlicher Verzahnung und offenbar widerstandsfähiger Verbindung von benachbarten Zellen. Schrumpfungsartefakte, wie sie im Stratum Malpighii bei der histologischen Präparation auftreten und die Formation der *Stachelzelle* bedingen können, kommen im Stratum intermedium nicht vor. Die für Keratinozyten charakteristische Synthese der Tonofilamente, besonderer Proteinfäden mit gehäuften SH- und SS-Gruppen erfolgt im *Zytoplasma*, dem Ergastoplasma. Letzteres stellt ein durch Membranstrukturen vom Zytoplasma abgegrenztes Hohlraumsystem dar. Membranständige Partikel erweisen sich als spezifische Enzyme und/oder als Sitz von Rezeptoren, über die zelluläre Stoffwechsel- bzw. Teilungsaktivität von verschiedenen Regulatoren gesteuert werden kann. Man findet Zentrosomen, Ribosomen, freie basophile RNS-Granula, offenbar nukleogen bereitgestellte RNS-Reserven, sowie Lysosomen, die Träger hydrolytischer Enzyme.

Lysosomen-Aktivität ist in Keratinozyten der Normalhaut, im Vergleich zu anderen Körperzellen, spärlich (Rowden, 1975 a), dagegen verstärkt bei Phagozytose von Fremdmaterial (Mottaz u. Zelickson, 1970) und bei dessen Abbau in Phagolysosomen zu erkennen. Ein übergroßes Fremdmaterialangebot kann zu Vakuolisierung von Keratinozyten oder gar zum Zelltod führen. Große und typische Lysosomen finden sich bevorzugt in chronisch gereizten Keratinozyten. Rowden (1975 b) ermittelte zytochemisch und morphometrisch die Zahl der in den Schichten der Epidermis (Maus) nicht sehr zahlreichen Lysosomen. Lysozyme isolierten Ogawa et al. (1971, 1972). Eine besondere Lysosomen-Art stellen die im Stratum intermedium der normalen Humanhaut, bei veränderter Epidermis auch im oberen und mittleren Stratum Malpighii vorliegenden *Keratinosomen* dar. Sie sind 0,15–0,25 µ groß, haben eine Membran und Innenlamellen (Phospholipide) und liegen wie dickwandige Bläschen (Orfanos, 1972) einzeln oder gruppiert in der Zellperipherie, zuweilen in Nähe von Plasmalemm-Invaginationen. Von dort aus treten sie in den Interzellularraum über. Ihr Schicksal im Stratum intermedium ist weithin ungeklärt. Nach Hashimoto (1971) können die der Zellmembran aufliegenden Keratinosomen und die in Zwischenzellräumen abgestoßenen Körperchen durch Phospholipase C gespalten werden. Da Phosphatide als ein Bestandteil der interzellulären Kittsubstanz nicht nur in der Epidermis sondern auch in anderen verhornenden Epithelverbänden angenommen werden, wird für diese Körperchen die Bezeichnung „Zementgranula" oder „Zementosome" vorgeschlagen. *Mitochondrien* liegen in Zellen des Stratum germinativum in Kernnähe als 0,2–0,8 × 0,2–0,3 µ große Körperchen vor. Sie dienen der glykolytischen Energiegewinnung im anaeroben Metabolismus der Epidermis. In oberen Epidermiszellen ist ihre Zahl vermindert, ihre Form verändert. Glykogenogenase findet in den Zellen des Stratum Malpighii durchweg statt. Im Stratum intermedium liegen Glykogengranula nur vereinzelt vor. Die nicht verhornten Keratinozyten enthalten Phosphorylase in einer vom Energiebedarf abhängigen Verteilung und Menge. Nachzuweisen ist ferner Glukose-6-Phosphat-Dehydrogenase-Aktivität. *Fetteinschlüsse* sind in Form runder oder sternförmiger 1 µ großer osmiophiler Körper (irregular dense bodies) in Keratinozyten des Stratum Malpighii vorhanden, sie fehlen im Stratum intermedium. Es kann hier in Gestalt von 0,3–0,4 µ großen Körpern saure Phosphatase nachgewiesen werden.

Keratinozyten phagozytieren die bei Weißhäutigen 0,15 × 0,45 × 0,3–0,7 µ großen, runden oder ovalen, gruppiert liegenden *Melaningranula,* deren Größe und Anzahl im übrigen abhängig ist von Rasse, Hautfarbe, Hautregion und Zellschicht. Zur Oberfläche hin nehmen Melaningranula infolge lysosomalen Abbaus an Zahl und Größe ab. Es entstehen intrazellulär Melanosomenkomplexe, Phagolysosomen. Das Stratum corneum von Weißen ist melaninfrei, nicht das von Afrikanern. In der Hautfarbe spiegelt sich das Verhältnis zwischen Melaninsynthese in Melanozyten und Melaninabbau in Keratinozyten wider.

Im oberen Stratum Melpighii kommt es zur Synthese von 0,5–2,0 µ großen, rundlichen oder sternförmigen *Keratohyalingranula,* späteren epidermalen Keratinbausteinen (Nix et al., 1965; Olson, 1969; Fukuyama u. Epstein, 1973; Suzuki et al., 1973; Baden et al., 1974; Sibrack et al., 1974; Matoltsy et al., 1974; Matoltsy, 1975; de Bersaques, 1975). Hydrophobes Keratinmaterial breitet sich entlang der Tonofibrillen aus, verdichtet sich an Tonofibrillen und bildet mit letzteren Keratohyalin-Tonofibrillen-Komplexe. Mit der Keratohyalin-Synthese erfüllt der Keratinozyt seine letzte aktive Funktion. In diesem

Differenzierungsstadium findet keine Zellteilung, wohl aber noch Inkorporation von ^{3}H-Thymidin statt. Es fehlt hier das endoplasmatische Retikulum wie auch der Golgiapparat. Morphometrische Analysen von Mäuseepidermis ergaben eine vom Stratum basale zum Stratum granulosum hin eintretende Zunahme des Zytoplasmavolumens auf das Vierfache, während die Zellkernvolumina sich nicht signifikant veränderten (Rowden, 1975 a).

Die 5 nm-dicken *Tonofilamente*, zuweilen mit erkennbarer Querstreifung, liegen gestreckt oder gewellt vor und füllen größere Teile des Zytoplasmas aus. Bemerkenswert ist ihr annähernd parallel zur Zelloberfläche ausgerichteter Verlauf, vorwiegend im mittleren Zytoplasmaanteil, unter bogenförmiger Umgehung des Kerns mit Aussparung des perinukleären Bereichs (Orfanos, 1972). Sie ziehen zwar deutlich in Richtung auf basale Wurzelfüßchen oder auf Desmosomenvorstülpungen, doch treten sie nicht in Kontakt mit der Membran, dem Plasmalemm oder mit Desmosomenplatten. Eine indirekte desmosomale Verankerung von Tonofibrillen besteht offenbar jeweils nur an einer Seite, zur anderen Seite hin laufen die Bündel frei aus. An der mittels Gefrierbruchtechnik dargestellten Membranoberfläche ist die Lokalisation und Identifizierung von Antikörperstrukturen möglich (Breathnach, 1976; McNutt u. Weinstein, 1973; Worst u. Fusenig, 1973). Die Plasmamembran-Funktionseinheit stellen Mahrle u. Orfanos (1977) an der Psoriasiszelle heraus.

Enzymaktivität ist überwiegend intra-, nicht extrazellulär lokalisiert. Mit dem zur Oberfläche hin fortschreitenden Untergang der Mitochondrien schwinden die strukturgebundenen Enzyme des Zitronensäurezyklus und der Atmungskette, während extramitrochondriale Enzyme der Glykolyse und des Pentosephosphat-Zyklus zum Stratum intermedium hin zunehmen. In den Interzellulärräumen, vorwiegend des Stratum Malpighii, sind, neben PAS-positivem, diastase-resistentem, intraepithelialem Zellzementmaterial, neutrale und saure Mukopolysaccharide darzustellen, an den Desmosomen auch Phospholipide als (Transport-)ATP-Aktivität. In der Übergangszone und der Hornschicht ist erhöhte Aktivität von Esterasen, Lipasen, Beta-Glukuronidasen, Aminopeptidasen, Phosphatasen, DNS-Polymerasen und Ribonukleasen nachzuweisen. Die Herkunft weiterer Enzyme aus Talg oder Hautoberfläche (Mikroben) ist qualitativ und quantitativ ungewiß. Steigleder (1958, 1959, 1964 a) weist auf die in einem Basal- und Barrierelager sowie an der Hautoberfläche angehäuften Enzyme hin.

b) Interzellulärräume (IZR), Desmosomen (D)

Im Stratum Malpighii sind die Keratinozyten umgeben von dreidimensional verzweigten, kanalartigen *Zellzwischenräumen*, deren Breite in der Regel 25–30 nm beträgt, jedoch erheblich variieren und – ohne erkennbare Zellgewebsveränderungen – bis zu 300 nm erreichen kann. Ungeachtet ihrer beträchtlichen räumlichen Formveränderungen, die durch Invaginationen, beim An- und Abschwellen von Zellen bzw. Zellmembranen, vornehmlich im Stratum Malpighii eintreten können, bleibt die Ausgestaltung der Zellzwischenräume im wesentlichen gebunden an die jeweiligen Formen der Zelloberfläche und deren interzelluläre Kontaktzonen, die Desmosomen. Stellenweise ausgefüllt mit feingranulärem Material, interzellulärem Zement, erscheinen die Interzellulärräume (ITR) im Stratum Malpighii vergleichsweise weit und optisch leer, im Stratum intermedium verschmälert (15–25 nm), stärker verkittet und – physikalisch wie chemisch – widerstandsfähiger. Die im Stratum intermedium überaus feste, reißverschlußartige Verzahnung der Zellmembranen bei zahlenmäßig unveränderten, jedoch dichter einander anliegenden Desmosomen und stellenweise völliger Membranverschmelzung (Nexus) stellt eine besonders widerstandsfähige zelluläre Verbindungszone dar. Nach den hier besonders engen IZR (15–25 nm) mit meist strukturlosem Inhalt und/oder zahlreichen Keratinosomen-Entleerungsfiguren (Orfanos, 1972) weiten sich die IZR am Übergang des Stratum intermedium zum Stratum corneum auf 20–25 nm, vornehmlich in der basalen und mittleren Hornschicht-Teilzone. Während in der basalen Hornschicht noch eine dem Stratum intermedium entsprechende IZR-Situation, jedoch ohne Entleerungsfiguren, vorliegt, im oberen Hornschicht-Teilbereich dagegen sehr breite, optisch leere IZR mit oft, wie im Stratum Malpighii, vorkommenden, umgewandelten Desmosomen angetroffen werden, weist die mittlere Hornschicht-Zone bei distalwärts zunehmender IZR-Weite zuweilen Reste von Zellen oder rupturierten Desmosomen auf, deren Funktion in der Bereitstellung von Enzymen und folglich in der Vorbereitung der Desquamation gesehen werden kann. Im Stratum corneum ist der IZR besetzt von bipolaren Lipiden, der sich auflösenden Membran-umgebenden Granula (Orfanos et al., 1976; Martinez et al., 1971).

Interzelluläre Kontaktzonen, Desmosomen (D.), offensichtlich spezialisierte, verdickte, vermehrt osmiophile Plasmalemm-Bereiche, bewirken im epidermalen Zellverband die funktionell wichtige Bindung von Zelle zu Zelle durch eigenartige Kohäsionskräfte an zement-verstärkten, mukopolysaccharid-verkitteten Haftstellen (Desmos = Bindung). Die formal unterschiedliche Ausbildung der D. mit z. T. erheblich variierendem Strukturbild in der Epidermis bzw. ihren verschiedenen Schichten hängt offenbar ab von anatomischen wie funktionellen Gegebenheiten der Haut oder Schleimhaut. Definitionsgemäß werden reguläre und einfache D. sowie junktionale oder Halb-D. unterschieden.

Hemi- oder Halb-D. verankern die Keratinozyten an der Basalmembran, indem 0,15–0,3 µ lange osmiophile Plasmalemmzonen der Keratinozyten in Abständen von 0,2–2,0 µ, jeweils mit Verdickungen der subepidermalen Basalmembran, den Laminae densae, korrespondieren und letztere durch interzelluläres Material mit dem äußeren Blatt der Keratinozyten-Membran verbunden sein können, während dazwischenliegendes, weniger osmiophiles Interzellulärmaterial die Lamina rara bildet. Durch unregelmäßige Zelleinstülpungen zur Basalmembran entstehen 2–5 µ in das Corium hineinreichende „Wurzelfüßchen". Durch kutane Fibrillenzüge, sog. Verankerungsfibrillen, wird eine besondere epidermokutane Festigung der Haut-D. erreicht (Campbell u. Campbell, 1971; Briggaman u. Wheeler, 1975; Kefalides, 1975; Heaphy u. Winkelmann, 1977). Die Separation von Epidermis und Kutis ist mit Hilfe mechanischer, thermischer und chemischer Methoden möglich (Lit. s. Schaaf, 1969; Stüttgen u. Schäfer, 1974; Bamberger et al., 1942).

Reguläre D. sind 0,15–0,75 µ große, interzelluläre Haftplatten der Keratinozyten-Membran, bestehend jeweils aus einem inneren Blatt an zytoplasmatischer Seite und einem parallel dazu angelegten äußeren Blatt. Letzteres liegt dem äußeren Blatt der benachbarten Keratinozyten-Membran gegenüber (Abb. 3). Der 30–35 nm breite interzelluläre Spaltraum enthält eine Kittsubstanz. Durch Zugwirkung an derselben kann Verbreiterung des Zwischenraums zwischen innerem und äußerem Blatt (10–12 nm) eintreten. Der interzelluläre Zement liegt, abhängig von der histologischen Vorbehandlung, als feingranuläre Substanz oder membranartige Linie, die „intercellular-contact-layer" bzw. „M-Linie", vor. An der Zytoplasmaseite findet sich eine 5 nm breite, linienförmige Anhäufung osmiophilen Materials mit zuweilen erkennbarer Streifenbildung parallel zu den Haftplatten. In dieser Linie, also nicht unmittelbar an, sondern in Nähe der D.-Platte, liegen Tonofibrillen-Ansätze, doch bleibt zu klären, ob Tonofilamente dort ihren Ursprung haben oder eine Art „Schleife" bilden (Orfanos, 1972). An den unterhalb des Stratum corneum gelegenen Epidermiszellen finden sich, bei Anwendung der Gefrierbruchtechnik, desmosomale Formationen nur an der zum Zellinneren gerichteten Seite der Plasmamembran. Im Stratum corneum liegen D.-Partikel an beiden Bruchflächen vor. Die hier andersartige Bruchform bedarf der weiteren Klärung mit Blick insbesondere auf die an Hornzellen der Normalhaut, in Psoriasisherden und auch nach Stripping gefundenen Membranfortsätze (Breathnach, 1975).

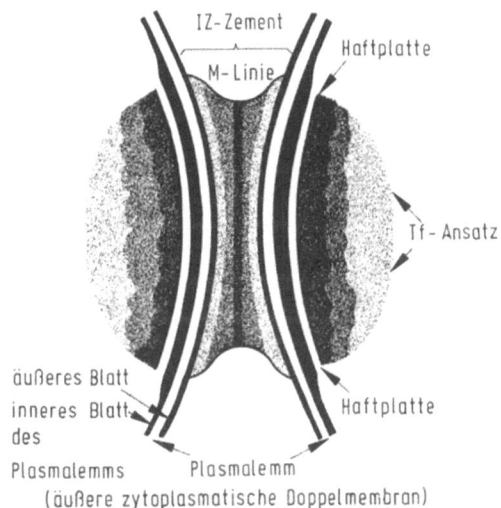

Abb. 3. Schematische Darstellung eines regulären Desmosoms (Orfanos, 1972)

Durch ihre interzelluläre Bindungsfunktion haben die D., deren Anzahl im mittleren und oberen Stratum Malpighii bei 1000–2000 pro Zelloberfläche liegt, maßgeblichen Einfluß auf die Entwicklung der Tonofilamente und ihre Ausrichtung im Zytoplasma. Zwischen D. und Tonofilamenten ist ein „reziprokes Induktionsverhältnis" (Orfanos, 1972) insofern anzunehmen, als die Alteration oder das Fehlen des einen Partners das gleiche beim anderen Partner nach sich zieht. Fehlen von D. geht mit Dyskeratose einher. Vor einem mechanischen Hindernis, dem Auftreten einer Infiltratzelle, geben die D. vornehmlich im Stratum germinativum nach. Zwischen Infiltratzellen und Keratinozyten können Kontaktzonen bzw. Membranauflösungen und Verschmelzungen entstehen. Epidermale Belastungsmomente, veränderte Spannungsverhältnisse des Gewebes, können auf die D.-Entwicklung einwirken. Gleichsam Charakteristika der Keratinozyten im Haut- und Schleimhautepithel, entstehen D. auch in der Gewebskultur. Bei der Zellteilung weisen Mikrovilli des Plasmalemms auf die dort noch erkennbaren desmosomalen Ansatzstellen hin; im Korneaepithel reißen D. unter Zugwirkung in vitro reißverschlußartig auf.

Im Zug der Keratinisation erweisen sich die D., ungeachtet regionaler Unterschiede des Verhornungsprozesses und der Hornzellreifung, in den unteren Epidermiszellschichten als temporäre Gebilde von wandelbarer Widerstandsfähigkeit, im oberen Stratum corneum eher als stationäre, jedoch funktionell veränderte Kontaktzonen, bis der Verlust ihrer Kittfunktion die Ablösung der

Zelle, die Desquamation, mit sich bringt. Während des Zellteilungsprozesses erscheint eine D.-Ablösbarkeit vornehmlich im Stratum germinativum möglich. Unter besonderen Bedingungen kann die Ausbildung intrazytoplasmatischer D.-Strukturen (Klingmüller et al., 1970; Kobayasi u. Asboe-Hansen, 1974; Komura u. Watanabe, 1975) nachgewiesen werden, deren Zustandekommen auf Alterationen der Zelloberfläche zurückzuführen ist (Schenk, 1975).

Im Stratum intermedium der Normalhaut, vor allem aber bei Dermatosen, wie der Psoriasis vulgaris, entstehen zuweilen, offenbar abhängig von Eigenheiten der onto- wie auch der phylogenetischen Epidermisdifferenzierung, durch Fusion der 2,5 nm dünnen äußeren Plasmalemmblätter zweier Keratinozyten, besondere interzelluläre Membran-Kontaktstellen. Bei dieser Verschmelzung bildet sich ein 2,5 nm dickes einheitliches Blatt, und der sonst bis 20 nm breite Interzellulärraum verschwindet. Diese als *Nexus* (tight-junctions) bezeichneten Membrankontaktstellen, bei deren Zusammentreffen mit zwei D. eine sog. Schlußleiste vorliegt, haben keine Kittfunktion. Im Stratum corneum sind sie zuweilen als membranartige Linie sichtbar. Möglicherweise stellen diese Membranverbindungen „elektronische Kontaktzonen" zur Übermittlung von Aktionspotentialen von Zelle zu Zelle dar (Orfanos, 1972). Eine Unterbrechung kommt bei Einwirkung hypertonischer, nicht jedoch isotonischer Lösungen zustande. Wegen der bei Plasmalemmblatt-Fusion im Nexus-Bereich des Stratum intermedium verdickt ausgebildeten Lipoproteinschicht resultiert funktionell eine entsprechende Permeabilitäts-Einschränkung, eine verstärkte (Wasser-) Barrierewirkung.

c) Dermo-epidermale Separation

Durch Sogwirkung von 120 mm Hg löst sich im Bereich des Saugnapfs, mit Durchmesser von 25 mm, an der Unterarmbeuge innerhalb von 3 Std die Epidermis zwischen Basalmembran und Basalzellschicht ab, indem die Halbdesmosomen vom Korium freigelassen werden (Kiestala u. Mustakallio, 1967; Blank, 1950; Beerens et al., 1975). Bei mechanischer Überdehnung der Haut (van Scott, 1952) kommt es durch Scherwirkungen zwischen Epidermis und Kutis zur Trennung zwischen beiden Gewebeschichten. Zum Nachweis zurückbleibender Epidermis- oder Kutisanteile empfiehlt sich histologische Kontrolle. Diaz et al. (1977) separieren die Epidermis mit Natriumthiocyanat. Eine elektronenoptisch saubere Trennung wird mit Pankreasenzymen erreicht (Omar u. Krebs, 1975). Walter et al. (1977) demonstrieren die Separation von Epidermisschichten in Rattenhaut. Bei Inkubation von Hautstückchen in Chymotrypsinlösung (1 mg Chymotrypsin/ml Ringer-Lösung) kommt es nach 76 min zur Epidermisablösung (Scott, 1958). Mit niedrigen Cantharidin-Konzentrationen wird, da Cantharidin bis 120° C hitzestabil ist, auch unter sterilen Bedingungen, ohne irreversible Zellveränderungen, ohne Epidermiseiweiß-Denaturierung, die schonende Gewinnung von Epidermiszellen durch Akantholyse möglich (Einbinder u. Walzer, 1963).

Enzymatisch getrennte und auf verschiedene Weise wieder vereinigte Epidermis- und Kutisteile zeigen auf Hühnerchorion-Alantois eine mittels ^{3}H-Thymidin-Markierung nachweisbare Mitoseaktivität, teilweise leichte Parakeratose, bei Überlebensdauer von 12 Tagen. Isolierte Epidermis stirbt innerhalb von 5 Tagen ab, auch bei idealer Einheilung in Chorion-Alantois, während das Korium allein in nicht zu großen Stücken zu überleben vermag. Abgetrennte Epidermis überlebt Kutis, auch nach deren Vorbehandlung mit Kälte bis minus 60° C und Wärme bis 36° C, gleichgültig, ob sie auf die Ablöse- oder die Umkehrfläche gelegt wird. Epidermis, die ein Überwuchern durch Fibroblasten in Gewebekulturen verhindert, geht zugrunde, wenn zwischen Epithel und Korium ein Millipore-Filter geschoben wird, wogegen sie bei Kontakt mit autologem, homologem und selbst heterologem Korium weiterlebt (Briggaman u. Wheeler, 1968).

4. Textur der Hornschicht

a) Morphodynamik

Einbezogen in das funktionale System der schon von Unna färberisch dargestellten Tonofibrillen, bleiben die Keratinozyten in dem brückenbogenartig angelegten Strukturgerüst verankert bis hin zur Hautoberfläche, wobei ihr Durchsatztempo und Differenzierungsprogramm aber jederzeit geändert werden kann, wenn die epidermale Aktivierung, zur Abwehr bestimmter Reize, dies erforderlich macht. Demnach bestehen von der Kutis aufsteigende, die gesamte Epidermis dreidimensional durchziehende und verspannende Tonofibrillensysteme, die den epidermalen Zellgewebeverband in vorgegebener Form, jedoch mit variabler Festigkeit zusammenhalten (Brody, 1968; Campbell u. Campbell, 1971; Orfanos, 1972). Ermöglicht wird die *Morphodynamik der Epidermiszellen* durch wandelbare desmosomale Kontakte (Kobayasi et al., 1974; Schenk, 1975). Ohne elektronenoptisch erkennbaren direkten Zusammenhang zwischen Tonofibrillen und Desmosomen gestattet deren funktionelles Verhalten den Ausgleich epidermaler Scher- und Spannkräfte. Zellfiguren können demnach einzeln oder gruppiert innerhalb eines regional unterschiedlich stark beanspruchten bzw. reparationsbedürftigen Abschnitts im Epidermiszellverband innerhalb gewisser Grenzen verschoben werden. Dabei können sich D. auflösen und neu bilden, in jedem Fall aber in „gleitender Haftung", selbst bei höhergradiger Zellverformung und -verschiebung, eine funktionsgerechte, unterschiedlich starke Fixierung zu benachbarten Zellen aufrechterhalten.

b) Kolumnär-Strukturen

Morphodynamisch bemerkenswert ist die eigentümliche Drehung und Umformung des im Stratum germinativum rechteckig aufgerichteten Keratinozyten über einen eher kugeligen oder elliptischen Zellkörper im oberen Stratum Malpighii bis zu der scheibenförmig parallel zur Hautoberfläche angelegten Hornzelle. Sie stellt im Hornschichtverband eine hexagonale Platte dar, deren Höhe 0,5–1,0–3,0 µ und deren Durchmesser 30–50 µ beträgt. Ihre zur Peripherie der sechs Grenzlinien hin flacher werdenden Ausläufer fügen sich exakt in eine von der oberen und unteren Nachbarzelle gebildete Nische ein, entsprechend dem Reißverschlußprinzip. Die proximalen und distalen Hornzellflächen liegen nicht selten deckungsgleich übereinander, so daß in Hornschicht-Querschnitten mit speziellen Darstellungs- bzw. Verfärbeverfahren (Christophers u. Kligman, 1964; Blair, 1968; Christophers, 1970 a, b, 1971 a; Christophers u. Braun-Falco, 1971; Mackenzie, 1969) etagenartig aufgeschichtete *Zellsäulen*, durchgehend von der basalen bis zur oberen Hornschicht-Teilzone darzustellen sind (Abb. 4 u. 5). Nach welchem architektonischen Ordnungsprinzip die Kolumnär-Struktur errichtet wird, ist Gegenstand morphologisch-analytischer Studien (Christophers, 1971, 1972, 1974; Christophers et al., 1974), insbesondere an experimentell irritierter Versuchstierhaut (Mackenzie, 1970, 1975).

Mackenzie (1970, 1975) weist auf eine zwischen Epidermismitose und Hornzellenstruktur bestehende Beziehung hin und sieht hierin einen wesentlichen Faktor für die Säulen-Strukturierung. Nach Christophers et al. (1974) erfolgt die Keratinozyten-Verhornung nicht synchron, sondern alternierend von

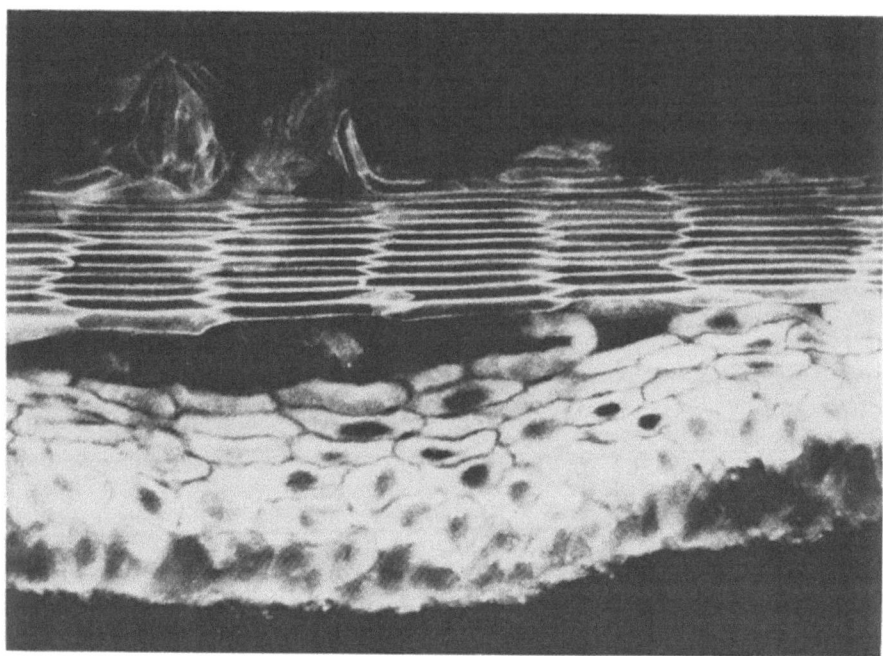

Abb. 4. Meerschweinchenohr-Epidermis (FITC-Färbung) mit Hornzellsäulenbildung (10–12 Hornzell-Lagen). Teilweise artefizielle Hornschicht-Separation (Christophers, 1972)

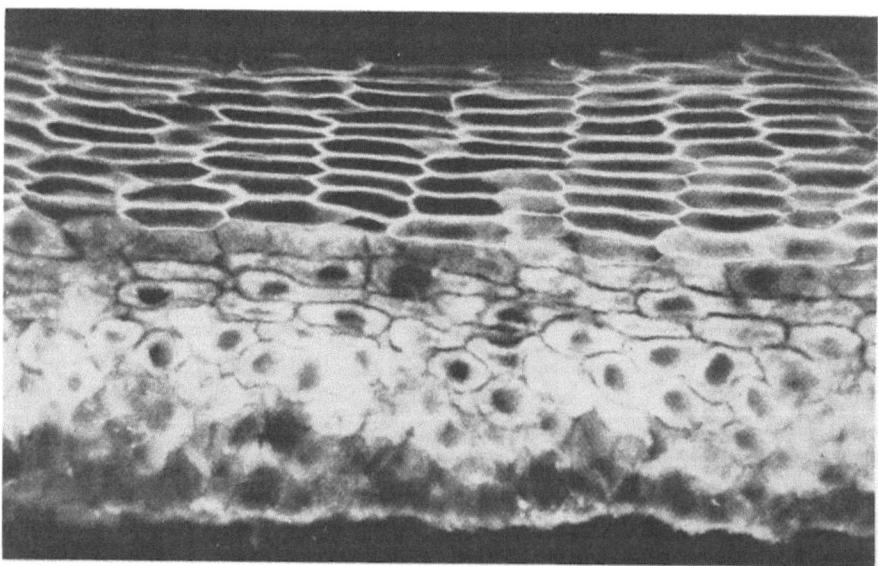

Abb. 5. Säulenförmige Strukturierung der Hornzellen (vergl. Abb. 4) mit stellenweiser Diskontinuität der Zelletagen (Christophers, 1972)

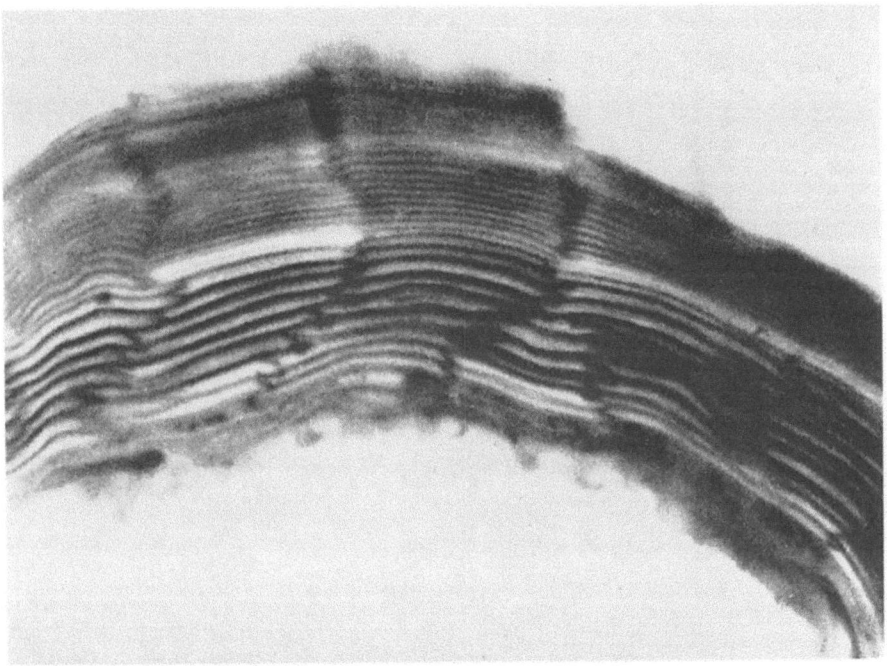

Abb. 6. Hornzell-Schichtung in der verdickten Hornschicht eines Hamsterohres (Christophers, 1971)

Säule zu Säule, wobei die jeweils jüngste Hornzelle in die unterste Position der Säule gelangt. Eine durch Zellumwandlung dort resultierende Minderung des Zellsäulendruckes gestattet das Aufsteigen reifer Basalzellen und deren säulenbezogene Anlagerung (Abb. 6 u. 7). Zellsäulen bilden sich nur bei niedriger Mitoserate (Menton u. Eisen, 1971); wird pro Tag mehr als eine Zelle pro vorhandene Keratinozyten nachgebildet, stehen also mehrere Zellen gleichen Alters und gleicher Reife in der Übergangszone zur Verfügung, so kommt es zur ungeordneten Zellanlagerung. Dafür sprechen Beobachtungen an irritierter Haut (Christophers, 1971 b, 1972; Mackenzie, 1975). Nach Untersuchungen mit Rothenfusser (1976) bedingt fünftägige chemische Irritation am Mauseohr in der Regel eine Dysorganisation der kolumnären Hornzellarchitektur, doch wird bereits 2–3 Tage nach Irritationsende, von der basalen Hornschicht aufsteigend, eine Reorganisation der Zellsäulen erkennbar. Formal wäre sogar eine in Wendeltreppenform aufsteigende, dreidimensional ineinandergreifende Textur der Hornzellsäulen vorstellbar. In einem In-vitro-Modell demonstriert Menton (1976 a,b) die formale Vergleichbarkeit von Hornzellen und Seifenblasen in bezug auf ihre säulenförmige Aufschichtung.

Unter normalen Bedingungen hat das Stratum corneum 7–22 Hornzell-Lagen. Bei einer Zellhöhe von durchschnittlich 1,0 µ kann in erster orientierender Sicht eine Hornschichtdicke von 10–15–30 µ angenommen werden. Allerdings werden bei einem an verschiedenen Körperregionen auch verschiedenartigen feinstrukturellen Aufbau des Stratum corneum erhebliche individuelle und lokale Hornschichtdickenunterschiede gefunden (Klaschka et al., 1974).

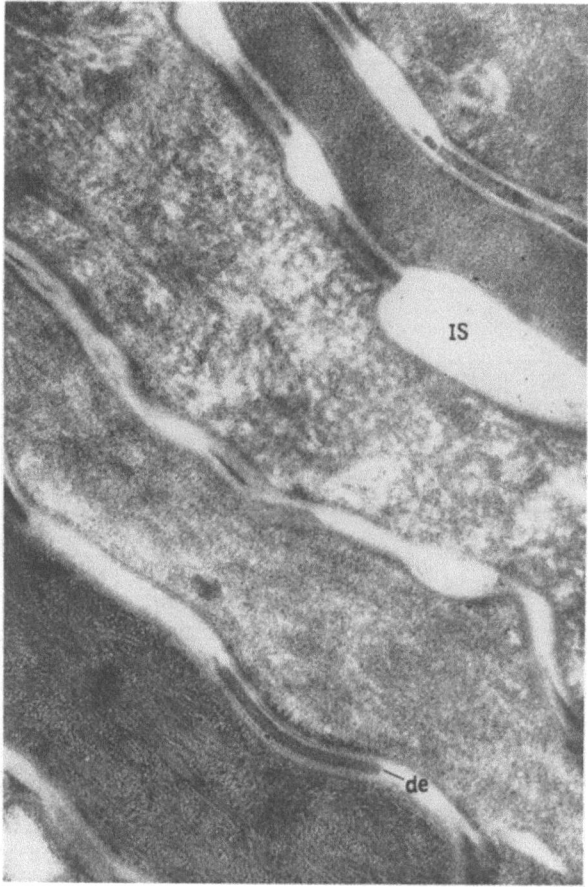

Abb. 7. Mittlere Teilzone des Stratum corneum (Schulterregion) mit verschiedenartiger fibrillärer Ultrastruktur in den Hornzellen. IS = intrazelluläres Spatium, de = reguläre Desmosomen (Brody, 1968)

c) Hornzelltypen

Die einzelne Hornzelle, im wesentlichen eine abgeflachte, kernlose Zellhülse, erscheint als eine gegenüber unverhornten Keratinozyten monotone, gleichförmige und stabile Einheit und bleibt fest verankert im Hornzellverband. Nach den in einzelnen Korneozyten vorliegenden Fibrillenstrukturen, die auf besondere Reorganisations- und Verdichtungsstadien bei der Keratinisation hindeuten und nach deren Affinität gegen Osmium und Schwermetallsalze hat Brody (1970 a,b) zwei Zellformen, sog. A- und B-Zellen, später noch eine dritte Form, die T-(= transitional) Zellen, beschreiben können, hinsichtlich ihrer Definition jedoch noch auf Schwierigkeiten hinweisen müssen (Breathnach, 1975).

Die *A-Zellen* bieten bei mittlerer Elektronendichte einen homogenen, regelmäßigen Keratinaufbau aus feinen, osmiophilen Filamenten, eingebettet in eine osmiophile Matrix. Demgegenüber zeigen B-Zellen bei hoher Elektronendichte unregelmäßige, netzartige Keratinstrukturen aus osmiophilen Filamenten, umgeben von osmiophober Matrix. Durch Auflagerungen im netzartigen

Zellbild entstehen zuweilen optisch leere Räume im intrafibrillären Bereich, auch in Zellmembrannähe. Solitär oder auch im schichtartigen Zusammenhang kann der A-Zelltyp zwar in jeder Hornschichtzone vorkommen, doch findet er sich ganz überwiegend in basalen Hornschichtlagen. Die in der Hornschicht zahlenmäßig insgesamt überwiegenden *Zellen vom B-Typ*, deren charakteristischerweise große Menge nicht fibrillären Materials zwar auch in basalen Zonen darzustellen ist, sind überwiegend in der mittleren und oberen Hornschicht anzutreffen. Da Hornzellen zuweilen Keratohyalin enthalten und nicht selten ein nur wenig differenziertes Keratinmuster aufweisen, kann auf Unterschiede des jeweils erreichten Differenzierungszustandes geschlossen werden. Dieser wird offenbar geprägt von den Eigenschaften der tieferen nicht verhornten Epidermiszellen, wie Studien an fetaler Epidermis (Breathnach, 1971) zeigen. An (Schleimhaut-)Oberflächenzellen werden tatsächlich regional qualitativ und quantitativ unterschiedliche Fibrillenanordnungen gefunden, die mit Strukturbesonderheiten tiefer liegender Zellen übereinstimmen (Breathnach, 1975).

d) Hornschicht-Teilzonen (sub-layers)

In gut ausgeprägter Hornschicht gesunder Humanhaut wie auch bei Dermatosen mit Orthohyperkeratose ist formal eine zellstrukturbezogene Unterscheidung von drei Zonen möglich (Orfanos, 1972). Die basale Zone besteht überwiegend aus A-Zellen, die mittlere aus B-Zellen, während die obere Zone eher dem A-Typ ähnliche, wiewohl insgesamt stärker abgeflachte Zellen aufweist. Letztere lassen im Vergleich zu den basalständigen Zellen ein typisches Keratinmuster zuweilen vermissen. Diese, von methodischen Fragen belastete Typisierung bedarf der weiteren Abklärung dort, wo Retentionshyperkeratosen (Ichthyosis-Formen) oder andere, beispielsweise reaktive Hyperkeratosen ausgebildet sind.

Eine nach zellmorphologischen bzw. präparativen (Uranylazetat-Anfärbung) Kriterien im Stratum corneum anscheinend regelmäßige, jedoch nicht in jedem Fall mögliche Unterscheidung von zwei bzw. drei Teilzonen ist von besonderem funktionellen Interesse, wenn sie sich bei der Entwicklung und Anwendung auch anderer, nicht nur optischer Methoden der Hornschicht-Analytik in klinisch-diagnostischer Hinsicht als hilfreich erweist. Zunächst kann jedenfalls nach feinstrukturellen Kriterien eine Hornschicht-Unterteilung in 1. eine *untere* basale, 2. eine *mittlere* (intermediäre) und 3. eine *obere* (superfizielle) *Hornschicht-Zone oder -Teilschicht* (sub-layer) vorgenommen werden. Die untere und mittlere Zone weist kompakte Zellschichtung, durchgehende Kohärenz und hohe Festigkeit auf. Sie entspricht wohl der Pars conjuncta strati cornei oder dem Stratum compactum. Demgegenüber kann die obere Zone, gekennzeichnet durch Auflockerung des Hornschichtverbandes, Auflösung desmosomaler Kontaktstellen und beginnende Zellablösung, als weitgehend identisch mit den synonym bekannten Begriffen der Pars disjuncta strati cornei bzw. des Stratum disjunctum angesehen werden.

Die basale Begrenzung der Hornschicht wird vom *Stratum intermedium,* der Keratinisations- oder Übergangszone (transitional zone; Brody, 1968) zwischen (noch) nicht verhornten und verhornten Keratinozyten, gebildet. Histologen, Histochemiker und Biochemiker sehen Topologie und Funktion dieser Zone nicht ganz einheitlich. Sie zeichnet sich durch besondere Vielfalt und Aktivität von Enzymen aus, insbesondere durch das Vorliegen von sauren Phosphatasen, unspezifischen Esterasen, Nukleasen, Proteasen, Lipasen, Glukuronidasen. Histochemisch nachzuweisen sind auch Lipide, vor allem Phospholipide, freie Sulfhydryl-Gruppen und PAS-positive Substanzen.

Mit dem Begriff der Übergangszone wird die Frage nach dem von Unna (1921) herausgestellten *Stratum granulosum* aufgeworfen. Die für letzteres bezeichnenden Keratohyalingranula können bei Zuständen einer pathologischen Verhornung fehlen. Im allgemeinen besteht das Stratum intermedium aus einer oder zwei Reihen abgeflachter Zellen. In der Palmo-Plantar-Region liegen jedoch 6–8 kontinuierliche Zellreihen vor. Größenordnungsmäßig überdeckt eine von diesen Zellen im Durchschnitt 6 Spinal- und 8 Basalzellen. Von den unverhornten Keratinozyten hat Brody (1968) die zunächst am Übergang zum Stratum lucidum untersuchten variablen Zellen des Stratum intermedium abgegrenzt und als T-Zellen (transitional cells, Übergangszellen) herausgestellt. Mit ihrer stark opaken Zellmusterung und einem dichten opaken Zytoplasma ähneln die T-Zellen einerseits den in der Basalzone gelegenen Hornzellen und andererseits den Zellen des Stratum lucidum, das in der Regel nur in der Palmo-Plantar-Region ausgebildet ist.

Unna hatte bereits 1883 im Stratum corneum der Plantarhaut distal vom Stratum lucidum eine Dreischichtung gesehen, bestehend aus 1. einer unteren, distal von der keratogenen Zone gelegenen Schicht mit auffallend dichtem Zytoplasma, 2. einer intermediären Schicht mit lockerem Zytoplasma und 3. einer oberflächlichen, wieder dichteres Zytoplasma aufweisenden Schicht. Nicht in jeder Hautregion liegt eine derartige zonale Schichtung des Stratum corneum vor. Schon lichtmikroskopisch wurde in gesunder Haut eine individuell-topographisch und funktionell unterschiedliche Ausprägung der Hornschicht festgestellt. Abhängig von der Lokalisation findet sich eine charakteristische Architektur. An Unterarm, Skrotum, Gesicht und anderen Hautregionen ist eine Pars compacta strati cornei kaum nachzuweisen. Für eine Unterarmregion wurde dies elektronen-mikroskopisch bestätigt. In der Areola mammae fanden sich über dem Stratum intermedium lediglich 2–3 Hornzellen vom B-Zelltyp (Lit. s. Orfanos, 1972). Daß in verschiedenen Regionen der normalen Haut und der Schleimhaut ein variierender Verhornungsmodus mit qualitativ und quantitativ unterschiedlicher Ausbildung der Hornschicht-Teilzonen bzw. der A- und B-Zellanordnungen vorliegen kann, wird durch neuere Beobachtungen von Breathnach (1975) nahegelegt. Dabei können aber nicht nur regionale und individuelle Gegebenheiten, sondern auch reaktive Prozesse ausschlaggebend sein. An ein und derselben Hautregion kann in den Tälern und Gipfeln der Hautleisten ein unterschiedlicher Verhornungstypus angetroffen werden. Die Fingerspitzen und andere mechanisch stark belastete Stellen (Sohlen) enthalten ein dem Nagelkeratin ähnliches Verhornungsprodukt. In Fingerbeere und im Kallus läßt sich histochemisch und chemisch eine vom übrigen Stratum corneum abweichende, dem harten Skleroprotein der Nägel und Haare eher entsprechende Beschaffenheit des Hornmaterials feststellen (Horstmann, 1963; Orfanos, 1969, 1972).

Brun u. Gaudin (1963) sowie Brun u. Emch (1963) weisen mittels Amidoschwarz-B-Färbung im Stratum corneum mehrere Schichten nach. Elektronenmikroskopisch ist die Darstellung einzelner Hornzell-Lagen im Detail möglich (Holbrook u. Odland, 1974). Die Ablösung des Stratum corneum im ganzen oder in aufgesplitterten Teilschichten gelingt durch Hitze bei 60° C oder durch Anwendung chemischer Stoffe, am schonendsten mit Cantharidin (Kligman u. Christophers, 1963).

e) Strukturmerkmale der Korneozyten

Die Hornzellen der *basalen* Hornschichtzone sind auf 1–3 (–4) µ abgeflacht und eng miteinander verkittet, stellenweise miteinander, ohne interzelluläre Lückenbildung, verzahnt. Ihre *Membran*, durchschnittlich 14–16 nm dick, ist gegenüber der von nicht verhornten Keratinozyten deutlich auf 14–22 nm verdickt und nicht mehr als semipermeable Doppelmembran wie bei lebenden Zellen, sondern wie eine pflanzliche Zellwand angelegt. Sie besteht nicht mehr aus Lipoproteiden mit polar ausgerichteter hydrophiler Außen- und hydrophober Innenphase, sondern aus reichlich SS-Bindungen enthaltenden keratinähnlichen, gegen chemische Lösungsmittel außerordentlich widerstandsfähigen Substanzen. Letztere entstehen allmählich, vornehmlich jedoch im Stratum intermedium, durch Umwandlung des inneren Blattes der dreischichtigen Zellmembran bzw. der biologischen Doppelmembran durch Verstärkung mit Keratinosomen-Material (membrane coating granules) von innen her (Martinez u. Peters, 1971), unter Mitwirkung des Golgi-Apparats oder durch spezielle Materialanlagerungen (Matoltsy u. Parakkal, 1967). Nach elektronenmikroskopischen Befunden (Brody, 1969), bei Benutzung der Gefrierbruchtechnik (Breathnach et al., 1973; Breathnach, 1975), kommt es nicht zur originären Verdickung der Membran, sondern zur Anlagerung elektronendichten Materials. Dieses besteht aus 5 nm großen Partikeln, eingebettet in eine amorphe Matrix, nach Matoltsy (1974) ein Schutzmaterial bildend (s. Abb. 2), über dessen Herkunft und chemische Zusammensetzung noch diskutiert wird. Wahrscheinlich liegt hier eine Form des Keratohyalins vor.

Die *Plasmamembran* der Hornzelle erscheint zwar noch als Membraneinheit, doch zeigen sich bei elektronenoptischer Analyse (Breathnach et al., 1973) strukturelle Veränderungen in Form eines Fehlens membranständiger Partikel und eines veränderten Verhaltens zwischen innerer Membran und Desmosomen. So ergeben sich im Stratum corneum andere Membran-Desmosomen-Figuren als in tieferen Epidermisschichten, die auf eine veränderte Situation zwischen Membraninnenblatt und Desmosomen-Haftplatte im Korneozyten hinweisen. Unter besonderen Bedingungen, bei Dermatosen, erfolgt die Membranumwandlung verzögert, oder sie unterbleibt weitgehend, wie dies besonders bei Psoriasis vulgaris und anderen Formen einer gestörten Epidermisproliferation beobachtet werden kann (Orfanos u. Mahrle, 1969). Im Rasterelektronenmikroskop werden an der Hornzelloberfläche von Normal- und Psoriasis-Epidermis villöse Ausstülpungen sichtbar (Menton u. Eisen, 1971; Orfanos, 1972; Marks u. Bogal, 1974; Brody et al., 1974), ein in seiner Bedeutung noch weiter zu klärendes Phänomen. Veränderungen an den Desmosomen-Kontaktstellen lassen sich auch anhand von Klebestreifenabrissen darstellen.

Die *zellulären Strukturproteine* bestehen aus 7–8 nm dünnen, büschelförmigen, nicht gleichgerichtet verlaufenden Filamenten, eingebettet in eine strukturlose Matrix. Aus ihrer Anordnung und Reaktionsweise mit Farbstoffen sind unterschiedliche Differenzierungsstadien, Verhornungsmuster und Zelltypen abzuleiten. Zuweilen finden sich zytoplasmatische Restmaterialien, insbesondere Kern-, Mitochondrien-Reste, Ribosomen, ferner Keratohyalin- oder Melaningranula, in unterschiedlicher Zahl und Größe. In den auf 1–3 μ abgeflachten Zellen der mittleren Hornschicht-Teilzone ist das zytoplasmatische Restmaterial weitgehend rarefiziert. Man sieht allenfalls noch vereinzelte Melaningranula. Die Zellinnenstruktur weicht von jener in basalen Zonen ab.

Die *Interzellulärräume*, im basalen Hornschichtteil sehr eng ausgebildet oder gar nicht vorhanden, werden im epidermisnahen Bereich der mittleren Hornschichtzone wieder breiter. Zwischen den in kleineren, unregelmäßigen Abständen angeordneten desmosomalen Kontaktscheiben von 0,3–0,6 μ Länge und 0,03 μ Breite, die dem Formbild der Zelloberfläche folgen und keratinähnliche Strukturierung zeigen, fehlt der interzelluläre Zement. Hier und da liegen im Interzellulärraum vereinzelte Reste untergegangener Zellen (Melanozyten, Langerhans-Zellen) oder vesikel-ähnliche, optisch leere Strukturen (Smell,

1967 b), möglicherweise enzymreiche (saure Phosphatase) Desmosomenreste, durch deren Aktivitäten die Zellablösung eingeleitet wird.

Im oberen Stratum corneum gleichen die Hornzellen eher jenen der basalen Zone. Zur Oberfläche hin wird öfter eine Schwellung des Zellkörpers und völlige *Desintegration* der Innenstruktur mit teilweise optischer Leere bei hier deutlich erkennbarer Zellabgrenzung gefunden. Interzelluläre Kontaktzonen fehlen. Die desmosomalen Disken, in den erweiterten Interzellulärräumen der oberen Zone rarefiziert, sind teils gebläht, teils rupturiert, teils verschwunden. Mit ihrem Untergang geht die Kittfunktion verloren; es kommt zur Zellablösung, zur Desquamation.

f) Desquamation

Von der Hautoberfläche des Erwachsenen (1,7 m^2) geht im Zuge der fortwährenden Epidermismauserung täglich 0,5–1 (–2) g Hornschicht-Material an die Umwelt verloren. Das entspricht der Ablösung einer Hornzell-Lage pro Tag. Bei der *unsichtbaren Desquamation* lösen sich einzelne Hornzellen oder Hornzellgruppen in toto oder als Zellfragmente vom Zellverband ab, indem die jeweils zur Oberfläche vorgerückte Zelle sich von ihrem peripher freiliegenden Rand her aufrollt, wie ein welkendes Blatt. Vorbereitet wird die Ablösung durch Lockerung der interzellulären Haftstellen, die am mittleren Stratum corneum bereits alteriert, in der oberen Hornschichtzone häufig gebläht, stellenweise rupturiert, erscheinen. Alltägliche, chemische und mechanische Insulte, Wasch- und Reinigungsprozeduren, Eluation wasserlöslicher Substanzen und Lipide, vor allem aber keratolytisch bzw. keratoplastisch wirkende Agentien (Salizylsäure) erhöhen kurzfristig die Ablösungsrate. Hornschichtabrisse entfernen von oberen Teilzonen der Pars disjuncta quantitativ meist größere Hornzellmassen als von mittleren oder unteren Hornschichtlagen, der Pars conjuncta, bei insgesamt erheblicher individueller und regionaler Variationsbreite. Letztere deutet auf eine sehr unterschiedliche Hornzell-Kohärenz an der Oberfläche hin. Andererseits wird erkennbar, daß die Lockerung der peripheren Hornzell-Lagen nach einem vorgegebenen, anscheinend im Hornzellverband selbst liegenden System erfolgt. Dafür sprechen die bei Dyskeratosen beobachtete Hyperkeratose bzw. Parakeratose. Eindrucksvoll ist jedoch die bei der Dyskeratosis congenita, dem Zinsser-Cole-Engmann-Syndrom, beobachtete orthokeratotische Hyperkeratose, bei der die Keratinozyten des Stratum Malpighii, ihre Tonofilamente und Desmosomen weitgehend unverändert sind, die Zahl der Keratinosomen jedoch signifikant vermindert ist (Willgram u. Weinstock, 1966).

Bei der Retentionshyperkeratose besteht formal eine Verzögerung der Auflösung desmosomaler Kontaktzonen und der Ablösung von Hornzellen, wobei jeweils zu klären ist, ob eine zahlenmäßige Reduzierung von Keratinosomen oder aber eine funktionelle Veränderung bzw. Minderwertigkeit der letzteren vorliegt. Welche chemisch-physikalischen Mechanismen der – von exogenen Einflüssen erheblich beeinflußbaren – *Desquamatio insensibilis* im einzelnen zugrunde liegen, ist eine noch weithin offene Frage, die durch Reifung bzw. Alterung der desmosomalen Haft- oder Druckstellen nur vage erklärt werden kann. Die von innen her vorprogrammierte Degeneration der desmosomalen Kontaktstellen unterliegt zweifellos sehr variablen, zumindest an der Oberfläche die Hornzellablösung mehr oder weniger stark fördernden Einflüssen, wobei dem Drüsentalg wohl eine Oberflächenglättung und -abdichtung, nicht aber eine besondere Kohärenzfunktion zugesprochen werden kann. Daß glandogene Lipide unmittelbar auf die Lösung der Membran-Kitt-Lipoproteine einwirken oder, in Anbetracht ihrer Peroxydierbarkeit, zur „Zermürbung der Desmosomen-Sockel der Lipoprotein-Kittlamellen" beitragen (Spier, 1967), steht zur Diskussion. Diese beiden, allerdings nicht notwendigerweise ursächlich miteinander verknüpften Befunde könnten nach Spier (1967) den Desquamationsmechanismus insofern erhellen, als im Zug der Hornzellverwitterung mit Auflösung membranständiger Lipoproteinhüllen die bis dahin zwar vorhandenen, jedoch inhibierten Fermente bzw. farbreaktiven Eiweißgruppen nachweisbar werden, bereitgestellt in erster Linie von den Keratinosomen.

Die relativ spät erst entdeckten, $0,16–0,18\,\mu$ großen, primär intrazellulären Organellen mit regelmäßiger, lamellöser Innenstruktur und Doppelmembran, treten, gebildet vom Golgi-Apparat der Keratinozyten und reich beladen mit neutralen und sauren Mukopolysacchariden sowie saurer Phosphatase, vornehmlich im oberen Stratum Malpighii und vor allem im Stratum intermedium abrupt auf, um wieder plötzlich zu verschwinden, unter Freigabe hydrolytischer Enzyme. Aus der Zelle heraustransportiert in den Interzellularraum, als „membrane coating granules", sollen Keratinosomen, die eine besondere Form der Lysosomen darstellen, durch Bereitstellung oder Synthese von „Leimsubstanzen" eine Zelladhäsionssteigerung bedingen oder aber zur Auflösung des interzellulären Zements beitragen. Die Beladung der Zelloberfläche und der Desmosomen mit Enzymen erweckt den Eindruck eines „Sprengkörpers auf Zeit" (Orfanos, 1972), dessen Aktivitäten die Desquamation maßgeblich steuern.

Nach Vasileva (1969) läßt die Abschuppung topographische und Altersabhängigkeit erkennen. Sie ist im jugendlichen Alter am größten, nimmt dann ab, um jenseits des 60. Lebensjahres wieder anzusteigen. Die Erneuerung der Hornschicht erfolgt am schnellsten im Gesicht, ferner an Hüften und Unterarmen, am langsamsten im Unterschenkelbereich. Gegenüber einer bei Hautentzündung vermehrten und bei Rückbildung der Entzündung sich vermindernden Schuppung (Proliferationshyperkeratose) findet sich bei Ichthiosis eine insgesamt verminderte Abschuppung (Retentionshyperkeratose). Halbseitenlähmung hat verminderte Schuppung zur Folge. Bei Ekzem- wie Psoriasis-Exazerbation beobachtet Vasileva (1969) auch an klinisch gesunder Haut ein und desselben Probanden eine verstärkte Schuppung, wogegen in Fällen einer chronischen Pyodermie oder Trichophytie ein vergleichsweise träger Schuppungsprozeß vorliegt.

Goldschmidt u. Kligman (1963) bestimmten, mittels luftdurchlässiger Dosen, in drei sechswöchigen Sammelperioden an verschiedenen Körperstellen das Ausmaß der täglichen Abschilferung. Sie beträgt an der Normalhaut, bei deutlichem Gefälle von behaartem Kopf und Stirn in kaudale und distale Richtung, ausgenommen die Handflächen und Sohlen, insgesamt 0,5–1 g, bei schuppenden Dermatosen bis zu 10 g pro Tag. Bei einem Anteil von 50–60% unlöslichen „Keratins" in der abgeschilferten Hornmasse ist der Stickstoffverlust des Körpers über die Haut relativ gering.

III. Bausteine der Hornschicht

1. Chemische Analysen

Das bis $0,2–2\,\mu$ tief mit dem Skalpell abschabbare Hornschichtmaterial der Pars disjuncta bzw. der Hautoberfläche und auch der tieferen Hornschicht-Teilzonen, der Pars compacta strati cornei, besteht im wesentlichen aus den Komponenten von 4 chemischen Stoffgruppen: Skleroproteinen, wasserlöslichen (Zell-)Inhaltsstoffen, Lipiden, Wasser.

Abhängig von der Gewinnungsmethode (Schaben, Hobeln, Strippen, chemische oder enzymatische Hornschichtablösung), der Entnahmeregion und ihrer Beschaffenheit (Normalhaut, Kallus) und anderen, beispielsweise jahreszeitlich bedingten, klimatischen Faktoren schwankt die Bruttozusammensetzung der Hornschicht in gewissen Grenzen. Für die arbeitsdermatologisch wichtigsten Körperregionen (Ekzemlokalisation an Fingern, Händen, Unterarmen (60–) 80–85 (90)%) sind nach Spier u. Pascher (1959) folgende Hornschicht-Anteile anzunehmen:

a) Skleroproteine bzw. Struktureiweiß 50%
b) Wasserlösliches 23% in oberen, 38% in tieferen Lagen
c) Lipide 20% an der Oberfläche, 2% in der Tiefe
d) Wasser 7–10%

a) Skleroproteine

Anteilmäßig überwiegen in der Hornschicht die Skleroproteine mit insgesamt gut 50% eines größtenteils anisotropen, fibrillären Materials. Seine Komponenten, die ein Skleroproteingemisch darstellen, lassen sich nach den Kriterien ihrer Löslichkeit in Laugen und der Resistenz gegenüber abbauenden Agentien differenzieren. Die in M15-Phosphatpuffer, pH 7,1, lösliche Fraktion (38,7% in Oberflächenschabsel, 21% in Schwielenhorn) besteht aus einem dialysierbaren Anteil (38,4% der Schabsel, 8% von Kallus) und einem nicht dialysierbaren Anteil, dem Skleroprotein A nach Unna (0,3% in Schabsel, 13% in Kallus). Der in neutralem Phosphatpuffer nicht lösliche Rückstand (61,3% der Schabsel, 79% des Kallus) geht bei pH 10–13 als Skleroprotein B in Lösung, und zwar zu 35,2% der Schabsel und zu 74% des Kallus. Zurück bleiben resistente, mikroskopisch darstellbare Membrananteile in Form 0,05 µ dicker Lamellen oder granulärer Gebilde, vom Schabsel bemerkenswerterweise 26,1%, vom Kallus 5% (Spier u. Pascher, 1959).

Die von Mercer (1961) mittels Elektronenmikroskopie, Röntgen-Diffraktion und chemischer Analysen dargestellten Charakteristika und - nomenklatorisch daraus abgeleiteten - Unterschiede der Keratine (Mercer et al., 1964) lassen es nach Spier (1967) folgerichtig erscheinen, die Bezeichnung *Keratin* nur bei Haaren und Nägeln anzuwenden, das weniger geformte Struktureiweiß der Hornschicht aber als *Skleroprotein* zu bezeichnen. Nach ihrer Aminosäurenzusammensetzung ist die Hornschicht, abgesehen von niedrigem Zystingehalt und dem Fehlen von Oxyprolin, zwischen die von Kollagen und echtem Keratin einzuordnen (Lustig et al., 1958). Insgesamt ähnelt die Aminosäurenzusammensetzung von Kallus und Schuppenmaterial derjenigen der Gesamtepidermis (Spier u. Pascher, 1959). Die Ergebnisse quantitativer Analysen der Aminosäurenbausteine können jedoch, ungeachtet pathologischer Hornschichtveränderungen, abhängig aber wohl von Substratverschiedenheiten bei Mensch und Tier, erhebliche Abweichungen aufweisen (Spier u. Pascher, 1959; Matoltsy, 1960; Schwarz u. Berger, 1971; Baden u. Goldsmith, 1972; Tezuka u. Freedberg, 1974).

Durch *systematische Bausteinanalysen* des Stratum corneum können Einblicke in seine normale und anormale Strukturierung gewonnen werden. Gehalt und Zusammensetzung der freien Aminosäuren und anderer verwandter Verbindungen bestimmen Schwarz u. Kloss (1968) in unbefallener Psoriatikerhaut, in Psoriasischuppen Hook et al. (1971); Forster et al. (1975). Die Autoren heben gegenüber Normalhaut erkennbare Abweichungen hervor. Ichthyosis-Schuppen differenzieren Schwarz et al. (1969). Nach Baden et al. (1975) gleicht die Löslichkeit der α-Fibrillen-Proteine (Baden et al., 1973) bei Ichthyosis der in gesundem Stratum corneum. Die Aminosäurenanalyse ergibt ein der Norm ähnliches Bild. Bei Elektrophorese zeigen die Substrate der fibrillären Proteine unterschiedliche Verhaltensmuster für verschiedene Ichthyoseformen. Um eine subtile, wenn möglich der individuellen Diagnostik dienende Differenzierung herbeizuführen, sind weitere Analysen der individuellen Peptidketten-Strukturen erforderlich. Die Analyse von Oberflächenschabsel (Rasiermesser) unbefallener Haut von Patienten (9 Probanden) mit mikrobiellem Ekzem ergibt gegenüber Schabselproben von Hautgesunden (15 Versuchspersonen) eine signifikante Vermehrung von Glutaminsäure und Histidin sowie eine signifikante Verminderung von allo-Isoleuzin und Tryptophan. In Altershaut finden Kügelgen u. Schwarz (1974) signifikante Differenzen für Harnstoff, Glutaminsäure, Valin und Urokaninsäure. Bemerkenswert ist ein totales Fehlen von Harnstoff bei 12 von 17 Altersprobanden. Ein Hautspektralfluorograph mißt die Absorption von Hauteluaten an beliebigen Stellen der Hautoberfläche und erfaßt so deren aktuelle Stoffabgabe (Pratzel, 1973). Das besondere Augenmerk gilt naturgemäß den von Individualfaktoren abhängigen Schwankungen der Aminosäurenzusammensetzung in analogen Hornschichtproben, doch ist diese Frage noch nicht abschließend zu beantworten. Soweit Hornschicht-Inhaltsstoffe gewissermaßen chemische Leitfossilien des Verhornungsprozesses darstellen, kann ihre qualitative und quantitative Bestimmung der Aufhellung molekularbiologischer Abläufe bei der Keratinisation dienen (Matoltsy, 1955 a,b; Rothberg, 1960, 1962; Spier u. Pascher, 1959; Pascher, 1964; Pascher et al., 1957; Stüttgen, 1964; Schwarz, 1967, 1970, 1972). Die physiko-chemischen Eigenschaften des Hautkeratins untersucht Thiele (1975) an Hautproteinlösungen. Ihre Viskosität verändert sich abhängig von der pH- und Na^+-Ionenkonzentration. Im sauren Bereich bilden sich Protein-Gele mit Strukturviskosität. Die flexiblen und kohärenten Protein- und Lipid-Protein-Filme schrumpfen bei Dehydratisierung, saure lipidfreie Filme dagegen nicht. Im physiologischen pH-Bereich ist Wasser in der Proteinstruktur eingelagert („enmeshed"), bei hohen und niedrigen pH-Werten bleibt das Protein in Lösung.

Von Lee et al. (1975) werden Antikörper gegen chemisch unverändertes Präkeratin und gegen fibrilläres Protein aus Human- und Tierhornschicht nachgewiesen. Kreuzreaktionen gegen Haar- und Nagelkeratin, das zwar gleiche Molekularkonfiguration, jedoch andere chemisch-physikalische Eigenschaften aufweist, bleiben aus. Zur Identifizierung fibrillärer Proteine in fötaler Rattenepidermis verwenden Dale et al. (1976) immunologische Methoden.

b) Wasserlösliche Inhaltsstoffe, Wasserbindung

Aus wasser- und lipidfreiem Hornschichtmaterial, das durch Tesafilm-Abrisse aus basalen Hornschicht-Teilzonen, der Pars conjuncta, gewonnen war, konnte Szakall (1955) im Durchschnitt 42% wasserlösliche Inhaltsstoffe darstellen. Der Anteil freier Aminosäuren im Wasserlöslichen beträgt wiederum 42 rel.%. Quantitativ gleicht das Spektrum der freien Aminosäuren dem der peripher abschabbaren Hornschichtanteile, wie Spier u. Pascher (1959) in quantitativen Analysen des Wasserlöslichen aus Rücken-Sammelschabsel von 14–66 Versuchspersonen darlegen konnten. Neben 17 freien Aminosäuren (insgesamt 42 rel.%) enthält das Wasserlösliche etwa 13% Milchsäure, 8% Pyroglutaminsäure, knapp 4% Harnstoff, Natrium und Chlorid sowie Kalium, Kalzium, in Spuren auch Magnesium und Ammonium.

Zu den insgesamt über 40 quantitativ mehr oder weniger eingehend analysierten Einzelsubstanzen des Wasserlöslichen, das inzwischen zu über 90% aufgeklärt ist, gehören Zucker, vornehmlich gebundene Hexosen und Pentosen

(Spier u. Pascher, 1956, 1959; Jacobi, 1967, 1969, 1971; Padberg, 1967, 1968). Weitere identifizierbare Inhaltstoffe sind Ameisen-, Zitronen-, Harnsäure, Alpha-Ketoglutarsäure, Glukosamin, Kreatinin sowie Eisen, Kupfer, Phosphor, in einer Größenordnung von je (40–) 60–130 mg%.

Bei der Stickstoffbilanzierung mit Gesamt-N-Bestimmung nach Kjeldahl entfallen rund 70% des Gesamt-N auf Aminosäuren-N, die übrigen 30% nahezu restlos auf NH_3-, Harnstoff- sowie auf Urokaninsäure und Pyroglutaminsäure-N, so daß weitere N-Verbindungen nurmehr in Spuren zu vermuten sind. Das UV-Absorptionsspektrum des Wasserlöslichen erklärt sich nicht, wie vermutet werden könnte, durch das Vorhandensein aromatischer Aminosäuren, Nukleinsäuren oder nuklogener Spaltprodukte, sondern wird in erster Linie von der im Wasserlöslichen anzutreffenden Imidazolylakrylsäure (Urokaninsäure) geprägt (Hais et al., 1970; Spier u. Pascher, 1959; Spier u. Schwarz, 1962).

Das selbst in Gramm-Dimensionen darstellbare Wasserlösliche weist durch darin entstehende Kohlehydrat-Aminosäuren-Kondensate (Szakall) eine leicht gelbliche Färbung auf. Ausfallendes Tyrosin und Leuzin in höherer Konzentration bedingen eine Trübung. Im Trockenzustand glasartig und ritzbar, verflüssigt sich das Wasserlösliche bei Aufnahme von nur 2% Wasser (Spier u. Schwarz, 1962). Die *Hygroskopizität* des Wasserlöslichen, vergleichbar derjenigen von Glyzerin (Spier, 1962; Spier u. Schwarz, 1962), beruht offensichtlich nicht auf einer bestimmten, im Wasserlöslichen noch verborgenen Substanz, sondern erweist sich als eine Eigenschaft der Gesamtheit der wasserlöslichen Stoffe. Als natürlicher Feuchtigkeitsstabilisator (Moisturing factor) wird Pyrrolidinkarbonsäure angesehen (Stüttgen u. Schäfer, 1974). Abhängig vom Feuchtigkeitsgehalt der Atmosphäre kann die aus Wasserlöslichem und Lipiden an der Oberfläche ausgebildete filmartige Emulsion verfügbares Wasser binden.

Nach Walkley (1972) sind im Stratum corneum pro Gramm Trockengewicht 0,34 g *Wasser gebunden*. Mit einer Mikrobalance-Technik messen Scheuplein u. Morgan (1967) in Keratinmembranen „gebundenes" Wasser. Die Austrocknung und Quellung der Hornschicht unter experimentell veränderten Bedingungen, die Feuchtigkeitsbeeinflussung der Hautoberfläche, bestimmt Tronnier (1961, 1962) durch Messung der relativen Luftfeuchtigkeit über der Hautoberfläche, des Reibungswiderstandes und der Resonanzfrequenz (Tronnier u. Kuhn-Bussius, 1963). Quaternäre NH_4-Verbindungen (Tronnier, 1961) sowie ein Kohlenhydrat-Umwandlungskomplex (Padberg, 1972) erhöhen den Wassergehalt. Als Faktoren, die den Wassergehalt der Hornschicht beeinflussen können (Blank, 1953; Middleton, 1968) sind O/W-Emulsionen (Shelmire, 1956), ferner z. B. Hexadekan-Irritations-Hyperkeratosen (Kirk u. Hoekstra, 1964) bekannt. Von pathologisch veränderter Hornschicht bzw. Schuppen wird weniger Wasser aufgenommen als von orthokeratotischem Kallusmaterial (Flesh u. Jackson Esoda, 1957). Unter Okklusionsbedingungen (Plastikfolie) wurde bei Probanden mit trockener Haut nach 6–14 Tagen eine Zunahme wasserlöslicher Stoffe gefunden. Sie bedingen bei 95% rel. Luftfeuchtigkeit mehrere Tage lang ein erhöhtes Wasserbindungsvermögen und verzögern die Wasserabgabe bei 0% rel. Feuchtigkeit (Anderson et al., 1973).

c) Lipide

Bei der Aufgliederung der in basalen wie peripheren Hornschicht-Teilzonen vorliegenden Lipide lassen sich nach ihrer epidermogenen und glandogenen Herkunft sowie ihrer unterschiedlichen Löslichkeit mehrere unterschiedliche Lipidklassen darstellen. *Epidermogene*, vornehmlich aus Hornzellen hergeleitete Lipide, liegen teils in Form sofort oder langsam (alkohol-)löslicher Lipide vor, teils sind sie als heterokomplexverankerte Lipide, (Glyko-)Proteolipide oder skleroproteingebundene Lipide erst durch Hydrolyse in Lösung zu bringen (Wheatly et al., 1964). Normale Hornschicht enthält 3–9 Gewichts% der gebundenen, schwer löslichen Lipide, die zusammengesetzt sind aus 10–40% freien Fettsäuren, 20–60% Neutrallipiden, ferner Stearinen, Wachsen, Kohlenwasserstoffen, Phospholipiden, daneben 10–40% Proteolipid. Sie entstehen zu einem Teil im Zug der Keratinisation, ein anderer Teil ist vermutlich von vornherein Bestandteil der Epidermiszelle. Freinkel (1972 a,b) findet an der Hühnchenhaut eine Veränderung des Lipidmusters mit Produktionshemmung insbesondere nicht polarer Ester von wachs- und langkettigen Alkoholen (Wachsester) und relativer Abnahme von Phospholipiden während der epidermalen Differenzierung und Verhornung vom 12.–20. Tag. Die kutane Lipogenese studieren Wheatley et al. (1970, 1973, 1974), Freinkel u. Fiedler-Weiss (1974), Shalita (1974). Die sofort löslichen epidermogenen Lipide der Humanhaut werden vorwiegend von Cholesterin, Cholesterinestern und freien Fettsäuren repräsentiert. Als Bestandteile der Zellmembran, als Lieferanten der Matrix des interzellulären Zements und vermutlich auch als Zellinhaltstoffe in perifibrillärer Position sind epidermogene Lipide wesentliche Funktionsträger der Hornschichtresistenz.

Glandogene Lipide, hauptsächlich an der Oberfläche und in peripheren Hornschichtlagen angereicherter Drüsentalg, dessen Leitfossil Squalen ist (Rothman, 1954), stellen eine Mischung aus sofort löslichen Drüsenlipiden schlechthin und sofort löslichen heterokomplexen Lipiden dar. Der Oberflächentalg, größtenteils glandogener Herkunft, in Spuren auch epidermogener Natur, enthält etwa je ein Drittel freie Fettsäuren, veresterte Fettsäuren und Unverseifbares. Im einzelnen können die bei insgesamt sehr eingehenden analytischen und funktionellen Untersuchungen dieser Stoffgruppe erzielten Ergebnisse allerdings beeinflußt sein von der zur Materialgewinnung und Analyse herangezogenen Methode: Leibchen-Sammelmethode, Papier-Aufsaugung, Eluierung in vivo mit Äther, Azeton, Tetrachlorkohlenstoff, ferner durch Extraktion in vitro und durch die Art der Re-Extraktion (Spier, 1967).

Über die *Talgsekretion* und ihre hormonale Steuerung, über die Messung der Sekretionsraten, die quantitative Zusammensetzung der Talglipide und die Veränderungen von Oberflächenlipiden berichten Strauss et al. (1976). Testosteron hemmt die Talgproduktion bei Mann und Frau (Strauss et al., 1969). Unter Cyproteronazetat- und Äthinylöstradiol-Gaben sinkt die Talgproduktion bei Patienten mit Akne und/oder Seborrhoe signifikant ab (Winkler u. Schäfer, 1973). Die Zusammensetzung der Hautoberflächenlipide bei Seborrhoea oleosa und Seborrhoea sicca analysieren Gloor et al. (1973). Peter et al. (1971) legen gaschromatographische Untersuchungsergebnisse von Talgdrüsenlipiden sowie von palmarem Hautoberflächenfett im Altersablauf vor (Peter u. Peter, 1971). Freie Fettsäuren werden im ekkrinen Schweiß (Peter et al., 1970), an der Hautoberfläche (Rust et al., 1970; Morello et al., 1976) nachgewiesen. Die Oberflächenlipid-Zusammensetzung ist variabel (Wilkinson, 1969) in Abhängigkeit von Wärme, pH-Wert und vorliegender Substrat-Konzentration (Freinkel u. Aso, 1969), ferner auch von Bakterien (Freinkel u. Chen, 1969). Auf Lipolyseaktivität von Staphylococcus albus wird hingewiesen (Reisner u. Puhvel, 1969). Innere oder äußere Faktoren, die Art der Ernährung (Kraus, 1969; Förster et al., 1973) oder auch die Luftverschmutzung (Gloor et al., 1974), beeinflussen das Spektrum der Hautlipide. Vergleichende quantitative Lipid- bzw. Talganalysen geben Peter et al. (1970), Nikkari (1974), Anderson et al. (1972, 1976) von gesunder Haut und bei Akne, von schuppenden Dermatosen Suliman et al. (1970). Die bei Atopikern bestehende Lipidminderung beruht nach Rajka (1974 a) auf verminderten Talgdrüsenlipiden. Bei neu erkrankten Diabetikern liegt ein gegenüber Gesunden verändertes Lipidmuster vor, das sich bei Diabeteseinstellung teilweise normalisieren kann (Gloor et al., 1975).

Herrmann et al. (1969) messen die Lipidspreitung an der Hautoberfläche und finden einen individuell relativ konstanten Zufallspiegel (casual level), der gleichermaßen von der Lipidausbreitung wie von der Zufallsberührung abzuhängen scheint. Die Komposition der wäßrigen und Lipidphase der Hautoberfläche (Herrmann, 1960) ist ausschlaggebend für die *Benetzbarkeit* der Haut (Kleine-Natrop, 1960; Gloor et al., 1973; Gerlich et al., 1972) und für den physikalischen Zustand der Hautoberfläche (Lejhanec et al., 1962). Mit einer Modifikation der Peukertschen Methode bestimmen Lejhanec et al. (1959) die Benetzbarkeit der Hautoberfläche für Wasser. Sie wird durch Anwesenheit von Hauttalg erhöht. Die größte Benetzbarkeit zeigt mit Butter dünn beschichtete Haut, die geringste eine mit Hirschtalg vorbehandelte Haut.

2. Barrieren

Als *Barrierefunktion* der Hornschicht kann primär ihre die Wasser- und Elektrolytdiffusion limitierende Eigenschaft verstanden werden (Szakall, 1955, 1958, 1962; Monash u. Blank, 1958; Blank, 1965; Onken u. Moyer, 1963; Matoltsy et al., 1968; Downes et al., 1967; Asboehansen, 1956; Kolpakov et al., 1972). Die Tatsache, daß mit Hilfe histologischer, histochemischer, chemischer, pharmakologischer und physikalischer Methoden, beispielsweise im Rahmen pharmakokinetischer und toxikologischer Studien, das Vorhandensein mehrerer Barrierezonen im Stratum corneum gezeigt werden kann (Lit. s. Symposion über Struktur und Funktion der epidermalen Barrieren, Brünn, 1965), bedingt eine Definition des Barriere-Begriffs mit Berücksichtigung insbesondere feinstruktureller Gegebenheiten. Elektronenoptisch stellt sich die kompakte Übergangs- oder Keratinisationszone zwischen Körnerschicht und zellkernfreien basalen Hornzell-Lagen als eine an hydrophobem Material reiche Schicht dar (Swanbek, 1959). Andererseits wirkt der Lipidfilm der Hautoberfläche als Schutzwall gegenüber exogenen Agentien, insbesondere technischen Lösungsmitteln (Burkhardt, 1961; Frederikson, 1969; Sweeney u. Downing, 1970). Funktionelle Unterschiede der Barriere an Skrotal- und Bauchhaut fanden Smith et al. (1961).

Es fungieren mehrere Hornschichtebenen als Barriere. Ihre Wirkung kann nach innen (Begrenzung der Wasserabgabe, Perspiratio insensibilis) oder nach außen gerichtet sein (Hemmung der Penetration und Permeation, Widerstand gegen äußere Agentien).

a) Perspiratio insensibilis

Bei regionalen Unterschieden liegt die durchschnittliche Wasserabgabe am Unterarm verschiedener Individuen in gleicher Höhe, doch können die Werte von Tag zu Tag schwanken. Nach Hornschichtentfernung durch Stripping und danach ansteigender Wasserabgabe auf das 15–30fache des Normalwerts kommt es, im Frühjahr schneller als im Herbst, zur Regeneration der Barriere mit temporärer Parakeratose. Die Wiederherstellung der funktionellen Barriere mit Absinken der Wasserdampfabgabe von > 15 mg/cm^2/h auf < 1 mg/cm^2/h wird bereits in der Hälfte der zur Regeneration insgesamt erforderlichen Zeit erreicht (Spruit u. Malten, 1965; Spruit, 1970; Matoltsy et al., 1962; Eriksson u.

Lamke, 1971). Bei langfristiger (8 Tage) Bestimmung der Schweiß-Wasserabgabe läßt sich ein „steady state" nachweisen mit durchschnittlicher Wasserabgaberate von 0,79 mg/cm^2/h (Phillips et al., 1977). Bei atopischen Ekzematikern ist die transepidermale Wasserabgabe erhöht (Rajka, 1974 b). Veränderte Wasserabgaberaten unter variierten Temperaturbedingungen finden Grice et al. (1975) bei Psoriasis und Ekzem.

Gegenüber gravimetrischen und kolorimetrischen Methoden (Tronnier et al., 1961) erfaßt die von Spruit u. Malten (1964) verwendete Meßvorrichtung auch geringe, durch die Fingernagelplatte (Spruit, 1971) oder von 1 bzw. 0,1 mm^2 großen Hautarealen abgegebenen Wasserdampfmengen. Nach kompletter Schwitzhemmung kommt es bei Erhöhung der Hauttemperatur (25–39° C) um 7–8° C zur Verdoppelung der Abgaberate mit exponentiellem Anstieg (Grice et al., 1971). Mit dem Anstieg der Luftfeuchtigkeit von 2–3% auf 30–50% verdreifacht sich die Abdunstungsrate. Sie fällt jedoch bei auf 73–77% erhöhter relativer Luftfeuchtigkeit wieder auf den Anfangswert ab (Grice et al., 1972).

Anwendung organischer Lösungsmittel, die Lipidentzug bewirken, hat Erhöhung der Wasserdiffusion zur Folge (Fredriksson, 1963). Zwischen Menge und Klasse der mit Azeton, Diäthyläther, Chloroform und DMSO herausgelösten Lipide und der Veränderung der Wasserbarrierefunktion ist eine Korrelation nicht gegeben. Mit DMSO wird bei nur geringer Entfettung an der Bauchhaut eine vergleichsweise starke Wasserdiffusionserhöhung erreicht (Sweeney u. Downing, 1970). Bei Neugeborenen findet sich im Durchschnitt eine niedrigere transepidermale Wasserausscheidung als bei Erwachsenen (Wildnauer u. Kennedey, 1970).

Eine durch Glutaraldehyd oder Formaldehyd bewirkte Anhidrose kann durch Stripping teilweise aufgehoben werden (Gordon u. Maibach, 1969). Thioglykolsäure in Depilationsmitteln (pH 11,3–11,9) verändert die Barrierefunktion. Die elektrische Leitfähigkeit steigt auf 40–60 µA/1 V (nach Stripping dagegen auf 400 µA/1 V), die Absorptionsrate für NaCl (22 Na) nimmt gegenüber Normalhaut um das Dreifache zu; nach Stripping ist die Absorption auf das Fünffache erhöht (Wahlberg, 1972). Spruit (1971) bestimmt die Wasserdampfdurchlässigkeit verschiedener auf die Haut aufgetragener Salbengrundlagen: Am stärksten hemmen kohlenwasserstoffreiche und Vaseline-haltige Emulsionen, weniger wirksam sind Öle, während wasserhaltige Präparationen keinen Effekt zeigen. Bei Säuglingen und Kindern ist Vergiftung durch topische Anwendung von Salizylsäure (Lucas, 1971; Pstragowska, 1971) und Hexochlorophen (Plueckhahn u. Banks, 1972) möglich.

b) Penetration, Permeabilität

Gegen das Eindringen äußerlich angewendeter Stoffe in den Organismus wirkt das Stratum corneum in seiner Gesamtheit als die eigentliche Barriere (Scheuplein, 1976 a,b). Nach Aufklärung der Grundlagen und Mechanismen der epidermalen Absorption (Blank u. Gould, 1961 a,b; Blank et al., 1967; Scheuplein et al., 1969; Scheuplein, 1965, 1966, 1967; Scheuplein u. Blank, 1971, 1973; Scheuplein u. Ross, 1974) eröffnen sich nach Scheuplein (1976 a,b) neue Wege durch Anwendung hochempfindlicher Techniken zur Permeationsmessung auch an excidierten Hautproben. Dadurch wird die Quantifizierung der perkutanen Absorption verfeinert. Durch Lokalisation der Diffusionshindernisse in bezug auf Molekularstruktur und -größe der angewendeten Stoffe und Berücksichtigung spezieller funktioneller Gruppen bei der Lösungsmittelpermeation werden die Permeationsmechanismen weiter erhellt. Die Penetrationskinetik lokal aufgetragener radiomarkierter Arzneimittel wird mit Hilfe der Hornschichtabrißtechnik überschaubar (Zesch et al., 1973) . Vom 1.–7. Tesaabriß nimmt die pro mg Hornschicht gemessene Aktivität steil ab; vom 9. Abriß an bleibt sie konstant. Aus der Beziehung von Hornschichtgewicht und Aktivität wird eine Reservoirfunktion in oberen Hornschichtlagen erkennbar (Vickers, 1963; Stüttgen, 1972; Zesch et al., 1975).

Den Vehikeleffekt verschiedener Salbengrundlagen, mit ^{14}C-markierter Salizylsäure bereits geprüft (Gstirner u. Elsner, 1964), untersuchen Zesch u. Schäfer (1973, 1975), Hoffmann et al. (1974) mit anderen markierten Verbindungen. Radiomarkiertes Hydrocortison, therapie-adäquat appliziert in Vaseline und 3 anderen Vehikeln, wird, aus Vaseline heraus, in der Epidermis in einer molaren Konzentration von 2×10^{-4}, im Korium in der molaren Konzentration von 3×10^{-5} gefunden. Da bei Verwendung anderer Vehikel deutlich niedrigere Hydrocortison-Gewebskonzentrationen vorliegen, sind vom Vehikel abhängige Dosierungsunterschiede in den verschiedenen Gewebstiefen anzunehmen (Zesch u. Schäfer, 1975). Weitere Untersuchungen dieser Arbeitsgruppe gelten der Penetration, Permeation und Resorption von 8 Methoxypsoralen (Kammerau et al., 1976) sowie der Penetrationskinetik von Östrogenen (Winkler et al., 1976). Der Radioimmunessay wird zu einem Modell für die Messung der perkutanen Absorption von Dexametason und anderen Steroiden (Zirker et al., 1976). Vergleichende Permeationsstudien an Ratten-, Kaninchen-, Schweine- und Menschenhaut führten Bartek et al. (1972) durch. Bettley (1961, 1965 a, b), Dugard et al. (1973) prüften die Beeinflussung der Permeabilität durch Seifen-, Detergentien-, Reinigungsmittelanwendung. Die Verteilung fluoreszierender halogenierter Salizylanilide nach ihrer toxischen Anwendung am Meerschweinchen ermittelten Horio u. Ofuji (1974).

c) Wasserstoffionenkonzentration. Puffer-Kapazität

Der an normaler Hautoberfläche bzw. in der Hornschicht mit nur 5–10% Wassergehalt potentiometrisch, durch Elektroden oder mittels Indikator feststellbare pH-Wert beruht auf einem geringen H-Ionenüberschuß, wie er im *Wasserlöslichen* vorliegt. Hergeleitet von der Keratinisation, der Transpiration und der Talgausscheidung, bilden Aminosäuren, freie Fettsäuren, saure Stoffwechselprodukte, Milchsäure und andere Substanzen des sog. *Säuremantels (Marchionini, 1928)* in ihrer Gesamtheit ein Laktat-Bikarbonat-Puffersystem mit pH-Werten von 5,2–6,0 an Normalhaut. Von Normalhaut werden 1,8–4,6 $\times 10^{-5}$, bei Arbeit $8,6 \times 10^{-5}$ ml CO_2/cm^2/min abgegeben (Frame et al., 1972). Stabilisiert wird der geringe H-Ionenüberschuß durch neutrale Aminosäuren. Der aktuelle pH-Wert und die Puffer-Kapazität der Hautoberfläche sind als Resultante aller dissoziierbaren Bestandteile der wasserlöslichen Hornschichtsubstanzen, unter Berücksichtigung ihrer Dissoziationskonstanten, anzusehen (Spier u. Pascher, 1959). An nicht intertriginösen Arealen von Hautgesunden liegt der pH-Wert zwischen (4–) 5,0–5,5 (–7) bei insgesamt beträchtlicher individueller Streubreite und abhängig von Meßmethode und Meßregion (Schauwecker, 1955; Epprecht, 1955; Lotmar, 1959; Jolly et al., 1961; Meneghini, 1965; Mikheer, 1968; Jacobi, 1954; v. Czetsch-Lindenwald, 1958; Schirren, 1955; Behrendt u. Green, 1958; Beare et al., 1959, 1960; Turek, 1962; Peker u. Wohlrab, 1972). Im Axillarbereich wird nach der Pubertät in der Regel ein pH-Wert von 7,5 gefunden. Bei Frauen soll das Oberflächen-pH im allgemeinen die bei Männern festgestellten Werte übersteigen (Blank, 1939; Zit. n. Spier, 1967).

Die in vivo für jeden pH-Bereich durch Neutralisierung von beliebig eingestellten alkalischen und sauren Lösungen zu bestimmende *Puffer-Kapazität* (Tronnier, 1966; Lotmar, 1964) läßt in gewissem Umfang Rückschlüsse auf die in vivo beachtliche, von Individuum zu Individuum oft recht unterschiedliche Hornschichtresistenz im Bereich von pH 1–10,5, für eine begrenzte Zeit auch darüber oder darunter, zu. Allerdings ist die innerhalb recht kurzer Zeit mögliche Wiederherstellung des bei Einwirkung alkalischer Lösungen veränderten Oberflächen-pH nicht allein aus der Puffer-Kapazität des Wasserlöslichen, sondern nur in Verbindung mit den physikalischen resp. strukturellen Verhältnissen der Hornschicht zu verstehen. Bei der *Alkalineutralisation* stellt das Wasserlösliche in der peripheren Hornschicht das chemische Substrat dar. Die Alkaliresistenz zeigt sich bei der Auseinandersetzung der Hornschicht-Skleroproteine mit Natronlauge (Dowling u. Naylor, 1960).

Als *Alkali-Neutralisationsrate* wird die von der Haut hervorgebrachte Menge von Säureäquivalenten verstanden, die in einer bestimmten Zeit zur Neutralisierung einer in umschriebenem Hautkontakt befindlichen wäßrigen alkalischen Lösung führt. Der pH-Wert einer eingestellten, auf die Haut aufgesetzten Lösung wird mittels Glaselektrode kontrolliert und beim Absinken desselben durch automatische Titration, d. h. durch regulierte Zufuhr einer äquivalenten Alkalimenge, eine Zeitlang konstant gehalten. Aus den pro Zeiteinheit verbrauchten Laugen-Äquivalenten ergibt sich ein Maß für die Neutralisationskapazität, dessen Größe im Verbrauch von ml n/100 NaOH/cm^2 Haut und Stunde (Tronnier, 1966) oder in Äquivalenten Alkali pro cm^2 und min (Spruit u. Malten) angegeben wird (s. Stüttgen u. Schäfer, 1974).

3. Ökologie. Mikroflora

Die Hautoberfläche beherbergt eine variable Mikrobenflora, bestehend aus permanent und passager anwesenden Keimen. Vom Zustand der Hautregion (Temperatur, Feuchtigkeit, Oberflächenbeschaffenheit) und der jeweils vorherrschenden Umweltbedingungen (Beruf, Arbeitsplatz, Kleidung) hängen Art und Dichte der Keime, deren Verteilungsmuster, maßgeblich ab (Kligman et al., 1976; Maibach, 1973; Bibel u. Lovell, 1976; Ivans, 1975; Martles, 1965; Ducan et al., 1969; Röckl, 1977). An Normalhaut wird durch die tägliche Abschuppungsrate ein die Keimvermehrung regulierender Gleichgewichtszustand hergestellt. Miescher u. Speck (1957) sowie Röckl et al. (1957) untersuchen die (bakteriostatische) Wirksamkeit des Wasserlöslichen, vornehmlich seiner Aminosäuren-Komponenten, auf das Bakterienwachstum.

Bei Verimpfung von Staphylokokken (Duncan et al., 1970; Singh et al., 1971) können, unabhängig von Veränderungen der Hautoberfläche, Hornschichtentfernung durch Tesaabrisse (Müller, 1968), an der Haut unterschiedliche Infektionsquoten erreicht werden. In experimentellen Infektionsversuchen mit Staphylo- und Streptokokken beträgt die Erfolgsquote an den Armen 13%, an der Hüfte 21% und an den Beinen 38% (Duncan et al., 1970). Peter (1972) isolierte und lokalisierte Dermonekrotoxin aus Staphylococcus aureus. Auf die Wirkung von Hitze und Feuchtigkeit als krankheitsfördernde Faktoren an der Humanhaut weist Sulzberger (1965) hin. Mikroben spielen eine Rolle bei der Veränderung von Oberflächenlipiden (Marples et al., 1970, 1971, 1972). Dadurch kann an der Hautoberfläche eine individuell nach Art und Intensität variierende Duftnote aufkommen. Durch Hexachlorophen-Anwendung kann die Mikrobenflora der Haut reduziert werden (Ivans et al., 1973; Bodey et al., 1976; Weatherall u. Winner, 1963; Stoughton, 1966).

Enzyme der Hautoberfläche lokalisieren und differenzieren Steigleder (1958 a, 1959, 1964 a, b); Steigleder u. Elschner (1959), Steigleder et al. (1962), Herrmann et al. (1970). Es liegt hier, neben dem Basallager und dem Barrierelager, eine dritte enzymreiche Schicht vor, deren funktionelle Bedeutung im einzelnen noch zur Diskussion steht. Nach Hornschichtentfernung mittels Stripping führten Schäfer et al. (1971, 1972) sowie Nordhaus et al. (1973) Enzymaktivitätsmessungen in vivo an den obersten Epidermiszell-Lagen bei Hautgesunden und Psoriasispatienten durch.

IV. Physikalische Hornschichtanalysen

1. Methodische Grundlagen

Morphologische, chemische und physikalische Feinanalysen von Hornschicht-Proben erbringen Belege für die an verschiedenen Hautregionen – und von Mensch zu Mensch – unterschiedliche Ausprägung der Hornschicht. Wenn es mit Hilfe geeigneter Analysemethoden gelingt, die für Struktur und Funktion eines Hautareals wesentlichen Hornschicht-Parameter reproduzierbar und genügend zuverlässig darzustellen, so kann eine diagnostische Grundlage zur Beurteilung des normalen wie des reaktiv oder pathologisch veränderten Stratum corneum, sei es im Rahmen experimenteller Studien, sei es bei klinischen oder arbeitsdermatologischen Untersuchungen, geschaffen werden.

Im folgenden werden überwiegend physikalische Methoden zur Differenzierung des im Stratum corneum jeweils vorliegenden Hornzellverbandes oder seiner zellulären Bausteine beschrieben. Zu überprüfen bleibt ihre Anwendungs- und Aussagebreite bei klinisch-diagnostischem Einsatz, in Verbindung womöglich mit mikroskopischen und chemischen Verfahren.

Formal lassen sich die für eine qualitative und quantitative Hornschicht-Diagnostik in Betracht kommenden Methoden verschiedenen analytischen Ebenen zuordnen. Optisch entsprechen sie zunächst den makroskopisch wahrnehmbaren Bereichen, sodann mikroskopischen und ultrastrukturellen Auflösungen bis hin zu molekularen Strukturen. Den Dimensionen der strukturellen bzw. morphologischen Analysen können analoge Ergebnisse chemischer Untersuchungen gegenübergestellt werden. Wo die Aufklärung ein und desselben Phänomens an der Hornschicht in mehreren analytischen Ebenen und mit unterschiedlichen Methoden erreicht wird, bestehen optimale Voraussetzungen für die Aufklärung auch klinisch relevanter Meßgrößen.

2. Hautrelief

Das Oberflächenrelief der menschlichen Haut untersuchte Wolf (1939, 1940, 1954) mit Hilfe der Adhäsionsmethode. Dementsprechend bei je 100 Männern und Frauen im Alter von 2 bis 83 Jahren angefertigte Mikroreliefpräparate analysierte Hanusova (1958) unter Berücksichtigung verschiedener, zwischen 1 und 5 gestaffelter Reliefkriterien. Im sekundären Relief ergeben sich signifikante Unterschiede für Männer und Frauen. Das bei Angehörigen einer Familie auffallend gut übereinstimmende quintäre Relief wie auch die sich wiederholende Anordnung der „Horstmann'schen Motive" läßt eine im einzelnen noch zu klärende Vererbbarkeit des Hautreliefs vermuten. Für eine genetisch fixierte Ausprägung der Epidermiszellfunktion sprechen – in anderem Zusammenhang – das Erhaltenbleiben der Architektonik, das Fehlen eines Übergangs in eine für die Sohle typische Schichtung und das Ausbleiben einer Dickenzunahme in einer auf die Sohle transplantierten Epidermis (Gloor, Friederich u. Undeutsch, 1971). Eine Erfassung des Hautoberflächenreliefs ist methodisch auch bei der apparativen Hornschichttransparenzmessung möglich (Klaschka u. Nörenberg, 1975).

Durch Anfertigung von *Dermatogrammen,* in Form negativer und positiver Abdrücke, wird die Abbildung der Hautoberfläche, insbesondere der dort vorliegenden Veränderungen, einschließlich vorkommender Effloreszenzen, in natürlicher Größe erreicht (Schönfeld, 1956). Mittels polymerisierender Materialien werden Oberflächenunebenheiten von 70–100 µ als Negativabdruck darstellbar, die die Grundlage für positive Abgüsse mit stomatologischem Gips abgeben können (Cseplák u. Marlon, 1967). Eine topographisch-anatomische Differenzierung der Feinstruktur der Hautoberfläche (Sarkany, 1964) versuchten Chinn und Dobson (1964) durch plastische Maskenabdrücke und ihre mikroskopische Untersuchung für verschiedene Altersgruppen beider Geschlechter. Ito (1958) hatte den Wert des plastischen Hautabdrucks früh erkannt und bereits Abdruckstudien mit verschiedenen, in der Zahnheilkunde gebräuchlichen Modelliermassen, wie Algensalz, Polyester, Epoxyharz, durchgeführt. Mittels Druckerschwärze lassen sich die Hautlinien der Handflächen und Sohlen darstellen. Bei Verwendung hygrophotographischen Filmmaterials werden Anzahl, Anordnung und Gruppierung der Schweißdrüsen erkennbar und individuelle Identifikationen mit Sicherheit möglich (Sivadjian, 1970). Das Hautleistenmuster an den Hand- und Fußflächen höherer Primaten untersuchen Bremer und Baisch (1964). Über Dermatoglyphen, ihre intrauterine Entstehung und ihre diagnostische Bedeutung berichten Verbov (1970) und Miller (1973).

Lejman (1956) beschrieb die Hornschichtoberfläche bei Betrachtung im Phasenkontrastmikroskop. Durch Kombination der *Rasterelektronenmikroskopie* mit der Replikationstechnik und der Transmissions-Elektronenmikroskopie werden an oberflächlichen Keratinozyten sog. Kernschatten, offenbar in der von Wolf (1959) beobachteten Kernvakuole, ferner parallele Doppellinien an den Zellgrenzen und ihren Überlappungszonen, bei stärkerer Vergrößerung die Oberfläche separierter Desmosomen, erkennbar (Hashimoto u. Tomatsu, 1975). Die Hornzelloberfläche zeigt bizarre, jedoch relativ weiche Druckmarken. An der Zellunterseite finden sich villöse Ausstülpungen, ausgenommen davon sind periphere Areale, die darunter liegende Zellen überlappen. Ultrastrukturelle Oberflächendarstellungen menschlicher Haut liegen als Direktaufnahme wie anhand von Abdruckmustern und nach Anwendung verschiedener präparativer Methoden vor (Orfanos et al., 1969; Hundeiker, 1972; Forck et al., 1972; Breathnach, 1975).

Im Gegensatz zur Normalhaut lassen Areale mit Beziehung zur Parakeratose, wie Psoriasis, Dermatitis, an der Zelloberfläche auch tieferer, durch mehrfaches Strippen aufgedeckter Hornschichtlagen auffallende Mikrovilli erkennen (Griffith u. Marks, 1973). Verstärkte Furchungsmuster stellen offenbar ein Zwischenstadium zwischen normaler und hyperproliferativ geprägter villöser Oberfläche dar.

Mit einer als *„Hautoberflächenbiopsie"* bezeichneten Methode (Marks u. Saylan, 1972) kann die obere Hornzell-Lage mit einem Objektträger, der eine Cyanoakrylat-Klebstoffbeschichtung trägt, unter Beibehaltung der normalen Strukturen, entnommen und im Sinn einer „funktionellen Anatomie" auf das Vorliegen von Talg, Schweiß, Melanin untersucht werden, unter dem (Raster-)-Elektronenmikroskop mit Anwendung histochemischer Verfahren, einschließlich der Darstellung von Enzymaktivitäten, der Talgausbreitung, Schweißdrüsensekretion und -hemmung durch Antihydrotika (Marks, 1972) sowie Färbung von Melaningranula nach Gommori und Eisenfärbung mit Preußisch-Blau (Keddie u. Sandi, 1965).

Zum Nachweis von Lipoid- und anderen Komponenten der Hornzelloberfläche eignen sich – besser als Schnittpräparate – die mittels Adhäsionsflächenmethoden entnommenen und als Pseudorepliken übertragenen Hornzell-Lamellen. Sie können durch Färben, Versilbern, Metallbeschattung im Vakuum und dergleichen für weitere Analysen vorbereitet werden. So führte Wolf (1964) den Lipoidnachweis mit Hilfe der negativen Beryllium-Beschattung. Letztere bringt auch dort, wo andere Methoden versagen, selbst dünnste Lipoidfilme an Zelloberflächen ungewöhnlich kontrastreich zur Darstellung.

3. Hornzelldiagnostik

Mit dem Klebestreifenabriß- oder Strippingverfahren lassen sich Hornzell-Lagen oder Teile derselben entfernen und weiteren Untersuchungen zuführen. Andererseits wird dadurch eine abgestufte Reduzierung der Hornschicht erreicht, die der Präparation eines Hautareals in vitro oder in vivo für experimentelle oder klinisch-diagnostische Untersuchungen dient (Spier u. Sixt, 1957).

Soll das Abrißmaterial einer quantitativen Auswertung zugeführt werden, ist methodische Genauigkeit bzw. Gleichförmigkeit der Gewinnung erforderlich. Die unter relativ groben Bedingungen durch Stripping oder Abschaben, mit oder ohne Lösungsmittelvorbehandlung (McGinley et a., 1969), entnommene Hornschichtprobe eignet sich ohne weiteres für morphologische Differenzierungen mittels Lupe, Licht- und/oder Elektronenmikroskop. Mit histologischen bzw. histochemischen Färbe- oder Darstellungsmethoden können Größe, Form und feinstrukturelle Eigenarten der Hornzellen aus superfiziellen, mittleren und basalen Hornschichtteilzonen erkannt und vergleichend ausgewertet werden (Keddie u. Sandi, 1965; Goldschmidt u. Kligman, 1967; McGinley et al., 1969; Plewig u. Marples, 1970).

Wolf (1939) untersuchte an Abrißmaterial die innere Struktur der Zellen des Stratum desquamans der menschlichen Epidermis, die Strukturen der Zelloberfläche, die Existenz einer Kernvakuole (Wolf, 1959). Die bemerkenswerte Regelmäßigkeit der 6 randständigen Interfaszetärflächen und -linien von Hornzellen der Bauchhautregion läßt deren strukturelle Schichtung in Säulenform erkennen (Wolf, 1964), die histologisch mit verschiedenen Darstellungsmethoden (Christophers, 1970; 1971 a,b) an Human- und Tierhaut nachgewiesen ist. Durch Tingierung der Hornzellmembran bietet sich histologisch ein architektonisch mehr oder weniger geordnetes Querschnittsbild. Die Feinstrukturanalyse der Oberfläche gelingt an einer mit Klebestreifen (Wolf, 1940) oder klebstoffbeschichtetem Objektträger (Keddie u. Sandi, 1965), durch Schaben oder Spülung (Williamson u. Kligman, 1965), durch Reibung in Detergentienlösung (McGinley et al., 1969) entnommenen, einer Grundlage anhaftenden Hornzelle. Durch Bestimmung des Zelldurchmessers, Differenzierung der Zellformen und -morphen in verschiedenen optischen Systemen entwickelten Goldschmidt u. Kligman (1967) die Methode einer *„exfoliativen Zytologie der menschlichen Hornschicht"*, nach der statistisch eindeutige Unterschiede in Zahl und Struktur der ablösbaren Hornzellen in bezug auf Hautregion (Plewig u. Marples, 1970), abhängig von Geschlecht und Alter (Plewig, 1970), herauszuarbeiten sind.

An der Stirn werden im Mittel 82 000, an der Bauchhaut 218 000 Korneozyten pro cm^2 Haut gefunden, in der Axilla 118 000, am Arm 187 000, am Oberschenkel 133 000, an der Handinnenfläche 103 000, am Ferse 319 000. Der Durchmesser von Stirn-Korneozyten beträgt im Durchschnitt 34,2 µ, der von axillären Hornzellen 43,6 µ. Für ersteren ergibt sich eine Oberfläche von 746 $µ^2$, für letzteren eine solche von 1 220 $µ^2$ (McGinley et al., 1969). Von der Zunge abschilfernde Schleimhautzellen haben bei einem Durchmesser von 70 µ eine Oberfläche von 2 220 $µ^2$.

Das unter methodisch gleichen, reproduzierbaren Bedingungen von der Oberfläche erhaltene Zellmaterial läßt sich mit Rhodamin B oder Methylenblau färben und nach entsprechender Aufbereitung in einem Hämozytometer zahlenmäßig erfassen. Nach Hölzle u. Plewig (1977) sind, ungeachtet beträchtlicher regionaler Unterschiede von Normalhaut, meist weniger als 100 000 Hornzellen/cm^2, von Rückenhaut etwa 75 000 Zellen/cm^2 zu gewinnen, während von einem Dermatitisbezirk rund 200 000 Zellen/cm^2 entfernt werden können. Bei der qualitativen und quantitativen Zellanalyse können symmetrische hexagonale und pentagonale Zellen mit regulärem und trabekulärem Netzwerk unterschieden werden, wie sie vorwiegend an Normalhaut angetroffen werden. Im Stratum corneum einer irritierten oder entzündlich veränderter Haut überwiegen irreguläre Zellformen mit irregulärem Trabekelwerk, ferner irreguläre Zellen mit Zellkernrückständen oder hochgradig veränderte Zellen, die das trabekuläre Netzwerk verloren haben und schwammartig erscheinen. Letztere werden auch an Hautarealen nach vorangegangenem Stripping angetroffen (Hölzle u. Plewig, 1977). Bei der mit Vitamin-A-Säure-Lösung induzierten Dermatitis finden die Autoren irreguläre Zellen mit solidem Zellkern, sog. Parakeratosezellen. Als Halozellen/Ringzellen bezeichnete Parakeratosezellen finden sich vornehmlich bei Psoriasis vulgaris. Mit der Hornzelldiagnostik gelingt nicht nur eine zytomorphologische Charakterisierung der Hornschicht an Normalhaut nach Region, Alter und Geschlecht, sondern auch eine Differenzierung experimentell induzierter Reaktionsformen am Stratum corneum.

Abhängig von der Irritationsform durch Stripping, Vitamin-A-Säure oder Kontaktallergen-Applikation zeigen sich zelldiagnostisch deutliche Unterschiede während der Reaktions-, Regenerations- bzw. Heilungsperiode. Letztere kann andererseits durch topische Anwendung von Wirkstoffen, insbesondere Corticosteroiden, wesentlich beeinflußt werden. Hölzle u. Plewig (1977) nutzen diese Methode als *Bioassay*. Bei allergischer Kontaktdermatitis zeigen 70% der Hornzellen, gegenüber 46% der Normalhaut, irreguläre Formen. Das Verhältnis von hexagonalen zu pentagonalen Zellen beträgt bei Dermatitis 1:1, dagegen 3:2 in Normalhaut; diese enthält 54% reguläre Zellen, nämlich 31% pentagonale und 23% hexagonale. Kontaktdermatitis-Hornzellen sind, bei insgesamt sehr variabler Zellgröße, um 15% kleiner als die an unversehrter Kontrollhaut. Unter Anwendung eines Corticosteroids kommt es innerhalb von 2–3 Wochen zu einer effektiven Zunahme der Zelloberfläche um 10%. Gleichzeitig verringert sich die Zahl der vom Dermatitisherd ablösbaren Zellen, und vorher nachweisbare parakeratotische Zellkernreste sind nun meist verschwunden. Werden von normaler Rückenhaut mit der Methode von McGinley et al. (1969) etwa 75000 Hornzellen/cm^2 abgelöst, so gehen unmittelbar nach einer Serie von Tesafilmabrissen nur 1200 Zellen/cm^2 in Lösung, eine Woche später bereits wieder 65000 Zellen/cm^2. Nach zwischenzeitlich durchgeführter Steroidbehandlung liegt die Zahl der ablösbaren Zellen bei 50000/cm^2. Die Hornzelloberfläche, die an normaler Haut der Skapularregion durchschnittlich 930 μm^2, an der Hüfte 1000 μm^2 beträgt, nimmt nach Stripping bemerkenswerterweise bis zum 4. Tag zu, bis zum 12. Tag ab, um nach 20–25 Tagen wieder anzuwachsen. Unter Steroidbehandlung erreicht die Hornzelle der gestrippten Haut nur eine durchschnittliche Oberflächengröße von 830 μm^2. Sie bleibt auch zwei Wochen nach Abschluß der lokalen Steroidanwendung noch kleiner als im Kontrollherd. In 90% der Zellen normaler Rückenhaut ist das trabekuläre Netzwerk regulär ausgebildet; unmittelbar nach einer Strippingserie haben nur 50% der Zellen reguläre Trabekel, 3 Tage später sogar nur 10%. Von diesem Zeitpunkt an nimmt die Zahl der Zellen mit regulärem Trabekelwerk exponentiell zu, bis zur Normalisierung nach etwa 4 Wochen. Durch Steroideinwirkung wird die Halbwertszeit von normalerweise 6,8 Tagen auf 4,8 Tage verkürzt. Diesen hier nur beispielhaft geschilderten Hornzellveränderungen nach Tesafilmabrissen und bei allergischer Kontaktdermatitis lassen sich die bei toxischer, durch Vitamin-A-Säure ausgelöster Kontaktdermatitis gegenüberstellen. Es besteht kein Zweifel, daß eine solche zytomorphologische Analytik weitere diagnostische Bereiche erschließen kann.

Bei Psoriasis vulgaris ergeben sich signifikante zellmorphologische Unterschiede gegenüber Dermatitis, Ekzemformen, Mycosis fungoides und anderen Dermatosen (Goldschmidt u. Thew,

1972). Aufschlußreich ist die Zellmorphologie im Exprimat von Follikeln und Komedonen (Plewig, 1970), ferner im Rahmen zellkinetischer Untersuchungen bei Kopfschuppenerkrankungen (Plewig u. Kligman, 1970).

4. Hornschichtfestigkeit und -abreißbarkeit. Stripping-Methode

Bei sukzessiver Abtragung des Stratum corneum mit Klebestreifenabrissen sind bis zum Erreichen der sog. Glanzzone, die am Übergang der basalen Teilzone des Stratum corneum zum Stratum intermedium liegt und beim Strippen makroskopisch als feines Häutchen mit feuchtglänzender Oberfläche erscheint, je nach Art der Abrißmethodik, 4, 8, 15, 18 oder gar 40 aufeinanderfolgende Abrisse erforderlich. An hydratisierter Hautoberfläche bedarf es zur Hornschichtentfernung nur mehr eines Drittels der an nicht mit Wasser vorbehandelter Haut erforderlichen Abrißzahl (Weigand u. Gaylor, 1973). Mit welchem Abriß die Barriere (Suter, 1967) bzw. das lebende Epidermisepithel, hier identisch mit dem Stratum intermedium, erreicht wird, ist schwer zu beurteilen. Es bleibt fraglich, ob dieses Ziel bereits beim Auftreten einzelner Glanzpunkte oder erst größerer zusammenhängender Glanzflächen als erreicht angesehen und die Serie beendet werden soll. In tieferen Hornschichtlagen wird die abreißbare Hornschichtmenge regelmäßig geringer. Beim Erreichen der Glanzzone nimmt die Haftfähigkeit des Tesafilms rasch ab.

Das Erscheinen der Glanzzone läßt sich optisch durch einen Farbindikator mit Umschlagspunkt bei pH 6, 8, beispielsweise Nitrazingelb-Geigy, verdeutlichen (Suter, 1967). Nach Zesch et al. (1972) fällt der anfänglich hohe Gleichstromwiderstand von über 100 MΩ mit zunehmender Abrißzahl über ein Plateau von 20 KΩ bis zu einem individuell unterschiedlichen, aber konstanten Widerstand von 12–5 KΩ ab. Wenn der Widerstand von etwa 10 000 KΩ innerhalb von 2–3 Abrissen unverändert bleibt, kann dies als Maß für die Vollständigkeit des Hornschichtabrisses gelten, wobei das Stratum granulosum völlig, das Stratum lucidum größtenteils unverletzt bleiben.

Soll nun die Zahl der bis zum Erreichen des Glanzhäutchens notwendigen Hornschichtabrisse als Maß für die regionale oder individuelle Hornschichtbeschaffenheit bzw. -abreißbarkeit festgestellt werden, so ist eine hinreichend gleichförmige Abrißtechnik anzustreben. Die von verschiedenen Untersuchern

Tabelle 2. Anzahl der zur Abtragung der Hornschicht erforderlichen Klebestreiben-Abrisse nach Angaben im Schrifttum

Region	Anzahl	Autor
Unterarm, Beugeseite	10–20	Pinkus (1951)
	28	Pinkus (1952)
Oberarm, Außenseite	10–15	Locher (1962)
Oberarm, Außenseite	13–20	Suter (1963)
Oberarm	20–25	Wohlrab et al. (1971)
Rücken	16–29–46	Weigand u. Gaylor (1973)
Rücken, Skapula	12–20	eigene Ergebnisse

zur Hornschichtabtragung angegebenen Abrißzahlen sind nicht ohne weiteres vergleichbar, da sie erhebliche methodische Unterschiede widerspiegeln. Ihre Differenzen resultieren aus der subjektiv stark schwankenden Klebestreifen-Andruckstärke und der Abrißgeschwindigkeit, in geringerem Maße aus der Art des Klebematerials. Allein zur Abtragung des Stratum desquamans am Vorderarm führte Wolf (1939) 45–60 Abrisse durch. Er zielte dabei allerdings ab auf die Entfernung einzelner Zellen oder Zellgruppen, nicht jedoch auf Gewinnung einer zusammenhängenden Hornzellschicht. An der seitlichen Oberarmregion benötigte Suter (1967) 13–20 Tesafilmabrisse zur völligen Hornschichtentfernung (s. Tab. 2). In einer Vergleichsstudie waren bei 18 Probanden an seitlicher

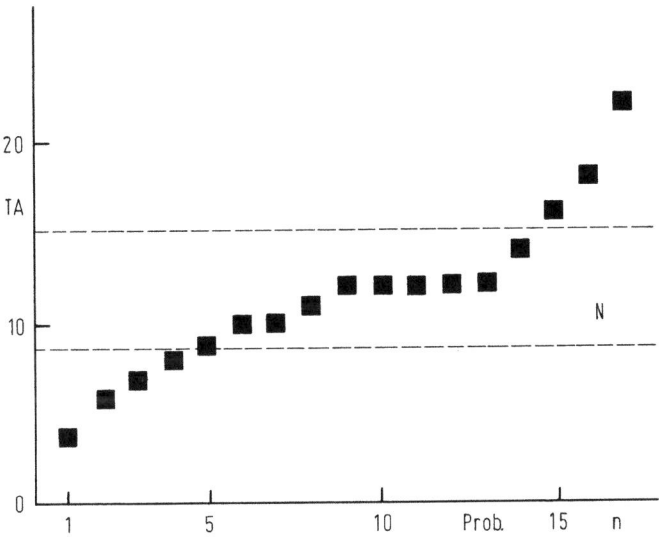

Abb. 8. Anzahl der Tesafilm-Abrisse (TA) bis zum Auftreten von Glanzpunkten an Rückenhaut bei 18 Hautgesunden (Klaschka et al., 1977)

Rückenhaut bis zum Aufscheinen der Glanzzone (4–) 10–15 (–22) Tesafilmabrisse notwendig (Klaschka, 1976). Bei gleicher Abrißtechnik sind an Hautgesunden bis zum Erreichen der Glanzzone erhebliche individuelle und auch regionale Unterschiede der Abrißzahl, die beispielsweise an Rücken und Unterarmbeuge um 2–4 Abrisse differieren kann, festzustellen (Abb. 8). Weit größere Differenzen zeigen sich an erscheinungsfreien Hautregionen bei Ekzem- und Neurodermitis-Patienten (Suter, 1967; Klaschka et al., 1972). Trotz un-

Tabelle 3. Hornschicht-Abrißstudien: Angaben zur Anzahl der bis zum Erreichen der Übergangszone (Glanzstreifen) erforderlichen Klebestreifen-Abrisse bei 24 Hautgesunden, 25 Neurodermitis- und 30 Ekzem-Patienten sowie zum Gewicht des jeweils abgezogenen Hornschicht-Materials mit allgemeinen Hinweisen auf den Ausfall der Indikatorprobe (s. Text)

Probanden		Zahl der Abrisse			HS-Gewicht mg/25 cm²			Indikator-Probe
	Min.	Min.	Med.	Max.	Min.	Med.	Max.	
Hautgesunde	(24)	(12–)	15	(–18)	(14–)	21	(–27)	+
Neurodermitiker	(25)	(10–)	16	(–24)	(16–)	29	(–44)	(+)
Ekzematiker	(30)	(8–)	12	(–20)	(9–)	19	(–26)	+/++

vermeidbarer methodischer Fehler beim manuellen Stripping sprechen diese Befunde für erhebliche individuelle, regionale, konstitutionelle und reaktiv bedingte Kohärenzunterschiede des Stratum corneum, auch dann, wenn man die in oberen und basalen Hornschichtzonen von vornherein verschiedene Festigkeit und Abreißbarkeit berücksichtigt (Tab. 3).

Werden an 2 benachbarten Feldern der Oberarmaußenseite Hornschicht-Abrißserien durchgeführt, wobei in Feld 1 die Abrißzahl x bis zum Erreichen der Glanzzone ermittelt wird und in Feld 2 die Abrißzahl x − 5 beträgt, so gestattet dieser Test, in Verbindung mit der Indikationsprobe (Locher, 1962), Rückschlüsse auf Dicke und Permeabilität bzw. die individuelle Beschaffenheit der Hornschicht (Suter, 1963).

Conditio sine qua non für eine Hornschichtmaterial-Entnahme mittels Klebestreifenabriß ist eine ausreichende Trockenheit der Hautregion. An schweißdurchtränkter Haut werden nach Spier et al. (1957) meist dickere (in tieferen Lagen oft unregelmäßig-fetzige) Hornschichtfilme abgerissen als von trockener Haut. Dies wird durch Abrißstudien an hydratisierter Hautoberfläche (Weygand u. Gaylor, 1973) bestätigt. So hängt der Durchmesser des jeweils abgezogenen Hornschichtfilms in gewissen Grenzen auch von der Luftfeuchtigkeit, dem Luftdruck und der Temperatur ab. In Untersuchungen über biomechanische Eigenschaften der Hornschicht konnten Wildnauer et al. (1971) die Beobachtungen von Spier u. Sixt (1957) in bezug auf die Luftfeuchtigkeit bestätigen. Bei Durchführung gravimetrischer Feinanalysen sind, neben Wetter- und Raumbedingungen, methodische Fehler durch Kontamination des Abrißmaterials mit Hautoberflächenstoffen des Untersuchers und dergl. zu berücksichtigen. Diesen Faktoren wird allerdings im Rahmen klinisch-diagnostischer Untersuchungen verhältnismäßig geringe Bedeutung beigemessen (Locher, 1962). In klimatisierten Arbeitsräumen werden Temperatur und Luftfeuchtigkeit zudem in engen Grenzen konstant gehalten.

Vorteilhaft für die Entnahme von Hornschichtproben erscheint eine *apparative Abreißvorrichtung* mit einheitlicher Technik des Aufklebens, Andrückens und Abreißens der Klebestreifen, die *Abreißmaschine* von Lorincz (1957). Im Gerät wird ein Klebestreifen schrittweise von einer Rolle über das Hautareal geschoben, automatisch auf die Haut gedrückt und wieder abgezogen. Der das Abrißmaterial tragende Klebestreifen wird kontinuierlich weitertransportiert und auf eine zweite Rolle aufgespult. Die einzelnen Abrisse stehen für eine weitere Auswertung nicht mehr einwandfrei zur Verfügung. Mit der Apparatur kann, weitgehend automatisiert, die bis zum Erreichen der Glanzzone erforderliche Abrißzahl festgestellt werden. Sie bietet viele Möglichkeiten zur experimentellen und klinischen Anwendung in Physiologie und Pharmakologie. Eine Entfernung des Stratum compactum in toto (Szakall, 1955) gelingt mit der Apparatur indessen nicht.

5. Hornschichtgravimetrie

Als Bezugswert der bei Substanzanalysen des Stratum corneum anfallenden Ergebnisse ist das Hornschichtgewicht − bei Entnahme und/oder nach Trocknung − ein wesentlicher Parameter. Durch Wägung der einzelnen Hornschichtabrisse einer Abrißserie kann das pro Hautfläche im Einzelabriß oder in toto abgelöste Hornschichtmaterial ermittelt werden (Spier, 1967; Anderson u. Cassidy, 1973). Extrahierbare Anteile lassen sich quantitativ auf die jeweilige Hornschichtmasse beziehen (Spier u. Pascher, 1959). In gewissen Grenzen gibt das Abrißgewicht Aufschluß über die Hornschichtdicke einer definierten Prüfregion (Spier, 1967). Für gravimetrische Untersuchungen eignen sich in erster Linie wenig behaarte Areale des Rückens und der Unterarmbeuge. Als Testregion wird die Haut der Unterarme deshalb bevorzugt, weil sie – neben den analytisch schwer zugänglichen Händen und Fingern – im Berufsleben den Einwirkungen exogener Noxen am ehesten ausgesetzt ist.

6. Hornschichttransparenz

Suter (1967) untersuchte erstmals die Hornschicht-Transparenz mit Hilfe der *Leseprobe*. Dabei werden die von ein und demselben Hautareal abgezogenen Hornschichtabrisse auf 5 cm hohen Glasschalen über einer Snellen'schen Lesetafel, wie sie dem Ophthalmologen zur Bestimmung des Sehvermögens dient, auf ihre Trübung bzw. Durchsichtigkeit hin geprüft, wobei die einem Visus von 0,5 entsprechenden Schriftzeichen das Beurteilungskriterium darstellen. Werden die Zeichen unter dem Hornschichtabriß deutlich erkannt, gilt die Leseprobe als positiv. Nach anfänglich meist stärker getrübten, d. h. weniger transparenten Hornschicht-Abrissen kommt es mit zunehmender Abrißzahl regelmäßig zu größerer Transparenz, bedingt durch eine in mittleren und unteren Hornschicht-Teilzonen abnehmende Hornschichtabreißbarkeit. Bei Hautgesunden wird die Leseprobe meist nach drei Abrissen positiv, während sie bei Patienten mit Ichthyosis vulgaris in 10–12 Abrissen, die zur vollständigen Abtragung der Hornschicht im allgemeinen erforderlich sind, negativ bleibt und hier, wie bei Patienten mit chronischem Ekzem, konstitutioneller Neurodermitis, auf strukturelle und funktionelle Abweichungen hinweist. Ein verlängerter negativer Ausfall der Leseprobe läßt meist auf herabgesetzte Alkaliresistenz und Barriereeigenschaften des Stratum corneum schließen (Suter, 1967).

Bei Hautgesunden und bei Ekzempatienten wird die Leseprobe früher oder später positiv. Die Hornschichttransparenz kann jedoch bei genauerer Analyse von Abriß zu Abriß in jeder Hornschichttiefe erhebliche Unterschiede aufweisen. Da die Transparenz in erster Linie, wenn auch nicht allein, von der Masse des am abgezogenen Klebestreifen haften gebliebenen Materials abhängt, kann zwischen der Hornschichttransparenz und dem Hornschichtgewicht eines Klebestreifenabrisses eine Beziehung angenommen werden. Wo eine solche Relation nicht sensu strictu gegeben ist, wird die Hornschichttransparenz nicht allein von der Masse, sondern auch von anderen Faktoren des Hornzellmaterials, beispielsweise dem Keratinmuster, der Hornzellmembrandichte, dem Pigmentgehalt im Stratum corneum, abhängen können. An von Weißen und Negern im Zusammenhang entnommenen Hornschichtblättern läßt sich eine sehr unterschiedliche Durchsichtigkeit zeigen (Kligman u. Christophers, 1963).

Eine nach dem Prinzip der Leseprobe entwickelte *Geräteanordnung* gestattet die Messung der Hornschichttransparenz in objektiver und reproduzierbarer Form (Klaschka u. Nörenberg, 1975). Der von einem Hautareal abgezogene Hornschichtabriß wird, unter Vermeidung von Lufteinschlüssen, auf einer Glasplatte fixiert, mit derselben durch Motorantrieb bei gleicher Geschwindigkeit durch den Strahlengang einer konstanten Lichtquelle geführt (Abb. 9). In Abhängigkeit vom jeweils anhaftenden Hornzellmaterial verändert sich die Lichtdurchlässigkeit. Eine Fotozelle nimmt die vom Abrißmaterial bedingten Lichtschwankungen auf und leitet die Änderungen des Photostroms an einen Linienschreiber weiter, der eine kontinuierliche Aufzeichnung vornimmt (Abb. 10). Bei systematischer Auswertung der aufgezeichneten Kurve kann dargelegt

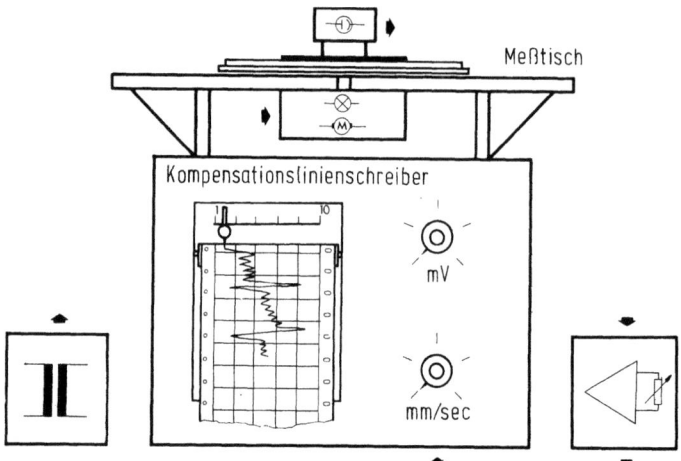

Abb. 9. Geräteaufbau zur Hornschicht-Transparenz-Messung. Schematische Darstellung: Meßtisch mit Lichtquelle, Fotozelle und dazwischen liegender, motorgetriebener (M) Glasplatte als Träger des Hornschicht-Abrißmaterials (s. Abb. 10), Verstärkergerät (rechts unten), Transformator (links unten) und Kompensationslinienschreiber (Klaschka u. Nörenberg, 1975)

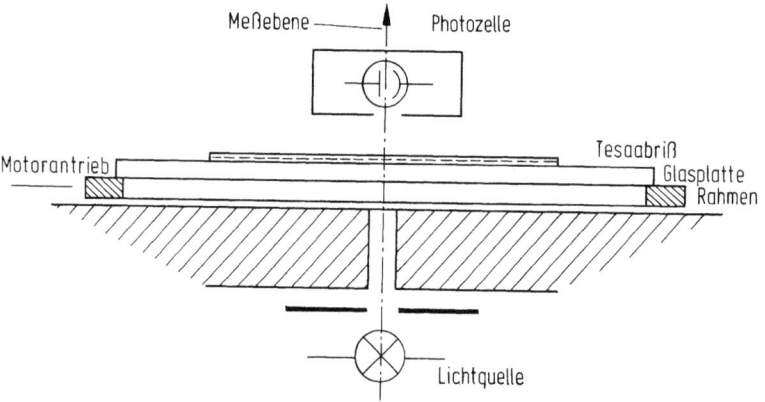

Abb. 10. Meßtisch im Geräteaufbau zur Hornschicht-Transparenzmessung (Vergl. Abb. 9)

werden, daß mit zunehmender Abreißgeschwindigkeit die Abrißmasse anwächst, die Lichtdurchlässigkeit des Klebestreifenabrisses jedoch vom Startpunkt dementsprechend abnimmt (Abb. 11). Wenn die jeweils abgezogene Hornschichtmasse und ihre Transparenz von der Abreißgeschwindigkeit abhängt, so ist andererseits zwischen Abreißgeschwindigkeit und der Anzahl der bis zum Erreichen des Stratum intermedium erforderlichen Abrisse eine Beziehung gegeben. In der Tat ist bei langsamem Abziehen des Klebestreifens bis zur völligen Hornschichtentfernung, gegenüber schnellen Abrissen, die doppelte Abrißzahl erforderlich (Klaschka u. Nörenberg, 1975). Vom Verlauf der Trans-

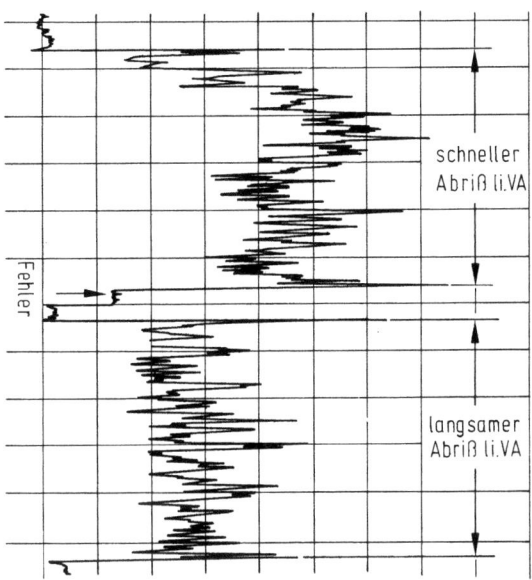

Abb. 11. Originalkurve der Hornschicht-Transparenzmessung nach schnellem (links) und langsamem (rechts) Klebestreifen-Abriß

parenzkurve, insbesondere von ihrem Anstieg- oder Abfallwinkel, kann auf die Abreißgeschwindigkeit geschlossen werden (Abb. 12). Aus Frequenz und Amplitude der Kurve ergeben sich Hinweise auf die im Abriß vorliegende Hornzellgruppierung einer Hautregion und auf ihr Oberflächenrelief. Die Hornzellen liegen im Abriß solitär oder plaque-artig, in wechselnder Dichte und Verteilung. So kann sich die Beschaffenheit der Hautoberfläche, ihre Rauhigkeit und ihre Schuppung nach Form und Intensität im Kurvenbild widerspiegeln (Klaschka et al., 1972). Neben Unterschieden des Oberflächenreliefs wird mit Hilfe dieser Methode auch die von Region zu Region (Unterarmbeuge und -streckseite, Rücken) oft erheblich variierende Hornschichtfestigkeit bzw. -abreißbarkeit durch den Vergleich von Abrißserien darstellbar.

Ermittelt man anhand der Transparenzkurve für einen jeden Abriß einer Abrißserie den durchschnittlichen Transparenzwert (Klaschka u. Nörenberg, 1975), so ergibt die Aneinanderreihung der Mittelwerte ein für die Hautregion eines Probanden charakteristisches *Hornschichttransparenzmuster* (Klaschka u. Nörenberg, 1977). Durch Wiederholung des Verfahrens an Abrißserien im gleichen Hautareal und durch Vergleichen der jeweiligen Transparenzmuster wird dem Experimentator eine *Kontrollmöglichkeit für seine Abrißtechnik* geboten, die er weiter standardisieren und mit der eines anderen Untersuchers in Einklang bringen kann (Abb. 13). Beim Vergleich analoger Abrißserien von verschiedenen Untersuchern von benachbarten oder weiter entfernten Hautregionen ein und derselben Probanden läßt sich eine gleichförmige Technik in bezug auf Klebestreifenfixierung, Abreißmodus und -geschwindigkeit in kurzer Zeit erlernen. Die apparative Hornschicht-Transparenzmessung ermöglicht eine Standardisierung des Hornschichtabreißverfahrens, so daß grobe methodische Schwankungen auszuschließen sind.

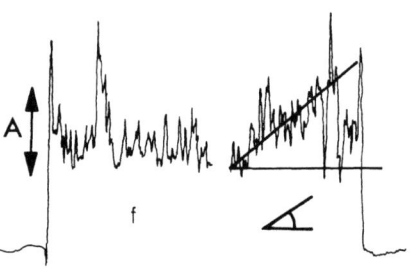

Hornschicht–Transparenzmessung
Kriterien für die Auswertung

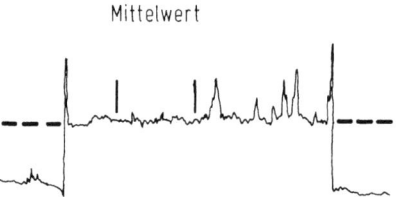

Abb. 12. Kriterien zur Auswertung der bei Hornschicht-Transparenzmessung aufgezeichneten Kurve: A = Amplitude, f = Frequenz, ∢ = Anstiegswinkel. Unten: Beispiel für Mittelwertbestimmung an der für einen Hornschicht-Abriß gemessenen Transparenzkurve (Klaschka u. Nörenberg, 1977)

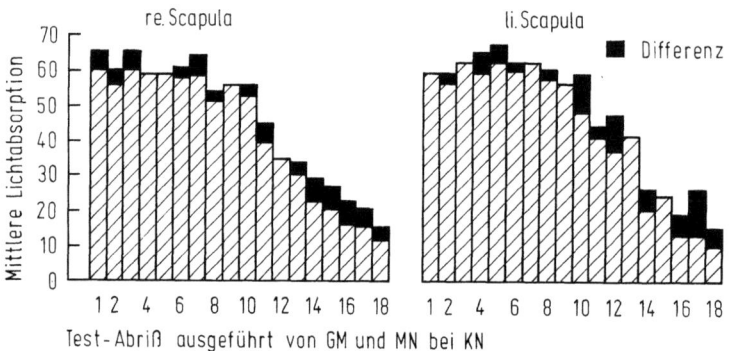

Abb. 13. Hornschicht-Transparenz-Mittelwerte einer Tesafilm-Abrißserie (Hornschicht-Transparenzmuster). Vergleichsstudien an der linken (li) und rechten (re) Scapularregion eines Probanden (K.N.) mit Darstellung der methodischen Abweichungen (■) bei Durchführung der Untersuchung von zwei verschiedenen Experimentatoren (G.M., M.N.)

Die an Hornschichtabrißserien einer Hautregion gut reproduzierbaren Transparenzmuster lassen mehrere typische Formen erkennen. Von einem initial meist hohen Transparenzwert, der einer an Erstabrissen in der Regel großen Hornzellmasse entspricht, können die Transparenz-Mittelwerte der folgenden Abrisse einen steilen oder allmählichen Abfall oder einen zunächst geraden Verlauf mit später steilem Abfall aufweisen (Abb. 14 a,b,c). Andererseits wird auch ein wellenförmiger Verlauf mit zwei oder drei ausgeprägten Gipfeln gefunden. Bemerkenswert ist die in der Regel gute Reproduzierbarkeit des individuellen Transparenzmusters von Hornschichtserienabrissen einer umschriebenen Hautregion desselben Probanden. Insgesamt zeigt die Hornschicht ein und

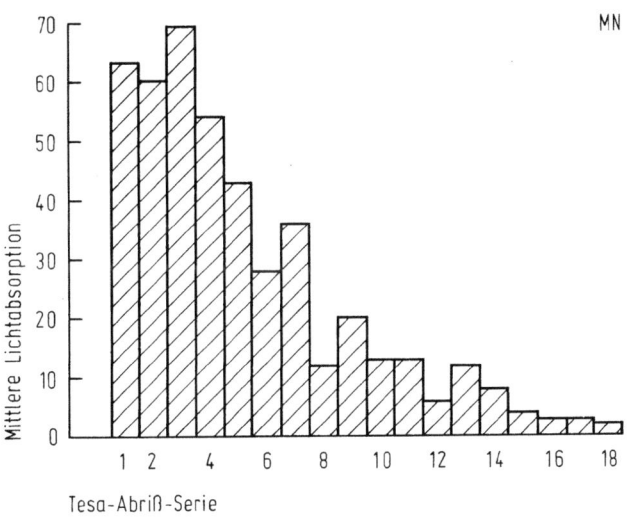

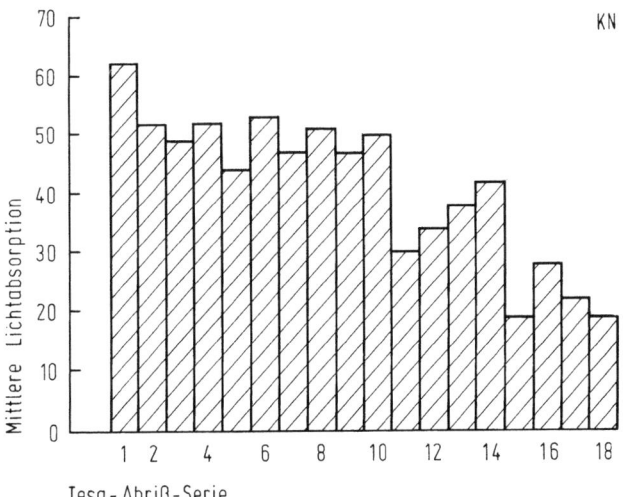

Abb. 14. Individuelle Hornschicht-Transparenz-Muster von Klebestreifen-Abrißserien verschiedener Probanden mit raschem steilem Abfall (a), verzögertem Abfall (b) und wellenförmigem Verlauf (c)

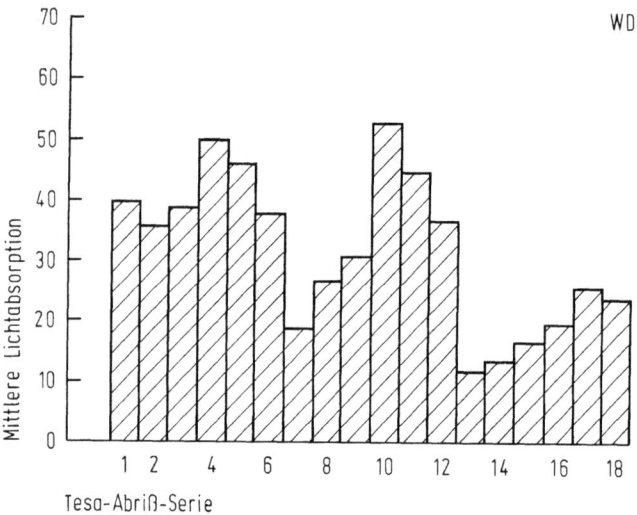

desselben Probanden bei deutlichen regionalen Unterschieden ein individuell gleichförmiges Grundmotiv. Die Verschiedenartigkeit dieser Hornschichtmuster läßt andererseits auf eine individuell und interindividuell durchaus unterschiedliche Hornschichtkohärenz bzw. -abreißbarkeit schließen, deren Ursachen in der Struktur und Funktion der Korneozyten im Verband des Stratum corneum liegen dürften (Tab. 4). Daß die individuelle Gleichförmigkeit eines Grundmusters bei erkennbaren regionalen Unterschieden an normaler Haut, vor allem aber an reaktiv veränderter Haut, weithin erhalten bleibt, läßt auf individuelle Eigenheiten der Korneozyten-, möglicherweise der Desmosomenfunktion schließen, auch wenn man berücksichtigt, daß methodische Faktoren, beispielsweise die besondere Haftfähigkeit der Hornzell-Oberfläche am Klebematerial des Tesa-Streifens, ferner eine variable Pigmentanhäufung im Stratum corneum u. a., in die Ergebnisse mit eingehen. Trotz mancher methodisch noch offenen Frage kann die Lichtdurchlässigkeit des Hornschichtabrißmaterials als

Tabelle 4. Angaben zur Hornschicht-Transparenz der 1. und 6. Tesaabrisse (TA) von normaler Rückenhaut bei 5 Probanden sowie des jeweils 1. TA von der Unterarmbeuge (UaB) und Unterarmstreckseite (UaS) vor und nach einer Waschprozedur, ferner auch vom Fußrücken

Material	I. K.,w	C. K.,w	D. S.,m	T. B.,w	U. S.,m
Rücken: 1. TA	48,5	57,5	41,0	58,5	62,5
Rücken: 6. TA	30,0	47,5	39,0	56,0	50,0
UaB-Norm 1. TA	54,5	50,0	46,0	43,5	68,5
Waschung	33,5	55,0	63,5	44,0	65,5
UaS-Norm 1. TA	63,0	52,0	79,0	25,0	62,5
Waschung	53,0	62,5	46,0	35,5	50,5
Fußrücken 1. TA	52,5	45,5	30,0	65,5	32,0

Angaben in mm der Extinktionskurve vom Nullwert „Glas" aus

wertvoller funktioneller Hornschichtparameter bei Hautkranken wie bei Normalhaut angesehen werden (Suter, 1967; Klaschka u. Nörenberg, 1975, 1977).

Nach epikutaner Applikation von Farbstoffen, wie Amidoschwarz B und Brillantgrün, kann durch Transparenzmessung die Eindringtiefe der Farbstoffe aus verschiedenen Vehikeln und/oder in Verbindung mit Wirkstoffen, wie Salizylsäure, ermittelt werden. Abhängig von der Einwirkungsdauer und der Vorbehandlung des Prüfhautareals, beispielsweise mit Lipidlösungsmitteln oder Wasseranwendung, oder unter Okklusionsbedingungen, ergeben sich gegenüber Kontrollhaut Transparenzwertabweichungen, die auf Hornschichtveränderungen in bezug auf Barrierewirkung, Durchlässigkeit, Quellung, Festigkeit bzw. Ablösbarkeit hindeuten (Klaschka, 1975). Diese Methodik eignet sich auch zur Prüfung der Reinigungswirkung von Waschmitteln.

7. Hornschichtdicke. Meßmethoden und Ergebnisse

Die Dicke des Stratum corneum resultiert aus der Anzahl der jeweils aufgeschichteten Hornzell-Lagen sowie der Hornzellform und -größe und stellt ohne Zweifel einen der funktionell wichtigsten Hornschichtparameter dar (Spier, 1967). Daß die Abwehr-, die Schutz- oder Barrierefunktion des Stratum corneum in erster Linie von seiner Dicke, der Mächtigkeit des vorhandenen Horn-

Tabelle 5. Hornschichtdicke (µm) nach Angaben im Schrifttum

Region	µm	Autor
Bauchhaut	7– 12– 21	Miescher (1930)
Oberschenkel	10– 17– 28	
Fußrücken	35– 50– 60	
Sohle	60–260–800	
Abdomen	6–32	Murtula, s. Pinkus (1956)
Gesicht	4–16	
Handrücken	18–88	
Glutealregion	23–27–31	Freeman et al. (1962)
Unterarmstreckseite	34–39–48	
Gesicht, seitlich	10–13–16	
Rücken	10	Pascher et al. (1957)
Abdomen	13	Scheuplein (1966)
	40	Blank u. Scheuplein (1969)
Bein	8,5–13,8	Humphries u. Wildnauer (1972)
Rücken	12	
Hüfte	6,2–19,1	Anderson u. Cassidy (1973)
Abdomen	6,9– 8,2– 9,8	Holbrook u. Odland (1974)
Unterarm	8,1–12,9–16,2	
Hüfte	7,7–10,9–15,3	
Rücken	8,2– 9,4–11,3	
Unterarm, Beugeseite	9–14–40	Klaschka et al. (1978)

zellverbandes bestimmt wird, ist eine naheliegende, durch eindeutige Funktionsänderungen, bei Verlust oder experimenteller Entfernung der Hornschicht, bestätigte Vorstellung. Solange eine für morphologische, physiologische, pharmakologische, kinetische Untersuchungen sehr wünschenswerte direkte Hornschicht-Dickenmessung in situ nicht möglich ist, wird die Hornschichtdicke vorwiegend mit histometrischen oder gravimetrischen Methoden bestimmt (Spier, 1967). Bei der Histometrie werden an exzidierter und histologisch präparierter Haut von Gesunden – abgesehen von Palmoplantarregionen – Hornschichtdickenwerte zwischen 10 und 60 µm*) bei erheblichen individuellen und regionalen Unterschieden gefunden (s. Tab. 5).

Nach grundlegenden Untersuchungen von Miescher (1930, 1931) beträgt die Hornschichtdicke an der Bauchhaut (7–) 12 (–21) µm, am Oberschenkel (10–) 17 (–28), am Fußrücken (35–) 50 (–60), an der Sohle (60–) 260 (–800) µm. In Exzisaten von unterschiedlich stark lichtexponierten Hautregionen (Gesicht, Unterarmstreckseite und Gesäß) fanden Freeman et al. (1962) weder für die Hornschichtdicke, die im Gesicht (10–) 13 (–16) µm, an der Unterarmstreckseite (34–) 38 (–48), am Gesäß (23–) 27 (–31) ausmacht, noch für das Rete Malpighii oder die Gesamtepidermis signifikante Dickenunterschiede in bezug auf Alter, Geschlecht, Hautfarbe und -region. Gegenüber der Negerhaut sind die Retezapfen in weißer, chronisch lichtexponierter Haut stets verkürzt.

Holbrook und Odland (1974) stellen bei der ultrastrukturellen Analyse in Hautproben aus Bauch, Unterarmbeuge, Hüfte und Rücken erhebliche regionale Unterschiede der Hornschichtdicke und Anzahl der Hornschichtlagen fest. Bei Hornschichtdickenwerten zwischen 6,9 und 16,2 µm werden in den hier untersuchten Hautregionen 10–30 Hornschichtlagen gezählt (Tab. 6). Abhän-

Tabelle 6. Anzahl der Hornschicht-Zellagen nach Angaben im Schrifttum

Region	Anzahl	Autor
Abdomen	15–25	Brody (1970)
	15–18–20,9	Holbrook u. Odland (1974)
Unterarm-Beugeseite	10,2–23,4	Blair (1968)
	16,7–21,6–30	Holbrook u. Odland (1974)
Rücken	9,6–20,0	Blair (1968)
	14–19–28	Anderson u. Cassidy (1973)
	14–15,8–21, 1	Holbrook u. Odland (1974)
Hüftregion	14,3–19,3–22,7	Holbrook u. Odland (1974)

gig von der histologischen Präparationstechnik (Fixierung) und der am Licht- oder Elektronenmikroskop durchgeführten Analyse ergeben sich histometrisch bei insgesamt erheblicher Variationsbreite der aktuellen Hornschichtdicke zuweilen beträchtliche Abweichungen. Eine größere Fehlerbreite ist bei der Messung von Hornschichtproben, die durch Cantharidin-Anwendung, einer zwar schonenden, jedoch in vivo von entzündlicher Reaktion, wenn auch ohne Narbenbildung, begleiteten Präparation, gewonnen wurden, in Kauf zu nehmen (Tab. 7).

---

*) Angaben der Hornschichtdicke in µ sind nach dem Gesetz über Einheiten im Meßwesen vom 2.7.1969 (BGBl. I, S. 709) als µm zu bezeichnen.

Tabelle 7. Methoden zur Hornschicht-Dickenmessung

Methoden	Durchführung	Autoren
Histometrie	Okularmikrometrie: a) Histol. Präparat, Fixierung, Färbung b) Gefrierschnitte Quellungsstudien c) Cantharidin-Versuche	Miescher (1930) Freeman et al. (1963) Kligman et al. (1963) Kligman et al. (1958)
Gravimetrie	Wiegen von HS Material nach Stripping auf Glasplatten	Spier (1967)
Elektronik	Messen der Wechselstromwiderstandsänderung zwischen indifferenter und beweglicher Elektrode während HS-Passage	Klaschka u. Krause (1964, 1969)

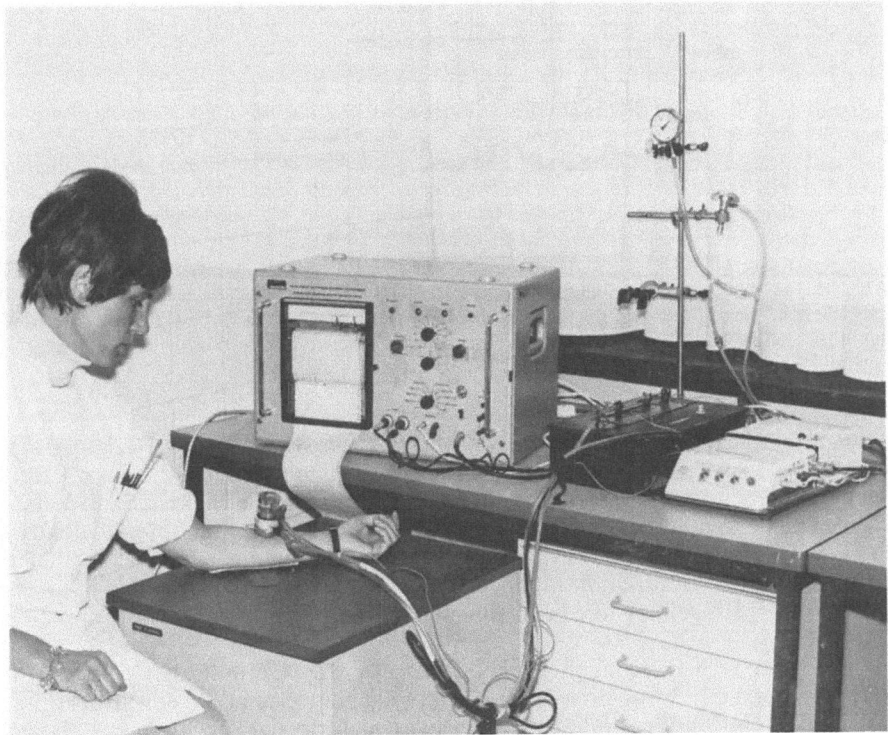

Abb. 15. Hornschicht-Dickenmessung in vivo. Meßplatz

Brauchbare Anhaltspunkte für die Hornschichtdicke einer Hautregion erhält man auf gravimetrischem Weg, indem die von einer definierten Hautfläche, mittels Stripping, abgezogene Hornschichtmasse, unter Berücksichtigung ihres spezifischen Gewichts von weniger als 1,20 g, festgestellt wird (Spier, 1967).

Für die *„unblutige" Hornschicht-Dickenmessung* in vivo entwickelten Klaschka u. Krause (1965, 1969, 1970) eine *„elektronische" Meßanordnung*

(Abb. 15). Das Gerät nutzt methodisch die zwischen dem Stratum corneum mit einem Wassergehalt von 5–8% (Rothman, 1954) und dem über 60% Wasser enthaltenden Stratum Malpighii bestehenden Unterschiede der spezifischen elektrischen Leitfähigkeit aus, wobei die Verhornungszone als filmartig dünne Übergangszone angenommen wird. Eine nadelförmige Elektrode wird mit konstanter Geschwindigkeit von außen durch das fixierte Stratum corneum geführt (Abb. 16). Bei Ableitung gegen eine indifferente Elektrode, den Innenkörper,

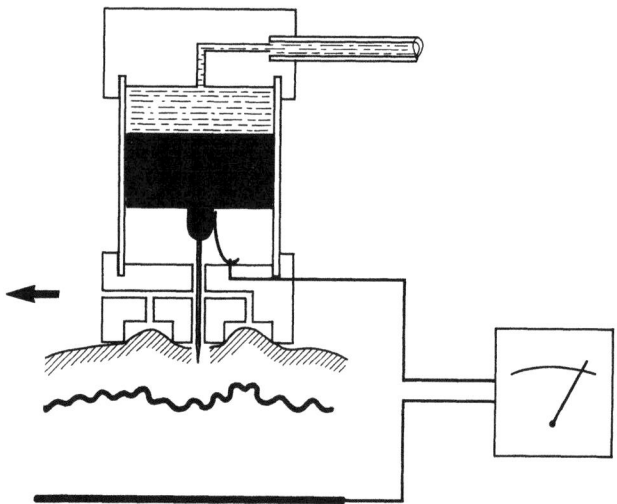

Abb. 16. Schematische Darstellung des zur „elektronischen" Hornschicht-Dickenmessung in vivo entwickelten Prinzips mit dem durch Sogwirkung mittels Wasserstrahlpumpe (Pfeil links im Bild) am Prüfhautareal fixierten Meßkopf, hydraulisch vorgeschobener Nadelelektrode und Anzeigegerät (rechts im Bild) (Klaschka u. Krause, 1965)

kann in einem definierten Wechselstromkreis die während der Nadelpassage durch die Hornschicht, von der Berührung der Hautoberfläche bis zum Erreichen der „lebenden" Epidermis, eintretende Änderung des elektrischen Widerstandes gemessen und aufgezeichnet werden. Mit der aus Meßkopf und elektronischer Anlage bestehenden Apparatur wird die Messung der Hornschichtdicke an nahezu jeder Hautregion möglich. Als Hornschichtdicke wird der Medianwert von 15 Einzelmessungen in einem Hautfeld von 2–4 cm² angenommen (Abb. 17).

Bei Vergleichsmessungen ergeben sich an der Unterarmbeugeseite von Hautgesunden durchweg höhere Hornschichtdickenwerte als an der Streckseite. An beiden Unterarmregionen ist die Hornschicht in der Regel dicker als am seitlichen Rücken. Frauen haben öfter eine dickere Hornschicht als Männer. Während bei Hautgesunden und Ekzempatienten an erscheinungsfreier Prüfhaut keine eindeutigen Unterschiede bestehen (Abb. 18), findet sich bei Neurodermitis-Patienten im erscheinungsfreien Intervall, auch nach monatelang zurückliegenden Schüben, durchweg eine deutlich verdickte Hornschicht (Klaschka et al., 1970). Beim Vergleich elektronischer Meßwerte und histometrischer Befunde von ein und derselben Prüfregion wird in der Hälfte der Proben eine gute Übereinstimmung gefunden, während in 30% der Histopräparate eine geringfügige, in 20% jedoch eine gegenüber dem Meßwert in vivo erheb-

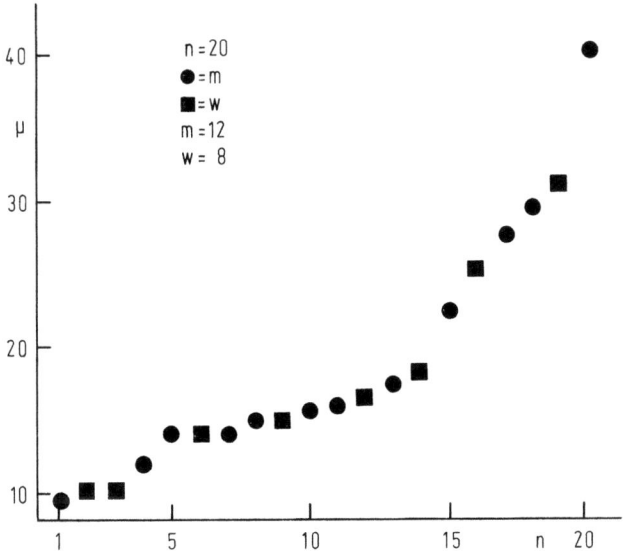

Abb. 17. Ergebnisse der Hornschicht-Dickenmessung in vivo (Medianwerte an der Unterarm-beugeseite bei 20 Probanden)

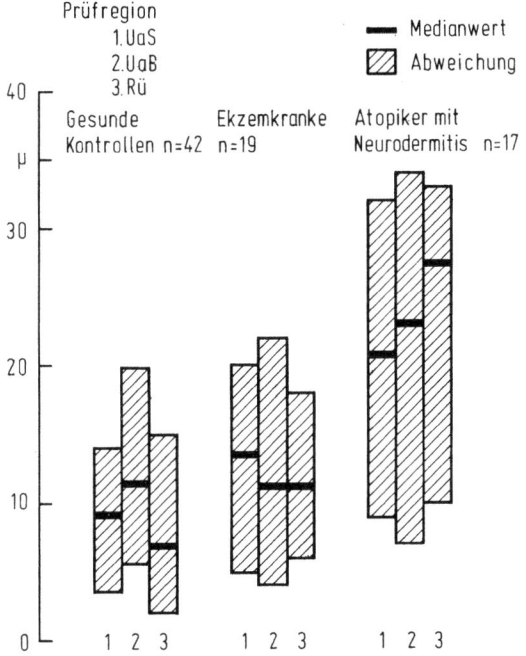

Abb. 18. Ergebnisse der Hornschicht-Dickenmessung in vivo an 3 Prüfregionen (UaS = Unterarm-streckseite, UaB = Unterarmbeugeseite, Rü = Rücken) von Hautgesunden (n = 42) sowie an nichterkrankter Haut von Ekzemkranken (n = 19) und Neurodermitis-Patienten (n = 17), dargestellt als Durchschnitt der bei jedem Probanden ermittelten Medianwerte (−) und deren Abweichungen (▨) (Klaschka et al., 1970)

lich verdickte Hornschicht vorliegt, eine Diskrepanz, die im wesentlichen durch eine Quellung oder Auflockerung der Hornschichtlagen während der histologischen Aufbereitung bedingt sein dürfte. Mit der methodisch aufwendigen Apparatur zur Hornschichtdickenmessung in vivo läßt sich, in Übereinstimmung mit Ergebnissen von Eichversuchen an Folienmodellen, eine während experimenteller oder klinischer Studien in loco hervorgerufene reaktive Hornschichtdickenänderung kontinuierlich erfassen (Klaschka, 1976; Klaschka, Lottermoser, Mühlenberg, 1977).

8. Biomechanische Eigenschaften

Werden mit der Cantharidin-Methode gewonnene Hornschichtproben unter kontrollierten Bedingungen expandiert, so nimmt die Dehnbarkeit des Hornzellgewebes mit Erhöhung der relativen Luftfeuchtigkeit zu. Auf eine feuchte Unterlage gebettete Hornschicht ändert ihre Dehnbarkeit bei Anstieg der relativen Feuchtigkeit nicht, bei Dehnung erreicht das Stratum corneum jedoch eher die Zerreißgrenze. Mikroskopisch ist eine Veränderung der desmosomalen Verbindungszonen und des interzellulären Zements erkennbar (Agache et al., 1973; Wildnauer et al., 1971). An isolierten Hornschichtstreifen von 0,1–1 cm Breite und 3–5 cm Länge hatte Szakall (1955) bei Belastung mit 5–30 g innerhalb von 1–3 min eine Dehnung um 10–25% nach Bepinselung mit n/10 HCl, Thioglykolsäure, 3% NaCl, n/10 NaOH, beobachtet. Mit einer Technik für Wärmeanalysen bestimmt Van Duzee (1975) den Schmelzpunkt von Hornschichtlipiden und die bei Denaturierung von Hornschichtprotein jeweils herrschende Temperatur. Für α-Keratin wird der Übergang bei 85° C, für nichtfibrilläres Protein bei 107° C festgestellt. Christensen et al. (1977) können die visko-elastischen Eigenschaften der Hornschicht in vivo sowie an exzidierten Hautproben apparativ aufzeichnen und Veränderungen des Stratum corneum durch topisch applizierte Agentien wie durch mechanische Einwirkungen feststellen. An peripheren Hornschichtlagen zeigen sich Austrocknungserscheinungen auch bei Lagerung des isolierten Stratum corneum auf einer feuchten Unterlage. Offensichtlich zeigt das Stratum corneum in vivo und in vitro ein gleichartiges Verhalten. Isolierte Hornschicht wird bei Trockenheit spröde, bei erhöhter Feuchtigkeit biegsam und geschmeidig. Die Methode ist empfindlich genug, feine gewebliche Veränderungen zu registrieren.

V. Reaktive Hornschichtveränderungen
1. Adaptationsphänomene

Im Alltag und Beruf vorkommende exogene Hautreize physikalischer oder chemischer Natur bedingen fortwährend eine funktionell angepaßte Epidermiszellaktivierung und Hornschichtdickenzunahme. Bei einer die physiologische Normbreite übersteigenden Epidermiszellstimulierung führt erhöhte Mitoseaktivität zu Akanthose und zeitlich verzögert anlaufender Hornschichtverdickung. Daß die epidermale Zellregeneration nicht allein der Aufrechterhaltung der nach genetischer Determinierung individuell und regional variabel angelegten Hornschichtdicke dient, sondern im Zusammenspiel mit inneren, insbesondere hormonalen Störungsfaktoren, bei äußeren Belastungen in hohem Maße eine Mobilisierung des integumentalen Abwehrsystems darstellt, wird durch klinische und experimentelle Befunde vielfach belegt. Diesen Eigenschaften der Hornschicht, als Organ der Abwehr (Miescher, 1957), gilt das besondere funktionelle Interesse.

a) Lichtschwiele

Bestrahlung der Haut führt, abhängig von Art und Intensität, zur Hornschichtverdickung. Histologisch stellt Miescher (1930, 1931) 8 Tage nach UV-Bestrahlung und mittelstarker Erythemreaktion eine Hornschichtdickenzunahme von 80% fest. Bei Kromayer-Bestrahlung mit stärkerer Erythemreaktion ist nach 30 Tagen eine gegenüber dem Ausgangswert um 150–300% dickere Hornschicht ausgebildet. Durch Auflegen zunehmend dicker Hornschicht- bzw. Schwielenplättchen als Filter läßt sich die Erythemschwelle stufenweise heraufsetzen und zeigen, welche Lichtschutzwirkung der Hornschicht bzw. der Lichtschwiele (Miescher) eigen ist. Freeman et al. (1961) untersuchten die Wirksamkeit des Sonnenlichts, als den die Epidermis- und Hornschichtdicke in natura maßgeblich beeinflussenden Faktor. Durch UV-Bestrahlung entstehende erythemauslösende Stoffe der Hornschicht fand Tronnier (1967).

Die Haut von Weißen wird nicht in erster Linie durch Pigment vor erythemerzeugenden UV-Strahlen geschützt, da es, nicht wie beim Neger in der Hornschicht, sondern unterhalb der durch Licht zu schädigenden Epidermiszelle liegt. Es absorbiert jedoch kalorisch wirksame Strahlen. Abhängig vom Lichtreiz ist ein nach Gattung und Individuum verschiedenes Anpassungsvermögen der Pigmentbildung zu beobachten. Eine Beziehung zwischen der Reizschwelle bei UV-Lichteinwirkung und den Schwellenwerten gegenüber toxischen Noxen besteht nicht, was vermuten läßt, daß neben der Hornschichtdicke noch andere Faktoren eine Schutzwirkung haben. In Meerschweinchen-Epidermis ist 2, 6 und 12 Stunden nach UV-Bestrahlung eine gegenüber nichtbestrahlten Kontrolltieren verstärkte Lyse von Lysosomen sowie vermehrte Membranrupturierung als initiales Schädigungsereignis zu finden (Hönigsmann et al., 1974). Die Intensität der Epidermiszell- bzw. ihrer DNS-Schädigung mit Verzögerung des Zellzyklus hängt, ebenso wie die folgende Reparation, wesentlich ab vom UV-Spektrum (Jung et al., 1971).

Bei Farbigen und Weißen besteht eine unterschiedlich ausgeprägte Hautirritabilität (Weigand u. Gaylor, 1974). Nach Einwirkung chemischer Noxen, insbesondere Farbstoffen oder Farbfilmentwickler, kommt es, bevorzugt bei Dunkelhäutigen (Nordafrikanern), in loco zu reaktiven Hyperpigmentierungen, zuweilen in Verbindung mit Hyperkeratosen und Lichen ruber-ähnlichen Hautreaktionen (Klaschka u. Binder, 1977). Gegenüber Röntgen- und Bucky-Strahlen zeigen Epidermisschuppen eine größere Durchlässigkeit als Hyperkeratosen und Nagelsubstanz (Cainelli, 1965). Horacek (1965) analysiert die als Lichtbarriere wirksamen Substrate der Epidermis und vor allem der Hornschicht. Besondere Beachtung findet die Urokaninsäure (Hais et al., 1970). Die Penetration von Lichtschutzmitteln, die in verschiedene Grundlagen eingearbeitet sind, bestimmten Ippen und Perschmann (1970). Die gegenüber Ölen bessere Lichtschutzwirkung wäßriger Lösungen spricht dafür, daß Lichtschutz mehr durch das Eindringen der Substanzen in die Hornschicht als durch Schichtbildung auf der Haut bedingt wird. Durch erhöhte Feuchtigkeit wird die schädigende UV-Wirkung gehemmt (Owens et al., 1975).

b) Druckschwielen

Mechanische, vornehmlich Druckbelastung der Haut führt früher oder später zur Ausbildung von (Arbeits-)Schwielen, bei Handwerkern vorwiegend an den Palmarflächen. Unter besonderen Berufsbedingungen, verstärkt bei genetisch determinierter Reaktionssteigerung, entstehen zuweilen Sitzschwielen (Traktorfahrer, Beamte) oder Fingerschwielen (Geiger, Sportler). Kauschwielen am Finger beschreiben Meigel u. Plewig (1976) als Variante der Fingerknöchelpolster (Garrod, 1893). Bereits einfache mechanische Reizwirkungen, wie Reiben, Klopfen, Massieren der Haut, können Hornschichtdickenzunahme zur Folge haben (Miescher, 1957). Unter einem Heftpflaster entsteht, wie Rollins (1962) bei Patienten mit orthopädischen Verbänden sah, ohne dort vorkommende Hautirritation, beispielsweise durch Waschen oder Reiben, allein also durch den Abdeckeffekt, eine Hyperkeratose, jedoch keine Parakeratose.

Durch Reibung der Hautoberfläche mit einem Gerät, das bei gleichem vertikalen Druck und gleicher Geschwindigkeit die Messung des Reibungswiderstandes zwischen Haut und reibendem Agens ermöglicht, läßt sich zeigen, daß der Reibungseffekt bzw. der Eintritt einer Blasenbildung nicht nur von der Druckintensität, sondern auch vom Zustand der Haut, insbesondere von deren Feuchtigkeit und Fettgehalt, abhängt. Kurzdauerndes intensives Reiben wird vom Epithel schlechter vertragen als lang anhaltende, weniger starke Reibung. Bei der Blasenentstehung kommt es nach primärer, nicht hitzebedingter Epidermiszellnekrose mit intraepidermaler Spaltbildung in einer zweiten Phase zum Flüssigkeitseinstrom von der Kutis her.

Die in die Epidermis von Vertebraten nach Reibung mit Zellschädigung an der Hautoberfläche vorliegenden Adaptationserscheinungen sind, wie mittels Rasterelektronenmikroskopie bei Tieren gezeigt werden kann, im wesentlichen als eine Funktion der epidermalen Zellproliferation zu verstehen. Mechanische Stimulierung der Mauseohrepidermis über 35 Tage bedingt eine 2- bis 3fache Steigerung der Zelldurchsatzrate vom Stratum basale zum Stratum corneum und eine von der Reizstärke abhängige Hornschichtverdickung, welche die Epidermis gegen weitere mechanische Einwirkungen abwehrfähig werden läßt (Mackenzie, 1974). An geschorener Meerschweinchenhaut steigt der Markierungs- und Mitoseindex gegenüber nicht rasierter Haut innerhalb von 24 Stunden auf das Doppelte an und bleibt für weitere 24 Stunden mit 11,1% bzw. 0,6% gegenüber 6,13% bzw. 0,33% signifikant erhöht. Die Turnover-Zeit beträgt an nicht rasierter, rasierter und chronisch strahlengeschädigter Haut 110, 66 bzw. 75 Stunden (Taguchi u. Tabachnik, 1974).

c) Chemische Schwiele. „Hardening"

Daß *chemische Stimulierung*, beispielsweise durch ein an 5 Tagen je zehnmal für 2 min, im Wechsel mit Petroläther, Azeton und Wasser (mit n/100 NaOH) wiederholtes Unterarmbad, ohne interkurrent eindeutige Erythemreaktion zur Ausbildung einer Hornschwiele führt, läßt sich noch 6 Wochen nach Behandlungsabschluß durch eine deutliche UV-Erythemschwellenerhöhung an der Versuchshaut gegenüber analoger Kontrollhaut belegen (Spier u. Klaschka, 1967). Durch systematische Exposition der Haut von Händen und Unterarmen läßt sich in Eluierungsversuchen mit Wasser und Lipidlösungsmitteln die Verlust- und Nachschubquote der wasserlöslichen Stoffe und Lipide bestimmen, und zwar als ein Maß für die Belastungen der Haut im Beruf wie auch für die Gesetzmäßigkeiten ihrer Regeneration (Spier et al., 1960). Bei alternierendem Entzug von Wasserlöslichem und Fettsubstanzen durch – jede für sich – harmlose Extraktionsflüssigkeit können an der Hornschicht unerwartet schnell Schädigungsfolgen eintreten.

Einen Hardening-Effekt erreichten McOsker u. Beck (1967) bei Meerschweinchen durch täglich einstündiges Eintauchen der Tiere in Seifenlösung, Natriumalkylbenzolsulfonat und Natriumlaurylsulfat. Die nach 6–8 Expositionen auftretenden starken Reizerscheinungen der Haut gehen, trotz Weiterbelastung, zurück. Nach 30 Versuchstagen ist eine vollkommene Adaptation erreicht, wobei die Haut geringfügige Aufrauhung und Schuppung zeigt. Histologisch wird bei Zunahme der Epidermisdicke und der Mitoserate auf das Dreifache eine Hornschichtverdickung gefunden. Die Erythemzeit für Methylnikotinat ist verkürzt. Swan (1975, 1976) benutzt für Irritationsstudien mit Flüssigkeiten an Rattenhaut spezielle Kammersysteme.

Nach einer an mehreren Tagen wiederholten chemischen und physikalischen Unterarmbelastung wird histologisch bei individuellen Unterschieden auch dann eine Zunahme der Mitoserate gefunden, wenn makroskopisch eine Epidermisschädigung nicht zu erkennen ist. Die in Serienschnitten lichtmikroskopisch darstellbare dissoziierte Häufung der Mitosefiguren spricht für eine räumliche Beziehung zwischen der Epidermisreaktion und dem Ort einer irritationsbedingten Hornschichtinkohärenz (Spier u. Klaschka, 1968).

Nach Kligman u. Wooding (1967) lassen sich Irritantien hinsichtlich ihrer biologischen Eigenschaften näher charakterisieren, indem stark wirkende Stoffe in 5 Konzentrationsstufen, epikutan für 24 Stunden appliziert, ihre Folgereaktionen erfaßt und nach statistischer Analyse beurteilt werden. Auch bei makroskopisch nicht oder allenfalls schwach erkennbarem Begleiterythem im Zug derartiger Epidermisbelastungen ist eine funktionelle epidermo-dermale Interaktion anzunehmen.

Die exponierte Epidermis erreicht eine nicht nur experimentell, sondern auch klinisch vielfach beobachtete Anpassung an die jeweilige Reizwirkung. Das *Adaptationsphänomen* bedarf indessen weiterer experimenteller und klinischer Bearbeitung. Vom Zeitraum, der vom Beginn der Einwirkung spezieller Berufsnoxen bis zum Erreichen des optimalen Adaptationszustandes einer belasteten Hautregion notwendig ist, kann die individuelle Eignung für bestimmte berufliche Tätigkeiten abhängen. Insofern sind Rückschlüsse von einer nach kurzfristiger toxischer Hautirritation auftretenden Hautreaktion auf die Abwehrfähigkeit der Epidermis nicht ohne weiteres zulässig. Daß durch behutsam gesteigerte Hautbelastung am Arbeitsplatz eine die weitere Berufstätigkeit gewährleistende Adaptation erreicht werden kann, wird klinisch nicht selten erst dann evident, wenn eine nach längerer Arbeitspause wieder aufgenommene gleiche Berufsbelastung infolge zwischenzeitlich eingetretener ,,Entwöhnung" zur Manifestation einer irritativen bzw. degenerativen (Kontakt)Reaktion führt.

Die Beobachtung, wonach fortgesetzte Kontamination mit irritativen Stoffen, beispielsweise chromhaltigen Substanzen, weder zu toxischen noch allergischen Kontaktreaktionen führt, solange die Stoffkontakte regelmäßig fortgesetzt werden, kann als Adaptationsphänomen bzw. Hardening-Effekt aufgrund einer Hornschichtverdickung und dadurch bedingter Resistenzsteigerung angesehen werden. Andererseits ist bei Allergenüberangebot die Induktion einer Immuntoleranz in Betracht zu ziehen.

d) Akanthosetest

Eine bereits 1900 nach Chrysarobin-Applikation beobachtete Steigerung der Epidermiszellproliferation wurde von Jadassohn (1944) bestätigt und unter Einbeziehung der als Vehikel verwendeten gelben Vaseline zunächst an der Meerschweinchenflankenhaut eingehender untersucht. Auf der Grundlage dieser Methode, wonach das Aufstreichen oder Auftropfen eines chemischen Stoffes im gewählten Hautareal zu meßbarer Akanthose und Hyperkeratose führt, entstand der Akanthosetest. An Meerschweinchen- oder Rattenhaut läßt sich mit geeigneter Versuchsmethodik die von Stoffspezifität sowie Applikationsform und -dauer abhängende Zunahme der Epidermisdicke feststellen. Der Quotient aus Breite der behandelten und unbehandelten Epidermis ergibt den *Akanthosefaktor,* der nach Schaaf (1968) in der Größenordnung von 1–1,5 fast keine, bei 1,6–2,5 eine mäßige, bei 2,6–3,2 eine mittlere bis starke und bei mehr als 3,2 eine sehr starke Epidermisverbreiterung angibt. Berücksichtigt man, neben der Epidermisverbreiterung, die Zahl der Epidermiszell-Lagen und die Mitoserate, so kann für den herangezogenen Wirkstoff das *Akanthosemuster* dargestellt werden. Formal kann die Epidermisverbreiterung auf einer Zunahme der Zellzahl und/oder der Zellgröße beruhen. In ausgedehnten und variationsreichen Versuchsreihen wurden zahlreiche Einzelsubstanzen und Stoffklassen auf ihre Akanthogenität hin geprüft und in Sonderheit auf ihre Hautverträglichkeit bei dermato-therapeutischem Einsatz beurteilt (s. Schaaf, 1968). Arbeitsdermatologisch relevant ist die in mehr oder weniger systematischen Versuchsreihen ermittelte Epidermis-Irritation, beispielsweise durch aromatische oder aliphatische, unverzweigte, gesättigte Kohlenwasserstoffe, und zwar in Abhängigkeit von deren Kettenlänge. Hexadecan (C_{16}) ist einer der experimentell bevorzugten Mitosestimulatoren (Kirk u. Hoekstra, 1964; Rossmiller u. Hoekstra, 1965). Schweikert u. Schnyder (1972 a,b) legen histologische und enzymhistologische Befunde von Tier-Akanthosen der Meerschweinchenzitze vor. Detaillierte Angaben über stoffeigene Wirkungen mit Bezug speziell auf Anwendungskonzentration und -dauer, ferner auf Wirkungen bei Applikation mehrerer Akanthogene, finden sich bei Schaaf (1968). Steigleder (1962, 1963) stellte die Gemeinsamkeiten der Mitosesteigerung, der Akanthose und reaktiven Hyperkeratose, wie sie bei exogener Hautirritation und bei bekannten Hautkrankheiten auftreten, unter allgemein-pathologischen Aspekten vor. Daß der Akanthosetest, bei dem neben der chemischen zuweilen eine mechanische Reizwirkung in Rechnung zu stellen ist (Heite, 1961), auch zur Prüfung von Mitosehemmstoffen oder -blockern brauchbar ist, liegt nahe. Klinisch-therapeutisches Interesse gilt im Rahmen dieser Studien den Cortison- und Zytostatika-Wirkungen. Für das Eingreifen dieser und anderer Substanzen in die Zellteilung durch spezifische Aktivitäten im Zellstoffwechsel finden sich experimentelle Belege (Übersicht s. Hermann et al., 1974).

2. Pathophysiologie. Epidermis-Irritation
a) Hornschichtabrisse. Stripping

Pinkus (1951, 1952, 1956) fand nach Klebestreifenabrissen eine mit der Abrißzahl korrespondierende Steigerung der epidermalen Mitosequote insofern, als die 24-Stunden-Rate nach 4–14 Abrissen die doppelte, nach 22 Abrissen die 6fache und nach 32 Abrissen die 15fache Höhe gegenüber Kontrollwerten erreicht. In einem durch 30 Abrisse vorgeschädigten Hautareal steigt der Mitoseindex nach 48 Stunden auf das 20fache. Vom 3. Tag an geht die Mitosequote zurück. Im Zug der überstürzten Reparation können passager Parakeratosen auftreten. Eine Verhornungsakzeleration mit Parakeratose, nachweisbar durch Tesafilmabrisse, sieht Spier (1967) auch an durch Bäderserien vorbehandelter Haut, die im übrigen eine vergleichsweise geringere Erythemreaktion beim Strippen aufwies als eine nicht durch vorherige Bäder chemisch adaptierte Hautregion. Nach Weigand u. Gaylor (1973) wird an hydratisierter Haut die Hornschicht mit einem Drittel der sonst erforderlichen Abrisse und mit ebenfalls nur geringfügiger Erythembildung entfernt. Daß die Epidermisregeneration um so schneller abläuft, je stärker die Reizung war, zeigt sich eindrucksvoll an der mit steigender Abrißzahl relativ beschleunigten Normalisierung der Wasserdampfdurchlässigkeit (Spruit u. Malten, 1965, Eriksson u. Lamke, 1971).

Elektronenmikroskopisch wird von Braun-Falco (1971) nach Hornschichtabriß am Meerschweinchenohr im Zug der Reaktionsdynamik eine Defektphase und eine Regenerationsphase erkennbar. In der Defektphase findet man Epidermiszell-Degeneration mit inter- und intrazellulärem Ödem, Erweiterung des endosplasmatischen Retikulums, Strukturveränderungen der Mitochondrien, Ausbildung intrazytoplasmatischer Lipidtropfen. Diese Veränderungen treten sehr bald nach dem Strippen auf und bilden sich innerhalb der ersten 20 Stunden zurück. Gleichzeitig ablaufende Dedifferenzierungsprozesse zeigen sich ultrastrukturell in einer Verminderung des Tonofilamentsystems und der Desmosomen bei relativer Zunahme einfacher desmosomaler Kontaktpunkte, ferner durch amöboide Verformung der Zelloberflächen mit zunehmender Verzahnung sowie durch teilweise Basalzellablösung von der Basalmembran. An den Keratinozyten sind hetero- und autophage Vorgänge zu erkennen mit Aufnahme amorphen Materials, möglicherweise Plasmakomponenten (Mikropinozytose) und geformter Strukturteile, vielleicht solche von Langerhans-Zellen (Phagozytose), und es bilden sich Autophagosomen mit eingelagerten Zytoplasmabestandteilen (Mitochondrien, Ribosomen). In den Epidermiszellen besteht ein funktionierendes Lysosomensystem, offenbar ohne direkte Beziehung zu Keratinosomen, die ebenfalls lysosomale Aufgaben erfüllen dürften. Die gleich nach dem Strippen auftretenden „Präzipitations-Parakeratosen", mit Resten zytoplasmatischer und nukleärer Komponenten sowie normalen Keratinstrukturen, sind offenbar nicht bloß Ausdruck einer Dehydratation, sondern einer überstürzten Verhornung. Nach diesen Vorgängen einer zellkinetisch scheinbar reaktionsarmen Defektphase werden in der Regenerationsphase, 14–18 Stunden nach dem Stripping, nukleäre Veränderungen, starke Ribosomenvermehrung und Normalisierung der Zelldifferenzierung gefunden, wobei zytologische Veränderungen der histologisch faßbaren Regeneration 15 Stunden vorausgehen. An der durch Hornschichtabrisse, die eine echte Schädigung der Haut darstellen, vorbehandelten Region wird durch elektronenmikroskopische Befunde die bei der Reparation außerordentlich vielfältige Potenz der Epidermiszellen ersichtlich (Braun-Falco, 1971; Braun-Falco u. Burg, 1971; Christophers, 1968; Christophers u. Braun-Falco, 1967; Williams u. Hunter, 1957).

An Schweinehaut finden Karasek u. Oehlert (1972) Hyperregeneration mit Höhepunkt nach 32 Stunden. Basale Epidermiszellen lassen gehäufte Übergänge aus der G_1-Phase in die DNS-Synthesephase erkennen. Bei Euchromasie der Zellkerne sind elektronenmikroskopisch vermehrt freie Ribosomen im Zytoplasma sowie Veränderungen an Tonofibrillen und Desmosomen festzustellen. Die Weite der Interzellularräume variiert erheblich.

Während der *Wundheilung* besitzen die zur Deckung der Gewebelücke bereitgestellten und in den Wundbereich immigrierenden Keratinozyten die Fähigkeit zur Mitose und Differenzierung (Matoltsy u. Viziam, 1970).

Wohlrab et al. (1971) untersuchen die an unbefallener *Haut von Psoriatikern* nach Hornschichtabrissen ablaufende Reaktion. Wird bei Psoriasispatienten ein gestripptes Hautareal unter Okklusion gehalten, so bleibt die sonst zu beobachtende Zunahme der Mitoseaktivität aus (Fisher u. Maibach, 1972). Die gegenüber der Normalhaut bei Psoriasis enthemmte Zellproliferation stellt ein besonderes Untersuchungsfeld dar. Unter Plastikfolien-Abdeckung flachen Psoriasisherde ab, Rötung und Schuppung gehen zurück. Histologisch verringert sich die Akanthose, trotz des auch im Korium fortbestehenden entzündlichen Infiltrats. Bei Verminderung der Aktivität von Enzymen des energieliefernden Stoffwechsels bleibt das für Psoriasis charakteristische qualitative und topische Enzymverteilungsmuster praktisch unverändert (Petzoldt et al., 1970).

Die Wirkung von Dithranol (Cignolin) bei Psoriasis zeigt sich in einer Hemmung energieliefernder Stoffwechselvorgänge und dem Trend zur normalen Differenzierung (Braun-Flaco et al., 1971). Nach autoradiographischen in vitro-Untersuchungen mittels Doppelmarkierung (^{14}C- und ^{3}H-Thymidin) beeinflußt Dithranol die DNS-Synthese; es kommt zur Normalisierung der Zellzyklus-Dauer (Steigleder et al., 1973). Durch käufliches wie chromatographisch gereinigtes Anthralin, nicht durch 1,8-Dihydroxyanthrachinon und Anthralin-Dimer, wird die Mitoseaktivität in der Epidermis deutlich reduziert, die diurnalen Gipfel verschwinden. Die G_2- und S-Phasen des Zellzyklus werden gegenüber nichtbehandelter Psoriasis beinahe auf das Doppelte verlängert (Fisher u. Maibach, 1975).

b) Zellproliferation (bei Psoriasis)

Wegen der bei Psoriasis vulgaris evidenten Störung der normalen Zellproliferationskontrolle seien einige der hier gefundenen Regulationsmechanismen mit Blick auf die Funktionseinheit der Zellmembran (Mahrle u. Orfanos, 1977) erwähnt, auch wenn vorerst dahingestellt bleiben muß, ob und gegebenenfalls in welchem Umfang die Psoriasis-bezogenen Befunde für epidermale Irritationsphänome zutreffend sein können. In Anbetracht der für Säugetierzellen, selbst bei weitgehender Differenzierung, prinzipiell vergleichbaren Epidermis-Zellaktivität (Braun-Falco, 1971; Potten, 1975) können aber zumindest analoge Prozesse an der infolge exogener Irritation verstärkt proliferierenden Normalhaut vermutet werden.

Die in Psoriasis- (und Tumor)Zellen festgestellte Verminderung des cAMP-Gehalts läßt auf eine Kontrollfunktion desselben bei der Zellproliferation schließen (Voorhees et al., 1972; Tisdele u. Phillips, 1976). Da eine cAMP-Minderung nicht in jeder Psoriasisepidermis und nicht in jedem Stadium vorliegt, kann vermutet werden, daß – bei normalerweise bestehendem cAMP- und cGMP-Gleichgewicht – eine relative cAMP-Minderung, insbesondere bei ausgedehnter Psoriasismanifestation und/oder in Eruptionsstadien, eintritt. Bedingt wird dies anscheinend durch eine Störung in der Synthese der zyklischen Nukleotide, vornehmlich der Aktivität der Adenylzyklase, die cAMP aus ATP synthetisiert und in Psoriasishaut von Adrenalin wenig, von ANaF gar nicht stimuliert wird (Hsia et al., 1972). Dagegen stimuliert Prostaglandin E2, nicht hemmbar durch Propranolol, die Adenylzyklase-Aktivität; eine adrenalin-bedingte Regulationsstörung ist denkbar (Mui et al., 1975). Auch Tumorzellen zeigen durch Aktivitätsminderung der Adenylzyklase veränderte Ansprechbarkeit (Makman, 1971). Hierin offenbart sich ein für die Epidermisproliferation im allgemeinen zutreffendes Grundphänomen.

Neben der veränderten Regulatoren-Ansprechbarkeit via membrangebundene Adenylzyklase (Mahrle u. Orfanos, 1974 a, 1975 b) weisen Psoriasis-Keratinozyten eine Verminderung des membrangebundenen ATP und der Aktivität saurer Monophosphoesterose auf. Dies weist auf eine polyvalente Störung des Nukleotidstoffwechsels und der Energie-Utilisation an der äußeren Zellmembran hin. Aus Psoriasiskeratinozyten-Membran extrahierte ATPase zeigt anormale Aktivität (Mier u. van den Hurk, 1975). Die Ursache für die verminderte ATP- Hydrolyseaktivität könnte in einer begrenzten Substrat- oder Regulatorenaufnahme durch die Zelloberfläche liegen (Mahrle u. Orfanos, 1977). Dafür spricht eine an Psoriasis-Epidermiszellen zytochemisch nachweisbar veränderte Ausbildung membranständiger Glyko-Konjugate (Orfanos et al., 1976). Die Glykokalix der Zelloberfläche ist nicht vollständig angelegt oder nicht intakt, die Interzellularverbindung vermindert. Die äußere Zellmembran weist mikrovillöse Veränderungen auf (Orfanos et al., 1973). Das ungehemmte Psoriasis-Keratinozytenwachstum beruht demnach (ebenso wie das von inkubierten Tumorzellen) auf mangelhaften Zellkontakten und intrazellulärer cAMP-Konzentrationszunahme, wobei Glykokalix-Veränderungen die Wirkung von Regulatorsubstanzen beeinflussen. Für die intrazelluläre Synthese von Prostaglandinen und Chalonen, die auch in Psoriasisepidermis wirksam sind, liefern membranständige, von zyklischen Nukleotiden gesteuerte Prozesse teilweise die Energie. In Psoriasisherden ist die PGF_2-Bildungsfähigkeit vermindert (Aso et al., 1975). Hammarström et al. (1975) finden PGE_2 und PGF_2 auch in anderen Epidermisläsionen vermindert. Bei Psoriasis ist anscheinend das PGE-PGF-Gleichgewicht gestört. Via Zellmembran beeinflussen Prostaglandine den Stoffwechsel der zyklischen Nukleotide (Fülgraff, 1972). PGE bewirkt cAMP-Konzentrationssteigerung, und PGF erhöht die cGMP-Konzentration. Ihr antagonistisches Verhalten wirkt steuernd auf die Zellproliferation, wahrscheinlich über Veränderung des cAMP-cGMP-Gleichgewichts. Chalone, die eine Zellzyklushemmung in der G_1- oder G_2-Phase bedingen, werden bei Vorhandensein einer gewissen cAMP-Konzentration aktiviert (Elgjo, 1975). An der Zellmembran-Oberfläche sind Chalonfraktionen nachzuweisen (Krig et al., 1974). Bei Chalonmangel wird vermehrte Zellproliferation angetroffen. In den Keratinozyten frischer Psoriasisherde ist die DNS-Synthese verlängert (Pullmann et al., 1974, 1975), der Zellzyklus verkürzt (Born u. Kalkoff, 1969). In der G_0-Phase befindliche Zellen können in Proliferation übergehen. Die Psoriasis unterscheidet sich von anderen epidermalen Entzündungsreaktionen. Sie ist eher mit Neoplasien, insbesondere beim Basaliom, zu vergleichen (Weinstein u. Frost, 1970; Heenen et al., 1971, 1973). Eine an Normalzellen durch unspezifische Vorbehandlung mit proteolytischen Fermenten induzierbare Zelloberflächenveränderung ist reversibel (Burger et al., 1972). Der Psoriasiskeratinozyt kann hingegen seine Oberflächenbeschaffenheit nicht spontan verändern. In Psoriasisherden weist die Zelloberfläche erhöhte Proteasen-ähnliche Aktivität (Schnebli, 1973), ferner Aktivitätssteigerung von Arylsulfatase A und B sowie von Beta-Glukosidase auf.

Für die Wanderung basaler Keratinozyten durch das Stratum Malpighii geben Weinstein u. van Scott (1965) bei Normalhaut 13 Tage, bei Psoriasis 2 Tage und weitere 2 Tage für die Hornschichtpassage an. Demgegenüber ist nach Flaxman u. Chopra (1972), Born (1969), Born u. Kalkoff (1969) sowie Gelfant u. Candelas (1972) und Gelfant (1976) bei geringeren Unterschieden der Replizierung von Normal- und Psoriasiszellen (1:2) auch die besondere Größe des proliferativen Zellenpools ausschlaggebend im Psoriasisherd.

c) Antiproliferationseffekte

Beispielhaft für eine primär toxische Irritation ist die bei topischer Anwendung von Vitamin A-Säure auftretende Hautreaktion (Zil, 1972). Sie entspricht einer akuten Dermatitis mit Steigerung der Zellproliferation in der Epidermis (Pullmann et al., 1975) und den Adnexen der Haut (Plewig u. Braun-Falco, 1975). Bereits nach zweitägiger Anwendung ist eine Stimulierung der RNS-Polymeraseaktivität nachzuweisen (Lukacs et al., 1971). Vitamin A-Säure stimuliert die G_2-Phase (Zil, 1972). Glukokortikosteroide schwächen den Vitamin A-Säureeffekt (Weirich u. Longauer, 1971; Lukacs u. Braun-Falco, 1972; Lukacs et al., 1971, 1972).

Den antiproliferativen Effekt der *Extern-Kortikoide* zeigen Weirich u. Longauer (1973) an der durch ein Äthanol-Isopropylpalmitat-Hexadekan-Gemisch irritierten Meerschweinchenflanke. Er beträgt für Hydrocortison 14%, für Triamcinolonazetonid 22%, Fluprednylidinazetat 23%, Flumethasonpivalat 25%, Fluozionid 25% und für Betamethasonvalerat 27%. Allerdings entsprechen diese Inhibitionswerte nicht ohne weiteres der therapeutischen Wirksamkeit bei Dermatosen.

Mit der von Hölzle u. Plewig (1977) zu einem Biotest ausgebauten Hornzellanalyse kann durch Differenzierung der Zellgrößen und -typen nicht nur eine für die Irritationsursache charakteristische Reaktionsform, sondern auch deren antiproliferative Beeinflußbarkeit durch Kortikoide und andere Wirkstoffe am Stratum corneum gezeigt werden. Teer senkt die Mitoserate (Elgjo u. Larsen, 1973). In Psoriasisherden hat Hydroxyurea (10% in Krem) unter Okklusion einen Involutionseffekt (Zackheim et al.). Da Irritation, Proliferation und antiproliferativer Effekt eng mit entzündlichen Prozessen verknüpft sind, ist auf Referate zum Wesen der akuten Entzündung (Komplement-Kinin-Aktivierung, Zellinfiltration, Thrombusbildung) und der chronischen Entzündung (Lymphozytenfunktion, Lymphokine, Lympholeukokinine, Hautreaktionsfaktoren) hinzuweisen (Houck, 1976; Winkelman, 1971).

d) In vitro-Versuche

Keratinozyten von Mensch und Tier stellen unter Kulturbedingungen ein variationsfähiges experimentelles Modell dar. Die Beeinflußbarkeit der Proliferation durch physiologische und pharmakologische Agentien untersuchten Flaxman u. Harper (1975) sowie Karásek (1975) an Humankeratinozyten. Vitamin A-Alkohol bedingt eine Veränderung der Zelldifferenzierung (zahlenmäßige Abnahme der Keratohyalingranula) und Proliferationshemmung bei flächenmäßig größerem Auswachsen (Chopra u. Flaxman, 1975). Methotrexatwirkungen untersuchten Flaxman et al. (1977). Epidermiszell-Kontakte in vitro bedingen Ausbildung spezieller, nicht desmosomaler Verbindungszonen mit mikro-pseudopodialen Zytoplasmaausstülpungen (Flaxman u. Nelson, 1974). Der Index der ^{3}H-Thymidinmarkierung schwankt, abhängig von der Wuchsfläche, zwischen 1,4–11,7 (Stern, 1974). Während der Differenzierung ändert sich der Einbau von ^{3}H-Thymidin und -Leuzin in Rattenhaut (Freinkel u. Nier, 1975). Vitamin A-Säure hat eine die DNS-Synthese hochgradig stimulierende Wirkung auf Meerschweinchenepidermiszellen (Christophers, 1974). An kultivierter Gesamthaut von unreifen und erwachsenen Ratten fanden Young et al. (1975) mittels ^{3}H-Thymidin-Inkorporation in semisynchroner Form eine 16 Std nach Tötung minimale DNS-Synthese und einen Wiederanstieg nach 24–48 Std. Zellen, die nach 40 Std in der S-Phase sind, haben in vitro zwischen 32 und 39 Std eine Teilung vollzogen. Lukacs und Braun-Falco (1970) zeigen an einem in vitro RNS-synthetisierenden System an isolierten Epidermiszellen die Aktivität der DNS-abhängigen RNS-Polymerase. Vaughan et al. (1976) bestimmten die DNS-Synthese an isolierten Nuklei differenzierter Säuretier-Epidermiszellen. Über enzymzytochemische Befunde an Primärkulturen und Zellsuspensionen aus Meerschweinchenepidermis berichten Fritsch und Diem (1972). In Zellkolonien aus Mäusehaut ist ab 3. Tag Keratinbildung zu sehen. Bei Rücktransplantation der nach 1 Woche in Degeneration übergehenden epidermalen Inseln nach 5-tägiger Inkubation kommt es am Empfängertier (F1-Maus) zu normaler Ausbildung der Anhangsgebilde (Haarwachstum) mit 5 Monate währendem Bestand der Transplantate (Yuspa et al., 1970).

Methodisch ist bei der erwachsenen Maus die Isolierung und Kultivierung von Epidermiszellen (Fusenig u. Worst, 1974) wie auch von Zellen der Ösophagusmukosa möglich (Stenn u. Stenn, 1976). Einbinder et al. (1969) prüften die Wirkung von Cantharidin auf Epithelzellen. In speziellen Diffusionskammern können normale und an Psoriasis erkrankte Humanhautproben im Bauchraum erwachsener Mäuse 8 Tage lang kultiviert werden. Die Proben von erkrankter und nicht erkrankter Haut verhalten sich unterschiedlich (Kariniemi, 1974). Mäuse- und Rattenepidermiszellen überleben in Diffusionskammern 10 Tage bzw. 1–2 Wochen (Laerum u. Boyum, 1970; Singh u. Hardy, 1970). Die Keratinisation wird in Mäuseepidermis fortgesetzt und nach 7 Tagen beendet, wie dies nach ihrer Durchsatzzeit in vivo zu erwarten ist. In Rattenhaut entstehen in 2 Tagen zwei neue Epidermiszell-Lagen. Die Zellen enthalten Keratohyalingranula und zeigen Verhornung. Die Hornzell-Lagen nehmen zu, während das Spinalzell-Lager abnimmt. Epidermiszellen überleben in Verbindung mit Mesenchym eine längere Zeit und zeigen nach 25 Tagen noch Mitoseaktivität. Die Migrationseigenschaft der Epidermiszellen entlang der Dermis untersuchten Marks et al. (1972).

3. Iterative Traumatisierung. Exsikkation
a) Belastungsgrenze

Für die funktionelle Belastbarkeit der Haut im Alltag und Beruf ist die strukturelle Intaktheit der Hornschicht und das Vorhandensein der die natürlichen Eigenschaften des Stratum corneum prägenden Komponenten eine notwendige Voraussetzung. Wird die im einzelnen so heterogen zusammengesetzte und einer ständigen Veränderung durch Selbsterneuerung unterliegende epidermale Funktionseinheit mit ihren abgestuften Hornschicht-Barrieren vom Ansturm äußerer Einflüsse überfordert, so kommt es bei „Insuffizienz der chemischen Abwehrleistung" (Meinhof, 1970) zum teilweisen oder vollständigen Verlust der geweblichen Kohärenz. Es resultiert zunächst erfahrungsgemäß eine mehr oder weniger stark ausgeprägte Trockenheit, erkennbar an subjektiv wahrnehmbarer Spannung, später tastbarer Aufrauhung, verminderter Hornschichtflexibilität, zunehmender Sprödigkeit, Schuppung, Brüchigkeit und Rißbildung.

Diese anfangs wenig photogenen, in gewissen Grenzen noch als physiologisch anzusehenden Hornschichtalterationen, die klinisch allfällige Exsikkationserscheinungen unter dem Bild einer Pityriasis simplex, eines „état craquelé" darstellen können, erweisen sich nicht selten als Initialstadien eines an Intensität und Persistenz zunehmenden entzündlichen Reaktionsprozesses. Daß die intakte Hornschicht, die natürlichen Reizen durchaus erfolgreich Widerstand zu leisten vermag, von toxischen Substanzen oder Lösungen, insbesondere von chemischen Verbindungen, ungeachtet ihrer spezifischen Permationseigenschaften, innerhalb kurzer Zeit überwunden werden kann, entspricht den Erfahrungen unserer spezialisierten Arbeitswelt. Von schätzungsweise 6000 in den hochindustrialisierten Ländern Nordamerikas und Europas zum Eninsatz kommenden chemischen Verbindungen sind bislang etwa 400 auf ihre toxischen Eigenschaften an der Haut näher untersucht worden (Adams, 1969).

Nicht den von einer Noxe bei kurzer Einwirkung verursachten Schädigungen des Hautgewebes gilt hier das besondere Interesse, sondern der Entstehung einer durch *iterative Mikrotraumen* oder *kumulative Irritation* herbeigeführten Hornschichtalteration als Frühphase der pathogenetisch bis heute sehr unterschiedlich gesehenen und definierten *degenerativ-toxischen* Ekzemformen (Klaschka, 1977). Dabei soll der Bedeutung und der funktionellen Regeneration der kleinmolekularen Hornschichtinhaltsstoffe ebenso Rechnung getragen werden, wie dem Zusammenspiel der löslichen und festen Inhaltsstoffe des Stratum corneum (Spier, 1967). Berücksichtigt man darüber hinaus die variablen anatomischen Gegebenheiten und Besonderheiten der Haut und Hornhaut an den Streck- und Beugeseiten wie an den Seitenflächen der Hände und Finger, den in erster Linie beruflich exponierten und bevorzugt erkrankenden Regionen, so wird unser Unvermögen, eine pathogenetisch einigermaßen befriedigende Erklärung abzugeben, erkennbar.

Im Gegensatz zu der bei Tier und Mensch weithin überschaubar gewordenen *Ätiopathogenese der allergischen Kontaktdermatitis* (Miescher, 1962; Storck, 1962; Polak, 1977; Bandmann u. Dohn, 1967) sind die Entstehungs- und Erscheinungsformen nicht allergischer Ekzeme unklar geblieben. In experimentellen und klinischen Belastungsstudien mit Anwendung von Seifen bzw. Reinigungsmitteln (Stüpel u. Szakall, 1957; Laursen et al., 1959; Bettley, 1960 a, b; Prottey u. Hartop, 1973; Mezei, 1970; Montes et al., 1972; Seeberg, 1955) oder anderen Irritantien aus Beruf und Umwelt (Fregert u. Hjorth, 1972; Burckhardt et al., 1962; Ippen, 1961; Lupulescu et al., 1973) sind Einblicke in die Abwehr- und Reaktionsmechanismen der Hornschicht zu gewinnen.

b) Funktionelles Zusammenspiel

Nicht durch Entzug von Lipiden, wie früher angenommen worden war, sondern durch *Eluation der wasserlöslichen Inhaltsstoffe* wird die Hornschicht spröde, brüchig, wasserabstoßend. Ihre natürliche Biegsamkeit kehrt auch bei Kontakt mit Wasser nicht sogleich zurück (Blank, 1952, 1953; Jakobi, 1958). Das in seiner Gesamtheit hygroskopisch wirkende Wasserlösliche der Hornzelle bedingt, bei einem Gesamtwassergehalt der Hornschicht von 5–10%, die Bindung von 10–20 rel.% Wasser bei relativer Luftfeuchtigkeit von 30–50% (Spier, 1962). Über die Höhe der relativen Luftfeuchtigkeit, in den vom Abstrom der Perspiratio insensibilis betroffenen Kanälen sowie in der die Hautoberfläche unmittelbar umgebenden Lufthülle, lassen sich weitere Einblicke, aber wohl nur unter Berücksichtigung der Luft- und Hauttemperatur sowie anderer physikalisch und chemisch relevanter Faktoren des Hornzellverbandes, gewinnen. Die Regeneration des Wasserlöslichen, des funktionell offensichtlich wichtigen Beiprodukts der Verhornung, dürfte in der Regel synchron mit der Keratinozytenverhornung erfolgen. Spier (1967) stellte daneben eine nicht synchrone Regeneration aus Nachschublagern in der präkeratogenen Zone oder durch Herstellung eines Konzentrationsgleichgewichts der kleinmolekularen Inhaltsstoffe zwischen Epithel- oder tieferen Hautstrukturen und Hornschicht zur Diskussion. Grundsätzlich erscheint ein nicht synchron dissoziierter Nachschub einzelner, in der Hornschicht wie im tieferen Zellepithel vorkommender Substanzen, beispielsweise Kationen, Anionen und schließlich heterologer Substanzen, vornehmlich nicht hornschichteigentümlicher Aminosäuren (Pseudoregeneration) möglich. Wegen des in den verschiedenen Hornschichtlagen schwankenden Gehalts einzelner Inhaltsstoffe, Aminosäuren, Milchsäure (Pascher et al., 1967), Urokaninsäure (Pascher, 1962; Spier, 1967) ist die experimentelle Aufklärung schwierig. Hinzu kommt, daß bei jeder Zellextraktion des Wasserlöslichen in vivo eine Epidermisschädigung eintritt. Wenn sich auch durch kurzfristig durchgeführte Analysen Anhaltspunkte für den jeweiligen Funktionszustand der Hornschicht ergeben, so sind dabei noch mannigfache Interferenzerscheinungen zwischen synchroner Regeneration und anderen, aus der beschleunigten bzw. alterierten Regeneration hervorgehenden Substrate in Rechnung zu stellen. Auf die komplexen Mechanismen im Zusammenspiel von wasserlöslichen Stoffen und Schweiß sei hingewiesen. Eine rasche Passage von Schweißflüssigkeit durch die Hornschicht mit tropfenförmiger Abscheidung von der Oberfläche läßt, abgesehen von der stark variierenden Schweißzusammensetzung und dem schwankenden pH-Wert zwischen pH 4 und 8, eine Auseinandersetzung der Schweißflüssigkeit mit wasserlöslichen Hornschicht-Bausteinen in einem wesentlich geringeren Umfang vermuten als dies bei einem längeren Persistieren von Schweiß in der Haut möglich ist (Herrmann u. Prose, 1955; Marchionini u. Spier, 1959; Rothman, 1954; Spier u. Pascher, 1959; Stüttgen, 1965). Eine Anreicherung von sudorigenem Laktat in der Hornschicht könnte, da Laktat als Komponente des Wasserlöslichen zu seiner Hygroskopizität beiträgt, die natürliche Funktion des Wasserlöslichen fördern, wobei festzustellen ist, daß der hohe Gehalt an Wasserlöslichem in der Pars conjuncta strati cornei nicht sudorigener Herkunft ist (Spier, 1967).

Die den Lipiden der Oberfläche arbeitsphysiologisch früher zugeschriebene Glättungs- und Weichmacherfunktion (Schulz, 1963) wird insbesondere durch den bekannten Beitrag von Kligman (1963) über die „Nutzlosigkeit des Talges" in Frage gestellt, erfordert aber, gerade wegen funktions- und regenerationsanalytischer Schwierigkeiten, eine differenziertere Betrachtung der Oberflächenlipide. Aus arbeitsphysiologischer Sicht ist hervorzuheben, daß der weitaus größte Anteil des sofort in Lösung gehenden Talgs an der Hautoberfläche liegt. Bei deutlichem kraniokaudalem Gefälle liegt der Gehalt der sofort löslichen Lipide bei 250 µg/cm^2 an der Stirn und bei weniger als 50 µg/cm^2 am Unterarm, wobei der Gehalt an freien und glyzerinveresterten Fettsäuren sowie an Unverseifbarem sehr erhebliche Schwankungen aufweisen kann (Herrmann, 1955; Herrmann u. Prose, 1951). An den beruflich besonders exponierten Handrücken findet sich allerdings eine verhältnismäßig niedrige Talgproduktion.

Bei der Talgsekretion ist eine Abhängigkeit von vegetativ-nervösen Reizwirkungen nicht zu erkennen. Nach klein- oder großflächiger Entfettung, beispielsweise durch wiederholte Extraktion der Unterarme, werden bis zur Regeneration unterschiedliche Zeiträume angegeben (Herrmann u. Prose, 1951; Tingstad et al., 1958 a,b; Carrié u. Neuhaus, 1951). Dabei ist allerdings, ungeachtet unterschiedlicher Nachweismethoden, die nach Jones et al. (1951) an feuchter Haut recht große Spreitungsgeschwindigkeit von Hautlipiden in Rechnung zu stellen. Thermisches Schwitzen bedingt nach Herrmann et al. (1953, 1955) eine Erhöhung des Talgspiegels gegenüber vorherigen Vergleichswerten am Rücken, nicht in der Achselfalte. Da Oberflächentalg durchaus zur W/O-Emulsionsbildung, in geringerem Grade auch zur Bildung von O/W-Emulsionen in der Lage ist, wie in vitro-Versuche zur Emulsionsbildung mit Schweiß, Lipiden und anderen Stoffen zeigen, erscheint eine natürliche Emulsionsbildung an der Hautoberfläche nicht ausgeschlossen, wenngleich ihre tatsächliche funktionelle Bedeutung im einzelnen noch weiter zu klären ist. Dagegen stellt der „Talgpromotionseffekt" des Schweißes ein gesichertes und funktionell wichtiges Phänomen dar (Spier, 1967).

Die sofort löslichen Lipide der Hornschicht haben keinen scharfen Schmelzpunkt und zeigen eine von ihrer jeweiligen regionalen und individuellen Zusammensetzung abhängige Viskosität. Bei 28,5° C steigt die Viskositätskurve des nicht vom Wasserlöslichen gereinigten Talgs in vitro auf 1 Poise. Der Talg erstarrt bei dieser Temperatur, unter Entmischung, und wird bei 20° C bereits ziemlich hart (Lincke, 1949). Nicht nur für die Spreitung des Talgs, sondern auch für die Wiederherstellung des Talgspiegels (replacement sum) nach Entfettung (Herrmann u. Prose, 1951) ist die Hauttemperatur eine regulative Größe. Die zwischen Hauttemperatur und Talg bestehende Beziehung wird durch Beobachtungen von Ikai et al. (1963) hervorgehoben, wonach eine, durch Pilocarpin-Induktion schwitzende Hautregion bei 20–28° C einen signifikant niedrigeren Talgspiegel (Casual level) aufweist als eine nicht schwitzende wärmere Haut (31–37° C). An zwei entsprechend warmen Regionen hat der Lipidspiegel, unabhängig von Pilocarpin-Schwitzen, die gleiche Höhe. Daß eine in warmen

Jahreszeiten erfahrungsgemäß ausbleibende, in den Herbst- und Wintermonaten dagegen regelmäßig zu beobachtende rauhe Haut diesen pathogenetischen Gesetzmäßigkeiten entsprechen könnte, machte Spier (1967) durch einen Kunstgriff deutlich. Durch ein Azeton-Eismatschgemisch ist auch im Sommer ein Aufrauhungsphänomen herbeizuführen. Aus arbeitsphysiologischer Sicht ist hervorzuheben, daß beim Kontakt mit kaltem Wasser die Hornschichtfunktion, vornehmlich an den kühleren peripheren, unbekleideten Hautregionen, weit ungünstiger beeinflußt werden kann als beim Umgang mit warmem Wasser.

c) Eluationsstudien

In Auswasch- bzw. Eluierungsversuchen an den Unterarmen läßt sich zeigen, daß nach Entfettung der Haut durch atoxische Azeton-Benzinbäder (9 + 1) bereits innerhalb von 2 min eine gleich große Menge wasserlöslicher Stoffe von der Hornschicht in Lösung geht wie in 120 minütiger wäßriger Eluation, ohne entfettende Vorbehandlung. Durch Entfernung der „Lipidbremse" (Schneider) wird die Freigabe des Wasserlöslichen drastisch erhöht. Bei fortgesetzten Eluationsperioden steigt, nach jeweils zwischengeschalteter Entfettung, die Eluierungsrate des Wasserlöslichen, die Ausbeute der freien Aminosäuren sowie der Urokaninsäure steil an und zeigt anschließend einen exponentiellen Abfall. Danach erneut zwischengeschaltete Lipidlösungsmittelbäder haben zuweilen, nicht immer, eine Erhöhung der Eluatabgabe zur Folge. Dieser Freigabemechanismus bedarf im einzelnen der weiteren Abklärung. Bemerkenswerterweise toleriert die Hornschicht am Unterarm den einmaligen Entzug der sofort löslichen Lipide epidermogener und glandogener Genese ebenso wie die Eluierung von 30–40% des Gesamtwasserlöslichen der Hornschicht ohne erkennbare Schädigung (Spier, 1967; Spier et al., 1960). An mehreren Tagen, alternierend mit Wasser- und Lipidlösungsmitteln durchgeführte Eluationsserien können, zumal in Verbindung mit physikalischer Irritation (Bürsten), bei erheblicher individueller Variationsbreite, zur Hornschichtaufrauhung und -brüchigkeit führen, vergleichbar den initialen Phasen eines traumatischen Ekzematoids (Spier u. Klaschka, 1968). Experimentell, durch Anwendung eluierender und/oder irritierender Substrate induzierte Hautschädigungen, die sinngemäß einer toxisch degenerativen oder „cumulativ-insult dermatitis" (Hjorth und Fregert, 1968) entsprechen, zeigen, nach Beendigung der Reizwirkung, spontan oder unter Anwendung von Salbenemulsionen erfahrungsgemäß rasche Restitutio ad integrum. Subakute Dermatitis sah Willis (1973) nach prolongierter Wasserexposition an Humanhaut. Über die den klinisch möglichen Übergang in weitere Stadien einer *nicht allergischen* (Kontakt)-Dermatitis vorbereitenden pathogenetischen Faktoren besitzen wir spärliche Kenntnisse.

Zur Prüfung des *Rauhigkeitsgrades* der Hornschichtoberfläche gibt Padberg (1969) eine Methylenblau-Methode an. Abhängig vom Verhältnis der polaren und unpolaren Gruppen der Skleroproteine wird Methylenblau an rauher Hornschicht mit größeren Angriffsflächen in höherem Maß gebunden als an glatter Oberfläche. Tronnier u. Eisbacher (1970) bevorzugen das weniger lösliche Hostapermblau. Über Rauhigkeitsmessung mit dem Perth-O-Meter berichten Kadner u. Biesold (1971). Von Hoppe (1976) wird eine elektronische Anlage erstellt, die durch automatisches Abtasten der Hautoberfläche bzw. deren Abguß eine Erfassung der jeweiligen Rauhigkeitsgrade und Spaltbildungen mit Auswertung im Großrechner ermöglicht und dadurch anspruchsvolle Vergleiche des Hautzustandes vor und nach Anwendung bestimmter Emulsionen bzw. Hautschutzpräparate zuläßt. Eine Methode zur Hautfaltenmessung nutzt Tronnier (1959) zur Beurteilung der Wirksamkeit von Hautpflegemitteln. Zur Dokumentation der Oberflächenbeschaffenheit, auch in kosmetischer Sicht, kommen verschiedene Methoden der Photographie mit licht- oder rasterelektronenmikroskopischen Darstellungen in Betracht (s. Stüttgen u. Schäfer, 1974).

4. Reinigung und Pflege der Haut

Für die Erhaltung einer beruflich konstant belastungsfähigen Hornschicht ist die Reinigung und Pflege der Haut wichtig. Die individuell erstaunlich variabel durchgeführte Haut- bzw. Handreinigung, die Art und Häufigkeit des Reinigungsaktes und die dabei verwendeten Reinigungsmittel, trägt nicht selten maßgeblich zur Ekzemauslösung oder -verschlimmerung bei. In ihrem Beitrag zur Reinigung und Pflege der Haut im Beruf geben Schneider et al. (1962) einen einzigartigen Überblick über den Waschvorgang, die Waschmittel und ihre Nebenwirkungen (Quellung und Austrocknung) sowie über Grundlagen, Rezepturen, Wirkungen und Begleiterscheinungen des protektiven Hautschutzes. Besondere Berücksichtigung finden experimentelle und klinische Verfahren zur Prüfung von Hautwaschmitteln. Im einzelnen sei auf Arbeiten über den Waschvorgang (Löhr, 1963), zur objektiven Wirkung (Jacobi, 1949, 1960; Blaich u. Gerlach, 1955; Burckhardt u. Buholzer, 1967; Krumnow, 1969; Gleiss u. Sommerkamp, 1965; Bellinger, 1967; Gloor et al., 1977) und zur Nebenwirkung hingewiesen, mit Berücksichtigung der Aminosäurenextraktion und der Pufferkapazität bzw. pH-Änderung (Werdelmann, 1958; Suskind et al., 1963 a,b; Dornheim, 1964; Tronnier, 1964; Vermeer u. Jong, 1967; Sanda, 1969; Valer, 1969). Dem komplexen Problem der Wirkungen und Schädigungen durch Detergentien gelten Arbeiten von Nilzen (1958), Blohm (1960), Schwarz (1964), Smeenk (1969), Wood u. Bettley (1971). Loomans u. Hannon (1970) beobachteten elektronenmikroskopisch die nach Anwendung eines proteolytischen Enzyms (Subtilisin), mit und ohne Detergentienzusatz an Stratum corneum in vivo und in vitro eintretenden Veränderungen. Attackiert werden vom Enzym nur oberflächliche Zell-Lagen, ohne höhergradige Proteolyse. Bei physikalischer Traumatisierung (Rupturen) nehmen die Zellveränderungen deutlich zu. Nach Zelluntergang werden unlösliche zytoplasmatische Inhaltsstoffe abgebaut. Die unverletzte Zellmembran widersteht dem Enzym und schützt das Zellinnere vor Proteolyse. Über Hautschäden durch proteasehaltige Waschmittel berichten Wüthrich et al. (1971) und Steigleder (1970, 1973). Nach Gebrauchstestergebnissen an 4000 Hausfrauen zeigen fermenthaltige Detergentien keine andere Schädigungswirkung als fermentfreie (Bolam et al., 1971).

Zur Kontrolle der Waschmittelverträglichkeit geeignete Methoden wurden von Götte u. Herzberg (1957) geschildert. Malaszkiewicz u. Gloxhuber (1970) benutzen eine Mikromethode. Wird Wasser mittels Plastikhütchen für 72 bzw. 144 Stunden auf die Haut gebracht, so kommt es in der Hälfte der Fälle, nach 144 Stunden häufiger als nach 72 Stunden, zu einer milden, passageren Dermatitis, auch an mit Seife vorbehandelter Haut, verstärkt bei höherem pH-Wert (Rietschel u. Allen, 1977).

Hautschutz

Die Frage, ob und mit welchem Erfolg eine Hornschichtschädigung durch Schutzmaßnahmen von vornherein vermieden werden kann, bildet den Ausgangspunkt für alle erdenklichen *Hautschutzmaßnahmen*. Sieht man ab von Schutzbekleidungen und Schutzfolien (Hodgson, 1960; Sulzberger u. Witten, 1961; Björnberg, 1970) mit ihren Nebeneffekten (Vickers u. Fritsch, 1963), so richtet sich das Augenmerk auf eine optimale Hautschutzsalbe. Sie soll für Schadstoffe undurchlässig sein und sich in diesen nicht lösen, jedoch andererseits mühelos entfernt werden können. Eine Universalhautschutzsalbe ist nicht darstellbar, weil nicht nur die individuellen Faktoren der Haut, sondern auch die betrieblich erforderliche Prophylaxe und die technischen Gegebenheiten in weiten Grenzen variieren (Schmidt, 1969, 1971; Schneider, 1972; Schuppli, 1970, 1971). Hinzu kommen Probleme der Komposition und Wirkung von Salbengrundlagen (Tronnier, 1962; Schneider, 1964; Wollmann et al., 1971; Schwenke et al., 1972; Tsuji, 1961) oder Pasten (Bruevich, 1963), der Schichtdicke bei Anwendung von Salben und Kremen (Kleine-Natrop, 1957). Heite (1960) prüfte Kunstharze als schützende Externa. Um den Schutzeffekt neuer Präparationen, beispielsweise mit Silikonzusatz (Shaw u. Crowe, 1955; Schmidt, 1958) oder Öl- und Fettstoffen (Jacobi, 1958), in bezug auf eine Permeationshemmung (Spruit et al., 1970; Wahlberg, 1971; Rohn u. Schwarzkopf, 1954) gegenüber Waschmittel- und anderen Einwirkungen zu prüfen (Tronnier u. Bussius, 1960, 1961), werden verschiedene Methoden angewendet (Carrie, 1960; Tronnier, 1962, 1967; Schneider et al., 1960 a, b; Schneider, 1960, 1965; Sonneck u. Schwerdtner, 1958). Die praktische Durchführung des Hautschutzes in der Industrie erfordert werkärztliche Aufklärungs- und Erziehungsarbeit (Hansen, 1962). Dabei ist stets die biologische Funktion der Hautoberfläche im Auge zu behalten (Szakall, 1951, 1952; Sulzberger u. Herrmann, 1960, 1961). Welche Beeinträchtigung die *Haut bei heißem Wetter* erfährt, zeigte Wood (1960) in einem Unterrichtsreferat. *Altersveränderungen* der Humanepidermis, eine erhöhte Größen- und Formenvariabilität (Nagy u. Jänner, 1970), Veränderung der Kern-Plasmarelation (Burkard, 1972), Lipidverarmung (Gohlke, 1960) bedürfen wegen erhöhter Austrocknungsbereitschaft besonderer Beachtung.

VI. Hornschicht-Funktionsprüfung
1. Zielsetzung: Ekzemprophylaxe

Berufliche Hautschäden, die überwiegend in Form einer toxischen, irritativen oder allergischen Kontaktdermatitis auftreten, lassen sich grundsätzlich vermeiden, wenn Kontakte mit hautschädigenden Einwirkungen ausgeschlossen werden, sei es durch Erkennung und Beseitigung der Noxe, sei es durch Schutz der Haut mittels Kleidung oder wirksamer Hautschutzpräparate. Da dieses im Wesen der Arbeitsmedizin liegende Prinzip in unserer hochspezialisierten Berufs- und Arbeitswelt, die fortwährend neue Werkstoffe entwickelt, bearbeitet und anwendet, trotz zunehmender Automatisierung und Arbeitssicherheit, nicht uneingeschränkt zu verwirklichen ist, muß die Gewerbedermatologie fortwährend um eine optimale Hautkrankheits- bzw. Ekzemprophylaxe bemüht sein, vor allem dort, wo der berufliche Einsatz, bei Tätigkeiten zuweilen unter kritischen Raum- und Temperaturbedingungen, die unmittelbare Exposition der Haut erfordert. Hieraus ergeben sich für die Dermatologie drei wesentliche Aufgabengebiete:

1. Entwicklung, Erprobung und klinische Anwendung von Präparaten für einen protektiven Hautschutz (Schneider et al., 1962), einschließlich schonender Wasch- und Reinigungsmittel.

2. Fortwährende Überwachung der am Arbeitsplatz vorkommenden Werkstoffe und Prüfung ihrer allergenen und/oder toxischen bzw. die Haut irritierenden Eigenschaften im Rahmen einer gewiß ausbaufähigen gewerbedermatologischen Toxikologie.

3. Erarbeitung diagnostischer Methoden und Anwendung derselben, insbesondere bei beruflichen Eignungs- und Vorsorgeuntersuchungen zur Beurteilung der individuellen Hautbelastbarkeit beim Einsatz an speziellen Arbeitsplätzen.

Vom Hauptverband der Gewerblichen Berufsgenossenschaften e. V., Bonn, werden „berufsgenossenschaftliche Grundsätze zur *arbeitsmedizinischen Vorsorgeuntersuchung*" herausgegeben, die praxisnahe Richtlinien zur Vermeidung von beruflichen Schädigungen enthalten. Bei den arbeitsmedizinischen Berufseignungs- oder Einstellungsuntersuchungen bewähren sich bereits diagnostische Verfahren aus verschiedenen medizinischen Spezialgebieten, insbesondere der Ophthalmologie, der Otologie bzw. Audiometrie und der Kardiologie. Mit dem

Tabelle 8. Arbeitsdermatologische Vorsorge-Untersuchungen nach Grundsatz (G) 24: Gefährdung der Haut, mit Ausnahme der kanzerösen Hauterkrankungen

---

Art und Ablauf der Untersuchungen:

I. *Eignungsuntersuchung (EU)* vor Aufnahme einer Tätigkeit an Arbeitsplätzen, an denen mit typischen Hautschädigungen zu rechnen ist.

1. Allgemeine EU:
a) Allgemeine und berufliche Vorgeschichte, Erfassung spezieller Erkrankungen
b) Ärztliche EU, einschließlich Laborbefunde

2. Spezielle EU:
a) Hauttyp
b) Hauttests bei Ekzematikern, insbesondere nach längerer spezifischer Exposition

Arbeitsmedizinische Kriterien:
– nicht geeignet:
z.B. wegen nachgewiesener Allergie; wegen Hyperhidrosis; für Tätigkeiten in feucht-kaltem Milieu; in Sonnenlicht u. a.

– geeignet:
Alle anderen Personen

II. *Überwachungs-Untersuchungen (ÜU)* während der Tätigkeit

1. Überwachungsfristen:
Erste ÜU nach 12–18 Monaten; weiter ÜU in angemessenen Zeiträumen; vorzeitige ÜU bei Hauterscheinungen

2. Allgemeine ÜU:
a) Zwischenanamnese
b) Ärztliche ÜU; gezielte Labordiagnostik

3. Spezielle ÜU:
a) Hautinspektion und ggf.
b) Abklärung von Hauterscheinungen

Arbeitsmedizinische Kriterien:
– nicht geeignet
– befristet nicht geeignet
– dauernd nicht geeignet
– geeignet

Grundsatz 24 wird der „Gefährdung der Haut" (mit Ausnahme der kanzerösen Hauterkrankung) besonders Rechnung getragen. Einen Überblick über die bei dermatologischen Eignungs- und Überwachungsuntersuchungen anzuwendenden Kriterien gibt Tab. 8. Die arbeitsdermatologische Beurteilung der beruflichen Eignung erfolgt auf der Grundlage einer genauen Anamnese und subtiler klinischer Befunde (Carrié u. Kühl, 1969). Darüberhinaus stehen zur Prüfung der chemisch-physikalischen Schutzfunktion der Hornschicht einige durchaus erprobte und aussagekräftige Methoden zur Verfügung. Praktische Anwendung finden vor allem die Kontaktprobe bzw. die Epikutantestung (Spier, 1969; Bandmann u. Dorn, 1967), ferner die Alkaliresistenzprobe nach Burckhardt (1961) und Locher (1962), in Kombination oft mit der Permeabilitätsprobe mit dem Nitrazingelb-Indikator nach Suter (1963). Keines der bekannten Verfahren konnte sich bislang ohne Einschränkung als Diagnostikum für Berufseignungsprüfungen durchsetzen.

Mit der Entwicklung neuer Methoden für chemische und physikalische Hornschichtanalysen wurden in letzter Zeit die Voraussetzungen für eine exakte Beurteilung der individuellen Hornschichteigenschaften geschaffen. Es ist zu prüfen, welchen diagnostischen Stellenwert dem einen oder anderen spezifischen Hornschichtparameter für eine klinisch relevante Aussage zukommt. Eine exakte Hornschichtfunktionsdiagnostik wäre jedenfalls für dermatologische Eignungsuntersuchungen bei Berufsanfängern mit gesunder oder anlagemäßig veränderter Haut ebenso von Interesse wie für bereits beruflich Hautgeschädigte, vornehmlich Ekzematiker, in den Stadien ihrer Rehabilitation.

2. Diagnostische Methoden

Neben den zellulären Strukturelementen bestimmen intra- und interzellulär im Stratum corneum vorliegende Substanzen verschiedener chemischer Stoffklassen, vorwiegend wasserlösliche Verbindungen und Lipide, die einerseits Relikte der Keratinisation, andererseits Produkte der Schweiß- und Talgsekretion sind, entsprechend ihrer jeweiligen aktuellen Präsenz, die funktionellen Eigenschaften der Hornschicht. Von der Umwelt her kommende Einflüsse in Form chemischer Noxen, physikalischer Reize und mikrobieller Besiedelung bewirken fortwährend Veränderungen an der Oberfläche. Als funktionelle Einheit besitzt das Stratum corneum zwar die Fähigkeit zur relativ raschen Reparation und zur Stabilisierung des insgesamt komplizierten Zusammenspiels seiner Komponenten. Daß unsere mit naturwissenschaftlichen Methoden selbst an der unmittelbar zugänglichen, bemerkenswert dünnen, jedoch relativ beständigen Hornschicht durchführbaren Analysen allenfalls Teilaspekte ihrer funktionellen Gesamtheit aufzuhellen vermögen, sei in Erinnerung gerufen, um den Blick für die zwischen den Ergebnissen der Hornschichtdiagnostik und ihrer jeweiligen klinischen Relevanz noch bestehende Lücke zu schärfen. So wird von gewerbedermatologischer Seite einerseits die berufliche Eignungsuntersuchung, in Verbindung mit Hautfunktionsprüfungen, konkret ins Auge gefaßt (Carrié u. Stelzer, 1956; Carrié u. Kühl, 1969), andererseits jedoch, gestützt auf umfangreiche Reihenuntersuchungen, insbesondere zur Frage der Konstitution und beruflichen Schädigung (Borelli u. Düngemann, 1970), noch durchaus in Frage gestellt (Borelli u. Düngemann, 1972).

In der Tat fehlt uns ein diagnostisches Regime zur hinreichend sicheren Beurteilung der individuellen Haut- bzw. Hornschicht-Belastbarkeit an speziellen Arbeitsplätzen mit dort unvermeidbarer Irritation. Obwohl berufliche Ekzeme überwiegend allergischer Natur, in geringerem Anteil toxisch-degenerativer, mikrobieller oder anderer Genese sind, bieten sich für eine Voraussage über die individuelle Sensibilisierungsbereitschaft, die Ausbildung einer Kontaktallergie, bislang keine zuverlässigen Beurteilungskriterien. Konstitutionelle oder funktionelle Besonderheiten der Haut – Vasolabilität, Hyperhydrose, Seborrhoe, Dyskeratose – lassen zwar im allgemeinen auf eine gegenüber Hautgesunden gesteigerte Erkrankungsbereitschaft der Haut schließen, gestatten jedoch in der Regel keine verbindliche Aussage über die individuelle Ekzembereitschaft (Klaschka, 1978).

In seinem Beitrag „Funktionsprüfungen der Haut" unterscheidet Burckhardt (1961) Methoden 1. zur Prüfung einer *Zweckfunktion* der Haut, der Pufferkapazität und Resistenz – ihr liegen verschiedene funktionelle Teile der Haut, wie Hornschicht, Talg- und Schweißdrüsen, zugrunde – und 2. andere Methoden zur Prüfung lediglich der Funktion der Anhangsgebilde, der Talg- oder Schweißsekretion. Bei der Beurteilung der Hornschichtfunktionen müßten, streng genommen, immer auch andere Parameter, wie Hautdurchblutung und -temperatur, Berücksichtigung finden. Einige der bekannten Prüfungsmethoden bewähren sich bei der klinischen Routinediagnostik.

a) Kontaktproben. Läppchentest

Zum Nachweis einer Kontaktallergie stellt die *Epikutantestung* (Spier, 1950; Bandmann u. Dohn, 1967) eine einzigartig geeignete Nachweismethode dar. Sie gestattet die Aufklärung der stofflichen Schädigungsursache durch Reproduktion des eigentlichen Krankheitsgeschehens, einer allergischen Kontaktdermatitis, in einem eng umschriebenen Testareal. Bei methodisch einwandfreier Anwendung verbreiteter Kontaktallergene, vorwiegend kleinmolekularer chemischer Verbindungen, wie sie heute in standardisierter Form käuflich vorliegen, ist in Klinik und Praxis eine weit gefächerte Allergenaufklärung möglich geworden. Wenn ein unter normalen Testbedingungen zweifelhaft bleibender Testausfall der weiteren Abklärung bedarf, kann dies mit Hilfe der Doppeltestung (Bandmann, 1962) oder des Hornschicht-Abrißtests (Spier u. Sixt, 1956) erreicht werden. Beim *Doppeltest* führt die in einem fraglich positiv bleibenden Testfeld nach 48 Stunden wiederholte Allergen-Applikation bei Nichtsensibilisierten regelhaft zum Verschwinden, bei Sensibilisierten dagegen zur deutlichen Verstärkung der Kontaktreaktion. Im *Abrißtest* kommt es nach partieller Abtragung peripherer Hornschicht-Lagen zu irritationsbedingter Hyperämie und erhöhter Allergenpermeation. Applikation einer gegenüber der unvorbehandelten Normalhaut 10–30mal niedrigeren Allergendosis führt zur Auslösung einer allergischen Kontaktreaktion. Auf diese Weise gelingt der Nachweis einer Kontaktallergie auch bei schwach Sensibilisierten. Voraussetzung für die einwandfreie Beurteilung des Testausfalls ist das Ausbleiben unspezifischer irritativer Begleitreaktionen. Im Zweifelsfall ist eine histologische Kontrolluntersuchung angebracht.

Da Verlauf und Morphe einer *nicht allergischen Hautreaktion* wesentlich von der Art, Stärke und Dauer der Reizwirkung abhängen, kann das Reaktionsprodukt, die entzündliche Reaktion, diagnostisch brauchbare Hinweise auf Reizstoffspezifität einerseits und auf individuelle bzw. regionale Hautresistenz andererseits geben. Durch methodisch variierte und kombinierte Anwendungsverfahren kann man versuchen, die toxisch-irritative Hautreaktion als ein Diagnostikum zu gebrauchen (Björnberg, 1968, 1974). Mit Hilfe der Läppchentestmethode in offener oder geschlossener Form (Fischer, 1967) kann einerseits die *individuelle Reaktionsschwelle* gegenüber einer Noxe bestimmt werden, andererseits läßt sich mit der gleichen Methodik an Probandengruppen die *toxische*

Grenzkonzentration eines Kontaktstoffes ermitteln. Arbeitsphysiologisch ist die topische Toxizität eines Kontakt- bzw. Werkstoffes mit Blick auf die von der Haut oder Hornhaut dagegen aufzubringende Adaption von Interesse. Um Aufschluß über die Verträglichkeit oder Unverträglichkeit fakultativ toxischer Substanzen oder Lösungen zu bekommen, werden Lösungen mittels Kammern aus Kunststoff oder anderen Materialien (Swan, 1975) auf die durch Eluation, Entfettung und/oder Skarifikation vorgeschädigte Prüfhaut gebracht und während einer bestimmten Zeit dort belassen (Kligman, 1977).

Bei epikutaner Anwendung von Krotonöl in Konzentrationen von 3, 6, 12, 25, 50 und 100% beobachtete Miescher (1957), hinsichtlich der Erstreaktion, ein individuell auffallend unterschiedliches, im wesentlichen von der Hornschicht-Beschaffenheit abhängendes Reaktionsverhalten. An der Mäusehaut prüfte Yuspa (1976) die Wirksamkeit einiger, die Epidermiszelle stimulierender Substanzen (cell promoting agents), wie Krotonöl, Tetradecanolphorbolazetat (Tumor-Promoter), Phenol und -verbindungen, Anthralin, Tween 60, Jodazetatessigsäure, 1-Fluor-2, 4-Dinitrobenzol, Limonen, Cantharidin.

Kontaktproben mit 25, 50 und 80% Dimethylsulfoxyd (DMSO) in wäßriger Lösung verursachen in Humanhaut epidermale und dermale Gewebsveränderungen (Skog u. Wahlberg, 1967). Rodermund (1971) stellt strukturelle Veränderungen im Kollagen mit Verschiebungen des Peptidmusters fest. Die nach DMSO-Vorbehandlung 8–17fach erhöhte passagere Wasserabgabe der Haut (Baker, 1968) ist möglicherweise, ebenso wie eine Erhöhung der Hautdurchlässigkeit, für verschiedene Verbindungen als Folge einer Extraktion von Lipoproteinen und Nukleoproteinen (Humanepidermispräparate, physiologische Temperaturen) zu erklären. In vitro bewirkt DMSO (1–10%) an Humanepidermiszellen und Fibroblasten eine Quellung des Zellkerns, Verminderung der zytoplasmatischen Granula, Stimulierung der DNS-Synthese (1% DMSO im Medium). 25% DMSO führt zur Auflösung des Zellverbandes in Einzelzellen (Korfsmeier, 1969).

Burckhardt u. Schmid (1964) schlagen zur Prüfung der Hautverträglichkeit eine *Tropfmethode* vor. Im Abstand von 30 sec wird 30 min lang jeweils ein Tropfen der Prüfflüssigkeit auf denselben Hautbezirk gegeben. Der Versuch kann an mehreren Tagen, bis zum Auftreten eines sichtbaren Erythems, mit oder ohne Knötchenbildung, wiederholt werden. Trotz vieler einfallsreicher Variationen von definierten Irritationsmethoden zur Prüfung des Haut- bzw. Hornhautwiderstandes gegenüber toxischen Substanzen, technischen Lösungsmitteln, Kampfgasen und anderen Irritantien (Burckhardt, 1961), lassen sich pathogenetische Faktoren, die eine akut toxische oder kumulativ-irritative Hautreaktion in einen chronisch-rezidivierenden Ekzemprozeß überführen können, experimentell bislang nur lückenhaft darstellen.

Von Kligman (1966 a, b, c) wird die Läppchen-Testmethode in abgewandelter Form für Sensibilisierungsstudien zur Bestimmung der allergenen Wirksamkeit, vornehmlich iatrogener Kontaktstoffe, am Menschen herangezogen. Gleichartige erfolgreiche Sensibilisierungsversuche führten Magnusson u. Kligman (1969), Magnusson (1970) auch am Meerschweinchen durch.

In einem durch Entfernung der Hornschicht angelegten *Hautfenster (Rebuck)* entsteht, unter geeigneter Abdeckung, eine Zellexsudation, deren quantitative und qualitative Zusammensetzung von in loco applizierten Substraten, insbesondere Allergenen, abhängen und bei Sensibilisierten diagnostisch ausgewertet werden kann (Eidinger et al., 1964). Durch Applikation von Steroiden auf den Hautdefekt läßt sich der Wirkstoffeffekt am entzündlichen Exsudat vergleichend prüfen.

b) Alkalineutralisationsprobe

Ausgehend von der Vorstellung, daß die gegenüber chemischen Noxen individuell variierende Resistenz der Haut auf ihrer variablen Neutralisationsfähigkeit beruht, erarbeitete Burckhardt (1934), zusammen mit F. Schaaf, die Alkalineutralisationsprobe (Burckhardt, 1961). Auf ein umschriebenes Hautfeld von 2,5 × 3,5 cm werden je ein Tropfen frischer n/80 NaOH-Lösung und $0,5^0/_{00}$ alkoholische Phenolphthalein-Lösung getropft und mit einem Glasblock bedeckt. Letzterer wird zur Durchmischung der Flüssigkeit alle 30 sec bewegt. Die Neutralisation bis zum pH 8,3 entfärbt das zunächst rötliche Gemisch der Prüflösungen. Gemessen wird die Zeit vom Auftropfen bis zum Verschwinden der roten Farbe. Danach wird die Haut getrocknet und die Prozedur wiederholt, insgesamt erfolgen zehn Messungen. Anfänglich tritt die Entfärbung innerhalb von 1–2 min, später erst nach mehreren Minuten ein. Wird bei zehnmaliger Messung eine Zeit von 5 min niemals überschritten, so entspricht dies einer guten Neutralisation. Färbungszeiten von 5–7 min gelten als mittlere Neutralisation. Bei längeren Zeiten liegt eine langsame Neutralisation vor.

In zahlreichen Modifikationen wird eine größere Meßgenauigkeit angestrebt (Koch, 1939), eine Vereinfachung oder Verkürzung der Prüfdauer wird indessen nicht erreicht. Zur Bestimmung der Alkaliempfindlichkeit der Haut entwickelte Tronnier (1966) die Methode der *potentiometrischen Titration*. Aufgebracht wird die gleiche Alkalimenge, aber ein höherer Wasseranteil. In der ersten Neutralisation finden sich regelmäßig kurze Neutralisationszeiten, bedingt durch Neutralisation der Hautoberfläche. Danach verlängern sich, bis zum Erreichen eines ausreichenden Quellungszustandes der Hornschicht, die Neutralisationszeiten, bis sie sich später auf ein gleichbleibendes Niveau einstellen. Aus der zur ersten Neutralisation benötigten Zeit und der im folgenden verlängerten Neutralisationszeit, dem sog. Neutralisationswall, ergeben sich Hinweise auf die im Wasser-Lipidmantel der Hornschicht vorhandenen neutralisationsfähigen Stoffe einerseits und auf die Hornschichtquellung andererseits. Verwendet man bei der potentiometrischen Titration, bei der man direkt den pH-Abfall bzw. die verbrauchte Alkalimenge bestimmt, Neutralisationslösungen mit gleichbleibendem pH, so ergeben sich, in Abhängigkeit von der *Hautkonstitution,* charakteristische Kurven für die Alkaliabwehr der Haut. An der Haut von Ekzematikern findet man gegenüber gesunder Kontrollhaut und ichthiotisch veränderter Haut charakteristische Unterschiede. Bei Patienten mit einer Abnutzungsdermatose wird ein Knick in der Alkaliabwehrfähigkeit ab pH 9 gefunden. Tronnier (1975) sieht in dieser Stufenbildung den Ausdruck einer die Ekzemausbildung bei Abnutzungsschäden begünstigenden endogenen Komponente. Bei reiner Abnutzung mit Austrocknungseffekt ist eine gleichmäßige und pH-unabhängige Minderung des Neutralisationsvermögens zu beobachten. Nach Schneider (1966) kommt es bei besonders stark ausgeprägter Seborrhoe von Aknepatienten keineswegs rascher sondern eher langsamer als bei mäßiggradiger Seborrhoe zur Alkalineutralisation, und deren Werte zeigen eine größere Annäherung an jene bei Sebostatikern als bei Seborrhoikern. Das ändert sich jedoch nach Vorbehandlung der Haut mit Fettlösungsmitteln. Methodisch zu erwähnen ist der Einfluß der Temperatur auf die Alkalineutralisationsfähigkeit der Haut (Tronnier, 1964), die Beeinflussung des pH der Haut durch Alkali-Insult, durch Waschmitteleinwirkung (Tronnier u. Bussius, 1958; Fischer, 1959) sowie die Wirksamkeit der vor Alkali-Neutralisationsmessung angewendeten Schutzsalben (Schneider u. Tronnier, 1958). Modifikationen der Alkali-Neutralisationsprobe von Koch (1939) sowie Vermeer et al. (1951) sind angegeben (s. Burckhardt, 1961, 1964; Tronnier, 1964 a,b) und im Einsatz (Flegel u. Mattheus, 1970).

c) Alkaliresistenzprobe

Bei der Alkaliresistenzprüfung wird die Hornschicht einer Alkalibelastung unterworfen, bis eine sichtbare Schädigung der Haut eintritt. Anfänglich applizierte Burckhardt (1961) 5, 10 und 15% Kalkmilchaufschwemmungen mit der Läppchentestmethode, erhielt dabei jedoch unzuverlässige Resultate. Eingang in die klinische Diagnostik fand folgende Methode: Auf drei nebeneinanderliegende Hautfelder von 2,5 × 3,5 cm wird je ein Tropfen (1/30 ml) n/2 NaOH-Lösung gegeben und mit je einem Glasblock (2 × 1,5 × 3 cm) bedeckt. Anheben der Glasblöcke nach 10 min, Trocknen der Felder, erneutes Betropfen von Feld 2 und 3 mit je einem weiteren Tropfen n/2 NaOH-Lösung. Nach 10 min erfolgt Abnahme der Glasblöcke, Trocknen der Felder und Beschicken schließlich des 3. Feldes mit n/2 NaOH-Lösung für weitere 10 min. Beurteilt wird das Auftreten von Hautreaktionen in Form einer Rötung, Knötchenbildung, Erosion, in den Prüffeldern unmittelbar nach Laugeneinwirkung, im Zweifelsfall auch nach 24 Stunden.

Reaktionen auf den 1. Tropfen zeigen eine stark verminderte Alkaliresistenz an, solche nach dem 2. Tropfen sprechen für eine leicht verminderte Resistenz. Als normal gelten Reaktionen nach dem 3. Tropfen. Kommt es zu keiner Reaktion, besteht eine erhöhte Resistenz. Subjektive Empfindungen, Brennen, sowie flüchtige Rötung, werden dabei nicht gewertet.

Modifikation: In modifizierter Form wird die NaOH-Lösung, ohne Glasblock-Anwendung, in größeren Mengen aufgetropft (Schultheiss, 1955) oder in größerer Verdünnung, n/50 NaOH-Lösung, mittels Glaszylinder, für 45 min auf die Haut gebracht, bis zur Beurteilung der Reaktion. Eine wesentliche Verbesserung bringt die von Locher (1962) mitgeteilte Variation der Burckhardt-Probe. Danach wird die Einwirkzeit eines Laugentropfens auf 5 min verkürzt, die Tropfenzahl jedoch auf 5–7 erhöht. Zur besseren Darstellung von Hornschichtdurchbrüchen wird der Nitrazingelb-Indikator herangezogen. Mit dieser Methode erzielt Locher (1962) in klinischen Untersuchungen an Ekzempatienten und Hautgesunden gut differenzierbare Resultate. Für die *Anwendung der Alkali-Resistenzprobe* in dermatologischen Eignungsuntersuchungen kann folgende Technik empfohlen werden:

Auf 2 markierte Testorte der Unterarmbeuge (2,5 × 3,5 cm) wird je ein Tropfen (Pipetteneichung: 30 Tropfen/ml Wasser) bzw. 30 µl n/2 NaOH-Lösung gegeben und mit je einem Glaswürfel (2 × 1,5 × 3 cm) bedeckt. Feine seitliche Bewegung des Glasblocks bewirkt gleichmäßige Verteilung der Flüssigkeit. Nach einer Liegedauer von 5 min werden die Glasblöcke entfernt, die Hauttestfelder und Glasblöcke sorgfältig abgetupft. Dieser Vorgang kann 5- bis 7mal wiederholt werden. Kommt es an der Testhaut zu Brennen und/oder umschriebener Rötung, so wird nach Abnahme der Glasblöcke auf jedes Feld ein Tropfen einer 1% Nitrazingelblösung mittels Holz- oder Glasstäbchen flächig ausgestrichen und 30 sec belassen. Mit einem feuchten Mull- oder Wattetupfer wird die Indikatorlösung abgewischt und die Zahl der punktförmig verbleibenden Blauschwarz-Tingierungen, die eine Hornschichtinkohärenz anzeigen, festgestellt.

Zur Bewertung der Alkaliresistenz (AR) wird derjenige Tropfen n/2 NaOH angegeben, der nach Auflagedauer von 5 min oder einem Mehrfachen im Testfeld 10 oder mehr Erosionen, mit dem Indikator als Schwärzungspunkte darstellbar, hervorruft. AR 1 und 2 entsprechen einer stark verminderten, AR 3 einer verminderten, AR 4 einer leicht verminderten Alkaliresistenz. Bei AR 5 (−7) ist normale oder erhöhte AR anzunehmen.

Die Alkaliresistenzprobe nach Burckhardt-Locher ist methodisch einfach und ohne große technische Hilfsmittel vom Hautfacharzt wie vom Werk- und Allgemeinarzt durchzuführen. Als bevorzugte Testfelder kommen Handrücken und Unterarmbeugen, ferner Oberschenkelstreckseiten, in Betracht. Voraussetzung ist eine im Testfeld klinisch gesunde Haut. Diese Probe kann zur Beurteilung der individuellen Hautbelastbarkeit bei Eignungsuntersuchungen empfohlen werden (Hornstein, 1977; Klaschka u. Rauhut, 1978). Schubert et al. (1974) fanden in Untersuchungen bei Jugendlichen in 5% eine stark verminderte, in weiteren 11% eine mäßig verminderte AR. Die wohl konsequenteste Anwendung erfuhr die Alkaliresistenzprobe in klinisch-diagnostischen Studien, bei denen Kontaktproben mit einer Reihe fakultativ toxischer Irritantien durchgeführt wurden, an Patienten-Kollektiven, bei denen ein Handekzem, mit oder ohne Streuphänomenen, bestand, sowie an hautgesunden Kontrollpersonen durch Björnberg (1968, 1974). Mit Rücksicht auf die beträchtliche Streubreite der individuellen Hautreaktivität bei Hautgesunden läßt sich eine mögliche Ekzembereitschaft jedoch bislang nicht zuverlässig voraussagen. Die bei Ekzematikern mit Streuherden regelmäßig verminderte Alkaliresistenz kehrt während und nach der Ekzemheilung meist wieder zu Normalwerten zurück. Da durch derartige Funktionsproben eine temporäre Resistenzminderung erfaßt werden kann, eignen sie sich zur Beurteilung der Rehabilitationsphasen bei Ekzematikern. In dermatologischen Eignungsprüfungen sind Hornschichtfunktionsproben insofern stets zu berücksichtigen, als sie konstitutionell bedingte Struktur- bzw. Funktionsabweichungen aufzudecken vermögen (Burckhardt, 1967; Björnberg, 1968, 1974; Pokorny, 1972 a,b; Schubert et al., 1974).

d) Permeabilitätsproben

Zum Nachweis von *Hornschicht-Inkohärenzen,* wie sie insbesondere bei Ekzempatienten an klinisch bereits geheilt erscheinender Haut bestehen können, empfiehlt sich die von Suter (1963) angegebene Permeabilitätsprüfung der Hornschicht mit dem *Nitrazingelb-Indikator.* Ein Tropfen der Indikatorlösung wird auf die Prüfhaut gegeben und mittels Holz- oder Glasstäbchen ausgestrichen. Nach einminütiger Einwirkungsdauer wischt man die Reste der Indikatorflüssigkeit mit einem Tupfer ab, stellt im Testfeld aufgetretene punkt- oder linienförmige Blauschwarz-Verfärbungen fest und bewertet diese als positiven Ausfall der Indikatorprobe. Innerhalb weniger Minuten durchführbar, bringt die Indikatorprobe auch kleinste, makroskopisch nicht oder kaum erkennbare Hornschichtdurchbrüche zur Darstellung und erweist sich für den Arzt als eine wertvolle Methode zur objektiven Bestimmung der Arbeitsfähigkeit von (Berufs-)Ekzematikern. Mit Hilfe dieses einfachen Verfahrens kann der behandelnde Arzt den Verlauf der Ekzemheilung objektivieren und weitere, nach vorzeitiger Re-Exposition gerade bei Berufsekzematikern erfahrungsgemäß häufig auftretende Krankheitsrückfälle vermeiden (Klaschka u. Rauhut, 1977).

Zur Bestimmung der Hautpermeabilität verwenden Frosch u. Kligman (1977) das gut permeierende (Wong et al., 1971) *Dimethylsulfoxyd* in drei verschiedenen Konzentrationen (100%, 95%, 90% in Wasser). Jeweils 0,3 ml werden mittels Plastikblöcken (Durchmesser der Expositionsfläche 8 mm) für 5 min auf die Prüfhaut gegeben. Eine danach auftretende Quaddelbildung wird 10 min nach DMSO-Entfernung auf einer 5-Punkte-Skala bewertet. Die Reaktionen sind abhängig von der Hautregion (Stirn, Rücken, Unterarmbeuge) und zeigen starke individuelle Variation. Von 42 Normalpersonen reagieren 45%

auf 100% DMSO mit einer 3+ Quaddel, während 21% keine Reaktion aufweisen. 2 von 42 Personen reagierten auf 90% DMSO.

e) Lösungsmittelresistenztest

Um die Hautresistenz gegenüber technischen Lösungsmitteln (Benzin, Benzol, Xylol, Hexan) zu prüfen, bringen Proewig sowie Leder (s. Burckhardt, 1961) die Testlösungen in fixierbaren Glashütchen mit Durchmesser von 22 mm für 5, 10, 15, 25, 30 min auf Prüfhautareale des Arms. Während des Lösungsmittelkontakts können als Frühsymptome ein Prickeln, Brennen und Erythem auftreten, die sich meist vollständig zurückbilden, wenn das Lösungsmittel umgehend entfernt wird. Nach einem 5–35 min lang fortgesetzten Lösungsmittelkontakt tritt, als Spätreaktion, nach einigen Stunden eine Rötung auf, nach 2–3 Tagen zuweilen gefolgt von Blasenbildung. Während Frühreaktionen wenig zuverlässig erscheinen, geben die Spätreaktionen sichere Schwellenwerte an. Diese liegen für Hexan zwischen (3–) 7–11 (–22) min, für Benzin zwischen (5–) 15 (–30) min. Bei verdickter Hornschicht, an Sohlen oder Lichtschwielen, ist die Resistenz erhöht, nach Adrenalin-Iontophorese dagegen herabgesetzt, bei Kontaktekzempatienten besteht keine gesteigerte Empfindlichkeit (Burckhardt, 1961).

f) Schmerzpunktbestimmung

Ein Gemisch von Chloroform-(70%)Äthanol(1:1) bewirkt, mittels Glasbehälters auf ein etwa 6 cm² großes Hautareal (Unterarmbeuge, Rücken) gebracht, innerhalb weniger Sekunden eine mit plötzlichem Brennen einsetzende Schmerzsensation. Die vom Beginn des Flüssigkeitskontakts bis zum Schmerzeintritt mit der Stoppuhr gemessene Schmerzpunktzeit (SPZ) liegt an Normalhaut erfahrungsgemäß zwischen 15 und 30 sec (Klaschka, 1966). An einer durch Hornschichtabriß vorbehandelten Haut sinkt die SPZ am deutlichsten

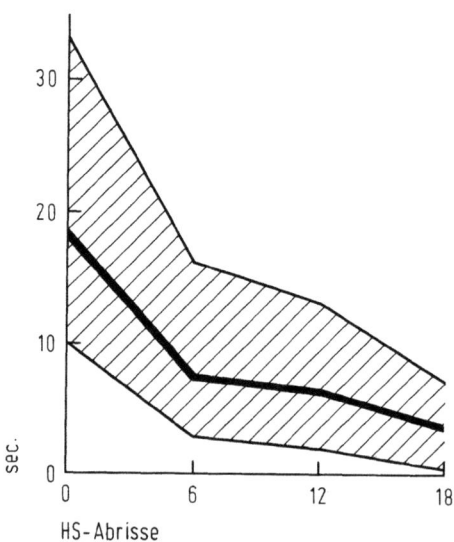

Abb. 19. Ergebnisse der Schmerzpunkt-Bestimmung bei 38 Probanden, angegeben als Mittelwerte (–) mit Abweichung (▨) an Normalhaut sowie nach Vorbehandlung des Prüfhautareals durch 6, 12 und 18 Hornschichtabrisse

bereits nach dem 2.–4. Abriß, dann allmählich auf Nullwert ab, sobald die Glanzzone erreicht ist (Abb. 19). Nach vorausgegangenem Lipidlösungsmittelkontakt findet man regelmäßig eine SPZ-Verkürzung. Trotz eines erheblichen subjektiven Meßfehlers kann die SPZ, zumal in Verbindung mit anderen Befunden der Hornschichtanalytik, brauchbare Anhaltspunkte für den Funktionszustand der Hornschicht, in bezug auf die Hornschichtdicke und die Intaktheit des Lipidmantels der Hautoberfläche, geben (Tab. 9). Nach Beobachtungen mit W. Dinse an Patienten mit einem entfernt vom Testort ausgebildeten Ekzem spricht eine SPZ von weniger als 10 sec an nicht vorgeschädigter und nicht erkrankter Haut, aber auch bei Hautgesunden, recht eindeutig für eine Resistenzschwäche des Integuments (s. Abb. 18).

Tabelle 9. Bestimmung des Hornschichtgewichts (mg) und des Schmerzpunktes (SP sec) nach 6, 12, 18 Tesafilm-Abrissen (TA) und an unveränderter Haut

Zahl der TA	Hornschicht-Gewicht mg Unterarmbeuge			Rücken			Zahl der TA	SP-Zeit Rücken		
	Min.	Med.	Max.	Min.	Med.	Max.		Min.	Med.	Max.
1–6	(3,4–)	7,6	(–14,8)	(5,2–)	8,8	(–17,0)	6	(2–)	7	(–16)
7–12	(1,8–)	8,3	(–17,2)	(3,8–)	8,9	(–18,8)	12	(2–)	6	(–13)
13–18	(1,4–)	4,6	(–10,8)	(2,6–)	4,7	(–11,4)	18	(1–)	3	(–7)
1–18		20,5			22,4		0	(10–)	18	(–33)

3. Funktionelle Hornschichtdiagnostik

a) Methodische Voraussetzungen

Bei der Durchführung diagnostischer Untersuchungen am Stratum corneum wird davon ausgegangen, daß die Hornschicht in bezug auf ihre Struktur und Funktion eindeutige, individuelle und regionale Unterschiede aufweist. Da dies nach den Ergebnissen unterschiedlicher Hornschichtanalysen ohne weiteres anzunehmen ist, bleibt zu prüfen, mit welcher Methode die morphologischen und funktionellen Besonderheiten der Hornschicht jeweils optimal zur Darstellung gebracht werden können. Aus klinischer Sicht ergibt sich die Frage nach der diagnostischen Relevanz der bei Hornschichtanalysen oder -belastungsproben erhaltenen Befunde.

Abhängig von den verfügbaren und anwendbaren Untersuchungsmethoden, die formal in solche der Hautoberflächenbeurteilung ohne wesentliche Zerstörung des Hornzellverbandes und in solche mit Entnahme von Korneozyten und/oder Auflösung des Stratum corneum unterteilt werden können, lassen sich als funktionelle Kriterien folgende Parameter herausstellen: Struktur, Zusammensetzung und Dicke der Hornschicht; Festigkeit des Hornzellverbandes, seine Abreißbarkeit und Auflösbarkeit, sein Zusammenhalt, seine spezifische Dichte; das Abwehrvermögen gegenüber eindringenden und permeierenden Flüssigkeiten und Stoffen, andererseits die Abgabe von Wasser, wasserlöslichen Stoffen und Lipiden bzw. die Abgabe zellulären Materials an die Umwelt; die Beschaffenheit der Hautoberfläche, ihre Kohärenz, Feuchtigkeit, Trockenheit, Geschmeidigkeit oder Rauhigkeit; das aktuelle Verteilungsmuster von Mikroben.

Im einzelnen sei hingewiesen auf optische Methoden zur Darstellung der Hautoberflächenformationen, der Lichtreflexion und -absorption, auf Methoden zur Bestimmung des pH-Werts, des Neutralisationsvermögens und der Resistenz des Stratum corneum gegenüber Säuren und Laugen, des Widerstandes gegenüber technischen Lösungsmitteln und anderen irritativen Substraten; auf qualitative und quantitative Analysen der mit Wasser und/oder Lipidlösungsmitteln eluierbaren Hornschichtinhaltstoffe in vergleichenden Einzel- und Wiederholungsversuchen, auf die Wasserdampfabgabe, die Wasseraufnahme, das Wasserbindungsvermögen, die Hornschichtquellung, die Benetzbarkeit der Oberfläche, die Talgspreitung. Diese Beispiele sind stellvertretend für eine weit größere Anzahl von methodischen Anordnungen zur Hornschichtanalytik und -diagnostik anzusehen. Ausführlicher wird auf diese Methoden in den vorausgehenden Abschnitten hingewiesen.

Durch exogene Irritation des Stratum corneum bei Kontakt mit aggressiven Lösungen oder bei physikalischer bzw. kombinierter chemisch-physikalischer Reizwirkung läßt sich die Hornschicht als Ganzes unter definierten praxisnahen Bedingungen auf ihre Belastbarkeit hin überprüfen. Die unter Einwirkung von Seifen, Waschmitteln und Detergentien auftretenden Veränderungen des pH-Werts, der Alkalineutralisation und -resistenz sind immer wieder Gegenstand funktioneller Hornschichtprüfungen (Laube, 1956; Stüpel u. Szakall, 1957; Tronnier u. Bussius, 1958; Schneider, 1961; Athanassiou, 1964; Kirk, 1966; Pösl u. Schirren, 1966; Borelli u. Heber, 1967; Tronnier et al., 1967; Gloor et al., 1972, 1977). In Verbindung mit Belastungsversuchen kann die Wirksamkeitsprüfung von Schutzpräparaten vorgenommen werden (Schneider u. Tronnier, 1958).

Die Variabilität hierfür geeigneter und bereits angewendeter Versuchsanordnungen ist groß, und sie erfährt in jüngster Zeit, durch Kombination von bekannten Anwendungsformen mit neuen technischen und apparativen Analyseverfahren, eine vielseitige Fortentwicklung.

b) Klinische Untersuchungsbefunde

Aus klinischer Sicht interessieren naturgemäß die Ergebnisse von Hornschichtfunktionsproben bei einzelnen Probanden und an Patientenkollektiven. Als Methode finden bei der Hornschichtdiagnostik die Alkalineutralisationsprobe und vor allem die Alkaliresistenzprüfung nach Burckhardt (1934, 1961) oder in einer variierten Form (Locher, 1962; Suter, 1963) bevorzugte Anwendung. Die *Leistungsbreite der Alkalineutralisationsprobe* überprüfen Fischer (1959), Schneider (1965) und Tronnier (1975). In ihrer diagnostischen Aussagefähigkeit ist sie jener der Alkaliresistenzprüfung erfahrungsgemäß unterlegen. Bei Patienten mit Dermatitis- oder Ekzemreaktionen weisen die *Ergebnisse der Alkaliresistenzprüfung* regelmäßig auf eine veränderte bzw. verminderte Funktion der Hornschicht an erscheinungsfreier Prüfhaut, entfernt vom Krankheitsherd, hin, wobei Krankheitsdauer, -art und -ausdehnung wie auch der zwischen Krankheitsherd und Testfeld liegende Abstand, ferner die strukturelle Hautbeschaffenheit und die am Untersuchungsort vorherrschenden Umweltfaktoren, wie Lufttemperatur und -feuchtigkeit, den Reaktionsausfall in gewissen Grenzen beeinflussen und in bezug auf das untersuchte Kollektiv wie auf das Individuum erhebliche Befundabweichungen bedingen können (Burckhardt u. Dorta, 1957; Vesey u. Calnan, 1958; Lejhancova, 1959; Pokorny, 1972 a; Gloor u. Schnyder, 1972; Björnberg, 1969, 1974; Schubert et al., 1974).

Mit dem Fortschreiten der Ekzemheilung wird regelmäßig eine Normalisierung der Alkaliresistenz festgestellt. Individuelle diagnostische Aussagen sind aufgrund der Alkaliresistenzbefunde in erster Linie bei Akzempatienten mit Bezug auf den Ekzemverlauf, in methodisch bedingten Grenzen auch bei Hautgesunden, abhängig vom jeweiligen Resistenzvermögen im Prüfhautareal, möglich. Nach Schultheiss (1955) ist die erworbene Alkaliresistenzminderung des Ekzemkranken nicht von einer primär konstitutionell bedingten Minderung der Alkaliresistenz zu trennen.

An ein- und zweieiigen Zwillingen weisen Gloor u. Schnyder (1977) eine Vererbung funktioneller Eigenschaften der Haut in bezug auf Alkalineutralisation und -resistenz sowie auf das Lipidmuster der Hautoberfläche nach. Beim Vergleich mehrerer biochemischer und physiologischer Parameter zeigen die Ergebnisse der Hautoberflächenprüfungen an gesunden Versuchspersonen für verschiedene Untersuchungsmethoden eine insgesamt recht gute Übereinstimmung. In bezug auf das Alter sind in der Gruppe der 8–12jährigen gegenüber älteren Probanden signifikante Unterschiede nachzuweisen. Spezifische Differenzen ergeben sich auch für verschiedene zur Untersuchung gewählte Prüfregionen. Nach diesen Beobachtungen kann, trotz eindeutig vom Alter des Probanden und/oder der Testregion abhängiger Schwankungen, eine übergeordnete individuelle Ausprägung, insbesondere des Lipidmusters, angenommen werden. Zu analogen Ergebnissen gelangten wir bei der Messung der Hornschichttransparenz (Klaschka u. Nörenberg, 1975, 1977). Bei mehr oder weniger stark ausgeprägten regionalen Unterschieden bleibt die Grundform des individuellen Hornschicht-Transparenzmusters erkennbar. Diese Verhaltensweise dürfte für eine Reihe weiterer Hornschichtparameter zutreffen.

c) Ergebnisse physikalischer Hornschichtanalysen

Anderson u. Cassidy (1973) fanden an Normalhautproben aus der Hüftregion um das Dreifache schwankende Werte für die Hornschichtdicke (6,2–19,4 μ) und die Hornschichtmasse (0,797–2,348 mg/cm^2) bei einer um das Doppelte variierenden Anzahl (14–27) der Hornzellagen. Die Hornschichtdichte beträgt (0,88–) 1,20 (–1,42) g/cm^3. Letztere hängt nicht nur von der geweblichen Strukturierung sondern auch vom Dichtegrad der zellulären Komponenten ab, wie chemisch-analytische Befunde zeigen. Im Stratum corneum von Negern liegen, wie der Vergleich von Strippingserien, der Anzahl der Hornzellagen und der Hornschichtdichte ergibt, im Durchschnitt mehr Einzellagen vor als in der Haut von Weißen, und es sind bei Farbigen zur Entfernung der mikroskopisch und physikalisch-chemisch dichteren Hornschicht mehr Klebestreifenabrisse erforderlich als bei Weißhäutigen (Weigand, 1974).

Baden u. Gifford (1970) bestimmen die Epidermis- und Hornhautkontraktion unter Hitzeeinwirkung. Bei zunehmender Wärmeeinwirkung zeigt menschlicher Kallus in bezug auf seine visko-elastischen Eigenschaften ein anderes Verhalten als das Hornschichtmaterial von Rücken und Beinen (Humphries u. Wildnauer, 1972). In Lösungsmitteln, wie Äther, Hexan, ändern sich die Eigenschaften der Hornschicht in einer den hochorganisierten Netzstrukturen von Polyamiden, wie Seide oder Nylon, analogen Form. Das entfettete Stratum corneum zeigt veränderte biomechanische Eigenschaften (Wolfram et al., 1973). Von Klaschka et al. (1972) werden systematisch mehrere Analysemethoden im Sinn einer quantitativen und qualitativen Hornschichtdiagnostik angewendet mit dem Ziel einer weiteren Differenzierung individueller und regionaler Eigenschaften des Stratum corneum (Abb. 20). Es lassen sich auf diese Weise an Normalhaut analoger Rücken-, Unterarm- oder anderer Prüfregionen beträchtliche individuelle Struktur- und Funktionsunterschiede nachweisen. In Tab. 10 sind einige Hornschichtparameter und die Schwankungsbreiten der gefundenen Meßwerte angegeben. Zwischen Hornschichtdicke und Hornschichtgewicht kann in der Regel eine Beziehung nachgewiesen werden. Ande-

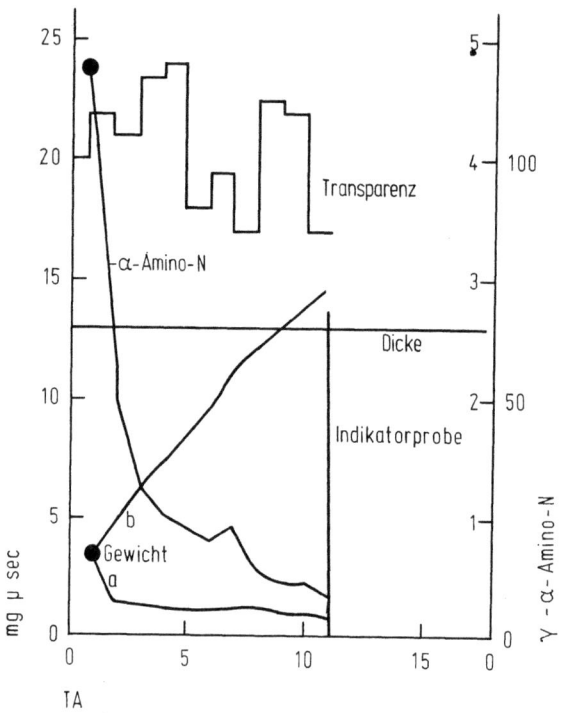

Abb. 20. Hornschicht-Parameter bei einer 54jährigen Probandin, dargestellt als individuelles Diagramm mit Angaben zur Hornschichtdicke, Hornschicht-Gewicht, absolut (a) pro Tesafilm-Abriß (TA) und in Summation (b), Glanzzone (Indikatorprobe), Hornschicht-Transparenz und α-Amino-N-Gehalt pro Klebestreifen-Abriß

Tabelle 10. Methoden und Ergebnisse einer individuellen Hornschicht-Diagnostik bei Hautgesunden

HS-Parameter	Meßmethode	Ergebnisse
Dicke	Histometrie	$(7-)12-17(-28)$ μ
	Elektronik	$(3-) 7-12(-22)$ μ
Gewicht	Gravimetrie	$(0,2-)1-2(-4)$ mg/cm²
Festigkeit	Tesa-Abrisse	$(4-) 8-16(-24)$
Transparenz	Lichtabsorption	Indiv. HS-Muster
Kohärenz	Indikatorprobe	HS-Durchbrüche
Permeabilität	Tracer u. a.	stoffabhängig
	Schmerzpunkt	$(8-)12-25(-40)$ sec
Inhaltsstoffe	Eluation	> 40 chemische
Wasserlösliches	chem. Analysen	Verbindungen
Lipide	Chromatographie	u. a.
Alkaliresistenz	NaOH-Einwirkung	Reakt.-Stufen 1–3–7

rerseits wird zwischen Hornschichtdicke und Hornschicht-Durchlässigkeit, sei es für ein Chloroform-Methanolgemisch bei der Schmerzpunktbestimmung (Klaschka, 1967), sei es für eine n/2 NaOH-Lösung bei der Alkaliresistenzprüfung (Burckhardt, 1961), eine erhebliche Diskrepanz angetroffen. Wie die in Abb. 21 dargestellten Ergebnisse von Hornschichtanalysen an zwei Probanden beispielhaft zeigen, kann bei einer Hornschichtdicke von 12 μ die Alkaliresistenz (AR-Wert) eine Höhe von 15 min entsprechend der AR-Stufe 3, erreichen, während eine mit 26 μ vergleichsweise dicke Hornschicht (bei einem Atopiker) eine Alkaliresistenz von nur 5 min, gemäß AR-Stufe 1, aufweist (Klaschka, 1978).

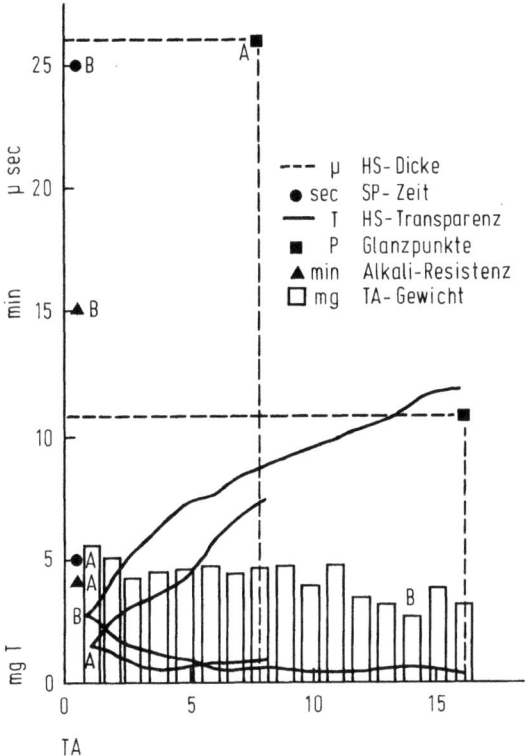

Abb. 21. Hornschicht-Parameter von 2 Probandinnen (A, B) mit Darstellung von Hornschichtdicke, Anzahl der bis zum Erreichen der Glanzzone (■) erforderlichen Tesafilm-Abrisse (TA) Hornschichtmasse in mg pro Abriß sowie als Summe (–), Schmerzpunktzeit (SP(●) in sec), Alkaliresistenzwerte (▲) in min für A und B, ferner der Hornschicht-Transparenz für B

Mit diesen Befundbeispielen wird zunächst auf das Vorhandensein von differenzierten, experimentell bereits gut erprobten und zur klinischen Hornschichtdiagnostik verfügbaren Untersuchungsmethoden hingewiesen. Welche diagnostische Anwendungs- und Aussagebreite eine solche Methode bei einem klinischen Einsatz erreichen kann und wird, muß ihre systematische Erprobung, mit Anwendung einzelner spezieller Analyseverfahren oder in Kombination mit anderen Untersuchungsgängen an ausreichend großen und definierten Probanden- oder Patientengruppen, erbringen.

Literatur

Adams, R.M.: Occupational contactdermatitis. Philadelphia-Toronto: J.B. Lippincott 1969

Agache, P., Boyer, J.P., Laurent, R.: Biochemical properties and microscopic morphology of human stratum corneum incubated on a wet pad in vitro. Arch. derm. Forsch. **246**, 271–283 (1973)

Allen, T.D., Potten, C.S.: Fine structural identification and organization of the epidermal proliferate unit. J. Cell Sci. **15**, 291–319 (1974)

Anderson, R.L., Bozeman, M.A., Whiteside, J.A.: Individual and site veriation in composition of faciel surface lipids. J. invest. Derm. **58**, 369–372 (1972)

Anderson, R.L., Cassidy, J.M.: Variations in physical dimensions and chemical composition of human stratum corneum. J. invest. Derm. **61**, 30–32 (1973)

Anderson, R.L., Cassidy, J.M., Hansen, J.R., Yellin, W.: The effect of in vivo occlusion on human stratum corneum hydration-dehydration in vitro. J. invest. Derm. **61**, 375–379 (1973)

Anderson, R.L., Cook, C.H., Smith, D.E.: The effect of oral and topical tetracycline on acne severity and on surface lipid composition. J. invest. Derm. **66**, 172–177 (1976)

Anton-Lamprecht, I.: Zur Ultrastruktur hereditärer Verhornungsstörungen. Arch. derm. Forsch. **243**, 88–100 (1972 a)

Anton-Lamprecht, I.: Intrazelluläre Geiseln in Epidermiszellen menschlicher Haut. Arch. derm. Forsch. **243**, 199–208 (1972 b)

Anton-Lamprecht, I.: Zur Ultrastruktur hereditärer Verhornungsstörungen. III. Autosomal-dominante Ichthyosis vulgaris. Arch. derm. Forsch. **248**, 149–172 (1973)

Anton-Lamprecht, I.: Zur Ultrastruktur hereditärer Verhornungsstörungen. IV. X-chromosomal-recessive Ichthyosis. Arch. derm. Forsch. **248**, 361–378 (1974)

Anton-Lamprecht, I., Curth, H.O., Schnyder, U.W.: Zur Ultrastruktur hereditärer Verhornungsstörungen. II. Ichthyosis hystrix Typ Curth-Macklin. Arch. derm. Forsch. **246**, 77–91 (1973)

Anton-Lamprecht, I., Kahlke, W.: Zur Ultrastruktur hereditärer Verhornungsstörungen. V. Ichthyosis beim Refsum-Syndrom. Arch. derm. Forsch. **250**, 185–206 (1974)

Anton-Lamprecht, I., Schnyder, U.W.: Ultrastructure of inborn errors of keratinization. VI. Inherited ichthoses - a model system for heterogeneities in keratinization disturbances. Arch. derm. Forsch. **250**, 207–227 (1974)

Asboe-Hansen, G.: The water-impermeable layer of the epidermis. Acta dermato-vener. **36**, 229–230 (1956)

Aschheim, E., Chan, G.T., Farber, E.M., Cox, A.J.: Cellular response to skin abrasion in psoriasis. J. invest. Derm. **46**, 12–15 (1966)

Aso, K., Deneau, D.G., Krulig, L., Wilkinson, D.I., Farber, E.M.: Epidermal synthesis of prostaglandins and their effect on levels of cyclic adenosine 3,5-monophosphate. J. invest. Derm. **64**, 326–331 (1975)

Aso, K., Rabonowitz, I., Farber, E.M.: The role of prostaglandin E, cyclic AMP and cyclic GMP in the proliferation of guinea pig ear skin stimulated by topical application of vitamine A acid. J. invest. Derm. **67**, 231–234 (1976)

Athanassiou, A.E.: The effects of a soap-free cleansing agent on the pH of skin. Brit. J. Derm. **76**, 122–125 (1964)

Baden, U.M., Gifford, A.M.: Isometric contraction of epidermis and stratum corneum with heating. J. invest. Derm. **54**, 298–303 (1970)

Baden, H.P., Goldsmith, L.A.: The structural protein of epidermis. J. invest. Derm. **59**, 66–76 (1972)

Baden, H.P., Goldsmith, L.A., Bonar, L.: Conformational changes in the α-fibrous protein of epidermis. J. invest. Derm. **60**, 215–218 (1973)

Baden, H.P., Goldsmith, L.A., Lee, L.D.: The fibrous proteins in various types of ichthyosis. J. invest. Derm. **65**, 228–230 (1975)

Baden, H.P., Lee, L.D., Kubilus, J.: The fibrous proteins of stratum corneum. J. invest. Derm. **67**, 573–576 (1976)

Baden, H.P., Roth, S.I., Goldsmith, L.A., Baden, S.B., Lee, L.D.: Keratohyalin protein in disorders of keratinization. J. invest. Derm. **62**, 411–414 (1974)

Baer, R.L.: Die Rolle der Langerhans-Zellen bei der Kontaktallergie. Hautarzt **27**, 554–558 (1976)

Baker, H.: The effects of dimethylsulfoxide and dimethylacetamide on the cutaneous barrier to water in human skin. J. invest. Derm. **50**, 283–288 (1968)

Baker, H., Blair, C.P.: Cell replacement in the human stratum corneum in old age. Brit. J. Derm. **80**, 367–372 (1968)

Baker, H., Kligman, A.M.: Technique for estimating turnover time of human stratum corneum. Arch. Derm. (Chic) **95**, 408–411 (1967)

Bamberger, I.P., Suntzoff, V., Coudry, V.F.: Methods for separation of epidermis from dermis. J. nat. cancer. Inst. **2**, 413–418 (1942)

Bandmann, H.J.: Die Histologie doppelt exponierter Läppchenproben. Dermatologica (Basel) **124**, 205–217 (1962)

Bandmann, H.J.: Das histopathologische Bild der kontaktallergischen und alkalitoxischen Ekzeme. Ther. Umschau **27**, 488–495 (1970)

Bandmann, H.J., Dohn, W.: Die Epicutantestung. Verlag J.F. Bergmann, München, 1967

Bartek, M.J., LaBudde, J.A., Maibach, H.I.: Skin permeability in vivo: comparison in rat, rabbit, pig and man. J. invest. Derm. **58**, 114–123 (1972)

Baserga, R.: Control of cell proliferation in mammalian cells: role of nuclear acidic proteins. J. invest. Derm. **59**, 21–23 (1972)

Bauer, R.: Zyklische Nukleotide und Epidermisproliferation. Z. Hautkr. **52**, 81–86 (1977)

Beare, J.M., Cheeseman, E.A., Gailey, A.A.H., Neill, D.W., Merrett, J.D.: The pH of the skin surface of infants aged one to seven days. Brit. J. Derm. **71**, 165–180 (1959)

Beare, J.M., Cheeseman, E.A., Gailey, A.A.H., Neill, D.W., Merrett, J.D.: The effect of age on the pH of the skin surface in the first week of life. Brit. J. Derm. **72**, 62–66 (1960)

Beerens, E.G.J., Slot, J.W., Leun, J.C. van der: Rapid regeneration of the dermal epidermal junction after partial separation by vacuum: an electron microscopic study. J. invest. Derm. **65**, 513–521 (1975)

Behrendt, H., Green, M.: Skin pH pattern in the newborn infant. J. Dis. Child. **95**, 35–41 (1958)

Bellinger, H.: Ist die Membranfiltermethode zur Prüfung wirkstoffhaltiger Seifen geeignet? Z. Haut- u. Geschl.-Kr. **42**, 567–572 (1967)

Bem, J.L., Graeves, M.W.: Prostaglandin E_1 effects on epidermal cell growth ,in vitro'. Arch. derm. Forsch. **251**, 35–41 (1974)

Bernstein, I.A., Chakrabarti, S.G., Kumarzoo, K.K., Sibrack, L.A.: Synthesis of protein in the mammalian epidermis. J. invest. Derm. **55**, 291–302 (1970)

Bersaques, J. de: Keratohyalin und Epidermisverhornung. Hautarzt **26**, 177–180 (1975)

Bettley, F.R.: Some effects of soap on the skin. Brit. med. J. I, 1675–1679 (1960)

Bettley, F.R.: The influence of soap on the permeability of the epidermis. Brit. J. Derm. **73**, 448–454 (1961)

Bettley, F.R.: The influence of detergents and surfactants on epidermal permeability. Brit. J. Derm. **77**, 98–100 (1965 a)

Bettley, F.R.: The permeability of the skin in relation to cleansing agents. Trans. St. John's Hosp. derm. Soc. **51**, 233–240 (1965 b)

Bettley, F.R., Donoghue, E.: The irritant effect of soap upon the normal skin. Brit. J. Derm. **72**, 67–76 (1960)

Bibel, D.J., Lovell, D.J.: Skin flora maps: A tool in the study of cutaneous ecology. J. invest. Derm. **67**, 265–269 (1976)

Birnbaum, I.E., Sapp, T.M., Moore, J.B.: Effects of reserpine, epidermal growth factor, and cyclic nucleotide modulators on epidermal mitosis. J. invest. Derm. **66**, 313–318 (1976 a)

Birnbaum, J.E., Sapp, T.M., Tolman, E.L.: Cyclic AMP-phosphodiesterase and epidermal mitosis. J. invest. Derm. **67**, 235–239 (1976 b)

Björnberg, A.: Skin Reactions in Primary Irritants in Patients with Hand Eczema. Göteborg: Osca Isacson 1968

Björnberg, A.: Plastic film as protection against primary irritants. Acta derm.-vener. **50**, 233–236 (1970)

Björnberg, A.: Increased skin reactivity to primar irritants provoked by hand eczema. Arch. derm. Forsch. **249**, 389–400 (1974)

Blaich, W., Gerlach, U.: Beitrag zur Methode der Prüfung von Hautwaschmitteln auf der Haut. Fette u. Seifen **57**, 33–36 (1955)

Blair, C.: Morphology and thickness of the human stratum corneum. Brit. J. Derm. **80**, 430–436 (1968)

Blank, I.H.: Factors which influence the water content of the stratum corneum. J. invest. Derm. **18**, 433–440 (1952)

Blank, I.H.: Further observation in factors which influence the water content of the stratum corneum. J. invest. Derm. **21**, 259–264 (1953)
Blank, I.H.: The structural, biochemical and physiological defense mechanisms of the skin. Proc. 12. internat. Congr. Derm. **1**, 477–481 (1962)
Blank, I.H.: Cutaneous barriers. J. invest. Derm. **45**, 249–256 (1965)
Blank, I.H., Gould, E.: Penetration of anionic surfactants into skin. I. Penetration of sodium laurate and sodium dodecyl sulfate into excised human skin. J. invest. Derm. **33**, 327–336 (1959)
Blank, I.H., Gould, E.: Penetration of anionic surfactants into skin. II. Study of mechanisms which impede the penetration of synthetic anionic surfactants into skin. J. invest. Derm. **37**, 311–315 (1961 a)
Blank, I.H., Gould, E.: Penetration of anionic surfactants into skin. III. Penetration from buffered sodium laurate solutions. J. invest. Derm. **37**, 485–488 (1961 b)
Blank, I.H., Miller, O.G.: A method for the separation of the epidermis from the dermis. J. invest. Derm. **15**, 9–10 (1950)
Blank, I.H., Scheuplein, R.J.: Transport into and within the skin. Brit. J. Derm. **81**, 4–10 (1969)
Blank, I.H., Scheuplein, R.J., MacFarlane, D.J.: Mechanism of percutaneous absorption. III. The effect of temperature on the transport of non-electrolytes across the skin. J. invest. Derm. **49**, 582–589 (1967)
Blohm, S.-G.: On the complex problem of the interaction of detergents on human skin and some new ways to study this problem. Proc. 11. internat. Congr. Dermat. Stockholm 1957 **3**, 227–229 (1960)
Bodey, G.P., Ebersole, R., Hong, H.-S.C.: Randomized trial of a hexachlorophene preparation and P-300 bacteriostatic soaps. J. invest. Derm. **67**, 532–537 (1976)
Bolam, R.M., Hepworth, R., Bowerman, L.T.: In-use evaluation of safety to skin of enzyme-containing washing products. Brit. med. J. **2**, 499–501 (1971)
Borelli, S., Düngemann, H.: Konstitution und berufliche Schädigung. Arch. klin. exp. Derm. **237**, 444–450 (1970)
Borelli, S., Düngemann, H.: Beiträge zur Rehabilitation von chronisch Hautkranken und Allergikern. Schriftenreihe der Bayerischen Landesärztekammer **20**, 113–116 (1972)
Borelli, S., Heber, A.: Anionaktive Waschmittel-Grundsubstanzen im Alkaliresistenztest nach Burckhardt. Berufsdermatosen **15**, 30–43 (1967)
Born, W.: Die epidermale DNS-Synthese während des Aufbaus einer experimentellen Akanthose beim Meerschweinchen. Arch. klin. exp. Derm. **236**, 53–60 (1969)
Born, W., Kalkoff, K.W.: Zur DNS-Synthese der psoriatischen Epidermiszelle. Arch. klin. exp. Derm. **236**, 43–52 (1969)
Bourlond, A.: Cutaneous innervation. J. invest. Derm. **67**, 106–109 (1976)
Braun, W.: Gerontologische Probleme aus der Sicht des Dermatologen. Z. Altersforsch. **22**, 111–120 (1969)
Braun-Falco, O.: Die Histochemie der Haut. In: Dermatologie u. Venerologie. Herausg. v. H.A. Gottron u. W. Schönfeld. Bd. I/1, S. 366–472. Thieme, Stuttgart, 1961
Braun-Falco, O.: Histochemische Morphologie der abnormalen Verhornung. Proc. 12. internat. Congr. Derm. **1**, 416–422 (1962)
Braun-Falco, O.: Die Dynamik der Hautreaktion nach Hornschichtabriß; elektronenmikroskopische Untersuchungen am Meerschweinchenohr. Arch. derm. Forsch. **241**, 329–352 (1971 a)
Braun-Falco, O.: Die Dynamik der Hautreaktion nach Hornschichtabriß. Arch. derm. Forsch. **241**, 329–352 (1971 b)
Braun-Falco, O., Burg, G.: Zur Dynamik der Hautreaktion nach Hornschichtabriß. Histochemische und cytochemische Untersuchungen am Meerschweinchenohr. Arch. derm. Forsch. **241**, 1–14 (1971)
Braun-Falco, O., Burg, G., Schoffinius, H.H.: Über die Wirkung von Dithranol (Cignolin) bei Psoriasis vulgaris. Arch. derm. Forsch. **241**, 217–236 (1971)
Breathnach, A.S.: An Atlas of the Ultrastructure of Human Skin. London: Churchill 1971 a
Breathnach, A.S.: Embryology of human skin. A review of ultrastructural studies. The Herman Beerman lecture. J. invest. Derm. **57**, 133–143 (1971 b)
Breathnach, A.S.: Aspects of epidermal ultrastructure. J. invest. Derm. **65**, 2–15 (1975)
Breathnach, A.S., Goodman, T., Stolinski, C., Gross, M.: Freeze-fracture replication of cells of stratum corneum of human epidermis. J. anat. **114**, 65–81 (1973 a)

Breathnach, A.S., Gross, M., Martin, B.: Freeze-fracture replication of melanocytes and melanosomes. J. anat. **116**, 303–320 (1973 b)
Brehme, H., Baitsch, H.: Die Hautleistenmuster auf den Hand- und Fußflächen der höheren Primaten. Stud. gen. **17**, 442–451 (1964)
Briggaman, R.A., Wheeler, C.E., jr.: Epidermal-dermal interactions in adult human skin: Role of dermis in epidermal maintenance. J. invest. Derm. **51**, 454–465 (1968)
Briggaman, R.A., Wheeler, C.E., jr.: Epidermal-dermal interactions in adult human skin. II. The nature of the dermal influence. J. invest. Derm. **56**, 18–26 (1971)
Briggaman, R.A., Wheeler, C.E., jr.: The epidermal-dermal junction. J. invest. Derm. **65**, 71–84 (1975)
Brody, I.: The ultrastructure of the tonofibrils in the keratinization process of normal human epidermis. J. ultrastruct. Res. **4**, 264–297 (1960)
Brody, I.: Histologie der normalen Haut. In: J. Jadassohn: Handbuch der Haut- und Geschlechtskrankheiten, Erg.-Werk, Bd. I/1. Hrsg. v. O. Gans u. K. Steigleder. Berlin-Heidelberg-New York: Springer 1968 a
Body, I.: The Epidermis. In: Handbuch der Haut- und Geschlechtskrankheiten. Hrsg. v. G.K. Steigleder. Berlin-Heidelberg-New York: Springer 1968 b
Brody, I.: The modified plasma membranes of the transition and horny cells in normal human epidermis as revealed by electron microscopy. Acta derm. venerol. (Stockh.) **49**, 128–138 (1969)
Brody, I.: An electron microscopic study of the fibrillar density in the normal human stratum corneum. J. ultrastruct. Res. **30**, 209–217 (1970 a)
Brody, I.: Variations in the differentiation of the fibrils in the normal human stratum corneum as revealed by electron microscopy. J. ultrastruct. Res. **30**, 601–614 (1970 b)
Brody, I., Mishima, Y., Matsumaka, M.: Stratum corneum in psoriasis vulgaris. A transmission and scanning electron microscopic study. J. cutan. pathol. **1**, 33–46 (1974)
Bruevich, T.S.: The use of protective pastes and the study of barrier function of the skin as a criterion of their efficacy. Vestn. Derm. Vener. **37**, 30–35 (1963)
Brun, R., Emch, J.: Différenciation macroscopique in vivo de diverses couches du stratum corneum de la peau humaine. Dermatologica **127**, 121–136 (1963)
Brun, R., Gaudin, P.: Mise en évidence histologique de diverse couches du stratum corneum. Dermatologica **127**, 137–144 (1963)
Bullough, W.S.: The control of mitotic activity in adult mammalian tissues. Biol. Rev. **37**, 307–342 (1962)
Burckhardt, W.: The Buffer Capacity of the Skin against Acids and Alkalis and its Significance in the Pathogenesis of Occupational Eczema Caused by Alkaline Substances. Proc. 10th Internat. Congr. of Dermatol., London 1952, pp. 338–339, London 1953
Burckhardt, W.: Funktionsprüfungen der Haut. In: Dermatologie und Venerologie. Hrsg. v. Gottron u. Schönfeld, Bd. I/1, S. 193–210. Stuttgart: Thieme 1961
Burckhardt, W.: Die beruflichen Hautkrankheiten. In: Jadassohn: Handbuch der Haut- und Geschlechtskrankheiten, Erg.-Werk, Bd. II/1. Hrsg. v. G. Miescher u. H. Storck. Berlin-Göttingen-Heidelberg: Springer 1962
Burckhardt, W.: Praktische und theoretische Bedeutung der Alkalineutralisations- und Alkaliresistenzprobe. Arch. klin. exp. Derm. **219**, 600–603 (1964)
Burckhardt, W., Buholzer, F.: Methode zur Prüfung von Grobreinigungsmitteln der Haut. Dermatologica **135**, 222–224 (1967)
Burckhardt, W., Dorta, Th.: Die Alkaliresistenz bei Ekzemen verschiedener Genese und bei Neurodermitis. Dermatologica **114**, 252–257 (1957)
Burckhardt, W., Locher, G., Suter, H.: Mechanismus der Entstehung der Hautreaktionen gegenüber primärtoxischen Substanzen. Rolle der Permeabilität der Hornhaut. Proc. 12. internat. Congr. Derm. **1**, 439–443 (1962)
Burckhardt, W., Schmid, R.: Die Epicutanprobe durch wiederholte Benetzung. Ein neuer Test zur Prüfung der Empfindlichkeit der Haut auf Wasch- und Lösungsmittel. Hautarzt **15**, 555–556 (1964)
Burger, M.M., Bombik, B.M., Noonan, K.D.: Cell surface alterations in transformed tissue culture cells and their possible significance in growth control. J. invest. Dermat. **59**, 24–26 (1972)
Burkard, U.: Measurements of human epidermal cells. Arch. derm. Forsch. **243**, 10–17 (1972)

Cainelli, T.: Il prodotto corneo della cute umana quale barriera alle radiazioni ionizzanti. Minerva derm. (Torina) **40**, 315–318 (1965)
Campbell, R.D., Campbell, J.H.: Origin and continuity of desmosomes. In: Origin and continuity of cell organelles (S. 261–298). Edit. J. Reinert, H. Ursprung. Springer, Berlin 1971
Carrié, C.: Hautschutzsalben gegen wasserlösliche Substanzen und mit neutralisierenden Eigenschaften. Proc. 11. internat. Congr. Dermat. Stockholm 1957 **3**, 212–213 (1960)
Carrié, C., Kühl, M.: Leitfaden der beruflichen Hautkrankheiten, 2. Aufl. Stuttgart: Thieme 1969
Carrié, C., Neuhaus, H.: Lipoid-Regenerationsvermögen der Hautoberfläche. Arch. f. Dermat. **193**, 170–175 (1951)
Carrié, C., Stelzer, E.: Dermatologische Eignungsprüfung zur Verhütung des Berufsekzems. Berufsdermatosen **4**, 101–109 (1956)
Chambers, D.A.: Molecular mediators of cell proliferation. J. invest. Derm. **67**, 661–664 (1976)
Chinn, H.D., Dobson, R.L.: The topographic anatomy of human skin. Arch. Derm. **89**, 267–273 (1964)
Chopra, D.P., Flaxman, B.A.: The effect of vitamin A on growth and differentiation of human keratinocytes in vitro. J. invest. Derm. **64**, 19–22 (1975)
Chopra, D.P., Yu, R.Y., Flaxman, B.A.: Demonstration of a tissue specific inhibitor of mitosis of human epidermal cells in vitro. J. invest. Derm. **59**, 207–210 (1972)
Christensen, M.S., Hargens, C.W., Nacht, S., Gans, E.H.: Viscoelastic properties of intact human skin: Instrumentation, hydration effects and the contribution of the stratum corneum. J. invest. Derm. **69**, 282–286 (1977)
Christophers, E.: DNS-Synthese und Hyperplasie der Epidermis nach Hornschichtabriß und Salbenapplikation. Arch. klin. exp. Derm. **233**, 277–286 (1968)
Christophers, E.: Die Wanderungskinetik postmitotischer Epidermiszellen. Autoradiographische Untersuchungen. Arch. klin. exp. Derm. **236**, 161–172 (1970 a)
Christophers, E.: Eine neue Methode zur Darstellung des Stratum corneum. Arch. klin. Exp. Derm. **237**, 717–721 (1970 b)
Christophers, E.: Cellulare architecture of the stratum corneum. J. invest. Derm. **56**, 165–169 (1971 a)
Christophers, E.: The architecture of stratum corneum after wounding. J. invest. Derm. **57**, 241–246 (1971 b)
Christophers, E.: Correlation between column formation, thickness and rate of new cell production in guinea pig ear epidermis. Virchow Arch. (Zellpathol) **10**, 286–292 (1972)
Christophers, E.: In vitro-effects of vitamin A acid on cultures fibro-blasts, lymphocytes, and epidermal cells: A comparative study. Arch. derm. Forsch. **251**, 147–153 (1974 a)
Christophers, E.: Growth stimulation of cultures postembryonic epidermal cells by vitamin A acid. J. invest. Derm. **63**, 450–455 (1974 b)
Christophers, E., Braun-Falco, O.: Epidermale Regeneration am Meerschweinchenohr nach Hornschichtabriß. Arch. klin. exp. Derm. **231**, 85–96 (1967)
Christophers, E., Braun-Falco, O.: Fluorescein-Isothiocyanate as a stain for keratinizing epithelia. Arch. derm. Forsch. **241**, 199–209 (1971)
Christophers, E., Kligman, A.M.: Visualization of the cell layers of the stratum corneum. J. invest. Derm. **42**, 407–409 (1964)
Christophers, E., Schaumlöffel, E.: Zur DNS-Synthesezeit in der menschlichen Epidermis. Arch. klin. exp. Derm. **228**, 57–64 (1967)
Christophers, E., Wolff, H.H., Laurence, E.B.: The formation of epidermal cell columns. J. invest. Derm. **62**, 555–559 (1974)
Cochrane, T.: The skin in old age. Med. Press. **244**, 253–256 (1960)
Cohen, S.: Epidermal growth factor. J. invest. Derm. **59**, 13–16 (1972)
Cseplák, G., Marton, T.: Neue Verfahren zur Dokumentierung der Oberfläche gesunder und kranker Haut. Arch. klin. exp. Derm. **228**, 414–420 (1967)
Czetsch-Lindenwald, H. von: Zur Frage des ‚Säuremantels' der Haut. Fette u. Seifen **60**, 48–49 (1958)
Dale, B.A., Stern, I.B., Rabin, M., Huang, L.-Y.: The identification of fibrom protein in fetal vat epidermis by electrophoretic and immunologic techniques. J. invest. Derm. **66**, 230–235 (1976)
Darian-Smith, I., Johnson, K.O.: Thermal sensibility and thermal receptors. J. invest. Derm. **69**, 146–153 (1977)

Diaz, L.A., Heaply, M.R., Calvanico, N.J., Tomasi, T.B., Jordon, R.E.: Separation of epidermis from dermis with sodium thiocyanate. J. invest. Derm. **68**, 36–38 (1977)

Diekmeier, L.: Hautphysiologie und Therapie der Haut in der physikalisch-diätetischen Medizin. Hippokrates **33**, 2–6 (1962)

Dornheim, H.: Der Handwaschmitteltest unter besonderer Berücksichtigung der Alkalikonzentration. Z. ges. Hyg. **10**, 861–884 (1964)

Dowling, G.B., Naylor, P.F.D.: Defence mechanisms of the skin against alkaline substances. Trans. St. John's Hosp. derm. Soc. **44**, 12–24 (1960)

Downes, A.M., Sweeney, T.M., Matoltsy, A.G.: Studies of the epidermal water barrier. I. An improved in vitro method for determining the diffusion of water through the skin. J. invest. Derm. **49**, 230–239 (1967)

Duell, E.A., Kelsey, W.H., Voorhees, J.J.: Epidermal chalone past to present concept. J. invest. Derm. **65**, 67–70 (1975)

Dugard, P.H., Scheuplein, R.J.: Effects of ionic surfactants on the permeability of human epidermis: An electrometric study. J. invest. Derm. **60**, 263–269 (1973)

Duncan, W.C., McBride, M.E., Knox, J.M.: Bacterial flora. The role of environmental factors. J. invest. Derm. **52**, 470–484 (1969)

Duncan, W.C., McBride, M.E., Knox, J.M.: Experimental production of infections in humans. J. invest. Derm. **54**, 319–323 (1970)

Duzee, B.F. van: Thermal analysis of human stratum corneum. J. invest. Derm. **65**, 404–408 (1975)

Eaglstein, W.H., Weinstein, G.D.: Prostaglandin and DNA synthesis in human skin: Possible relationship to ultraviolet light effects. J. invest. Derm. **64**, 386–389 (1975)

Ehlers, G., Gründer, U., Wohlrab, W.: Cytophotometrische Untersuchungen über den DNS- und Gesamtproteingehalt an Epidermiszellen in vitro kultivierter normaler Haut und klinisch gesunder Psoriatikerhaut. Arch. derm. Forsch. **249**, 255–276 (1976)

Ehlers, G., Herbstreit, I.: Cytophotometrische Untersuchungen des Desoxyribonucleinsäure- und Nucleohiston-Gehaltes unterschiedlich differenzierter Plattenepithelcarcinome der Haut und der Übergangsschleimhaut. Arch. derm. Forsch. **247**, 125–144 (1973)

Ehlers, G., Stephan, T.: Quantitativ-histochemische Untersuchungen über den DNS-Gehalt fakultativer und obligater Präkanzerosen. Zur DNS-Ausstattung sog. obligater Präkanzerosen. Arch. derm. Forsch. **243**, 133–152 (1972)

Eidinger, D., Wilkinson, R., Rose, B.: A study of cellular responses in immune reactions utilizing the skin window technique. I. Immediate hypersensitivity reactions. J. Allerg. **35**, 77–85 (1964)

Einbinder, J.M., Parshley, M.S., Walzer, R.A., Sanders, S.L.: The effect of cantharidin on epithelial cells in tissue culture. J. invest. Derm. **52**, 291–303 (1969)

Einbinder, J.M., Walzer, R.A.: Separation of epidermis from dermis by use of disodium cantharadin. J. invest. Derm. **41**, 109 (1963)

Elden, H.R.: Biophysical properties of the skin. Wiley-Interscience 8, p. 645. New York, London, Sydney, Toronto: J. Wiley & Sons 1971

Elgjo, K.: Chalone inhibition of cellular proliferation. J. invest. Derm. **59**, 81–83 (1972)

Elgjo, K.: Epidermal chalone and cyclic AMP: In an vivo study. J. invest. Derm. **64**, 14–18 (1975)

Elgjo, K., Edgehill, W.: Epidermal growth inhibitors (chalones) in dermis and serum. Virchow Arch. Abt. B, Zellpath. **13**, 14–23 (1973)

Elgjo, K., Hennings, H., Michael, D., Yuspa, S.H.: Natural synchronic of newborn mouse epidermal cells in vitro. J. invest. Derm. **66**, 292–296 (1976)

Elgjo, K., Larsen, T.E.: Alteration in epidermal growth kinetics induced by coal tat ointment and methotrexate. J. invest. Derm. **61**, 22–24 (1973)

Embery, G., Dugard, P.H.: The isolation of dimethyl sulfoxide soluble components from human epidermal preparations: A possible mechanism of action of dimethyl sulfoxide in effecting percutaneous migration phenomena. J. invest. Derm. **57**, 308–311 (1971)

English, K.B.: Morphogenesis of Haarscheiben in rats. J. invest. Derm. **69**, 58–67 (1977)

Epprecht, E.: Elektrometrische Messungen des pH der Hautoberfläche bei Hautgesunden und Ekzempatienten mit besonderer Berücksichtigung der Säureneutralisation. Dermatologica **111**, 204–223 (1955)

Eriksson, G., Lamke, L.-O.: Regeneration of human epidermal surface and water barrier function after stripping: A combined study with electron microscopy and measurement of evaporative loss. Acta derm.-vener. **51**, 169–178 (1971)

Etoh, H., Taguchi, Y.H., Tabachnick, J.: Movement of beta-irradiated epidermal basal cells of the spinous-granular layers in the absence of cell division. J. invest. Derm. **64,** 431–435 (1975)

Evans, C.A.: Ecological influence of hexachlorophene on skin bacteria. J. invest. Derm. **60,** 207–214 (1973)

Evans, C.A.: Persistent individual differences in the bacterial flora of the skin of the forehead: Numbers of propionibacteria. J. invest. Derm. **64,** 42–46 (1975)

Fahrenbach, W.H., Knutson, D.D.: Surface adaptations of the vertebrate epidermis to friction. J. invest. Derm. **65,** 39–44 (1975)

Fiedler, H.P.: Der Schweiß, 2. Aufl. Aulendorf: Editio Cantor 1968

Fischer, A.: Waschmittelwirkung und Alkalineutralisationsvermögen. Untersuchungen über den Einfluß von Waschmitteln auf die menschliche Haut unter Anwendung der Burckhardt'schen Alkalineutralisationsprobe. Z. Haut- u. Geschl.-Kr. **26,** 183–193 (1959)

Fischer, A.: Contact Dermatitis. Philadelphia: Lea & Febiger 1967

Fisher, L.B.: Determination of the normal rate and duration of mitosis in human epidermis. Brit. J. Derm. **80,** 24–28 (1968 a)

Fisher, L.B.: The diurnal mitotic rhythm in the human epidermis. Brit. J. Derm. **80,** 75–80 (1968 b)

Fisher, L.B., Maibach, H.I.: Physical occlusion controlling epidermal mitosis. J. invest. Derm. **59,** 106–108 (1972)

Fisher, L.B., Maibach, H.I.: The effect of anthralin and its derivatives on epidermal cell kinetics. J. invest. Derm. **64,** 338–341 (1975)

Fitzgerald, M.J.T., Folan, J.C., O'Brien, T.M.: The innervation of hyperplatic epidermis in the mouse: A light microscopic study. J. invest. Derm. **64,** 169–174 (1975)

Fitzpatrick, T.B., Breathnach, A.S.: Das epidermale Melanin-Einheit-System. Dermat. Wschr. **147,** 481–489 (1963)

Fitzpatrick, T.B., Miyamoto, M., Ishikawa, K.: The Evolution of Concepts of Melanin Biology. Advances in Biology of Skin, Vol. 8: The Pigmentary System. Ed. by W. Montagna and F.Hu, pp. 1–30. Oxford: Pergamon Press 1967

Flaxmann, B.A., Chopra, D.P.: Cell cycle of normal and psoriatic epidermis in vitro. J. invest. Derm. **59,** 102–105 (1972)

Flaxman, B.A., Harper, R.A.: In vitro analysis of the control of keratinocyte proliferation in human epidermis by physiologic and pharmacologic agents. J. invest. Derm. **65,** 52–59 (1975)

Flaxman, B.A., Harper, R.A., Chiarello, S., Feldman, A.M.: Effects of methotrexate on proliferation of human keratinocytes in vitro. J. invest. Derm. **68,** 66–69 (1977)

Flaxman, B.A., Maderson, P.F.A.: Growth and differentiation of skin. J. invest. Derm. **67,** 8–14 (1976)

Flaxman, B.A., Nelson, B.K.: Ultrastructural studies of the early junctional zone formed by keratinocytes showing contact inhibition of movement in vitro. J. invest. Derm. **63,** 326–330 (1974)

Flegel, H., Mattheus, A.: Ergebnisse eines vereinfachten Alkalineutralisationstests. Derm. Mschr. **156,** 9–15 (1970)

Flesch, P., Esoda, E.C.J.: Deficient water-binding in pathologic horny layers. J. invest. Derm. **28,** 5–13 (1957)

Förster, F.J., Henckel, S., Balikcioglu, S.: Einfluß einer bilanzierten, fettfreien, synthetischen Diät auf die Hautoberflächenlipide. Arch. derm. Forsch. **248,** 191–200 (1973)

Förster, F.J., Neufahrt, A., Stockum, G., Bauer, K., Frenkel, S., Fertig, U., Leonhardi, G.: Subcellular distribution of phosphatases, proteinases and ribonucleases in normal human stratum corneum and psoriatic scales. Arch. derm. Res. **254,** 23–28 (1975)

Forck, G., Pfautsch, M., Fromme, H.C., Wichelmann, F., Tegtbauer, C.: Zur rasterelektronenmikroskopischen Darstellung der Hautoberfläche mittels Abdruckverfahren. Arch. derm. Forsch. **244,** 92–94 (1972)

Frame, G.W., Strauss, W.G., Maibach, H.I.: Carbon dioxide emission of the human arm and hand. J. invest. Derm. **59,** 155–159 (1972)

Frederiksson, T.: Influence of solvents and surface active agents on the barrier function of the skin towards sarin. I. Development of method. Acta derm.-vener. **53,** 91–101 (1963)

Frederiksson, T.: Influence of solvents and surface active agents on the barrier function of the skin towards sarin. III. Restoration of the barrier function. Acta derm.-vener. **49,** 481–483 (1969)

Freedberg, I.M.: Pathways and controls of epithelial protein synthesis. J. invest. Derm. **59,** 56–65 (1972)

Freeman, R.G., Cockerell, E.G., Armstrong, J., Knox, J.M.: Sunlight as a factor influencing the thickness of epidermis. J. invest. Derm. **39**, 295–298 (1962)
Fregert, S., Hjorth, N.: The Principal Irritants and Sensitizers. In: Textbook of Dermatology. Ed. by A. Rock, D.S. Wilkinson and F.J.G. Elbing. Oxford: Blackwell 1972
Freinkel, R.K: Lipogenesis in epidermal differentiation of embryonic chicken skin. J. invest. Derm. **59**, 332–338 (1972 a)
Freinkel, R.K.: Lipogenesis during cornification of chicken skin in organ culture. J. invest. Derm. **59**, 339–344 (1972 b)
Freinkel, R.K., Aso, K.: Esterification of cholesterol in the skin. J. invest. Derm. **52**, 148–154 (1969)
Freinkel, R.K., Fiedler-Weiss, V.: Esterification of sterols during differentiation and cornification of developing rat epidermis. J. invest. Derm. **62**, 458–462 (1974)
Freinkel, R.K., Shen, Y.: The origin of free fatty acids in sebum. II. Assay of the lipases of the cutaneous bacteric and effects of pH. J. invest. Derm. **53**, 422–427 (1969)
Freinkel, R.K., Wier, K.A.: Changing patterns of incorporation of 14C-histidine and 3H-leucine into epidermal proteins during differentiation of fetal rat skin. J. invest Derm. **65**, 482–487 (1975)
Friedrich, L., Zimmermann, F.: Beeinflussung mechanischer Eigenschaften der Haut unterschiedlich alter Ratten durch D-Penicillamin. Arch. derm. Forsch. **250**, 159–165 (1974)
Fritsch, P., Diem, E.: Enzymcytochemische Untersuchungen aus Meerschweinchenepidermis. Arch. derm. Forsch. **243**, 364–372 (1972 a)
Fritsch, P., Diem, E.: Das enzymcytochemische Verhalten von Langzeitzellkulturen aus der Meerschweinchenepidermis. Arch. derm. Forsch. **243**, 373–381 (1972 b)
Fritsch, P., Diem, E., Hönigsmann, H.: Langerhans cells in cell culture. Survival and identification. Arch. derm. Forsch. **248**, 123–136 (1973)
Frosch, P.J. Kligman, A.M.: Eine einfache Methode zur Bestimmung der Hautpermeabilität mit Dimethylsulfoxid (DMSO). Frankfurt/Main, Referat 5. ADT-Tagung, 1977
Frost, P.: Ichthyosiform dermatoses. J. invest. Derm. **60**, 541–552 (1973)
Fülgraff, G.: Prostaglandine. Eine neue Klasse biogener Wirkstoffe. Fortschr.Med. **91**, 410–415 (1972)
Fukuyama, K., Epstein, W.E.: Heterogenous ultrastructure of keratohyalin granules: A comparative study of adjacent skin and mucous membrane. J. invest. Derm. **61**, 94–100 (1973)
Fusenig, N.E., Worst, P.K.M.: Mouse epidermal cell cultures. I. Isolation and cultivation of epidermal cells from adult mouse skin. J. invest. Derm. **63**, 187–193 (1974)
Garrie, S.A., Jürgensen, P.W.: Effects of fluocinolone acetonide cream on the skin window record of inflammatory exudates. J. invest. Derm. **57**, 343–346 (1971)
Garrod, E.: A musual form of nodule upon joints of fingers. St. Bart. Hosp. Rep. **29**, 157–161 (1893)
Gelfant, S.: Patterns of Cell Division: The Demonstration of Discrete Cell Populations. In: Methods in Cell Physiology, Vol. II, pp. 359–395. New York-London: Academic Press 1966
Gelfant, S., Candelas, G.C.: Regulation of epidermal mitosis. J. invest. Derm. **59**, 7–12 (1972)
Gelfant, S.: The cell cycle in psoriasis. A. repraisal. Brit. J. Derm. **95**, 577–590 (1976)
Gerlich, N., Vettermann, W.: Die Bestimmung der Wasserbenetzbarkeit der Hautoberfläche. Z. Haut- u. Geschl.-Kr. **47**, 491–500 (1972)
Gleiss, J., Sommerkamp, B.: Vergleich seifenfreier Verfahren zur Hautreinigung von Säuglingen. Arch. Kinderheilk. **172**, 154–160 (1965)
Gloor, M., Breitinger, J., Friederich, H.C.: Über die Zusammensetzung der Hautoberflächenlipide bei Seborrhoea oleosa und Seborrhoea sicca. Arch. derm. Forsch. **247**, 59–64 (1973 a)
Gloor, M., Franz, P., Friederich, H.C.: Untersuchungen über die Physiologie der Talgdrüsen und über den Einfluß der Hautoberflächenlipide auf die Benetzbarkeit der Haut. Arch. derm. Forsch. **248**, 79–88 (1973 b)
Gloor, M., Friederich, H.C., Undeutsch, W.: Zur Architektonik der Epidermis auf freien autologen Hauttransplantaten im Bereich der Fußsohle beim Menschen. Derm. Mschr. **157**, 812–820 (1971)
Gloor, M., Jäger, B., Baldes, G.: Wirkungseffekt waschaktiver Substanzen in Kopfwaschmitteln. Hautarzt **28**, 404–406 (1977)
Gloor, M., Joesephs, H., Friederich, H.C.: Über den Einfluß der Luftverschmutzung auf den Paraffingehalt der Hautoberflächenlipide. Arch. derm. Forsch. **250**, 277–284 (1974)

Gloor, M., Kionke, M., Friederich, H.C.: Biochemical and physiological parameters on the skin surface of healthy test persons. Arch. derm. Forsch. **252**, 317–330 (1975 a)

Gloor, M., Marckardt, V., Friederich, H.C.: Biochemical and physical particularities on the skin surface of diabetics. Arch. derm. Res. **253**, 185–194 (1975 b)

Gloor, M., Munsch, K., Friederich, H.C.: Über die Beeinflussung der Hautoberflächenlipide durch Körperreinigungsmittel. I. Vergleichende Untersuchungen über den reinigenden und entfettenden Effekt von Schmierseife und zwei synthetischen Tensiden. Derm. Mschr. **158**, 576–581 (1972 a)

Gloor, M., Schnyder, U.W.: Vererbung funktioneller Eigenschaften der Haut. Hautarzt **28**, 231–234 (1977)

Gloor, M., Strack, R., Geissler, H., Friederich, H.C.: Quantity and composition of skin surface lipids and alkaline-resistance in subjekts with contact allergie and in healthy controls. Arch. derm. Forsch. **245**, 184–190 (1972 b)

Gloor, M., Strack, R., Oschmann, H., Friederich, H.C.: Einfluß der Hautoberflächenlipide auf das Ergebnis der Alkaliresistenz-Bestimmung nach Burckhardt. Berufsdermatosen **20**, 105–110 (1972 c)

Göppert, H.: Allgemeine Physiologie der Haut. In: Dermatologie und Venerologie Hrsg. v. Gottron u. Schönfeld, Bd. I/1. Stuttgart: Thieme 1961

Götte, E., Herzberg, J.J.: Zur Frage der Kontrolle der Hautverträglichkeit von Waschmitteln. II. Wirkung von Waschmittel-Lösungen auf die Haut und bisherige Methoden zur Prüfung der Hautverträglichkeit. Fette u. Seifen **59**, 747–750 (1957)

Gohlke, H.: Welche Anforderungen sind an ein Kosmetikum zu stellen, das Alterserscheinungen der Haut beseitigen soll? Fette, Seifen, Anstrichmittel **62**, 5–7 (1960)

Goldberg, N.D., Haddox, M.K., Zeilig, C.E., Nicol, S.E., Acott, T.S., Glass, D.B.: Cyclic GMP, c-AMP and the yin yang hypothesis of biologic regulation. J. invest. Derm. **67**, 641–645 (1976)

Goldschmidt, H., Kligman, A.M.: Quantitative estimation of keratin production by the epidermis. Arch. Derm. **88**, 709–712 (1963)

Goldschmidt, H., Kligman, A.M.: Desquamation of the human horny layer. Arch. Derm. **95**, 583–586 (1967 a)

Goldschmidt, H., Kligman, A.M.: Exfoliative cytology of human horny layer; methods of cell removal and microscopic techniques. Arch. Derm. (Chicago) **96**, 572–576 (1967 b)

Goldschmidt, H., Thew, M.: Exfoliative cytology of psoriasis and other common dermatoses. Arch. Derm. **106**, 476–483 (1972)

Goldyne, M.E.: Prostaglandins and cutaneous inflammation. J. invest. Derm. **64**, 377–385 (1975)

Gordon, B.I., Maibach, H.I.: Eccrine anhidrosis due to glutaraldehyde, formaldehyde and iontophoresis. J. invest. Derm. **53**, 436–439 (1969)

Greaves, M.: Phsyiology of skin. J. invest. Derm. **67**, 66–69 (1976)

Greaves, M., McDonald-Gibson, W.: Effect of nonsteroid anti-inflammatory and antipyretic drugs on prostaglandin biosynthesis by human skin. J. invest. Derm. **61**, 127–129 (1973)

Grice, K., Sattar, H., Baker, H.: The effect of ambient humidity on transepidermal water loss. J. invest. Derm. **58**, 343–346 (1972)

Grice, K., Sattar, H., Baker, H., Sharratt, M.: The relationship of transepidermal water loss to skin temperature in psoriasis and eczema. J. invest. Derm. **64**, 313–315 (1975)

Grice, K., Sattar, H., Sharratt, M., Baker, H.: Skin temperature and transepidermal water loss. J. invest. Derm. **57**, 108–110 (1971)

Griffiths, W.A.D., Marks, R.: The significance of surface changes in parakeratotic horn. J. invest. Derm. **61**, 251–254 (1973)

Grove, G.L., Anderton, R.L., Smith, J.G.: Cytophotometric studies of epidermal proliferation in psoriatic and normal skin. J. invest. Derm. **66**, 236–238 (1976)

Gstirner, F., Elsner, R.: Die percutane Absorption der Salicylsäure aus modernen Salbengrundlagen. Arzneimittel-Forsch. **14**, 281–286 (1964)

Haag, D., Tschahargane, C., Ehemann, V.: Isolation of single cell nuclei from human epidermis for cytophotometric DNA-measurements. Arch. derm. Res. **253**, 301–310 (1975)

Hais, I.M., Strych, A., Spacek, J., Zenisek, A., Kral, J.A.: The increase of epidermal imidazoleacrylic acid following insolation. J. invest. Derm. **55**, 39–46 (1970)

Halprin, K.M.: Epidermal "turnover time", a re-examination. Brit. J. Derm. **86**, 14–19 (1972)

Halprin, K.M.: Cyclic nucleotides and epidermal cell proliferation. J. invest. Derm. **66**, 339–343 (1976)

Halprin, K.M., Adachi, K., Yoshikawa, K., Levine, V., Hsia, S.L.: Cyclic AMP and psoriasis. J. invest. Derm. **65**, 170–178 (1975)

Ham, P., Wheatley, V.R.: Horny layer lipids. III. Hydrolysis studies, before and after chromatography of the polar (hexane insoluble) lipids from stratum corneum. J. invest. Derm. **49**, 206–213 (1967)

Hammarström, S., Hamberg, M., Samuelsson, B., Duell, E.A., Stawiski, M., Voorhees, J.J.: Increased concentrations of nonesterified arachnoidic acid, 12L-hydroxy-5,8,10,14-eicosatetraenoic acid, prostaglandin E_2, and prostaglandin $F_2\alpha$ in epidermis of psoriasis. Proceedings of the national academy of science, U.S.A. **72**, 5130-5134 (1975)

Hansen, P.: Über die praktische Durchführung des Hautschutzes in der Industrie. Z. Haut- u. Geschl.-Kr. **32**, 1–8 (1962)

Hanúsová, S., Dolejsí, V.: Hautrelief-Typen. Arch. klin. exp. Derm. **208**, 1–23 (1958)

Harper, R.A., Flaxman, B.A., Chopra, D.P.: Mitotic response of normal and psoriatic kerationocytes in vitro to compounds known to affect intracellular cyclic AMP. J. invest. Derm. **62**, 384–387 (1974)

Hashimoto, K.: Cementosome, a new interpretation of the membranecoating granule. Arch. derm. Forsch. **240**, 349–364 (1971)

Hashimoto, K.: Fine structure of merkel cell in human oral mucosa. J. invest. Derm. **58**, 381–387 (1972)

Hashimoto, I., Anton-Lamprecht, I., Gedde-Dahl, T. jr., Schnyder, U.W.: Ultrastructural studies in epidermolysis bullosa hereditaria. Arch. derm. Forsch. **252**, 167–178 (1975)

Hashimoto, I., Gedde-Dahl, T. jr., Schnyder, U.W., Anton-Lamprecht, I.: Ultrastructural studies in epidermolsis bullosa hereditaria. II. Dominant dystrophic type of Cockayne and Touraine. Arch. derm. Res. **255**, 285–295 (1976 a)

Hashimoto, I., Schnyder, U.W., Anton-Lamprecht, I., Gedde-Dahl, T. jr., Ward, S.: Ultrastructural studies in epidermolysis bullosa hereditaria. III. Recessive dystrophic types with dermolytic blistering (Hallopeau-Siemens Types and inverse type). Arch. derm. Res. **256**, 137–150 (1976 b)

Hashimoto, K., Tamotsu, K.: Surface ultrastructure of human skin. Acta Derm. Venereol. **55**, 413–430 (1975)

Heaply, M.R., Winkelmann, R.U.: The human cutaneous basement membrane-anchoring fibril complex: preparation and ultrastructure. J. invest. Derm. **68**, 177–178 (1977)

Heenen, M., Achten, G., Galand, P.: Autoradiographic analysis of cell kinetics in human normal epidermis and basal cell carcinoma. Cancer Research **33**, 123–127 (1973)

Heenen, M., Galand, P.: Cell population kinetics in human epidermis: In vitro autoradiographic study by doublelabeling method. J. invest. Derm. **56**, 425–429 (1971)

Heite, H.J.: Kunstharze als Externa in der Dermatologie. Proc. 11. internat. Congr. Derm. Stockholm **3**, 219–225 (1960)

Henning, R., Milner, R.J., Reske, K., Cunningham, B.A., Edelman, G.M.: Subunit structure, cell surface orientation, and partial aminoacid sequences of murine histocompatibility antigens. Proceedings of the national academy of science, U.S.A **73**, 118–122 (1976)

Herrmann, F.: Some data concerning the aqueous and the lipid phase. Proc. 11. internat. Congr. Derm. Stockholm **2**, 27–35 (1960)

Herrmann, W.P., Heinen, M., Jung., K.: Nachweis und Herkunft der unspezifischen Carboxylesterase mit γ-Mobilität (γ-Organ-Esterase) an der Oberfläche der menschlichen Haut. Arch. klin. exp. Derm. **238**, 390–397 (1970)

Herrmann, F., Ippen, H., Schaefer, H., Stüttgen, G.: Biochemie der Haut. Stuttgart: Thieme 1973

Herrmann, F., Prose, P.H.: Studies on the ether-solubile substances on the human skin. First quantity and "replacement sum". J. invet. Derm. **16**, 217–230 (1951)

Herrmann, F., Rust, S., Harth, P.: Zur Frage der Spreitung der Äther-löslichen Substanzen auf der Hautoberfläche. Arch. klin. exp. Derm. **243**, 87–99 (1969)

Hodgson, G.: The effects on the skin of some new adhesives and laminating materials. Brit. J. Derm. **72**, 95–104 (1960)

Hölzle, E., Plewig, G.: Effects of dermatitis, stripping and steroids on the morphology of corneocytes. A new bioassay. J. invest. Derm. **68**, 350–356 (1977)

Hönigsmann, H., Wolff, K., Konrad, K.: Epidermal lysosomes and ultraviolet light. J. invest. Derm. **63**, 337–342 (1974)

Hoffmann, W.D., Zesch, A., Schaefer, H.: Vehikelabhängige Penetration zweier Steroide bei gleichzeitiger Applikation auf die menschliche Haut. Arch. derm. Forsch. **250**, 295–308 (1974)

Holbrook, K.A., Odland, G.F.: Regional differences in the thickness (cell layers) of the human stratum corneum: An ultrastructure analysis. J. invest. Derm. **62**, 415–422 (1974)

Holbrook, K.A., Odland, G.F.: The fine structure of developing human epidermis: Light scanning and transmission electron microscopy of the periderm. J. invest. Derm. **65**, 16–38 (1975)

Holzmann, H., Korting, G.W., Kobelt, D., Vogel, H.G.: Prüfung der mechanischen Eigenschaften der Haut in Abhängigkeit von Alter und Geschlecht. Arch. klin. exp. Derm. **239**, 355–367 (1971)

Hook, B., Neufahrt, A., Leonhardi, G.: Separation of water soluble proteins in psoriatic scales with different Polyacrylamide gel concentrations and molecular weight estimations of the separated bands by disc-electrophoresis. Arch. derm. Forsch. **250**, 245–252 (1974)

Hoppe, U.: Objektivierung von Hornschichtveränderungen nach Verwendung von Externa. In: Stratum corneum - Struktur und Funktion. Dermatologisches Symposium, Berlin. 1976 (In Druck)

Horácek, J.: Light barrier of the epidermis. Csl. Derm. **40**, 81–85 (1965)

Horch, K.W., Tucket, R.P., Burgess, P.R.: A key of the classification of cutaneous mechanoreceptors. J. invest. Derm. **69**, 75–82 (1977)

Horio, T., Ofuji, S.: The distribution of fluorescent halogenated saicylanilides in guinea pig skin following topical application. J. invest. Derm. **63**, 115–118 (1974)

Hornstein, O.P.: Pers. Mitteilung. 1977

Horstmann, E.: Anatomie der Haut und ihrer Anhangsorgane. In: Dermatologie und Venerologie. Hrsg. v. H.A. Gottron u. W. Schönfeld, Bd. I/1. Stuttgart: Thieme 1961

Houck, J.C.: Inflammation: a quarter century of progress. J. invest. Derm. **67**, 124–128 (1976)

Humphries, W.T., Wildnauer, R.H.: Thermomechanical analysis of stratum corneum. I. Technique. J. invest. Derm. **52**, 32–37 (1971)

Humphries, W.T., Wildnauer, R.H.: Thermomechanical analysis of stratum corneum. II. Application. J. invest. Derm. **58**, 9–13 (1972)

Hundeiker, M.: Zur Morphologie des Stratum corneum. Arch. derm. Forsch. **244**, 86–89 (1972)

Hunter, R., Pinkus, H., Steele, Ch.: Examination of the epidermis by the strip method. III. The number of keratin cells in the human epidermis. J. invest. Derm. **27**, 31–34 (1956)

Ikai, K., Sugie, I., Nitta, H.: Skin temperature and amount of perspiration as factors influencing sebum excretion. Arch. of Dermat. **88**, 734–741 (1963)

Ippen, H.: Allergologische Gesichtspunkte bei der Auswahl kosmetischer Wirkstoffe mit definierter Struktur. Aesthet. Med. **10**, 370–386 (1961)

Ippen, H., Perschmann, U.: Untersuchungen zur Lichtphysiologie der Haut. III. Zum Verhalten fluoreszierender Lichtschutzmittel auf der Haut. Arch. klin. exp. Derm. **236**, 207–216 (1970)

Ito, K.: Der Wert des plastischen Hautabdruckes in der Dermatologie. Z. Hautkr. **25**, 2–6 (1958)

Jacobi, O.: Methode zur objektiven Prüfung der Reinigungswirkung von Waschmitteln auf die menschliche Haut. Arch. Derm. Syph. **188**, 197–201 (1949)

Jacobi, O.: Der Säuremantel der Haut in der Kosmetik. Fette u. Seifen **56**, 928–932 (1954)

Jacobi, O.: Beitrag zur Erklärung der Entstehung und Ursache der rauhen Haut. Berufsdermatosen **6**, 35–40 (1958 a)

Jacobi, O.: Benetzen, Spreiten und Kriechen von Fetten und Ölen an der Haut. Berufsdermatosen **6**, 241–250 (1958 b)

Jacobi, O.: Methoden zur Prüfung der Wirkung von Waschmitteln und Detergents an der Haut. Proc. 11. internat. Congr. Derm. Stockholm 1957 **3**, 230–236 (1960)

Jacobi, O.: Die Inhaltsstoffe des normalen Stratum corneum und Callus menschlicher Haut. I. Wasser, Hauttalg, reduzierende Substanzen, Pentosen, Desoxyribose, Glucosamin. Arch. klin. exp. Derm. **230**, 183–194 (1967)

Jacobi, O.: Die Inhaltsstoffe des normalen Stratum corneum und Callus menschlicher Haut. II. Dünnschichtchromatographische Untersuchungen auf freie und gebundene Zucker. Arch. klin. exp. Derm. **233**, 383–406 (1969)

Jacobi, O.: Methodische Prüfung von in Hautschutz- und Hautpflegemitteln einsetzbaren Öl- und Fettstoffen auf ihr Eindringvermögen in das Stratum corneum. Berufsdermatosen **19**, 207–215 (1971 a)

Jacobi, O.: Die Inhaltsstoffe des normalen Stratum corneum und Callus menschlicher Haut. Arch. derm. Forsch. **240**, 107–118 (1971 b)

Jacobi, O.: Die Inhaltsstoffe des normalen Stratum corneum und Callus menschlicher Haut. III. Milchsäure, Kreatin, Kreatinin, Harnstoff und Cholin. Arch. derm. Forsch. **240,** 107–118 (1971 c)

Jacobowitz, D.M.: Controlling influences of the autonomic nervous system. J. invest. Derm. **69,** 106–111 (1977)

Jimbow, K., Queredo, W.C., Fitzpatrick, T.B., Szabo, G.: Some aspects of melanin biology: 1950–1975. J. invest. Derm. **67,** 72–89 (1976)

Jimbow, K., Sato, S., Kukita, A.: Cells containing Langerhans granules in human lymph nodes of dermatopathic lymphadenopathy. J. invest. Derm. **53,** 295–299 (1969)

Jolly, H.W., jr., Hailey, C.W., Netick, J.: pH determinations of the skin. Readings under normal and abnormal conditions. J. invest. Derm. **36,** 305–308 (1961)

Jones, K.K., Spencer, M.C., Sanchez, S.A.: The estimation of the rate of sekretion of sebum in man. J. invest. Derm. **17,** 213–226 (1951)

Jung, E.G., Bohnert, H., Erbs, G., Knobloch, G. von, Müller, S.: Wavelength dependence of UV-induced alterations of epidermal cells in hairless albino-mice. Arch. derm. Forsch. **241,** 284–291 (1971)

Kaden, R., Spier, H.W.: Hautschäden und Arbeit. Z. ärztl. Fortb. **50,** 758–762 (1961)

Kadner, H., Biesold, C.: Zur Technik der Rauhigkeitsmessung der Hautoberfläche mit dem Perth-O-Meter. Derm. Mschr. **157,** 758–759 (1971)

Kammerau, B., Klebe, U., Zesch, A., Schaefer, H.: Penetration, permeation and resorption of 8-Methoxypsoralen comparative in vitro and in vivo studies after topical application of four standard preparations. Arch. derm. Res. **255,** 31–42 (1976)

Kantner, M.: Das Nervensystem der Haut. In: Dermatologie und Venerologie. Bd. I/1, S. 104–129. Stuttgart: Thieme 1961

Karásek, M.A.: Dermal factors affecting epidermal cells in vitro. J. invest. Derm. **59,** 99–101 (1972)

Karásek, M.S.: In vitro growth and maturation of epithelial cells from postembryonic skin. J. invest. Derm. **65,** 60–66 (1975)

Karásek, J., Oehlert, W.: Vorläufige Mitteilung über ultrastrukturelle Veränderungen im Stratum basale der Schweineepidermis während der Epidermisregeneration. Arch. klin. exp. Derm. **236,** 133–146 (1970)

Kariniemi, A.-L.: Culture of psoriatic and uninvolved human skin in diffusion chambers in mice. J. invest. Derm. **63,** 388–391 (1974)

Keddie, F., Sandi, D.: Morphology of the horny cells of the superficial stratum corneum: Cell membranes and melanin granules. J. invest. Derm. **44,** 135–138 (1965)

Kefalides, N.A.: Basement membranes: Structural and biosynthetic considerations. J. invest. Derm. **65,** 85–92 (1975)

Keidel, W.D.: Physiologie der Hautsinne. In: Handbuch der Haut- und Geschlechtskrankheiten, Erg.-Werk, Bd. I/3. Hrsg. v. A. Marchionini u. H.W. Spier. Berlin-Göttingen-Heidelberg: Springer 1963

Keller, P.: Mechanische Eigenschaften der Haut. In: Handbuch der Haut- und Geschlechtskrankheiten, Erg.-Werk, Bd. I/3. Hrsg. v. A. Marchionini u. H.W. Spier. Berlin-Göttingen-Heidelberg: Springer 1963 a

Keller, P.: Elektrophysiologie der Haut. In: Handbuch der Haut- und Geschlechtskrankheiten, Erg.-Werk, Bd. I/3. Hrsg. v. A. Marchionini u. H.W. Spier. Berlin-Göttingen-Heidelberg: Springer 1963 b

Kidd, R.L., Krawczyk, W.S., Wigram, G.R.: The merkel cell in human epidermis: Its differentiation from other dendritic cells. Arch. derm. Forsch. **241,** 374–384 (1971)

Kiistala, U., Mustakallio, K.K.: Dermo-epidermal separation with suction; electromicroscopic and histochemical study of initial events of blistering on human skin. J. invest. Derm. **48,** 466–477 (1967)

King, L.E., Solomon, S.S., Hashimoto, K.: Cyclic 3,5-nucleotide phosphodiesterase in rat skin. II. Biochemical characterization. J. invest. Derm. **64,** 390–396 (1975)

Kirk, J.E.: Hand washing. Quantitative studies on skin lipid removal by soaps and detergents based on 1500 experiments. Acta derm.-vener. **46,** Suppl. 57 P. 1–183 (1966)

Kirk, D.I., Hoekstra, W.G.: Hexadecane-induced hyperkeratinization of guinea pig skin. J. invest. Derm. **43,** 93–98 (1964)

Klaschka, F.: Zur Pathogenese des Berufsekzems in Abhängigkeit von der Hornschichtdicke. Berufsdermatosen **14,** 178–186 (1966)

Klaschka, F.: Hautoberflächendiagnostik und ihre klinische Relevanz. Z. Hautkr. **49**, 811–817 (1974)
Klaschka, F., Binder, D.: Contact dermatitis, lichen ruber planus-like eruption, and hyperpigmentation caused by color film developing solution. Vortrag, 2. Internat. Symposion on Contact dermatitis, Helsingør 1977
Klaschka, F., Krause, R.A.: Document Sympos. Dermat. Brno, pp. 261–266, 1965
Klaschka, F., Krause, R.A., Stark, D.: Ergebnisse der Hornschicht-Dickenmessung in vivo und ihre Bedeutung für die Gewerbedermatologie. In: Estratto dagli Atti del symposium sulla prevenzione della dermatosi professionali, tenutose a Monte Porzio Catone nei giorni 25 e 26 maggio 1970
Klaschka, F., Lottermoser, A., Mühlenberg, D.: New appliance for in vivo determination of the thickness of the horny layer. Principle of the method. Apparatus. Arch. derm. Res. **260**, 207–216 (1977)
Klaschka, F., Mengel, G., Nörenberg, M.: Quantitative und qualitative Hornschicht-Diagnostik. Arch. derm. Res. **244**, 69–76 (1972)
Klaschka, F., Nörenberg, M.: Apparatur zur Messung der Hornschicht-Transparenz. Beitrag zur Stripping-Methode. Arch. derm. Res. **254**, 313–325 (1975)
Klaschka, F., Nörenberg, M.: Individual transparency pattern of adhesive-tape strip series of the stratum corneum. Int. J. Derm. **16**, 836–843 (1977)
Klaschka, F., Rauhut, K.: Hornschicht-Kohärenz-Prüfung mittels Indikatorprobe. Dtsch. Dermat. **26**, 117–123 (1978)
Klehr, H.U., Klingmüller, G.: Struktur und Funktion der granulären Kernkörperchen. Beobachtungen im Plattenepithelcarzinom. Arch. klin. exp. Derm. **238**, 44–52 (1970)
Klein, S.A.: The aging skin. Geriatrics **14**, 716–727 (1959)
Kleine-Natrop, H.E.: Schichtdickenprobleme bei Anwendung von Salben und Cremes. Hautarzt **8**, 421–423 (1957)
Kleine-Natrop, H.E.: Talgspiegel und Benetzbarkeit der Haut. Proc. 11. internat. Congr. Dermat. Stockholm 1957 **3**, 248–253 (1960)
Kleine-Natrop, E.: Hauttemperatur und Hautthermometrie. In: Dermatologie und Venerologie. Bd. I/1, S. 493–543. Hrsg. von H.A. Gottron u. W. Schönfeld. Stuttgart: Thieme 1961 a
Kleine-Natrop, E.: Physikalische Funktionsprüfungen der Hautdurchblutung. In: Dermatologie und Venerologie. Bd. I/1, S. 544–612. Hrsg. von H.A. Gottron u. W. Schönfeld. Stuttgart: Thieme 1961 b
Kleine-Natrop, H.E.: Spreitfähigkeit und Spreitfähigkeitsunterschiede des grenzflächenaktiven Oberflächenfilms der gesunden Haut. Hautarzt **13**, 459–464 (1962)
Kleine-Natrop, H.E.: Die Grenzflächenaktivität der gesunden Epidermis und gleichsinnige Ergebnisse bekannter Oberflächen-Funktionsprüfungen. Jap. J. Derm. **77**, 7–16 (1967)
Klein-Szanto, A.J.P.: Stereologic baseline data of normal human epidermis. J. invest. Derm. **68**, 73–78 (1977)
Kligman, A.M.: The Biology of the Stratum Corneum. In: The Epidermis. Ed. by W. Montagna and C. Lobitz. New York-London: Academic Press 1964
Kligman, A.M.: The identification of contact allergens by human assay. I. A critique of standard methods. J. invest. Derm. **47**, 369–374 (1966 a)
Kligman, A.M.: The identification of contact allergens by human assay. II. Factors influencing the induction and measurement of allergic contact dermatitis. J. invest. Derm. **47**, 375–392 (1966 b)
Kligman, A.M.: The identification of contact allergens by human assay. III. The maximization test: A procedure for screening and rating contact sensitizers. J. invest. Derm. **47**, 393–402 (1966 c)
Kligman, A.M., Christophers, E.: Preparation of isolated sheets of stratum corneum. Arch. Derm. **88**, 702–705 (1963)
Kligman, A.M., Leyden, I.J., McGinley, K.J.: Bacteriology. J. invest. Derm. **67**, 160–168 (1976)
Kligman, A.M., Wooding, W.M.: A method for the measurement and evaluation of irritants on human skin. J. invest. Derm. **49**, 78–94 (1967)
Klingmüller, G.: Über dunkle Pigmentierungen durch Atebrin und Amodiaquin. Hautarzt **14**, 358–364 (1963)
Klingmüller, G., Klehr, H.U., Ishibashi, Y.: Desmosomen im Cytoplasma entdifferenzierter Keratinocyten des Plattenepithelcarcinoms. Arch. klin. exp. Derm. **238**, 356–365 (1970)
Kobayasi, T., Asboe-Hansen, G.: Desmosome-like structures in acantholytic epidermal cells of contact dermatitis. Arch. derm. Res. **249**, 125–129 (1974)

Koch, F.: Über eine neue Methode zum Nachweis der Alkali-Neutralisation der Haut. Klin. Wschr. **18**, I. 889–890 (1939)

Koehler, H.: Kritische Beurteilung des Gewerbeekzems unter Berücksichtigung von Konstitution und arbeitsmedizinischen Gesichtspunkten. Arch. Gewerbepath. Gewerbehyg. **8**, 646–654 (1938)

Koehler, H.: Arbeit und Haut. In: Arbeitsmedizin, Heft **18**, 51–127. Leipzig: Joh. Ambr. Barth 1944

Kolpakov, F.I., Guzei, T.N., Kolpakova, A.F., Momot, V.M.: The skin barrier. Vestn. Derm. Vener. (Mosk.) **46**, 13–17 (1972)

Komura, J., Watanabe, S.: Desmosome-like structures in the cytoplasm of normal human keratinocyte. Arch. Derm. Res. **253**, 145–149 (1975)

Konrad, K., Hönigsmann, H.: Elektronenmikroskopischer Nachweis einer mitotischen Langerhans-Zelle in normaler menschlicher Epidermis. Arch. derm. Forsch. **246**, 70–76 (1973)

Korfsmeier, K.-H.: Die Wirkung von Dimethylsulfoxyd (DMSO) in Kulturen menschlicher Haut. Arch. klin. exp. Derm. **234**, 6–14 (1969)

Krämer, D.M., Pathak, M.A., Kornhauser, A., Wiskemann, A.: Effect of ultraviolet irradiation on biosynthesis of DNA in guinea pig skin in vivo. J. invest. Derm. **62**, 388–393 (1974)

Kraus, S.J.: Increase in skin surface lipids during rehabilitation of male alcoholics. J. invest. Derm. **53**, 46–50 (1969)

Krause, R.A., Klaschka, F.: Gerät zur Messung der Hornschichtdicke in vivo. Elektromed. **14**, 52–54 (1969)

Krumnov, R.: Die Reinigung stark verschmutzter Hände und die Herstellung und Prüfung hautschonender Handreinigungsmittel. Seifen, Öle, Fette, Wachse **95**, 865–867 (1969)

Kügelgen, H. von, Schwarz, E.: Zur Frage von Altersveränderungen der Hautoberfläche. Arch. derm. Forsch. **248**, 355–360 (1974)

Laerum, O.D., Bøyum, A.: The separation and cultivation of basal and differentiating cells from hairless mouse epidermis. J. invest. Derm. **54**, 279–287 (1970)

Lands, E.M.: Inhibitors of prostaglandin synthesis. J. invest. Derm. **67**, 654–655 (1976)

Langerhans, P.: Über die Nerven der menschlichen Haut. Virch. Arch. Path. Anat. **44**, 325–337 (1868)

Laube, F.: Die Veränderung des pH, der Alkaliresistenz, der Alkali- und Säure-Neutralisation der Haut nach verschiedenen Reinigungsbädern. Dermatologica **112**, 453–467 (1956)

Laurence, E.B., Christophers, E.: Selective action of hydrocortisone on postmitotic epidermal cells in vivo. J. invest. Derm. **66**, 222–229 (1976)

Laursen, R.S., Effersoe, H., Videbaek, A., Iversen, K.: The effect of washing with soap of varios composition and with neutral detergent on the lipid level on the skin of the hands. Acta derm.-vener. **39**, 35–40 (1959)

Lee, L.D., Baden, H.P., Kubilus, J., Flemming, B.R.: Immunology of epidermal fibrous proteins. J. invest. Derm. **67**, 521–525 (1976)

Lehmann, G.: Praktische Arbeitsphysiologie. 2. Aufl., Thieme, 1962

Lejhancová, G.: Evaluation of alkali resistance tests and the neutralising capacity of the skin in occupational dermatology. Csl. Derm. **34**, 97–100 (1959)

Lejhanec, G.: Die Rolle oberflächenaktiver Stoffe in der Biologie der Hautoberfläche. Proc. 11. internat. Congr. Derm. **2**, 62–67 (1960)

Lejhanec, G., Hybásek, P., Vysin, V.: Wettability of the skin surface for water. Csl. Derm. **34**, 82–87 (1959)

Lejhanec, G., Hybásek, Vysin, V., Hybáskova, V.: Die Bedeutung der Talgsekretion für den physikalischen Zustand der Hautoberfläche. Acta Univ. Palackianae olomucen. **30**, 9–25 (1962)

Lejman, K.: The surface of the horny layer of epidermis seen in the phase-constrast microscope. Przegl. dermat. **6**, 311–314 (1956)

Levine, L., Pong, S.-S., Robinson, D., Kautrowitz, F.: Prostaglandins: Biosynthesis, metabolism and synthesis inhibitors. J. invest. Derm. **67**, 665–666 (1976)

Lincke, H.: Beiträge zur Chemie und Biologie des Hautoberflächenfetts. Arch. f. Dermat. **188**, 453–481 (1949)

Locher, G.: Permeabilitätsprüfung der Haut Ekzemkranker und Hautgesunder mit dem neuen Indikator Nitrazingelb „Geigy". Modifizierung der Alkaliresistenzprobe, pH-Verlauf in der Tiefe des stratum corneum. Dermatologica **124**, 159–182 (1962)

Löhr, A.: Grundlagen des Waschvorganges. Berufsdermatosen **11**, 213–230 (1963)

Loomans, M.E., Hannon, D.P.: An electron microscopic study of the effects of subtilisin and detergents on human stratum corneum. J. invest. Derm. **55**, 101–114 (1970)

Lorincz, A.L.: Skin desquamating machine – a tool useful in dermatologic research. J. invest. Derm. **28**, 275–282 (1957)

Lotmar, R.: Untersuchungen über das pH der menschlichen Haut mit besonderer Berücksichtigung seines Verhaltens nach Thermalbädern. Fundamenta balneo-bioclimat. **1**, 160–177 (1959)

Lotmar, R.: Bestimmung der Pufferkapazität der menschlichen Haut mittels potentiometrischer Titration. Arch. klin. exp. Derm. **218**, 244–253 (1964)

Lowe, N.J., Stoughton, R.B.: Effects of topical prostaglandin E_2 analogue on normal hairless mouse epidermal DNA synthesis. J. invest. Derm. **68**, 134–137 (1977)

Lucas, D.: Zur Salizylsäurevergiftung im Säuglingsalter. Arch. Kinderheilk. **182**, 168–174 (1971)

Lukacs, I., Braun-Falco, O.: RNS-Synthese der Haut. Arch. klin. exp. Derm. **238**, 187–196 (1970)

Lukacs, I., Braun-Falco, O.: Zur Wirkungsweise von Glucocorticosteroiden in der Epidermis. Arch. derm. Forsch. **243**, 326–334 (1972)

Lukacs, I., Christophers, E., Braun-Falco, O.: Zur Wirkungsweise der Vitamin A-Säure (Retinoin). Arch. derm. Forsch. **240**, 375–382 (1971)

Lukacs I., Christophers, E., Braun-Falco, O.: Die Wirkung von Vitamin A-Säure auf die Meerschweinchenepidermis und ihre Beeinflussung durch Glucocorticosteroide (Autoradiographische und biochemische Untersuchungen). Arch. derm. Forsch. **243**, 346–356 (1972)

Lupulescu, A.P.: Cytologic and metabolic effects of prostaglandine on rat skin. J. invest. Derm. **68**, 138–145 (1977)

Lupulescu, A.P., Birmingham, D.J., Pinkus, H.: An electron microscopic study of human epidermis after acetone and kerosene administration. J. invest. Derm. **60**, 33–45 (1973)

Lustig, B., Katchen, B., Reiss, F.: The amino acid composition of the horny layer of the human skin. J. invest. Derm. **30**, 159–163 (1958)

Mackenzie, I.C.: Ordered structure of the stratum corneum of mammalian skin. Nature **222**, 881–882 (1969)

Mackenzie, I.C.: Relationship between mitosis and the ordered structure of the stratum corneum in mouse epidermis. Nature **226**, 653–655 (1970)

Mackenzie, I.C.: The Ordered Structure of Mammalian Epidermis, Epidermal Wound Healing. In: Epidermal Wound Healing, pp. 5–25, Ed. by H.I. Maibach. Chicago: D.T. Rovee, Year book 1972

Mackenzie, I.C.: The effects of frictional stimulation on mouse ear epidermis. II. Histologic appearance and cell counts. J. invest. Derm. **63**, 194–198 (1974)

Mackenzie, I.C.: Ordered structure of the epidermis. J. invest. Derm. **65**, 45–51 (1975)

Mackenzie, I.C., Lindner, J.E.: An examination of cellular organization within the stratum corneum by a silver staining method. J. invest. Derm. **61**, 245–250 (1973)

Mackie, B.S.: Dry epidermal density; a study in normal and atopic subjects. Brit. J. Derm. **79**, 411–415 (1967)

Magnusson, B.: Methods for evaluating the contact sensitizing powers of chemicals and drugs. In: Atti del Symposium sulla prevenzione della dermatosi professionali, Monte Porzio Catone, 1970

Magnusson, B., Kligman, A.M.: The identification of contacts allergens by animal assay. The guinea pig maximization test. J. invest. Derm. **52**, 268–276 (1969)

Mahrle, G., Orfanos, C.E.: Merkel cells as human cutaneous neuroreceptor cells. Their presence in dermal neural corpuscles and in the external hair root sheath of human adult skin. Arch. derm. Forsch. **251**, 19–26 (1974)

Mahrle, G., Orfanos, C.E.: The plasma unit membrane. Membrane mediated growth control and its failure in psoriasis. Comment. Brit. J. Dermat. **96**, 215–223 (1977)

Maibach, H.I., Marples, R.R., Taplin, D.: Cutaneous Bacteriology. In: Recent Advances in Dermatology. Ed. by A. Rook. Edingburgh-London: Churchill Livingstone 1973

Makman, M.H.: Conditions leading to enhanced response to glucagon, epinephrine, or prostaglandin by adenylate cyclase of normal and malignant cultured cells (He La, HT cells, chang's liver cells, fibroblasts). Proceedings of the national academy of science, U.S.A. **68**, 2127–2130 (1971)

Malaszkiewicz, J., Gloxhuber, C.: Untersuchungen über die Wirkung von Tensiden auf die menschliche Haut mit einer Mikromethode. Arch. klin. exp. Derm. **237**, 652–661 (1970)

Marchionini, A.: Physikalisch-chemische Untersuchungen an menschlicher Haut. Klin. Wschr. **6**, 248–256 (1928)

Marchionini, A., Spier, H.W.: Orthologie und Pathologie der Ausscheidung der Haut. In: Handb. d. Allg. Pathologie. Hrsg. v. F. Büchner, E. Letterer u. F. Roulet, Bd. V/2, S. 527–600. Berlin-Göttingen-Heidelberg: Springer 1959

Marks, R.: Histochemische Anwendungen der Oberflächenbiopsie der Haut. Brit. J. Derm. **86**, 20–26 (1972)

Marks, R., Bhogal, B., Dawber, R.P.R.: The migratory property of epidermis in vitro. Arch. derm. Forsch. **243**, 209–220 (1972)

Marks, R., Saylan, T.: Die Oberflächenstruktur des stratum corneum. Acta derm.-vener. **52**, 119–124 (1972)

Marples, M.: The Ecology of Human Skin. Springfield, Ill.: Thomas 1965

Marples, R.R., Downing, D.T., Kligman, A.M.: Control of free fatty acids in human surface lipids by corynebacterium acnes. J. invest. Derm. **56**, 127–131 (1971)

Marples, R.R., Downing, D.T., Kligman, A.M.: Influence of pityrosporum species in the generation of free fatty acids in human surface lipids. J. invest. Derm. **58**, 155–159 (1972)

Marples, R.R., Kligman, A.T., Lantis, L.R., Downing, D.T.: The role of the aerobic microflora in the genesis of fatty acids in human surface lipids. J. invest. Derm. **55**, 173–178 (1970)

Marrs, J.M., Voorhees, J.J.: A method for bioassay of an epidermal chalone-like inhibitor. J. invest. Derm. **56**, 174–181 (1971 a)

Marrs, J.M., Voorhees, J.J.: Preliminary characterization of an epidermal chalone-like inhibitor. J. invest. Derm. **56**, 353–358 (1971 b)

Martinez, J.C., Peters, A.: Membrane-coating granules and membrane modifications in keratinizing epithelia. Am. J. Anat. **130**, 93–119 (1971)

Matoltsy, A.G.: Composition of human epidermal cells (stratum corneum). Proc. 11. internat. Congr. Dermat. Stockholm 1957 **3**, 422–424 (1960)

Matoltsy, A.G.: Desmosomes, filaments and keratohyaline granules: Their role in the stabilization and keratinization of the epidermis. J. invest. Derm. **65**, 127–142 (1975)

Matoltsy, A.G.: Keratinization. J. invest. Derm. **67**, 20–25 (1976)

Matoltsy, A.G., Balsamo, C.A.: The components of the cornified epithelium of the human skin. J. invest. Derm. **25**, 71–74 (1955 a)

Matoltsy, A.G., Balsamo, C.A.: A study of the components of the cornified epithelium of human skin. J. biophys. biochem. cytol. **1**, 339–360 (1955 b)

Matoltsy, A.G., Downes, A.M., Sweeney, T.M.: Studies of the epidermal water barrier. II. Investigation of the chemical nature of the water barrier. J. invest. Derm. **50**, 19–26 (1968)

Matoltsy, A.G., Lavker, R.M., Matoltsy, M.N.: Demonstration of cystine-containing protein in keratohyalin granules of the epidermis. J. invest. Derm. **62**, 406–410 (1974)

Matoltsy, A.G., Parakkal, P.F.: Keratinization. In: Ultrastructure of normal and abnormal skin. Ed. by A.S. Zelichson, pp. 76–104. London: Henry Kimpton 1967

Matoltsy, A.G., Schragger, A., Matoltsy, M.N.: Observations on the regeneration of the skin barrier. J. invest. Derm. **38**, 251–253 (1962)

Matoltsy, A.G., Viziam, C.B.: Further observations of epithelialization of small wounds. J. invest. Derm. **55**, 20–25 (1970)

Mayer, R.L.: Das Gewerbeekzem. Pathogenese. Diagnose. Versicherungsrechtliche Stellung. Berlin: Springer 1930

McCullough, J.L., Weinstein, G.D.: Mouse vaginal assay for topically effective chemotherapeutic agents. J. invest. Derm. **65**, 394–399 (1975)

McGinley, K.J., Marples, R.R., Plewig, G.: A method for visualizing and quantitating the desquamating portion of the human stratum corneum. J. invest. Derm. **53**, 107–111 (1969)

McGuire, J.: Control of keratinocyte devision in vitro. J. invest. Derm. **59**, 84–90 (1972)

McNutt, N.S., Weinstein, R.S.: Membrane Ultrastructure of Mammalian Intercellular Junctions. In: Progress in Biophysics and Molecular Biology **26**,. Ed. by J.A.V. Butler and D. Noble, pp. 45–101. Oxford: Pergamon 1973

McOsker, E., Beck, L.W.: Characteristics of accommodated (hardened) skin. J. invest. Derm. **48**, 372–383 (1967)

Meigel, N., Plewig, G.: Kauschwielen, eine Variante der Fingerknöchelpolster. Hautarzt **27**, 391–395 (1976)

Meinhof, W.: Degenerativ-toxische und Exsiccationsschäden der Haut. In: Forschritte der praktischen Dermatologie und Venerologie. Bd. 6, S. 93–102. Hrsg. von O. Braun-Falco u. H.-J. Bandmann. Berlin-Heidelberg-New York: Springer 1970

Meneghini, C.L.: The buffer-capacity of the skin, measured by the electrometric method, in normal and pathological conditions, with particular regard to occupational eczema. Proc. 11. internat. Congr. Derm. Stockholm 1957 **2**, 54–59 (1960)
Menton, D.N.: A liquid film model of tetrakaidecaledral paching to account for the establishment of epidermal cell columns. J. invest. Derm. **66**, 283–291 (1976 b)
Menton, D.N.: A minimum-surface mechanism to account for the organization of cells into columns in the mammalian epidermis. Amer. J. Anat. **145**, 1–22 (1976 a)
Menton, D.N., Eisen, A.Z.: Structure and organization of mammalian stratum corneum. J. ultrastruct. Res. **35**, 247–264 (1971 a)
Menton, D.N., Eisen, A.Z.: Structural organization of the stratum corneum in certain scaling disorders of the skin. J. invest. Derm. **57**, 295–307 (1971 b)
Mercer, E.H.: Keratin and Keratinization. New York: Pergamon Press 1961
Mercer, E.H., Munger, B.L., Rogers, G.E., Roth, S.I.: A suggested nomenclature for fine-structural components of keratin and keratin-like products of cells. Nature **201**, 367–368 (1964)
Meruelo, D., Edidin, M.: Association of mouse liver adenosine 3':5'-cyclic monophosphate (cyclic AMP) levels with histocompatibility – 2 genotype. Proceedings of the national academy of science, U.S.A., **72**, 2644–2648 (1975)
Mezei, M.: Dermatitic effect of nonionic surfactants. J. invest. Derm. **54**, 510–517 (1970)
Micheline, R.L., Mathews-Roth, M., Pathak, M.A., Parrish, J.A.: The detection of carotenoid pigments in human skin. J. invest. Derm. **64**, 175–177 (1975)
Middleton, J.D.: The mechanism of water binding in stratum corneum. Brit. J. Derm. **80**, 437–442 (1968)
Middleton, J.D.: The effects of temperature on extensibility of isolated corneum and its relation to skin chapping. Brit. J. Derm. **81**, 717–722 (1969)
Mier, P.D., Hurk, J.M.A. van den: Membrane-bound ATP-hydrolytic activity of psoriatic epidermis. Brit. J. Dermat. **93**, 469–470 (1975)
Miescher, G.: Das Problem des Lichtschutzes und der Lichtgewöhnung. Strahlentherapie **35**, 403–443 (1930)
Miescher, G.: Die Schutzfunktion der Haut gegenüber Lichtstrahlen. Strahlentherapie **39**, 601–618 (1931)
Miescher, G.: Die Haut als Organ der Abwehr. Hautarzt **8**, 88–93 (1957)
Miescher, G., Speck, M.: Die Beeinflussung der bactericiden Wirkung des Hautfettes durch die Aminosäuren der Hautoberfläche. Arch. exp. Path. Pharmakol. **230**, 223–227 (1957)
Miescher, G.: Ekzem. Histopathologie, Morphologie, Nosologie. In: Handb. der Haut- u. Geschl.-Kr., Erg.-Werk, Bd. II/1, S. 1–112. Hrsg. von A. Marchionini. Berlin-Göttingen-Heidelberg: Springer 1962
Mikheev, G.M.: On the method for determination of pH of the skin surface. Vestn. Derm. Vener. **42**, 49–53 (1968)
Miller, J.R.: Dermatoglyphics. J. invest. Derm. **60**, 435–442 (1973)
Milstein, H.G., Cornell, R.C.: Diurnal mitotic studies of psoriatic epidermis. J. invest. Derm. **61**, 180–182 (1973)
Monash, S., Blank, H.: Location and Re-formation of the epithelial barrier. Arch. Derm. Syph. **78**, 710–714 (1958)
Montagna, W., Lobitz, W.C. jr.: The Epidermis. New York: Academic Press 1964
Montes, L.F., Day, J.L., Wand, C.J., Kennedy, L.: Ultrastructural changes in the horny layer following local application of dimethyl sulfoxide. J. invest. Derm. **48**, 184–196 (1967)
Montes, L.F., Pettillo, R.F., Brown, J.: "In vitro" effect of soap containing hexachlorophene on growth and ultrastructure of corynebacterium acnes. J. invest. Derm. **59**, 260–263 (1972)
Morello, A.M., Dawning, D.T.: Trans-unsaturated fatty acids in human skin surface lipids. J. invest. Derm. **67**, 270–272 (1976)
Mottaz, J.H., Zelickson, A.S.: The phagocytic nature of the keratinocyte in human epidermis after tape stripping. J. invest. Derm. **54**, 272–278 (1970)
Müller, E.: Staphylococcus aureus nach künstlicher Verimpfung auf die Oberhaut nach Entfernung der Hornschicht. Arch. klin. exp. Derm. **232**, 359–366 (1968)
Mui, M.M., Hsia, S.L., Halprin, K.M.: Further studies on adenyl cyclase in psoriasis. Brit. J. Dermat. **92**, 255–262 (1975)
Munger, B.L.: Neural-epithelial interactions in sensory receptors. J. invest. Derm. **69**, 27–40 (1977)

Nabors, C.J., Berliner, D.L.: Corticosteroid metabolism during wound healing. J. invest. Derm. **52**, 465–473 (1969)
Nagao, S., Iijima, S.: A Langerhans cell in the spongiform pustule of pustular psoriasis. Arch. derm. Forsch. **245**, 221-228 (1972)
Nagy, G., Jänner, M.: Altersveränderungen in der menschlichen Epidermis. Arch. klin. exp. Derm. **238**, 70–86 (1970)
Nagy-Vezekenyi, K., Nagy, Z.H., Török, E.: Die Wirkung einiger Lösungsmittel auf die Epidermis. Arch. derm. Forsch. **252**, 53–61 (1975)
Naylor, P.F.D.: The skin surface and friction. Brit. J. Derm. **67**, 239–248 (1955 a)
Naylor, P.F.D.: Experimental friction blisters. Brit. J. Derm. **67**, 327–342 (1955 b)
Nikkari, T.: Comparative chemistry of sebum. J. invest. Derm. **62**, 257–267 (1974)
Nilzén, A.: Some aspects of synthetic detergents and skin reactions. Acta dermato-vener. **38**, 104–111 (1958)
Nishioka, K., Ryan, T.J.: The influence of the epidermis and other tissues on blood vessel growth in the hamster cheek pouch. J. invest. Derm. **58**, 33–45 (1972)
Nix, T.E., Black, O., Nordquist, R.S., Anglin, J.H., Everett, M.A.: The epidermal irregular dense body: Correlation of ultrastructural histochemistry with biochemical characteristics. J. invest. Derm. **45**, 432–447 (1965)
Nörenberg, M.: Methodische Studien zur Messung der Hornschichttransparenz. FU-Berlin: Inaug.-Diss. 1975
Nordhaus, R., Zesch, A., Schaefer, H.: Vergleichende enzymatische Messung an Hautgesunden und Psoriatikern in vivo. Arch. derm. Forsch. **246**, 1–10 (1973)
Odland, G.F.: Epidermis. In: Ultrastructure of Normal and Abnormal Skin. Ed. by A.S. Zelickson, pp. 54–75. Philadelphia: Lee & Filbiger 1967
Ogawa, H., Miyazaki, H.: Immunochemical studies on the human skin lysozyme. J. invest. Derm. **58**, 59–62 (1972)
Ogawa, H., Miyazaki, H., Kimura, M.: Isolation and characterization of human skin lysosome. J. invest. Derm. **57**, 111–116 (1971)
Olson, R.L., Nordquist, J., Everett, M.E.: Small granules of the superficial epidermis. Arch. klin. exp. Derm. **234**, 15–24 (1969)
Omar, A., Krebs, A.: An analysis of pancreatic enzymes used in epidermal separation. Arch. derm. Res. **253**, 203–212 (1975)
Onken, H.D., Moyer, C.A.: The water barrier in human epidermis. Physical and chemical nature. Arch. Derm. **87**, 584–590 (1963)
Orfanos, C.: Das Keratin der Fingerbeere. Feinstrukturelle Befunde und Beziehungen zum Nagelkeratin. Klin. Wschr. **47**, 439–441 (1969)
Orfanos, C.E.: Feinstrukturelle Morphologie und Histopathologie der verhornenden Epidermis. Stuttgart: Thieme 1972
Orfanos, C.E.: Ergebnisse und Fortschritte der Raster- und analytischen Elektronenmikroskopie in der Dermatologie. Hautarzt **27**, 261–271 (1976)
Orfanos, C.E., Christenhusz, R., Mahrle, G.: Die normale und psoriatische Hautoberfläche. Vergleichende Beobachtungen mit dem Raster-Elektronenmikroskop. Arch. klin. exp. Derm. **235**, 284–294 (1969)
Orfanos, C.E., Mahrle, G., Rume, U.: Verteilung oberflächlicher Glycoconjugate der psoriatischen Zellmembran. Cytochemischer Nachweis mit Hilfe der Alcianblau-Lanthan-Reaktion. Arch. derm. Res. **256**, 39–51 (1976)
Ottenstein, B.: Beitrag zur Chemie des Schweißes. Arch. Derm. Syph. **191**, 116–122 (1950)
Owens, D.W., Knox, J.M., Hudson, H.T., Troll, D.: Influence of humidity on ultraviolet injury. J. invest. Derm. **64**, 250–252 (1975)
Padberg, G.: Über die Kohlenhydrate im wäßrigen Eluat der menschlichen Hautoberfläche. Arch. klin. exp. Derm. **229**, 33–39 (1967)
Padberg, G.: Die Beeinflussung der Wasserbindung des Keratins durch einen Kohlenhydrat-Umwandlungskomplex. Ein Beitrag zur Physiologie der Wasserretention in der Hornschicht. Parfüm Kosmet. **53**, 130–132 (1972)
Parker, C.W.: The role of cyclic AMP in immunologic inflammation. J. invest. Derm. **67**, 638–640 (1976)
Pascher, G.: Bestandteile der menschlichen Hornschicht. Quantitative Skleroprotein-Bausteinanalysen. Arch. klin. exp. Derm. **218**, 111–125 (1964)

Pascher, G., Steinrück, G., Spier, H.W.: Die wasserlöslichen Bestandteile der peripheren Hornschicht. Quantitative Analysen. V. Zur inhomogenen Verteilung von α-Amino-Stickstoff, Milchsäure, Chlorid, Kalium (und Natrium) im Stratum disjunctum. Arch. klin. exp. Derm. **204**, 140–150 (1957)

Peker, J., Wohlrab, W.: Zur Methodik der pH-Messung der Hautoberfläche. Derm. Mschr. **158**, 572–575 (1972)

Peter, G.: Isolierung und Lokalisation des Dermonekrotoxins aus Staphlococcus aureus. Arch. derm. Forsch. **245**, 69–75 (1972)

Peter, G., Peter, R.: Untersuchungen über die Zusammensetzung des palmaren Hautoberflächenfettes im Altersablauf und deren biochemische Grundlagen. Arch. derm. Forsch. **241**, 141–147 (1971)

Peter, G., Ritter, W., Schröpl, F., Peter, R.: Gaschromatographische Untersuchungen der Talgdrüsenlipide. Arch. derm. Forsch. **241**, 22–32 (1971)

Peter, G., Schröpl, F., Feisel, H.G., Thürauf, W.: Gaschromatographische Untersuchungen von freien und gebundenen Fettsäuren im ekkrinen Schweiß. Arch. klin. exp. Derm. **238**, 154–159 (1970 a)

Peter, G., Schröpl, F., Lippross, R., Weiss, G.: Gaschromatographische Untersuchungen der Talgdrüsenlipide. I. Bestimmung der Gesamtlipide. Arch. klin. exp. Derm. **239**, 12–21 (1970 b)

Petzoldt, D.G., Braun-Falco, O., Wenig, K.H.: Effects of plastic-foil-occlusion on psoriatic lesions. Arch. klin. exp. Derm. **238**, 160–168 (1970)

Phillips, M., Vandervoort, R.W., Becker, C.E.: Long-term sweat collection using salt-impregnated pads. J. invest. Derm. **68**, 221–224 (1977)

Pike, J.E.: The prostaglandins. J. invest. Derm. **67**, 650–653 (1976)

Pinkus, H.: Examination of the epidermis by the strip method of removing horny layers. I. Observations on thickness of the horny layer, and on the mitotic activity after stripping. J. invest. Derm. **16**, 383–386 (1951)

Pinkus, H.: Examination of the epidermis by the strip method. II. Biometric date on regeneration of the human epidermis. J. invest. Derm. **19**, 431–447 (1952)

Pinkus, H.: Anatomy of the skin. Dermatologica **112**, 44–62 (1956)

Plewig, G.: Regional differences of cell sizes in the human stratum corneum. II. Effects of sex and age. J. invest. Derm. **54**, 19–23 (1970 a)

Plewig, G.: Zellmorphologie im Exprimat von Nasenflügelfollikeln und Comedonen. Arch. klin. exp. Derm. **237**, 703–716 (1970 b)

Plewig, G., Braun-Falco, O.: Kinetics of epidermis and adnexa following vitamin A acid in the human. Acta Derm.-Vener. **55**, 87–98 (1975)

Plewig, G., Kligman, A.M.: Zellkinetische Untersuchungen bei Kopfschuppenerkrankungen (Pityriasis simplex capillitis). Arch. klin. exp. Derm. **236**, 406–421 (1970)

Plewig, G., Marples, R.R.: Regional differences of cell sizes in the human stratum corneum. J. invest. Derm. **54**, 13–18 (1970)

Plueckhahn, V.D., Banks, J.: Hexachlorophene toxicity, the newborn child and the staphylococcus. Med. J. Aust. **59**, 897–903 (1972)

Pösl, H., Schirren, C.G.: Beeinflussung des pH-Wertes der Hautoberfläche durch Seifen, Waschmittel und synthetische Detergentien. Hautarzt **17**, 37–40 (1966)

Pokorny, M.: Einige Aspekte der Bewertung des Alkali-Resistenz-Tests. Csl. Derm. **47**, 113–116 (1972 a)

Pokorny, M.: Einige Aspekte der Bewertung des Alkali-Resistenz-Tests. II. Bedeutung einiger lokaler Einflüsse auf das Resultat der Alkali-Resistenz. Csl. Derm. **47**, 117–119 (1972 b)

Polak, L.: Immunological aspects of contact sensitivity. In: Advances in modern toxicology. Vol. 4, Dermatotoxicology and pharmacology. Chapter VII, New York-London-Sydney-Toronto: Ed. by F.N. Marzulli a.H.J. Maibach, John Wiley & Sons 1977

Potten, C.S.: Epidermal cell production rates. J. invest. Derm. **65**, 488–500 (1975)

Pratzel, H.: Ein neues Meßgerät zur Untersuchung der Eigenfluorescenz der menschlichen Körperoberfläche und fluorometrischen Messungen von Hautelutaten in vivo (Hautspektralfluorograph). Arch. derm. Forsch. **248**, 219–228 (1973)

Prottey, C., Hartop, P.J.: Changes in glycerolipid metabolism in rat epidermis following exaggerated washing with soap solutions. J. invest. Derm. **61**, 168–179 (1973)

Pruneiras, M.: Interactions between keratinocytes and dendritic cells. J. invest. Derm. **52**, 1–17 (1969)

Pruneiras, M., Delecluse, C., Regnier, M.: The culture of skin. A review of theories and experimental methods. J. invest. Derm. **67**, 58–65 (1976)
Pstragowska, W.: Vergiftung eines achtjährigen Mädchens mit Ichthyosis congenita durch Salicylsalbe. Pediat. pol. **46**, 1031–1033 (1971)
Pullmann, H., Lennartz, K.J., Steigleder, G.K.: Die Proliferationskinetik normaler Epidermis vor und nach äußerlicher Anwendung einer 1%igen Vitamin A-Säure-Lösung. Arch. derm. Res. **253**, 71–76 (1975)
Pullmann, H., Lennartz, K.J., Steigleder, G.K.: In vitro examination of cell proliferation in normal and psoriatic epidermis, with special reference to diurnal variations. Arch. Derm. Forsch. **250**, 177–184 (1974)
Raff, M.C.: Cell-surface immunology. Scientific American **234**, 30–39 (1976)
Rajka, G.: Surface lipid estimation on the back of the hands in atopic dermatitis. Arch. derm. Forsch. **251**, 43–48 (1974 a)
Rajka, G.: Transepidermal water loss on the hands in atopic dermatitis. Arch. derm. Forsch. **251**, 111–115 (1974 b)
Rebuck, J.W., Crowley, J.H.: A method of studying leukocytic functions in vivo. II. Techniques in the study of leukocytic functions. Amer. N.Y. Acad. Sci. **57**, 757–805 (1955)
Reisner, R.M., Puhvel, M.: Lipolytic activity of staphylococcus albus. J. invest. Derm. **53**, 1–7 (1969)
Richter, R.: Die Haare. In: Handbuch der Haut- und Geschlechtskrankheiten, Erg.-Werk, Bd. I/3. Hrsg. v. A. Marchionini u. H.W. Spier. Berlin-Göttingen-Heidelberg: Springer 1963
Rietschel, R.L., Allen, A.M.: Effects of prolonged continuous exposure of human skin to water: a reassessment. J. invest. Derm. **68**, 79–81 (1977)
Robertshaw, D.: Neuroendocrine control of sweat glands. J. invest. Derm. **69**, 121–129 (1977)
Rodermund, O.-E.: Zur Wirkung von DMSO auf die Hauteiweiße. Arch. derm. Forsch. **240**, 307–316 (1971)
Röckl, H.: Probleme der Bakterienökologie der Haut. Hautarzt **28**, 155–159 (1977)
Röckl, H., Spier, H.W., Pascher, G.: Der Einfluß wasserlöslicher Bestandteile der Hornschicht auf Bakterien. Arch. klin. exp. Derm. **205**, 420–434 (1957)
Rohn, H.L., Schwarzkopf, H.W.: Ein weiterer Beitrag zur Messung der Permeabilität hautschützender Substanzen. Permeabilitätsmessung von Hautschutzmitteln bei Gewichtsbelastung unter Arbeitsbeanspruchung. Pharmazie **9**, 900–902 (1954)
Rollins, T.G.: Means of obtaining stratum corneum. Correspondence. Arch. Derm. **85**, 116 (1962)
Romiti, N., Szakall, A.: Der Einfluß verschiedener Lipid-Lösungsmittel auf die Durchlässigkeit der Hornschicht für Wasser. Der Abdeckungseffekt einiger Fettstoffe. Arch. klin. exp. Derm. **218**, 52–61 (1963)
Rossmiller, J.D., Hoekstra, W.G.: Hexadecane-induced hyperkeratinization of guinea pig skin. II. Arginase activity in normal and hexadecane-treated epidermis. J. invest. Derm. **45**, 24–27 (1965)
Rothberg, S.: The evaluation of keratin fractions in normal and abnormal epidermis. J. invest. Derm. **34**, 197–206 (1960)
Rothberg, S.: Chemistry of pathological keratinization (Symposium). Proc. 12. internat. Congr. Derm. **1**, 423–328 (1962)
Rothenfußer, J.: Strukturelle Veränderungen der Hornschicht nach experimenteller Irritation der Hautoberfläche. Inaug.-Diss. Berlin: Freie Universität 1976
Rothman, S.: Physiology and Biochemistry of the Skin. Chicago: University of Chicago Press 1954
Rowden, G.: Ultrastructural studies of keratinized epithelia of the mouse. III. Determination of the volumes of nuclei and cytoplasm of cells in murine epidermis. J. invest. Derm. **64**, 1–3 (1975)
Rowden, G.: Ultrastructural studies of keratinized epithelia of the mouse. IV. Quantitative studies of lysosomes. J. invest. Derm. **64**, 4–8 (1975)
Rowe, L., Dixon, W.J.: Clustering and control of mitotic activity in human epidermis. J. invest. Derm. **58**, 16–23 (1972)
Rupec, M.: Die Ultrastruktur der Epidermis. In: Spezielle pathologische Anatomie. Hrsg. v. W. Doerr, G. Seifert u. E. Eulinger, Bd. 7. Berlin-Heidelberg-New York: Springer 1973
Rupec, M.: Die Microtubuli der Keratinocyten normaler menschlicher Epidermis. Arch. derm. Res. **249**, 235–246 (1974)

Rupec, M., Vakizadeh, F., Brühl, R.: Die Häufigkeitsverteilung der Mitochondrien in der normalen Meerschweinchenepidermis (Eine quantitative elektronenmikroskopische Untersuchung). Arch. klin. exp. Derm. **235**, 228–233 (1969)

Rushmer, R.F., Buettner, K.J.K., Short, J.M., Odland, G.F.: The skin. Science **154**, 343–348 (1966)

Rust, S., Harth, P., Herrmann, F.: Untersuchungen der freien Fettsäuren im Hautoberflächenfett von Psoriatikern. Arch. klin. exp. Derm. **238**, 207–216 (1970)

Sanda, M.: pH of cleaning agents. Csl. Derm. **44**, 57–62 (1969)

Sarkany, I.: Microtopographie de la peau. Bull. Soc. franc. Derm. Syph. **71**, 279–283 (1964)

Sato, A., Anton-Lamprecht, I., Schnyder, U.W.: Ultrastructure of inborn errors of keratinization. VII. Porokeratosis Mibelli and disseminated superficial actinic porokeratosis. Arch. Derm. Rest. **255**, 271–284 (1976)

Schaaf, F.: Probleme dermatologischer Grundlagenforschung. Heidelberg: A. Hüthig 1969

Schaefer, H., Kuhn-Bussius, H.: Methodik zur quantitativen Bestimmung der menschlichen Talgsekretion. Arch. klin. exp. Derm. **238**, 429–435 (1970)

Schaefer, H., Zesch, A., Nordhaus, R.: Methodik zur Messung von Enzymaktivitäten an den obersten Zellagen der menschlichen Epidermis in vivo. Arch. derm. Forsch. **245**, 267–276 (1972)

Schaefer, H., Zesch, A., Stüttgen, G.: Methodik zur fotometrischen Messung von Enzymaktivitäten an intakten menschlichen Epidermiszellen. Arch. klin. exp. Derm. **239**, 347–354 (1971)

Schauwecker, R.: Zur Frage der pH-Verhältnisse der nichtbefallenen Hautoberfläche bei Ekzematikern. Dermatologica **111**, 197–203 (1955)

Schell, H., Schmid, G.H.: Autoradiographische Untersuchungen über den Einfluß von Cyproteronacetat auf die epidermale Proliferation der männlichen Ratte. Arch. derm. Forsch. **248**, 89–98 (1973)

Schell, H., Schmid, G.H., Hornstein, O.P.: Autoradiographic investigations on DNA synthesis in the dorsal epidermis of rats in different ages. Arch. derm. Forsch. **249**, 291–300 (1974 a)

Schell, H., Schmid, G.H., Hornstein, O.P., Zeissler, H.J.: Untersuchungen über die Tagesperiodik des 3 H-Indexes im Epithel der Wangenschleimhaut und in der Rückenepidermis der männlichen Ratte. Arch. derm. Forsch. **250**, 253–260 (1974 b)

Schenk, P.: Desmosomale Strukturen in Cytoplasmen normaler und pathologischer Keratinocyten. Arch. derm. Res. **253**, 23–42 (1975)

Scheuplein, R.J.: Mechanism of percutaneous adsorption. I. Routes of penetration and the influence of solubility. J. invest. Derm. **45**, 334–346 (1965)

Scheuplein, R.J.: Mechanism of percutaneous absorption. II. Transient diffusion and the relative importance of various routes of skin penetration. J. invest. Derm. **48**, 79–88 (1967)

Scheuplein, R.J.: Percutaneous absorption after twenty-five years: "Old wine in new wineskin". J. invest. Derm. **67**, 31–38 (1976 a)

Scheuplein, R.J.: Permeability of the skin: A review of major concepts on some new developements. J. invest. Derm. **67**, 672–676 (1976 b)

Scheuplein, R.J., Blank, I.H.: Permeabilität der Haut. Physiol. Rev. **51**, 702–747 (1971)

Scheuplein, R.J., Blank, I.H.: Mechanism of epicutaneous absorption. IV. Penetration of nonelectrolytes (alcohols) from aqueous solutions and from pure liquids. J. invest. Derm. **60**, 286–296 (1973)

Scheuplein, R.J., Blank, I.H., Brauner, G.J., MacFarlane, D.J.: Percutaneous absorption of steroids. J. invest. Derm. **52**, 63–70 (1969)

Scheuplein, R.J., Morgan, L.J., "Bound water" in keratin membranes measured by a microbalance technique. Nature **214**, 456–458 (1967)

Scheuplein, R.J., Ross, L.W.: Mechanism of percutaneous absorption. V. Percutaneous absorption of solvent deposited solids. J. invest. Derm. **62**, 353–360 (1974)

Schirren, C.G.: Does the glass electrode determine the same pH-values on the skin surface as the quinhydrone electrode? J. invest. Derm. **24**, 485–488 (1955)

Schirren, C.G., Kanngiesser, W., Woyton, A.: Über die geringe Spreitungsgeschwindigkeit von Hautfett unter physiologischen Versuchsbedingungen. Hautarzt **17**, 224–227 (1966)

Schmid, O.: Hautschäden und ihre Verhütung beim Umgang mit Lösemitteln. Berufsdermatosen **17**, 123–135 (1969)

Schmid, O.: Zur Problematik einer Universal-Hautschutzsalbe. Arbeitsmed. Sozialmed. Arbeitshyg. **6**, 110–111 (1971)

Schmidt, G.H., Hornstein, O.P., Popp, E.: Autoradiographische Untersuchungen über die DNS-Synthese in der Wangenschleimhaut und im Zungenepithel verschieden alter Ratten. Arch. derm. Forsch. **246**, 236–248 (1973)

Schmidt, H.G., Stöcker, E.: Autoradiographische Bestimmung der Generationszeit der Keratinocyten im Stratum basale des Ohrepithels verschieden alter Ratten. Arch. derm. Forsch. **250**, 395–406 (1974)

Schmidt, H.W.: Silicon-Schutzsalbe ohne Unterbrechung des biologischen Geschehens in der Haut. Z. Hautkr. **24**, 178–179 (1958)

Schneider, W.: Hautpflege und Hautschutz unter den Bedingungen des verschiedenen Berufsmilieus. Therapiewoche **10**, 101–105 (1959)

Schneider, W.: Seifen und Syndets. Aesthet. Med. **10**, 304–311 (1961)

Schneider, W.: Experimentelle Untersuchungen zur externen Therapie der Haut. Aesthet. Med. **13**, 335–342 (1964)

Schneider, W.: Experimentelle Untersuchungen zur Frage der Reinigung, Pflege und externen Therapie der Haut. Derm. Wschr. **151**, 505–514 (1965 a)

Schneider, W.: Die Alkalineutralisation (AN) nach Burckhardt, zur Leistungsbreite einer Methode. Dermatologica **130**, 358–372 (1965 b)

Schneider, W.: Erfahrungen mit einer neuen Akne-Therapie. Dtsch. med. Welt **91**, 2017–2022 (1966)

Schneider, W., Hartz, D.: Zur Prüfung der Waschwirkung von Waschmittelrohstoffen und ihres Einflusses auf die Alkalineutralisationsfähigkeit der menschlichen Haut. Derm. Wschr. **142**, 729–737 (1960)

Schneider, W., Tronnier, H.: Untersuchungen über die Einwirkungen von Schutzsalben und Waschmitteln auf die menschliche Haut unter Anwendung einer modifizierten Alkali-Neutralisationsprobe. Fette, Seifen **60**, 372–376 (1958 a)

Schneider, W., Tronnier, H.: Untersuchungen über die Einwirkung von Schutzsalben und Waschmitteln auf die menschliche Haut unter Anwendung einer modifizierten Alkalineutralisationsprobe. Berufsdermatosen **6**, 1–17 (1958 b)

Schneider, W., Tronnier, H., Bussius, H.: Experimentelle Untersuchungen zur Frage der Regeneration der Hautfunktion nach dem Prinzip der Umschlagsemulsion in Verbindung mit Hautreinigung durch ein Waschgel. Arzneimittel-Forsch. **10**, 145–149 (1960 a)

Schneider, W., Tronnier, H., Bussius, H.: Experimentelle Untersuchungen zur Frage der Regeneration der Hautfunktion nach dem Prinzip der Umschlagsemulsion in Verbindung mit Hautreinigung durch ein Waschgel. Arzneimittel-Forsch. **10**, 313–318 (1960 b)

Schneider, W., Tronnier, H., Wagner, H.: Reinigung und Pflege der Haut im Beruf unter besonderer Berücksichtigung der experimentellen und praktischen Prüfverfahren. In: Dermatologie und Venerologie. Hrsg. v. Gottron u. Schönfeld, Bd. I/2. Stuttgart: Thieme 1962

Schnitzer, A.: Das Relaissystem im Abwehrmechanismus der Haut. Int. Arch. Allergy **24**, 1–8 (1964)

Schoenfeld, W.: Technique, application, and evaluation of the dermatogram in dermatology. Med. a. Biol. Illustr. **6**, 77–85 (1956)

Schubert, H., Ziegler, H., Ziegler, V., Apel, R.: Die Alkaliresistenz der Haut bei Jugendlichen und ihre Bewertung. Berufsdermatosen **22**, 160–168 (1974)

Schuebli, H.P.: Die Rolle der Plasmamembran in der malignen Transformation. Helvetia medica acta **36**, 371–384 (1973)

Schultheiss, E.: Zur Alkaliresistenz des menschlichen Hautorgans. Dermat. Wschr. **131**, 227–235 (1955)

Schulz, K.H.: Berufsdermatosen. In: Dermatologie u. Venerologie. Hrsg. v. H.A. Gottron u. W. Schönfeld, Bd. V/1, 574–668. Stuttgart: Thieme 1963

Schulze, W.: Die perkutane Resorption. In: Dermatologie u. Venerologie. Hrsg. v. H.A. Gottron u. W. Schönfeld, Bd. I/1, 211–252. Stuttgart: Thieme 1961

Schuppli, R.: Probleme des Hautschutzes. Arbeitsmed. Sozialmed. Arbeitshyg. **5**, 201–203 (1970)

Schuppli, R.: Probleme des Hautschutzes. Z. Haut- u. Geschl.-Kr. **46**, 751–754 (1971)

Schwartz, L., Tulipan, L., Birmingham, J.: Occupational diseases of the skin. Philadelphia: Lea a. Febinger 1957

Schwarz, E.: Zum Schicksal der aus Nucleinsäuren beim Zellabbau während der epidermalen Verhornung frei werdenden Pyrimidine. Untersuchungen mit Thyminmethyl und Thymin-2–14 C. Arch. klin. exp. Derm. **230**, 437–443 (1967)

Schwarz, E.: Zur Frage eines atypischen Purinabbaus während der epidermalen Verhornung. Arch. klin. exp. Derm. **238**, 146–153 (1970)

Schwarz, E.: Freie Aminosäuren und verwandte Verbindungen in der abschabbaren Hornschicht unbefallener Haut von mikrobiellen Ekzematikern und Hautgesunden. Arch. derm. Forsch. **242**, 87–96 (1971)

Schwarz, E.: Zur Aufklärung der Natur „atypischer" Adenin-Abbauprodukte der Epidermis haarloser Mäuse. Arch. derm. Forsch. **245**, 154–162 (1972)

Schwarz, E., Berger, M.: Zur Frage Citrullin-haltiger Epidermis-Proteine. Arch. derm. Forsch. **246**, 167–174 (1973)

Schwarz, E., Kloss, G.: Freie Aminosäuren und dazugehörige Substanzen in abschabbarer Hornschicht unbefallener Psoriatikerhaut. Arch. klin. exp. Derm. **231**, 311–317 (1968)

Schwarz, E., Thies, W., Kloss, G.: Freie Aminosäuren in Ichthyosis-Schuppen und in Callus. Arch. klin. exp., Derm. **235**, 43–52 (1969)

Schwarz, E., Witzke, G., Jacob, M., Pech, H.: Aminosäurenzusammensetzung von Epidermis-Fraktionen bei Meerschweinchen und haarlosen Mäusen. Arch. derm. Forsch. **240**, 173–183 (1971)

Schwarz, H.G.: Zur Frage des Einsatzes von Syndets anstelle von Fettseifen. Seifen, Anstrichmittel **66**, 1006–1011 (1964)

Schweikert, H., Schnyder, U.W.: Die Teeracanthose der Meerschweinchenzitze. I. Histologische Befunde. Arch. derm. Forsch. **243**, 31–38 (1972 a)

Schweikert, H., Schnyder, U.W.: Die Teeracanthose der Meerschweinchenzitze. II. Enzymhistologische Befunde. Arch. derm. Forsch. **243**, 39–46 (1972 b)

Schwenke, W., Wollmann, Ch., Meyer, F.-U.: Tierexperimentelle Untersuchungen zur Wirkung verschiedener Salbengrundstoffe/Salben auf die Epidermis. I. Ermittlung des Akanthosefaktors verschiedener kohlenwasserstofffreier Salbengrundstoffe/Salben. Dtsch. Gesundh.-Wes. **27**, 39–42 (1972)

Scott, A.: A study of the action of chymotrypsin on the skin. J. invest. Derm. **30**, 201–205 (1958)

Seeberg, G.: Die Reaktionsfähigkeit der Haut gegenüber Waschmitteln in ihrer Eigenschaft als primär hautreizende Stoffe. Sv. Läkartidn. **52**, 3081–3093 (1955)

Shalita, A.R.: Genesis of free fatty acids. J. invest. Derm. **62**, 332–335 (1974)

Sharon, M., Lis, H.: Lectins: Cell-agglutinating and sugar-specific proteins. Science **177**, 949–951 (1972)

Shaw, J.M., Crowe, F.W.: Skin-protective ointments. Comparative study including the new silicone preparations. Arch. Derm. **71**, 379–383 (1955)

Shelmire, J.B., jr.: The influence of oil-in-water emulsions on the hydration of keratin. J. invest. Derm. **26**, 105–109 (1956)

Sibrack, L.A., Grey, R.H., Bernstein, I.A.: Localization of the histidin-rich protein in keratohyalin: A morphologic and macromolecular marker in epidermal differentiation. J. invest. Derm. **62**, 394–405 (1974)

Silberberg, J., Baer, R.L., Rosenthal, S.A.: The role of Langerhans cells in allergic contact hypersensitivity. A. review of findings in man and guinea pigs. J. invest. Derm. **66**, 210–217 (1976)

Singh, A., Hardy, M.H.: Skin and isolated epidermis in intraperitoneal diffusion chambers. J. invest. Derm. **55**, 57–64 (1970)

Singh, G., Marples, R.R., Kligman, A.M.: Experimental staphylococcus aureus infections in humans. J. invest. Derm. **57**, 149–162 (1971)

Sivadjian, J.: Application de l'hygrophotographie aux études dermatoglyphiques. Dermatologica **140**, 93–98 (1970)

Skog, E., Wahlberg, J.: Effect of dimethyl sulfoxide on skin; a macroscopic and microscopic investigation on human skin. Acta derm.-vener. **47**, 426–434 (1967)

Smeenk, G.: The influence of detergents on the skin (a clinical and biochemical study). Arch. klin. exp. Derm. **235**, 180–191 (1969)

Smith, J.G., jr., Fischer, R.W., Blank, H.: The epidermal barrier. A comparison between scrotal and abdominal skin. J. invest. Derm. **36**, 337–343 (1961)

Smith, K.R.: Die Haarscheibe. J. invest. Derm. **69**, 68–74 (1977)

Sonneck, H.-J., Schwerdtner, H.: Fluoreszenzmikroskopische Untersuchungen zur Beurteilung der Haft- und Schutzdauer von Hautschutz. Z. Hautkr. **24**, 164–167 (1958)

Spier, H.W.: Biologie der Hautoberfläche. Hautarzt **9**, 227–228 (1958)

Spier, H.W.: Funktionelle Hautprüfungen bei allergischen Hautkrankheiten. In: Dermatologie und Venerologie. Hrsg. v. Gottron u. Schönfeld, Bd. III/1. Stuttgart: Thieme 1959

Spier, H.W.: Die Bedeutung der wasserlöslichen Inhaltsstoffe im Rahmen der Schutzfunktionen des Stratum corneum. Symposium dermatologicum de morbis cutaneis professionalibus. Pragae: Universitas Carolina 1962

Spier, H.W.: Hornschichtphysiologie als gewerbedermatologische Grundlagenforschung. Berufsdermatosen **15**, 121–146 (1967)

Spier, H.W., Klaschka, F.: Zur Pathogenese der toxischen (orthoergischen) Kontaktdermatitis. In: XIII. Congr. Internat. Dermatologie, München 1967, S. 232–235. Berlin-Heidelberg-New York: Springer 1968

Spier, H.W., Pascher, G.: Die wasserlöslichen Bestandteile der peripheren Hornschicht (Hautoberfläche). Arch. Derm. Syph. **199**, 411–427 (1955)

Spier, H.W., Pascher, G.: Zur analytischen und funktionellen Physiologie der Hautoberfläche. Hautarzt **7**, 55–60 (1956)

Spier, H.W., Pascher, G.: Die wasserlöslichen Bestandteile der peripheren Hornschicht (Hautoberfläche). Quantitative Analysen. Arch. klin. exp. Derm. **209**, 181–193 (1959)

Spier, H.W., Pascher, G.: Analytische und physiologische Untersuchungen über die wasserlöslichen Inhaltsstoffe der peripheren Hornschicht (Hautoberfläche). Proc. 11. internat. Congr. Derm. Stockholm 1957 **2**, 14–22 (1960)

Spier, H.W., Pascher, G., Schirren, C.G.: Zur Chemie der Hornschicht. Dermat. Wschr. **130**, 1158–1161 (1954)

Spier, H.W., Schwarz, E.: Chemie der Hornschicht. Proc. 12. Internat. Congr. Derm. Washington 1962

Spier, H.W., Sixt, I.: Untersuchungen über die Abhängigkeit des Ausfalls der Ekzem-Läppchenproben von der Hornschichtdicke. Hautarzt **6**, 152–159 (1955)

Spier, H.W., Szakall, A., Fischer, A., Klaschka, F.: Belastungen der Haut, ihre Gesetzmäßigkeiten und ihre Folgen. Derm. Wschr. **142**, 1073–1084 (1960)

Spruit, D.: The water-barrier of stripped and normal skin. Dermatologica **141**, 54–59 (1970)

Spruit, D.: The interference of some substances with the water vapour loss of human skin. Dermatologica **142**, 89–92 (1971 a)

Spruit, D.: Measurement of water vapour loss through human nail in vivo. J. invest. Derm. **56**, 359–361 (1971 b)

Spruit, D.: Measurement of water vapour loss from very small areas of forearm skin. J. invest. Derm. **58**, 109–113 (1972)

Spruit, D., Malten, K.E.: Epidermal water-barrier formation after stripping of normal skin. J. invest. Derm. **45**, 6–14 (1965)

Spruit, D., Malten, K.E., Lipmann, E.W., Liang, T.P.: Horny layer injury by solvents. II. Can the irritancy of petroleum ether be diminshed by pretreatment? Berufsdermatosen **18**, 269–280 (1970)

Stary, Z.: Chemistry of the Cutis. In: J. Jadassohn: Handbuch der Haut- und Geschlechtskrankheiten, Erg.-Werk, Bd. I/3. Hrsg. v. A. Marchionini u. H.W. Spier. Berlin-Göttingen-Heidelberg: Springer 1963

Steigleder, G.K.: Über den Nachweis der β-Glucuronidase auf der Hautoberfläche. Klin. Wschr. **36**, 984–985 (1958 a)

Steigleder, G.K.: Morphologische und histochemische Befunde in pathologischer Hornschicht, insbesondere bei Parakeratose. Ein Beitrag zur Biologie der Hautoberfläche. Arch. klin. exp. Derm. **207**, 209–229 (1958 b)

Steigleder, G.K.: Die Fähigkeit der Hautoberfläche zur Esterspaltung und Esterbildung. III. Das Verhalten der esterspaltenden Enzyme (unspez. Esterasen und Phosphotasen) auf der Hautoberfläche und unter der Hornschicht unter normalen und pathologischen Bedingungen, mit besonderen Hinweisen auf die Acne vulgaris und die Psoriasis. Arch. klin. exp. Derm. **209**, 313–326 (1959)

Steigleder, G.K.: Allgemeine Pathologie der Haut. In: Dermatologie und Venerologie, Bd. I/1. Hrsg. v. Gottron u. Schönfeld. Stuttgart: Thieme 1963

Steigleder, G.K.: An der Hautoberfläche nachweisbare Enzyme. Zur Frage ihrer Bedeutung bei der epidermalen Verhornung. Arch. klin. exp. Derm. **219**, 585–593 (1964 a)

Steigleder, G.K.: Das Vorkommen von Enzymen an der Hautoberfläche. Fette, Seifen, Anstrichmittel **66**, 691–695 (1964 b)

Steigleder, G.K.: Hautveränderungen durch biologisch aktive Waschmittel. Dtsch. med. Wschr. **95**, 1372–1373 (1970)

Steigleder, G.K.: Acantholysis through washing powder enzymes. Arch. derm. Forsch. **246**, 155–158 (1973)

Steigleder, G.K., Elschner, H.: Die Fähigkeit der Hautoberfläche zur Esterspaltung. Arch. klin. exp. Derm. **208**, 489–501 (1959)

Steigleder, G.K., Endres, E.: Zur Biochemie der krankhaften Verhornung, im besonderen bei Psoriasis. Proteolytische Aktivität auf der Oberfläche pathologisch veränderter Haut. Arch. klin. exp. Derm. **218**, 105–110 (1964)

Steigleder, G.K., Kudicke, R., Kamei, Y.: Die Lokalisation der Aminoreptidase-Aktivität in normaler Haut. Arch. klin. exp. Derm. **215**, 307–325 (1962)

Steigleder, K.G., Schumann, H., Lennartz, K.J.: Autoradiographic in vitro-examination of psoriatic skin before, during and after dithranol treatment. Arch. derm. Forsch. **246**, 231–235 (1973)

Stenn, K.S., Stenn, J.O.: Organ culture of adult mouse esophageae mucosa in a defined medium. J. invest. Derm. **66**, 302–305 (1976)

Stern, I.B.: The uptake of tritiated thymidine by human fetal epidermis. J. invest. Derm. **63**, 268–272 (1974)

Storck, H.: Das experimentelle Ekzem. In: Handbuch der Haut- und Geschlechtskrankheiten, Erg.-Werk, Bd. II/1, 113–211. Hrsg. v. A. Marchionini. Berlin-Göttingen-Heidelberg: Springer 1962

Stoughton, R.B.: Hexachlorophene deposition in human stratum corneum. Enhancement by dimethylacetamide, dimethylsulfoxide, and methylether. Arch. Derm. (Chic.) **94**, 646–648 (1966)

Strauss, J.S., Pochi, P.E., Downing, D.T.: The sebaceous glands: Twenty-five years of progress. J. invest. Derm. **67**, 90–97 (1976)

Strauss, J.S., Pochi, P.E., Sarda, I.R., Wotiz, H.H.: Effect of aral and topical 17-Methyl-B-Nortestosterone on sebum production and plasma testosterone. J. invest. Derm. **52**, 95–99 (1969)

Stüpel, H., Szakall, A.: Die Wirkung von Waschmitteln auf die Haut. Eine Sammlung von Grundlagenerkenntnissen und ihre praktische Anwendung unter besonderer Berücksichtigung synthetischer Wasch- und Reinigungsmittel. Heidelberg: A. Hüthig 1957

Stüttgen, G.: Bestandteile der Hautoberfläche als Differenzprodukte von Bildung und Rückresorption bei der Verhornung. Arch. klin. exp. Derm. **219**, 576–585 (1964)

Stüttgen, G.: Die normale und pathologische Physiologie der Haut. Stuttgart: Fischer 1965

Stüttgen, G.: Die Haut als Resorptionsorgan in pharmakokinetischer Sicht. Arzneimittel-Forsch. **22**, 324–329 (1972)

Stüttgen, G.: Mediatorenmechanismen in der menschlichen Haut. Pharmakoanalyse und therapeutische Aspekte. Hautarzt **28**, 277–285 (1977)

Stüttgen, G., Schaefer, H.: Funktionelle Dermatologie. Berlin-Heidelberg-New York: Springer 1974

Suliman, Z., Herrmann, F., Rust, S.: Das Schmelzintervall des ätherlöslichen Materials der menschlichen Hautoberfläche (bei gesunder Haut und einigen schuppenden Dermatosen). Arch. klin. exp. Derm. **239**, 107–124 (1970)

Sulzberger, M.B.: The effect of heat and humidity on the human skin. Arch. environ. Health **11**, 400–406 (1965)

Sulzberger, M.B., Herrmann, F.: The clinical significance of disturbances in the delivery of sweet. Springfield, Ill.: Thomas 1954

Sulzberger, M.B., Herrmann, F.: Some new observations on the biology of the skin surface. Arch. Derm. **81**, 235–244 (1960)

Sulzberger, M.B., Herrmann, F.: On some characteristics and biologic functions of the skin surface. Dermatologica **123**, 1–23 (1961)

Sulzberger, M.B., Witten, V.H.: Thin pliable plastic films in topical dermatologic therapy. Arch. Derm. **84**, 1027–1028 (1961)

Suskind, R.R., Meister, M.M., Scheen, S.R., Rebello, D.J.: Cutaneous effects of household synthetic detergents and soaps. Arch. Derm. **88**, 117–124 (1963 a)

Suskind, R.R., Rebello, D.J.: Role of pH of household cleansing solutions in hand dermatitis. Arch. Derm. **88**, 125–129 (1963 b)

Suter, H.: Permeabilitätsprüfung der Hornschicht mit Nitrazingelb zur Bestimmung der Arbeitsfähigkeit bei Gewerbeekzem. Dermatologica **127**, 39–51 (1963)

Suter, H.: Untersuchungen über die Hornschichtstruktur, Transparenzprüfung der Hornschicht mit Hilfe der Leseprobe. Dermatologica **135**, 274–285 (1967)

Suzuki, H., Kurosumi, K., Miyata, C.: Electron microscopy of spherical keratohyalin granules. J. invest. Derm. **60**, 219–223 (1973)

Swan, A.G.: A method for testing the effects of fluids on rat skin using acrylic chambers. J. invest. Derm. **65**, 231–234 (1975)

Swan, A.G.: Testing the effects of fluids on rat skin using disposable polyprophylene chambers. J. invest. Derm. **66**, 330–331 (1976)

Sweeney, T.M., Downing, D.T.: The role of lipids in the epidermal barrier to water diffusion. J. invest. Derm. **55**, 135–140 (1970)

Szakall, A.: Hautphysiolog. Forschung und Gesunderhaltung der Haut. Fette, Seifen **53**, 399–405 (1951)

Szakall, A.: Über den Stand der hautphysiologischen Forschung als Beitrag zu einem zielbewußten Arbeitsschutz. Arch. Derm. Syph. **194**, 376–391 (1952)

Szakall, A.: Über die Eigenschaften, Herkunft und physiologischen Funktionen der die H-Ionenkonzentration bestimmenden Wirkstoffe in der verhornten Epidermis. Arch. klin. exp. Derm. **201**, 231–360 (1955)

Szakall, A.: Experimentelle Daten zur Klärung der Funktion der Wasserbarriere in der Epidermis des lebenden Menschen. Berufsdermatosen **6**, 171–192 (1958)

Szakall, A.: The epidermal barrier layer. Proc. 12. internat. Congr. Derm. **1**, 404–406 (1962)

Taguchi, Y.H., Tabachnick, J.: The effect of clipping guinea-pig hair and chronic radiodermatitis on diurnal (circadian) rhythms in epidermal labeling and mitotic indices. Arch. derm. Forsch. **249**, 165–177 (1974)

Terhorst, C., Parham, P., Mann, D.L., Strominger, J.L.: Structure of HLA antigens: aminoacid and carbohydrate compositions and NH_2-terminal sequences of four antigen preparations. Proceedings of the national academy of science, U.S.A., **73**, 910–914 (1976)

Tezuka, T., Freedberg, I.M.: Epidermal structural proteins. III. Isolation and purification of histidine-rich protein of the newborn rat. J. invest. Derm. **63**, 402–406 (1974)

Thiele, F.A.J.: Physiko-chemische Eigenschaften des Hautkeratins. Kosmetologie **5**, 176–186 (1974)

Tingstad, J.E., Wurster, D.E., Higuchi, T.: Investigation of human skin lipids. I u. II. J. American Pharm. ASSOC. **47**, 187–191 (1958 a); **47**, 192–193 (1958 b)

Tisdale, M.J., Phillips, B.J.: The relationship between the growth characteristics of somatic cell hybrids and their level of cAMP and activities of adenylate cyclase and cAMP phosphodiesterase. Experim. cell Research **99**, 63–71 (1976)

Tronnier, H.: Zur Messung der Hautoberfläche unter besonderer Berücksichtigung der Beseitigung von Falten. Med. Kosmet. **8**, 145–151 (1959)

Tronnier, H.: Experimentelle Untersuchungen über die Feuchtigkeitsbeeinflussung der Hautoberfläche. Aesthet. Med. **10**, 187–194 (1961)

Tronnier, H.: Über die Austrocknung der menschlichen Haut und ihre praktische Bedeutung. Parfüm, Kosmet. **43**, 336–342 (1962 a)

Tronnier, H.: Prüfmethoden für Hautschutzmittel. Therapiewoche, **12**, 481–485 (1962 b)

Tronnier, H.: Zur Wirkung von Salbengrundlagen an der menschlichen Haut. Aesthet. Med. **11**, 350–359 (1962 c)

Tronnier, H.: Kritische Übersicht zur Frage der Messung der Resonanzfrequenz der Haut unter Berücksichtigung der Auswertung und der Streubreite der Methodik. Arch. klin. exp. Derm. **217**, 563–576 (1963)

Tronnier, H.: Die Alkalineutralisationskurve der menschlichen Haut, ihre Verteilung und ihr Verlauf. Arch. klin. exp. Derm. **219**, 603–610 (1964 a)

Tronnier, H.: Über den Einfluß der Temperatur auf die Alkalineutralisationsfähigkeit der Haut. Fortschritte Med. **82**, 519–521 (1964 b)

Tronnier, H.: Die potentiometrische Titration als Methode zur Bestimmung der Alkaliempfindlichkeit der Haut. Berufsdermatosen **14**, 296–308 (1966)

Tronnier, H.: Hautschutz und Hautreinigung. Arbeithyg. **2**, 330–333 (1967 a)

Tronnier, H.: Zum Nachweis der Entstehung von erythemauslösenden Stoffen in der Hornschicht durch UV-Bestrahlung. Strahlentherapie **134**, 625–628 (1967 b)

Tronnier, H.: Methodische Probleme bei der exogenen und endogenen Beeinflussung der Hautoberfläche. Arch. derm. Forsch. **244**, 55–61 (1972)

Tronnier, H.: Über die Alkaliempfindlichkeit der Haut bei der Abnutzungsdermatose. Berufsdermatosen **23**, 48–54 (1975)

Tronnier, H., Bussius, H.: Neuere Untersuchungen über das Verhalten des pH-Wertes und der Alkalineutralisation der menschlichen Haut. Arch. klin. exp. Derm. **205**, 586–596 (1958)

Tronnier, H., Bussius, H.: Hautschutzmittelprüfung unter besonderer Berücksichtigung der Testung von betrieblich verwendbaren Waschmitteln. Berufsdermatosen **7**, 274–286 (1959)

Tronnier, H., Bussius, H., Vollbrecht, I.: Über die Messung der Feuchtigkeitsabgabe der menschlichen Haut. Parfüm, Kosmet. **42**, 13–22 (1961)

Tronnier, H., Eisbacher, I.: Über eine neue Methode zur Messung der Rauhigkeit der Haut. Berufsdermatosen **18**, 89–95 (1970)

Tronnier, H., Jessen, I.: Untersuchungen über das Spreitvermögen der menschlichen Haut in Abhängigkeit von konditionellen und konstitutionellen Faktoren. Z. Haut- u. Geschl.-Kr. **43**, 143–152 (1968)

Tronnier, H., Kuhn-Bussius, H.: Experimentelle Untersuchungen über den „protektiven" Hautschutz unter besonderer Berücksichtigung wäßriger Lösungen. Berufsdermatosen **9**, 178–196 (1961)

Tronnier, H., Kuhn-Bussius, H.: Kritische Übersicht zur Frage der Messung der Resonanzfrequenz der Haut unter Berücksichtigung der Auswertung und der Streubreite der Methodik. Arch. klin. exp. Derm. **217**, 563–576 (1963)

Tronnier, H., Schneider, W., Schuster, G., Modde, H.: Untersuchungen über die Effekte anionaktiver Tenside unterschiedlicher pH-Werte auf die menschliche Haut. Arch. klin. exp. Derm. **229**, 40–53 (1967)

Tronnier, H., Schuster, G., Modde, H.: Zusammenhänge zwischen Wascheffekt und Hautverträglichkeit anionaktiver Tenside. Arch. klin. exp. Derm. **221**, 232–249 (1964)

Tronnier, H., Vollbrecht, I.: Zur Frage der Trocknungsgeschwindigkeit verschiedener Alkoholkonzentrationen auf der menschlichen Haut. Derm. Wschr. **144**, 1086–1089 (1961)

Tsuji, T.: Experimental studies on ointment treatment: On the influences of ointment bases upon skin functions. Jap. J. Derm. **71**, 980–990 (1961)

Tsuji, T., Sugai, T., Saito, T.: Ultrastructure of three types of epidermal dendritic cells in hairless mice. J. invest. Derm. **53**, 332–340 (1969)

Turek, B.: Methodischer Beitrag zur Bestimmung der Wasserstoffionen-Konzentration der Hautoberfläche mit Indikatoren. Acta Univ. Palackianae olomucen. **30**, 77–81 (1962)

Ullmann, K., Rille, J.H.: Die Schädigungen der Haut durch Beruf und gewerbliche Arbeit, Bd. 2. Leipzig-Hamburg: Kopold Voss 1915/1926

Valér, M.: Die vergleichende Untersuchung der Reizwirkung von Waschmitteln auf die menschliche Haut. I. Die Untersuchung der anionaktiven Detergentien. Berufsdermatosen **17**, 83–99 (1969)

Vasileva, L.I.: Die Schnelligkeit der Abschuppung der Hornschicht der geschädigten und sichtbar normalen Haut bei einigen Hautkrankheiten. Vračej imeni S.M. Kirova H. **12**, 41–59 (1957)

Vaughan, F.L., Mitra, R.S., Bernstein, I.A.: Synthesis of DNA in isolated nuclei from differentiated mammalian epidermal cells. J. invest. Derm. **66**, 355–359 (1976)

Verbov, J.: Special review article. Clinical significance and genetics of epidermal ridges. A review of dermatoglyphics. J. invest. Derm. **54**, 261–271 (1970)

Vermeer, D.J.H., Jong, J.C. de: Skin damage by washing. II. Effect of washing water temperature. Dermatologica **135**, 131–136 (1967)

Vermeer, D.J.H., Jong, J.C. de, Lenstra, J.B.: The significance of amino-acids for the neutralization by the skin. Dermatologica (Basel) **103**, 1–18 (1951)

Vesey, C.M., Calnan, C.D.: Alkali neutralisation and resistance of the skin. Trans. St. John's Hosp. derm. Soc. **41**, 38–44 (1958)

Vickers, C.F.: Existence of reservoir in the stratum corneum. Experimental proof. Arch. Derm. **88**, 20–23 (1963)

Vickers, C.F., Fritsch, W.C.: A hazard of plastic film therapy. Arch. Derm. **87**, 633–636 (1963)

Voorhees, J.J., Chambers, D.A., Duell, E.A., Marcelo, C.L., Krueger, G.G.: Molecular mechanisms in proliferative skin disease. J. invest. Derm. **67**, 442–450 (1976 b)

Voorhees, J.J., Duell, E.A., Bass, L.J., Powell, J.A., Harrell, R.: The cyclic AMP-system in normal and psoriatic epidermis. J. invest. Derm. **59**, 114–120 (1972)

Voorhees, J.J., Duell, E.A., Chambers, D.A., Marcelo, C.L.: Regulation of cell cycles. J. invest. Derm. **67**, 15–19 (1976 a)

Voorhees, J.J., Marcello, C.L., Duell, E.A.: Cyclic AMP, cyclic GMP and glucocorticoids as potential metabolic regulators of epidermal proliferation and differentiation. J. invest. Derm. **65**, 179–190 (1975)

Wahlberg, J.E.: Absorption-inhibiting effect of barrier creams. Berufsdermatosen **19**, 197–207 (1971)
Wahlberg, J.E.: Impairment of skin barrier function by depilatories. J. invest. Derm. **59**, 160–162 (1972)
Walber, G.K., Sachs, L., Sibrack, L.A., Ball, R., Bernstein, I.A.: Separation of epidermal layers of the newborn rat. J. invest. Derm. **68**, 105–107 (1977)
Walkinson, F., Rothman, S.: Percutaneous Absorption. In: Handbuch der Haut- u. Geschlechtskrankheiten. Erg.-Werk, Bd. I/3. Hrsg. v. A. Marchionini u. H.W. Spier. Berlin-Göttingen-Heidelberg: Springer 1963
Walkley, K.: Bound water in stratum corneum measured by differential scanning calorimetry. J. invest. Derm. **59**, 225–227 (1972)
Weatherall, J.A., Winner, H.I.: The intermittent use of hexachlorophene soap, a controlled trial. J. Hyg. **61**, 443–449 (1963)
Weigand, D.A., Gaylor, J.R.: Removal of stratum corneum in vivo: An improvement on the cellophane tape stripping technique. J. invest. Derm. **60**, 84–87 (1973)
Weigand, D.A., Gaylor, J.R.: Irritant reaction in negro and caucasian skin. South med. J. **67**, 548–554 (1974)
Weigand, D.A., Haygood, C., Gaylor, J.R.: Cell layers and density of negro and caucasian stratum corneum. J. invest. Derm. **62**, 563–568 (1974)
Weinstein, S.: Effects of local anesthetics on tactile sensitivity thresholds for cutaneous and mucous membranes. J. invest. Derm. **69**, 136–145 (1977)
Weinstein, G.D., Frost, Ph.: Cell proliferation in human basal cell carcinoma. Cancer Research **30**, 724–728 (1970)
Weinstein, G.D., McCullough, J.L.: Cytokinetics and chemotherapy of psoriasis. J. invest. Derm. **67**, 26–30 (1976)
Weinstein, G.D., Scott, E.J. van: Autoradiographic analysis of turnover times of normal and psoriatic epidermis. J. invest. Derm. **45**, 257–262 (1965)
Weirich, E.G., Longauer, J.: Beeinflussung der epidermalen Proliferationsaktivität durch Corticoidexterna und deren Grundlagen. Arch. derm. Forsch. **241**, 245–254 (1971)
Weirich, E.G., Longauer, J.: Vergleichende Prüfung des epidermal antihyperplastischen Effektes von Externcorticoiden im Tierversuch. Arch. derm. Forsch. **248**, 140–144 (1973)
Wendker, H., Schaefer, H., Zesch, A.: Penetrationskinetik und Verteilung lokal applizierter Östrogene. Arch. derm. Res. **256**, 67–74 (1976)
Werdelmann, B.: Untersuchungen zur Hautwirksamkeit moderner Körperreinigungsmittel: Pufferkapazität und Hautreaktion. Berufsdermatosen **6**, 250–267 (1958)
Wheatley, V.R.: Cutaneous lipogenesis. Major pathways of carbon flow and possible interrelationships between the epidermis and sebaceous glands. J. invest. Derm. **62**, 245–256 (1974)
Wheatley, V.R., Hodgins, L.T., Coon, W.M.: Cutaneus lipogenesis. I. Evaluation of model systems and the utilization of acetate, citrate and glucose as compared with other tissues. J. invest. Derm. **54**, 288–297 (1970)
Wheatley, V.R., Kumarisiri, M., Brind, J.L.: Cutaneous lipogenesis. IV. Role of the pentose phosphate pathway during lipogenesis in guinea pig ear skin. J. invest. Derm. **61**, 357–365 (1973)
Wildnauer, R.H., Bothwell, J.W., Douglas, A.B.: Stratum corneum biochemical properties. I. Influence of relative humidity on normal and extracted human stratum corneum. J. invest. Derm. **56**, 72–78 (1971)
Wildnauer, R.H., Kennedy, R.: Transepidermal water loss of human newborns. J. invest. Derm. **54**, 483–486 (1970)
Wiley, C.L., Williams, W.W., McDonald, C.J.: The effects of the epidermal chalone on DNA synthesis in mammalian epidermal cells. J. invest. Derm. **60**, 160–165 (1973)
Wilkinson, D.I.: Variability in composition of surface lipids. J. invest. Derm. **52**, 339–343 (1969)
Wilkinson, D.I., Walsh, J.T.: Prostaglandin biosynthesis in the epidermis and dermis of young mouse skin and the effects of calcium and cyclic nucleotides. J. invest. Derm. **68**, 210–214 (1977)
Williams, M.G., Hunter, R.: Studies on epidermal regeneration by means of the strip method. J. invest. Derm. **29**, 407–413 (1957)
Williamson, P., Kligman, A.M.: A new method for the quantitative investigation of cutaneous bacteria. J. invest. Derm. **45**, 498–503 (1965)

Willis, I.: The effects of prolonged water exposure on human skin. J. invest. Derm. **60**, 166–171 (1973)

Winkelmann, R.K.: Molecular inflammation of the skin. J. invest. Derm. **57**, 197–208 (1971)

Winkelmann, R.K.: The merkel cell system and a comparation between it and the neurosecretory or apud cell system. J. invest. Derm. **69**, 41–46 (1977)

Winkler, K., Schaefer, H.: Das Verhalten der Talgsekretion während der Behandlung der Acne mit Cyproteronacetat und Äthinylöstradiol. Arch. derm. Forsch. **247**, 259–264 (1973)

Wohlrab, W., Marculescu, J., Zaumseil, R.P.: Histotopochemische Untersuchung über die Reaktion klinisch unbefallener Psoriatikerhaut auf Hornschichtabrisse. Dermatologica **142**, 79–88 (1971)

Wohlrab, W., Peker, J.: Untersuchungen zur mechanischen Trennung von Epidermis und Kutis. Derm. Mschr. **155**, 709–712 (1969)

Wolf, J.: Die innere Struktur der Zellen des Stratum desquamans der menschlichen Epidermis. Z. Mikrosk. Anat. Forsch. **46**, 170–202 (1939)

Wolf, J.: Das Oberflächenrelief der menschlichen Haut. Z. Mikrosk. Anat. Forsch. **47**, 351–400 (1940 a)

Wolf, J.: Über die Herstellung mikroskopischer Präparate der Oberflächen verschiedener Objekte mit Hilfe der Adhaesionsmethode. Z. wiss. Mikr. **56**, 181–201 (1940 b)

Wolf, J.: Neue Verwendungen der Adhäsions-(Mikrorelief)Methode in der Hauthistologie. Z. wiss. Mikr. **59**, 246–251 (1943)

Wolf, J.: Relief des Pflasterepithels. Csl. Morfologic **2**, 48–61 (1954)

Wolf, J.: Zum Problem der Existenz einer Kernvacuole in der Enthornungszelle der Epidermis. Csl. Morfologic **7**, 239–244 (1959 a)

Wolf, J.: Der Lipoidfilm der Hautoberfläche im Flächenbild. Csl. Morfologic **7**, 83–98 (1959 b)

Wolf, J.E., Harrison, R.G.: Demonstration and characterization of an epidermal angiogenic factor. J. invest. Derm. **61**, 130–141 (1973)

Wolff, K.: Die Langerhans-Zelle. Ergebnisse neuerer experimenteller Untersuchungen. Arch. klin. exp. Derm. **229**, 54–75 (1967)

Wolff, K.: The Langerhans-Cell. In: Current Problems in Dermatology. Ed. by J.W.H. Mali, Vol. 4, pp. 79–145. Basel: Karger 1972

Wolff, K., Sollereder, B.: Intranuclear and extranuclear Langerhans' cell granules. J. invest. Derm. **52**, 424–429 (1969)

Wolff, K., Wolff-Schreiner, E.C.: Trends in electron microscopy of skin. J. invest. Derm. **67**, 39–57 (1976)

Wolfram, M.A., Wolejsza, N.F., Laden, K.: Biomechanical properties of delipidized stratum corneum. J. invest. Derm. **59**, 421–426 (1973)

Wollmann, C., Schwenke, W., Ketscher, K.D., Meyer, F.U.: Versuche zur Prüfung der Hautverträglichkeit von Salben und Salbengrundstoffen im Tierexperiment. Zbl. Pharm. **110**, 907–911 (1971)

Wong, K.K., Wang, G.M., Dreyfuss, J., Schreiber, E.C.: Absorption, excretion and biotransformation of dimethyl sulfoxide in man and miniature pigs after topical application as an 80% gel. J. invest. Derm. **56**, 44–48 (1971)

Wood, D.C., Bettley, F.R.: Der Einfluß verschiedener Detergentien auf menschliche Epidermis. Brit. J. Derm. **84**, 320–325 (1971)

Wood, S.R.: The skin in hot weather. Med. Press. **244**, 167–170 (1960)

Worst, P.K., Fusenig, N.E.: A tissue antigen on the surface of cultivated mouse epidermal cells detected by miced hemadsorption technique. J. invest. Derm. **61**, 277–281 (1973)

Wüthrich, B., Schwarz, K., Eichenberger-de Beer, H.: Zur Pathogenese von Hautschäden durch biologisch aktive, proteasenhaltige Waschmittel. Dermatologica **142**, 265–268 (1971 a)

Wüthrich, B., Schwarz, K., Eichenberger-de Beer, H.: Hautschäden durch proteasenhaltige Waschmittel. Schweiz. med. Wschr. **101**, 43–46 (1971 b)

Young, J.M., Lawrence, H.S., Cordell, S.L.: In vitro epidermal cell proliferation in rat skin plugs. J. invest. Derm. **64**, 23–29 (1975)

Yuspa, S.H., Morgan, D.L., Walker, R.J., Bates, R.R.: The growth of fetal mouse skin in cell culture and transplantation to F_1 mice. J. invest. Derm. **55**, 379–389 (1970)

Zackheim, H.S., Karasek, M.A., Cox, A.J. jr.: Topical hydroxyurea and psoriasis. J. invest. Derm. **58**, 24–27 (1972)

Zelichson, A.S.: Electron microscopy of skin and mucous membrane. Springfield: Charles C. Thomas 1963

Zesch, A., Nordhaus, R., Schaefer, H.: Zur Kontrolle des Hornschichtabrisses durch Widerstandsmessungen. Arch. derm. Forsch. **242**, 398–402 (1972)

Zesch, A., Schaefer, H.: Penetrationskinetik von radiomarkiertem Hydrocortison aus verschiedenen Salbengrundlagen in die menschliche Haut-in vitro. Arch. derm. Forsch. **246**, 335–354 (1973)

Zesch, A., Schaefer, H.: Penetrationskinetik von radiomarkiertem Hydrocortison aus verschiedenartigen Salbengrundlagen in die menschliche Haut. II. In vivo. Arch. derm. Forsch. **252**, 245–256 (1975)

Zesch, A., Schaefer, H., Hoffmann, W.: Barriere- und Reservoirfunktion der einzelnen Hornschichtlagen der menschlichen Haut für lokal aufgetragene Arzneimittel. Arch. derm. Forsch. **246**, 103–107 (1973)

Zil, J.S.: Vitamin A acid effects on epidermal mitotic activity, thickness and cellularity in the hairless mouse. J. invest. Derm. **59**, 228–232 (1972)

Zirker, D.K., Krueger, G.G., Meikle, A.W.: Percutaneous absorption of dexamethasone estimated by a plasma radioimmunoassay. J. invest. Derm. **66**, 376–378 (1976)

Über die Hautoberflächenlipide

Von

M. Gloor, Heidelberg und J. Horáček, Brünn

Mit 23 Abbildungen

I. Nomenklatur, Menge und grobe Zusammensetzung der Hautoberflächenlipide

Die Hautoberflächenlipide setzen sich aus zwei Komponenten zusammen, den Talgdrüsenlipiden und den Lipiden epidermaler Genese. Die Begriffe Hauttalg und Sebum (Rothman u. Schaaf, 1929) sollten nur für das eigentliche Talgdrüsensekret gebraucht werden. Für das Gemisch Talgdrüsensekret/epidermale Lipide ist der Begriff Hautoberflächenlipide vorzuziehen.

Vom chemischen Standpunkt aus versteht man unter Lipiden eine Gruppe von Stoffen, die von den Fettsäuren und ihren Estern bis zu den komplexen Lipiden (Phospholipide) und den isoprenoiden Lipiden (Squalen, Steroide) reicht. Die zwei zuletzt genannten Gruppen wurden früher als Lipoide, d. h. als fettähnliche Stoffe bezeichnet. Diese Bezeichnung wird jedoch in der neueren Literatur nicht mehr verwendet.

Dieser so definierte Begriff der Lipide schließt somit folgende Stoffklassen ein:

Einfache Lipide:
– Fettsäuren,
– Fettalkohole,
– Ester von Fettsäuren mit höheren aliphatischen Alkoholen (Wachsester),
– höhere aliphatische Kohlenwasserstoffe (Paraffine).

Komplexe Lipide:
– Ester höherer Fettsäuren, die neben Alkoholkomponenten auch Phosphorsäure und Stickstoffbasen in ihrem Molekül enthalten. Diese Gruppe von Lipiden wird auch als „polare Lipide" bezeichnet; sie beinhaltet vor allem Glyzerinphosphatide.

Isoprenoide Lipide:
– Steroide und deren Vorläufer, z. B. Lanosterin und Squalen,
– Karotinoide.

Die Strukturformeln der wesentlichsten Lipide finden sich in Abb. 1.

In der Praxis ist es nicht immer möglich, die Talgdrüsenlipide und die Lipide epidermaler Genese getrennt voneinander zu untersuchen. In der Regel ist dies gar nicht erwünscht, da die physiologischen Funktionen der Hautoberflächenlipide dem gesamten Lipidgemisch und nicht den Einzelkomponenten zukommen. Es muß jedoch betont werden, daß die Analyse der Hautoberflächenlipide keine Rückschlüsse auf die Zusammensetzung der Talgdrüsenlipide allein bzw. der epidermalen Lipide allein zuläßt, zumal das Verhältnis dieser beiden Anteile je nach Talgdrüsendichte und Funktionszustand der Talgdrüsen stark variiert (Greene et al., 1970; Gloor et al., 1972 c). Nach der Methode von Kellum

(1966) ist es jedoch möglich, an der Leichenhaut bzw. an Hautexzisaten den reinen Talgdrüseninhalt zu isolieren. Schließlich können an talgdrüsenfreien Körperstellen, z. B. der Planta und der Palma, isoliert die epidermalen Lipide untersucht werden (Jadassohn, 1963a; Kanngiesser, 1968; Schirren u. Honsig, 1968; Peter u. Peter, 1971). Diese Bestimmungen kommen nur für spezielle Fragestellungen in Betracht.

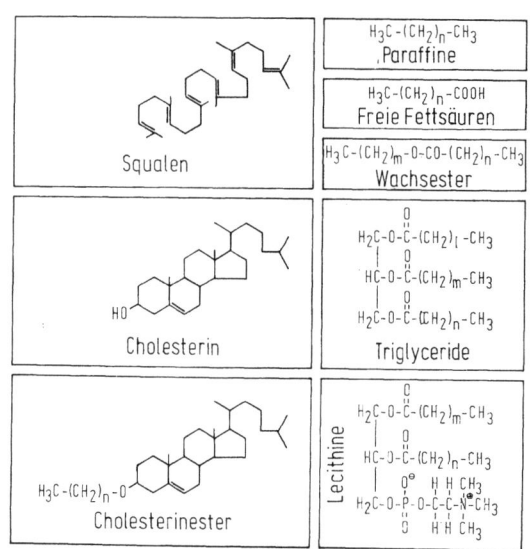

Abb. 1. Strukturformeln der wesentlichsten in den Hautoberflächenlipiden vorkommenden Lipide

Stark beeinflußt wird das Ergebnis von Analysen der Hautoberflächenlipide durch die Methode der Lipidgewinnung. Sowohl Menge als auch Zusammensetzung der Lipide hängen davon ab, ob die Lipidgewinnung durch direkte Extraktion mit Hilfe eines Lösungsmittels erfolgt oder ob die Lipide durch Adsorption an einen saugfähigen oder nicht saugfähigen Träger (z. B. Papier bzw. Mattglas) von der Haut abgenommen und dann sekundär aus der für die Adsorption benützten Substanz mit einem Lösungsmittel extrahiert werden. Bei der Papierabsorptionsmethode werden, im Vergleich zur direkten Extraktionsmethode, geringere Lipidmengen und bezüglich der Zusammensetzung mehr Triglyzeride, Wachsester und Squalen und weniger freie Fettsäuren, freies Cholesterin und Paraffine nachgewiesen (Cunliffe, Cotterill u. Williamson, 1971; Cotterill et al., 1972a; Josephs, Gloor u. Friederich, 1974). Durch den Sogeffekt des Papiers werden bei der Papierabsorptionsmethode Talgdrüseninfundibulumlipide und Stratum corneum-Lipide mit analysiert (Cunliffe, Williams u. Tan, 1975). Wird die Papierabsorptionsmethode mit der Mattglasmethode verglichen, bei der nur die superfiziellen Lipide erfaßt werden, so findet sich bei der Papierabsorptionsmethode weniger freies Cholesterin (Gloor u. Kohler, 1977c).

Bezüglich der Lipidmenge besteht eine starke Abhängigkeit von der Umgebungstemperatur und der Luftfeuchtigkeit (Miescher u. Schönberg, 1944; Zehender u. Dünner, 1946; Butcher u. Parnell, 1948; Butcher u. Coonin, 1949; Cunliffe et al., 1970; Williams et al., 1973). Nach den zuletzt genannten Autoren ist zusätzlich der Anteil des Squalen an den Hautoberflächenlipiden temperaturabhängig. Auf eine Abhängigkeit der Lipidmenge bzw. des Anteils der freien Fettsäuren an den Hautoberflächenlipiden von der Tageszeit haben Burton et al. (1970 b) bzw. Cotterill et al. (1973) hingewiesen. Auf einen Einfluß der Jahreszeit auf Menge und Zusammensetzung der Lipide deuten Untersuchungen von Nieminen et al. (1967), Kuhn-Bussius (1974), sowie Gloor et al. (1975 a) hin.

Schließlich ist die unterschiedliche Menge und Zusammensetzung der Hautoberflächenlipide an verschiedenen Körperstellen zu erwähnen. Besonders viele Lipide finden sich im Gesicht und an der vorderen und hinteren Schweißrinne, besonders wenig an den Extremitäten. Da die Lipide epidermaler Genese in lipidarmen Regionen einen größeren Anteil der Hautoberflächenlipide ausmachen, ergibt sich schon allein daraus, daß die Lipidzusammensetzung an den verschiedenen Körperstellen verschieden sein muß (Boughton et al., 1957; Herrmann u. Prose, 1951; Herrmann et al., 1960 a; Rust et al., 1968; Greene et al., 1970).

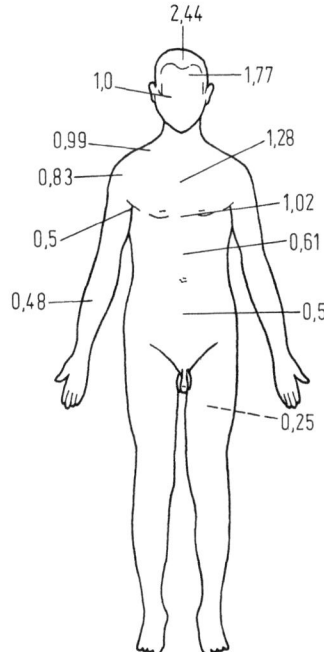

Abb. 2. Lipidmenge auf der Hautoberfläche in mg/10 cm² (nach Herrmann u. Prose, 1951)

Dies zeigt, daß es sehr problematisch ist, Untersuchungsergebnisse verschiedener Autoren überhaupt zu vergleichen. Wissenschaftlichen und statistischen Kriterien hält sicher nur der Vergleich von Ergebnissen, die mit exakt der gleichen Methode, an der gleichen Körperstelle und unter gleichen Umweltbedingungen durchgeführt wurden, stand. Die in Abb. 2 angegebenen Lipidmengen auf ungeschützter Haut, die einer Arbeit von Herrmann u. Prose (1951) entnommen sind, sowie die in Tabelle 1 angegebenen Werte über die Zusammensetzung der Hautoberflächenlipide, der Haarlipide, der reinen Talgdrüsenlipide und der Lipide epidermaler Genese sollen lediglich einen groben Anhalt über Menge und Zusammensetzung der Hautoberflächenlipide geben. Zu den Angaben über die Zusammensetzung der reinen Talgdrüsenlipide ist hinzuzufü-

Tabelle 1. Zusammensetzung der Lipide von gesunder menschlicher Haut nach verschiedenen Autoren in rel. %

	Hautoberfläche				Kopfhaut- u. Haarlipide	Talgdrüsenlipide	Epidermislipide
	Greene et al. (1970)		Haahti (1961)	Gloor et al. (1972)	Gloor et al. (1976)	Downing u. Strauss (1974)	Downing u. Strauss (1974)
	Stirn	Fuß		Rücken	Rücken		
Freie Fettsäuren	24	38	20	18,2	34	}57,5	}65
Glyzeride	30	24	28	36,7	16		
Paraffine	–*	–*	2	6,3	4	–	–
Squalen	12	6	17	12,3	14	12	–
Wachsester	27	13	}23	}21,8	}24	26	–
Sterine veresterte	3	7				3	15
Sterine freie	1	9	1	4,4	7	1,5	20
Phospholipide			2				

* festgestellt, aber in Berechnung nicht inbegriffen.

gen, daß nach Kellum (1967 b), Peter et al. (1970 b) und Peter et al. (1971) mit sehr niedrigen Anteilen der freien Fettsäuren zu rechnen ist.

Tabelle 2 sind zum Vergleich Angaben von Wheatley (1954) über die Zusammensetzung der Hautoberflächenlipide, des Inhaltes von Ovarialzysten, der Vermix caseosa, des Ohrschmalzes und des Inhalts epidermaler Zysten zu entnehmen. Von Interesse sind in diesem Zusammenhang neuere Ergebnisse von Summerly u. Woodbury (1972), die gezeigt haben, daß sich die Lipidzusammensetzung von epidermalen Zysten und von Talgdrüsenzysten, je nach der Gewebeart, in charakteristischer Weise unterscheidet.

Tabelle 2. Zusammensetzung der Lipide (%) des Hautoberflächenfetts, des Ohrenschmalzes, der Vernix caseosa sowie von ovarialen Dermoidzysten und epidermalen Zysten (nach Wheatley, 1954)

	Hautfett	Ovarialzyste	Ohrenschmalz	Vernix	epidermale Zyste
Gesamt-Cholesterin	2,5– 5,9	3,6– 6,8	12,1–17,1	19,7–20,6	17,4
Freie Fettsäuren	22,0–32,0	0,6	29,9–36,2	2,3– 9,4	14,7
Gebundene Fettsäuren	28,0–41,0	70,2	8,9–20,8	33,3–42,1	4,3
Unverseifbares	27,0–36,0	27,3	27,9–39,7	27,0–58,6	57,7
Squalen	3,3– 8,7	3,7–10,2	1,0–12,0	2,6	fehlt

Zum Vergleich sollen außerdem in Tabelle 3 die Angaben von Nikkari (1974) über die Hautoberflächenlipide verschiedener Tiere angeführt werden. Diese Fragestellung haben, neben den in der Tabelle genannten Autoren, u. a. Wheatley u. James (1957), Nicolaides (1965), Nicolaides et al. (1968 a) sowie Nikkari u. Haahti (1968) untersucht. Dabei hat sich herauskristallisiert, daß nur beim Menschen die Lipide größtenteils aus Glyzeriden und freien Fettsäuren bestehen, daß Squalen nur beim Menschen in nennenswertem Maß in den Hautoberflächenlipiden vorkommt sowie daß Wachsdiester in den Hautoberflächenlipiden vieler Tiere in größerem Maß nachweisbar sind als beim Menschen.

Tabelle 3. Hautoberflächenfett bei Mensch und Tier (nach Nikkari, 1974)

	Hautoberfläche								Präputialdrüse	
	Mensch			Ratte	Ratte	Maus	Schaf	Ratte	Maus
	Erwachsener	Neugeborener								
Autoren:	a	b	c	d	e	f	g	h	i	g	j
Squalen	9,3	11	12	9		0,5	0,5		Spur	1,5	
Freie Steroide	1,4	4,2	1,4	9		6	5	13	12	2	3
Steroidmonoester	2,5	24	2,1	33	25	27	40	10	25	14	5
Wachsmonoester	20	(24)	25	12	16	17	(40)	5	(25)	(14)	48
Wachsdiester Typ I						10	25	65	9	0	
Wachsdiester Typ II				7	3	11	(25)	(65)	7	0	
Glyzerinätherdiester						8			10		14
Triglyzeride	23	31	41	26			7	6	6	60	17
Freie Fettsäuren	27	14	16	0,5		1	2			2	Spur
Andere	9	12	2				5			9	13
Unidentifiziert		11	4				19	17		31	11

a. Nicolaides u. Foster (1956)
b. Haahti (1961)
c. Downing et al. (1969)
d. Kärkäinen et al. (1965)
e. Nicolaides et al. (1970)
   bzw. Nicolaides et al. (1972)
f. Nikkari (1969)
g. Nicolaides (1965)
h. Wilkinson u. Karasek (1966)
i. Nikkari
j. Snyder u. Blank (1969)

II. Methoden

1. Quantitative Bestimmungsmethoden für die Hautoberflächenlipide und Gewinnung von Material für die Analysen der Zusammensetzung der Hautoberflächenlipide

Herrmann u. Prose (1951) haben gezeigt, daß die auf einem bestimmten Hautareal nachweisbare Lipidmenge weitgehend konstant ist. Die von diesen Autoren inaugurierte Bezeichnung „casual level" hat sich für die Lipidmenge auf ungeschützter Haut eingebürgert. Diese Autoren unterscheiden davon den „total level", der die Lipidmenge kennzeichnet, die man erhält, wenn jede

Berührung der Haut vorher 12 Stunden lang verhindert wurde. Der „total level" ist in der Regel größer als der „casual level". Wird die Haut vor der Bestimmung abgewischt, so wird der erhaltene Wert als „retained level" bezeichnet.

Diesen Begriffen haben Herrmann u. Prose (1951) den Begriff „replacement sum" gegenübergestellt, der die Lipidmenge kennzeichnet, die in einer bestimmten Zeit nach Entfetten der Haut ersetzt wird. Die Zeitdauer, die bei der Bestimmung der „replacement sum" zugrunde gelegt wird, ist bei den verschiedenen Autoren verschieden. Herrmann u. Prose (1951) gehen von vier Sammelperioden von jeweils $^1/_2$ Stunde aus, Gloor et al. (1972 d) messen den Lipidersatz nach zwei Stunden, und Strauss u. Pochi (1961) sowie Cunliffe u. Shuster (1969 a) bestimmen die in drei Stunden ersetzte Lipidmenge. Da die auf der Haut vorhandenen Lipide eine hemmende Wirkung auf die Sekretion der Talgdrüsen haben (Gloor et al., 1974 d), weisen Cunliffe u. Shuster (1969 a) mit Recht darauf hin, daß bei der Bestimmung der „replacement sum" nicht die maximale Sekretionsleistung der Talgdrüsen erfaßt wird, und zwar insbesondere bei Zugrundelegung längerer Zeiträume.

Werden die so gewonnenen Lipide zu qualitativen Analysen verwendet, so muß davon ausgegangen werden, daß sich ein unterschiedliches Ergebnis ergibt, je nachdem ob man „total level", „casual level", „retained level" oder „replacement sum" zur Analyse heranzieht. Bezüglich „casual level" und „replacement sum" konnten dies Josephs et al. (1974) deutlich machen.

In neuerer Zeit stehen sich grundsätzlich zwei Methoden zur quantitativen Bestimmung der Hautoberflächenlipide und zur Gewinnung von Material für Untersuchungen zur Zusammensetzung der Hautoberflächenlipide gegenüber, die direkten Extraktionsmethoden (sog. feuchte Methoden) und die Adsorptionsmethoden (sog. trockene Methoden).

a) Direkte Extraktionsmethoden

Das prinzipielle Vorgehen ist dabei so, daß ein Lösungsmittel mit Hilfe von Zylindern, Trichtern oder besonderen Kammern in direkten Kontakt mit der Haut gebracht wird. Dieses Verfahren wird von zahlreichen Autoren zur Anwendung gebracht (u.a. Carrié, 1936; Emanuel, 1936 u. 1938; Kvorning, 1949 a u. b; Herrmann u. Prose, 1951; Jones et al., 1951; Hodgson-Jones u. Wheatley, 1952; Iversen et al., 1953; Kirk u. Effersøe, 1954; Schneider et al., 1960; Stüttgen u. Lobbes, 1961; Honsig, 1967; Gloor et al., 1972 d).

Eine Modifikation der direkten Extraktionsmethode für die Analyse der Kopfhaut- und Haarlipide haben Gloor et al. (1973 g)) angegeben. Dabei können entweder die Kopfhaut- und die an den proximalen Haaranteilen haftenden Lipide oder die an den distalen Haaranteilen haftenden Lipide isoliert bestimmt werden. Werden die Kopfhaut- und die an den proximalen Haaranteilen haftenden Lipide bestimmt, so werden die Haare in dem Untersuchungsareal vor der Analyse auf 4,5 cm gekürzt und Haare und Kopfhaut in einem Glaszylinder gemeinsam extrahiert. Werden nur die Lipide an den distalen Haaranteilen bestimmt, so werden die Haare bis auf 8,5 cm gekürzt. Dann werden 4 cm abgeschnitten und gesammelt. Von diesen 4 cm Haarlänge werden die Lipide mit einem Lösungsmittel extrahiert.

Werden größere Mengen Hautoberflächenlipide benötigt, so werden vielfach größere Körperregionen in ein Lösungsmittel eingetaucht (MacKenna et al., 1950; Ricetts et al., 1951). Dieses Verfahren ist allerdings durch die Körperregion, in der es angewendet werden soll, vielfach aus technischen Gründen begrenzt. Außerdem können nicht alle Lösungsmittel in gleicher Weise angewendet werden. Methode der Wahl ist dieses Verfahren vielfach bei Tierversuchen (Archibald u. Shuster, 1970).

Diese Verfahren erlauben bei exakter Durchführung und konstanten Versuchs- und Umweltbedingungen die Gewinnung gut reproduzierbarer Werte. Die quantitative Bestimmung erfolgt bei den meisten Autoren durch Auswiegen mit der Mikrowaage, nachdem das Lösungsmittel abgedampft wurde; dies ist besonders dann die Methode der Wahl, wenn die Proben weiter qualitativ analysiert werden sollen. Abweichend davon bedient sich Stüttgen (1965) der Oxydation mit Dichromat sowie Kvorning (1949 a) der Verbrennung der Lipide in der Van Slyke-Apparatur und der Messung des frei werdenden CO_2.

Zur Deutung der Untersuchungsergebnisse ist es wichtig, sich vor Augen zu halten, daß nicht nur Lipide der Hautoberfläche sondern auch Lipide der Hornschicht sowie Lipide aus Talgdrüsenausführungsgängen erhalten werden. Außerdem sind bei der Interpretation das verwendete Lösungsmittel (Äther, Alkohol/Äthergemisch, Chloroform, Azeton, Tetrachlorkohlenstoff, Petroläther) und die Dauer der Elution (30 sec bis 10 min, je nach Lösungsmittel) in Betracht zu ziehen. Das gilt für die Beurteilung der Menge und Zusammensetzung der Lipide in gleicher Weise.

Die Lipide können auch durch Abwischen mittels eines fettfreien, mit einem geeigneten Lösungsmittel getränkten Wattetampons bzw. Schwamms gewonnen werden (Schnur u. Goldfarb, 1927; Dünner, 1946; Rothman, 1954). Selbstverständlich ermöglicht diese Methode keine zuverlässige Bestimmung der Lipidmenge pro Flächeneinheit. Darüberhinaus sind unkontrollierbare Extraktionen, besonders der oberen Epidermisanteile, zu vermuten (Horáček, 1953). Trotzdem wird diese Methode von Cunliffe (1976) heute in großem Umfang für die Materialgewinnung bei qualitativen Lipidanalysen angewendet.

b) Adsorptionsmethoden

Das Prinzip dieser Bestimmungen ist, daß die Lipide durch poröses Material von der Haut weg adsorbiert werden. Dabei wird jeder direkte Kontakt der Haut mit einem Lösungsmittel vermieden. Es ergibt sich ohne weiteres, daß die auf diese Weise gewonnenen Werte sich von den durch direkte Extraktion gewonnenen Werten bezüglich Lipidmenge und -zusammensetzung unterscheiden müssen, denn es werden sicher nicht im gleichen Maß die epidermalen Lipide und die Lipide aus dem Talgdrüsenausführungsgang mit erfaßt.

Bey (1963) hat die Lipide direkt aus der getragenen Wäsche extrahiert, ein Verfahren, das selbstverständlich keine Aussagen über die Lipidmenge zuläßt und zudem nur bedingt Rückschlüsse auf die Lipidzusammensetzung erlaubt. Mehr durchgesetzt haben sich verschiedene Verfahren, die auf der Adsorption von Lipiden auf Filterpapier oder anderem Material beruhen (Miescher u. Schönberg, 1944; Brun et al., 1953; Haensch, 1960; Pantlischko u. Raab, 1960; Horáček u. Černíková, 1961). Besonders bewährt hat sich die Adsorption der Lipide an Papier, die von Strauss u. Pochi (1961) angegeben wurde. In neuester Zeit wird außerdem vielfach die Adsorption von Lipiden an Mattglas nach Schäfer u. Kuhn-Bussius (1970) angewendet, die sich prinzipiell dadurch von den anderen Methoden unterscheidet, daß Mattglas keinen Saugeffekt auf die Lipide ausübt. Auf die Bedeutung des Auflagedruckes bei allen diesen Methoden weisen Ergebnisse von Herrmann u. Schlutka (1968) hin.

Die quantitative Bestimmung der adsorbierten Lipide wurde von den meisten Autoren durch Extraktion mit einem Fettlösungsmittel und anschließende gravimetrische Bestimmung vorgenommen. Als Lösungsmittel kommen die gleichen Substanzen in Frage, die bei der direkten Extraktion Verwendung finden. Diese Methode ist besonders angebracht, wenn die Lipide weiteren Untersuchungen bezüglich ihrer Zusammensetzung unterzogen werden sollen. Auf die Fehlermöglichkeiten bei der quantitativen Auswertung der am meisten verwendeten Methode von Strauss u. Pochi (1961) haben Cunliffe u. Shuster (1969 a) ausführlich hingewiesen.

Will man lediglich eine quantitative Bestimmung der Hautoberflächenlipidmenge, so bietet sich die Anfärbung des Zigarettenpapiers bzw. Filterpapiers mit Osmiumsäuredämpfen an (Brun et al., 1953). Dieses Verfahren kann quantitativ mit verschiedenen photometrischen Meßmethoden ausgewertet werden (Brun et al., 1953; Gloor et al., 1972 e).

Untersuchungen der zuletzt genannten Autoren, die den Vergleich zwischen direkter Extraktion der Lipide und anschließender gravimetrischer Bestimmung derselben einerseits und der Osmiumsäuremethode andererseits zum Gegenstand haben, haben deutlich gemacht, daß die Fehlerbreite des Osmiumsäuretests erheblich ist. Außerdem konnten Gloor et al. (1973 f) zeigen, daß in der Praxis die Anwendung des Osmiumsäuretests keine besseren Ergebnisse erbringt als die visuelle Beurteilung des Hauttyps durch eine erfahrene Kosmetikerin.

Beeinflußt werden kann das Ergebnis des Osmiumsäuretests durch UV-Bestrahlung (Jadassohn, 1963 b). Keinen wesentlichen Einfluß scheint hingegen die Zusammensetzung der Hautoberflächenlipide auf das Meßergebnis zu haben (Gloor et al., 1972 e). Dies ist nicht selbstverständlich, da durch Osmiumsäure vor allem ungesättigte Verbindungen angefärbt werden (Sarkany u. Gaylarde, 1968; Gloor, 1971).

Eine Modifikation des Tests stellt die Anfärbung des Papiers mit Altmann'scher Lösung (Acid. osmic. 0,1 Kalium bichromat, 0,2 Aqua dest. ad 5,0) nach Jadassohn u. Schaaf (1971) dar. Eine weitere Modifikation ist die Anfärbung mit Sudanschwarz nach Pantlischko u. Raab (1960), wobei – ebenso wie beim Osmiumsäuretest – die verschiedenen Lipidkomponenten unterschiedlich angefärbt werden (Gloor, 1971).

Eine andere Möglichkeit der quantitativen Bestimmung hat Haensch (1960) angegeben. Er färbt die Lipide mit Sudanschwarz auf dem Filterpapier, eluiert sie und erfaßt photometrisch die Farbe des Eluats. Erwähnt werden muß schließlich die heute kaum mehr angewendete Methode von Brun u. Meyer (1951), die darauf beruht, daß die Lipide im Woodlicht fluoreszieren, wenn das Filterpapier vorher in eine Anthracenlösung getaucht wurde.

Großer Beliebtheit erfreut sich der Mattglastest nach Schäfer u. Kuhn-Bussius (1970), der darauf beruht, daß durch die Lipide die Lichtdurchlässigkeit von Mattglas erhöht wird. Diese Methode scheint sich gut zu bewähren (Schäfer, 1973 a; Winkler u. Schäfer, 1972, 1973; Kuhn-Bussius, 1974; Eberhardt, 1974; Agache et al., 1976 u. a.). Eine Modifikation dieser Methode für die Bestimmung der Kopfhaut- und Haarlipide haben Eberhardt u. Kuhn-Bussius (1975) beschrieben. Dabei wird ein feineres Mattglas auf das gescheitelte Haar aufgedrückt. Die Auswertung erfolgt ebenfalls photometrisch. Ähnlich dieser Methode ist die Folienmethode von Tronnier u. Kuhn-Bussius (1974), bei der die Lichtreflexion einer Folie durch die aufgebrachten Lipide modifiziert wird. Diese Methode liegt auch einem kommerziell angebotenen Gerät zugrunde.

Angeführt werden muß schließlich die ursprünglich von Jones (1950) angegebene, später von Lorenz et al. (1953) sowie Fišer u. Fiker (1956) modifizierte Mikromethode. Eine weitere Modifikation dieser Methode stellt der von Röth (1958) angegebene Sebograph dar. Eine Untersuchung zu der Methode nach Röth (1958) stammt von Deyle (1960). Das Prinzip dieser Methoden beruht darauf, daß die Lipide mit einem Filterpapier oder einem Griffel von der Haut unter standardisierten Bedingungen abgenommen werden und daß die Fläche ausgemessen wird, in der eine monomolekulare Ölschicht auf einer Wasseroberfläche durch diese Lipide verdrängt wird. Es muß jedoch hervorgehoben werden, daß der Gehalt der Hautoberflächenlipide an freien Fettsäuren das Ergebnis maßgeblich beeinflußt (Hopf u. Winkler, 1959). Eine quantitative Auswertung dieser Methoden erscheint deshalb fragwürdig.

Will man die gewonnenen Lipide auf ihre Zusammensetzung hin untersuchen, so ist es zweckmäßig, die Proben im Dunklen aufzubewahren, ohne Zugang zu Sauerstoff, am besten in einer Stickstoffatmosphäre. Außerdem sollte die Aufbewahrung im tiefgefrorenen Zustand erfolgen. Dadurch verhindert man Veränderungen, hauptsächlich enzymatischer und photobiologischer Art (Smith et al., 1965; Rauschenkolb et al., 1967), die beträchtlich sein können (Horáček u. Černíková, 1961).

Die Bestimmung der Hautoberflächenlipidzusammensetzung anhand der „replacement sum" ermöglicht es, unkontrollierbare äußere Einflüsse auf der Hautoberfläche zum Teil auszuschalten. Auf der anderen Seite können Verschiebungen des Verhältnisses freie Fettsäuren/Triglyzeride am besten durch die Untersuchung des „casual level" erfaßt werden.

2. In der Analyse der Hautoberflächenlipidzusammensetzung angewandte Untersuchungsmethoden

a) Erfassung physikalischer Eigenschaften der Hautoberflächenlipide

Erwähnenswert sind Spektralanalysen im ultravioletten Licht (Festenstein u. Morton, 1952; Boughton u. Wheatley, 1959a; Horáček, 1964a; Černíková, 1964) sowie vor allem im infraroten Licht (MacKenna et al., 1952; Hougen, 1955; Nicolaides u. Foster, 1956; Horáček, 1962; Šálomon et al., 1966; Anderson u. Fulton, 1973). Die Spektralanalyse im Infrarotbereich hat vor allem bei der Beurteilung des Verhältnisses freie Fettsäuren/Triglyzeride eine große Bedeutung (Anderson u. Fulton, 1973). Auch massenspektrometrische Untersuchungen können Informationen erbringen (Miettinen u. Luukkainen, 1968). Dasselbe gilt für Bestimmungen des Schmelzpunkts bzw. des Schmelzpunktintervalls mit Hilfe einer Mikroschmelzpunktapparatur (Suliman et al., 1970).

Über Untersuchungen mit Hilfe der Langmuir'schen Waage haben Lejhanec et al. (1959, 1969) sowie Lejhanec (1969) berichtet. Die Rückschlüsse werden vor allem aus der Qualität eines monomolekularen Films der Hautoberflächenlipide gezogen. Heute wird diese Methode kaum mehr angewendet. Daß die Untersuchung der Hautoberflächenlipide mit dem Sebographen nach Röth (1958) Rückschlüsse vor allem auf die Menge der freien Fettsäuren erlaubt, wurde bereits erwähnt. Das gleiche dürfte für andere ähnliche, bereits erwähnte Methoden gelten (Jones, 1950; Lorenz et al., 1953; Fišer u. Fiker, 1956). Das Ergebnis dieser Untersuchungen ist jedoch nur schwer zu bewerten, da es sowohl von der Lipidmenge als auch der Zusammensetzung beeinflußt werden dürfte.

b) Einfache biochemische Parameter der Hautoberflächenlipide

Verseifung

Dieses Verfahren erlaubt die Auftrennung in Verseifbares und Unverseifbares, da durch die Verseifung wasserlösliche Produkte entstehen. Heute wird es vor allem zur Vorfraktionierung bei chromatographischen Verfahren verwendet.

Bestimmung der Säurezahl

Sie kann durch die Mikromethode von Schmidt-Nielsen (1942) mittels Titration mit Tetramethylammoniumhydroxyd bestimmt werden. Am Hauttalg wurde diese Methode von Horáček u. Černíkova (1958 a) angewendet. Eine andere Methode stammt von Moyle et al. (1948). Sie wurde von Hodgson-Jones u. Wheatley (1952) für die Analyse der Hautoberflächenlipide herangezogen. Weitere Methoden wurden von Lincke (1952 a) sowie Strauss et al. (1964) speziell für die Untersuchung der Hautoberflächenlipide angegeben. Die Bestimmung der Säurezahl wird heute meist durch chromatographische und infrarotspektroskopische Methoden ersetzt.

Bestimmung der Jodzahl

Die Jodzahl ist ein Maß für die Menge der enthaltenen C = C Doppelbindungen (= ungesättigte Verbindungen). Sie wird gewöhnlich nach der Methode von Schmidt-Nielsen (1944) bestimmt. Diese Methode ist aufwendig. Besser geeignet ist die Methode von Rosenmund u. Kuhnhemm (1923), die von Hodgson-Jones u. Wheatley (1952) zur Untersuchung der Hautoberflächenlipide herangezogen wurde. Auch die Bestimmung der Jodzahl wird heute kaum mehr durchgeführt, da chromatographische Verfahren detailliertere Angaben erlauben.

Bestimmung der Verseifungszahl und Azetylzahl

Die Bestimmung dieser Werte in den Hautoberflächenlipiden führte nicht zu reproduzierbaren Ergebnissen (Wheatley, 1963 a).

c) Bestimmung der Einzelkomponenten der Hautoberflächenlipide

Glyzerin

Glyzerin, das vorwiegend als Fettsäureester in den Hautoberflächenlipiden vorliegt, kann nach Verseifung der Probe und anschließender Oxydation mit Perjodsäure entweder jodometrisch (Kvorning, 1949 b) oder durch Messung der entstehenden Ameisensäure (Nicolaides u. Foster, 1956) bestimmt werden.

Squalen

Squalen kann nach chromatographischer Isolation der Kohlenwasserstofffraktion entweder mittels der modifizierten Liebermann-Buchard-Reaktion (Sobel, 1949) oder jodometrisch (Wheatley, 1953) bestimmt werden. Beide Methoden sind jedoch durch die Entwicklung chromatographischer Methoden überholt.

Cholesterin

Cholesterin wurde früher fast ausschließlich durch die Liebermann-Buchard-Reaktion bestimmt, ungeachtet dessen, daß das Resultat nicht nur durch Cholesterin sondern auch durch andere Sterine, besonders die sog. „fast acting" Sterine, beeinflußt wird (Boughton et al., 1957). Zur Unterscheidung von freien und gebundenen Sterinen wurde vor der Analyse eine chromatographische Trennung (Windhorst u. Foster, 1957) oder die Fällung freier Sterine durch Digitonin (Marchionini et al., 1938; Rothman, 1950; Lincke u. Klävi, 1951; Cornish et al., 1959) vorgenommen. Diese Verfahren kommen heute kaum mehr zur Anwendung. Eher kann an die Anwendung enzymatischer Methoden gedacht werden, die jedoch bei der Analyse der Hautoberflächenlipide noch nicht genügend erprobt sind. Meist wird die Cholesterinbestimmung durch chromatographische Analysen vorgenommen.

d) Chromatographische Methoden

Papierchromatographie

Die von Horáček u. Černíková (1958 b) angegebene Rundfilterchromatographie ermöglicht eine einfache Orientierung über die Zusammensetzung der Hautoberflächenlipide, wird jedoch heute kaum mehr angewendet. Andere papierchromatographische Methoden haben Kaufmann et al. (1951, 1960) angegeben.

Säulenchromatographie

Verwendet werden Aluminiumoxydsäulen (MacKenna et al., 1950) oder Kieselsäuresäulen (Nicolaides u. Foster, 1956; Haahti, 1961). Eine besondere Bedeutung haben säulenchromatographische Verfahren dadurch erhalten, daß sie eine Vorfraktionierung für die Gaschromatographie ermöglichen. Eine Kombination mehrerer Arten von Säulenchromatographie zur Unterscheidung verschiedener Typen von Fettsäuren in der Hornschicht der Epidermis wurde von Ansari et al. (1970) beschrieben.

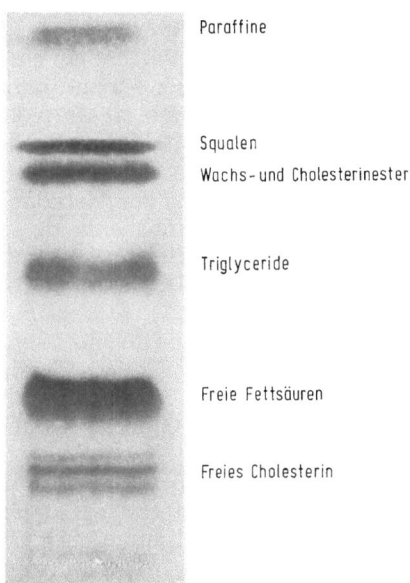

Abb. 3. Typisches Dünnschichtchromatogramm; von unten nach oben sind folgende Fraktionen abgrenzbar: freies Cholesterin, freie Fettsäuren, Triglyzeride, Wachs- und Cholesterinester, Squalen, Paraffine

Dünnschichtchromatographie

Die Dünnschichtchromatographie ist heute das am meisten verwendete Verfahren für die Analyse der Hautoberflächenlipide. Ihr großer Vorteil besteht in den geringen benötigten Lipidmengen (0,1–0,2 mg). Es wurden zahlreiche Modifikationen dieser Methode beschrieben, die sich vor allem durch die unterschiedliche Anfertigung der Platten und durch die Auswahl der Fließmittel unterscheiden (Haahti u. Nikkari, 1963; Kaufmann u. Viswanathan, 1963; Wheatley et al., 1964; Nicolaides, 1965; Formanek, 1966; van Gent, 1968; Powell, 1969; Greene et al., 1970; Cotterill et al., 1971 c; Gloor et al., 1972 d).

Die Ergebnisse dünnschichtchromatischer Untersuchungen sind gut reproduzierbar. Die Methodik erlaubt die Untersuchung der gesamten Lipide in einem Arbeitsgang und erbringt damit gute Ergebnisse über die Zusammensetzung der gesamten Hautoberflächenlipide. Bezüglich dieser Fragestellung ist die Dünnschichtchromatographie der Gaschromatographie überlegen. Abb. 3 zeigt ein typisches Dünnschichtchromatogramm, das nach der Mikroobjektträgermethode von van Gent (1968) in der Modifikation von Gloor et al. (1972 d) gewonnen wurde.

Als Modifikation, die auch die Auftrennung der Phospholipide erlaubt, ist die Verwendung von mit Silbernitrat imprägnierten Kieselgelplatten zu erwähnen (Haahti et al., 1963). Eine wichtige Modifikation der Dünnschichtchromatographie stellt die Chromatographie auf Glasfasern dar, bei der es sich prinzipiell um eine Trennung auf Kieselgel, das an den inerten Träger Glasfasern gebunden ist, handelt (Dieckert u. Reiser, 1956; Černíková u. Horáček, 1960). Dieses Material hält der Einwirkung sehr verschiedener Reagenzien, wie konzentrierter Schwefelsäure und Oxydationsreagenzien, und der Hitzeeinwirkung stand (Černíková, 1960).

Gaschromatographie

Die Methodik der Gaschromatographie hat die entscheidenden Fortschritte auf dem Gebiet der Analyse der einzelnen Lipidfraktionen erbracht. Besonders bei der Auftrennung der Fettsäuren leistete sie wertvolle Hilfe. Schon ihre erste Anwendung durch James u. Wheatley (1956) brachte den Nachweis verzweigter Fettsäuren, die bis zu dieser Zeit in den Hautoberflächenlipiden nicht bekannt waren. Bezüglich der Vervollkommnung der Methode und richtungsweisender Arbeiten in der Analyse der Hautoberflächenlipide sei auf die Publikationen von James u. Wheatley (1956); Reinertson u. Wheatley (1959); Boughton u. Wheatley (1959 b); Lipsky et al. (1959); Haahti et al. (1960); Haahti (1961); Haahti et al. (1962); Coon et al. (1963); Muraki (1965); Nicolaides u. Ray (1965); Singh et al. (1966); Gershbein u. O'Neill (1966); Gershbein u. Metcalfe (1966); Reichmann (1968); Wilkinson (1969 a); Gershbein et al. (1970); Peter et al. (1970 b, 1971); Brunn (1971); Tronnier u. Brunn (1972); Kellum u. Strangfeld (1972); Lantz et al. (1972); Gloor u. Kionke (1972) sowie Gloor et al. (1973 d) hingewiesen.

Vor der Gaschromatographie wird meistens eine säulenchromatographische Vortrennung vorgenommen. Eine Vortrennung ist jedoch auch auf anderem Weg möglich. So können die freien Fettsäuren nach Überführung in ihre Salze von lipophilen Substanzen abgetrennt werden, indem man diese mit einem organischen Lösungsmittel aus der wäßrigen Lösung extrahiert (Gloor et al., 1973 d).

Zur Untersuchung der Wachsalkohole ist eine Aufspaltung der Wachsester notwendig (Boughton u. Wheatley, 1959 a; Haahti, 1961).

Abschließend muß darauf hingewiesen werden, daß heute fast ausschließlich die Dünnschicht- und Gaschromatographie zur Anwendung kommen. Eine erhebliche Bedeutung hat daneben nur noch wegen ihrer Einfachheit die Infrarotspektroskopie zur Beurteilung der Relation freie Fettsäuren/Triglyzeride, wenngleich sie ungenauer als die Dünnschichtchromatographie sein soll (Shalita et al., 1975). Alle anderen Methoden werden nur noch ausnahmsweise zu speziellen Fragestellungen angewendet.

III. Zusammensetzung der Lipidkomponenten der Hautoberfläche

Wie bereits oben ausgeführt, sind die Ergebnisse der verschiedenen Autoren über die Zusammensetzung der Hautoberflächenlipide nicht streng vergleichbar. Immerhin haben die Untersuchungen jedoch dazu geführt, daß man Aussagen darüber machen kann, welche Lipide im einzelnen in den Hautoberflächenlipiden vorkommen und in welcher Größenordnung sich ihr prozentualer Anteil an den gesamten Hautoberflächenlipiden bewegt.

Freie Fettsäuren und Glyzeride

Kellum (1967 b) fand bei dünnschichtchromatographischen Untersuchungen des reinen Talgdrüseninhalts keine freien Fettsäuren. Peter et al. (1970 b, 1971) konnten jedoch später bei gaschromatographischen Untersuchungen nachweisen, daß auch im reinen Talgdrüseninhalt freie Fettsäuren vorhanden sind, allerdings in sehr geringen Mengen. Der von Wheatley (1959) geschätzte Anteil der freien Fettsäuren an den Talgdrüsenlipiden von 5% ist eher zu hoch gegriffen. Alle genannten Untersucher sind sich darin einig, daß Triglyzeride etwa einen Anteil von 40 bis 60% an den Talgdrüsenlipiden haben.

Bereits Engman u. Kooyman (1934) geben an, daß in den epidermalen Lipiden mehr freie Fettsäuren enthalten seien als im Talgdrüseninhalt. Diese Auffassung wurde durch spätere Untersuchungen von Kaufmann et al. (1951), Kanngiesser (1968) sowie Peter u. Peter (1971) bestätigt. Auch der Nachweis von Triglyzeriden konnte von allen genannten Autoren in den Epidermislipiden erbracht werden. Nach Long (1972) verschiebt sich das Verhältnis Triglyzeride/Phospholipide in den obersten Epidermisschichten im Vergleich zu tiefer gelegenen Schichten zugunsten der Triglyzeride. Nach Freinkel u. Traczyk (1977) werden die bei der Phospholipidaufspaltung im Stratum corneum freiwerdenden Fettsäuren teilweise wieder zu Triglyceriden verestert. Besonders hoch soll der Anteil der freien Fettsäuren an den Epidermislipiden bei Kindern und Jugendlichen sein (Peter u. Peter, 1971).

Bei Untersuchungen der Hautoberflächenlipide fanden verschiedene Untersucher in guter Übereinstimmung einen Anteil der freien Fettsäuren an den Hautoberflächenlipiden zwischen etwa 10 und 30%, wobei in Einzelfällen höhere Anteile möglich sind (MacKenna et al., 1950; Nicolaides u. Wells, 1957; Haahti, 1961; Greene et al., 1970; Nicolaides et al., 1970 a; Powell u. Beveridge, 1970; Cotterill et al., 1971 c; Gloor et al., 1972 d; Gloor et al., 1974 a; u. a.). Nach Gloor et al. (1972 d) besteht eine umgekehrte Proportionalität zwischen den Anteilen der freien Fettsäuren und der Triglyzeride an den Hautoberflächenlipiden; der Gesamtanteil der beiden Fraktionen freie Fettsäuren und Triglyzeride an den Hautoberflächenlipiden scheint bemerkenswert konstant zu sein und macht etwa 50–60% der Hautoberflächenlipide aus. Downing et al. (1969) weisen auf die Tatsache hin, daß einer sonst relativ konstant bleibenden Zusammensetzung der Hautoberflächenlipide über längere Zeiträume erhebliche Veränderungen des Verhältnisses zwischen den freien Fettsäuren und den Triglyzeriden gegenüberstehen. Cotterill et al. (1973) konnten tageszeitliche Schwankungen dieses Verhältnisses nachweisen. Haahti (1961) konnte zeigen, daß in den Hautoberflächenlipiden auch Di- und Monoglyzeride vorkommen, allerdings nur in sehr geringen Mengen.

Aufgrund quantitativer Überlegungen erscheint es ausgeschlossen, daß der relativ hohe Anteil der freien Fettsäuren an den Hautoberflächenlipiden sich ausschließlich aus der epidermalen Komponente der Hautoberflächenlipide ergibt, denn zumindest in den talgdrüsenreichen Regionen ist der Anteil der epidermalen Lipide an dem Gesamtlipidgemisch nur gering. Auch die im Schweiß vorkommenden freien Fettsäuren (Peter et al., 1970 a) dürften nur einen kleinen Anteil der in den Hautoberflächenlipiden vorkommenden Fettsäuren darstellen. Vielmehr ist anzunehmen, daß die freien Fettsäuren sekundär aus den Triglyzeriden des reinen Talgdrüseninhalts freigesetzt werden. Daß eine Freisetzung aus den Wachsestern nicht in nennenswertem Maß in Frage kommt, ergibt sich daraus, daß Gloor et al. (1972 d) zwar den Nachweis für eine indirekte Proportionalität zwischen den Anteilen der freien Fettsäuren und der Triglyzeride, nicht aber zwischen den Anteilen der freien Fettsäuren und der Wachsester erbringen konnten. Außerdem konnten Wachsalkohole nicht in nennenswertem Maß in den Hautoberflächenlipiden nachgewiesen werden (Haahti u. Horning, 1961; Nicolaides, 1961). Die in den Hautoberflächenlipiden in geringen Mengen vorkommenden Di- und Monoglyzeride dürften als Zwischenprodukt der Triglyzeridspaltung anzusehen sein (Nicolaides, 1965).

Im frisch abgesonderten Talg im Zentrum der Talgdrüsenacini fand sich histologisch eine negative Reaktion auf Esterasen (Steigleder, 1957; Nicolaides u. Wells, 1957). Auf der anderen Seite fanden Steigleder (1957, 1958, 1959, 1960) sowie Nicolaides u. Wells (1957) auf der Hautoberfläche und in den Talgdrüseninfundibula Lipasen, wobei nicht klar war, ob diese mikrobiellen Ursprungs sind. Im Gegensatz zur Hautoberfläche und den Talgdrüsenausführungsgängen findet sich in reifen Anteilen der Talgdrüsen auch keine mikrobielle Besiedelung (Pecora et al., 1969). Unter den saprophytär in den Talgdrüsenausführungsgängen und auf der Hautoberfläche vorkommenden Mikroorganismen spielen die Propionibakterien (P. acnes, P. granulosum, ev. P. avidum) und koagulasenegativen Staphylokokken eine besondere Rolle. Eine lipolytische Aktivität dieser Bakterien, die sich in ihrem Ausmaß, je nach Stamm, erheblich unterscheiden kann, wurde von zahlreichen Autoren festgestellt (Horáček u. Pospíšil, 1965; Reisner et al., 1968; Reisner u. Puhvel, 1969; Freinkel u. Shen, 1969; Freinkel, 1968; Kellum u. Strangfeld, 1969; Runkel et al. (1969); Kellum et al., 1970). Für eine Schlüsselrolle der Propionibakterien sprechen Untersuchungen von Marples et al. (1970, 1971 a, b), die eine Parallelität zwischen Wachstumsdichte dieser Bakterien und Konzentration der freien Fettsäuren annehmen lassen. In die gleiche Richtung deuten in vitro Untersuchungen von Cunliffe et al. (1975) mit Bakterienstämmen, die bei Aknepatienten gewonnen wurden.

Hervorzuheben ist, daß nach Kellum et al. (1970) bei der bakteriellen Lipolyse eine deutliche Substratabhängigkeit insofern besteht, als bestimmte Stämme von Propionibakterien bestimmte Fettsäuren leichter und andere Fettsäuren schwerer abspalten. Hinzuweisen ist schließlich noch darauf, daß zwischen den Propionibakterien und den freien Fettsäuren auch umgekehrt eine Wechselbeziehung insofern besteht, als das Wachstum dieser Bakterien durch gesättigte Fettsäuren bis zu einer Kettenlänge von C 16 gestört, durch Ölsäure jedoch gefördert wird (Puhvel u. Reisner, 1970). Von großer Bedeutung ist außerdem, daß Umwelteinflüsse (pH-Wert, O_2-Spannung etc.) die Lipaseaktivität beeinflussen. Dieser Einfluß ist für die verschiedenen Lipasen sehr unterschiedlich, so daß in vitro-Verhältnisse nicht auf in vivo-Verhältnisse übertragbar sind (Roberts, 1975; Pablo et al., 1974; Swanbeck, 1972).

Es entspricht der allgemeinen Auffassung, daß unter physiologischen Bedingungen quantitativ vor allem die bakterielle Lipolyse durch die verschiedenen Propionibakterien wichtig ist (Voss, 1976).. Eine lipolytische Aktivität wurde jedoch auch bei anderen Mikroorganismen nachgewiesen, so bei Candida albicans (Brabant u. Delmotte, 1959) und verschiedenen nicht pathogenen aeroben Hautbakterien (Holt, 1971). Auf die mögliche Bedeutung der lipolytischen Aktivität des pathogenen Staphylococcus aureus haben Horáček u. Pospíšil (1965) sowie Mustakallio et al. (1967) hingewiesen. Außerdem hat Downing (1970) die Existenz epidermaler Lipasen aufgezeigt und deutlich gemacht, daß eine solche Lipase im Gegensatz zu den Lipasen des Propionibacterium acnes (Hassing, 1971) und zu verschiedenen intestinalen Lipasen (Shalita u. Wheatley, 1970) nicht durch Tetrazykline gehemmt wird.

Auf der unbehaarten Haut kommt es außerhalb der Talgdrüsenausführungsgänge zu keiner weiteren Lipolyse in größerem Ausmaß. Dies ist völlig anders auf der behaarten Kopfhaut. Wenn dort die Lipide lange genug verbleiben, kommt es zu einer fast vollständigen Aufspaltung der Triglyzeride (Nicolaides u. Rothman, 1953). Einen quantitativen Eindruck geben Untersuchungen von Gloor u. Kohler (1977 a). Diese Autoren fanden am ersten Tag nach der Kopfwäsche mit einem nicht antimikrobiellen Tensid ein Verhältnis zwischen freien Fettsäuren und Triglyzeriden von 1 : 2. Dieses Verhältnis kehrte sich bis zum 10. Tag um auf 2 : 1 (Abb. 4). Die auf der Kopfhaut wirksamen Lipasen

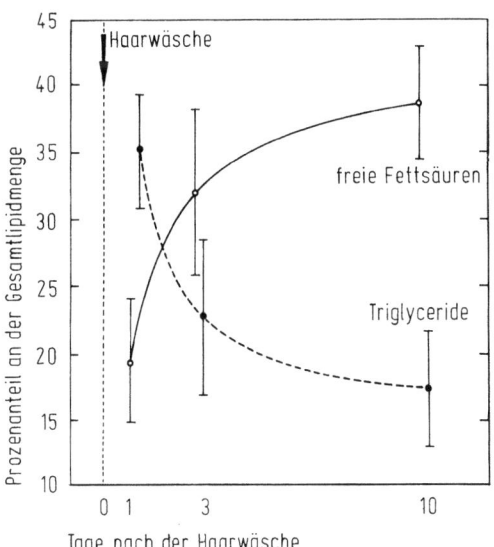

Abb. 4. Zunahme des Anteils der freien Fettsäuren und Abnahme des Anteils der Triglyzeride an den Kopfhaut- und Haarlipiden nach der Kopfwäsche mit einem nicht antimikrobiell wirksamen Shampoo (nach Gloor u. Kohler, 1977 a)

scheinen vor allem mikrobiellen Ursprungs zu sein. Produziert werden diese Lipasen von sehr verschiedenen Mikroben, wobei die quantitativen Verhältnisse noch nicht voll geklärt sind (Noble u. Somerville, 1974).

Mit Hilfe der Gaschromatographie haben zahlreiche Untersucher detaillierte Analysen der Fettsäuren in den Hautoberflächenlipiden vorgenommen, wobei entweder die freien Fettsäuren oder die Glyzeridfettsäuren oder auch die gesamten Fettsäuren untersucht wurden (James u. Wheatley, 1956; Boughton u. Wheatley, 1959 b; Haahti, 1961; Haahti et al., 1962; Nicolaides et al., 1964; Muraki, 1965; Nicolaides u. Ray, 1965; Kellum, 1967 a; Rust et al., 1968;

Nicolaides et al., 1970 a; Brunn, 1971; Tronnier u. Brunn, 1972; Lantz et al., 1972; Kellum u. Strangfeld, 1972; Gloor et al., 1973 d). Über entsprechende Untersuchungen am reinen Talgdrüseninhalt haben Peter et al. (1970 b, 1971) berichtet. Analoge Analysen des Haarfetts stammen von Weitkamp et al. (1947), von Nicolaides u. Foster (1956) sowie von Singh et al. (1966). Eine sehr exakte Übersicht findet sich bei Downing u. Strauss (1974).

Abb. 5 zeigt eine gaschromatographische Auftrennung der freien Fettsäuren bei einer einzelnen Versuchsperson. Es ist zu ersehen, daß unter den gesättigten Fettsäuren vor allem die Myristinsäure, Palmitinsäure und Stearinsäure und unter den ungesättigten Fettsäuren vor allem eine C 16 ungesättigte Fettsäure und die Ölsäure eine quantitativ erhebliche Rolle spielen. Daneben finden sich jedoch zahlreiche gesättigte und ungesättigte sowie verzweigte und nicht verzweigte Fettsäuren, allerdings meist nur in sehr geringen Mengen. Mit speziellen

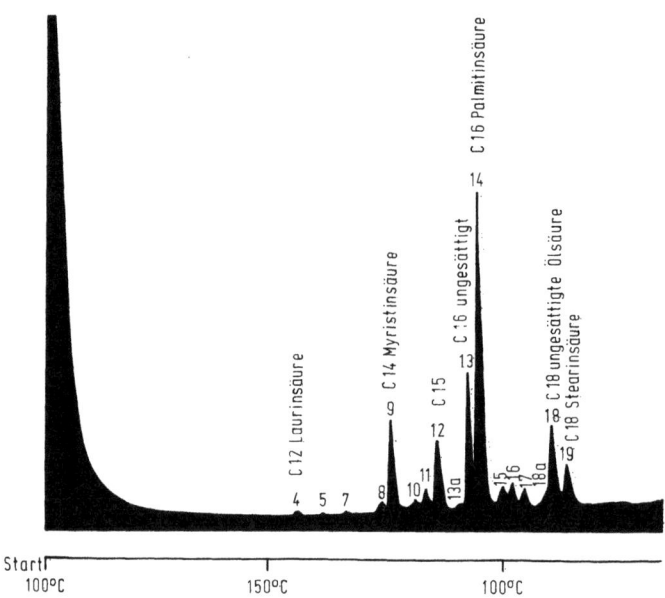

Abb. 5. Typische Gaschromatographiepattern der freien Fettsäuren (nach Gloor et al., 1973 d)

gaschromatographischen Verfahren gelingt es außerdem, auch noch kürzerkettige (bis C 8) und noch längerkettige Fettsäuren (bis C 22) in den Hautoberflächenlipiden nachzuweisen. Die genannten Untersuchungen anderer Autoren stimmen damit im wesentlichen überein.

Auch die Zusammensetzung der Fettsäuren im Stratum corneum bzw. in der Epidermis war Gegenstand zahlreicher Untersuchungen (Kooyman, 1932; Reinertson u. Wheatley, 1959; Coon et al., 1963; Kanngiesser, 1968; Ansari et al., 1970; Peter u. Peter, 1971; Long, 1972). Diese Untersuchungen haben gezeigt, daß in den Epidermislipiden die gleichen Fettsäuren nachweisbar sind wie im Talgdrüsensekret, daß sich aber Unterschiede in der Menge der einzelnen Fettsäuren nachweisen lassen. Besonders scheinen die längerkettigen Fettsäuren in den Stratum corneum-Lipiden und dabei besonders in der untersten Schicht des Stratum corneum vermehrt vorzukommen. Auch das Verhältnis zwischen den C 16 und den C 18 Fettsäuren scheint bei den epidermalen Lipiden mehr zugunsten der C 18 Fettsäuren verschoben zu sein als bei den Talgdrüsenlipiden. Möglicherweise ist der Sättigungsgrad der epidermalen Fettsäuren geringer (Kooyman, 1932) und der Verzweigerungsgrad größer (Ansari et al., 1970). Ansari et al. (1970) vermuten, daß besonders die Palmitinsäure und die Stearinsäure im Rahmen der Keratinisierung metabolisiert werden.

Wachsester

Als Wachsester bezeichnet man Ester höherer Fettsäuren mit höheren Fettalkoholen. Analysen über die Zusammensetzung der Wachsester stammen von Nicolaides u. Foster (1956), Nicolaides (1961), Haahti u. Horning (1961), Haahti et al. (1963) sowie Gloor u. Kionke (1972). Alle diese Untersuchungen haben ergeben, daß sich die Kettenlängen zwischen C 26 und C 42 bewegen. In

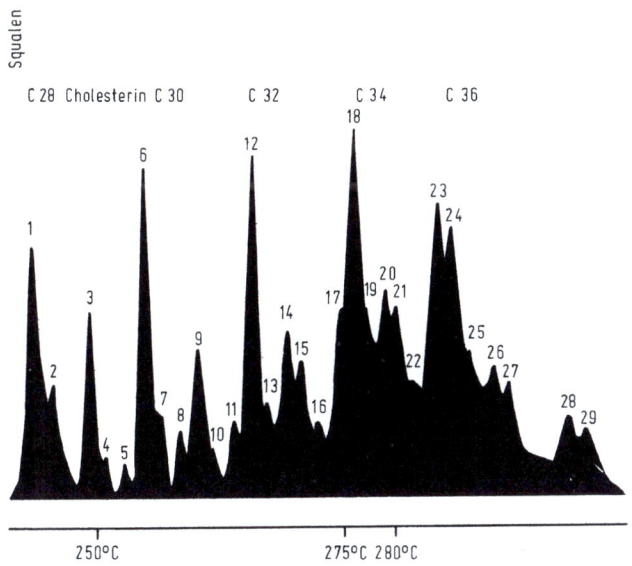

Abb. 6. Typische Gaschromatographiepattern der Wachsester (nach Gloor u. Kionke, 1972)

Abb. 6 findet sich ein typisches Gaschromatogramm der Wachsester. Es zeigt in Übereinstimmung mit der Literatur, daß die Kettenlängen zwischen C 34 und C 36 am stärksten vertreten sind. Aus dem Chromatogramm geht zudem hervor, daß die biologisch vorkommenden Wachsester außerordentlich verschiedenartig sind.

Bemerkenswert sind die Ergebnisse der Analysen der in den Wachsestern gebundenen Fettsäuren und Alkohole. Als Hauptkomponenten führt Haahti (1961) an: C 36 mit ungesättigter Kette in der Säure und im Alkohol; C 36 mit einer verzweigten Kette entweder im Alkohol oder in der Säure und C 36 mit einer doppelten Bindung entweder im Alkohol oder in der Säure. Peter et al. (1970 b) weisen darauf hin, daß in den Wachsestern des reinen Talgdrüseninhalts relativ viel Behensäure (C 22) vorkomme, im Gegensatz zu den dort vorliegenden Triglyzeriden. Haahti (1961), Nicolaides u. Foster (1956) sowie Tronnier u. Brunn (1972) geben an, daß in den Wachsestern mehr ungesättigte

Fettsäuren nachweisbar sind als in den Triglyzeriden. Grimmer et al. (1971) führen die Hauptkomponenten folgender Säuren an: C 18 einfach ungesättigt (41,7 %), C 16 gesättigt (22,2%) und C 18 gesättigt (11,6%). Als die am stärksten vertretenen Alkohole führen diese Autoren an: C 16 gesättigt (41,4%) und C 18 gesättigt (38,3%).

Für die biologische Funktion der Wachsester ist es wichtig, die Konsistenz zu kennen. Nach Nicolaides (1961) handelt es sich vorwiegend um Öle. Keine Bedeutung haben die Wachsester – wie bereits oben ausgeführt – als Quelle für die in den Hautoberflächenlipiden vorkommenden freien Fettsäuren. Wachsester sind vor allem ein Bestandteil der Talgdrüsenlipide und kommen in den epidermalen Lipiden nur wenig vor (vgl. dazu die Werte von Downing u. Strauss (1974) in Tabelle 1).

Squalen und Sterine

Squalen ist ein Zwischenprodukt der Sterinsynthese in der menschlichen Haut (Nicolaides et al., 1955). Alle Untersucher sind sich darüber einig, daß Squalen in erheblicher Menge in den menschlichen Hautoberflächenlipiden vorkommt. Auffällig ist jedoch, daß der Squalenanteil besonders starken Schwankungen unterworfen ist (Boughton et al., 1955; Ramasastry et al., 1970; Williams et al., 1973). Im reinen Talgdrüsensekret und im Exprimat aus Talgdrüsen aus dem Naevus sebaceus ist Squalen in relativ großen Mengen nachweisbar (Kellum, 1967 b; Peter et al., 1970 b; Gloor u. Friederich, 1974 a). Dem entspricht auch der Nachweis großer Squalenmengen in Komedonen (Gershbein et al., 1970; Nicolaides et al., 1970 a; Peter u. Eichenseher, 1973; Gloor u. Friederich, 1974 b). Peter u. Eichenseher (1973) weisen in diesem Zusammenhang darauf hin, daß Squalen im Komedo in wesentlich größeren Mengen vorkommt als im normalen Talgdrüseninhalt. Auf der anderen Seite scheint der Squalenanteil an den epidermalen Lipiden geringer zu sein (Kanngiesser, 1968; Peter u. Peter, 1971).

Es wird angenommen, daß die Cholesterinsynthese aus Squalen in den Talgdrüsen in geringerem Maß zustande kommt als in der Epidermis (Nicolaides u. Rothman, 1955; Griesemer u. Thomas, 1963; Kellum, 1967 b). Es entspricht deshalb den Erwartungen, daß bei sehr geringen Lipidmengen – also bei relativ hohem Anteil der epidermalen Lipide an den Hautoberflächenlipiden – mehr Cholesterin gefunden wird (Greene et al., 1970; Gloor et al., 1972 c). Umgekehrt ist es verständlich, daß beim Seborrhoiker mehr Squalen in den Hautoberflächenlipiden gefunden wird (Ohkido et al., 1976). Auch die indirekte Proportionalität zwischen den Anteilen des Squalens und des Cholesterins, auf die Haahti (1961) hingewiesen hat, dürfte sich durch die Verschiebung des Verhältnisses epidermale Lipide/Talgdrüsenlipide erklären. Das gleiche dürfte für die Veränderungen dieses Verhältnisses in Abhängigkeit vom Lebensalter zutreffen (Boughton et al., 1957; Nicolaides u. Rothman, 1952; Rothman, 1959).

Unter den Sterinen überwiegen in den Hautoberflächenlipiden bei weitem das freie und gebundene Cholesterin. Daneben wurden 7-Dehydrocholesterin, Isocholesterin und nicht identifizierte Sterine in der menschlichen Haut nachgewiesen (Wheatley u. Reinertson, 1958; Boughton u. Wheatley, 1959 a; Horáček, 1964 b). Auch Vitamin D 3, das in der Epidermis aus 7-Dehydrocholesterin unter Lichteinfluß gebildet wird (Doboszynska u. Dacenko, 1966), konnte in den epidermalen Lipiden isoliert werden (Rauschkolb et al., 1969).

Im Tierversuch ergab sich, daß die Cholesterinsynthese in den Talgdrüsen über den Kandutsch-Russel-Weg, in der Epidermis jedoch über den Bloch-Weg erfolgt (Wilson, 1963). Am Ende des Kandutsch-Russel-Weges stehen Cholesterinester, am Ende des Bloch-Weges freies Cholesterin. Die Annahme von Kandutsch (1964), daß in den Talgdrüsen größere Mengen Cholesterinester, nicht aber freies Cholesterin synthetisiert werden, kann aufgrund neuerer Ergebnisse am Menschen nicht voll akzeptiert werden (Kellum, 1967 b; Yardley, 1969; Greene et al., 1970; Wilkinson, 1969 a; Peter et al., 1970 b). Deutlich wird dies aus den Werten von Downing u. Strauss (1974) zur Zusammensetzung der Talgdrüsen- und epidermalen Lipide (Tabelle 1).

Nach Lipkin u. Wheatley (1968) sowie Freinkel u. Aso (1969) ist eine Veresterung des freien Cholesterins auf der Hautoberfläche möglich: Es dürfte sich dabei um eine bakterielle Stoffwechselleistung handeln (Freinkel u. Fiedler-Weiss, 1974; Puhvel, 1975; Puhvel et al., 1975). Im Gegensatz zur bakteriellen Lipolyse findet sich eine bakterielle Cholesterinveresterung auf dem behaarten Kopf nicht in größerem Maß (Gloor u. Kohler, 1977 b). Die von mehreren Autoren nachgewiesene (Gara et al., 1964; Lorincz, 1966; Konopik et al., 1966; Meffert et al., 1969; Schmidt et al., 1977) Veränderung dieses Verhältnisses zugunsten des freien Cholesterins bei Psoriatikern dürfte durch eine Hemmung dieser Veresterung bedingt sein.

Polare Lipide

In der menschlichen und tierischen Epidermis wurden von verschiedenen Autoren polare Lipide, zu denen insbesondere die Phospholipide gehören, nachgewiesen (Kooyman, 1932; Cornish et al., 1959; Reinertson u. Wheatley, 1959; Dawson, 1960; Carruthers u. Heining, 1964; Nieminen et al., 1967; Mustakallio et al., 1967; Long, 1972). Dabei finden sich die Phospholoide vor allem in den tieferen Schichten der Epidermis; zur Hautoberfläche hin nehmen sie immer mehr ab (Kooyman, 1932; Reinertson u. Wheatley, 1959; Long, 1972). Auch im Talgdrüseninhalt finden sich Phospholipide und zwar in recht erheblichen Mengen (Peter et al., 1970 b; Peter et al., 1971). Auf der anderen Seite sind die polaren Lipide und insbesondere die Phospholipide an der Hautoberfläche in relativ geringen Mengen vertreten (Horáček, 1964 b; Haahti, 1961). Der fehlende Nachweis von Phospholipiden in den Hautoberflächenlipiden bei den üblichen Analysen dürfte methodisch bedingt sein (Leonhardi, 1964). Relativ hoch scheint der Anteil der Phospholipide nach Singh u. Gershbein (1967) in den Haarlipiden zu sein.

Unter den Phosphatiden sind Lezithine und Kephaline hervorzuheben. Es handelt sich dabei um Glyzeride, bei denen ein oder zwei Hydroxylgruppen des Glyzerins durch Fettsäuren gebunden sind. Die dritte Hydroxylgruppe ist über Phosphorsäure mit einem Alkohol – entweder Cholin (Lezithine) oder Cholamin (Kephaline) – verbunden. Nach Singh u. Gershbein (1967) finden sich unter den Phosphatiden der Haarlipide 69,6% Lezithine und 30,2% Kephaline. Peter et al. (1970 b) konnten unter den Phosphatiden der Talgdrüsenlipide immer Kephaline und teilweise Lezithine nachweisen. Wheatley et al. (1964) untersuchten die Zusammensetzung der in den Phosphatiden enthaltenen Fettsäuren und fanden am häufigsten die Fettsäuren C 16 : 0, C 18 : 1 und C 16 : 1. Diese Autoren nehmen außerdem an, daß die polaren Lipide der Haut unter physiologischen Bedingungen weitgehend als Protein-Lipidkomplexe vorliegen. Auf die Existenz andersartiger polarer Lipide, deren Konstitution noch nicht völlig geklärt ist, weisen Ham u. Wheatley (1967) hin.

Paraffine

Bezüglich der Paraffine bestehen besonders starke Meinungsverschiedenheiten unter den verschiedenen Autoren, betreffend die Menge der Paraffine in den Hautoberflächenlipiden und den Ursprung derselben.

Paraffineanteile von 5% und mehr wurden von Wheatley (1956, 1959), Henseke u. Schiefer (1961), Jacob (1971) sowie Gloor et al. (1972 c) nachgewiesen. Andere Autoren (Nicolaides, 1963; Haahti, 1961; Lewis et al., 1965) fanden sehr geringe Werte, teilweise weniger als 1%. Man hat versucht, die Differenzen methodisch zu erklären. So gibt Nicolaides (1963) an, daß durch methodische Modifikationen und den exakten Ausschluß äußerer Einflüsse eine Reduktion des gemessenen Paraffinanteils auf sehr geringe Werte möglich sei. Exakt untersucht wurden methodische Einflüsse auf den Paraffingehalt der Hautoberfläche von Josephs et al. (1974). Die Autoren fanden, daß die bei der Lipidextraktion verwendeten Lösungsmittel sehr unterschiedliche Mengen an Paraffinen enthalten und daß eventuell ein Nachweis von mehreren Prozent Paraffinen dadurch zu erklären sein kann. Darüberhinaus ist der Paraffinanteil bei Verwendung der Papierabsorption als Sammelmethode signifikant geringer als bei den direkten Extraktionsmethoden. Schließlich finden sich signifikant weniger Paraffine, wenn die Lipide auf unvorbehandelter Haut untersucht werden, als wenn die nach Entfetten der Haut in zwei Stunden ersetzten Lipide analysiert werden. Beide Befunde deuten darauf hin, daß Paraffin vor allem in den oberen Schichten des Stratum corneum eingelagert werden. Diese Tatsache läßt es als wahrscheinlich erscheinen, daß Paraffine vor allem dann in nennenswertem Maß nachweisbar sind, wenn der Anteil der epidermalen Lipide an den Hautoberflächenlipiden groß ist. Dementsprechend fanden Gloor et al. (1972 c) bei ausgeprägter Sebostase besonders hohe Paraffinanteile. Umgekehrt ist anzunehmen, daß um so weniger Paraffine nachweisbar sind, je reicher an Talgdrüsen eine Region ist. Insgesamt gesehen, lassen es die Untersuchungsergebnisse jedoch als unwahrscheinlich erscheinen, daß die großen Unterschiede zwischen den verschiedenen Autoren bezüglich der Paraffinmenge ausschließlich methodisch erklärt werden können.

Darüberhinaus scheint, nach Untersuchungen von Gloor et al. (1974 b), eine Abhängigkeit des Paraffinanteils an den Hautoberflächenlipiden von den Umweltbedingungen zu bestehen. Die Autoren fanden, daß bei Verkehrspolizisten, die regelmäßig im Zentrum einer Großstadt Dienst taten, sehr viel mehr Paraffine nachweisbar waren als bei Versuchspersonen aus ländlichen Regionen. Außerdem fanden sie bei Untersuchungen während einer Schönwetterperiode signifikant mehr Paraffine als bei Untersuchungen während einer Regenperiode. Die Ergebnisse deuten darauf hin, daß der Abgasgehalt der Luft ein entscheidendes Kriterium ist für den Paraffinanteil an den Hautoberflächenlipiden. Aufgrund dieser Untersuchungen ist anzunehmen, daß die Unterschiede in der in den Hautoberflächenlipiden nachgewiesenen Paraffinmenge vor allem auch durch die unterschiedlichen Umweltbedingungen zu erklären sind.

Haahti (1961) sowie Gloor et al. (1972 c) konnten gaschromatographisch zeigen, daß die Paraffine eine nahezu symmetrische Verteilung der Kettenlängen von C 16 bis C 32 zeigen, die im übrigen weitgehend der Verteilung entspricht, die man bei Untersuchung der Salbengrundlage Eucerin findet (Abb. 7). Diese symmetrische Verteilung spricht nach Haahti (1971) und Grimmer (1971) gegen eine Biosynthese der Paraffine. Gegen eine Biosynthese der Paraffine sprechen auch Untersuchungen von Nicolaides (1955), die einen Einbau von ^{14}C-Azetat in alle anderen Bestandteile der Hautoberflächenlipide, nicht aber in die Paraffine, fanden. Es muß aber darauf hingewiesen werden, daß grundsätzlich eine Biosynthese von Paraffinen möglich ist, da sie in pflanzlichem Material nachgewiesen wurde (Kolattokudy, 1968).

Aus diesem Grund wurde immer wieder vermutet, daß äußere Einwirkungen für die Entstehung der Paraffine verantwortlich sind. Besonders angeschuldigt wurden dermatologische und kosmetische Externa, wobei Grimmer et al. (1971) mit Recht darauf hinweisen, daß Externaverunreinigungen noch nach Wochen auf der Haut nachweisbar sein können. Es wurden jedoch immer wieder Paraffine auch bei Personen nachgewiesen, bei denen mit Sicherheit eine

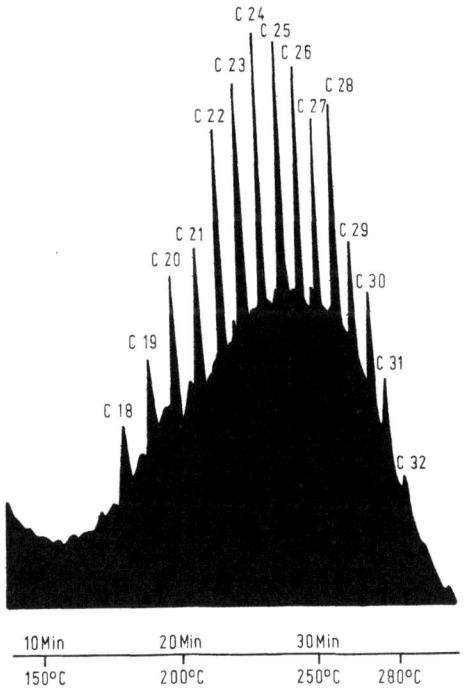

Abb. 7. Typische Gaschromatographiepattern der Paraffine in den Hautoberflächenlipiden (nach Gloor et al., 1972 c)

Verwendung solcher Externa ausgeschlossen werden kann, so daß die Verunreinigungen auf jeden Fall nicht immer den Nachweis von Paraffinen auf der Haut erklären können (Henseke u. Schiefer, 1961; Gershbein u. Krotoszynski, 1965; Josephs et al., 1974).

Die oben dargestellten Versuche von Gloor et al. (1974 b) sprechen dafür, daß Paraffine über Luftverunreinigungen auf die Haut kommen können. Daneben sind der Einbau alimentär aufgenommener Paraffine in die Hautoberflächenlipide (O'Neill et al., 1969; Grimmer, 1971) und die Aufnahme von Paraffinen durch Inhalation mit Ausscheidung in den Hautlipiden (Grimmer, 1971) zu diskutieren. Auf die Möglichkeit einer sekundären Entstehung von Paraffinen durch Umwandlung anderer Lipide weisen Henseke u. Schiefer (1961) sowie Grimmer et al. (1971) hin.

Interessant ist in diesem Zusammenhang der Nachweis von Paraffinen in Talgdrüsen und Komedonen. Horáček (1969) fand in isolierten Talgdrüsen einen niedrigen Gehalt an Paraffinen. Nicolaides et al. (1970 a) sowie Gloor u. Friederich (1974 b) konnten im Komedonenmaterial bei je einem Fall reichlich Paraffine nachweisen. Nicolaides et al. (1970 a) diskutieren die Entstehung von Paraffinen aus Fettsäuren durch Sarcina lutea und andere Keime. Da jedoch die Zusammensetzung der Kettenlängen der Fettsäuren den Kettenlängen der Paraffine nicht entspricht, ist eine derartige Deutung eher unwahrscheinlich. Bei offenen Comedonen ist es jedoch möglich, die Paraffinanteile in den Komedonenlipiden durch äußere Verunreinigungen zu erklären (Gloor u. Friederich, 1974 b).

Paraffine wurden auch in anderen tierischen und menschlichen Geweben, so in Arterienwänden und Lebergewebe, gefunden (Gazzarrini u. Nagy, 1966; Nagy et al., 1969). Im menschlichen Serum waren Paraffine ebenfalls nachweisbar (Skipski et al., 1967). Dabei soll es sich um Adsorption dieser Paraffine aus Lebensmitteln etc. oder um eine postmortale Dekompensation von anderen Lipiden handeln (Nagy et al., 1969). Bemerkenswert ist schließlich, daß im Inhalt von Keratinzysten keine Paraffine nachweisbar sind (Nicolaides et al., 1968 b).

IV. Lipogenese und Entleerung der Talgdrüsen
1. Lipogenese

Die Talgdrüse weist eine holokrine Sekretion auf. Je mehr Zellteilungen in der Talgdrüse erfolgen, desto größer wird in der Regel die Talgdrüse und desto mehr Lipide werden in der Talgdrüse synthetisiert. Ein Beispiel für die Vermehrung der Mitosen und für eine Vergrößerung der Talgdrüsen stellt die Acne vulgaris dar (Plewig, 1974). Eine Ausnahmesituation ergibt sich bei einer starken Verlängerung der Migrationszeit, da in diesem Fall die Talgdrüsen trotz verminderter Mitoserate vergrößert sein können. Beispiele sind die Altershaut (Plewig u. Kligman, 1977) und die senile Talgdrüsenhyperplasie (Luderschmidt u. Plewig, 1977 b). Aus der Bestimmung der Talgdrüsengröße und der Zählung der Mitosen in der Talgdrüse läßt sich eine sinnvolle Prüfmethode für Pharmaka entwickeln, die die Talgdrüsensekretion beeinflussen. Die Bestimmung der Talgdrüsengröße erfolgt meist histiometrisch mit Integrationsplatten, die Zählung der Mitosen über die Autoradiographie mit ^{3}H-Thymidin oder über die Colcemidmethode (Sauter u. Loud, 1975; Weirich u. Longauer, 1974; Gloor u. Kellermann, 1977 a, u. a.).

Plewig et al. (1971 a u. b) haben in der Talgdrüse zwischen differenzierten lipidproduzierenden und undifferenzierten Zellen unterschieden. Nach Injektion von ^{3}H-Thymidin schieben sich die markierten differenzierten Zellen erst nach 7 Tagen in die inneren Zellagen vor. Die Zeit bis zu einem Freiwerden der Lipide aus der Zelle durch holokrine Sekretion, vom Zeitpunkt der Mitose aus gerechnet, schätzen diese Autoren auf mehr als zwei Wochen. Andere Autoren sind der Auffassung, daß der Zeitraum etwas kürzer ist (Grana u. Bosco, 1969; Epstein u. Epstein, 1966; Downing et al., 1975).

Man könnte aus diesen Angaben schließen, daß es immer mehrere Wochen benötigt, bis ein Pharmakon, das die Lipogenese beeinflußt, sich auf die Hautoberflächenlipidmenge auswirkt. Nach eigenen Ergebnissen muß es jedoch nicht immer der Fall sein. So konnten wir an Selendisulfid und Omadine MDS zeigen, daß bereits wenige Tage nach der ersten Anwendung eine Talgdrüsensekretionssteigerung nachweisbar ist (Gloor et al., 1978 a; Gloor et al., 1978c).

Die Biosynthese der meisten in den Talgdrüsen- und Stratum corneum-Lipiden vorkommenden Lipide in der Talgdrüse bzw. in der Epidermis kann heute als gesichert angesehen werden. Als erste konnten Nicolaides et al. (1955) zeigen, daß ^{14}C-Azetat in Sterine, Fettsäuren und Squalen eingebaut wird. Patterson u. Griesemer (1959) konnten diese Ergebnisse bestätigen, fanden jedoch sehr große Unterschiede in der lipogenetischen Aktivität der verschiedenen Körperregionen. Long (1976) kam an Epidermiszellen zu entsprechenden Ergebnissen. Kellum et al. (1973) fanden nach Inkubation isolierter Talgdrüsen mit ^{14}C-Glukose und ^{14}C-markierten Aminosäuren den Einbau markierten Kohlenstoffs in Squalen, Glyzeride, Wachsester und Cholesterin. Nicolaides u. Rothman (1955) sowie Patterson u. Griesemer (1959) stellten übereinstimmend fest, daß die Talgdrüse vor allem Squalen, die Epidermis vor allem Cholesterin synthetisiert. Sehr exakte Ergebnisse, die alle diese Angaben im wesentlichen bestätigen, stammen von Vroman et al. (1969). Die Untersuchungen haben vor allem definitiv geklärt, daß die Phospholipide – wie bereits von Berry (1956) behauptet – der Biosynthese in der Talgdrüse unterliegen, was ursprünglich von Leonhardi et al. (1953) bestritten worden war. Die einzigen Substanzgruppen, die in den Hautoberflächenlipiden vorkommen, und bei denen bisher nicht mit Sicherheit eine Biosynthese nachgewiesen wurde, sind die Paraffine und bestimmte trans-ungesättigte Fettsäuren (Gloor et al., 1974 b; Morello u. Downing, 1976).

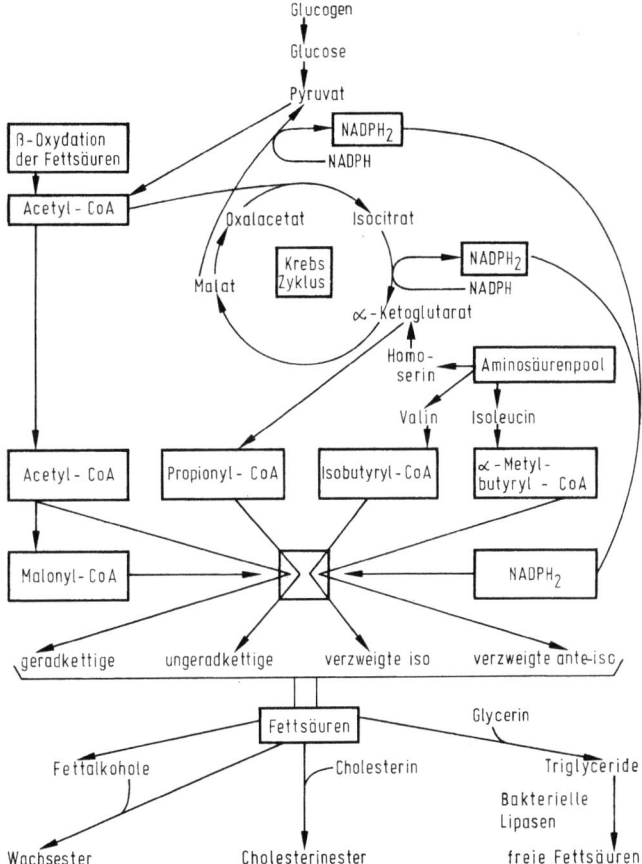

Abb. 8. Mögliche Synthesewege der Fettsäuren, der Fettalkohole, der Wachsester, der Cholesterinester und der Triglyzeride (nach Cunliffe u. Cotterill, 1975)

Dargestellt ist die Biosynthese der einzelnen Lipide in der Talgdrüse und in der Epidermis in Abb. 8, die der Monographie von Cunliffe u. Cotterill (1975) entnommen ist. Es muß jedoch in Betracht gezogen werden, daß die dargestellten Synthesewege noch weitgehend hypothetischen Charakter aufweisen. Zu erwähnen ist, daß nach Downing et al. (1977) die Synthese der Wachsester länger dauert als die Synthese des Squalen und der Glyceride. Der wohl am häufigsten bestrittene Syntheseweg ist der Aufbau geradzahliger Verbindungen aus Azetyl-CoA (Patterson u. Griesemer, 1959; Brooks et al., 1963; Wheatley et al., 1967; Vroman et al., 1969; Ziboh u. Hsia, 1969; Wilkinson, 1970; Wheatley et al., 1970; Downing u. Strauss, 1974). Für die Synthese ungeradzahliger

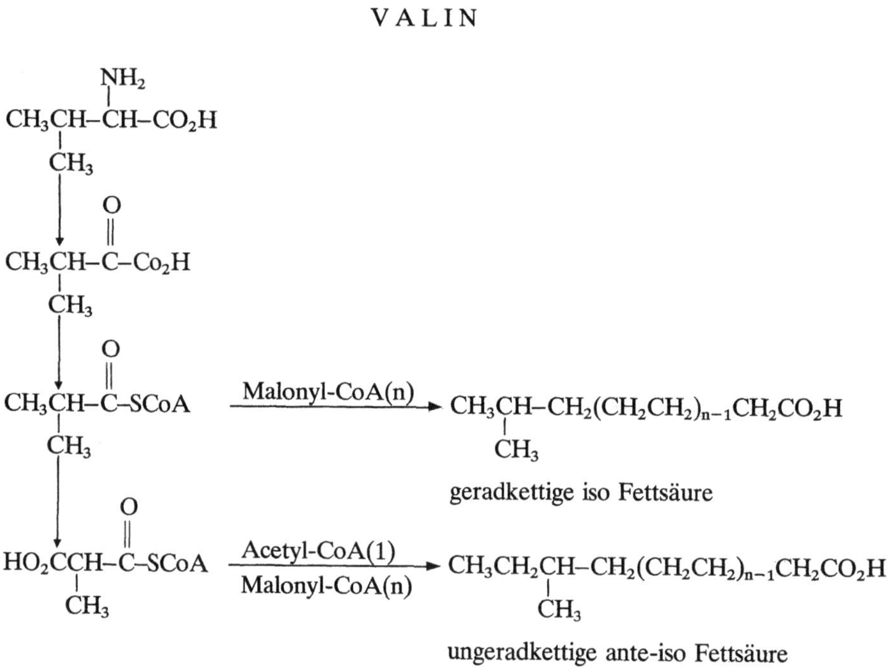

VALIN

$$CH_3CH-CH-CO_2H$$
$$\underset{CH_3}{|}\ \underset{}{|}NH_2$$

$$\downarrow$$

$$CH_3CH-\overset{O}{\overset{\|}{C}}-Co_2H$$
$$\underset{CH_3}{|}$$

$$\downarrow$$

$$CH_3CH-\overset{O}{\overset{\|}{C}}-SCoA \xrightarrow{\text{Malonyl-CoA(n)}} CH_3CH-CH_2(CH_2CH_2)_{n-1}CH_2CO_2H$$
$$\underset{CH_3}{|} \qquad\qquad\qquad\qquad\qquad\qquad \underset{CH_3}{|}$$

geradkettige iso Fettsäure

$$\downarrow$$

$$HO_2CCH-\overset{O}{\overset{\|}{C}}-SCoA \xrightarrow[\text{Malonyl-CoA(n)}]{\text{Acetyl-CoA(1)}} CH_3CH_2CH-CH_2(CH_2CH_2)_{n-1}CH_2CO_2H$$
$$\underset{CH_3}{|} \qquad\qquad\qquad\qquad\qquad\qquad \underset{CH_3}{|}$$

ungeradkettige ante-iso Fettsäure

Abb. 9. Mögliche Synthese verzweigtkettiger Fettsäuren aus Valin (aus Downing u. Strauss, 1974)

Ketten, die wesentlich seltener ist, dürfte das Propyonyl-CoA eine Rolle spielen. Bei der Synthese verzweigter Aminosäuren dürfte schließlich mehreren Aminosäuren, vor allem Valin, Leukin, Isoleukin und Methionin, eine Bedeutung zukommen (Wheatley, 1959; Kellum et al., 1973; Downing u. Strauss, 1974; Wheatley, 1974). Es muß jedoch darauf hingewiesen werden, daß insbesondere zur Synthese ungewöhnlicher Fettsäuren nur sehr hypothetische Vorstellungen existieren. Sie wurden zusammenfassend in jüngster Zeit von Downing u. Strauss (1974) dargestellt; teilweise werden sie in Abb. 9–13 angeführt.

Besondere Synthesewege gelten für das Squalen und das Cholesterin. Die Cholesterinsynthese erfolgt prinzipiell über die Mevalonsäure, das Squalen und das Lanosterin. Das Squalen ist also ein Zwischenprodukt der Cholesterinsyn-

LEUCIN

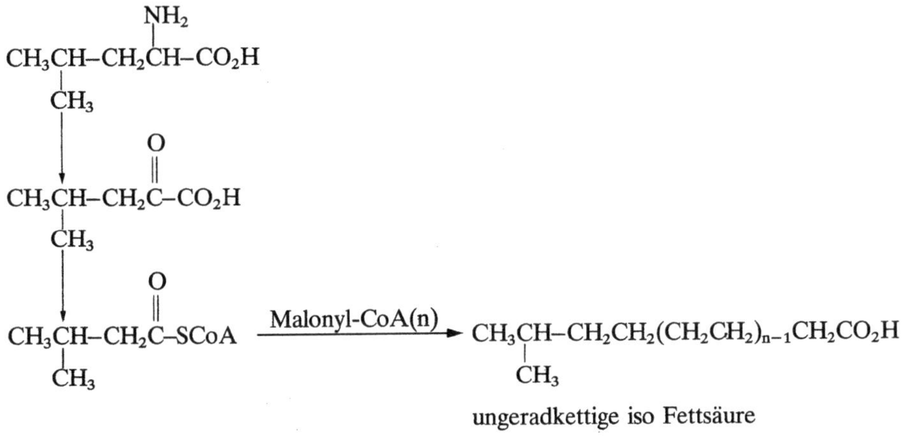

$$CH_3CH-CH_2\overset{NH_2}{\underset{}{CH}}-CO_2H$$
$$\underset{CH_3}{|}$$

↓

$$CH_3CH-CH_2\overset{O}{\underset{}{\overset{\|}{C}}}-CO_2H$$
$$\underset{CH_3}{|}$$

↓

$$CH_3CH-CH_2\overset{O}{\underset{}{\overset{\|}{C}}}-SCoA \xrightarrow{\text{Malonyl-CoA(n)}} CH_3CH-CH_2CH_2(CH_2CH_2)_{n-1}CH_2CO_2H$$
$$\underset{CH_3}{|} \qquad\qquad\qquad\qquad\qquad\qquad \underset{CH_3}{|}$$

ungeradkettige iso Fettsäure

Abb. 10, Mögliche Biosynthese verzweigtkettiger Fettsäuren aus Leukin (aus Downing u. Strauss, 1974)

ISOLEUCIN

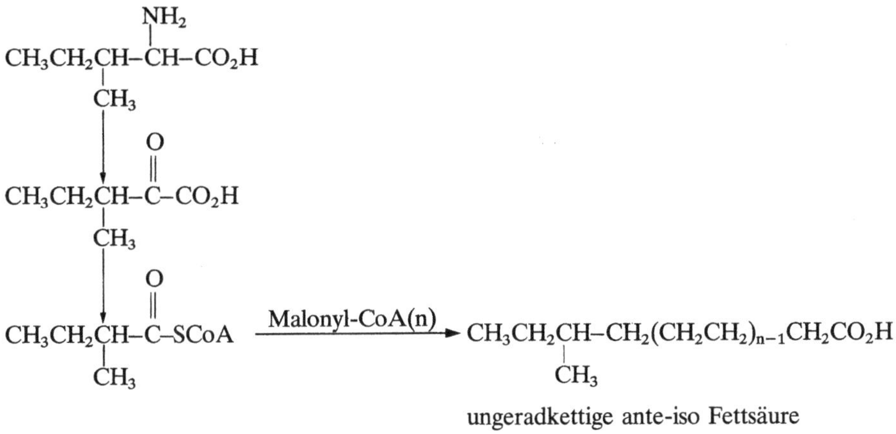

$$CH_3CH_2CH-\overset{NH_2}{\underset{}{CH}}-CO_2H$$
$$\underset{CH_3}{|}$$

↓

$$CH_3CH_2CH-\overset{O}{\underset{}{\overset{\|}{C}}}-CO_2H$$
$$\underset{CH_3}{|}$$

↓

$$CH_3CH_2CH-\overset{O}{\underset{}{\overset{\|}{C}}}-SCoA \xrightarrow{\text{Malonyl-CoA(n)}} CH_3CH_2CH-CH_2(CH_2CH_2)_{n-1}CH_2CO_2H$$
$$\underset{CH_3}{|} \qquad\qquad\qquad\qquad\qquad\qquad \underset{CH_3}{|}$$

ungeradkettige ante-iso Fettsäure

Abb. 11. Mögliche Biosynthese verzweigtkettiger Fettsäuren aus Isoleuzin (aus Downing u. Strauss, 1974)

these. In der Talgdrüse bleibt die Cholesterinsynthese offenbar größtenteils auf der Stufe des Squalen stehen. Deshalb findet sich in der Talgdrüse wenig Cholesterin und viel Squalen. Abb. 14 zeigt, daß vom Lanosterin an die Cholesterinsynthese auf zwei verschiedenen Wegen erfolgen kann. Es kann der sog.

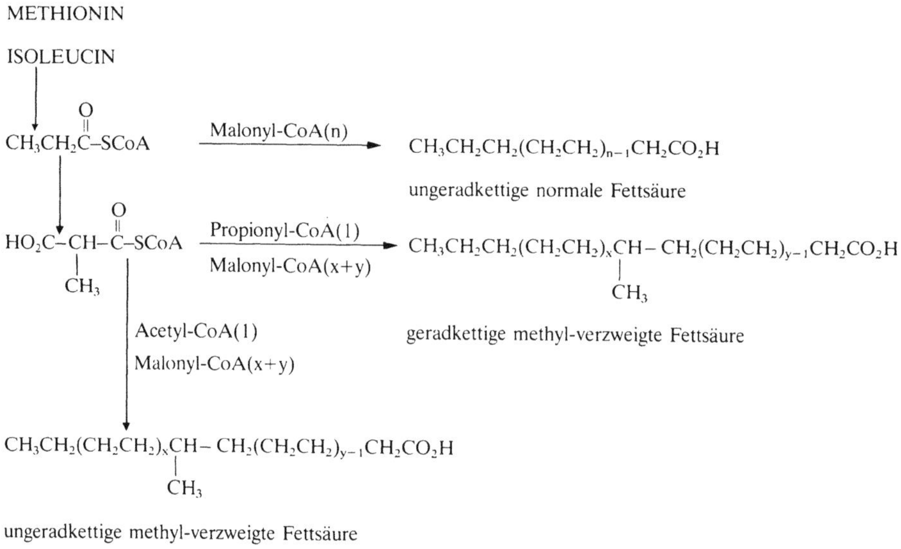

METHIONIN

ISOLEUCIN

$$CH_3CH_2\overset{O}{\overset{\|}{C}}-SCoA \xrightarrow{\text{Malonyl-CoA}(n)} CH_3CH_2CH_2(CH_2CH_2)_{n-1}CH_2CO_2H$$

ungeradkettige normale Fettsäure

$$HO_2C-CH-\overset{O}{\overset{\|}{C}}-SCoA \xrightarrow[\text{Malonyl-CoA}(x+y)]{\text{Propionyl-CoA}(1)} CH_3CH_2CH_2(CH_2CH_2)_xCH-CH_2(CH_2CH_2)_{y-1}CH_2CO_2H$$
$$\underset{CH_3}{|} \qquad\qquad\qquad\qquad\qquad\qquad\qquad\qquad\qquad\qquad \underset{CH_3}{|}$$

Acetyl-CoA(1)
Malonyl-CoA(x+y)

geradkettige methyl-verzweigte Fettsäure

$$CH_3CH_2(CH_2CH_2)_xCH-CH_2(CH_2CH_2)_{y-1}CH_2CO_2H$$
$$\underset{CH_3}{|}$$

ungeradkettige methyl-verzweigte Fettsäure

Abb. 12. Mögliche Biosynthese verzweigtkettiger Fettsäuren aus Methionin und Isoleuzin über Propionsäure (aus Downing u. Strauss, 1974)

(a) Biogenese der Fettsäuren der Δ6 Serie

$$CH_3CH_2CH_2CH_2CH_2CH_2CH_2CH_2CH_2CH_2CH_2CH_2CH_2CH_2CH_2CO_2H \qquad 16:0$$
$$\downarrow -2H$$
$$CH_3CH_2CH_2CH_2CH_2CH_2CH_2CH_2CH=CHCH_2CH_2CH_2CH_2CO_2H \qquad 16\Delta6$$
$$\downarrow +2C$$
$$CH_3CH_2CH_2CH_2CH_2CH_2CH_2CH_2CH=CHCH_2CH_2CH_2CH_2CH_2CH_2CO_2H \qquad 18\Delta8$$
$$\downarrow +2C$$
$$CH_3CH_2CH_2CH_2CH_2CH_2CH_2\ CH_2CH_2CH=CHCH_2CH_2CH_2CH_2CH_2CH_2CH_2CO_2H \qquad 20\Delta10$$

(b) Biogenese der Fettsäuren der Δ9 Serie

$$CH_3CH_2CH_2CH_2CH_2CH_2CH_2CH_2CH_2\ CH_2CH_2CH_2CH_2CH_2CO_2H \qquad 16:0$$
$$\downarrow -2H$$
$$CH_3CH_2CH_2CH_2CH_2CH_2CH=CHCH_2CH_2CH_2CH_2CH_2CH_2CO_2H \qquad 16\Delta9$$
$$\downarrow +2C$$
$$CH_3CH_2CH_2CH_2CH_2CH_2CH=CHCH_2CH_2CH_2CH_2\ CH_2CH_2CH_2CH_2CO_2H \qquad 18\Delta11$$
$$\downarrow +2C$$
$$H_3CH_2CH_2CH_2CH_2CH_2CH=CHCH_2CH_2CH_2CH_2\ CH_2CH_2CH_2CH_2\ CH_2CH_2CO_2H \qquad 20\Delta13$$

Abb. 13. Mögliche Biosynthese einfach ungesättigter Fettsäuren der menschlichen Hautoberflächenlipide (aus Downing u. Strauss, 1974)

Bloch-Weg und der Kandutsch-Russel-Weg eingeschlagen werden. Der Bloch-Weg scheint unter physiologischen Bedingungen zu überwiegen (Wilson, 1963).

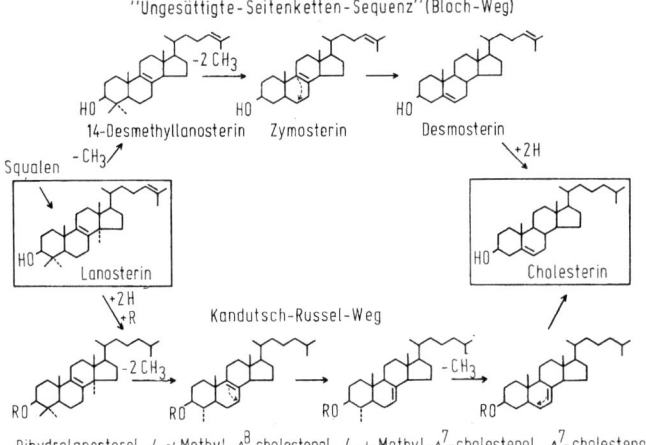

Abb. 14. Wege der Cholesterinsynthese: Bloch-Weg und Kandutsch-Russel-Weg (nach Herrmann et al., 1973)

Nach Goodman (1965) kommt dem freien Cholesterin in der Epidermis eine wichtige Rolle als Bestandteil zellulärer Membranen zu. Erst wenn die Zelle metabolisch inaktiv wird, kommt es zu einer Veresterung des freien Cholesterins. Verestert wird allerdings immer nur ein relativ kleiner Teil des freien Cholesterins (Freinkel u. Aso, 1969). Die Veresterung kann durch bakterielle Enzyme erfolgen (Freinkel u. Fiedler-Weiss, 1974; Puhvel, 1975; Puhvel et al., 1975). Während die bakterielle Aufspaltung der Triglyzeride in freie Fettsäuren auf der behaarten Kopfhaut auch außerhalb der Talgdrüsenausführungsgänge und des Stratum corneum stattfindet, ist eine bakterielle Cholesterinveresterung

Tabelle 4. Vergleich der Aktivitäten einiger hydrolytischer Enzyme in der Peripherie und im Zentrum der Talgdrüse (aus Michael u. Hoops, 1974)

Enzyme (M/Std/ kg Trockengew.)	Epidermis	Talgdrüse Peripherie	Talgdrüse Zentrum	Zentrum/ Peripherie
Saure Phosphatase	2,11±0,13 (1,76–2,48)	0,62±0,06 (0,56–0,65)	3,90±0,51 (2,71–4,77)	6,3
β Glukoronidase	0,035±0,002 (0,016–0,049)	0,045±0,004 (0,025–0,060)	0,069±0,001 (0,036–0,087)	1,5
β Glukosidase	0,012±0,001 (0,010–0,013)	0,017±0,002 (0,016–0,018)	0,022±0,003 (0,019–0,027)	1,3
β Galaktosidase	0,018±0,001 (0,017–0,021)	0,020±0,002 (0,018–0,024)	0,025±0,003 (0,020–0,029)	1,3

Jede Angabe bezieht sich auf den Mittelwert von 15 Bestimmungen ± Standardabweichungen. Untersucht wurden immer drei Hautproben. In Klammern findet sich der Schwankungsbereich für die untersuchten Personen.

auf der Kopfhaut oder Haaroberfläche unwahrscheinlich (Gloor u. Kohler, 1977 b). Die Talgdrüse produziert Talg durch holokrine Sekretion. Ort der lipidischen Umwandlung scheinen vor allem die Golgizonen und nicht die Mitochondrien zu sein (Ellis u. Henrikson, 1963; Rupec u. Hofmeister, 1968; Rupec, 1969). Bemerkenswerterweise findet man im Zentrum der Talgdrüse für

Tabelle 5. Bestandteile von Epidermis und Talgdrüsen (aus Michael u. Hoops, 1974)

	Epidermis	Talgdrüsen Peripherie	Zentrum
Proteine	703	423	295
µg/mg Trockengewicht	(610–819)	(320–490)	(280–315)
Lipide	181±10	561±28	652±42
µg/mg Trockengewicht	(129–298)	(513–600)	(581–690)
DNS	25,1±1,9	9,4±1,2	7,4±0,8
µg/mg Trockengewicht	(17,9–32,4)	(6,9–14,0)	(3,0–10,2)
Glukose	16,3±1,1	7,8±0,9	3,4±0,7
mMol/kg Trockengewicht	(14,3–17,6)	(6,7–9,4)	(3,1–3,9)
Glykogen	7,0±1,1	22,2±3,3	7,7±1,2
mMol/kg Trockengewicht	(6,1–8,4)	(9,6–36,8)	(5,5–10,1)
ATP	16,9±1,8	10,5±1,6	10,0±1,9
mMol/kg Trockengewicht	(13,3–23,7)	(7,9–13,8)	(8,1–12,8)

Jede Angabe für den Proteingehalt gibt den Durchschnitt von 9 Bestimmungen von 3 verschiedenen Hautproben wieder. Die anderen Angaben beziehen sich auf die Durchschnittswerte von 30 Bestimmungen ± Standardabweichung. Die Werte in Klammern geben die Schwankungsbreite für die verschiedenen Versuchspersonen wieder.

Tabelle 6. Verteilung von Enzymaktivitäten in den Talgdrüsen (aus Michael u. Hoops, 1974)

Enzyme (M/Std/kg Trockengew.)	Verteilung der Enzymaktivitäten in den Talgdrüsen Peripherie	Zentrum	p
Phosphorylase	0,049±0,002	0,17±0,003	0,001
Hexokinase	0,88 ±0,076	0,53±0,06	0,01
Phosphofruktokinase	1,38 ±0,20	1,20±0,25	NS
Aldolase	2,52 ±0,34	1,39±0,12	0,05
Glyzerinaldehyd-3-Phosphat-Dehydrogenase	1,43 ±0,10	1,37±0,14	NS
Pyruvatkinase	9,88 ±1,29	8,12±0,53	NS
Laktatdehydrogenase	27,8 ±3,7	24,6 ±2,1	NS
Maleinsäuredehydrogenase	40,5 ±1,8	38,0 ±4,9	NS
α-Glyzerophosphatdehydrogenase	7,52 ±0,93	4,46±0,77	0,05
Glukose-6-Phosphatdehydrogenase	8,01 ±0,49	3,82±0,65	0,001
6-Phosphat-Glukonsäuredehydrogenase	2,50 ±0,31	1,30±0,12	0,05
Maleinsäureenzym	1,66 ±0,16	1,19±0,34	NS
Isozitratdehydrogenase	11,2 ±1,9	5,86±0,27	0,05
Glutaminsäuredehydrogenase	0,28 ±0,01	0,16±0,02	0,001
Alanintransaminase	5,21 ±0,31	3,78±0,37	0,05
Asparginsäuretransaminase	1,89 ±0,21	1,17±0,12	0,05
β-Hydroxybuttersäure-CoA-Dehydrogenase	2,78 ±0,23	1,54±0,18	0,01

Jede Zahl stellt das Mittel von 6 Bestimmungen ± Standardabweichung dar.
NS = nicht signifikant

Tabelle 7. Gewebekonzentration von Nukleotiden und Enzymen in der Epidermis und im Talgdrüsengewebe (aus Michael u. Hoops, 1974)

	Gewebekonzentration von Nukleotiden und Enzymen		Talgdrüse/ Epidermis
	Epidermis	Talgdrüsen (Peripherie)	
Nukleotide (mMol/kg Trockengew.)			
Total NADP	0,18±0,01 (0,11–0,33)	0,48±0,04 (0,19–0,89)	2,7
NADPH	0,13±0,01 (0,08–0,28)	0,37±0,03 (0,13–0,70)	3,0
reduziert (%)	68,3 (53,0–84,2)	78,2 (60,0–92,3)	
Total NAD	1,42±0,08 (1,04–1,84)	1,38±0,07 (0,92–2,11)	1,0
NADH	0,33±0,04 (0,19–0,39)	0,50±0,05 (0,42–0,63)	1,5
reduziert (%)	23 (10,4–37,0)	34,2 (23,1–47,0)	
Glykolytische Enzyme (M/Std/kg Trockengew.)			
Phosphorylase	0,011±0,002 (0,005–0,020)	0,053±0,008 (0,021–0,105)	4,7
Phosphoglukomutase	0,58±0,08 (0,49–0,64)	3,82±0,46 (2,95–5,40)	6,6
Hexokinase	1,03±0,10 (0,53–1,36)	0,69±0,08 (0,45–0,95)	0,7
Phosphofruktokinase	1,27±0,21 (0,92–1,57)	1,65±0,22 (1,31–2,05)	1,3
Aldolase	1,09±0,14 (0,76–1,38)	2,99±0,21 (1,65–3,34)	2,1
Triose Isomerase	13,9±1,55 (13,6–14,2)	14,2±1,51 (13,9–14,5)	1,0
Glyzerinaldehyd-Phosphatdehydrogenase	5,34±0,43 (4,32–7,00)	1,67±0,24 (1,28–2,03)	0,3
Pyruvatkinase	13,5±1,33 (8,7–18,4)	8,18±1,02 (4,5–9,9)	0,6
Laktatdehydrogenase	26,3±1,78 (14,9–38,2)	28,0±2,80 (17,3–37,2)	1,1
Glyzerophosphatdehydrogenase	0,14±0,01 (0,10–0,23)	8,15±0,81 (5,4–10,9)	57,0
Pentosephosphatzyklus und NADPH produzierende Enzyme (M/Std/kg Trockengew.)			
Glukose 6 Phosphatdehydrogenase	1,01±0,08 (0,61–1,65)	8,42±0,62 (4,06–11,7)	8,3
6 Phosphatglukonsäuredehydrogenase	0,40±0,05 (0,27–1,04)	2,39±0,20 (1,45–2,78)	6,0
Ribose 5 Phosphatisomerase	0,052±0,010 (0,051–0,059)	0,32±0,03 (0,24–0,38)	6,1
Transketolase	0,10±0,02 (0,09–0,11)	0,46±0,02 (0,37–0,53)	4,5
Transaldolase	0,10±0,01 (0,07–0,13)	0,41±0,04 (0,34–0,54)	4,1
Isozitronensäuredehydrogenase	2,14±0,18 (1,64–2,72)	9,50±0,88 (7,59–11,8)	4,4
Maleinsäureenzym	0,22±0,01 (0,16–0,28)	2,78±0,20 (2,34–3,17)	12,6
Zitronensäurezyklusenzyme (M/Std/kg Trockengew.)			
Zitronensäuresynthetase	1,29±0,10 (1,02–1,50)	3,25±0,19 (1,97–4,45)	2,5
Isozitronensäuredehydrogenase (NAD)	0,19±0,01 (0,13–3,02)	0,26±0,02 (0,23–0,29)	1,4
Fumarase	7,39±0,27 (6,70–7,87)	23,2±0,96 (18,1–32,0)	3,1
Maleinsäuredehydrogenase	28,6±2,70 (27,5–29,8)	45,2±4,07 (40,4–51,2)	1,5
Enzyme, die Kohlenhydrate in Aminosäuren und Fettsäuren umwandeln (M/Std/kg Trockengew.)			
Glutaminsäuredehydrogenase	0,64±0,05 (0,47–0,75)	0,30±0,32 (0,21–0,37)	0,5
Alanintransaminase	0,54±0,07 (0,41–0,67)	5,28±0,71 (3,26–8,06)	9,8
Asparginsäuretransaminase	1,24±0,11 (1,12–1,35)	2,12±0,26 (1,89–4,58)	1,7
β-Hydroxybuttersäure CoA Dehydrogenase	0,74±0,07 (0,45–1,17)	2,36±0,46 (1,30–2,94)	3,2

Jede Zahl entspricht dem Durchschnitt von 25–40 Bestimmungen ± Standardabweichung von 4–7 Hautproben. In Klammern ist die Variationsbreite der Werte bei den untersuchten Hautproben angegeben.

einige hydrolytische Fermente (saure Phosphatase, β-Glukoronidase, β-Glukosidase, β-Galaktosidase) eine höhere Aktivität als in der Peripherie der Drüse. Eine entsprechende Aufstellung findet sich in Tabelle 4, die einer Arbeit von Michael u. Hoopes (1974) entnommen ist. Es scheint, daß diese Enzyme in einem Zusammenhang mit der holokrinen Sekretion stehen.

In Tabelle 5, die ebenfalls der Publikation von Michael u. Hoopes (1974) entnommen ist, finden sich Angaben über die Menge von Proteinen, Lipiden, DNA, Glukose, Glykogen und ATP in der Epidermis, dem Talgdrüsenzentrum und der Talgdrüsenperipherie. Es ist zu ersehen, daß mit Ausnahme der Lipide und des ATP in der Talgdrüsenperipherie höhere Werte zu finden sind als im Zentrum. Das gleiche gilt für sehr viele Enzyme. Eine entsprechende Aufstellung findet sich in Tabelle 6, die wiederum der Publikation von Michael u. Hoopes (1974) entnommen ist. Vermutlich hängen die meist höheren Werte in der Peripherie mit der Lipogenese zusammen.

Auch in der Epidermis sind zahlreiche Enzyme nachweisbar. Eine Gegenüberstellung der Enzymaktivitäten in der Epidermis und in der Peripherie der Talgdrüsen ist Tabelle 7 zu entnehmen, ebenfalls aus der Publikation von Michael u. Hoopes (1974). Diese Enzyme sind z. T. dafür verantwortlich, daß die für die Lipogenese notwendige Energie bereitgestellt wird. Angaben zur Lokalisation der Enzyme in der Epidermis finden sich bei Schäfer (1973 b). Im Stratum corneum ist kaum eine Enzymaktivität feststellbar. Die Aktivität glykolytischer Enzyme ist in allen Epidermisschichten gleich. Die Enzyme des aeroben Metabolismus finden ihr Maximum in den untersten Epidermisschichten, die Aktivität des Pentosephosphatzyklus ist am größten in den oberen Epidermisschichten.

Ein besonders interessantes Problem ist die tierexperimentelle Beobachtung von Sidi et al. (1968) sowie Archibald u. Shuster (1973), daß eine starke und häufige Entfettung die Sekretion der Talgdrüsen verstärke. Nach Auffassung von Leonhardi (1973) gilt dies für den Menschen nicht. Eberhardt (1976 b) hat jedoch in jüngster Zeit behauptet, daß auch beim Menschen eine häufige und starke Entfettung die Talgproduktion beschleunige. Es ist unklar, ob und ggf. wie die Lipogenese dadurch beeinflußt wird.

2. Entleerung der Talgdrüse

Die Hautoberflächenlipidmenge bleibt in der Regel über längere Zeit relativ konstant. Verhindert man jede Berührung der Haut über längere Zeit und mißt dann die Hautoberflächenlipidmenge, so stellt sich ein Wert ein, den Herrmann u. Prose (1951) als „total level" bezeichnen. Wird die Berührung der Haut jedoch nicht vermieden, kommt es zur Einstellung eines niedrigeren Wertes, des „casual level" (Herrmann u. Prose, 1951). Dies rührt in erster Linie daher, daß ein Teil der Lipide immer wieder durch den Abrieb durch Kleider (Bey, 1963) oder durch Zufallsberührungen entfernt wird. Herrmann et al. (1969) führen außer diesen Faktoren die Spreitung des Talgdrüsensekrets auf der Hautoberfläche an. Dieser Auffassung stehen jedoch Untersuchungen gegenüber, die gezeigt haben, daß eine Spreitung von Talgdrüsenlipiden in entferntere Körperregionen auf vor Berührung geschützter Haut eigentlich nicht in Frage kommt (Kligman u. Shelley, 1958; Dvorken et al., 1966; Schirren et al., 1966; Schirren u. Honsig, 1968; Gloor et al., 1973 c).

Wird eine Berührung der Haut vermieden, kommt es nach Entfettung der Haut zu einem zunächst sehr schnellen Lipidersatz, der sich langsam verringert und schließlich, bei Einstellung des „total level", völlig sistiert. Die Verhältnisse kommen in der aus einer Arbeit von Kuhn-Bussius (1974) entnommenen Abb. 15 gut zum Ausdruck. Wird die Berührung der Haut jedoch nicht vermieden, so kommt es zwar ebenfalls nach Entfetten der Haut zu einem zunächst sehr schnellen Lipidersatz, der sich allmählich verlangsamt, jedoch nie völlig zum Stillstand kommt, da laufend ein Teil der Lipide entfernt wird. Nach Lorenz et al. (1952) stellt sich der „casual level" nach Entfettung an der Nase in etwa

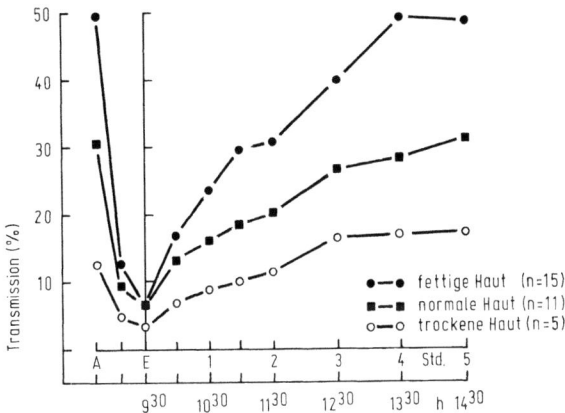

Abb. 15. Bestimmung der Talgregenerationszeit bei trockener, normaler und fettiger Haut (nach Kuhn-Bussius, 1974)

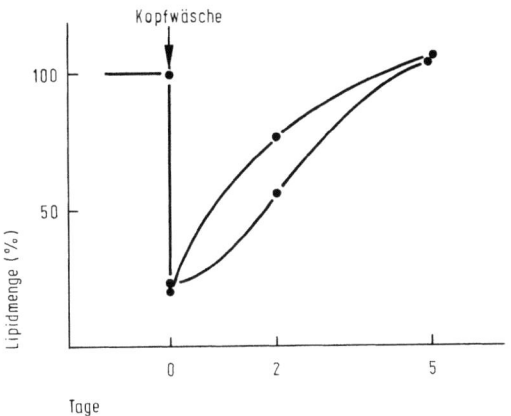

Abb. 16. Durchschnittliche Lipidmengen nach Kopfwäsche mit einer 6%igen Lösung von Polyäthylenglykolläuryläthersulfat-Natriumsalz bei Männern. Obere Kurve: gemeinsame Bestimmung der Kopfhautlipide und der an den proximalen 4½ cm der Haare haftenden Lipide. Untere Kurve: Bestimmung der an den distalen Haaranteilen haftenden Lipide (vereinfacht nach Gloor et al., 1973 g)

einer Stunde wieder ein. Für andere Körperstellen wurden Zeiträume von mehreren Stunden angegeben (Emanuel, 1938; Enderlin et al., 1954; Kligman u. Shelley, 1958; Haensch, 1960; Horáček u. Penázová, 1966; Kuhn-Bussius, 1974).

Ähnliche Verhältnisse gelten nach Untersuchungen von Gloor et al. (1973 g) am behaarten Kopf. Abb. 16 zeigt das Nachfetten der Haare (distaler Anteil) und der Kopfhaut unter Einschluß des proximalen Anteils der Haare. Es werden zwei Methoden einander gegenübergestellt, bei denen einmal isoliert die Lipide bestimmt werden, die an den distalen Anteilen der Haare und zum anderen die Lipide, die an der Kopfhaut und den unteren 4,5 cm der Haare haften. Der Abbildung ist zu entnehmen, daß es auch hier zu einem zunächst schnellen, sich dann verlangsamenden und schließlich sistierenden Lipidersatz kommt. Der Zeitraum bis zur Einstellung des Ausgangswertes beträgt allerdings 2 bis 5 Tage, ist also wesentlich länger als auf der unbehaarten Haut. Im distalen Anteil der Haare verläuft das Nachfetten verzögert.

Zahlreiche Autoren sind der Auffassung, daß die auf der Haut befindlichen Lipide die Talgdrüsensekretion im Sinn der Hemmung beeinflussen (Schnur u. Goldfarb, 1927; Emanuel, 1938; Miescher u. Schönberg, 1944; Dünner, 1946; Butcher u. Parnell, 1948; Butcher u. Coonin, 1949; Cunliffe u. Shuster, 1969 a; Gloor et al., 1973 b; Eberhardt, 1974; Kuhn-Bussius, 1974; Gloor et al., 1974 d), was jedoch vor allem von Sulzberger (1957), Kligman u. Shelley (1958) und Shelley (1958) scharf abgelehnt wird. Für eine zumindest teilweise Berechtigung der Annahme einer Entleerungshemmung spricht die von Kuhn-Bussius (1974) nachgewiesene Verlangsamung des Nachfettens bei zunehmender Lipidmenge auf der Haut. In die gleiche Richtung deuten Ergebnisse von Herrmann u. Prose (1951). Sie bestimmen durch direkte Extraktion die in 2 Std nach Entfetten der Haut ersetzten Lipide, wobei die Messung am Ende der gesamten Sammelperiode erfolgte. Außerdem bestimmten sie die Summe der Lipidmengen, die sie erhielten, wenn sie nach vorausgegangener Entfettung 4mal nach Ablauf einer $^1/_2$ Std die Lipide durch direkte Extraktion von der Haut entfernten. Die zuletzt genannte Methode ergab wesentlich höhere Werte als die zuerst genannte. Da die Spreitung der Talgdrüsenlipide – wie bereits angegeben – gering ist, sprechen diese Ergebnisse für eine Hemmung der Talgdrüsensekretion durch Lipide, die auf der Haut vorhanden sind. Schließlich ist die von Gloor et al. (1973 g) nachgewiesene Verlangsamung des Lipidersatzes bei zunehmender Lipidmenge auf Kopfhaut und Haaren nicht anders zu erklären.

Untersuchungen von Gloor et al. (1973 b) haben gezeigt, daß die Anwendung von 70%igem Isopropylalkohol dazu führt, daß ein Teil der Lipide, die auf der Kopfhaut noch verblieben sind, auf die Haare aufzieht. 2 Tage nach der Kopfwäsche fanden die Autoren auf der Kopfhaut und den unteren Anteilen der Haare nach Anwendung des Haarwassers signifikant weniger Lipide, als wenn das Haarwasser nicht angewendet wurde. Da die primäre Entfettung durch die Haarwäsche die Lipidmenge auf Kopfhaut und Haaren 2 Tage nach der Kopfwäsche nur wenig beeinflußt (Gloor et al., 1973 g), ist anzunehmen, daß die an den Haaren haftenden Lipide die Talgsekretion am behaarten Kopf hemmen.

In die gleiche Richtung dürften Ergebnisse von Gloor et al. (1974 d) deuten. Die Autoren konnten zeigen, daß die Menge der Lipide auf der Kopfhaut und den unteren $4^1/_2$ cm der Haare um so größer ist, je länger die Haare sind. Dieser Befund kann vor allem mit den oben genannten Ergebnissen von Gloor et al. (1973 b) zusammen am besten so gedeutet werden, daß die Talgdrüsensekretion erst dann gehemmt wird, wenn die Haare bis zu ihrer Spitze nachgefettet sind. Wenn man von der Vermutung ausgehen will, daß die Hemmung der Talgdrüsensekretion durch eine mechanische, teilweise Obstruktion des Talgdrüsenausführungsganges durch die vorhandenen Lipide erfolgt, so könnte man sich gut vorstellen, daß der Dochteffekt des Haares so lange einen weitgehenden Verschluß des Talgdrüsenausführungsganges verhindert, bis das Haar bis zur Spitze nachgefettet ist.

Damit übereinstimmend sind Untersuchungen von Gloor et al. (1975 h). Die Autoren fanden, daß die Kopfhaut und die Haare schneller nachfetten, wenn die Trocknung der Haare nach der Haarwäsche mit einem Heißluftfön erfolgt als wenn das spontane Abtrocknen der Haare abgewartet wird. Wahrscheinlich wird das Aufziehen der Lipide, die nach der Kopfwäsche auf der Kopfhaut verblieben sind, durch das Fönen verlangsamt. Dadurch kommt es zu einer verlängerten und verstärkten Sogwirkung des Haares.

In jüngster Zeit sind Publikationen von Eberhardt (1976 a u. b) erschienen, die einen Sogeffekt des Haares auf die Lipide in Zweifel ziehen. Dies wird vor allem aus der diskontinuierlichen Verteilung der Lipide auf den Haaren geschlossen. Neueste noch nicht publizierte Befunde aus dem Arbeitskreis um Turek (1978) lassen vermuten, daß ein kapillärer Sogeffekt zwischen den Haaren zustande kommt. Sie sprechen im übrigen auch für ein langsameres Nachfetten des Haares bei der Frau als wir es beim Mann gefunden haben (vgl. Abb. 16). Man kann also die Untersuchungen von Eberhardt wohl nicht als definitiven Beweis gegen einen Sogeffekt des Haares auf die Kopfhautlipide ansehen.

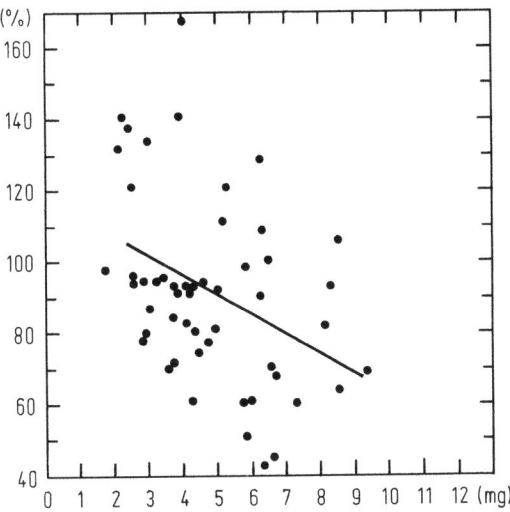

Abb. 17. Beziehung zwischen dem Steady state der Kopfhaut- und Haarlipide und dem Anteil der bei der Kopfwäsche entfernten Lipide, der in 5 Tagen nach der Kopfwäsche ersetzt wird. Beim Seborrhoiker ist der Ausgangslipidspiegel noch nicht erreicht, wohl aber beim Sebostatiker (aus Gloor u. Kohler, 1977 a)

Interessante Gesichtspunkte ergeben sich, wenn man die Zeitdauer betrachtet, die vergeht, bie es zur Einstellung des „steady state" der Kopfhaut- und Haarlipide auf der Kopfhaut kommt. Betrachtet man Abb. 15, die einer Publikation von Kuhn-Bussius (1974) entnommen ist, so ist zu ersehen, daß der Ausgangslipidspiegel beim Sebostatiker schneller erreicht ist als beim Seborrhoiker. Zu exakt den gleichen Ergebnissen kamen Gloor u. Kohler (1977 a) auf der behaarten Kopfhaut. In Abb. 17 ist der Ausgangslipidspiegel in einen Vergleich gesetzt zu dem Anteil der Lipide, der in 5 Tagen nach der Kopfwäsche ersetzt wird, an den entfernten Lipiden. Es zeigt sich, daß beim Sebostatiker der Ausgangslipidspiegel nach 5 Tagen erreicht ist, nicht aber beim Seborrhoiker. Die Seborrhoe ist also offenbar nicht nur dadurch bedingt, daß die Talgdrüsensekretion beschleunigt ist, sondern auch dadurch, daß sich der Ausgangslipidspiegel später einstellt.

Dieses Phänomen ist schwer zu erklären. Am ehesten wäre denkbar, daß die Größe der Talgdrüsenausführungsgänge beim Seborrhoiker anders als beim Sebostatiker ist. Exakte Beweise dafür fehlen jedoch bisher. Es konnte aber vom Arbeitskreis um Cunliffe gezeigt werden, daß die Talgdrüsenausführungsgänge eine unterschiedliche Weite aufweisen, die u. a. vom Hydrationszustand der Keratine abhängig ist (Williams et al., 1974; Cunliffe et al., 1976 b; Cunliffe et al., 1976 c).

V. Änderung der Menge und Zusammensetzung der Hautoberflächenlipide unter verschiedenen Umständen

1. Hautoberflächenlipidmenge

Wesentliche Änderungen der Hautoberflächenlipidmenge resultieren fast durchwegs aus Änderungen der Talgdrüsensekretion. Dies ergibt sich vor allem daraus, daß die Talgdrüsenlipide an den meisten Körperstellen bei weitem über die epidermalen Lipide überwiegen. So geben Greene et al. (1970) an, daß bei Lipidmengen über 100 µg/cm² praktisch davon ausgegangen werden kann, daß der Anteil der epidermalen Lipide nur gering ist.

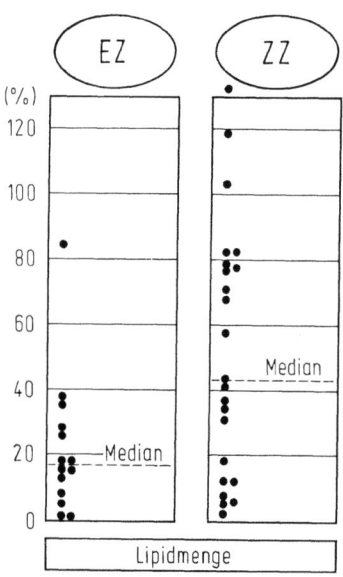

Abb. 18. Diskordanzen zwischen Zwillingen bei eineiigen und zweieiigen Zwillingen (aus Gloor u. Schnyder, 1977)

a) Hereditäre Faktoren

Gloor u. Schnyder (1977) konnten zeigen, daß die Diskordanz zwischen eineiigen Zwillingen signifikant geringer ist als zwischen zweieiigen Zwillingen. Dies beweist, daß die Hautoberflächenlipidmenge genetisch determiniert ist.

Die Ergebnisse, die in Abb. 18 dargestellt sind, zeigen jedoch darüberhinaus, daß der genetische Einfluß auch quantitativ sehr erheblich ins Gewicht fällt. Nach Eckstein (1971) sollen zudem Beziehungen zwischen Konstitutionstypus und Talgsekretion bestehen. Diese Auffassung konnte jedoch durch entsprechende Untersuchungen von Gloor et al. (1973 e) nicht bestätigt werden.

b) Lebensalter und Geschlecht

In der Literatur besteht Einigkeit darüber, daß die Talgsekretion im Kindesalter gering ist, in der Pubertät zunimmt und bei alten Leuten wieder geringer wird (Emanuel, 1936; Kvorning, 1949 b; Nicolaides u. Rothman, 1953; Enderlin et al., 1954; Brun et al., 1955; Horáček u. Černíková, 1958 a; Korolev, 1962; Steigleder u. Herminghaus, 1969; Cunliffe u. Shuster, 1969 a; Cotterill et al., 1972 c). Beim Neugeborenen ist die Talgdrüsensekretion jedoch zunächst noch wegen der mütterlichen Hormone relativ hoch (Agache et al., 1977). Nicht ganz einheitlich sind die Auffassungen darüber, wie sich die Talgsekretion zwischen dem 20. Lebensjahr und dem Senium verhält. Exakte Untersuchungen dazu haben Iversen et al. (1953) vorgenommen. Signifikante Unterschiede bezüglich des „casual level" konnten nach der Pubertät zwischen den einzelnen Altersgruppen nicht erhoben werden. Zu ähnlichen Ergebnissen kam Kirk (1948) bei der Bestimmung der Lipidsekretion/Zeiteinheit. Er fand bis zum 70. Lebensjahr eine weitgehende Konstanz der Werte. Erst nach dem 70. Lebensjahr kam es vor allem bei Frauen zu einem starken Absinken der Talgsekretion. Schäfer u. Kuhn-Bussius (1970) fanden bei Versuchspersonen zwischen 17 und 25 Jahren signifikant höhere Lipidmengen als bei Personen zwischen 25 und 35 Jahren. Gloor et al. (1973 e) konnten zeigen, daß die Hautoberflächenlipidmenge (casual level) bei Versuchspersonen zwischen 21 und 35 Jahren signifikant größer ist als bei Personen zwischen 35 und 70 Jahren. Gleichsinnig sind Untersuchungen von Cunliffe u. Shuster (1969 a) (Abb. 19).

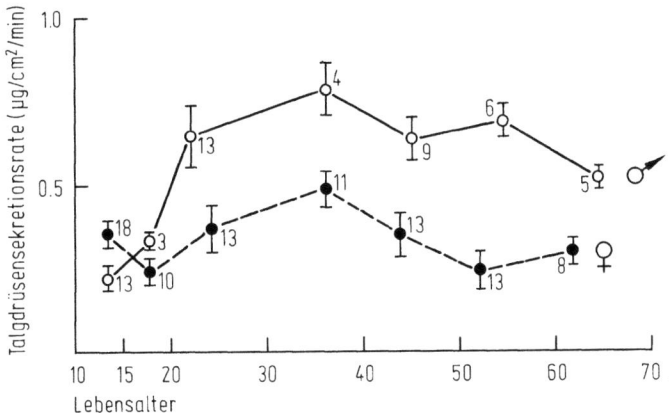

Abb. 19. Talgdrüsensekretion/Zeiteinheit bei beiden Geschlechtern und in verschiedenen Altersschichten (aus Cunliffe u. Shuster, 1969 a)

Auch Unterschiede bezüglich des Geschlechts sind bekannt. So wird vielfach angenommen, daß beim Mann die Talgsekretion größer ist als bei der Frau (Emanuel, 1936; Lincke, 1949; Brun et al., 1955; Kvorning, 1949 a; Kirk u. Chieffi, 1956; Korolev, 1962; Cunliffe u. Shuster, 1969 a). Vor allem Ergebnisse von Kirk (1948), Iversen et al. (1953), Gloor et al. (1973 e) sowie Gloor et

Tabelle 8. Menge und Zusammensetzung der Hautoberflächenlipide in Abhängigkeit von Lebensalter und Geschlecht (aus Gloor et al., 1975 d)

Prozentualer Anteil	männlich 8–12 Jahre (n=9)	männlich 18–80 Jahre (n=42)	weiblich 8–12 Jahre (n=9)	weiblich 18–80 Jahre (n=38)	Gesamtzahl (n=103)
Lipidmenge (mg/16cm^2)	0,40 (0,21)	1,50 (0,84)	0,96 (0,46)	1,57 (0,82)	1,37 (0,85)
Freies Cholesterin (%)	10,50 (5,75)	8,81 (2,42)	7,81 (2,93)	8,49 (3,87)	8,72 (3,43)
Freie Fettsäuren (%)	5,71 (3,16)	24,82 (6,93)	13,49 (5,73)	21,96 (6,15)	20,89 (8,81)
Triglyzeride (%)	47,60 (5,99)	30,74 (5,96)	40,28 (6,61)	34,68 (5,30)	34,65 (8,04)
Wachs- und Cholesterinester (%)	15,26 (3,33)	20,45 (2,34)	17,61 (3,16)	18,60 (2,95)	19,02 (3,15)
Squalen (%)	13,87 (2,11)	9,30 (3,40)	13,51 (1,15)	11,31 (5,16)	10,92 (4,23)
Paraffine (%)	6,94 (3,96)	5,84 (2,50)	7,24 (6,00)	4,99 (2,67)	5,75 (3,14)

al. (1975 d) sprechen dafür, daß die Unterschiede nicht sehr groß sind. Nach Kirk (1948) sind sie vor allem im Senium ausgeprägt. Vergleicht man die Ergebnisse von Cunliffe u. Shuster (1969 a) (Abb. 19) mit den Ergebnissen von Gloor et al. (1975 d) (Tabelle 8), so drängt sich die Auffassung auf, daß die Sekretionsrate der Talgdrüsen beim Mann wesentlich höher als bei der Frau ist, daß aber der „steady state" nur wenig differiert. Die Ergebnisse beider Arbeitsgruppen zeigen im übrigen übereinstimmend, daß in der Pubertät vorübergehend die Talgdrüsensekretion beim weiblichen Geschlecht wesentlich größer ist. Von beiden Arbeitsgruppen wird dies durch den früheren Eintritt der Geschlechtsreife beim weiblichen Geschlecht erklärt.

Erwähnt werden muß in diesem Zusammenhang, daß von mehreren Autoren eine Abhängigkeit der Talgsekretion vom weiblichen Zyklus beschrieben wurde (Amann, 1966; Burton et al., 1973 b; Agache et al., 1975), eine Auffassung, der allerdings von Jadassohn u. Schaaf (1971) widersprochen wird. Auf eine Reduktion der Talgdrüsensekretion in der Schwangerschaft haben Brun u. Ritz (1958) hingewiesen. Umgekehrt wird von Burton et al. (1975 b) eine Vermehrung der Talgdrüsensekretion in der Schwangerschaft angegeben. Trotz der vielfach zu beobachtenden Feminisierungserscheinungen fanden Greene et al. (1971) bei Leberzirrhose keine verminderte Talgdrüsensekretion.

Zu erwähnen ist schließlich, daß Freinkel (1963) zeigen konnte, daß die Präputialdrüse der Ratte – ein bevorzugtes tierexperimentelles Modell für die Talgdrüse (Jones u. Woodbury, 1964) – in gleicher Weise durch Alters- und Geschlechtsfaktoren beeinflußt wird.

c) Sexualhormone

α) **Androgene.** Durch zahlreiche Untersucher konnte am Menschen, aber auch an verschiedenen tierexperimentellen Modellen gezeigt werden, daß Androgene eine Vergrößerung der Talgdrüsen und eine Verstärkung der Talgdrüsensekretion prinzipiell hervorrufen können (Lutz, 1948; Ebling, 1948; Haskin et al., 1953; Kukita, 1958; Smith, 1959; Smith u. Brunot, 1961; Strauss u.

Pochi, 1963 b; Owens u. Knox, 1967; Ebling u. Skinner, 1967; Sweeney et al., 1969; Nikkari u. Valavara, 1970; Ebling, 1970 a, b; Steigleder u. Cortes-Cortes, 1971; Thody u. Shuster, 1970; Sansone et al., 1971; Winkler, 1972; Ebling et al., 1973; Sauter u. Loud, 1975). Nach Pochi u. Strauss (1969) soll sich die Wirkung der verschiedenen Androgene erheblich unterscheiden; unter mehreren von diesen Autoren untersuchten Androgenen war Testosteron am wirksamsten für die Talgdrüsenstimulierung.

Beim Menschen ist die Androgenwirkung unterschiedlich zu beurteilen. Beim gesunden jungen Mann soll die Verabreichung von Androgenen die Talgdrüsensekretion nicht beeinflussen (Winkler, 1972). Speziell beim Aknepatienten kann eine talgdrüsenstimulierende Wirkung von Testosteron nicht ohne weiteres vorausgesetzt werden (Cooper et al., 1977). Im Gegensatz dazu ist im Senium beim Mann durch Androgene eine Stimulierung der Talgdrüsensekretion möglich (Smith u. Brunot, 1961). Die Kastration hat beim Mann eine Reduktion der Talgdrüsensekretion zur Folge. Auf der anderen Seite führt bei kastrierten Männern eine Androgengabe zu einer Stimulation der Talgdrüsensekretion (Pochi u. Strauss, 1963). Auch bei der Frau läßt sich die Talgdrüsensekretion durch Androgene stimulieren. Bei der Verabreichung von Anabolika kann dementsprechend eine vermehrte Talgsekretion das erste Zeichen einer Virilisierung darstellen (Winkler, 1972).

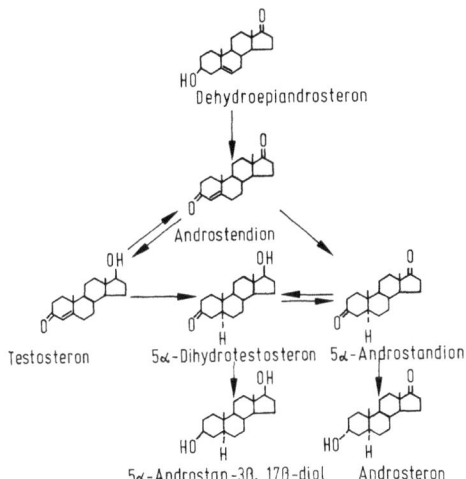

Abb. 20. Androgenmetabolismus in der Haut (nach Ebling et al., 1973)

Bei der Beurteilung der Androgenwirkung ist zu beachten, daß eine Umwandlung in der Haut physiologischerweise erfolgt. Eine umfassende Darstellung dieses Metabolismus geben Ebling et al. (1973) (vgl. Abb. 20). Die Autoren weisen darauf hin, daß Hypophysenhormone wahrscheinlich in diesen Metabolismus eingreifen und vor allem bei der Umwandlung von Testosteron in stärker talgdrüsenstimulierende Verbindungen von Bedeutung sind. Sansone u. Reisner (1971) vertreten die Auffassung, daß die bei Aknekranken nachweisbare Seborrhoe in Verbindung zu bringen sei mit der Umwandlung von Testosteron in Dihydrotestosteron, die bei Aknekranken in stärkerem Maß erfolgen soll. Dies wird jedoch von Hay et al. (1977) bestritten.

β) **Antiandrogene.** Antiandrogene sind imstande, im Tierexperiment und beim Menschen die Wirkung der Androgene teilweise aufzuheben (Jones u. Woodbury, 1964; Neumann u. Elger, 1966; Winkler, 1968; Strauss u. Pochi, 1968; Strauss et al., 1969; Saunders u. Ebling, 1969; Strauss u. Pochi, 1970 a; Ebling, 1970 a, b; Winkler, 1968, 1972; Winkler u. Schäfer, 1972; Winkler u. Schäfer, 1973; Burton et al., 1973 c; Lutsky et al., 1975). Dabei besteht keine Parallelität zwischen antiandrogener und sebosuppressiver Wirkung (Jones u. Woodbury, 1964; Saunders u. Ebling, 1969; Strauss u. Pochi, 1970 a). Ein möglicher Wirkungsmechanismus ist nach Hsia u. Voigt (1974) die Hemmung der Dihydrotestosteronbildung. Bei topischer Verabreichung erwiesen sich Antiandrogene bisher als nicht wirksam (Winston u. Frank, 1964; Cunliffe et al., 1969; Pye et al., 1976 u. a.), obwohl eine Resorption durch die Haut angenommen werden muß (Knetsch et al., 1977). Die Wirkung der Antiandrogene scheint auf einer Verminderung der Mitosen und einer Lipogenesehemmung in den Talgdrüsen zu beruhen (Ebling, 1970 a, b, 1974; Luderschmidt u. Plewig, 1977 a). Vor allem die zyklische Verabreichung von Cyproteronazetat in Kombination mit Äthinylöstradiol (Diane®) scheint sich auch praktisch therapeutisch zu bewähren; zudem wird durch diese Kombination der Effekt eines Ovulationshemmers erzielt (Winkler u. Schäfer, 1972, 1973). Eine andere therapeutische Möglichkeit ist nach Ludwig (1976) die Verabreichung der Östrogen/Gestagenkombination Eunomin®, da das darin enthaltene Gestagen Chlormadinoazetat eine ausgesprochen antiandrogene Wirkung hat.

γ) **Östrogene.** Östrogene erwiesen sich bei zahlreichen Untersuchungen am Menschen und am Tier als talgdrüsensekretionshemmend (Lutz, 1948; Ebling, 1948; Bullough u. Laurence, 1960; Strauss u. Pochi, 1964 a; Ebling u. Skinner, 1967; Sweeney et al., 1969; Ebling, 1970 a, b). Nach Bullough u. Laurence (1960) scheint sich bei den Östrogenen die endokrine Wirkung nicht mit der sebosuppressiven Wirkung parallel zu verhalten. Ebling (1970, 1974) hebt hervor, daß die Östrogene nicht so sehr die Mitosen in den Talgdrüsen herabsetzen, wie die Antiandrogene, sondern mehr in die Lipogenese eingreifen. Sweeney et al. (1969) fanden jedoch eine Reduktion der Mitoserate in Talgdrüsen durch Östrogene. Teilweise könnte die Wirkung der Östrogene darauf beruhen, daß sie zu einer Hemmung der Androgenproduktion führen (Winkler, 1972). Therapeutisch läßt sich die sebosuppressive Wirkung der Östrogene entweder durch topische Verabreichung (Langhof, 1957; Gloor et al., 1974 a) oder durch systemische Verabreichung in Ovulationshemmern bei der Frau (Strauss u. Pochi, 1963 a; Pochi u. Strauss, 1966, 1967 b; Bonelli et al., 1968; Aron-Brunetiere u. Robin, 1968, 1959; Ludwig, 1968, 1972; Tronnier, 1972) ausnützen. Dabei empfiehlt es sich, östrogenreiche Ovulationshemmer zu benützen. Eine Übersicht über den Östrogenanteil verschiedener in der BRD im Handel befindlicher Spezialitäten findet sich bei Tenhaeff (1971).

δ) **Gestagene.** Progesteron soll, ähnlich wie die Androgene, einen talgdrüsensekretionsstimulierenden Effekt haben, der jedoch sicher sehr viel niedriger ist als der der Androgene (Haskin et al., 1953; Smith, 1959; van der Lely, 1966), eine Auffassung, die jedoch durch Untersuchungen anderer Autoren (Ebling, 1948; Smith u. Brunot, 1961) nicht bestätigt wurde. Fayolle (1975) hat Progesteron zur Lokalbehandlung der Seborrhoe empfohlen. Nicht einheitlich dürfte der Effekt der verschiedenen synthetischen Gestagene zu beurteilen sein. Es gibt ebenso Gestagene mit einer androgenartigen wie Gestagene mit einer antiandrogenartigen Wirkung auf die Talgdrüse. Ein Beispiel für ein antiandrogen wirksames Gestagen ist Chlormadinonazetat, das in der Spezialität Eunomin® therapeutisch angewendet wird.

d) Andere Hormone

α) **Nebennierenrindenhormone.** Schwer zu beurteilen ist die Wirkung der Nebennierenrindenhormone auf die Talgsekretion, soweit es sich nicht um Androgene handelt. Von den Glukokortikoiden wird angenommen, daß sie in einem Teil der Fälle die Talgdrüsensekretion hemmen (Heite u. Streckhardt, 1962). Nach Pochi u. Strauss (1967 a) soll dies allerdings nur bei Frauen gelten. Je nach Ausgangsbedingungen soll eine die Talgsekretion anregende Wirkung möglich sein (Kooij u. de Graaf, 1953; Strauss u. Kligman, 1959). Bei Kastraten und eventuell auch bei Frauen wirken Glukokortikoide wahrscheinlich deshalb sebosuppressiv, weil sie die physiologische Androgenbildung in den Nebennierenrinden verhindern (Strauss, 1968). Bei topischer Anwendung von Dexamethason fanden Gloor u. Mildenberger (1977) keine Beeinflussung der Talgdrüsensekretion.

β) **Hypophysenhormone.** Eine intakte Hypophyse gehört zu den Voraussetzungen für eine normale Talgdrüsensekretion. Bei einer Akromegalie kommt es zu einer starken Seborrhoe, die nach Hypophysektomie reversibel ist (Burton et al., 1972). Im Gegensatz dazu ist eine Hypophysenunterfunktion mit einer verminderten Talgdrüsensekretion in Zusammenhang zu bringen, die sich auch durch eine Substitutionstherapie nicht völlig normalisiert (Goolamali et al., 1973). Hypophysenhormone scheinen einen direkten talgdrüsensekretionsfördernden Einfluß zu haben (Lorincz, 1963; Yip u. Freinkel, 1963; Singh u. Freinkel, 1964; Woodbury et al., 1965; Ebling et al., 1970; Ebling, 1974); es ist jedoch nicht ganz klar, ob sie eine unabdingbare Voraussetzung für die Androgenwirkung auf die Talgdrüse darstellen (Ebling et al., 1970; Thody u. Shuster, 1970). Wahrscheinlich greifen sie – wie bereits erwähnt – in den Androgenmetabolismus der Haut ein (Ebling et al., 1973; Ebling, 1974). Eventuell ist die Wirkung teilweise darauf zurückzuführen, daß Hypophysenhormone die Freisetzung androgen wirksamer Substanzen in der Nebenniere beeinflussen, die ihrerseits in der Haut zu hochwirksamen talgdrüsenstimulierenden Wirkstoffen metabolisiert werden können (Ebling, 1970 b; Shuster u. Thody, 1974). Es ist nicht ganz geklärt, welche Hypophysenhormone im einzelnen wirksam werden. Nach Woodbury et al. (1965) ist davon auszugehen, daß u. a. ein Faktor wirksam wird, der nicht mit dem ACTH identisch ist. Eine Rolle des α-Melanozyten-stimulierenden Hormons wird diskutiert (Shuster u. Thody, 1974; Goolamali et al., 1974).

γ) **Schilddrüsenhormone.** Auf eine Bedeutung der Schilddrüsenhormone für die Talgdrüsensekretion könnten Ergebnisse von Kalantaevskaya (1958), Kulagin (1968), Thody u. Shuster (1971), Shuster u. Thody (1974) und Ebling (1974) hindeuten.

δ) **Andere Hormone.** Bemerkenswert ist in diesem Zusammenhang noch, daß Burton et al. (1970 a) die von ihnen nachgewiesene Erhöhung der Talgdrüsensekretion bei Patientinnen mit Mammakarzinomen in einen Zusammenhang mit der Vermehrung talgdrüsensekretionssteigernder Faktoren (Hormone?) bringen. Einen entsprechenden Befund erhoben Goolamali u. Shuster (1974) bei benignen Mammatumoren.

e) Ernährung

Freinkel u. Aadelen (1964) fanden bei der Ratte eine markante Verminderung der Lipogenese in der Präputialdrüse nach 72stündigem Fasten. Zu entsprechenden Ergebnissen kamen Pochi et al. (1970) beim Studium der menschlichen Talgsekretion. Im Gegensatz dazu scheint die Talgdrüsensekretion unter einer fett- und kohlenhydratreichen Diät anzusteigen (Perutz u. Lustig, 1933; Korolev, 1958). Förster et al. (1973) diskutieren den Einfluß des Insulins auf die Talgdrüsensekretion und machen die vermehrte Insulinausschüttung nach Glukoseverabreichung für die gesteigerte Talgdrüsensekretion nach glukosereicher Diät verantwortlich. Es ist aber unwahrscheinlich, daß Ernährungsgewohnheiten für die Hautoberflächenlipidmenge von Bedeutung sind, wenn keine ausgesprochene Diät angewendet wird (Gloor et al., 1973 e).

f) Zentralnervensystem

Am Beispiel des freien Hauttransplantats haben Gloor u. Friederich (1970 a) gezeigt, daß die Talgsekretion, im Gegensatz zur Schweißsekretion (Gloor u. Friederich, 1970 b), unabhängig von einer Innervation erfolgt. Trotzdem bestehen Wechselbeziehungen zwischen Nervensystem und Talgdrüsensekretion.

Am bekanntesten ist die Seborrhoe bei Parkinsonismus (Kvorning, 1952; Grasset u. Brun, 1959; Burton et al., 1973 a). Eine Verminderung der Seborrhoe bei Parkinsonismus durch eine L-Dopa-Therapie wird von Harville u. Appenzeller (1971) sowie von Kohn et al. (1973) angenommen, jedoch von Cotterill et al. (1971 b) abgelehnt.

Auf eine Steigerung der Talgdrüsensekretion bei Epileptikern weisen Grasset u. Brun (1959) hin. Nach Burton et al. (1971) sowie Summerly et al. (1971) können Paresen unter Umständen die Talgsekretion beeinflussen. Lorenz et al. (1953) diskutieren, ob Aknepatienten auf psychische Konflikte mit einer besonders starken Talgsekretion reagieren.

Schließlich ist noch der Einfluß von Medikamenten, die auf das Zentralnervensystem einwirken, auf die Talgsekretion zu diskutieren. Nach Stüttgen (1964), Stüttgen u. Lobbes (1961) sowie Stüttgen et al. (1961) sollen Barbiturate die Talgsekretion verstärken, während Phenothiazinderivate eine Verminderung der Talgsekretion bewirken. Es muß aber in Betracht gezogen werden, daß derartige Medikamente eventuell auf dem Umweg über hormonelle Faktoren zur Wirkung kommen können (Kligman u. Shelley, 1958).

g) Innere Erkrankungen

Nach Shuster et al. (1976) findet sich bei chronischen Nierenerkrankungen eine Erniedrigung der Talgdrüsensekretion.

h) Umweltfaktoren

Lange umstritten war die Frage, ob die Schweißsekretion die Talgsekretion beeinflußt. Diese vor allem von Herrmann et al. (1953) vertretene Auffassung wurde durch Untersuchungen von Kligman u. Shelley (1958), Ikai u. Nitta (1962) sowie Ikai et al. (1963) widerlegt. Andererseits kann es als sicher angesehen werden, daß die Hauttemperatur einen starken Einfluß auf die Talgsekretion aufweist (Miescher u. Schönberg, 1944; Zehender u. Dünner, 1946; Dünner, 1946; Butcher u. Parnell, 1948; Butcher u. Coonin, 1949; Arimori, 1956; Cunliffe et al., 1970; Williams et al., 1973; Kuhn-Bussius, 1974). Alle genannten Autoren sind der Auffassung, daß bei hoher Hauttemperatur die Talgsekretion gesteigert ist. Diese Ergebnisse könnten darauf hindeuten, daß die Konsistenz der Hautoberflächenlipide die Talgsekretion beeinflußt. Nach Williams et al. (1974) ist zusätzlich die Weite der Talgdrüsenausführungsgänge abhängig von Temperatur und Luftfeuchtigkeit.

Durch in vitro-Versuche haben Black u. Rauschkolb (1971) zeigen können, daß ^{14}C-Azetat schlechter in die Hautoberflächenlipide inkorporiert wird, wenn eine Bestrahlung mit UV-Licht vorgenommen wird. Korenev (1965) konnte am Kaninchen nachweisen, daß niedere UV-Dosen die Talgsekretion anregen, während hohe Dosen sie hemmen. Auf eine hemmende Wirkung hoher UV-Dosen auf die Talgsekretion deuten schließlich Untersuchungsergebnisse von Corner (1966) in der Antarktis und Miescher u. Schönberg (1944) in alpinen Höhenlagen hin. Im Gegensatz dazu fanden Gloor u. Karenfeld (1977) eine Vermehrung der Hautoberflächenlipide nach Lichteinwirkung. Es muß angenommen werden, daß Licht, je nach Dosis und Wellenlänge, eine Stimulation und eine Hemmung der Talgdrüsensekretion bewirken kann. Es scheint, daß Licht jedoch in jedem Fall zu einer Vermehrung der epidermalen Lipide führt (Ohkido et al., 1974, 1976; Gloor u. Karenfeld, 1977).

Zweifelhaft erscheint es, ob die von Burton et al. (1970 b) nachgewiesene tageszeitliche Abhängigkeit der Talgsekretion auf Umweltfaktoren oder auf einen endogenen Rhythmus zurückzuführen ist. Einen ähnlichen Einfluß des endogenen Rhythmus konnten Brooks et al. (1968) am Beispiel des Haarzyklus auf die Talgsekretion aufzeigen.

i) Medikamente

α) **Beeinflussung der Talgdrüsenentleerung.** Pharmaka, die die Talgdrüsenentleerung beeinflussen, wirken sich ohne zeitliches Intervall auf die Hautoberflächenlipidmenge aus. Pyrollidonkarbonsäurehexadecylester, dessen talgdrüsenentleerungshemmende Wirkung Eberhardt (1974) erstmals beschrieben hat, wirkt, dank seiner unspezifischen lipidähnlichen Eigenschaften, hemmend auf die Talgdrüsenentleerung (Gloor et al., 1976 a). Diese Substanz kommt für die praktische Therapie nicht in Frage, weil sie vom Patienten als unangenehm empfunden wird. Würde es jedoch gelingen, eine lipidähnliche Substanz zu finden, die vom Patienten als angenehmer empfunden wird als seine eigenen Hautoberflächenlipide, so wäre dies ein Weg für eine sinnvolle Behandlung.

Ein anderes Prinzip beschrieben Rätz u. Matheus (1975). Sie konnten zeigen, daß hyperämisierende Pharmaka die Talgdrüsenentleerung verstärken. Auch diese Behandlungsart könnte in der Kosmetik Bedeutung erlangen. Hinzuweisen ist ferner auf die Wirkung von alkoholischem und wäßrigem Haarwasser, das zu einer Verschiebung von Lipiden von der Kopfhaut auf die Haare führen kann und damit eine Hemmung der Talgdrüsensekretion am behaarten Kopf bewirken kann. Im einzelnen wurde der Mechanismus bereits oben diskutiert (Gloor et al., 1973 b). Selbstverständlich muß jede Grundlage, die die Hydratisierung des Keratins beeinflußt, eine Wirkung auf die Talgdrüsenentleerung ausüben. Williams et al. (1974) konnten eine Hemmung der Talgdrüsenentleerung nach Quellung des Keratins durch Bäder und Okklusivbehandlungen nachweisen.

β) **Therapeutisch ausnützbare Hemmung der Lipogenese.** Hier ist in erster Linie auf die Östrogene und Antiandrogene hinzuweisen, zu deren Wirkung bereits oben Stellung genommen wurde. Außerdem haben Gloor et al. (1973 h) eine hemmende Wirkung von systemisch applizierten Bituminosulfonaten auf die Talgdrüsensekretion nachweisen können. Es muß allerdings darauf hingewiesen werden, daß die gleichzeitige Verabreichung von Tetrazyklinen die Wirkung der Bituminosulfonate aufheben kann (Gloor et al., 1975 c). Äußerlich verabreicht hat Steinkohlenteer eine lipogenesehemmende Wirkung, was sowohl tierexperimentell am Hamsterohr (Gloor u. Kellermann, 1977 a) wie am Menschen (Gloor et al., 1976 d) nachgewiesen wurde. Nicht ganz definitiv geklärt ist der sebosuppressive Effekt von 4-Hydroxy-2-oxybenzoxathiol (Tronnier, 1958) und Benzylthio-2-Äthylamin (Laporte, 1968; Aubin et al., 1971; Tronnier, 1973). Beide Substanzen werden in der Therapie eingesetzt.

γ) **Therapeutisch nicht ausnützbare Hemmung der Lipogenese.** Wegen seiner Nebenwirkungen hat ein potenter Lipogeneseblocker keine Bedeutung für die praktische Therapie. Es handelt sich um die 5:8:11:14 Tetraen-Säure (Summerly et al., 1972). Bei topischer Anwendung ist nur die lipogenesehemmende Wirkung von Bedeutung (Burton u. Shuster, 1970, 1972). Bei systemischer Anwendung kommt eine Hemmung der Androgensynthese hinzu (Strauss et al., 1967). Andere Lipogeneseinhibitoren haben keinen entsprechenden Effekt (Aluminiumnikotinat und Clofibrat) (Cunliffe u. Shuster, 1969 b).

Bereits hingewiesen wurde auf den Effekt von Phenothiazinderivaten und der Leva-Dopa-Therapie beim Parkinsonismus. Quantitativ zu gering für die praktische Anwendung dürfte der sebosuppressive Effekt von Anticholinergika bei Lokalbehandlung sein (Cartlidge et al., 1972). Entgegengesetzte Auffassungen bestehen zur Wirkung des β-Rezeptorenblockers Propanolol. Simonin et al. (1971) nehmen eine hemmende Wirkung an, Cunliffe u. Cotterill (1970) lehnen sie ab.

Zu erwähnen ist schließlich die systemische sebosuppressive Wirkung von β-Naphtol bei der Lokaltherapie (Powell, 1970). Ohkubo u. Sano (1973) beschreiben eine Hemmung der Testosteronwirkung auf die Talgdrüse durch einen β-Glukoronidasehemmer. Nach Hozumi u. Bock (1967) wirkt Aktinomyzin B bei der Maus sebosuppressiv.

δ) **Sekretionssteigernde Pharmaka.** Am wichtigsten ist die sekretionssteigernde Wirkung der beiden wegen ihrer schuppenhemmenden Wirkung oft in Shampoos angewandten Wirkstoffe Selendisulfid (Skog, 1958; Bereston, 1954; Goldschmidt u. Kligman, 1968; Gloor et al., 1978 a) sowie OMADINE MDS (Gloor et al., 1978 c). Ueda et al. (1976) weisen auf eine sekretionssteigernde Wirkung von γ-Oryzanol hin. Bereits erwähnt wurde die sekretionssteigernde Wirkung der Androgene und der Barbiturate.

2. Zusammensetzung der Hautoberflächenlipide

Die Zusammensetzung der Hautoberflächenlipide hängt von zahlreichen Faktoren ab. Vor allem muß hervorgehoben werden, daß zwischen Menge und Zusammensetzung der Hautoberflächenlipide enge Beziehungen bestehen. Gloor et al. (1972 d) haben zeigen können, daß bei großen Lipidmengen mehr freie Fettsäuren und Wachsester und weniger Triglyzeride nachweisbar sind als bei niedrigen Lipidmengen. Es scheint allerdings, daß die Vermehrung der freien Fettsäuren zu Lasten der Triglyceride vor allem die Seborrhoea oleosa und weniger die Seborrhoea sicca betrifft (Gloor et al., 1973 a). Noch ausgeprägter sind die Beziehungen zwischen Lipidmenge und -zusammensetzung bei sehr geringen Lipidmengen. Freies Cholesterin und Paraffine sind bei sehr geringen Lipidmengen deutlich vermehrt (Greene et al., 1970; Gloor et al., 1972 c).

Im einzelnen wird die Zusammensetzung der Hautoberflächenlipide durch folgende Faktoren beeinflußt:

a) Alter und Geschlecht

Tabellarisch dargestellt sind die Ergebnisse von Gloor et al. (1975 d) in Tabelle 8 sowie Ramasastry et al. (1970) in Tabelle 9.

Die Veränderungen der Zusammensetzung der Hautoberflächenlipide hängen z. T. mit dem stark wechselnden Anteil der Lipide epidermaler Genese zusammen. Vor allem die vielfach nachgewiesenen hohen Mengen an freiem Cholesterin beim Kind dürften so zu deuten sein (Boughton et al., 1955; Nicolaides u. Rothman, 1952; Miklaszewska u. Nowak, 1965; Ramasastry et al., 1970; Tabelle 9; Cotterill et al., 1972 b). Muraki (1965) führt Veränderungen der Zusammensetzung der Fettsäuren bei Eintritt der Pubertät auf eine Veränderung der Anteile der Talgdrüsenlipide und der epidermalen Lipide zurück.

Es existieren jedoch darüberhinaus Abhängigkeiten der Lipidzusammensetzung vom Lebensalter, die nicht so zu deuten sind. Das gilt insbesondere für die Vermehrung der freien Fettsäuren beim Kind (Ramasastry et al., 1970; Tabelle 9; Peter u. Peter, 1971; Cotterill et al., 1972 b). Präpubertär kommt es, besonders beim männlichen Geschlecht, zu einer vorübergehenden starken Reduktion der freien Fettsäuren (Gloor et al., 1975 d; Tabelle 8). Diese Ergebnisse stehen in Widerspruch zu den Angaben von Ramasastry et al. (1970; Tabelle 9).

Tabelle 9. Änderungen in der Zusammensetzung der Oberflächenlipide während des Alters (nach Ramasastry et al., 1970)

Alter	Zahl von Subjekten	Freie Fettsäuren	Triglyzeride	Wachse	Cholesterin	Chol.-ester	Squalen
5 Tage	8	1,5	51,9	26,7	2,5	6,1	9,9
1 Monat–2 Jahre	7	20,8	38,4	17,6	3,7	10,3	9,4
2– 4 Jahre	8	22,9	49,6	8,0	4,2	8,9	6,2
4– 8 Jahre	13	15,9	45,6	6,9	7,2	14,6	7,7
8–10 Jahre	8	17,8	47,4	17,8	3,2	5,7	8,3
10–15 Jahre	7	18,8	42,9	23,6	1,8	4,2	8,4
18–40 Jahre	17	16,4	41,0	25,0	1,4	2,1	12,0

Peter et al. (1971) fanden bei den Phospholipiden einen eindeutigen Gipfel im jugendlichen Alter und beim Cholesterin und Squalen einen eindeutigen Gipfel in sehr hohem Lebensalter, wobei Analysen des reinen Talgdrüseninhaltes zugrunde gelegt wurden. Erwähnenswert sind außerdem Ergebnisse von Felger (1969), der in den Komedonenlipiden in der Adoleszenz eine Vermehrung gesättigter Fettsäuren fand. Ein entsprechender Befund konnte von Peter et al. (1971) am reinen Talgdrüseninhalt nicht nachgewiesen werden. Immerhin deuten auch diese Untersuchungen auf eine gewisse Altersabhängigkeit der Zusammensetzung der gebundenen Fettsäuren im reinen Talgdrüsensekret hin.

Ferner kann das Geschlecht die Hautoberflächenlipidzusammensetzung beeinflussen. Muraki (1965) fand eine Verschiebung des Verhältnisses Palmitinsäure / Stearinsäure zugunsten der Palmitinsäure beim Mann im Vergleich zur Frau. Auf eine Beeinflussung der Zusammensetzung der Hautoberflächenlipide durch den weiblichen Zyklus haben MacDonald u. Clarke (1970) hingewiesen. Vor allem der Cholesterinanteil zeigt dabei typische Veränderungen.

b) Sexualhormone

Zu den erwähnten Ergebnissen von Muraki (1965) passen gut Ergebnisse, die beweisen, daß Androgene zu einer Verschiebung des Verhältnisses Palmitinsäure/Stearinsäure zugunsten der Palmitinsäure führen. Werden Östrogene zusammen mit Androgenen verabreicht, so verhindern sie diesen Effekt der Androgene (Wilde u. Ebling, 1969; Nikkari u. Valavara, 1970). Während Androgene und Östrogene in dieser Beziehung gegensinnig wirken, zeigen sie auf das Verhältnis Stearinsäure/Ölsäure eine gleichsinnige Wirkung (Wilde u. Ebling, 1969). Keine Zusammenhänge zwischen Lipidzusammensetzung und Einnahme von Ovulationshemmern scheinen nach Ergebnissen von Lantz et al. (1972) zu bestehen.

c) Ernährung

Der Einfluß einer cholesterinreichen Diät auf die Hautoberflächenlipide wurde von Lincke (1952 b) untersucht. Bei der Verabreichung von Cholesterin und Thiourazil an Kaninchen wurde eine erhöhte Menge Cholesterin in den Hautoberflächenlipiden gefunden. Das Verhältnis zwischen freiem und gebundenem Cholesterin änderte sich erst bei höheren Dosierungen von Thiourazil zugunsten des freien Cholesterins. Im Serum blieb dieses Verhältnis auch dann unverändert.

MacDonald (1964, 1968, 1973) hat zeigen können, daß verschiedene Diätformen zu Veränderungen der Zusammensetzung der Hautoberflächenlipide führen. Aus den Untersuchungen des Autors geht hervor, daß keine Beziehungen zwischen der Zusammensetzung der Blut- und der Hautlipide bestehen. Im einzelnen fand MacDonald (1964) eine Beeinflussung der Fettsäurezusammensetzung, die – je nach der verwendeten kohlehydratreichen Diät – verschieden war. Bei einer Schokoladendiät fand er bei Männern eine Verminderung des Cholesterins und eine Vermehrung der Glyzeride. Diese Befunde stehen im Gegensatz zu entsprechenden Angaben von Fulton et al. (1969), die keinen Einfluß einer solchen Diät auf die Zusammensetzung der Lipide feststellen konnten. In jüngerer Zeit konnte MacDonald (1973) bei einer Diät, die vor allem ungesättigte Fettsäuren enthielt, beim Mann eine Reduktion der Triglyzeride und des Cholesterins beobachten.

Bemerkenswert sind schließlich Untersuchungen von Pochi et al. (1970), die fanden, daß Fasten nicht nur zu einer Reduktion der Talgsekretion sondern auch zu einer Reduktion des relativen Anteils aller Lipidfraktionen zugunsten des Squalen führt. Die Abnahme der Wachsester soll beim Fasten im Vergleich zu den anderen Lipiden verzögert erfolgen, da die Wachsestersynthese länger dauert als die Synthese anderer Lipide (Downing et al., 1977).

d) Umweltfaktoren

Besonders stark wird die Zusammensetzung der Hautoberflächenlipide durch Strahlung beeinflußt. Bereits oben wurde auf die Bildung von Vitamin D 3 in der Epidermis unter dem Einfluß von Licht hingewiesen. Den Nachweis für dieses Vitamin und seine Präkursoren in der Epidermis haben Wheatley u. Reinertson (1958) sowie Rauschkolb et al. (1969) erbracht. Horáček u. Černíková (1961) konnten zeigen, daß die UV-Bestrahlung zu einer Dekompensation der ungesättigten Fettsäuren führt (Tabelle 10). Der Mechanismus dieser Veränderung ist ebenso unklar wie der der Reduktion von freiem Cholesterin in vitro durch UV-Bestrahlung, der von Rauschkolb et al. (1967) nachgewiesen wurde.

Tabelle 10. Einfluß der UV-Strahlung auf die Fettsäuren des Hauttalges (nach Horáček, 1965)

Anzahl von Kohlenwasserstoffen in den Ketten der aliphatischen Fettsäuren		18	16	14	12	Oxydationsprodukte
Gesamtsäuren: %	vor Bestrahlung	12,4	43,6	33,2	6,2	4,7
	nach Bestrahlung	10,8	44,1	21,9	15,3	8,0
ungesättigte Verbindungen: %	vor Bestrahlung	–	27,5	37,2	8,3	26,9
	nach Bestrahlung	–	10,1	21,2	5,4	63,3

Umgekehrt führt UV-Licht bei Anwendung am Menschen zu einer Vermehrung des freien Cholesterins in den Hautoberflächenlipiden (Ohkido et al., 1974, 1976; Gloor u. Karenfeld, 1977). Diese ist wahrscheinlich durch die sog. Lichtschwiele bedingt (Miescher, 1931). Außerdem bewirkt UV-Licht bei einer Dosierung, die der therapeutischen Dosierung bei der Acne vulgaris ähnlich ist, eine Vermehrung der freien Fettsäuren auf Kosten der Triglyzeride (Gloor u. Karenfeld, 1977). Dies ist bemerkenswert, da dem UV-Licht eine antibakterielle Wirkung zugeschrieben wird.

Durch die Einwirkung ultravioletter Strahlen entstehen in den Lipiden der Hautoberfläche außerdem Lipoperoxyde (Glavind u. Christensen, 1967; Meffert u. Reich, 1969). Hervorzuheben ist deren Einfluß auf die DNS und die Glykolyse. Auch eine Beteiligung der Lipoperoxyde an der Melanogenese wird diskutiert (Ugazio et al., 1969).

Nicht geklärt ist, ob die tageszeitliche Abhängigkeit der Konzentration der freien Fettsäuren in den Hautoberflächenlipiden (Cotterill et al., 1973) durch Umwelteinflüsse erklärt werden kann. Das gleiche gilt für die jahreszeitliche Abhängigkeit der Zusammensetzung der Hautoberflächenlipide (Gloor et al., 1975 a; Abb. 21) und der Epidermislipide (Nieminen et al., 1967).

e) Zentralnervensystem

Nach Krauss (1970) können Streßsituationen zu einer Vermehrung der freien Fettsäuren auf Kosten der Triglyzeride führen.

f) Innere Erkrankungen

Nach Gloor et al. (1975 f) kann ein schlecht eingestellter Diabetes mellitus eine Vermehrung der freien Fettsäuren zu Lasten der Triglyzeride in den Hautoberflächenlipiden bewirken. Durch eine gute Einstellung ist dieser Effekt teilweise reversibel.

g) Medikamente

α) **Einwirkung auf die Relation freie Fettsäuren / Triglyzeride auf der nicht behaarten Haut.** Von Interesse ist vor allem die Wirkung systemisch verabreichter Antibiotika. Verschiedene Antibiotika führen zu einer Reduktion der freien Fettsäuren in den Hautoberflächenlipiden. Eine Aufstellung der Literaturangaben findet sich in Tabelle 11. Da Tetrazykline erst nach mehreren Tagen im

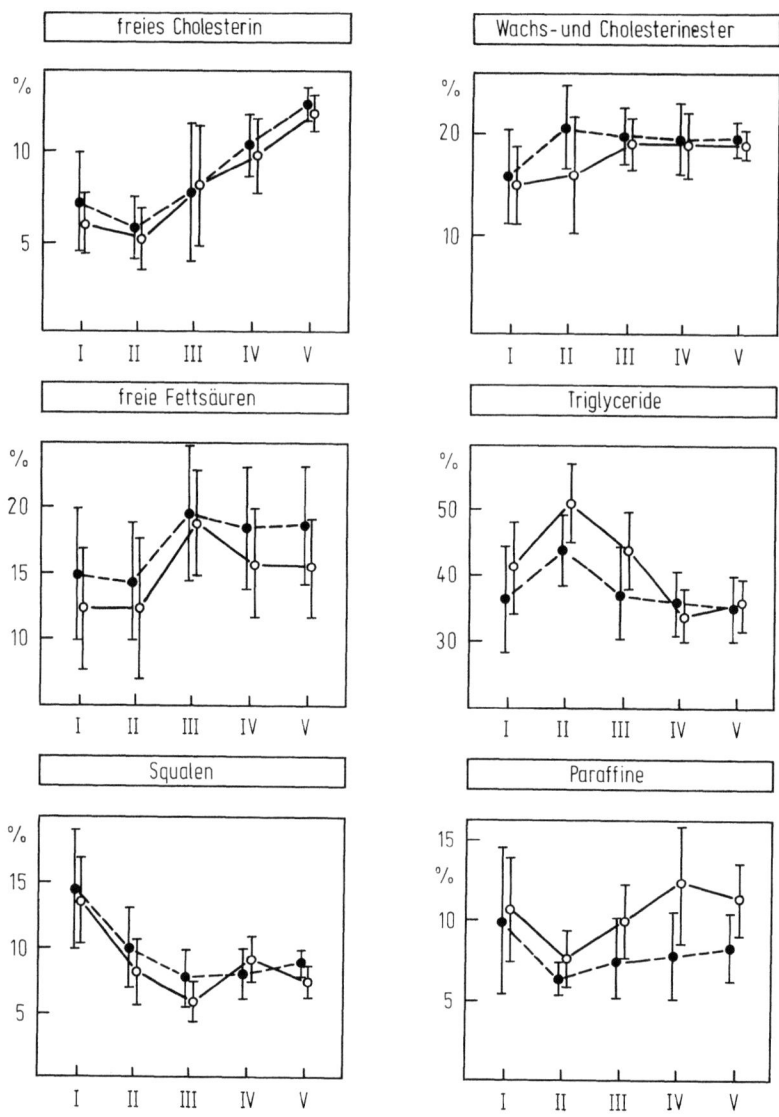

Abb. 21. Abhängigkeit der Zusammensetzung der Hautoberflächenlipide von der Jahreszeit I: 16.8.1973; II: 20.10.1973; III: 18.1.1974; IV: 22.3.1974; V: 24.6.1974 (aus Gloor et al., 1975 a)

Talgdrüsensekret nachweisbar sind (Rashleigh et al., 1967), ist es verständlich, daß Šálomon et al. (1967) nach einer Woche noch keine Beeinflussung der freien Fettsäuren durch Tetrazykline nachweisen konnten.

Bemerkenswert ist, daß Tetrazykline selbst bei einer außerordentlich niedrigen Dauerdosierung (100 mg Oxytetrazyklin / die) zu einer Reduktion der freien Fettsäuren führen (Gloor et al., 1972 b). Man könnte dies durch eine Anreicherung der Tetrazykline in der Talgdrüse erklären (Faget u. Landes, 1968; Cunliffe u. Cotterill, 1975). Es ist jedoch vor allem bei derartig niederen Dosierungen nicht sicher, daß tatsächlich ein antibakterieller Effekt vorliegt,

Tabelle 11. Reduktion der freien Fettsäuren in den Hautoberflächenlipiden durch systemisch verabreichte Antibiotika-Literaturzusammenstellung (s = signifikant; ns = keine Signifikanz nachgewiesen)

Antibiotikum	Langzeit-dosierung	Fettsäure-reduktion		Autoren
Tetrazyklin	1 g / d	++	s	Freinkel et al., 1965
Demethylchlortetrazyklin	0,6 g / d	++	ns	Strauss u. Pochi, 1966
Tetrazyklinphosphat-Komplex	entspr. 0,25 g/d Tetrazyklin	++	ns	Beveridge u. Powell, 1969
Demethylchlortetrazyklin	0,6 g / d	++	ns	Marples et al., 1971
Oxytetrazyklin	1 g / d	++	s	Gloor et al., 1972 b
Oxytetrazyklin	0,1 g / d	++	s	Gloor et al., 1972 b
Tetrazyklin	0,25 g / d	++	s	Cunliffe et al., 1973
Verschiedene Tetrazykline	hohe Dosen	++	ns	Pablo u. Fulton, 1975
Erythromyzinestolat	1 g / d	++	ns	Strauss u. Pochi, 1966
Verschiedene Erythromyzine	1 g / d	++	ns	Pablo u. Fulton, 1975
Clindamyzinchlorid	0,15 g / d	++	s	Cunliffe et al., 1972 a
Clindamyzin	0,45 g / d	++	ns	Pablo u. Fulton, 1975
Trimethoprim-Sulfamethoxazol	0,5 / 2 g / d	++	s	Strauss u. Pochi, 1970 b
Trimethoprim-Sulfamethoxazol	0,08 / 0,4 g / d	++	s	Cotterill et al., 1971 a
Trimethoprim-Sulfamethoxazol	0,32 / 1,6 g / d	++	s	Hellgren u. Vincent, 1976

denn es wurden auch eine Hemmung der Lipaseproduktion im Bakterium und eine Lipaseinhibition durch verschiedene der genannten Antibiotika beschrieben (Hassing, 1971; Edwards et al., 1975 a; Puhvel u. Reisner, 1972).

Eine Reduktion der freien Fettsäuren in den Hautoberflächenlipiden läßt sich auch durch topisch verabreichte Antibiotika und Desinfizientien erreichen. Entsprechende Aufstellungen finden sich in Tabelle 12 und 13. Zu ergänzen ist, daß Äthyllaktat über eine Lipasehemmung die freien Fettsäuren in den Hautoberflächenlipiden reduziert (Swanbeck, 1972; Gloor et al., 1975 g).

Hingewiesen werden muß außerdem darauf, daß Kortikosteroide eine Vermehrung der freien Fettsäuren bewirken können (Gloor u. Mildenberger, 1978).

β) Beeinflussung der Relation freie Fettsäuren / Triglyzeride in den Kopfhaut- und Haarlipiden. Entsprechende Ergebnisse sind in Tabelle 14 zusammengestellt. Selbstverständlich führen auch Antiseptika, topisch angewendet, zu einer Reduktion der freien Fettsäuren, wie wir am Beispiel des Isopropylalkohols nachweisen konnten (Gloor u. Miltenberger, 1978). Da die Seborrhoea oleosa, wie im Folgenden ausgeführt, in erster Linie durch eine Vermehrung der freien Fettsäuren gekennzeichnet ist, könnte man sich vorstellen, daß eine Seborrhoea oleosa capitis durch die therapeutische Anwendung antimikrobieller Substanzen in die unter physiologischen Bedingungen praktisch nie vorkommende Seborrhoea sicca capitis übergeführt wird. Ein solcher Effekt ist auch durch das stark chlorhaltige Wasser in öffentlichen Bädern möglich (Gloor u. Kellermann, 1977 b).

γ) Beeinflussung der Relation epidermale Lipide / Talgdrüsenlipide in den Kopfhaut- und Haarlipiden. Gloor et al. (1977 b) haben gezeigt, daß Tenside

Tabelle 12. Reduktion der freien Fettsäuren in den Hautoberflächenlipiden durch topisch verabreichte Antibiotika-Literaturzusammenstellung (s = signifikant; ns = keine Signifikanz nachgewiesen)

Antibiotikum	Penetrationsvermittler	Fettsäurereduktion		Autoren
Tetrazyklin 2%	N, N-dimethylazetamid	++	s	Krauss, 1968
Neomyzin 1%		–		Marples et al., 1971 a
Erythromyzin (keine Konz. Ang.)		–		Cotterill u. Cunliffe, 1975
Tetrazyklin 5%		++	s	Gloor et al., 1974
Tetrazyklin 5%	Dimethylsulfoxyd 40%	+++	s	Gloor et al., 1974
Tetrazyklin 1%		++	ns	Fulton u. Pablo, 1974
Erythromyzine (Base, Propionat, Stearat, Gluzeptat) 1%		++	ns	Fulton u. Pablo, 1974
Erythromyzinestolat 1%		(+)	ns	Fulton u. Pablo, 1974
Tetrazyklin 0,5%	Decylmethylsulfoxyd 0,5%	(+)	ns	Anderson et al., 1976

Tabelle 13. Reduktion der freien Fettsäuren in den Hautoberflächenlipiden durch topisch verabreichte Desinfizientien – Literaturzusammensetllung. (s = signifikant; ns = keine Signifikanz nachgewiesen)

Wirkstoff	Reduktion der freien Fettsäuren		Autoren
Hexachlorophen Propylenphenoxytal	0		Cunliffe et al., 1972 b
Schwefelpräzipitat 10%	++	ns	Fulton u. Pablo, 1974
Benzoylperoxyd 10%	++	s	Fulton et al., 1974
Benzoylperoxyd 10%	++	s	Gloor et al., 1975
Benzoylperoxyd 5%	+	ns	Gloor et al., 1975
Äthanol (Okklusiv- oder Maskenbedingungen)	+++	s	Gloor et al., 1975
Tensidgemisch (Softigen 767 / Texapon TH)	+	s	Gloor et al., 1976

Tabelle 14. Wirkstoffe, die in einem Shampoo verabreicht, eine Reduktion der freien Fettsäuren zugunsten der Triglyzeride bewirken

Wirkstoff	Grundlage	Autoren
Tensidkombination SOFTIGEN 767 / TEXAPON TH	entf.	Gloor et al., 1977 a
Tensidkombination AROMOX DMMCD W / ELFAN 240 TS	entf.	Gloor et al., 1977
kolloidaler Schwefel 10%	ELFAN NS 242 6%	Gloor u. Mattern, 1976
Selendisulfid 2,5%	ELFAN NS 242 6%	Gloor et al., 1978 a
OMADINE MDS 1%	ELFAN NS 242 6%	Gloor et al., 1978 c

eine Vermehrung der epidermalen Lipide bewirken können. Dies dürfte durch einen „keratolytischen" Effekt hervorgerufen sein. Ein derartiger „keratolytischer" Effekt scheint auch dem kolloidalen Schwefel zuzukommen (Gloor u. Mattern, 1976).

Umgekehrt wurde für zahlreiche Substanzen, bei denen ein antimitotischer Effekt nachgewiesen ist, eine Reduktion des freien Cholesterins nachgewiesen. Der Nachweis des antimitotischen Effektes erfolgte für Steinkohlenteer, Cadmiumsulfid, Ichthyol-Natrium und Omadine MDS durch Gloor et al. (1978 b), für Selendisulfid durch Plewig und Kligman (1970) und für Corticosteroide durch Fisher und Maibach (1971). Tabelle 15 zeigt, daß bei fünf der

Tabelle 15. Substanzen, bei denen tierexperimentell oder am Menschen eine antimitotische Wirkung nachgewiesen wurde, die am Menschen bei Verabreichung in einem Shampoo bzw. Haarwasser eine Reduktion des Anteils des freien Cholesterins an den Kopfhaut- und Haarlipiden bewirken

Wirkstoff	Grundlage	Autoren
Steinkohlenteerdestillat 1,5%	ELFAN NS 242 6%	Gloor et al., 1976
Ichthyol Natrium 2%	ELFAN NS 242 6%	Gloor et al., 1976
Kadmiumsulfid 1%	ELFAN NS 242 6%	Gloor et al., 1976
Selendisulfid 2,5%	ELFAN NS 242 6%	Gloor et al., 1978
Dexamethason 0,02%	Isopropanol	Gloor u. Miltenberger, 1978

genannten Substanzen dem eine Reduktion der epidermalen Lipide bei Anwendung in Haarwaschmitteln bzw. Haarwässern entspricht. Dies ist gut verständlich, da eine Verminderung des Zellumsatzes in der Epidermis eine Verdünnung und (oder) Verfestigung des Stratum corneum bewirkt. Omadine MDS scheint, neben einem mitosehemmenden Effekt, einen „keratolytischen" Effekt aufzuweisen, so daß bei den ersten Anwendungen keine Reduktion des freien Cholesterins nachweisbar ist (Gloor et al., 1978 c). Daß der cholesterinreduzierende Effekt eines Wirkstoffs durch den keratolytischen Effekt der Grundlage überdeckt werden kann, konnten Gloor et al. (1978 a) am Beispiel der Spezialität SELSUN® nachweisen, die 2,5% Selendisulfid enthält. Da die Kopfschuppenbildung durch eine Vermehrung der Mitosen in der Epidermis bedingt ist (Akkerman u. Kligman, 1969), sind alle diese Wirkstoffe für die Schuppenbehandlung geeignet.

VI. Die physiologische Bedeutung der Hautoberflächenlipide

Zahlreiche Autoren haben angenommen, daß die Hautoberflächenlipide von wesentlicher Bedeutung für die Funktion der Epidermis sind. Dem steht die Auffassung von Kligman (1963 a, b) gegenüber, daß die Hautoberflächenlipide keine physiologische Funktion hätten.

Am wichtigsten ist die Frage, ob durch die Hautoberflächenlipide der Wassergehalt des Stratum corneum beeinflußt wird. Die unterschiedlichen Auffassungen beginnen dabei bereits damit, in welcher Form die Hautoberflächenlipide auf der Haut vorliegen. Kligman (1963 a, b) sowie in jüngerer Zeit Eberhardt (1974) vertreten die Auffassung, daß die Hautoberflächenlipide unter physiologischen Bedingungen keine Emulsion bilden. Demgegenüber haben Schade u. Marchionini (1928 a), Herrmann et al. (1953), Sulzberger u. Herrmann (1960), Herrmann (1960), Schneider (1963 b, 1970) sowie Kleine-Natrop (1964, 1967) vermutet, daß es auch unter physiologischen Bedingungen zu einer Emulsionsbildung auf der Haut kommt, wobei dem Schweiß eine wesentliche Bedeutung zugeschrieben wird.

Unterschiedlich sind die Ansichten darüber, ob der Wassergehalt des Stratum corneum von den Hautoberflächenlipiden abhängt. Während Kligman (1963 a, b) eine solche Möglichkeit bestreitet, wird sie von Sulzberger u. Herrmann (1960) angenommen. Es ist ein Verdienst von Schneider (1963 b), endgültig gezeigt zu haben, daß die Hautoberflächenlipide tatsächlich in entscheidender Weise auf den Wassergehalt des Stratum corneum Einfluß nehmen. Beim Seborrhoiker fand er nicht nur eine fettreiche sondern auch eine wasserreiche und beim Sebostatiker nicht nur eine fettarme sondern auch eine wasserarme Haut. Diese grundlegenden Untersuchungen haben zu bedeutenden therapeutischen Konsequenzen geführt und vor allem eine Differentialtherapie bezüglich der Externagrundlagen in Abhängigkeit vom Hauttyp ermöglicht.

Die Befunde von Schneider (1963 b, 1970) stimmen gut mit dem klinischen Bild überein. Die sebostatische Haut erscheint matt, grau, fühlt sich rauh an und zeigt eine mehr oder weniger starke Abschilferung. Die seborrhoische Haut hingegen zeigt diese unangenehmen Eigenschaften nicht. Mit Hilfe eines Scanning-Elektronenmikroskops konnte Wolfram (1969) den günstigen Einfluß des Hautoberflächenlipidmantels auf die Haut bestätigen.

Schwer ist allerdings diese Funktion der Hautoberflächenlipide zu erklären. Tronnier (1962) hat am Beispiel verschiedener Externagrundlagen zeigen können, daß wasserfreie Salben den Wassergehalt des Stratum corneum mehr erhöhen als wasserhaltige Emulsionen. Dieser Effekt dürfte mit dem einer mehr oder weniger dichten feuchten Kammer zu vergleichen sein, die die Abdunstung von Flüssigkeit von der Haut verhindert. Es ist jedoch fragwürdig, ob die Hautoberflächenlipide physiologisch auf diese Weise wirksam werden, da Untersuchungen verschiedener Autoren gezeigt haben, daß die Spreitung der Talgdrüsenlipide so langsam erfolgt, daß man sich nur schwer vorstellen kann, daß ein geschlossener Film über der Haut entsteht (Kligman u. Shelley, 1958; Dvorken et al., 1966; Herrmann et al., 1969; Gloor et al., 1973 c).

Eine andere Erklärungsmöglichkeit könnte sich aus Messungen der Benetzungsfähigkeit der Haut ergeben. Jacobi (1949) hat gezeigt, daß fettfreies Hornschichtkeratin hydrophob ist. Systematische Untersuchungen über die Benetzbarkeit der menschlichen Haut haben Schneider u. Schuleit (1951) durchgeführt. Sie fanden, daß die Haut um so besser mit wäßrigen Substanzen benetzbar ist, je mehr Hautoberflächenlipide vorhanden sind. Diese Befunde wurden später von Kleine-Natrop (1958, 1960) bestätigt. Hopf u. Winkler (1959) haben aufgrund von in vitro-Versuchen die Vermutung geäußert, daß die freien Fettsäuren in den Hautoberflächenlipiden für diesen Effekt verantwortlich sein könnten. Gloor et al. (1973 c) bestätigten, daß diese Annahme tatsächlich den physiologischen Verhältnissen entspricht.

Es wäre denkbar, daß die Verbesserung der Benetzbarkeit der Hornschichtkeratine durch die Hautoberflächenlipide und dabei vor allem durch die freien

Fettsäuren eine wesentliche Voraussetzung für die Wasseraufnahme des Stratum corneum darstellt. Selbstverständlich ist diese außerdem vom Vorhandensein hygroskopischer Substanzen im Stratum corneum abhängig (Middleton, 1967). Aus den Untersuchungen von Padberg (1968) wissen wir, daß dabei Kohlehydraten eine besondere Bedeutung zukommt.

Die Beeinflussung des Wassergehalts des Stratum corneum durch die Hautoberflächenlipide hat nicht nur eine wichtige Bedeutung für das Aussehen der Haut. Vielmehr wird dadurch der Säuremantel der Haut beeinflußt, dessen Bedeutung für die Abwehr pathogener Keime auf der Haut (Schade u. Marchionini, 1928 b; Marchionini, 1929) allerdings heute stark umstritten ist. Nékám u. Rácz (1964), Schneider (1963 a, 1965, 1966) sowie Gloor et al. (1972 h) fanden, daß die Alkalineutralisationszeit beim Seborrhoiker verkürzt ist im Vergleich zum Sebostatiker. Diese Tatsache dürfte sich dadurch erklären, daß durch den größeren Wassergehalt des Stratum corneum beim Seborrhoiker saure Valenzen besser aus dem Stratum corneum mobilisiert werden können. Auszuschließen ist eine wesentliche Bedeutung der freien Fettsäuren (Gloor et al., 1972 h).

Die viel diskutierte antimikrobielle Wirkung der Hautoberflächenlipide ist noch nicht definitiv geklärt. Horáček u. Pospíšil (1964, 1965) haben gezeigt, daß die Reinigung der Haut zu einer Verbesserung der Lebensbedingungen für Staphylokokken führt, die sich aber wieder verschlechtern, wenn der Lipidmantel regeneriert ist. Dementsprechend ergaben in vitro-Versuche von Ricketts et al. (1951), Peck u. Rosenfeld (1938), Miescher et al. (1953, 1954), Miescher (1957) sowie Rieth (1977) eine antibakterielle und fungizide Wirkung vor allem der mittelkettigen freien Fettsäuren. Nach Peck u. Rosenfeld (1938) scheint dies für die Salze der Fettsäuren ebenfalls zuzutreffen. Die Ergebnisse von Kligman (1963 a, b) lassen jedoch daran denken, daß dieser Effekt unter physiologischen Bedingungen nicht voll zum Tragen kommt. Vielmehr scheint die antimikrobielle und antifungale Wirkung an der Hautoberfläche von zahlreichen anderen Faktoren mit abhängig zu sein (Rothman, 1954; Röckl et al., 1957).

Carrié u. Neuhaus (1950) sowie Dünner (1950) weisen übereinstimmend darauf hin, daß die Empfindlichkeit der Haut gegen Alkali größer ist, wenn die Haut vorher entfettet wurde. Für eine Schutzfunktion der Hautoberflächenlipide sprechen Untersuchungen von Schmid et al. (1964). Andererseits scheint das Ausmaß der Schutzwirkung relativ gering zu sein, da sich zwischen Lipidmenge und Alkaliresistenz der Haut bei einem größeren Kollektiv keine Beziehungen nachweisen ließen (Gloor et al., 1972 g). Kligman (1963 a, b) lehnt eine Schutzwirkung der Hautoberflächenlipide völlig ab.

VII. Bedeutende Abweichungen in Eigenschaften, Menge und Zusammensetzung der Hautoberflächenlipide bei verschiedenen Dermatosen

Die Tatsache, daß bei einer Dermatose Unterschiede in den Eigenschaften, der Menge und der Zusammensetzung der Hautoberflächenlipide gefunden werden, berechtigt nicht ohne weiteres zur Annahme, daß die Veränderungen eine pathogenetische Bedeutung haben. Es ist im übrigen darauf hinzuweisen, daß alle im Folgenden dargestellten Befunde – soweit nicht anders angegeben – in der gesunden, nicht von Hautveränderungen betroffenen Haut erhoben wurden.

1. Seborrhoea oleosa und Seborrhoea sicca

Untersuchungen bei Seborrhoea oleosa und Seborrhoea sicca sind problematisch, da die Zuordnung der Versuchspersonen zu diesen beiden Kollektiven nur aufgrund klinischer Gesichtspunkte erfolgen kann und damit von der Erfahrung des Untersuchers abhängig ist.

Horáček (1965) hat die Kopfhautlipide bei Seborrhoea oleosa und Seborrhoea sicca untersucht (Tabelle 16). Er gibt an, daß die Lipidmenge bei Seborrhoea sicca, im Vergleich zu einem Kontrollkollektiv, signifikant vermindert sei. Es ist dementsprechend zu fragen, ob in diesem Kollektiv Sebostatiker enthalten waren. Außerdem fand er eine Erhöhung des Anteils der freien Fettsäuren bei Seborrhoea sicca und bei Seborrhoea oleosa. Cholesterin soll bei beiden Bildern in den Lipiden eher vermehrt sein.

Tabelle 16. Änderungen der Zusammensetzung des Hauttalges bei einigen Dermatosen (nach Horáček, 1965). *Signifikante* (→) Erhöhung oder Absinken des Spiegels. Änderungen *an den Grenzen der Signifikanz* (-→)

Anzahl	Diagnose	Lipidmenge im Talg	Freie Fettsäuren	Unverseifbares	Cholesterin im Unverseifbaren	Cholesterin im Hauttalg
41	Akne	↑	↓	↓		↑
22	Seborrhoe oleosa	↑	↓	↓		↑
22	Seborrhoe sicca	↓	↑	↓	↓	↑
22	Dermatitis seborrh.		↓	↓		↑
10	Ekzema atopic.			↓	↓	↑
37	Psoriasis vulg.	↓		↓		↓
25	Kontrollen					
157	Gesamtzahl					

Korolev (1958) fand papierchromatographisch bei Seborrhoea oleosa einen Anteil der freien Fettsäuren von 35%, bei Seborrhoea sicca von 23% und bei Normalpersonen von 30%. Die entsprechenden Säurezahlen betrugen 97, 62 und 98. Außerdem beschreibt der Autor eine Verminderung der Fettsäuren mit Kettenlängen unter C 12 und eine Vergrößerung der Jodzahl bei Versuchspersonen mit Seborrhoea oleosa, im Vergleich zu Versuchspersonen mit Seborrhoea sicca und gesunden Vergleichspersonen. Schließlich fand sich bei Seborrhoea oleosa signifikant weniger Cholesterin als bei Seborrhoea sicca.

Da die Untersuchungen von Horáček (1965) wegen der möglicherweise nicht exakten Trennung zwischen Seborrhoea sicca und Sebostase und die Untersuchungen von Korolev (1958) wegen der veralteten Methoden nicht voll befriedigen, wurden umfangreiche Untersuchungen zur Menge und Zusammensetzung der Hautoberflächenlipide bei Seborrhoea oleosa und Seborrhoea sicca von Gloor et al. (1973 a) unter Mithilfe einer erfahrenen Kosmetikerin vorgenommen (Tabelle 17). Die Autoren fanden sowohl bei Seborrhoea sicca als auch bei Seborrhoea oleosa erhöhte Lipidmengen, ohne daß Unterschiede zwischen diesen beiden Bildern nachweisbar gewesen wären. Bei den dünnschichtchromatographischen Analysen fiel bei der Seborrhoea oleosa eine Vermehrung der freien Fettsäuren und des freien Cholesterins auf. Quantitativ fällt vor allem

Tabelle 17. Menge und Zusammensetzung der Hautoberflächenlipide bei Versuchspersonen mit Seborrhoea sicca und Seborrhoea oleosa (nach Gloor et al., 1973 a)

		Seborrhoea sicca	Seborrhoea oleosa
Fallzahl		37	30
Hautoberflächenlipidmenge / Flächeneinheit (mg/16 cm²)	M	1,647	1,622
	s	0,636	0,566
Prozentuale Anteile in den Hautoberflächenlipiden			
Cholesterin	M	4,40	5,64
	s	1,43	1,63
Freie Fettsäuren	M	14,20	23,40
	s	6,99	8,86
Triglyzeride	M	40,04	34,08
	s	10,43	8,16
Wachs- und Cholesterinester	M	24,94	23,51
	s	4,06	2,46
Squalen	M	12,53	11,06
	s	2,97	3,33
Paraffine	M	3,36	2,45
	s	2,25	1,62

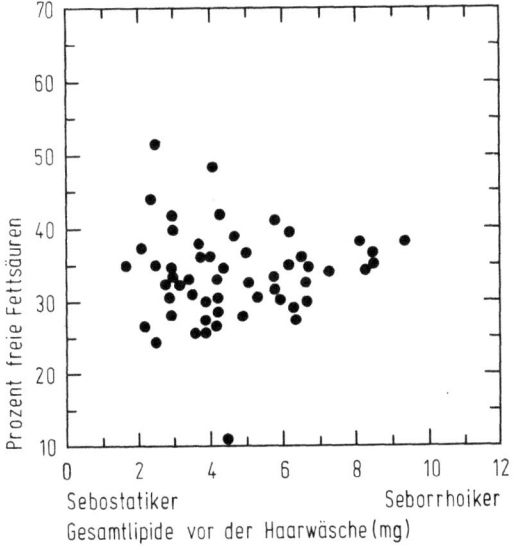

Abb. 22. Beziehung zwischen der Menge der Kopfhaut- und Haarlipide und dem prozentualen Anteil der freien Fettsäuren an diesem Lipidgemisch (aus Gloor u. Kohler, 1977 a)

der Unterschied bezüglich der freien Fettsäuren ins Gewicht. Diese Ergebnisse könnten eventuell die Unterschiede des klinischen Bildes bei beiden Hautzuständen erklären, da den freien Fettsäuren und dem freien Cholesterin, nach Ergebnissen von Gloor et al. (1973 c), unter physiologischen Bedingungen eine relevante tensidartige Wirkung zukommt. Die möglichen Folgen für den Wassergehalt des Hautoberflächenlipidgemisches und des Stratum corneum ergeben sich aus den im vorausgegangenen Kapitel gemachten Angaben.

Völlig andere Verhältnisse finden sich am behaarten Kopf. Abb. 22, die einer Publikation von Gloor u. Kohler (1977 a) entnommen ist, zeigt, daß die durchschnittlichen prozentualen Anteile der freien Fettsäuren an dem Gesamtlipidgemisch beim Seborrhoiker und beim Sebostatiker identisch sind. Fettsäurewerte um 15%, wie sie für die Seborrhoea sicca auf der unbehaarten Haut charakteristisch sind, kommen auf der behaarten Kopfhaut kaum vor. Es liegt also bei der Seborrhoe am behaarten Kopf praktisch immer eine Seborrhoea oleosa vor. Eine Seborrhoea sicca läßt sich nur therapeutisch herbeiführen.

Gaschromatographische Untersuchungen der freien Fettsäuren wurden von Gloor et al. (1973 d) vorgenommen. Dabei fanden sich keine auffälligen Unterschiede zwischen Seborrhoea oleosa und Seborrhoea sicca.

2. Acne vulgaris

Es drängt sich die Vermutung auf, daß die Seborrhoe eine pathogenetische Rolle bei der Entstehung der Acne vulgaris spielt, da dieses Krankheitsbild vor allem in der Pubertät vorkommt, also einem Lebensalter, in dem die Talgdrüsensekretion besonders stark ausgeprägt ist, und da die Acne vulgaris talgdrüsenreiche Regionen bevorzugt.

Tabelle 18. Durchschnittswerte von „casual level" und „replacement sum" bei Patienten mit Acne vulgaris und gesunden Vergleichspersonen. Kollektiv A: gesunde Vergleichspersonen, Kollektiv B: Patienten mit Acne vulgaris. B 1: leichte Form, B 2: mittelschwere Form, B 3: schwere Form (nach Gloor et al., 1972 a)

	Fallzahl	„casual level" (mg/16 cm^2)	„replacement sum" (mg/16 cm^2/2 Std)
Kollektiv A	18	1,228	0,627
Kollektiv B	51	1,883	0,986
davon			
Kollektiv B 1	25	1,658	0,754
Kollektiv B 2	14	1,971	1,133
Kollektiv B 3	12	2,251	1,300

Tatsächlich wurde von zahlreichen Autoren beim Vergleich von Aknekranken mit gleichaltrigen und gleichgeschlechtlichen Versuchspersonen bei den Aknekranken eine vergrößerte Hautoberflächenlipidmenge nachgewiesen (Pachur, 1931; Kile et al., 1950; Arimori, 1956; Kukita, 1958; Pochi u. Strauss, 1964; Prose et al., 1956; Horáček, 1965; Cunliffe u. Shuster, 1969 a; Powell u. Beveridge, 1970; Burton u. Shuster, 1971; Vetzova u. Pitzin, 1971; Tronnier u.

Brunn, 1972; Gloor et al., 1972 a; Azar et al., 1975). Ergebnisse anderer Autoren, die das Vorliegen einer Seborrhoe bei Acne vulgaris als unwahrscheinlich erscheinen lassen (Pawlowski u. Petrykiewicz, 1963; Jadassohn u. Schaaf, 1971) dürften methodisch bedingt sein. Nach Gloor et al. (1972 a) (Tabelle 18) bestehen zwischen Schweregrad der Akne und Seborrhoe Beziehungen, was früheren Ergebnissen von Fry u. Ramsay (1966) widerspricht. Lorenz et al. (1953) vermuten eine besonders starke Abhängigkeit der Talgdrüsensekretion beim Aknekranken von emotionellen Faktoren. Es ist zu diskutieren, ob die Seborrhoe durch einen gestörten Androgenmetabolismus hervorgerufen wird (Hay u. Hodgins, 1974).

Wie die Seborrhoea in der Pathogenese der Akne wirksam wird, ist schwer zu erklären. Nach Summerly et al. (1976) produzieren vergrößerte Talgdrüsen vermehrt Squalen. Derartig vergrößerte Talgdrüsen liegen bei der Akne vor (Plewig, 1974). Nach Cooper et al. (1976) findet sich beim Aknepatienten eine Koinzidenz zwischen Schweregrad der Erkrankung und Lipogenese. Betrachtet man Tabelle 19, so ist zu ersehen, daß mehrere Autoren bei der Akne eine Erhöhung des Squalenanteils gefunden haben. Da Modellversuche für eine komedonogene Wirkung des Squalen sprechen (Lorincz et al., 1968; Kligman u. Katz, 1968; Kligman et al., 1970), wäre es gut vorstellbar, daß die Seborrhoe beim Aknekranken über eine Vermehrung des Squalen in die Komedonenbildung eingreift. Dafür könnten auch Ergebnisse von Cunliffe et al. (1976 a)

Tabelle 19. Angabe verschiedener Autoren zur Zusammensetzung der Hautoberflächenlipide bei Acne vulgaris

Autoren	Squalen	Wachsester	Triglyzeride	freie Fettsäuren
Powell u. Beveridge, 1970			↓	normal
Šálomon et al., 1970			↑	↓
Bonelli et al., 1971			↑ ♂ ↓ ♀	↑
Kanaar, 1971 a				↓ ♂ ↑ ♀
Vetzova u. Pitzin, 1971		↑	↑	↓
Cotterill et al., 1972 b	↑	↑ ♀	↑ ♂	↓ ♂
Gloor et al., 1972 a	↑		↑	↓
Tronnier u. Brunn, 1972	↑		↑	↓
Korolev, 1972			↑	↓
Anderson u. Fulton, 1973			↑	↓
Vetzova et al., 1977			↑	↓

sprechen, die in einen „non acne Naevus" bei einem Aknepatienten vermindert Squalen in den Hautoberflächenlipiden nachweisen konnten.

Besonders großes Interesse beanspruchen die freien Fettsäuren in den Hautoberflächenlipiden. Aufgrund von Modellversuchen wird diesen – und zwar besonders mittelkettigen Fettsäuren zwischen C 10 und C 18 – eine komedonogene Wirkung zugeschrieben (Lorinzc et al., 1968; Kligman u. Katz, 1968; Kligman et al., 1970; Kanaar, 1971). Außerdem soll den freien Fettsäuren – und zwar besonders den freien Fettsäuren mit Kettenlängen unter C 12 – eine gewebeirritierende Wirkung zukommen (Strauss u. Kligman, 1960; Strauss u. Pochi, 1965, 1968; Kellum, 1968), was indessen von Puhvel u. Sakamoto (1977 a) in Zweifel gezogen wurde. Es muß aber hervorgehoben werden, daß es sich um Ergebnisse von Modellversuchen handelt, die keine zwingenden Rückschlüsse auf die Rolle der freien Fettsäuren unter physiologischen Bedingungen zulassen.

Von mehreren Untersuchern wurde die Menge der freien Fettsäuren in den Hautoberflächenlipiden bei Aknekranken untersucht. Dabei konnte nicht nur keine Vermehrung derselben, sondern von den meisten Autoren eher eine Verminderung nachgewiesen werden. Die Literaturangaben sind in Tabelle 19 gegenübergestellt. Eigene Ergebnisse finden sich in Tabelle 20 (Gloor et al., 1972 a).

Tabelle 20. Anteile der freien Fettsäuren und der Triglyzeride an den „casual level"- und den „replacement sum"-Proben (in %). Kollektiv A: gesunde Vergleichspersonen, Kollektiv B: Patienten mit Acne vulgaris. B 1: leichte Form, B 2: mittelschwere Form, B 3: schwere Form (nach Gloor et al., 1972 a)

	„casual level" Proben		„replacement sum" Proben	
	freie Fettsäuren	Triglyzeride	freie Fettsäuren	Triglyzeride
Kollektiv A	18,6	35,0	16,1	32,9
Kollektiv B	20,1	36,3	16,3	37,6
davon				
Kollektiv B 1	21,9	33,9	16,3	35,6
Kollektiv B 2	20,5	35,8	20,0	36,0
Kollektiv B 3	15,2	42,6	11,4	43,8

Veränderungen in der Zusammensetzung der freien und gebundenen Fettsäuren wurden bei Aknekranken ebenfalls nachzuweisen versucht. Tronnier u. Brunn (1972) fanden eine Verkürzung der Kettenlängen der freien und gebundenen Fettsäuren bei Aknekranken. Gloor u. Kionke (1972) konnten eine Reduktion der Kettenlängen der Wachsester bei Acne vulgaris nachweisen. Trotz dieser Ergebnisse kann jedoch die Auffassung, daß die Kettenlängen der freien Fettsäuren bei Aknekranken verkürzt seien, aufgrund von Untersuchungen von Boughton et al. (1959), vor allem aber neuerer Ergebnisse von Runkel et al. (1969), Kellum u. Strangfeld (1972), Lantz et al. (1972) sowie Gloor et al. (1973 d) nicht mehr akzeptiert werden.

Im Aknekomedo kommt es zu einer nahezu vollständigen Lipolyse der Triglyzeride (Felger, 1969; Gershbein et al., 1970; Nicolaides et al., 1970 a; Peter u. Eichenseher, 1973; Gloor u. Friederich, 1974 a). Strauss u. Mescon (1959) konnten im Aknekomedo Lipasen nachweisen, und Marples et al. (1973) sowie Whiteside u. Voss (1973) konnten den Beweis für das Vorliegen von Propionibakterien in den Aknekomedonen erbringen.

Trotzdem ist nicht anzunehmen, daß die große Menge an freien Fettsäuren im Aknekomedo für die entzündliche Reaktion in der Umgebung des Komedos (Vilanova, 1969) verantwortlich ist, denn Gloor u. Friederich (1974 b) fanden im Komedo bei der Favre-Racouchot'schen Erkrankung, bei der niemals entzündliche Reaktionen beobachtet werden, einen identischen Befund. Entsprechend konnten von Izumi et al. (1973) bei dieser Erkrankung im Komedo Propionibakterien nachgewiesen werden. Daß jede Entleerungshemmung des Talgdrüsensekrets zu ähnlichen Folgen führt, geht aus Untersuchungen des Inhalts großer Talgdrüsen an der Nase (Nicolaides, 1965) und des Talgdrüseninhalts im Naevus sebaceus (Gloor u. Friederich, 1974 a) hervor.

Untersuchungen von Gloor u. Habedank (1976) nach oraler Verabreichung von abgetötetem P. acnes und P. granulosum haben gezeigt, daß es zu einer starken Zunahme der freien Fettsäuren und parallel zu einer starken Zunahme der Komedonen und Abnahme der entzündlichen Akneeffloreszenzen kommt. Sie schlossen aus diesen Befunden, daß die komedonogene Wirkung der freien Fettsäuren in der Pathogenese der Akne zum Tragen kommen dürfte. Vermehrt sind jedoch nicht die freien Fettsäuren, sondern die Bereitschaft des Organismus auf die Einwirkung der freien Fettsäuren mit Komedonenbildung zu reagieren. Daraus resultiert umgekehrt, daß sich trotzdem eine therapeutisch erzielte Reduktion der freien Fettsäuren hemmend auf die Komedonenbildung auswirken muß.

Die eigenen Untersuchungen machen es indessen unwahrscheinlich, daß die freien Fettsäuren an der Pathogenese der entzündlichen Akneeffloreszenzen beteiligt sind. In diese Richtung deuten auch Untersuchungen von Weeks et al. (1977), die mit einem Lipaseinhibitor zwar eine erhebliche Reduktion der freien Fettsäuren, nicht aber eine Besserung der Akne erzielen konnten und die erwähnten Befunde von Puhvel und Sakomoto (1977 a). Auf der anderen Seite scheinen die saprophytären Bakterien in den Talgdrüseninfundibula doch eine Rolle in der Pathogenese der entzündlichen Akneeffloreszenzen zu spielen (Hägele et al., 1973; Puhvel u. Sakomoto, 1977 b). Ob dabei immunologische Mechanismen eine Rolle spielen, ist unklar (Puhvel et al., 1967; Imamura et al., 1969; Gloor u. Habedank, 1976). Immerhin kann es als gesichert angesehen werden, daß es zu immunologischen Reaktionen des Organismus auf die saprophytären Hautbakterien kommt (Puhvel et al., 1967; Gowland et al., 1976; Knop u. Oleffs, 1977). Es ist aber auch möglich, daß Ektofermente oder Chemotoxine der Hautbakterien für die entzündliche Reaktion in den Akneeffloreszenzen verantwortlich sind (Edwards et al., 1975 b; Roberts, 1975; Gould et al., 1977 u.a.). Wird durch eine Therapie eine Reduktion der freien Fettsäuren erreicht, so kann dies ein Indikator für einen bakteriostatischen Effekt sein und somit als Hinweis auf einen möglichen günstigen therapeutischen Effekt auf die entzündlichen Akneeffloreszenzen dienen (Gloor, 1977).

Es wurden außerdem von verschiedenen Autoren andersartige Veränderungen der Hautoberflächenlipidzusammensetzung beschrieben. Horáček (1965) nimmt eine Verringerung des unverseifbaren Rückstands bei Aknekranken an. Gloor et al. (1972 a) konnten, im Gegensatz zu früheren Befunden von Kile et al. (1950), zeigen, daß das freie Cholesterin bei Aknekranken vermindert ist.

Powell u. Beveridge (1970) geben eine Verminderung der Wachsester bei Aknekranken an. Nicolaides (1963) fand eine erhöhte Viskosität der Hautoberflächenlipide bei Acne vulgaris. Tronnier u. Jessen (1968) weisen darauf hin, daß die Spreitfähigkeit für wäßrige Lösungen bei Aknekranken verstärkt und die Spreitfähigkeit für Lipide reduziert ist. Auf eine Veränderung der physikalischen Eigenschaften der Hautoberflächenlipide bei Aknekranken weisen schließlich Alkalineutralisationszeitmessungen von Schneider et al. (1960) hin.

3. Seborrhoisches Ekzem

Nur von wenigen Autoren wird heute noch das Vorliegen einer Seborrhoe beim sog. seborrhoischen Ekzem für wahrscheinlich gehalten (Adachi, 1957; Gertler, 1971). Die meisten Autoren sind der Auffassung, daß sich die Hautoberflächenlipidmengen in der nicht betroffenen Haut bei Normalpersonen und Personen mit seborrhoischem Ekzem nicht unterscheiden (Hodgson-Jones et al., 1952, 1953; Lobitz, 1957; Gahlen, 1963; Horáček, 1965; Gloor et al., 1972 i, Tabelle 21.

Untersuchungen über die Zusammensetzung der Hautoberflächenlipide in der nicht betroffenen Haut bei Versuchspersonen mit seborrhoischem Ekzem wurden von mehreren Autoren vorgenommen. Sie führten mit Ausnahme von einer Untersuchung (Pye et al., 1977) zu der einheitlichen Auffassung, daß freies Cholesterin in den Hautoberflächenlipiden beim seborrhoischen Ekzem vermehrt ist (Marchionini et al., 1938; Hodgson-Jones et al., 1953; Adachi, 1957; Lobitz, 1957; Konrad u. Černíková, 1963, Abb. 23; Horáček, 1965; Gloor et al., 1972 i, Tabelle 21).

Tabelle 21. Mittelwerte (M) und Standardabweichungen (s) für die Lipidmenge und die prozentualen Anteile der einzelnen Lipidfraktionen bei Bewertung von „casual level" und „replacement sum" für Patienten mit seborrhoischem Ekzem (untere Zeile) und gesunde Vergleichspersonen (obere Zeile) sowie Irrtumswahrscheinlichkeit für den Fehler 1. Art (α) für einen Unterschied zwischen den beiden verglichenen Kollektiven (nach Gloor et al., 1972 i)

	„casual level" M	s	„replacement sum" M	s	„casual level" α	„replacement sum" α
Lipidmenge (mg/16 cm²)	1,463	0,799	0,414	0,772	–	–
	1,304	0,741	0,492	0,225		
Anteil des Cholesterins (%)	4,4	1,6	2,2	1,6	–	5%
	4,6	2,2	4,2	3,3		
Anteil der freien Fettsäuren (%)	18,2	6,3	14,9	6,2	5%	–
	13,9	6,5	11,6	7,1		
Anteil der Triglyzeride (%)	36,7	6,5	37,4	5,2	–	–
	41,4	8,7	40,1	9,7		
Anteil der Wachsester (%)	21,8	3,0	22,5	2,7	–	1%
	20,3	2,6	17,6	2,4		
Anteil des Squalen (%)	12,3	2,4	13,3	3,2	–	5%
	11,3	3,9	10,0	4,5		
Anteil der Paraffine (%)	6,3	2,6	8,8	5,1	–	1%
	8,7	3,3	15,7	6,5		
Anteil der freien Fettsäuren/Anteil der Triglyzeride	0,540	0,271	0,411	0,199	5%	–
	0,371	0,217	0,335	0,192		

Auch andere Lipidfraktionen können beim seborrhoischen Ekzem verändert sein. So wurden eine Vermehrung der Paraffine (Gloor et al., 1972 i, Tabelle 21), eine Verminderung des Squalen (Hodgson-Jones et al., 1953; Gloor et al., 1972 i, Tabelle 21) und eine Verminderung der Wachsester (Gloor et al., 1972 i, Tabelle 21) festgestellt. Nach Korolev (1958) soll die Relation freies Cholesterin / gebundenes Cholesterin zugunsten des freien Cholesterins verschoben sein. Nach Konrád u. Černíková (1963) soll das sog. Unverseifbare beim seborrhoischen Ekzem vermindert sein (Abb. 23). Wie bereits erwähnt,

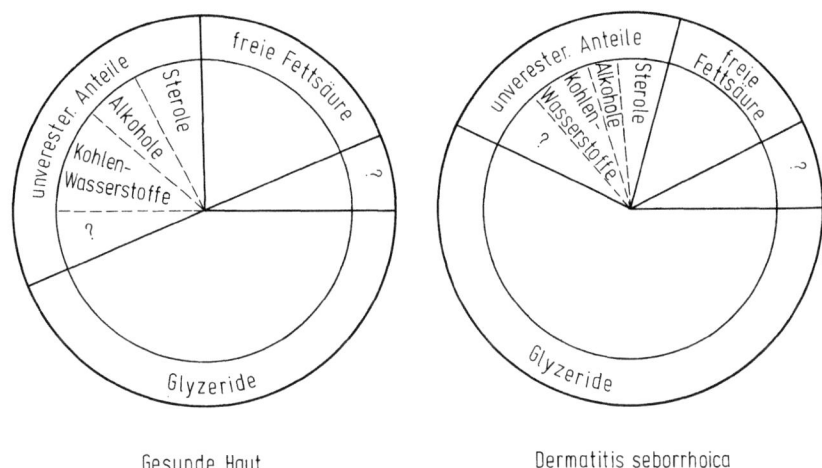

Abb. 23. Zusammensetzung des Hautfetts bei Hautgesunden und Patienten mit Dermatitis seborrhoica (nach Konrád u. Černíková, 1963)

sind freies Cholesterin und Paraffine vor allem ein Bestandteil der epidermalen Lipide, während Squalen und Wachsester vor allem ein Bestandteil der Talgdrüsenlipide sind. Die Analysen der Hautoberflächenlipidzusammensetzung sprechen insgesamt dafür, daß die epidermalen Lipide beim seborrhoischen Ekzem vermehrt sind. Dies deutet auf eine Veränderung im Bereich der Epidermis hin.

Außerdem wurde von Konrád u. Černíková (1963), Horáček (1965) sowie Gloor et al. (1972 i) übereinstimmend gezeigt, daß die freien Fettsäuren bei Patienten mit seborrhoischem Ekzem reduziert sind (Tabelle 16 u. 21). Dieser Befund könnte auf eine Störung der Mikroflora der Haut hindeuten, die beim seborrhoischen Ekzem möglicherweise eine Rolle spielt.

Ergänzend muß noch auf gaschromatographische Untersuchungen zur Zusammensetzung der Fettsäuren (Boughton et al., 1959) und Jodzahlbestimmungen (Hodgson-Jones et al., 1953) hingewiesen werden, die eine Verminderung des Sättigungsgrades der Fettsäuren bei Versuchspersonen mit seborrhoischem Ekzem wahrscheinlich erscheinen lassen.

4. Rosazea

Menge und Zusammensetzung der Hautoberflächenlipide bei Rosazea wurden von Gloor et al. (1974 k) untersucht (Tabelle 22). Die Lipidmengen unterschieden sich dabei von gesunden Vergleichspersonen nicht. Im Gegensatz dazu fanden die Autoren jedoch bei Rosazeapatienten einen erhöhten Anteil an

Tabelle 22. Mittelwerte (M) und Standardabweichungen (s) für die Lipidmenge und die prozentualen Anteile der einzelnen Lipidfraktionen bei Bewertung von „casual level" und „replacement sum" für Patienten mit Rosazea (untere Zeile) und gesunde Vergleichspersonen (obere Zeile) (nach Gloor et al., 1974 e)

	„casual level" M	s	„replacement sum" M	s	„casual level" α	„replacement sum" α
Lipidmenge (mg/16 cm²)	1,508	0,999	0,376	0,188	–	–
	1,399	0,548	0,396	0,272		
Anteil des Cholesterins (%)	4,75	1,97	3,57	2,01	–	–
	6,58	2,10	6,92	2,69		
Anteil der freien Fettsäuren (%)	17,87	5,89	14,28	5,65	5%	2%
	19,84	8,38	17,27	9,12		
Anteil der Triglyzeride (%)	36,63	4,93	36,95	6,18	–	–
	36,10	6,02	35,57	8,40		
Anteil der Wachsester (%)	20,40	3,80	19,68	4,42	–	–
	21,75	2,99	19,71	3,06		
Anteil des Squalen (%)	12,56	2,85	13,44	4,84	2%	5%
	10,29	6,43	10,59	6,42		
Anteil der Paraffine (%)	8,29	4,84	12,10	8,42	–	–
	5,46	4,30	9,76	7,64		
Anteil der freien Fettsäuren/Anteil der Triglyzeride	0,511	0,220	0,409	0,199	5%	2%
	0,598	0,372	0,569	0,433		

freiem Cholesterin, so daß bei der Rosazea – ähnlich wie beim seborrhoischen Ekzem – eine Vermehrung der epidermalen Lipide vorliegen dürfte. Dieser Befund erscheint vor allem deshalb von Interesse, weil Unna (1921) in seiner grundlegenden Arbeit über die Rosazea auf die hohe Koinzidenz zwischen Rosazea und seborrhoischem Ekzem hingewiesen hat.

Weitere Untersuchungen zur Hautoberflächenlipidmenge bei Rosazea stammen von Burton et al. (1975 a). Sie stimmen darin mit unseren Angaben überein, daß bei der Rosazea keine Seborrhoe vorliegt. Die Zusammensetzung der Hautoberflächenlipide bei Rosazea haben in jüngster Zeit Pye et al. (1976) untersucht. Sie konnten keine veränderte Zusammensetzung der Hautoberflächenlipide nachweisen.

5. Psoriasis vulgaris

Bei der Psoriasis wurden sowohl Untersuchungen der Lipide in nicht von der Erkrankung betroffenen Arealen als auch in Krankheitsherden durchgeführt.

Übereinstimmend wird von zahlreichen Autoren gezeigt, daß in der nicht betroffenen Haut des Psoriatikers mehr freies Cholesterin und weniger Cholesterinester als in der Haut Gesunder nachweisbar sind (Rothman, 1950; Gara et al., 1964; Lorincz, 1966; Konopík et al., 1966; Meffert et al., 1969). Nach Schmidt et al. (1977) gilt dies in gleicher Weise beim Psoriatiker und beim Ichthyotiker. Nach Wilkinson u. Farber (1967 a) soll dies allerdings nur der Fall sein, wenn „casual level"-Proben untersucht werden. Es ist anzunehmen, daß diese Veränderung durch eine Hemmung des veresternden Enzyms beim Psoriatiker hervorgerufen wird (Gara et al., 1964). Veränderungen der freien Fettsäuren werden ebenfalls bei Psoriasis vulgaris beschrieben. Rothman (1950) gibt an, daß beim Psoriatiker in der nicht betroffenen Haut weniger freie Fettsäuren nachweisbar seien als in der Haut des Gesunden; eine Auffassung, die durch spätere Ergebnisse von Herrmann et al. (1960 b) sowie Coon et al. (1961) bestätigt wurde.

Diese Ergebnisse sind relativ leicht zu interpretieren. Da sowohl die Cholesterinveresterung als auch die Aufspaltung der Triglyzeride in freie Fettsäuren – wie oben dargestellt – bakterielle Leistungen darstellen, dürften die Befunde auf eine Veränderung der saprophytären Hautflora beim Psoriatiker hinweisen, die jedoch wahrscheinlich nichts mit der Pathogenese der Psoriasis zu tun hat. Sehr viel schwerer zu interpretieren sind die im Folgenden aufgeführten Befunde. Coon et al. (1963) sowie Rust et al. (1970) weisen auf eine Vermehrung der längerkettigen Fettsäuren bei Psoriatikern auch in der nicht betroffenen Haut hin. Wheatley (1963 b) nimmt an, daß der Sättigungsgrad der Fettsäuren beim Psoriatiker vermindert sei. Dies könnte von Bedeutung für die Ausbildung des entzündlichen Infiltrates im Psoriasisherd sein, da der Arachidonsäure und ihren Oxydationsprodukten eine chemotaktische Wirkung zukommt (Penneys et al., 1977). Diese Veränderungen können jedoch nicht aufgezeigt werden, wenn die Hautoberflächenlipide kurze Zeit nach Entfettung der Haut untersucht werden (Wilkinson u. Farber, 1967 b). Nach Wilkinson (1970) liegen beim Psoriatiker vielfach andere Isomere als beim Gesunden vor.

Andere Veränderungen der Hautoberflächenlipide beim Psoriatiker hat Horáček (1965) beschrieben. Er fand bei 37 Personen mit chronischer Psoriasis eine Verringerung der Gesamtlipide, eine Reduktion des Unverseifbaren und eine Reduktion des Cholesterins. Bei 8 Männern, die in dieser Gruppe enthalten waren und bei denen seit Kindheit eine Psoriasis mit starker Neigung zu Exazerbation bestand, wurden indessen entgegengesetzte Befunde erhoben. Suliman et al. (1970) untersuchten den Schmelzpunkt der Hautoberflächenlipide, fanden jedoch keine Unterschiede zwischen Psoriatikern und Normalpersonen.

Zu erwähnen sind schließlich Befunde nach Strippen der Haut. Dabei konnte eine starke Zunahme der Säurezahl in der unteren Hornschicht bei Psoriatikern im Vergleich zu Gesunden nachgewiesen werden, die im übrigen mit der klinischen Aktivität des Krankheitsbildes in Zusammenhang stand (Herrmann et al., 1960 b; Coon et al., 1961).

Die Lipide im Schuppenmaterial von Psoriatikern haben Grimmer et al. (1971) untersucht. Auffällig war vor allem der Nachweis höherer Fettalkohole in psoriatischen Schuppen und eine Ähnlichkeit der Lipidzusammensetzung mit der von Depotfett – wenn man von der spezifischen Hautfettkomponente 6-Hexadecensäure absieht.

6. Kopfhauterkrankungen

Schweikert (1967, 1968) hat sich mit der Lipidmenge im Bereich von Alopezien beschäftigt. Er fand bei Alopecia areata eine sich allmählich vermindernde Talgsekretion, während die Talgsekretion im Bereich der Alopezieherde bei männlicher Alopezie eher vermehrt sein soll. Ob eine depilatorische Wirkung der Lipide beim Menschen, ähnlich wie bei Labortieren (Flesh u. Goldstone, 1952), vorliegt, ist fraglich. Windhorst u. Foster (1957) weisen darauf hin, daß im Bereich von Alopezieherden die Menge des Gesamtcholesterins besonders gering ist.

Interessante Gesichtspunkte ergeben sich bei der Kopfschuppenbildung. Nach Ackerman u. Kligman (1969) ist für die Kopfschuppenbildung ursprünglich eine erhöhte Mitoserate in der Epidermis verantwortlich. Diese führt zu einem beschleunigten Zellumsatz in der Epidermis, zu einer beschleunigten Keratinisierung und zu einer Auflösung der Kolumnärstruktur des Stratum corneum. Es liegt also ein Prozeß vor, der teilweise mit der therapeutisch herbeiführbaren „Keratolyse" vergleichbar ist. Nach Gloor u. Kohler (1977 b) finden sich in den Kopfhaut- und Haarlipiden des Schuppenträgers sehr viel mehr epidermale Lipide (freies Cholesterin) und sehr viel weniger Talgdrüsenlipide (Squalen und Wachsester) (Tabelle 23). Das entspricht exakt den Verhältnissen, die nach der Anwendung „keratolytischer" Pharmaka gefunden werden.

Tabelle 23. Mittelwerte (M) und Standardabweichungen (s) für die prozentualen Anteile der einzelnen Lipidfraktionen an den Kopfhaut- und Haarlipiden bei einem Kollektiv von Versuchspersonen mit Kopfschuppen und bei einem gleichaltrigen und gleichgeschlechtlichen Kontrollkollektiv (nach Gloor u. Kohler, 1977 b)

		Personen mit Kopfschuppen n = 7	Personen ohne Kopfschuppen n = 8
Freies Cholesterin (%)	M	17,30	9,75
	s	5,17	1,02
Freie Fettsäuren (%)	M	22,0	30,32
	s	11,40	11,44
Triglyzeride (%)	M	30,26	22,60
	s	9,91	12,12
Wachs- und Cholesterinester (%)	M	21,41	24,87
	s	3,73	1,67
Squalen (%)	M	8,91	12,37
	s	2,41	1,67

7. Ekzeme

Interesse hat die Zusammensetzung der Lipide beim endogenen Ekzem gefunden. Horáček (1965) stellte eine signifikante Verminderung des sog. Unverseifbaren fest, Mustakallio et al. (1967) beschrieben eine Vermehrung der freien Fettsäuren und des freien Cholesterins auf Kosten der Phosphatide, der Glyzeride und der Sterolester bei diesen Personen. Spätere Untersuchungen von Rajka (1974) bestätigen diese Ergebnisse im wesentlichen. In der älteren Literatur wurde außerdem vielfach die Auffassung vertreten, daß eine Seborrhoe die Entstehung einer epikutanen Sensibilisierung begünstige. Nach neueren Ergebnissen von Gloor et al. (1972 f) kann diese Auffassung jedoch nicht mehr aufrecht erhalten werden. Ob der von diesen Autoren bei Allergikern nachgewiesenen Erhöhung des Squalenanteils eine Bedeutung zukommt, ist noch unklar.

8. Hauttumoren

Zu erwähnen sind Ergebnisse von Gloor et al. (1974 c) sowie Gloor u. Kriett (1976), die die Hautoberflächenlipide bei Personen, bei denen mindestens einmal ein Spinaliom bzw. ein Basaliom nachgewiesen worden war, am Rücken untersuchten. Sie fanden eine Reduktion des freien Cholesterins und eine erhöhte Lichtempfindlichkeit der Haut. Die Verminderung des freien Cholesterins wurde von diesen Autoren als Zeichen für die verminderte Hornschichtdicke gedeutet, was wegen der von Miescher (1931) nachgewiesenen Lichtschutzwirkung des Stratum corneum die erhöhte Lichtempfindlichkeit der Haut gut erklären würde.

9. Infektiöse Hautkrankheiten

Es ist bemerkenswert, daß selbst bei sehr intensiven eigenen Untersuchungen kein Hinweis darauf gefunden werden konnte, daß eine Seborrhoe oder eine Sebostase eine Rolle bei der Disposition für infektiöse Hautkrankheiten spielen könnte. Indessen konnten wir zeigen, daß eine Erhöhung des Anteils des freien Cholesterins bei Impetigopatienten charakteristisch ist (Gloor et al., 1975 i). Dieser Befund ist gut verständlich, da bei einer Vermehrung des freien Cholesterins eine Verdickung und Auflockerung des Stratum corneum anzunehmen ist. Ein leichteres Angehen pathogener Keime auf einem derartig veränderten Stratum corneum wäre gut vorstellbar. Schwer zu interpretieren ist eine Vermehrung des Squalen, die wir bei Patienten mit einer intertriginösen Candidiasis und bei Patienten mit einer Pityriasis versicolor fanden (Gloor et al., 1975 e; Gloor et al., 1976 c). Bemerkenswert ist, daß bei keiner der von uns untersuchten Hautkrankheiten die Anteile der freien Fettsäuren an den Hautoberflächenlipiden verändert waren.

Literatur

Ackermann, A.B., Kligman, A.M.: Some observations on dandruff. J. Soc. cosm. Chem. **20**, 81–101 (1969)
Adachi, J.: Lipid metabolism in skin diseases. Jap. J. Derm. **67**, 749–763 (1957)
Agache, P., Barrand, C., Colette, C., Ratti, A., Laurent, R.: Sebum levels in the first year of life. J. invest. Derm. **68**, 247–248 (1977)
Agache, P., Barrand, C., Laurent, R., Dagras, G.: Variations du faux des lipides cutanés superficels au cours du cycle menstruel. Ann. Derm. (Paris) **102**, 431–432 (1975)
Agache, P., Caperan, A., Barrand, C., Laurent, R., Dagras, G.: Dosage des lipides cutanés de surface par la méthode photométrique. Ann. Derm. (Paris) **101**, 285–287 (1976)
Amann, W.: Mitteilung über praemenstruelle Verstärkung von Seborrhoe. Derm. Wschr. **152**, 1224–1225 (1966)
Anderson, R.L., Cook, C.H., Smith, S.E.: The effect of oral and topical tetracycline on acne severity and on skin surface lipid composition. J. invest. Derm. **66**, 172–177 (1976)
Anderson, A.S., Fulton, J.E.: Sebum: analysis by infrared spectroscopy. J. invest. Derm. **60**, 115–118 (1973)
Ansari, M.N.A., Nicolaides, N., Fu, H.C.: Fatty acid composition of the living layer and stratum corneum lipids of human sole skin epidermis. Lipids **5**, 838–845 (1970)
Archibald, A., Shuster, S.: The measurement of sebum secretion in the rat. Brit. J. Derm. **82**, 146–151 (1970)
Archibald, A., Shuster, S.: A non endocrine control of sebum secretion. Arch. Derm. Forsch. **246**, 175–180 (1973)
Arimori, M.: Studies on seborrhoea especially surface fatty substance of human skin. II. On the sebum level and the effect of temperature and some drugs on normal subjects and patients of leprosy and acne vulgaris. Jap. J. Derm. **66**, 576–591 (1956)
Aron-Brunetière, R., Robin, J.: Essai d'estimation de la valeur thérapeutique des inhibiteurs d'ovulation dans la séborrhée et l'acne vulgare. Bull. Soc. franç. Derm. Syph. **75**, 47–51 (1968)
Aron-Brunetière, R., Robin, J.: Données nouvelles sur le traitement de la séborrhée et de l'acne vulgaire féminine par les inhibiteurs d'ovulation. Rev. méd. franç. **20**, 85–106 (1969)
Aubin, G., Brod, J., Manoussos, G.: Inhibition of seborrhea by means of a specific metabolic blocking. Amer. Parf. Cosm. **86**, 29–34 (1971)
Azar, G., Barrand, C., Laurent, R., Agache, P.: Le dosage des lipides cutanés superficiels (LCS) dans l'acne. Ann. Derm. (Paris) **102**, 532–534 (1975)

Bereston, E. S.: Use of selenium sulfide shampoo in seborrhoic dermatitis. J. amer. med. Ass. **156**, 1246–1247 (1954)
Berry, W. K.: Phospholipid metabolism of skin. Nature **177**, 789–790 (1956)
Beveridge, G. W., Powell, E. W.: Sebum changes in acne vulgaris treated with tetracycline. Brit. J. Derm. **81**, 525–527 (1969)
Bey, K.: Die Analyse von Hautfetten aus getragener Wäsche. Fette, Seifen **65**, 611–618 (1963)
Black, H. S., Rauschkolb, E. W.: Effects of light on the skin lipid metabolismus. J. invest. Derm. **56**, 387–391 (1971)
Bonelli, M., Alessi, E., Tomasini, C., Piccinini, S.: Le contrôle hormonal de la glande sébacée chez l'homme. 13. Congr. int. Derm. München 1967, Bd. 2, S. 1033–1035. Berlin-Heidelberg-New York: Springer 1968
Bonelli, M., Cebrelli, G., Caputo, R., Piccinini, S.: Ricerche cromatografiche sul sebo nell'acne polimorfa giovanile. G. ital. Derm. **46**, 120–125 (1971)
Boughton, B., Hodgson-Jones, I. S., MacKenna, R. M. B., Wheatley, V. R., Wormall, A.: Some observations on the nature, origin and possible function of the squalene and other hydrocarbons of human sebum. J. invest. Derm. **24**, 179–189 (1955)
Boughton, B., MacKenna, R. M. B., Wheatley, V. R., Wormall, A.: Studies of sebum. 8. Observations on the squalene and cholesterol content of sebum and the possible function of squalene in human sebum. Biochem. J. **66**, 32–38 (1957)
Boughton, B., MacKenna, R. M. B., Wheatley, V. R., Wormall, A.: The fatty acid composition of the surface skin fats ("sebum") in acne vulgaris and seborrhoeic dermatitis. J. invest. Derm. **33**, 57–64 (1959)
Boughton, B., Wheatley, V. R.: Studies of sebum. 9. Further studies of the composition of the unsaponifiable matter of human forearm sebum. Biochem. J. **73**, 144–149 (1959 a)
Boughton, B., Wheatley, V. R.: The fatty acid composition of the skin surface fat ("sebum") of normal human subjects. J. invest. Derm. **33**, 49–55 (1959 b)
Brabant, H., Delmotte, A.: Inoculation expérimentale et activité lipolytique de candida albicans. Activité fungicide du borate de phenyl-mercure. Arch. belges Derm. **15**, 138-139 (1959)
Brooks, S. C., Godefroi, V. C., Simpson, W. L.: Metabolic studies on skin. I. Isolation of various mouse skin components; their oxygen consumption and utilization of C^{14} acetate. J. invest. Derm. **40**, 305–315 (1963)
Brooks, S. C., Langs, L. K., Godefroi, V. C.: Metabolic studies on skin. III. Lipid metabolism in mouse skin during the hair growth cycle. J. invest. Derm. **50**, 161–170 (1968)
Brun, R., Enderlin, K., Kull, E.: A propos de sebum-tests. Dermatologica (Basel) **106**, 165–170 (1953)
Brun, R., Enderlin, K., Weck, A. de: Variations de la couche sébacée de l'avant-bras suivant l'âge et le sexe. Acta derm.-venerol. (Stockh.) **35**, 311–317 (1955)
Brun, R., Meyer, G.: Un sebum-test. Expériences sur des personnes de sexe et d'âge différents. Dermatologica (Basel) **103**, 178–182 (1951)
Brun, R., Ritz, A.: Variations de la couche sébacée engendrées par la grossesse. Dermatologica (Basel) **116**, 229–234 (1958)
Brunn, G.: Vergleichende Untersuchungen des Hautoberflächenfettes Gesunder und Aknekranker. Inaugural-Dissertation Tübingen 1971
Bullough, W. S., Laurence, E. B.: Experimental sebaceous gland suppression in the adult male mouse. J. invest. Derm. **35**, 37–42 (1960)
Burton, J. L., Cartlidge, M., Cartlidge, N. E. F., Shuster, S.: Sebum excretion in Parkinsonism. Brit. J. Derm. **98**, 263–266 (1973 a)
Burton, J. L., Cartlidge, M., Shuster, S.: Variations in sebum excretion during menstrual cycle. Acta derm.-venerol. (Stockh.) **53**, 81–84 (1973 b)
Burton, J. L., Cunliffe, W. J., Saunders, J. G. G., Shuster, S.: The effect of facial nerve paresis on sebum excretion. Brit. J. Derm. **84**, 135–138 (1971)
Burton, J. L., Cunliffe, W. J., Shuster, S.: Increased sebum excretion in patients with breast cancer. Brit. med. J. **1**, 665–666 (1970 a)
Burton, J. L., Cunliffe, W. J., Shuster, S.: Circadian rhythm in sebum excretion. Brit. J. Derm. **82**, 497–501 (1970 b)
Burton, J. L., Laschet, U., Shuster, S.: Reduction of sebum excretion in man by the antiandrogen, cyproterone acetate. Brit. J. Derm. **89**, 487–490 (1973 c)

Burton, J.L., Libman, L.J., Cunliffe, W.J., Wilkinson, R., Hall, R., Shuster, S.: Sebum excretion in acromegaly. Brit. med. J. **1**, 406–408 (1972)
Burton, J.L., Pye, R.J., Meyrick, G., Shuster, S.: The sebum excretion rate in rosacea. Brit. J. Derm. **92**, 541–543 (1975 a)
Burton, J.L., Shuster, S.: Topical tetraynoic acid and sebum excretion. Brit. J. Derm. **82**, 626–627 (1970)
Burton, J.L., Shuster, S.: The relationship between seborrhoea and acne vulgaris. Brit. J. Derm. **84**, 600–602 (1971)
Burton, J.L., Shuster, S.: The effect of topical tetraynoic acid on the seborrhoea of acne. Brit. J. Derm. **86**, 66–67 (1972)
Burton, J.L., Shuster, S., Cartlidge, M.: The sebotrophic effect of pregnancy. Acta derm. venereol. (Stockh.) **55**, 11–13 (1975 b)
Butcher, O.E., Coonin, A.: The physical properties of human sebum. J. invest. Derm. **12**, 249–254 (1949)
Butcher, O.E., Parnell, J.P.: The distribution and factors influencing the amount of sebum on the skin of the forehead. J. invest. Derm. **10**, 31–38 (1948)
Carrié, C.: Untersuchungen über die chemischen Substanzen auf der Haut. I. Mitteilung: Methode zur Bestimmung chemischer Substanzen auf der Haut. Arch. Derm. Syph. (Berlin) **173**, 604–606 (1936)
Carrié, C., Neuhaus, H.: Lipide der Hautoberfläche und Ekzemreaktion. Arch. Derm. Syph. (Berlin) **192**, 261–272 (1950)
Carruthers, C., Heining, A.: Phosphatides in mouse epidermis undergoing normal and abnormal growth changes. Cancer Res. **24**, 485–488 (1964)
Cartlidge, M., Burton, J.L., Shuster, S.: The effect of prolonged topical application of an anticholinergic agent on the sebaceous glands. Brit. J. Derm. **86**, 61–63 (1972)
Černíková, M.: Chromatographische Lipid-Trennung auf Glasfaserpapier. Fette, Seifen **62**, 587–589 (1960)
Černíková, M.: K otázce výskytu a úlohy sterolové frakce v lidské kůži. (On the incidence and role of sterol fraction in human skin). Čs. Derm. **39**, 104–108 (1964)
Černíková, M., Horáček, J.: Chromatographie der Lipide auf Glasfaserpapier. Arch. klin. exp. Derm. **209**, 572–577 (1960)
Coon, W.M., Herrmann, F.M., Mandol, L.: Acid number of skin surface lipids in psoriatics. Arch. Derm. **83**, 619–626 (1961)
Coon, W.M., Wheatley, V.R., Herrmann, F., Mandol, L.: Free fatty acids of the skin surface and barrier zone in normal and abnormal keratinization. J. invest. Derm. **41**, 259–264 (1963)
Cooper, F., McGibbon, D., Shuster, S.: The response of sebaceous lipogenesis to testosterone in acne. J. invest. Derm. **68**, 255–256 (1977)
Cooper, M.F., McGrath, H., Shuster, S.: Sebaceous lipogenesis in human skin. Brit. J. Derm. **94**, 165–172 (1976)
Corner, R.W.: Sebaceous gland activity of young men in the antarctic. Brit. J. Derm. **78**, 444–450 (1966)
Cornish, H.H., Block, W.D., Lea, W.A.: Distribution of lipids and free amino acids in psoriatic scale. J. invest. Derm. **32**, 43–47 (1959)
Cotterill, J.A., Cunliffe, W.J.: zit. n. Cunliffe, W.J., Cotterill, J.A.: The acnes-clinical features, pathogenesis and treatment. London-Philadelphia-Toronto: W.B. Saunders 1975
Cotterill, J.A., Cunliffe, W.J., Williamson, B.: The effect of trimethoprim-sulfamethoxazole on sebum excretion rate and biochemistry in acne vulgaris. Brit. J. Derm. **85**, 130–133 (1971 a)
Cotterill, J.A., Cunliffe, W.J., Williamson, B.: Variations in skin surface lipid composition and sebum excretion rate with different sampling techniques. Brit. J. Derm. **86**, 356–360 (1972 a)
Cotterill, J.A., Cunliffe, W.J., Williamson, B.: Variation in skin surface lipid composition and sebum excretion rate with time. Acta derm.-venerol. (Stockh.) **53**, 271–274 (1973)
Cotterill, J.A., Cunliffe, W.J., Williamson, B., Arrowsmith, W.A., Cook, J.B., Sumner, D.: Sebum excretion rate and skin surface lipid composition in Parkinson's disease before and during therapy with levadopa. Lancet **1**, 1271–1272 (1971 b)
Cotterill, J.A., Cunliffe, W.J., Williamson, B., Bulusu, L.: Further observations on the pathogenesis of acne. Brit. med. J. **3**, 444–446 (1972 b)
Cotterill, J.A., Cunliffe, W.J., Williamson, B., Bulusu, L.: Age and sex variation in skin surface lipid composition and sebum excretion rate. Brit. J. Derm. **87**, 333–340 (1972 c)

Cotterill, J. A., Cunliffe, W. J., Williamson, B., Forster, R. A.: A semiquantitative method for the biochemical analysis of sebum. Brit. J. Derm. **85**, 35–39 (1971 c)

Cunliffe, W. J.: Persönliche Mitteilung 1976

Cunliffe, W. J., Burton, J. L., Shuster, S.: The effect of local temperature variations on the sebum excretion rate. Brit. J. Derm. **83**, 650–654 (1970)

Cunliffe, W. J., Cotterill, J. A.: The effect of propanolol on acne vulgaris and the rate of sebum excretion. Brit. J. Derm. **83**, 550–551 (1970)

Cunliffe, W. J., Cotterill, J. A.: The acnes-clinical features, pathogenesis and treatment. London-Philadelphia-Toronto: W. B. Saunders 1975

Cunliffe, W. J., Cotterill, J. A., Williamson, B.: Variations in the skin surface lipid composition with different sampling techniques. Brit. J. Derm. **85**, 40–45 (1971)

Cunliffe, W. J., Cotterill, J. A., Williamson, B.: The effect of clindamycin in acne. A clinical and laboratory investigation. Brit. J. Derm. **87**, 37–41 (1972 a)

Cunliffe, W. J., Cotterill, J. A., Williamson, B.: The effect of a medicated wash on acne, sebum excretion rate and skin surface lipid composition. Brit. J. Derm. **86**, 311–312 (1972 b)

Cunliffe, W. J., Forster, R. A., Greenwood, N., Hetherington, C., Holland, C. T., Holmes, R. L., Khan, S., Roberts, C. D., Williams, M., Williamson, B.: Tetracycline and acne vulgaris: a clinical and laboratory investigation. Brit. med. J. **4**, 332–335 (1973)

Cunliffe, W. J., Hadkins, M. B., Ead, R.: A non acne naevus. A clinical and laboratory study. Brit. J. Derm. **95**, Suppl. 14, 18 (1976 a)

Cunliffe, W. J., Perera, W. D. H., Tan, S. G., Williams, M., Williams, S.: Pilo sebaceous duct physiology. II. The effect of keratin hydration on sebum excretion rate. Brit. J. Derm. **94**, 431–434 (1976 b)

Cunliffe, W. J., Perera, D. H., Thackray, P., Williams, M., Forster, R. A., Williams, S. M.: Pilo sebaceous duct physiology. III. Observations on the number and size of pilosebaceous ducts in acne vulgaris. Brit. J. Derm. **95**, 153–156 (1976 c)

Cunliffe, W. J., Shuster, S.: The rate of sebum excretion in man. Brit. J. Derm. **81**, 697–704 (1969 a)

Cunliffe, W. J., Shuster, S.: The effect of inhibitors of cholesterol synthesis on sebum secretion in patients with acne. Brit. J. Derm. **81**, 280–282 (1969 b)

Cunliffe, W. J., Shuster, S., Smith, A. J. C.: The effect of topical cyproterone acetate on sebum excretion in patients with acne. Brit. J. Derm. **81**, 200–201 (1969)

Cunliffe, W. J., Strangfeld, K., Holland, K. T., Roberts, C. D.: Lipolytic activity of microorganisms in acne vulgaris. Proc. R. Soc. Med. (London) **68**, 275–276 (1975)

Cunliffe, W. J., Williams, S. M., Tan, S. G.: Sebum excretion rate investigations. Brit. J. Derm. **93**, 347–350 (1975)

Dawson, R. M. C.: A hydrolytic procedure for the identification and estimation of individual phospholipids in biological samples. Biochem. J. **75**, 45–53 (1960)

Deyhle, P.: Zur Messung der Talgdrüsensekretion mit dem Prinzip des Sebographen. Inaugural-Dissertation Tübingen 1960

Dieckert, J. W., Reiser, R.: A paper chromatographic procedure for separating 1-mono, 1,3-di-, and triglycerides, cholesterol and cholesterol esters. J. amer. Oil Chem. Soc. **33**, 123–126 (1956)

Doboszynska, B., Dacenko, Z. M.: Investigation on the mechanism of formation of vitamin D in the skin of rats. Bull. Acad. pol. Sci. **14**, 199 (1966)

Downing, D. T.: Lipolysis by human skin surface debris in organic solvents. J. invest. Derm. **54**, 395–398 (1970)

Downing, D. T., Strauss, J. S.: Synthesis and composition of surface lipids of human skin. J. invest. Derm. **62**, 228–244 (1974)

Downing, D. T., Strauss, J. S., Norton, L. A., Pochi, P. E., Stewart, M. E.: The time course of lipid formation in human sebaceous glands. J. invest. Derm. **69**, 407–412 (1977)

Downing, D. T., Strauss, J. S., Pochi, P. E.: Variability in the chemical composition of human skin surface lipids. J. invest. Derm. **53**, 322–327 (1969)

Downing, D. T., Strauss, J. S., Ramasastry, P., Abel, M., Lees, W., Pochi, P. E.: Measurement of the time between synthesis and surface secretion of sebaceous lipids in sheep and man. J. invest. Derm. **64**, 215–219 (1975)

Dünner, M.: Der Einfluß physikalischer Faktoren (Druck, Temperatur) auf die Talgabsonderung des Menschen. Dermatologica (Basel) **93**, 249–271 (1946)

Dünner, M.: Der Einfluß des Hauttalges auf die Alkaliabwehr der Haut. Dermatologica (Basel) **101**, 17–28 (1950)

Dvorken, L., Maggiora, A., Jadassohn, W.: The problem of sebum spread on the surface of the skin. Dermatologica (Basel) **132**, 59–63 (1966)
Eberhardt, H.: Zur Regulation der Hautfettung. Kosmetologie **3**, 93–95 (1974)
Eberhardt, H.: Recoating of human hair by sebum. J. Soc. cosm. Chem. **27**, 235–239 (1976 a)
Eberhardt, H.: Die Fettung des Haares durch den Talg. Fette-Seifen-Anstrichmittel **79**, 292–296 (1977)
Eberhardt, H., Kuhn-Bussius, H.: Bestimmung der Rückfettungskinetik der Haare. Arch. Derm. Forsch. **252**, 139–145 (1975)
Ebling, F. J.: Sebaceous glands. I. The effect of sex hormones on the sebaceous glands of the female albino rat. J. Endocrinol. **5**, 297–302 (1948)
Ebling, F. J.: Steroid hormones and sebaceous secretion. In: Advances in steroid chemistry and pharmacology, vol. 2 (ed. Briggs). London: Academic Press 1970 a
Ebling, F. J.: Factors influencing the response of the sebaceous glands of the rat to androgen. Brit. J. Derm. **82**, Suppl. 6, 9–14 (1970 b)
Ebling, F. J.: Hormonal control, and methods of measuring sebaceous gland activity. J. invest. Derm. **62**, 161–171 (1974)
Ebling, F. J., Ebling, E., McCaffery, V., Skinner, J.: The responses of the sebaceous glands of the hypophysectomized castrated male rat to 5 α Androstane-3 β – 17 Diol. J. invest. Derm. **60**, 183–187 (1973)
Ebling, F. J., Ebling, E., Skinner, J., White, A.: The response of the sebaceous glands of hypophysectomized castrated male rats to adrenocorticotrophic hormons and to testosterone. J. Endocrinol. **48**, 73–81 (1970)
Ebling, F. J., Skinner, J.: The measurement of sebum production in rats treated with testosterone and oestradiol. Brit. J. Derm. **79**, 386–392 (1967)
Eckstein, R. A.: Kosmetologie. Aus Forschung und Praxis. Nürnberg: Linde Eckstein KG 1971
Edwards, J. C., Williams, S. M., Tan, G., Cunliffe, W. J.: zit. n. Cunliffe, W. J., Cotterill, J. A.: The acnes-clinical features, pathogenesis and treatment. London-Philadelphia-Toronto: W. B. Saunders 1975 a
Edwards, J. C., Williams, S., Tan, G., Holland, K. T., Roberts, C. D., Cunliffe, W. J.: Physiology of C. acnes exoenzymes: lipase, protease, hyaluronidase – a comparison. J. invest. Derm. **64**, 290 (1975 b)
Ellis, R. A., Henrikson, R. C.: The ultrastructure of the sebaceous glands in man. In: Advances in biology of skin, vol. 4 (ed. W. Montagna, R. A. Ellis and A. F. Silver), S. 94–109. Oxford-London-New York-Paris: Pergamon-Press 1963
Emanuel, Sv.: Quantitative determinations of the sebaceous glands' function with particular mention of the method employed. Acta derm.-venerol. (Stockh.) **17**, 444–456 (1936)
Emanuel, Sv.: Mechanism of the sebum secretion. Acta derm.-venerol. (Stockh.) **19**, 1–18 (1938)
Enderlin, K., Brun, R., Lindner, A.: Nouvelles expériences sur la sécrétion sébacée. Test à l'acide osmique. Dermatologica (Basel) **108**, 235–256 (1954)
Engman, M. F., Kooyman, D. J.: Lipids of the skin surface. Arch. Derm. (Chic.) **29**, 12–19 (1934)
Epstein, E. H., Epstein, W. L.: New cell formation in human sebaceous glands. J. invest. Derm. **46**, 453–458 (1966)
Faget, H., Landes, E.: Untersuchungen über die Wirkung der Tetracycline bei Akne vulgaris. Hautarzt **19**, 469–472 (1968)
Fayolle, J.: La progestérone percutanée dans le traitement de l'acne et des états séborrhoeiques de la peau et du cuir chévélu. Etude de 66 cas. Lyon Méd. **233**, 1303–1305 (1975)
Felger, C. B.: The etiology of acne. I. Composition of sebum before and after puberty. J. Soc. cosm. Chem. **20**, 565–575 (1969)
Festenstein, G. N., Morton, R. A.: Spectrometric studies on human sebum. Biochem. J. **52**, 168–177 (1952)
Fišer, K., Fiker, S.: Metody na zjišťováni promaštenosti kůže (Methods of estimating the greasiness of the skin). Čs. Derm. **31**, 315–320 (1956)
Fisher, L. B., Maibach, H. I.: The effect of corticosteroids on human epidermal mitotic activity. Arch. Derm. **103**, 39–44 (1971)
Flesch, P., Goldstone, S. B.: Local depilatory action of unsaturated compounds. J. invest. Derm. **18**, 267–285 (1952)
Formanek, I.: Dünnschichtchromatographie von Serum- und Oberhautlipiden. Arch. klin. exp. Derm. **226**, 436–446 (1966)

Förster, F. J., Henckel, S., Balikoioglu, S., Harth, S., Heller, G., Förster, H.: Einfluß einer bilanzierten fettfreien synthetischen Diät auf die Hautoberflächenlipide. Arch. derm. Forsch. **248**, 191–200 (1973)

Freinkel, R. K.: The effect of age and sex on the metabolism of the preputial gland of the rat. In: Advances in biology of skin, vol. 4, (eds. W. Montagna, R. A. Ellis and W. F. Silver), S. 125–135. Oxford-London-New York-Paris: Pergamon-Press 1963

Freinkel, R. K.: The origin of free fatty acids in sebum. I. Role of coagulase negative staphylococci. J. invest. Derm. **50**, 186–188 (1968)

Freinkel, R. K., Aadelen, R. J.: Dietary deprivation and lipogenesis in a model sebaceous structure. J. invest. Derm. **42**, 325–331 (1964)

Freinkel, R. K., Aso, K.: Esterification of cholesterol in the skin. J. invest. Derm. **52**, 148–154 (1969)

Freinkel, R. K., Fiedler-Weiss, U.: Esterification of sterols during differentiation and cornification of developing rat epidermis. J. invest. Derm. **62**, 458–462 (1974)

Freinkel, R. K., Shen, Y.: The origin of free fatty acids in sebum. II. Assay of the lipases of the cutaneous bacteria and effects of pH. J. invest. Derm. **53**, 422–427 (1969)

Freinkel, R. K., Strauss, J. S., Yip, Y. S., Pochi, P. E.: Effect of tetracycline on the composition of sebum in acne vulgaris. New Engl. J. Med. **273**, 850–854 (1965)

Freinkel, R. K., Traczyk, T. N.: Flux of fatty acids during epidermal differentiation. J. invest. Derm. **69**, 413–418 (1977)

Fry, L., Ramsay, C. A.: Tetracycline in acne vulgaris. Clinical evaluation and the effect on sebum production. Brit. J. Derm. **78**, 653–660 (1966)

Fulton, J. E., Farzad-Bakshadeh, A., Bradley, S.: The mechanism of benzoylperoxid in acne and its use with topical vitamin A-acid. J. cut. Path. **1**, 191–200 (1974)

Fulton, J. E., Pablo, G.: Topical antibacterial therapy for acne-study of the family of erythromycine. Arch. Derm. **110**, 83–86 (1974)

Fulton, J. E., Plewig, G., Kligman, A. M.: Effect of chocolate on acne vulgaris. J. amer. med. Ass. **210**, 2071–2074 (1969)

Gahlen, W.: Seborrhoisches Ekzem. Ästhet. Med. **12**, 234–238 (1963)

Gara, A., Strada, E., Rothman, S., Lorincz, A. L.: Deficient cholesterol esterifying ability of lesion-free skin surface in psoriatic individuals. J. invest. Derm. **43**, 559–564 (1964)

Gaylor, J. L., Delwiche, C. V., Brady, D. R., Green, A. J.: Preparation and properties of a cell free system from rat skin that catalyzes sterol biosynthesis. J. Lip. Res. **7**, 501–510 (1966)

Gazzarrini, F., Nagy, B.: Saturated hydrocarbon in human femoral arterial tissues and plaques. Arch. Biochem. **113**, 245–247 (1966)

Gent, C. M. van: Separation and microdetermination of lipids by thin layer chromatography followed by densiometry. Z. anal. Chem. **236**, 344–350 (1968)

Gershbein, L. L., Haeberlin, J. B., Singh, E. J.: Composition of human comedone lipids. Dermatologica (Basel) **140**, 264–274 (1970)

Gershbein, L. L., Krotoszynski, B. K.: Fractionation and analysis of components from human sebum. J. Gas Chrom. **3**, 378–381 (1965)

Gershbein, L. L., Metcalfe, L. D.: Gas chromatographic analysis of fatty acids of human hair lipids. J. invest. Derm. **46**, 477–479 (1966)

Gershbein, L. L., O'Neill, H. J.: Alcoholic components of human hair and scalp lipids. J. invest. Derm. **47**, 16–21 (1966)

Gertler, W.: Zur Bezeichnung seborrhoisches Ekzem. Derm. Mschr. **157**, 484–490 (1971)

Glavind, J., Christensen, F.: Influence of nutrition and light on the peroxide content of the skin surface lipids of rats. Acta derm.-venerol. (Stockh.) **47**, 339–344 (1967)

Gloor, M.: Zur Physiologie und Pathophysiologie der Talgdrüsen. J. Soc. cosm. Chem. **32**, 783–794 (1971)

Gloor, M.: Über die Reduktion der freien Fettsäuren in den Hautoberflächenlipiden als Kriterium für die therapeutische Wirksamkeit antimikrobieller Acnetherapeutica-Untersuchungen mit äthyllactat- und äthanolhaltigen Filmmasken. Arzneimittel-Forsch., **27**, 2179–2181 (1977)

Gloor, M., Baldes, G., Lipphardt, B. A., Jäger B.: Über den Effekt von Selendisulfid auf die Kopfhaut- und Haarlipide. Therapiewoche **28**, 3582–3588 (1978 a)

Gloor, M., Breitinger, J., Friederich, H. C.: Über die Zusammensetzung der Hautoberflächenlipide bei Seborrhoea oleosa and Seborrhoea sicca. Arch. Derm. Forsch. **247**, 59–64 (1973 a)

Gloor, M., Derichs, R. D., Friederich, H. C.: Über die Beeinflussung der Talgdrüsensekretion durch Pyrollidoncarbonsäurehexadecylester. Ärztl. Kosm. **6**, 4–8 (1976 a)

Gloor, M., Döring, W. J., Kümpel, D.: Über den Einfluß synthetischer Tenside auf die Zusammensetzung der Hautoberflächenlipide. Fette-Seifen-Anstrichmittel **78**, 40–43 (1976 b)

Gloor, M., Dressel, M., Schnyder, U. W.: The effect of coal tar distillate, cadmium sulfide, ichthyol sodium and Omadine MDS on the epidermis of guinea pig. Dermatologica (Basel) **156**, 238–243 (1978 b)

Gloor, M., Fichtler, C., Friederich, H. C.: Über den Einfluß alkoholischer Haarwässer auf das Nachfetten der Haare nach der Kopfwäsche. Kosmotologie **3**, 193–194 (1973 b)

Gloor, M., Franz, P., Friederich, H. C.: Untersuchungen über die Physiologie der Talgdrüsen und über den Einfluß der Hautoberflächenlipide auf die Benetzbarkeit der Haut. Arch. derm. Forsch. **248**, 79–88 (1973 c)

Gloor, M., Friederich, H. C.: Experimentelle Untersuchungen über die Talgsekretion auf freien autologen Epidermis-Cutistransplantaten beim Menschen. Hautarzt **21**, 219–221 (1970 a)

Gloor, M., Friederich, H. C.: Experimentelle Untersuchungen über die Schweißsekretion auf freien autologen Vollhauttransplantaten am Menschen. Arch. klin. exp. Derm. **239**, 57–64 (1970 b)

Gloor, M., Friederich, H. C.: Über die Zusammensetzung der Talgdrüsenlipide bei Naevus sebaceus Jadassohn. Z. Hautkr. **49**, 45–49 (1974 a)

Gloor, M., Friederich, H. C.: Über die Zusammensetzung der Comedonenlipide bei Morbus Favre-Racouchot. Hautarzt **25**, 439–411 (1974 b)

Gloor, M., Geilhof, A., Ronneberger, G., Friederich, H. C.: Biochemical and physiological parameters on the healthy skin surface of persons with candidal intertrigo and of persons with tinea cruris. Arch. derm. Forsch. **257**, 203–211 (1976 c)

Gloor, M., Graumann, U., Kionke, M., Wiegand, I., Friederich, H. C.: Menge und Zusammensetzung der Hautoberflächenlipide bei Patienten mit Acne vulgaris und gesunden Vergleichspersonen. I. Mitteilung. Arch. derm. Forsch. **242**, 316–322 (1972 a)

Gloor, M., Graumann, U., Wiegand, I., Friederich, H. C.: Über den Einfluß der Tetracyclintherapie bei Acne vulgaris auf Menge und Zusammensetzung der Hautoberflächenlipide bei verschiedener Dosierung. I. Mitteilung. Arch. derm. Forsch. **242**, 309–315 (1972 b)

Gloor, M., Habedank, W. D.: Zur Pathogenese der Acne vulgaris. Münch. med. Wschr. **118**, 649–652 (1976)

Gloor, M., Handke, J., Baumann, C., Friederich, H. C.: Über den Einfluß jahreszeitlicher und klimatischer Faktoren auf die Hautoberflächenlipide. Derm. Mschr. **161**, 996–1002 (1975 a)

Gloor, M., Hübscher, M., Friederich, H. C.: Untersuchungen zur externen Behandlung der Acne vulgaris mit Tetracyclinen und Östrogenen. Hautarzt **25**, 439–441 (1974 a)

Gloor, M., Hummel, A., Friederich, H. C.: Experimentelle Untersuchungen zur Benzoylperoxydtherapie der Acne vulgaris. Z. Hautkr. **50**, 657–663 (1975 b)

Gloor, M., Jäger, B., Baldes, G.: Zum Wirkungseffekt von Tensiden in Kopfwaschmitteln. Hautarzt, **28**, 404–406 (1977 a)

Gloor, M., Josephs, H., Friederich, H. C.: Über den Einfluß einer speziellen Zubereitung von Oxytetracyclin und Natriumbituminosulfonaten auf Menge und Zusammensetzung der Hautoberflächenlipide bei Acne vulgaris. Arzneimittel-Forsch. **25**, 1944–1947 (1975 c)

Gloor, M., Josephs, H., Friederich, H. C.: Über den Einfluß der Luftverschmutzung auf den Paraffingehalt der Hautoberflächenlipide. Arch. derm. Forsch. **250**, 277–284 (1974 b)

Gloor, M., Karenfeld, A.: Effect of ultraviolett light therapy, given over a period of several weeks, on the amount and composition of the skin surface lipids. Dermatologica (Basel), **154**, 5–13 (1977)

Gloor, M., Kellermann, H.: Tierexperimentelle Untersuchungen zur sebosuppressiven Wirkung von Steinkohlenteer. Derm. Mschr., **163**, 550–553 (1977 a)

Gloor, M., Kellermann, H.: Über den Einfluß der Chlorierung des Wassers auf die Kopfhaut- und Haarlipide. Z. Hautkr., **52**, 668–672 (1977 b)

Gloor, M., Kionke, M.: Gaschromatographische Analysen der Wachsesterfraktion der Hautoberflächenlipide bei Acne vulgaris. Arch. derm. Forsch. **244**, 165–168 (1972)

Gloor, M., Kionke, M., Friederich, H. C.: Über Menge und Zusammensetzung der Hautoberflächenlipide bei Patienten mit Acne vulgaris und gesunden Vergleichspersonen. Gaschromatographische Analysen der Zusammensetzung der freien Fettsäuren. Z. Hautkr. **48**, 987–994 (1973 d)

Gloor, M., Kionke, M., Friederich, H.C.: Biochemical and physiological parameters on the skin surface of healthy test persons. A contribution towards the interpretation of the results obtained by a screening program. Arch. derm. Forsch. **252**, 317–330 (1975 d)

Gloor, M., Kionke, M., Strack, R., Friederich, H.C.: Untersuchungen über einen Zusammenhang zwischen Menge und Zusammensetzung der Hautoberflächenlipide. II. Mitteilung. Fortschr. Med. **90**, 1271–1274, 1278 (1972 c)

Gloor, M., Klaubert, W., Friederich, H.C.: Funktionelle Minderwertigkeit der Haut als praedisponierender Faktor für das Spinaliom. Arch. derm. Forsch. **249**, 373–379 (1974 c)

Gloor, M., Kohler, H.: On the physiology and biochemistry of scalp and hair lipids. Arch. derm. Forsch. **257**, 273–279 (1977 a)

Gloor, M., Kohler, H.: A contribution to a new test method for dandruff inhibiting and "keratolytic" action of drugs. Europ. J. clin. Pharm., **11**, 377–380 (1977 b)

Gloor, M., Kohler, H.: Über den Einfluß der Materialgewinnung auf die Analyse der Zusammensetzung der Hautoberflächenlipide. Vergleichende Untersuchungen mit der Mattglasmethode und der Papierabsorptionsmethode. J. Soc. cosm. Chem., **28**, 211–217 (1977 c)

Gloor, M., Kriett, P.: Experimentelle Untersuchungen zur Physiologie und Biochemie der Haut bei Basaliomträgern. Hautarzt, Suppl. **1**, 126–128 (1976)

Gloor, M., Kümpel, D., Friederich, H.C.: Predisposing factors on the surface of the skin in persons with pityriasis versicolor. Arch. derm. Forsch. **254**, 281–286 (1975 e)

Gloor, M., Marckardt, V., Friederich, H.C.: Biochemical and physiological particularities on the skin surface of diabetics. Arch. derm. Forsch. **253**, 185–194 (1975 f)

Gloor, M., Mattern, E.: Über die Wirkung eines Zusatzes von kolloidalem Schwefel zu Haarwaschmitteln auf die behaarte Kopfhaut. Arzneimittel-Forsch. **26**, 1724–1726 (1976)

Gloor, M., Mattern, E., Friederich, H.C.: Über den therapeutischen Effekt eines Steinkohlenteerzusatzes zu Kopfwaschmitteln. Derm. Mschr. **162**, 678–683 (1976 d)

Gloor, M., Mendel, R., Baumann, Chr., Friederich, H.C.: Untersuchungen zur Äthyllactattherapie der Acne vulgaris. Einfluß von Wirkstoff und alkoholischer Grundlage auf die Hautoberflächenlipide. Hautarzt **26**, 149–152 (1975 g)

Gloor, M., Miltenberger, G.: Über die Wirkung von Haarwässern auf die Kopfhaut- und Haarlipide unter besonderer Berücksichtigung des Wirkstoffes Dexamethason und der Grundlage Isopropylalkohol. Fette-Seifen-Anstrichmittel **80**, 359–362 (1978)

Gloor, M., Mildenberger, K.H.: On the influence of an external therapy with dexamethasone-21-sodium-m-sulfobenzoate on the amount of free fatty acids in the skin surface lipids. Arch. derm. Forsch. **261**, 33–38 (1978)

Gloor, M., Mildenberger, K.H., Miltenberger, G.: The effect of Omadine MDS on the scalp and hair lipids. Arzneimittelforsch., im Druck (1978 c)

Gloor, M., Oschmann, H., Friederich, H.C.: Über den Einfluß endogener und exogener Faktoren auf die Hautoberflächenlipidmenge. Z. Haut-Geschl. Krkh. **48**, 413–418 (1973 e)

Gloor, M., Oschmann, H., Schmidt, E., Friederich, H.C.: Beitrag zur quantitativen Bestimmung der Hautoberflächenlipide in der Praxis. II. Mitteilung. Dermatologica (Basel) **145**, 90–94 (1973 f)

Gloor, M., Rietkötter, J., Friederich, H.C.: Entfettung und Nachfettung der Kopfhaut und der Haare nach Kopfwäsche mit verschiedenen Tensiden. Fette-Seifen-Anstrichmittel **75**, 200–202 (1973 g)

Gloor, M., Schemel, A., Friederich, H.C.: Über den Einfluß des Fönens der Haare und der Anwendung von Haarsprays auf das Nachfetten der Haare und der Kopfhaut nach der Kopfwäsche. Kosmetologie **5**, 10–12 (1975 h)

Gloor, M., Schnyder, U.W.: Vererbung funktioneller Eigenschaften der Haut. Hautarzt, **28**, 231–234 (1977)

Gloor, M., Schulz, U., Wieland, G., Wiegand, I.: Untersuchungen über einen Zusammenhang zwischen Menge und Zusammensetzung der Hautoberflächenlipide. I. Mitteilung. Fortschr. Med. **90**, 325–327 (1972 d)

Gloor, M., Schulz, U., Wieland, G., Wiegand, I., Friederich, H.C.: Beitrag zur quantitativen Bestimmung der Hautoberflächenlipide in der Praxis. I. Mitteilung. Dermatologica (Basel) **144**, 229–236 (1972 e)

Gloor, M., Steingräber, V., Friederich, H.C.: Über den antiseborrhoischen Effekt von Bituminosulfonaten bei Acne vulgaris. Hautarzt **24**, 288–290 (1973 h)

Gloor, M., Strack, R., Geißler, H., Friederich, H. C.: Quantity and composition of skin surface lipids and alkaline resistance in subjects with contact allergy and in healthy controls. Arch. derm. Forsch. **245**, 184–190 (1972 f)

Gloor, M., Strack, R., Oschmann, H., Friederich, H. C.: Über den Einfluß der Hautoberflächenlipide auf das Ergebnis der Alkaliresistenzbestimmung nach Burckhardt. Berufsdermatosen **20**, 105–110 (1972 g)

Gloor, M., Strack, R., Wiegand, I.: Über den Einfluß der Hautoberflächenlipide auf Alkalineutralisationsfähigkeit und Alkaliresistenz der Haut. Fette-Seifen-Anstrichmittel **74**, 175–176 (1972 h)

Gloor, M., Weidemann, J., Friederich, H. C.: Über den Einfluß der Haarlänge auf die Talgdrüsensekretion am behaarten Kopf. Derm. Mschr. **160**, 730–734 (1974 d)

Gloor, M., Weigel, H. J., Friederich, H. C.: Predisposing factors of the skin surface in persons with impetigo contagiosa. Arch. derm. Forsch. **254**, 95–101 (1975 i)

Gloor, M., Wiegand, I., Baumann, C., Friederich, H. C.: Über Menge und Zusammensetzung der Hautoberflächenlipide bei Rosacea. Derm. Mschr. **160**, 468–473 (1974 e)

Gloor, M., Wiegand, I., Friederich, H. C.: Über Menge und Zusammensetzung der Hautoberflächenlipide beim sogenannten seborrhoischen Ekzem. Derm. Mschr. **158**, 759–764 (1972 i)

Gloor, M., Wollner, B., Friederich, H. C.: Beitrag zur Wirkung eines Cadmiumsulfid- und eines Ichthyolnatriumzusatzes zu Kopfwaschmitteln auf die behaarte Kopfhaut. Therapiewoche **26**, 7503–7510 (1976 e)

Goldschmidt, H., Kligman, A. M.: Increased sebum secretion following selenium sulfide shampoos. Acta derm.-venerol. (Stockh.) **48**, 489–491 (1968)

Goodman, D. S.: Cholesterol ester metabolism. Physiol. Rev. **45**, 747 (1965)

Goolamali, S. K., Burton, J. L., Shuster, S.: Sebum excretion in hypopituitarism. Brit. J. Derm. **89**, 21–24 (1973)

Goolamali, S. K., Plummer, N., Burton, J. L., Shuster, S., Thody, A. J.: Sebum excretion and melanocyte-stimulating hormone in hypoadrenalism. J. invest. Derm. **63**, 253–255 (1974)

Goolamali, S. K., Shuster, S.: A sebotrophic stimulus in benign and malignant breast tumors. Brit. J. Derm. **91**, Suppl. 10, 21–22 (1974)

Gould, D. J., Cunliffe, W. J., Holland, K. T.: Chemotaxis and acne. J. invest. Derm. **68**, 251 (1977)

Gowland, G., Holland, K. T., Cunliffe, W. J.: Agglutinins to C. acnes Typ I in the normal population: an age related study. J. invest. Derm. **66**, 257 (1976)

Grana, A., Bosco, I.: Il turnover delle ghiandole sebacee umane. Ann. ital. Derm. clin. sper. **23**, 279–296 (1969)

Grasset, N., Brun, R.: Etude du film sébacée de sujets sains et de patients atteints d'épilepsie ou de maladie de Parkinson. Dermatologica (Basel) **119**, 232–237 (1959)

Greene, R. S., Downing, D. T., Pochi, P. E., Strauss, J. S.: Anatomical variations in the amount and composition of human skin surface lipid. J. invest. Derm. **54**, 240–247 (1970)

Greene, R. S., Pochi, P. E., Strauss, J. S.: Sebaceous gland secretion in cirrhosis. Brit. J. Derm. **85**, 247–249 (1971)

Griesemer, R. D., Thomas, R. W.: Lipogenesis in human skin. III. Variation with body site. J. invest. Derm. **41**, 235–238 (1963)

Grimmer, G.: Diskussionsbemerkung. Vortragstagung der Dtsch. Gesellschaft für Fettwissenschaft, München 14.10.1971

Grimmer, G., Jacob, J., Kimmig, J.: Difference between the composition of positional isomeric fatty acids from psoriatic scales and normal human skin. Z. klin. Chem. klin. Biochem. **9**, 111–116 (1971)

Haahti, E.: Major lipid constituents of human skin surface with special reference to gas-chromatographic methods. Scand. J. clin. Lab. Invest. **13**, Suppl. 59, 1–108 (1961)

Haahti, E.: Ungewöhnliche Lipide der menschlichen Haut. Vortragstagung der Dtsch. Gesellschaft für Fettwissenschaft, München 14.10.1971

Haahti, E., Horning, E. C.: Separation of human skin waxes by gas-chromatography. Acta chem. scand. **15**, 930–931 (1961)

Haahti, E., Horning, E. C., Castrén, O.: Microanalysis of sebum and sebum like materials by temperature programmed gas-chromatography. Scand. J. clin. lab. Invest. **24**, 368–372 (1962)

Haahti, E., Nikkari, T.: Separation and isolation of waxes and sterol esters of skin surface fat with thin layer chromatography. Acta chem. scand. **17**, 536–537 (1963)

Haahti, E., Nikkari, T., Juva, K.: Fractionation of serum and skin sterol esters and skin waxes with chromatography on silica gel impregnated with silver nitrate. Acta chem. scand. **17**, 538–540 (1963)

Haahti, E., Nikkari, T., Koskinen, O.: Fatty acid composition of human cerumen (earwax). Scand. J. clin. Lab. Invest. **12**, 249–250 (1960)

Hägele, W., Schäfer, H., Stüttgen, G.: Über die Bedeutung der Triglyceridspaltung durch Corynebacterium Acnes für die Acne vulgaris. Arch. derm. Forsch. **246**, 328–334 (1973)

Haensch, R.: Methodischer Beitrag zur Bestimmung der Hautlipide. Arch. klin. exp. Derm. **210**, 216–219 (1960)

Ham, P., Wheatley, V. R.: Horney layer lipids. J. invest. Derm. **49**, 206–213 (1967)

Harville, D. D., Appenzeller, O.: A new approach to the reduction of sebum secretion. Arch. Derm. **102**, 492–493 (1971)

Haskin, D., Lasher, N., Rothman, St.: Some effects of ACTH, cortisone, progesterone and testosterone on sebaceous glands in the white rat. J. invest. Derm. **20**, 207–212 (1953)

Hassing, G. S.: Inhibition of corynebacterium acnes lipase by tetracycline. J. invest. Derm. **56**, 189–192 (1971)

Hay, J. B., Cooper, M. F., McGibbon, D., Shuster, S.: Comparison between sebaceous lipogenesis and androgen metabolism in skin from acne patients. J. invest. Derm. **68**, 253 (1977)

Hay, J. B., Hodgins, M. B.: Metabolism of androgens by human skin in acne. Br. J. Derm. **91**, 123–133 (1974)

Heite, H. J., Streckhardt, K. H.: Die unterschiedliche Beeinflußbarkeit der Talgdrüsengröße durch Prednisolon bei verschiedenen dermatologischen Krankheitsbildern. Arch. klin. exp. Derm. **214**, 250–260 (1962)

Hellgren, L., Vincent, J.: Changes of skin surface lipids in acne vulgaris after treatment with trimethoprim-sulfamethoxazole. Derm. Mschr. **162**, 675–677 (1976)

Henseke, G., Schiefer, H.: Über den Paraffingehalt und die Depilationswirkung des menschlichen Haarfettes. Hoppe-Seyler's Z. physiol. Chem. **324**, 58–70 (1961)

Herrmann, F.: Some data concerning the aqueous and the lipid phase. Acta derm.-venerol. Proc. 11 int. Congr. Derm. Stockholm 1957 (Stockh.) **2**, 27–35 (1960)

Herrmann, F., Ippen, H., Schäfer, H., Stüttgen, G.: Biochemie der Haut. Stuttgart: Thieme 1973

Herrmann, F., Prose, P. H.: Studies on the ether-soluble substances on the human skin. I. Quantity and "replacement sum". J. invest. Derm. **16**, 217–230 (1951)

Herrmann, F., Prose, P. H., Sulzberger, M. B.: Studies on the ether-soluble substances in human skin. J. invest. Derm. **21**, 397–419 (1953)

Herrmann, F., Rust, S., Harth, P., Schneck, L.: Zur Frage der Spreitung der ätherlöslichen Substanzen auf der Hautoberfläche. Arch. klin. exp. Derm. **234**, 87–99 (1969)

Herrmann, F., Scher, R., Coon, W. M., Mandol, L.: Untersuchungen der Lipide in verschiedenen Bezirken der Hautoberfläche und in verschiedenen Lagen der Hornschicht (Menge, Säurezahl and Ausbreitungsindex). Hautarzt **11**, 8–15 (1960 a)

Herrmann, F., Scher, R., Coon, W. M., Mandol, L.: The acid number of the lipids on the intact and stripped skin surface in psoriatics. J. invest. Derm. **35**, 47–56 (1960 b)

Herrmann, F., Schultka, O.: Untersuchungen der Lipidverteilung auf der Hautoberfläche nach verschiedenen Druckwirkungen (OsO4-entwickelte Abdrucke). Z. Haut-Geschl. Krkh. **43**, 715–720 (1968)

Hodgson-Jones, I. S., MacKenna, R. M. B., Wheatley, V. R.: The study of human sebaceous activity. Acta derm.-venerol. (Stockh.) **32**, Suppl. 29, 155–161 (1952)

Hodgson-Jones, I. S., MacKenna, R. M. B., Wheatley, V. R.: The surface skin fat in seborrhoeic dermatitis. Brit. J. Derm. **65**, 246–251 (1953)

Hodgson-Jones, I. S., Wheatley, V. R.: Studies of sebum. 3. Methods for the collection and estimation of small amounts of sebum. Biochem. J. **52**, 460–464 (1952)

Holt, R. J.: The esterase and lipase activity of aerobic skin bacteria. Brit. J. Derm. **85**, 18–23 (1971)

Honsig, Chr.: Vergleichende Untersuchungen über Lipidgehalt und Regenerationszeit an der Innenseite von Hand und Vorderarm unter Berücksichtigung des Spreiteffektes. Inaugural-Dissertation München 1967

Hopf, G., Winkler, A.: Untersuchungen über die Spreitwirkung des Hauttalges. Fette-Seifen-Anstrichmittel **61**, 974–978 (1959)

Horáček, J.: Mikroby kůže ve vestahu k lipoidnímu profilu povnchu kožního (Die Mikroben der Haut im Verhältnis zum lipoiden Profil der Hautoberfläche). Bratisl. lék. Listy **33**, 687–695 (1953)
Horáček, J.: Die Lipoide der Hautoberfläche. 1. Symp. Derm. (Prag), vol. 1, 63–70. Univ. Carol. Prag 1962
Horáček, J.: Quelques remarques sur les facteurs lipidiques de la grasse de la peau. Arch. Biochem. Cosmet. **7**, 11–15 (1964 a)
Horáček, J.: Sterine und Phospholipide der Hautoberfläche. Arch. klin. exp. Derm. **219**, 802 (1964 b)
Horáček, J.: Ochranné mechanismy epidermální (Protective mechanisms of epidermis). Dissert. Karl's Universität Prag 1965
Horáček, J.: Some comments on the biochemistry of the keratinizing epidermis. Ann. ital. Derm. clin. sper. **23**, 5–10 (1969)
Horáček, J., Černíková, M.: Poznámky ky analyse lipoidních součástí lidského mazu (Notes on the analysis of lipoid components in human sebum). Čs. Derm. **33**, 92–104 (1958 a)
Horáček, J., Černíková, M.: Examination of lipids in human sebum by disk chromatography. Biochem. J. **71**, 417–419 (1958 b)
Horáček, J., Černíková, M.: Der Einfluß von Strahlung auf Lipoide des menschlichen Hauttalges. Arch. klin. exp. Derm. **213**, 124–129 (1961)
Horáček, J., Peňázová, M.: Lipidni složky kožního mazu a jejich dynamika (Lipid components of sebum and their dynamics). Przegl. Derm. **53**, 673–682 (1966)
Horáček, J., Pospíšil, L.: Pyodermie. SZN Prag 1964
Horáček, J., Pospíšil, L.: Lipázy stafylokoků kožního povrchu (The lipases of the skin surface staphy'.ococci). Bratisl. lék. Listy **45**, 193–197 (1965)
Hougen, F. W.: The constitution of the aliphatic alcohols in human sebum. Biochem. J. **59**, 302–309 (1955)
Hozumi, M., Book, F. G.: Destruction of mouse skin sebaceous glands by actinomycin D. J. invest. Derm. **49**, 309–313 (1967)
Hsia, S. L., Voigt, W.: Inhibition of dihydrotestosterone formation: an effective means of blocking androgen action in human sebaceous gland. J. invest. Derm. **62**, 224–227 (1974)
Ikai, K., Nitta, H.: Thermogenic, hormonal and neural control in the sebaceous excretion. Proc. 12th int. Congr. Derm. Washington. Exc. Med. Found. Amsterdam-New York-Milan-Tokyo **2**, 1215–1216 (1962)
Ikai, K., Sugie, I., Nitta, H.: Skin temperature and amount of perspiration as factors influencing sebum excretion. Arch. Derm. **88**, 734–741 (1963)
Imamura, S., Pochi, P. E., Strauss, J. S., McCabes, W. R.: The location and distribution of corynebacterium acnes and its antigens in normal skin and in lesions of acne vulgaris. J. invest. Derm. **53**, 143–150 (1969)
Iversen, K., Videbaek, A., Kirk, J. E.: Casual skin lipid levels in individuals of various ages. J. Geront. **8**, 312–317 (1953)
Izumi, A. K., Marples, R. R., Path, M. R. C., Kligman, A. M.: Senile (solar) comedones. J. invest. Derm. **61**, 46–50 (1973)
Jacob, J.: Änderung der Zusammensetzung und Struktur der Hautlipide bei Psoriasis. Vortragstagung der Dtsch. Gesellschaft für Fettwissenschaft, München 14.10.1971
Jacobi, O.: Neue Erkenntnisse über die hygroskopischen Eigenschaften und die Benetzbarkeit der Keratinsubstanz. Kolloid-Z. **114**, 88–103 (1949)
Jadassohn, W.: Hautanhangsgebilde. Arch. klin. exp. Derm. **219**, 63–82 (1963 a)
Jadassohn, W.: Bemerkungen über Sebumtests. Arch. klin. exp. Derm. **219**, 800–802 (1963 b)
Jadassohn, W., Schaaf, F.: Untersuchungen mit dem Osmium-Sebum-Test. Zur Methodik des "Osmium-Sebum-Tests", Talgausbreitung (Spreitung auf der Haut). Sebumtest am Rücken und Oberschenkel bei Patienten mit und ohne Acne. Sebumteste während des Cyclus. Hautarzt **22**, 347–350 (1971)
James, A. T., Wheatley, V. R.: Studies of sebum. 6. The determination of the component fatty acids of human forearm sebum by gas-liquid chromatography. Biochem. J. **63**, 269–273 (1956)
Jones, K. K.: A micromethod for fat analysis based on formation monolayer film. Science **111**, 9 (1950)
Jones, K. K., Spencer, M. C., Sanchez, S. A.: The estimation of the rate of secretion of sebum in man. J. invest. Derm. **17**, 213–226 (1951)

Jones, E. L., Woodbury, L.: The effect of anti-androgens on the response of rat preputial glands to testosterone. J. invest. Derm. **43**, 165–170 (1964)

Josephs, H., Gloor, M., Friederich, H. C.: Über den Einfluß der Lipidsammelmethode auf den Nachweis von Paraffinen in den Hautoberflächenlipiden. Derm. Mschr. **167**, 97–103 (1974)

Kalantaevskaya, K. A.: The influence of functional lesions of thyreoid and sexual glands on sebaceous glands. Vestn. Derm. Vener. **32**, 3–10 (1958)

Kanaar, P.: Lipolysis of skin surface lipids in acne patients and healthy controls. Dermatologica (Basel) **143**, 121 (1971 a)

Kanaar, P.: Follicular-keratogenic properties of fatty acids in the external ear canal of the rabbit. Dermatologica (Basel) **142**, 14–22 (1971 b)

Kandutch, A. A.: Sterol metabolism in skin and epidermis. In: The epidermis (eds. W. Montagna and W. C. Lobitz), pp. 493–510. London-New York: Academic Press 1964

Kanngiesser, W.: Dünnschicht-chromatographische Untersuchungen des Zellfettes von der Palmarfläche. Hautarzt **19**, 219–225 (1968)

Kärkkäinen, J., Nikkari, T., Ruponen, S., Haahti, E.: Lipids in vernix caseosa. J. invest. Derm. **44**, 333–338 (1965)

Kaufmann, H. P., Schnurbusch, H., Schoeb, Z. E.: Die Papierchromatographie auf dem Fettgebiet: die quantitative pH-Analyse Palmitoleinsäure enthaltender Fettsäure-Gemische. Fette-Seifen-Anstrichmittel **62**, 1–5 (1960)

Kaufmann, H. P., Szakall, A., Budwig, J.: Die Papierchromatographie auf dem Fettgebiet. 8. Der Lipoidnachschub der lebenden menschlichen Haut und seine papierchromatographische Bestimmung. Fette-Seifen-Anstrichmittel **53**, 406–408 (1951)

Kaufmann, H. P., Viswanathan, C. V.: Dünnschicht-Chromatographie auf dem Fettgebiet. XII. Über die Analyse der Haut und Haarlipoide. Fette, Seifen, Anstrichmittel **65**, 607–611 (1963)

Kellum, R. E.: Isolation of human sebaceous gland. Arch. Derm. **93**, 610–612 (1966)

Kellum, R. E.: Short chain fatty acids (below C12) of human skin surface lipids. J. invest. Derm. **48**, 364–371 (1967 a)

Kellum, R. E.: Human sebaceous gland lipids. Analysis by thin-layer chromatography. Arch. Derm. **95**, 218–220 (1967 b)

Kellum, R. E.: Acne vulgaris, studies in pathogenesis. Relativ irritancy of free fatty acids from C2 to C16. Arch. Derm. **97**, 722–726 (1968)

Kellum, R. E., Strangfeld, K.: Triglyceride hydrolysis by corynebacterium acnes in vitro. J. invest. Derm. **52**, 255–258 (1969)

Kellum, R. E., Strangfeld, K.: Acne vulgaris. Studies in pathogenesis: fatty acids of human surface triglycerides from patients with and without acne. J. invest. Derm. **58**, 315–322 (1972)

Kellum, R. E., Strangfeld, K., Ray, L. F.: Acne vulgaris. Studies in pathogenesis: triglyceride hydrolysis by corynebacterium acnes in vitro. Arch. Derm. **101**, 41–47 (1970)

Kellum, R. E., Toshitani, S., Strangfeld, K.: Human sebaceous gland lipids: in vitro incubations with 14 C-labelled compounds. J. invest. Derm. **60**, 53–57 (1973)

Kile, R. L., Snyder, F. H., Haefele, J. W.: Nature of skin lipids in acne. Arch. Derm. **61**, 792–799 (1950)

Kirk, E.: Quantitative determination of the skin lipid secretion in middle aged and old individuals. J. Geront. **3**, 251–266 (1948)

Kirk, J. E., Chieffi, M.: The 20 minute rate of sebaceous secretion in the forehead. J. invest. Derm. **27**, 15–17 (1956)

Kirk, J. E., Effersøe, H.: The effect of washing with soap and with a detergent on the 4 hour sebaceous secretion in the forehead. J. invest. Derm. **22**, 257–260 (1954)

Kleine-Natrop, H. E.: Zur Definition und Differenzierung der fetten und trockenen Haut. Fette-Seifen-Anstrichmittel **60**, 832–834 (1958)

Kleine-Natrop, H. E.: Talgspiegel und Benetzbarkeit der Haut. Proc. 11. Congr. Derm. Stockholm 1957 Acta derm.-venerol. (Stockh.) **3**, 248–253 (1960)

Kleine-Natrop, H. E.: Benetzbarkeit und Spreitbarkeit des Lipoidfilms der Oberhaut. Arch. klin. exp. Derm. **219**, 807–817 (1964)

Kleine-Natrop, H. E.: Physiological functions of the surface of the skin. Indian J. Derm. Venerol. **33**, 165–173 (1967)

Kligman, A. M.: The uses of sebum. Brit. J. Derm. **75**, 307–319 (1963 a)

Kligman, A. M.: The uses of sebum. In: Advances in biology of skin, vol. 4 (eds. W. Montagna, R. A. Ellis and A. F. Silver), pp. 110–124. Oxford-London-New York-Paris: Pergamon Press 1963 b

Kligmann, A. M., Katz, A. G.: Pathogenesis of acne vulgaris. I. Comedogenic properties of human sebum in external ear canal of the rabbit. Arch. Derm. **98**, 53–57 (1968)
Kligman, A. M., Shelley, W. B.: An investigation of the biology of the human sebaceous gland. J. invest. Derm. **30**, 99–126 (1958)
Kligman, A. M., Wheatley, V. R., Mills, O. H.: Comedogenicity of human sebum. Arch. Derm. **102**, 267–278 (1970)
Knetsch, V., Kotwas, J., Schäfer, H.: Penetration and local application of cyproterone acetate. Arch. derm. Forsch. **261**, 109–110 (1977)
Knop, J., Oleffs, K.: Acne vulgaris: Anti P. acnes antibodies in comedones. Arch. derm. Forsch. **261**, 98 (1977)
Kohn, St. R., Pochi, P. E., Strauss, J. S., Sax, D. S., Feldman, R. G., Timberlake, W. T.: Sebaceous gland secretion in Parkinson's disease during L-Dopa treatment. J. invest. Derm. **60**, 134–136 (1973)
Kolattokudy, P. E.: Biosynthesis of surface lipids. Science **159**, 498–505 (1968)
Konopík, J., Záruba, F., Belšan, I., Zvěreva, E., Spanlangová, I.: Zur Diagnose der latenten Psoriasis. Arch. klin. exp. Derm. **227**, 841-844 (1966)
Konrád, B., Černíková, M.: Biochemische Untersuchungen bei Dermatitis seborrhoica. Derm. Wschr. **147**, 383–385 (1963)
Kooij, R., Graaf, H. J. de: Effect of the adrenal cortex on the development of the sebaceous glands. Proc. 10th int. Congr. Derm. London 1952, 395–396 (1953)
Kooyman, D. J.: Lipids of the skin. Arch. Derm. (Chic.) **25**, 444–450 (1932)
Korenev, I. P.: Izmenenije salnych željez koži krolikov pod vlijanijem ultravioletovych lučej. Vestn. Derm. Vener. **38**, 42–45 (1965)
Korolev, J. F.: Izmenenije sostava kožnove sala pri seboreje. Vestn. Derm. Vener. **32**, 9–14 (1958)
Korolev, J. F.: On the functional regulation of sebaceous glands. Vestn. Derm. Vener. **36**, 19-25 (1962)
Korolev, J. F.: Vlijanije charaktera pitanija na salootdelenije. Vestn. Derm. Vener. **39**, 9–13 (1965)
Korolev, J. F.: Seborrhoea and Acne, Minsk 1972. Zit. n. Vetzova, N., Pitzin, D., Zlatkov, N. B.: Biochemische Untersuchungen der Fettsekretion bei Seborrhoe und Akne vulgaris. Derm. Mschr. **163**, 24 –27 (1977)
Kraus, St. J.: Reduction of skin surface fatty acids with topical tetracycline. J. invest. Derm. **51**, 431–434 (1968)
Kraus, J. S.: Stress, acne and skin surface free fatty acids. Psychosom. Med. **32**, 503–508 (1970)
Kuhn-Bussius, H.: Messungen zur Regulation und jahreszeitlichen Schwankung des Hautfettes beim Menschen. Kosmetologie **4**, 96–98 (1974)
Kukita, N.: Studies on acne vulgaris with special reference to the sebaceous gland secretion and the influence of sex hormones on it. Jap. J. Derm. **68**, 651–667 (1958)
Kulagin, V. I.: The functional state of the thyroid gland in patients with seborrhoea and seborrhoeal alopecia. Vestn. Derm. Vener. **42**, 17–22 (1968)
Kvorning, S. A.: Investigations into the pharmacology of skin fats and of ointments. I. The collection and quantitative determination of lipids on the skin. Acta pharmacol. (Kbh.) **5**, 248–261 (1949 a)
Kvorning, S. A.: Investigations into the pharmacology of skin fats and of ointments. IV. Investigations into the composition of the lipids of the skin of normal individuals. Acta pharmacol. (Kbh.) **5**, 383–396 (1949 b)
Kvorning, S. A.: Die Ausscheidung von Hautfetten bei Patienten mit Parkinson-Syndrom. Acta derm.-venerol. (Stockh.) **32**, Suppl. 29, 201–203 (1952)
Langhof, H.: Die Behandlung der Acne vulgaris und des seborrhoischen Haarausfalles mit Östrogen Spiritus. Ther. Gegenw. **96**, 90–93 (1957)
Lantz, J. P., Sutter, M. T., Tardieu, J. C.: Composition du sébum humain. Etude préliminaire des acides gras totaux par chromatographie en phase gazeuse chez des sujets du sexe féminin acnéiques et normaux avant et après prise d'oestro-progestatifs de synthèse. Ann. Derm. Syph. (Paris) **99**, 277–280 (1972)
Laporte, G.: Nouvelles substances anti-séborrhéiques. Leurs utilisations en thérapeutique ou cosmétique. Parf. Cosm. Sav. **11**, 516–522 (1968)
Lejhanec, G.: Die Rolle oberflächenaktiver Stoffe in der Biologie der Hautoberfläche. Acta derm.-venerol. (Stockh.), Proc. 11th int. Congr. Derm., vol. II, pp. 68–69, 1960

Lejhanec, G., Hybášek, P., Vyšín, V.: Smáčitelnost kožního povrchu (Wettability of the skin surface for water). Čs. Derm. **34**, 82–87 (1959)

Lejhanec, G., Šerák, L., Hybášek, P., Pokorná, M.: Möglichkeiten der Verfolgung der physikalischen Eigenschaften des Hauttalges. Ann. ital. Derm. clin. sper. **23**, 224–227 (1969)

Leonhardi, G.: Diskussionsbemerkung. Arch. klin. exp. Derm. **219**, 802 (1964)

Leonhardi, G.: Biochemische Aspekte der Seborrhoe. Kosm. Derm. 10–13 (1973)

Leonhardi, G., Glasenapp, I. von, Krause, P.: Über den Phosphatidstoffwechsel der Haut. Hoppe Seyler's Z. physiol. Chem. **29**, 310–317 (1953)

Lely, M. A. van der: The nature of the action of progesterone on the sebaceous gland of the rat. Dermatologica (Basel) **133**, 452–455 (1966)

Lewis, C. A., Hayward, B. J., MacKenna, R. M. B.: Saturated hydrocarbons in skin surface lipids. Brit. J. Derm. **77**, 303–308 (1965)

Lincke, H.: Beiträge zur Chemie und Biologie des Hautoberflächenfettes. Arch. Derm. Syph. (Berlin) **188**, 453–481 (1949)

Lincke, H.: Beiträge zur Chemie des Hautoberflächenfettes. Arch. Derm. Syph. (Berlin) **194**, 436–449 (1952 a)

Lincke, H.: Über den Einfluß verfütterten Cholesterins auf den Cholesteringehalt des Hautoberflächenfettes beim Kaninchen. Dermatologica (Basel) **104**, 71–79 (1952 b)

Lincke, H., Klävi, K.: Zur Cholesterinbestimmung im Hautfett. Arch. Derm. Syph. (Berlin) **192**, 402–422 (1951)

Lipkin, G., Wheatley, V. R.: The in vivo study of autogenous lipogenesis. 13th int. Congr. Derm. München 1967, Bd. 2, S. 1029–1031. Berlin-Heidelberg-New York: Springer 1968

Lipsky, S. R., Landowne, R. A., Lovelock, J. E.: Separation of lipids by gas-liquid chromatography. Anal. Chem. **31**, 852–856 (1959)

Lobitz, W. C.: The structure and function of the sebaceous glands. Arch. Derm. **76**, 162–171 (1957)

Long, V. J. W.: Changes in the fatty acid composition of the phospholipids, triglycerides and free fatty acids with depth in the cow snout epidermis. Brit. J. Derm. **87**, 227–234 (1972)

Long, V. J. W.: Incorporation of ^{14}C acetate into the lipids of isolated epidermal cells. Brit. J. Derm. **94**, 243–252 (1976)

Lorenz, Th. H., Graham, D. T., Wolff, H. G.: A method for the collection and quantitative determination of sebum: its application to an investigation of human sebum secretion. J. Lab. clin. Med. **39**, 91–104 (1952)

Lorenz, Th. H., Graham, D. T., Wolf, S.: The relation of life stress and emotions to human sebum secretion and to the mechanism of acne vulgaris. J. Lab. clin. Med. **41**, 11–28 (1953)

Lorincz, A. L.: The effects of progesterone and a pituitary preparation with sebotropic activity on sebaceous glands. In: Advances in biology of skin, vol. 4 (eds. W. Montagna, R. A. Ellis and A. F. Silver), pp. 188–199. Oxford-London-New York-Paris: Pergamon Press 1963

Lorincz, A. L.: Cholesterol metabolism in relation to keratinization and psoriasis. Jap. J. Derm. **76**, 18 (1966)

Lorincz, A. L., Krizek, H., Brown, S.: Follicular hyperkeratinization induced in the rabbit ear by human skin surface lipids. 13. Int. Congr. Derm. München, Bd. 2, S. 1016–1017. Berlin-Heidelberg-New York: Springer 1968

Luderschmidt, C., Plewig, G.: Effect of cyproterone acetate and carboxylic acid derivates on the sebaceous glands of the syrian hamster. Arch. derm. Forsch. **258**, 185–191 (1977 a)

Luderschmidt, C., Plewig, G.: Circumscribed senile sebaceous gland hyperplasia (CSSGH): cellular kinetics and biometrical data. J. invest. Derm. **68**, 248 (1977 b)

Ludwig, E.: Das schnell fettende Haar als kosmetisches Problem. J. Soc. cosm. Chem. **20**, 293–300 (1968)

Ludwig, E.: Behandlung der Seborrhoea oleosa und Acne mit kontrazeptiven Hormonen. In: Zaun, H.: Ovulationshemmer in der Dermatologie. Therapeutische Anwendung und Nebenwirkungen an der Haut, S. 27–35. Stuttgart: Thieme 1972

Ludwig, E.: in Bericht über den Luncheon Workshop Therapie der Acne vulgaris anläßlich der Gemeinschaftstagung der Südwestdeutschen Dermatologenvereinigung und der Vereinigung Rheinisch-Westfälischer Dermatologen Heidelberg 1976 (Verf.: M. Gloor) Kosmetologie, **7**, 82–85 (1977)

Lutsky, B., Budak, M., Koziol, P., Monahan, M., Neri, R. O.: The effects of a nonsteroid antiandrogenflutamide on sebaceous gland activity. J. invest. Derm. **64**, 412–417 (1975)

Lutz, W.: Physiologie. Dermatologica (Basel) **95**, 26–31 (1948)

MacDonald, I.: Changes in the fatty acid composition of sebum associated with high carbohydrate diets. Nature **203**, 1067–1068 (1964)
MacDonald, I.: Effects of skimmed milk and chocolate diet on sebum and skin lipids. J. Sci. Food Agric. **19**, 270–272 (1968)
MacDonald, I.: Some effects of fats with dietary carbohydrates on the lipids on the surface of the skin. Brit. J. Derm. **88**, 267–271 (1973)
MacDonald, I., Clarke, G.: Variations on the levels of cholesterol and triglyceride in the skin surface fat during the menstrual cycle. Brit. J. Derm. **83**, 473–476 (1970)
MacKenna, R.M.B.: Modern trends in dermatology. London: Butterworth 1948
MacKenna, R.M.B., Wheatley, V.R., Wormall, A.: The composition of the surface skin fat ("sebum") from the human forearm. J. invest. Derm. **15**, 33–47 (1950)
MacKenna, R.M.B., Wheatley, V.R., Wormall, A.: Studies of sebum. 2. Some constituents of the unsaponifiable matter of human sebum. Biochem. J. **52**, 161–168 (1952)
Marchionini, A.: Untersuchungen über die Wasserstoffionenkonzentration der Haut. Arch. Derm. Syph. (Berlin) **158**, 290–333 (1929)
Marchionini, A., Manz, E., Huss, F.: Der Cholesteringehalt der Hautoberschicht bei der Seborrhoea und bei der Psoriasis: Beitrag zur Kenntnis der pathochemischen Hautkonstitution der Status seborrhoicus. Arch. Derm. Syph. (Berlin) **176**, 613-645 (1938)
Marples, R.R., Downing, D.T., Kligman, A.M.: Control of free fatty acids in human surface lipids by corynebacterium acnes. J. invest. Derm. **56**, 127–131 (1971 a)
Marples, R.R., Downing, D.T., Kligman, A.M.: Influence of pityrosporum species in the generation of free fatty acids in human surface lipids. J. invest. Derm. **58**, 155–159 (1971 b)
Marples, R.R., Kligman, A.M., Lantis, L.R., Downing, D.T.: The role of the aerobic microflora in the genesis of fatty acids in human surface lipids. J. invest. Derm. **55**, 173–178 (1970)
Marples, R.R., McGinley, K.J., Mills, O.H.: Microbiology of comedones in acne vulgaris. J. invest. Derm. **60**, 80–83 (1973)
Meffert, H., Geschwendt, G., Reich, P.: Über Cholesterin und Cholesterinester im Oberflächenfett von Psoriasis vulgaris-Kranken. Derm. Mschr. **155**, 161–168 (1969)
Meffert, H., Reich, P.: Lipoperoxide und Dithranol-(Cignolin-)Effekt bei Psoriasis vulgaris. Derm. Mschr. **155**, 157–161 (1969)
Michael, J.C., Hoopes, J.E.: Enzymes of carbohydrate metabolism in normal human sebaceous glands. J. invest. Derm. **62**, 153–160 (1974)
Middleton, J.D.: Mechanism of water binding. 13th int. Congr. Derm. München 1967, Bd. 2, S. 1010–1012. Berlin-Heidelberg-New York: Springer 1968
Miescher, G.: Die Schutzfunktion der Haut gegenüber Lichtstrahlen. Strahlentherapie **39**, 601–618 (1931)
Miescher, G.: Antibacterial effects of sebum and the inhibition of these effects by free amino acids. Acta derm.-venerol. (Stockh.) Proc. 11th int. Congr. Derm. Stockholm 1957, vol. II, 9–13, 1960
Miescher, G., Lincke, H., Rinderknecht, P.: Zur Chemie und Biologie des Talges. I. Dermatologica (Basel) **106**, 76–86 (1953)
Miescher, G., Lincke, H., Rinderknecht, P.: Zur Chemie und Biologie des Talges. II. Dermatologica (Basel) **109**, 65–74 (1954)
Miescher, G., Schönberg, A.: Untersuchungen über die Funktion der Talgdrüsen. Bull. schweiz. Acad. med. Wiss. **1**, 101–108 (1944)
Miettinen, T.A., Luukkainen, T.: Gas liquid chromatographic and mass spectrometric studies on sterols in vermix caseosa, amniotic fluid and meconium. Acta chem. scand. **22**, 2602–2612 (1968)
Miklaszewska, M., Nowak, A.: Cholesterol content in lipid mantle of the skin and its relation to cholesterol level in blood serum. Przegl. Derm. **52**, 257–263 (1965)
Morello, A.M., Downing, D.T.: Trans-unsaturated fatty acids in human skin surface lipids. J. invest. Derm. **67**, 270–272 (1976)
Moyle, V., Baldwin, E., Scarisbrick, R.: Separation and estimation of saturated C_2–C_8 fatty acids by buffered partition columns. Biochem. J. **43**, 308–317 (1948)
Muraki, T.: Gas chromatographic study of fatty acid composition of human skin surface film lipid. Keio J. Med. **14**, 199–211 (1965)
Mustakallio, K.K., Kiistala, U., Piha, H.J., Nieminen, E.: Epidermal lipids in Besnier's prurigo. Ann. Med. exper. Fenn. **45**, 323–325 (1967)

Nagy, B., Modzeleski, V. E., Scott, W. M.: Saturated hydrocarbons in bovine liver. Biochem. J. **114**, 645–648 (1969)
Nékám, L., Rácz, I.: A bör alkalineutralizációt befolyásoló tényezök. Börgyogy. vener. Szle **40**, 241–247 (1964)
Neumann, F., Elger, W.: The effect of a new antiandrogenic steroid, 6-chloro-17-hydroxy-1, 2-methylenpregna-4,6-diene-3,20-diene acetate (Cyproterone acetate) on the sebaceous glands of mice. J. invest. Derm. **46**, 561–572 (1966)
Nicolaides, N.: Gas chromatographic analysis of the waxes of human scalp skin surface fat. J. invest. Derm. **37**, 507–510 (1961)
Nicolaides, N.: Human skin surface lipids – origin, composition and possible function. In: Advances in biology of skin, vol. 4 (eds. W. Montagna, R. A. Ellis and A. F. Silver), pp. 167–187. Oxford-London-New York-Paris: Pergamon Press 1963
Nicolaides, N.: Skin lipids. II. Lipid class composition of samples from various species and anatomical sites. J. amer. Oil Chem. Soc. **42**, 691–702 (1965)
Nicolaides, N., Ansari, M. N. A., Fu, H. C., Lindsay, D. G.: Lipid composition of comedones compared with that of human skin surface in acne patients. J. invest. Derm. **54**, 487–495 (1970 a)
Nicolaides, N., Foster, R. C.: Esters in human hair fat. J. amer. Oil Chem. Soc. **33**, 404–409 (1956)
Nicolaides, N., Fu, H. C., Ansari, M. N. A.: Diester waxes in surface lipids of animal skin. Lipids **5**, 299–307 (1970 b)
Nicolaides, N., Fu, H. C., Ansari, M. N. A., Rice, G. R.: The fatty acids of wax esters and sterol esters from vernix caseosa and from human skin surface lipid. Lipids **7**, 506–517 (1972)
Nicolaides, N., Fu, H. C., Rice, G. R.: The skin surface lipids of man compared with those of eighteen species of animals. J. invest. Derm. **51**, 83–89 (1968 a)
Nicolaides, N., Kellum, R. E., Wooley, P. V.: The structure of the free unsaturated fatty acids of human skin surface fat. Arch. Biochem. **105**, 634–639 (1964)
Nicolaides, N., Levan, N. E., Fu, H. C.: The lipid pattern of the wen (kertinous cyst of the skin). J. invest. Derm. **50**, 189–194 (1968 b)
Nicolaides, N., Ray, Th.: Skin lipids. III. Fatty chains in skin lipids. The use of vermix caseosa to differentiate between endogenous and exogenous components in human skin surface lipids. J. amer. Oil Chem. Soc. **42**, 702–707 (1965)
Nicolaides, N., Reiss, O. K., Langdon, R. G.: Studies of the in vitro lipid metabolism of the human skin. I. Biosyntheses in scalp skin. J. amer. chem. Soc. **77**, 1535–1538 (1955)
Nicolaides, N., Rothman, S.: Studies on the chemical composition of human hair fat. I. The squalene – cholesterol relationship in children and adults. J. invest. Derm. **19**, 389–391 (1952)
Nicolaides, N., Rothman, S.: Studies on the chemical composition of human hair fat. J. invest. Derm. **21**, 9–14 (1953)
Nicolaides, N., Rothman, S.: The site of sterol and squalene synthesis in the human skin. J. invest. Derm. **24**, 125–129 (1955)
Nicolaides, N., Wells, G. C.: On the biogenesis of the free fatty acids in human skin surface fat. J. invest. Derm. **29**, 423–433 (1957)
Nieminen, E., Leikola, E., Koljonen, M., Kiistala, U., Mustakallio, K. K.: Quantitative analysis of epidermal lipids by thin-layer chromatography with special reference to seasonal and age variation. Acta derm.-venerol. (Stockh.) **47**, 327–338 (1967)
Nikkari, T.: The occurrence of diester waxes in human vernix caseosa and in hair lipids of common laboratory animals. Comp. Biochem. Physiol. **29**, 795–803 (1969)
Nikkari, T.: Comparative chemistry of sebum. J. invest. Derm. **62**, 257–267 (1974)
Nikkari, T., Haahti, E.: Isolation and analysis of two types of diester waxes from the skin surface lipids of the rat. Biochim. Biophys. Acta (Amst.) **164**, 294–305 (1968)
Nikkari, T., Valavara, M.: Effects of androgens and prolactin on the rate of production and composition of sebum in hypectomized female rats. J. Endocr. **48**, 373–376 (1970)
Noble, W. C., Somerville, D. A.: Microbiology of the human skin. London-Philadelphia-Toronto: W. B. Saunders 1974
Ohkido, M., Matsůo, I., Abe, T.: Functional analysis of sebaceous gland activity in normal and pathological human skin. In: Biology and diseases of the hair (eds. T. Kaborí, W. Montagna), pp. 575–579. Baltimore-London-Tokyo: University Press 1976
Ohkido, M., Suzuki, K., Sugihara, I., Minzono, N.: Effects of ultraviolett irridiation of human skin lipids – in vivo and in vitro studies. Acta derm.-venerol. (Stockh.) **54**, 223–226 (1974)

Ohkubo, T., Sano, S.: Mechanism of the action of β glucoronidase inhibitor upon apocrine sweat and sebaceous glands and its dermatological application. Acta derm.-venerol. (Stockh.) **53**, 85–93 (1973)

O'Neill, H. J., Gershbein, L. L., Scholz, R. G.: Identification of pristane in human sebum and related lipid sources. Biochem. Biophys. Res. Comm. **35**, 946–952 (1969)

Owens, D. W., Knox, J. M.: The effect of hormones on the sebaceous glands. Acta derm.-venerol. (Stockh.) **47**, 363–368 (1967)

Pablo, G., Fulton, J. E.: Sebum analysis by infrared spectroscopy. II. The suppression of fatty acids by systemically administrated antibiotics. Arch. Derm. **111**, 734–735 (1975)

Pablo, G., Hammons, A., Bradley, S., Fulton, J. E.: Characteristics of the extracellular lipases from corynebacterium acnes and staphylococcus epidermidis. J. invest. Derm. **63**, 231–238 (1974)

Pachur, R.: Quantitative and qualitative Bestimmung des menschlichen Hauttalges. Derm. Z. **60**, 486–490 (1931)

Padberg, G.: Die Bildung der neutralen Kohlehydrate der Hornschicht. Arch. klin. exp. Derm. **231**, 415–423 (1968)

Pantlitschko, M., Raab, W.: Zur quantitativen Bestimmung der Talgsekretion der Haut. Z. Haut. Geschl. Krkh. **28**, 242–244 (1960)

Patterson, J. F., Griesemer, R. D.: Lipogenesis in human skin. J. invest. Derm. **33**, 281-285 (1959)

Pawlowski, A., Petrykiewicz, R.: Sebum secretion in healthy females and in cases of acne vulgaris during menstrual cycle. Przegl. Derm. **50**, 307–312 (1963)

Peck, S. M., Rosenfeld, H.: The effect of hydrogen ion concentration, fatty acids and vitamin C on the growth of fungi. J. invest. Derm. **1**, 237–265 (1938)

Pecora, D. V., Landis, R. E., Martin, E.: Location of cutaneous microorganisms. Surgery **64**, 1114–1118 (1969)

Penneys, N. S., Simon, P., Ziboh, V. A., Schlossberg, J.: In vivo chemotaxis induced by polyunsaturated fatty acids. J. invest. Derm. **69**, 435–438 (1977)

Perutz, A., Lustig, B.: Zur Physiologie der Fettausscheidung an der Hautoberfläche. Biochem. Z. **261**, 128 (1933)

Peter, G., Eichenseher, K.: Relation in der Lipidzusammensetzung von Comedonen, palmarer Hautoberfläche und Talgdrüsen. Arch. derm. Forsch. **247**, 329–336 (1973)

Peter, G., Peter, R.: Untersuchungen über die Zusammensetzung des Hautoberflächenfettes im Altersablauf und deren biochemische Grundlagen. Arch. derm. Forsch. **241**, 141–147 (1971)

Peter, G., Ritter, W., Schröpl, F., Peter, R.: Gaschromatographische Untersuchungen der Talgdrüsenlipide. II. Zusammensetzung der Talgdrüsenlipide im Altersablauf. Arch. derm. Forsch. **241**, 22–32 (1971)

Peter, G., Schröpl, F., Feisel, H. G., Thürauf, W.: Gaschromatographische Untersuchungen von freien und gebundenen Fettsäuren im ekkrinen Schweiß. Arch. klin. exp. Derm. **238**, 154–159 (1970 a)

Peter, G., Schröpl, F., Lippross, R., Weiss, G.: Gaschromatographische Untersuchungen der Talgdrüsenlipide. I. Bestimmung der Gesamtlipide. Arch. klin. exp. Derm. **239**, 12–21 (1970 b)

Pitchard, J. E., Edwards, L. D., Christien, J. E.: A study of the surface lipids of skin. J. amer. pharm. Ass. sci. Ed. **38**, 546–549 (1949)

Plewig, G.: Acne vulgaris: proliferative cells in sebaceous glands. Brit. J. Derm. **90**, 623–630 (1974)

Plewig, G., Christophers, E., Braun-Falco, O.: Cell transition in human sebaceous glands. Acta derm.-venerol. (Stockh.) **51**, 423–428 (1971 a)

Plewig, G., Christophers, E., Braun-Falco, O.: Proliferative cells in human sebaceous glands. Acta derm.-venerol. (Stockh.) **51**, 413-422 (1971 b)

Plewig, G., Kligman, A. M.: Zellkinetische Untersuchungen bei Kopfschuppenerkrankung (Pityriasis simplex capillitii). Arch. klin. exp. Derm. **236**, 406–421 (1970)

Plewig, G., Kligman, A. M.: The sebaceous glands in the aged human. J. invest. Derm. **68**, 248 (1977)

Pochi, P. E., Downing, D. T., Strauss, J. S.: Sebaceous gland response in man to prolonged total caloric deprivation. J. invest. Derm. **55**, 303–309 (1970)

Pochi, P. E., Strauss, J. S.: Sebaceous gland function before and after bilateral orchiectomy. Arch. Derm. **88**, 729–731 (1963)

Pochi, P. E., Strauss, J. S.: Sebum production, casual sebum levels, titrable acidity of sebum and urinary fractional 17-keto-steroids excretion in males with acne. J. invest. Derm. **43**, 383–388 (1964)

Pochi, P. E., Strauss, J. S.: Effect of cyclic administration of conjugated equine estrogens on sebum production in women. J. invest. Derm. **47**, 582–585 (1966)

Pochi, P. E., Strauss, J. S.: Effect of prednisone on sebaceous gland secretion. J. invest. Derm. **49**, 456–459 (1967 a)

Pochi, P. E., Strauss, J. S.: Effect of sequential mestranol chlormadinone on sebum production. Arch. Derm. **95**, 47–49 (1967 b)

Pochi, P. E., Strauss, J. S.: Sebaceous gland response in man of the administration of testosterone, 4-androstendione and dehydroandrosterone. J. invest. Derm. **52**, 32–36 (1969)

Pochi, P. E., Strauss, J. S.: Endocrinologic control of the development and activity of the human sebaceous gland. J. invest. Derm. **62**, 191–201 (1974)

Powell, E. W.: The qualitative and quantitative analysis of sebum. Brit. J. Derm. **81**, 360–362 (1969)

Powell, E. W.: The effects of a β Naphtol peeling paste on sebaceous gland remote from its site of application. Brit. J. Derm. **82**, 371–376 (1970)

Powell, E. W., Beveridge, G. W.: Sebum excretion and sebum composition in adolescent men with and without acne vulgaris. Brit. J. Derm. **82**, 243–249 (1970)

Prose, P. H., Baer, R. L., Herrmann, F. M.: Studies on the ether soluble substances on the human skin. II. Quantitative studies of the ether soluble substances of the skin surface of patients with acne vulgaris. J. invest. Derm. **19**, 227–235 (1956)

Puhvel, S. M.: Esterification of (4^{14} C) cholesterol by cutaneous bacteria (staphylococcus epidermidis, propionibacterium acnes and propionibacterium granulosum). J. invest. Derm. **64**, 397–400 (1975)

Puhvel, S. M., Hoffman, I. K., Reisner, R. M., Sternberg, T. H.: Dermal hypersensitivity of patients with acne vulgaris to corynebacterium acnes. J. invest. Derm. **49**, 154–158 (1967)

Puhvel, S. M., Reisner, R. M.: Effects of antibiotics on the lipase of corynebacterium acnes in vitro. Arch. Derm. **106**, 45–49 (1972)

Puhvel, S. M., Reisner, R. M.: Effect of fatty acids on the growth of corynebacterium acnes in vitro. J. invest. Derm. **54**, 49–52 (1970)

Puhvel, S. M., Reisner, R. M., Sakamoto, K.: Analysis of sebum composition of isolated human sebaceous gland homogenisates after incubation with cutaneous bacteria-thin-layer-chromatography. J. invest. Derm. **64**, 406–411 (1975)

Puhvel, M. S., Sakamoto, M.: A reevaluation of fatty acids as inflammatory agents in acne. J. invest. Derm. **68**, 93–97 (1977 a)

Puhvel, S. M., Sakamoto, M.: An in vivo evaluation of the inflammatory effect of purified comedonal components in human skin. J. invest. Derm. **69**, 401–406 (1977 b)

Pye, R. J., Burton, J. L., Harris, J. I.: Effect of 1% cyproterone acetate in cetomacrogel cream BPC (formula A) on sebum excretion rate in patients with acne. Brit. J. Derm. **95**, 427–428 (1976)

Pye, J. R., Meyrick, G., Burton, J. L.: Skin surface lipid composition in rosacea. Brit. J. Derm. **94**, 161–164 (1976)

Pye, R. J., Meyrick, G., Burton, J. L.: Skin surface lipids in seborrhoeic dermatitis. Brit. J. Derm. **97**, Suppl. 15, 12–13 (1977)

Rajka, G.: Surface lipid estimation on the back of the hands in atopic dermatitis. Arch. derm. Forsch. **251**, 43–48 (1974)

Ramasastry, P., Downing, D. T., Pochi, P. E., Strauss, J. S.: Clinical composition of human skin surface lipids. J. invest. Derm. **54**, 139–144 (1970)

Rashleigh, P. L., Rife, E., Goltz, R. W.: Tetracycline levels in skin surface after oral administration of tetracycline to normal adults and to patients with acne vulgaris. J. invest. Derm. **49**, 611–615 (1967)

Rätz, K. H., Mattheus, A.: Beeinflussung der Hautoberflächenlipide durch einige Lokaltherapeutika. Derm. Mschr. **161**, 948–951 (1975)

Rauschkolb, E. W., Davis, H. W., Fenimore, D. C., Black, H. S., Fabre, L. F.: Identification of vitamin D_3 in human skin. J. invest. Derm. **53**, 289–294 (1969)

Rauschkolb, E. W., Farell, G., Knox, J. M.: Effects of ultraviolett light on skin cholesterol. J. invest. Derm. **49**, 632–636 (1967)

Reichmann, G.: Untersuchungen über quantitative Bestimmungen von Hautlipiden. Derm. Mschr. **154**, 731–733 (1968)

Reinertson, R. P., Wheatley, V. R.: Studies on the chemical composition of human epidermal lipids. J. invest. Derm. **32**, 49–59 (1959)

Reisner, R.M., Puhvel, M.: Lipolytic activity of staphylococcus albus. J. invest. Derm. **53**, 1–7 (1969)
Reisner, R.M., Silver, D.Z., Puhvel, M., Sternberg, T.H.: Lipolytic activity of corynebacterium acnes. J. invest. Derm. **51**, 190–196 (1968)
Ricetts, C.R., Squiere, J.R., Topley, E.: Human skin lipids with particular reference to self-sterilizing power of the skin. Clin. Sci. **10**, 89–111 (1951)
Rieth, H.: Die unterschiedliche Bedeutung der Fettsäuren in ihrer fungistatischen Wirkung. Fette-Seifen-Anstrichmittel **79**, 120–121 (1977)
Roberts, D.: The role of bacteria in acne vulgaris. Leeds: Ph.D. Thesis 1975
Röckl, H., Spier, H.W., Pascher, G.: Der Einfluß wasserlöslicher Bestandteile der Hornschicht auf Bakterien. Arch. klin. exp. Derm. **205**, 420–434 (1957)
Röth, K.: Untersuchungen zur Hauttalgsekretion mit einem neuen Spreittestverfahren. Derm. Wschr. **138**, 901–902 (1958)
Rosenmund, K.W., Kuhnhemm, W.: Eine neue Methode zur Jodzahlbestimmung in Fetten und Ölen unter Verwendung von Pyridinsulfatbromid. Z. Untersuch. Nahr.-Genußmitt. **46**, 154–159 (1923)
Rothman, S.: Abnormalities in the chemical composition of the skin surface film in psoriasis. Arch. Derm. **62**, 814–819 (1950)
Rothman, S.: Physiology and biochemistry of the skin. Chicago: Univ. of Chicago Press 1954
Rothman, S.: The lipid film of the skin surface. Acta derm.-venerol. (Stockh.), Proc. 11th int. Congr. Derm. 1957, vol. II, 38–39, 1959
Rothman, S., Schaaf, F.: Chemie der Haut. In: Handbuch der Haut- und Geschlechtskrankheiten, Bd. I (Hrsg. J. Jadassohn), S. 161–349. Berlin: Springer 1929
Runkel, R.A., Wurster, D.E., Cooper, G.A.: Investigation of normal and acne skin surface lipids. J. pharm. Sci. **58**, 582–585 (1969)
Rupec, M.: Zur Ultrastruktur der Talgdrüsenzelle. Arch. klin. exp. Derm. **234**, 273–292 (1969)
Rupec, M., Hoffmeister, H.: Elektronenmikroskopische Untersuchung zur Frage der Entstehung von Lipidtropfen in freien Talgdrüsen der Labia minora. Arch. Gynäk. **205**, 368–375 (1968)
Rust, S., Harth, P., Herrmann, F.: Untersuchungen der freien Fettsäuren im Hautoberflächenfett von Hautgesunden. Arch. klin. exp. Derm. **231**, 300–310 (1968)
Rust, S., Harth, P., Herrmann, F.: Untersuchungen der freien Fettsäuren im Hautoberflächenfett von Psoriatikern. Arch. klin. exp. Derm. **238**, 207–216 (1970)
Šalomon, T., Bobarević, B., Lazović, O., Pujić, Z.: Über das Verhältnis der freien und veresterten Fettsäuren im Lauf der Behandlung der Acne vulgaris mit Tetracyclinen. Arch. klin. exp. Derm. **228**, 174–178 (1967)
Šalomon, T., Bobarević, B., Lazović, O., Pujić, Z., Hadźimusić, M.: The relationship of esters and free fatty acids in the skin surface lipids in persons with some dermatoses. Acta derm.-venerol. (Stockh.) **50**, 176–178 (1970)
Šalomon, T., Lazović, O., Bobarević, B., Pujić, Z.: Die infrarote Absorptionsspektroskopie in der Untersuchung der Oberflächenlipide der Haut. Arch. klin. exp. Derm. **224**, 144–156 (1966)
Sansone, G., Davidson, W., Cummings, B., Reisner, R.M.: Sebaceous gland lipogenesis induced by testosterone: early metabolic events. J. invest. Derm. **57**, 144–148 (1971)
Sansone, G., Reisner, R.M.: Differential rates of conversion of testosterone to dihydrotestosterone in acne and in normal human skin – a possible pathogenic factor in acne. J. invest. Derm. **56**, 366–372 (1971)
Sarkany, I., Gaylarde, P.: A method for demonstration of the distribution of sebum on the skin surface. Brit. J. Derm. **80**, 744–746 (1968)
Saunders, H.L., Ebling, F.J.: The antiandrogenic and sebaceous gland inhibitory activity of 6 α 6 β ethylene 17 α methylnortestosterone. J. invest. Derm. **52**, 163–168 (1969)
Sauter, L.S., Loud, A.V.: Morphometric evaluation of sebaceous gland volume in intact, castrated and testosterone treated rats. J. invest. Derm. **64**, 9–13 (1975)
Schade, H., Marchionini, A.: Zur physikalischen Chemie der Hautoberfläche. Arch. Derm. Syph. (Berlin) **154**, 690–716 (1928 a)
Schade, H., Marchionini, A.: Der Säuremantel der Haut (nach Glaskettenmessungen). Klin. Wschr. **7**, 12–14 (1928 b)
Schäfer, H.: The quantitative differentiation of sebum excretion using physical methods. J. Soc. cosm. Chem. **24**, 331–353 (1973 a)

Schäfer, H. in Herrmann, F., Ippen, H., Schäfer, H., Stüttgen, G.: Biochemie der Haut, S. 223–231. Stuttgart: Thieme 1973 b
Schäfer, H., Kuhn-Bussius, H.: Methodik zur quantitativen Bestimmung der menschlichen Talgsekretion. Arch. klin. exp. Derm. **238**, 429–435 (1970)
Schirren, C.G., Honsig, Chr.: Über die Lipidregenerationszeit im Bereich talgdrüsenfreier Haut. Hautarzt **19**, 53–56 (1968)
Schirren, C.G., Kanngiesser, W., Woyton, A.: Über die geringe Spreitungsgeschwindigkeit von Hautfett unter physiologischen Versuchsbedingungen. Hautarzt **17**, 224–227 (1966)
Schmid, U., Hunziger, N., Brun, R., Jadassohn, W.: The protective effect of the sebaceous layer. Brit. J. Derm. **76**, 395–398 (1964)
Schmidt, C., Penneys, N.S., Ziboh, V.A., Kiem, I., Schlossberg, J.: Cholesterol and cholesteryl ester content in normal and pathologic scale. J. invest. Derm. **68**, 206–209 (1977)
Schmidt-Nielsen, K.: Microtitration of fat in quantities of 10^{-5} gram. C.R. Lab. Carlsberg Ser. Chim. **24**, 233–247 (1942)
Schmidt-Nielsen, K.: Microdeterminarion of the iodine number of fat in quantities of 10^{-5} gram. R.C. Lab. Carlsberg Ser. Chim. **25**, 87–96 (1944)
Schneider, W.: Alkalineutralisation und Hauttyp. Arch. klin. exp. Derm. **219**, 620–626 (1963 a)
Schneider, W.: Die Bedeutung experimenteller Untersuchungen des Lipid- und Wassergehaltes der Haut für die externe Therapie. Derm. Wschr. **147**, 1–7 (1963 b)
Schneider, W.: Die Alkalineutralisation (A.N.) nach Burckhardt. Zur Leistungsbreite einer Methode. Dermatologica (Basel) **130**, 358–372 (1965)
Schneider, W.: Erfahrungen mit einer neuen Acnetherapie. Ein Beispiel für die Bedeutung der sog. Grundlagen in der modernen externen Therapie. Dtsch. med. Wschr. **91**, 2017–2022 (1966)
Schneider, W.: Hautkonstitution und Kosmetik. Cosmetologica **19**, 231–236 (1970)
Schneider, W., Schuleit, H.: Der Fettmantel der Haut und seine Bedeutung für die Benetzung. Arch. Derm. Syph. (Berlin) **193**, 434–459 (1951)
Schneider, W., Tronnier, H., Bussius, H.: Experimentelle Untersuchungen zur Frage der Regeneration der Hautfunktion nach dem Prinzip der Umschlagsemulsion in Verbindung mit Hautreinigung durch ein Waschgel. Arzneimittelforschung **10**, 145–149 (1960)
Schnur, H., Goldfarb, L.: Zur Physiologie und Pathologie der Talgsekretion. 1. Untersuchungsmethodik und allgemeiner Sekretionsmechanismus (Regulation). Wien. klin. Wschr. **40**, 1255–1259 (1927)
Schweikert, H.U.: Quantitative Untersuchungen über die Talgdrüsenfunktion bei Alopecia areata. Arch. klin. exp. Derm. **230**, 96–110 (1967)
Schweikert, H.U.: Quantitative Untersuchungen über die Talgdrüsenfunktion bei androgenetischer Alopecie. Arch. klin. exp. Derm. **231**, 200–206 (1968)
Shalita, A., Lewis, S., Lee, W.: Methods for analysis of sebum composition. J. invest. Derm. **64**, 293–294 (1975)
Shalita, A.R., Wheatley, V.R.: Inhibition of pancreatic lipase by tetracycline. J. invest. Derm. **54**, 413–415 (1970)
Shelley, W.B.: The biology of the skin surface: with reference to milaria apocrine odor, sebum formation and pruritus. Acta derm.-venerol. (Stockh.), Proc. 11th int. Congr. Derm. Stockholm 1957, vol. II, 36–37, 1960
Shuster, S., Goolamali, S.K., Smith, A.G., Thody, A.J., Alvarez-Udo, F., Kerr, D.N.S.: Decreased sebum excretion on chronic renal failure. Brit. med. J. **1**, 23–24 (1976)
Shuster, S., Thody, A.J.: The control and measurement of sebum secretion. J. invest. Derm. **62**, 172–190 (1974)
Sidi, E., Bourgeois-Spinasse, J., Aroute, J.: Causes actuelles des alopécies féminines diffuses. 13. Int. Congr. Derm. München 1967, Bd. 2, S. 771–774. Berlin-Heidelberg-New York: Springer 1968
Simonin, R., Calas, E., Casalonga, J., Castelain, P.Y.: Note préliminaire sur le traitement de la séborrhée et de ses complications par le propanolol à propos de 62 observations. Marseille Méd. **106**, 699–700 (1971)
Singh, Y.Y., Freinkel, R.K.: The direct effect of ACTH on the rat preputial gland. J. invest. Derm. **43**, 389–393 (1964)
Singh, E.J., Gershbein, L.L.: Phospholipids of human hair lipids. J. Chrom. **31**, 20–27 (1967)
Singh, E.J., Gershbein, L.L., O'Neill, H.J.: Isolation and characterization of glycerides in human hair lipids by thin-layer and gas chromatography. Lipids **1**, 274–278 (1966)

Skipski, V. P., Barclay, M., Barclay, R. K., Fetzer, V. A., Good, J. J., Archibald, F. M.: Lipid composition of human serum lipoproteins. Biochem. J. **104**, 340–352 (1967)
Skog, E.: The influence of selenium disulfide on sebaceous gland volume in guinea pigs. Acta derm.-venerol. (Stockh.) **38**, 15–19 (1958)
Smith, J. G.: The aged human sebaceous gland. The effect of hormone administration and a comparison with adolescent gland function. Arch. Derm. **80**, 663–671 (1959)
Smith, J. G., Brunot, F. R.: Hormonal effects on aged human sebaceous glands. Acta derm.-venerol. (Stockh.) **41**, 61–65 (1961)
Smith, G. T., Fusaro, R. M., Grande, D.: Fatty acids of hair lipids of germ free and germ exposed rats. J. invest. Derm. **44**, 348–350 (1965)
Snyder, F., Blank, M. L.: Relationships of chain lengths and double bond locations in O-alkyl, O-alk-1-enyl, acyl and fatty alcohol moieties in preputial glands of mice. Arch. Biochem. Biophys. **130**, 101–110 (1969)
Sobel, H.: Squalene in sebum and sebum-like materials. J. invest. Derm. **13**, 333–338 (1949)
Steigleder, G. K.: Die Histochemie der Epidermis und ihrer Anhangsgebilde. Arch. klin. exp. Derm. **206**, 276–317 (1957)
Steigleder, G. K.: Zum Verhalten der esterspaltenden Fermente in der Haut des behaarten Kopfes. Hautarzt **9**, 67–71 (1958)
Steigleder, G. K.: Die Fähigkeit der Hautoberfläche zur Esterspaltung und Esterbildung. III. Das Verhalten der esterspaltenden Enzyme auf der Hautoberfläche und unter der Hornschicht unter normalen und pathologischen Bedingungen, mit besonderen Hinweisen auf die Acne und die Psoriasis. Arch. klin. exp. Derm. **209**, 313–326 (1959)
Steigleder, G. K.: Bemerkungen über das Vorkommen von Enzymen auf, unter und in normaler und pathologisch veränderter Hornschicht. Arch. klin. exp. Derm. **211**, 203–207 (1960)
Steigleder, G. K., Cortes-Cortes, A.: Verhalten der Talgdrüsen im Talgdrüsennaevus während des Kindesalters. Arch. klin. exp. Derm. **239**, 323–328 (1971)
Steigleder, G. K., Herminghaus, O.: Zur Struktur der Haut im Kindesalter, im besonderen der Talgdrüsen und der Haare. Arch. klin. exp. Derm. **235**, 277–283 (1969)
Strauss, J. S.: Physiology of human sebaceous glands-hormonal control mechanism. 13. int. Congr. Derm. München 1967, Bd. 2, S. 1031–1033. Berlin-Heidelberg-New York: Springer 1968
Strauss, J. S., Kligman, A. M.: The effect of ACTH and hydrocortisone on the human sebaceous gland. J. invest. Derm. **33**, 9–14 (1959)
Strauss, J. S., Kligman, A. M.: The pathologic dynamics of acne vulgaris. Arch. Derm. **82**, 779–790 (1960)
Strauss, J. S., Mescon, H.: The chemical determination of specific lipases in comedones. J. invest. Derm. **33**, 191–192 (1959)
Strauss, J. S., Pochi, P. E.: The quantitative gravimetric determination of sebum production. J. invest. Derm. **36**, 293–298 (1961)
Strauss, J. S., Pochi, P. E.: Effect of Enovid on sebum production in females. Arch. Derm. **87**, 366–368 (1963 a)
Strauss, J. S., Pochi, P. E.: The hormonal control of human sebaceous glands. In: Advances of biology on skin (eds. W. Montagna, R. A. Ellis and A. F. Silver), pp. 220–254. Oxford-London-New York-Paris: Pergamon Press 1963 b
Strauss, J. S., Pochi, P. E.: Intracutaneous injection of sebum and comedones. Arch. Derm. **92**, 443–456 (1965)
Strauss, J. S., Pochi, P. E.: Effect of orally administered antibacterial agents on titratable acidity of human sebum. J. invest. Derm. **47**, 577–581 (1966)
Strauss, J. S., Pochi, P. E.: The pathogenesis of acne vulgaris. J. Soc. cosm. Chem. **19**, 644–648 (1968)
Strauss, J. S., Pochi, P. E.: Assay of antiandrogens in man by the sebaceous gland response. Brit. J. Derm. **82**, Suppl. 6, 33–42 (1970 a)
Strauss, J. S., Pochi, P. E.: The effect of sulfisoxazole-trimethoprim combination on titratable acidity of human sebum. Brit. J. Derm. **82**, 493–496 (1970 b)
Strauss, J. S., Pochi, P. E.: Acne perspectives. J. invest. Derm. **62**, 321–325 (1974)
Strauss, J. S., Pochi, P. E., Masucci, F. J., Maitheny, E. J.: Titratable acidity of sebum as determined by a micropotentiometric technic. J. invest. Derm. **42**, 349–351 (1964)

Strauss, J. S., Pochi, P. E., Sarda, I. R., Wotiz, H. H.: Effect of oral and topical 17 α methyl β nortestosterone on sebum production and plasma testosterone. J. invest. Derm. **52**, 95–99 (1969)

Strauss, J. S., Pochi, P. E., Whitman, E. N.: Suppression of sebaceous gland activity with eicosa-5:8:11:14-tetraynoic acid. J. invest. Derm. **48**, 492–493 (1967)

Stüttgen, G.: Zum Einfluß pharmakologischer Reize auf die Hautfettregeneration. Arch. klin. exp. Derm. **219**, 795–799 (1964)

Stüttgen, G.: Die normale und pathologische Physiologie der Haut. Jena: G. Fischer 1965

Stüttgen, G., Grosse, P., David, E.: Zum Einfluß pharmakologischer Reize auf die Hautfettregeneration. Arch. klin. exp. Derm. **212**, 298–311 (1960/61)

Stüttgen, G., Lobbes, D.: Zur Frage der Beeinflussung des Hautfettspiegels der Wangenregion durch das autonome Nervensystem. Arch. klin. exp. Derm. **214**, 131-136 (1961)

Suliman, Z., Herrmann, F., Rust, S.: Das Schmelzintervall des ätherlöslichen Materials der menschlichen Hautoberfläche (bei gesunder Haut und einigen schuppenden Dermatosen). Arch. klin. exp. Derm. **239**, 107–124 (1970)

Sulzberger, M.: Diskussionsbemerkung. Acta derm.-venerol. (Stockh.), Proc. 11th int. Congr. Derm. Stockholm 1957, vol. II, 47–48, 1960

Sulzberger, M., Herrmann, F.: Some new observations on the biology of the skin surface. Arch. Derm. **81**, 235–244 (1960)

Summerly, R., Woodbury, S.: Lipid synthesis (^{14}C acetate incorporation) in the isolated human sebaceous gland, the appendage-free epidermis, the sebocyst (steatocystoma) and the wen (keratinous cyst of skin). Brit. J. Derm. **86**, 614–619 (1972)

Summerly, R., Woodbury, S., Boddie, H. G.: The effect of facial nerve paresis on sebum excretion. Brit. J. Derm. **84**, 602–604 (1971)

Summerly, R., Woodbury, S., Yardley, H. J.: The effect of eicosa 5:8:11:14 tetraynoic acid on skin lipid synthesis (^{14}C incorporation) in vitro. Brit. J. Derm. **87**, 608–613 (1972)

Summerly, R., Yardley, H. J., Raymond, M., Tabiowo, A., Ilderton, E.: The lipid composition of sebaceous glands as a reflection of gland size. Brit. J. Derm. **94**, 45–53 (1976)

Swanbeck, G.: A new principle for the treatment of acne. Acta derm.-venerol. (Stockh.) **52**, 406–410 (1972)

Sweeney, Th. M., Szarnicki, R. J., Strauss, J. S., Pochi, P. E.: The effect of estrogen and androgen on the sebaceous gland turnover time. J. invest. Derm. **53**, 8–10 (1969)

Tenhaeff, D.: Gezielter Einsatz von Ovulationshemmern. Ärztl. Praxis **23**, 3351–3357 (1971)

Thody, A. J., Shuster, S.: The effects of hypophysectomy and testosterone on the activity of the sebaceous glands of castrated rats. J. Endocr. **47**, 219–224 (1970)

Thody, A. J., Shuster, S.: Pituitary control of sebum secretion in the rat. J. Endocr. **51**, VI–VII (1971)

Tronnier, H.: Die experimentelle-dermatologische Prüfung des neuen Wirkstoffes 4-Hydroxy-2-oxybenzoxathiol. Arzneimittel-Forsch. **8**, 647–651 (1958)

Tronnier, H.: Über die Quellung und Austrocknung der menschlichen Haut und ihre praktische Bedeutung. Parf. Kosm. **43**, 336–342 (1962)

Tronnier, H.: Zur Wirkung hormoneller Ovulationshemmer auf die Erythem- und Pigmentempfindlichkeit, die Talg- und Schweißsekretion sowie die Gefäße der Haut. In: Zaun, H.: Ovulationshemmer in der Dermatologie. Therapeutische Anwendung und Nebenwirkungen an der Haut, S. 1–12. Stuttgart: Thieme 1972

Tronnier, H.: Zum Nachweis der Wirkung von Haarbehandlungs- und -pflegepräparaten. Vortrag auf der Journée Franco-Allemande Paris 18.–23.6.1973

Tronnier, H., Brunn, G.: Vergleichsuntersuchungen des Hautoberflächenfettes Hautgesunder und Aknekranker. Berufsdermatosen **20**, 79–88 (1972)

Tronnier, H., Jessen, I.: Untersuchungen über das Spreitvermögen der menschlichen Haut in Abhängigkeit von konditionellen und konstitutionellen Faktoren. Z. Haut-Gesch.Krkh. **43**, 143–152 (1968)

Tronnier, H., Kuhn-Bussius, H.: Zur Brauchbarkeit optischer Methoden für die Bestimmung des Hautoberflächenfettes. Kosmetologie **4**, 230–234 (1974)

Ueda, H., Hayakawa, S., Hoshino, S., Kobayashi, M.: The effect of topically applied γ-oryzanol on sebaceous glands. J. Derm. **3**, 19–24 (1976)

Ugazio, G., Gabriel, L., Dianzani, M. U.: Azione dei lipoperossidi sulla reazione di pigmentogenesi. Ann. ital. Derm. clin. sper. **23**, 199–210 (1969)

Unna, P. G.: Rosacea seborrhoica. Münch. med. Wschr. **68**, 701–702 (1921)
Vetzova, N., Pitzin, D.: Quantitative and qualitative investigations of sebaceous secretion of the skin of normal individuals and patients with acne vulgaris. Derm. Vener. (Sofia) **10**, 14–19 (1971)
Vetzova, N., Pitzin, D., Zlatkov, N. B.: Biochemische Untersuchungen der Fettsekretion bei Seborrhoe und Akne vulgaris. Derm. Mschr. **163**, 24–27 (1977)
Vilanova, X.: Histopathology of acne vulgaris, S. 1072–1076. Milan: Medicine, Biology and Surgery at the Carlo Erba Found. 1969
Voss, J. G.: A microbial etiology of acne. Cutis **17**, 487–496 (1976)
Vroman, H. E., Nemecek, R. A., Hsia, S. L.: Synthesis of lipids from acetate by human preputial and abdominal skin in vitro. J. Lip. Res. **10**, 507–514 (1969)
Weeks, J. G., McCarty, L., Black, T., Fulton, J. E.: The inability of a bacterial lipase inhibitor to control acne vulgaris. J. invest. Derm. **69**, 236–243 (1977)
Weirich, E. G., Longauer, J.: Inhibition of sebaceous glands by topical application of oestrogen and antiandrogen on the auricular skin of rabbits. Histometric studies of the activity of the sebaceous glands. Arch. Derm. Forsch. **250**, 81–93 (1974)
Weitkamp, A. W., Smiljanic, A. M., Rothman, S.: The free fatty acids of human hair fat. J. amer. Oil Chem. Soc. **69**, 1936–1938 (1947)
Wheatley, V. R.: Studies of sebum. 4. The estimation of squalene in sebum and sebum-like materials. Biochem. J. **55**, 637–640 (1953)
Wheatley, V. R.: Studies of sebum. 5. The composition of some sebum-like materials of human origin. Biochem. J. **58**, 167–172 (1954)
Wheatley, V. R.: Sebum: its chemistry and biochemistry. Am. Parf. **68**, 37–41 (1956)
Wheatley, V. R.: Biochemistry of sebum. J. Soc. cosm. Chem. **10**, 206–214 (1959)
Wheatley, V. R.: Problems in the analysis of sebum. In: Advances in biology of skin, vol. 4 (eds. W. Montagna, R. A. Ellis and A. F. Silver), pp. 135–147. Oxford-London-New York-Paris: Pergamon Press 1963 a
Wheatley, V. R.: The lipid components of the psoriatic skin. Proc. 12th int. Congr. Derm. Washington 1962, vol. I, p. 150. Amsterdam-New York-London-Milan-Tokyo: Excerpta med. Found. 1963 b
Wheatley, V. R.: Cutaneous lipogenesis. Major pathways of carbon flow and possible interrelationships between the epidermis and sebaceous glands. J. invest. Derm. **62**, 245–256 (1974)
Wheatley, V. R., Flesch, P., Jackson-Esoda, E. C., Coon, W. M., Mandol, L.: Studies of the chemical composition of the horny layer lipids. J. invest. Derm. **43**, 395–405 (1964)
Wheatley, V. R., Hodgins, L. T., Coon, W. M.: Cutaneous lipogenesis. I. Evaluation of model systems and the utilization of acetate, citrate and glucose as compared with other tissues. J. invest. Derm. **54**, 288–297 (1970)
Wheatley, V. R., James, A. T.: Studies of sebum. I. The composition of the sebum of some common rodents. Biochem. J. **65**, 36–42 (1957)
Wheatley, V. R., Lipkin, G., Woo, T. H.: Lipogenesis from amino acids in perfused isolated dog skin. J. Lip. Res. **8**, 84–89 (1967)
Wheatley, V. R., Reinerson, R. P.: The presence of vitamin D precursors in human epidermis. J. invest. Derm. **31**, 51–54 (1958)
Whiteside, J. A., Voss, J. G.: Incidence and lipolytic activity of propionbacterium acnes (corynebacterium acnes group I) and P. granulosum (c. acnes group II) in acne and normal skin. J. invest. Derm. **60**, 94–97 (1973)
Wilde, P. F., Ebling, J. F.: Preliminary observations on the composition of skin surface fat from rats treated with testosterone and estradiol. J. invest. Derm. **52**, 362–365 (1969)
Wilkinson, D. I.: Esterified cholesterol in surface lipids: methods of isolation and fatty acid content. J. invest. Derm. **53**, 34–38 (1969 a)
Wilkinson, D. I.: Variability in composition of surface lipids. The problem of epidermal contribution. J. invest. Derm. **52**, 339–343 (1969 b)
Wilkinson, D. I.: Positional isomers of monoene and diene fatty acids of human skin epidermal cells. Arch. Biochem. **136**, 368–371 (1970)
Wilkinson, D. I., Farber, E. M.: Free and esterified sterols in surface lipids from uninvolved skin in psoriasis. J. invest. Derm. **48**, 249–251 (1967 a)
Wilkinson, D. I., Farber, E. M.: Fatty acids of surface lipids from uninvolved skin in psoriasis. J. invest. Derm. **49**, 526–530 (1967 b)

Wilkinson, D. I., Karasek, M. A.: Skin lipids of a normal and a mutant (aseptic) mouse strain. J. invest. Derm. **47**, 449–455 (1966)

Williams, M., Cunliffe, W. J., Gould, D.: Pilosebaceous duct physiology. I. Effect of hydration on pilo-sebaceous duct orifice. Brit. J. Derm. **90**, 631–635 (1974)

Williams, M., Cunliffe, W. J., Williamson, B., Forster, R. A., Cotterill, J. A., Edwards, J. C.: The effect of local temperature changes on sebum excretion rate and forehead surface lipid composition. Brit. J. Derm. **88**, 257–262 (1973)

Wilson, J. D.: Studies on the regulation of cholesterol synthesis in the skin and preputial gland of the rat. In: Advances in biology of skin, vol. 4 (eds. W. Montagna, R. A. Ellis and A. F. Silver), pp. 148–165. Oxford-London-New York-Paris: Pergamon Press 1963

Windhorst, D. B., Foster, R. C.: Studies on cholesterol and cholesterol esters in skin surface fats. J. invest. Derm. **29**, 339–346 (1957)

Winkler, K.: Die Antiandrogene in der Dermatologie. Arch. klin. exp. Derm. **233**, 296–302 (1968)

Winkler, K.: Talgdrüsenaktivität im Spiegel endokriner Vorgänge. Z. Haut-Gesch.Krkh. **47**, 925–930 (1972)

Winkler, K., Schäfer, H.: Traitement de la séborrhée et de l'acné avec l'acétate de cyprotérone. Bull. Soc. franç. Derm. Syph. **79**, 345–348 (1972)

Winkler, K., Schäfer, H.: Das Verhalten der Talgsekretion während der Behandlung der Acne mit Cyproteronacetat und Äthinylöstradiol. Arch. Derm. Forsch. **247**, 249–265 (1973)

Winston, M., Frank, L.: Lack of effect of anti-androgen on sebum production. Acta derm.-venerol. (Stockh.) **44**, 353–355 (1964)

Wolfram, L. J.: The scanning electron microscope in cosmetic research. Amer. Parf. Cosm. **84**, 29–31 (1969)

Woodbury, L. P., Lorincz, A. L., Ortega, P.: Studies on pituitary sebotrophic activity. II. Further purification of a pituitary preparation with sebotrophic activity. J. invest. Derm. **45**, 364–367 (1965)

Yardley, H. J.: Sterols and keratinization. Brit. J. Derm. **81**, 29–38 (1969)

Yip, S. Y., Freinkel, R. K.: The direct effect of ACTH on the rat preputial gland. J. invest. Derm. **43**, 389–393 (1964)

Zehender, F., Dünner, M.: Untersuchungen über die Methoden zur Messung der menschlichen Hauttalg-Sekretion. Dermatologica (Basel) **93**, 355–372 (1946)

Ziboh, V. A., Hsia, S. L.: Lipogenesis in rat skin. A possible regulatory role of glycerol -3-phosphate. Arch. Biochem. **131**, 153–162 (1969)

Neurophysiologie und -Pathophysiologie der Schweißsekretion

Von

H. Schliack, Hannover und R. Schiffter, Berlin

Mit 78 Abbildungen

I. Einführung und Begrenzung des Themas

Im alten Jadassohn'schen Handbuch wurde der „Innervation der Schweißdrüsen" nur ein dreieinhalb Seiten langer Abschnitt gewidmet (Frey, 1929 b). Guttmann (1929/30) referierte recht kurz in einem Kapitel „Haut und Nervensystem" die bis 1932 vorliegenden Untersuchungen, unter denen die von Foerster und Guttmann ganz im Vordergrund standen. Einige weitere hierher gehörende Details sind dem Kapitel von Sack („Psyche und Haut") (1933) zu entnehmen sowie bei Frey (1929 a, b) und bei Mayr (1932).

In den nun verflossenen 45 Jahren sind viel weniger neue Fakten publiziert worden, als man nach dem zur Verfügung stehenden Beobachtungsgut, das die Kriegsverletzungen lieferten und das heute ständig in den neurochirurgischen Kliniken bereit liegt, hätte erwarten dürfen. Die zeitraubenden Untersuchungsmethoden und die damit verbundenen Belastungen für Pflegepersonal und Patienten setzen hier relativ enge Grenzen. Eine sehr umfangreiche Literatursammlung enthält die Dissertation von Kahle (1951).

Unter den inzwischen veröffentlichten Arbeiten findet man pharmakologische Provokationstests unterschiedlicher Methodik und einige wenige Studien an neurologischen Defektsyndromen nach dem Vorbild von Guttmann und Foerster. Erst neuerdings wurden solche Untersuchungen belebt durch den eleganten, einfach praktikablen Ninhydrin-Test, den der schwedische Handchirurg Moberg zur Diagnostik von Nervenverletzungen der Hand ausgearbeitet hat und den kürzlich Weickmann et al. auf bestechende Weise modifiziert haben.

Diese neuen Methoden sind nur im Bereich der Hand- und Fußflächen anwendbar, haben aber die neurologische Differentialdiagnose wesentlich bereichert (Schiffter u. Schliack, 1966; Schliack u. Schiffter, 1965, 1967, 1971 a, b), weil sie leicht ausführbar sind (s. S. 396).

Gegenstand unserer Ausführungen sind die neurophysiologischen Steuerungsvorgänge der Schweißsekretion, ihre anatomischen Voraussetzungen sowie ihre Pathophysiologie. Dabei bleiben die Probleme der sog. großen apokrinen Schweißdrüsen, die ganz anderen Aufgaben und Gesetzen unterworfen sind, unberücksichtigt.

In vielen Punkten dürfen wir auf vorangegangene Kapitel dieses Werkes verweisen: Die Probleme der Thermoregulation und der Sekretionsphysiologie (Sekretion, Reabsorption und Exkretion des Schweißes) sowie die der Pharmakologie der Schweißbildung wurden bereits erörtert. Auch die von Karitzky et al. (1949) erörterte Frage, ob als adäquater Reiz für die Schweißsekretion nur die Gewebsazidose, also die Steuerung des Säure-Base-Gleichgewichts verantwortlich sei oder die Blutwärme, also die Thermoregulation, wurde schon diskutiert (vgl. Schölmerich, 1951).

Die überholten Theorien von der Doppelinnervation der Schweißdrüsen sollen nur kurz erwähnt werden. Dagegen hat sich ergeben (Schiffter u. Schliack, 1966; Schliack u. Schiffter, 1965, 1967), daß die Beobachtung der Schweißsekretion in der Differentialdiagnose neurologischer Erkrankungen ungeheuer wichtig ist. Wir gehen deshalb im speziellen Teil auf diese Fragen ausführlicher ein, denn sie wurden bisher nur in verstreuten Einzelarbeiten dargestellt.

II. Arten der Schweißauslösung

Je nach Auslösungsreiz unterscheiden wir folgende Arten des Schwitzens:
1. das thermoregulatorische Schwitzen,
2. das emotional ausgelöste Schwitzen,
3. das gustatorische Schwitzen („Geschmacksschwitzen"),
4. das Reflexschwitzen,
5. das pharmakologisch (cholinergisch) provozierte Schwitzen,
6. das ubiquitäre spontane Schwitzen,
7. die Perspiratio insensibilis.

Diese prinzipiell unterscheidbaren Auslösungsmöglichkeiten von Schweißsekretion sind indessen nicht absolut unabhängig voneinander. So kommt ein gustatorisch oder emotionell ausgelöster Schweißausbruch um so eher und profuser zum Vorschein, je wärmer der Raum ist, in dem sich die Versuchsperson aufhält. Durch die Überwärmung wird also eine „Tonisierung" der Schweißsekretion auch für andere Reize vorbereitet. In kalter Umgebung sind diese Impulse weit weniger wirksam. Entsprechendes gilt auch unter umgekehrten Voraussetzungen (Rothman, 1954). Auch Luftdruck, Luftfeuchtigkeit und andere Umweltfaktoren vermögen neben der Temperatur die Schweißabsonderung zu beeinflussen (Thauer u. Zöllner, 1953, 1954; Zöllner u. Thauer, 1954; Zöllner et al., 1955). Bei heftigen Emotionen schwitzen nicht nur die Hand- und Fußflächen, sondern besonders auch die Stirn, die Achselhöhlen und schließlich andere Körperteile. Auch die Schweißsekretion auf Geschmacksreize hin tritt in bestimmten Regionen relativ bevorzugt auf. Vor allem sieht man das sog. gustatorische Schwitzen im Bereich der Oberlippe, der Nase, in der Nasolabialfalte, auch im Bereich der Schläfen, der Stirn, schließlich am Hinterkopf und auch am Hals.

Die relative Eigenständigkeit bestimmter Arten von Schweißauslösung wird aber immer wieder besonders auffällig durch das fast vollständige Trockenbleiben der Hand- und Fußflächen bei Überwärmung des Körpers im Heißluftbad oder im Wasserbad, wenn man die Hände und die Füße aus dem Badewasser heraushält, während in solchen Fällen alle anderen vom Wasser nicht bedeckten Körperstellen, besonders der Kopf, profuse Schweißausbrüche zeigen.

Alle diese Schwitzreize können nur wirksam werden, wenn die „gemeinsame Endstrecke" der sudorisekretorischen[1] Bahn, das letzte vegetative Neuron im Grenzstrang mit seinem Fortsatz über den Spinalnerven zur Haut intakt ist.

---
[1] Wir verdanken Elze den Hinweis, daß das allgemein gebrauchte Adjektiv „sudosekretorisch" sprachlich falsch ist. „Sudum, -i" (lat.), wozu die adjektivische Form „sudo-" gehört, heißt: Das heitere Wetter. Die Adjektivform, die sich von dem Wort „sudor", „sudoris" (lat.) – der Schweiß – ableitet, muß hingegen „sudori..." heißen.

Ohne die Funktionseinheit Grenzstrang – Axon – peripheres Endnetz (Knoche, 1961; Montagna, 1962) – ekkrine Schweißdrüse ist eine – wie auch immer provozierte – Schweißsekretion ebenso unmöglich wie eine Muskelaktion in einem denervierten Muskel. Die Frage des endgültigen Sistierens der entsprechenden Aktivität nach peripherer Denervierung ist lediglich ein Zeitproblem. Die verschiedenen Erfolgsorgane verhalten sich in dieser Hinsicht unterschiedlich, der denervierte Muskel bleibt auf unmittelbare Reize (z. B. Galvanisation) länger erregbar als die Schweißdrüse etwa auf pharmakologische Reize. Diese sudorisekretorischen pharmakologischen Reize müssen durch Parasympathikomimetika erfolgen, denn die sympatisch innervierten Schweißdrüsen folgen ja an der Nerv-Drüsen-Übertragungsstelle dem Acetylcholinmechanismus, was sich unter anderem durch die in diesem Gebiet histochemisch reichlich nachweisbare spezielle Cholinesterase belegen läßt (Hurley et al., 1953; Hurley u. Shelley, 1954 a; Jabonero, 1958; Jabonero et al., 1953; Stochdorph, 1967; vornehmlich Thies u. Galente, 1957).

Das thermoregulatorische und das emotionell ausgelöste Schwitzen setzen darüber hinaus ein intaktes Gehirn, vor allem Zwischenhirn mit intakten Verbindungen bis zur Peripherie hin voraus. Alle Läsionen im Bereich des Zwischenhirns, tieferer Hirnstammstrukturen oder des Rückenmarks und seiner Wurzeln (proximal vom Abgang der Rami communicantes) heben die physiologischen zentrogenen Impulse auf und bewirken ein Sistieren der thermoregulatorischen und emotionell ausgelösten Schweißsekretion bei erhaltenem oder sogar verstärktem („spastisch gesteigertem") reflektorischem oder pharmakologisch provoziertem Schwitzen (Schliack, 1962).

Das sog. Geschmacksschwitzen (s. S. 436) oder „gustatorische Schwitzen" ist nicht an eine besondere, über den Nervus facialis laufende efferente Bahn gebunden, wie bisher von vielen Autoren angenommen wurde. Wahrscheinlich ist sogar nicht einmal immer eine intakte Geschmacksempfindung erforderlich; zuweilen genügt zur Auslösung eines Geschmacksschwitzens beim „Auriculotemporalis-Syndrom" allein der mechanische Reiz der Kaubewegung.

Unter dem Begriff Reflexschwitzen kann man zwei verschiedenartige Phänomene einreihen:

1. das Reflexschwitzen bei Isolierung eines infraläsionell intakten Rückenmarks (Querschnittssyndrom) von seinen ordnenden zentrogenen Impulsen (s. S. 405) (Riddoch, 1917);
2. das eng begrenzte Reflexschwitzen ohne Allgemeinreaktion, das auftritt, wenn man einen begrenzten Bezirk mit Wärmestrahlen oder (kürzer und umschriebener) mit Nadelstichen oder elektrischen Impulsen reizt (Bickford, 1938; Wilkins et al., 1938; Janowitz u. Grossman, 1950). Dieses Reflexschwitzen zeigt die Funktion eines „Axonreflexes" an, setzt also intakte Axone der sudorisekretorischen Endstrecke voraus.

Das pharmakologisch (cholinergisch) provozierte Schwitzen – z. B. durch Pilocarpin-Injektionen – ist ebenso wie das spontane Schwitzen – ausschließlich an die Intaktheit des distalen sudorisekretorischen Neurons sowie des Erfolgsorgans, der Schweißdrüse, gebunden. Das „spontane Schwitzen" (an der Palma und Planta mit Hilfe des Moberg-Testes und sogar durch bloße Lupenbeobachtung (Ebbecke, 1951) leicht zu erkennen) ist gleichsam Ausdruck eines „Tonus", einer Normaleinstellung der Schweißdrüsentätigkeit, die ebenfalls von nervalen Impulsen abhängig ist – vergleichbar etwa mit dem Muskeltonus einer normal funktionierenden „motor unit". Das spontane Schwitzen sistiert, wenn das distale sudorisekretorische Neuron zerstört wird (Abb. 1 a, 14, 15 u. a.).

Die „Perspiratio insensibilis" endlich ist die spontane Diffusion von Schweiß durch die Ausführungsorgane der Drüsen ohne neurogene oder pharmakogene Stimulation. Auch sie setzt aber einen intakten Endapparat: Grenzstrangganglion, peripheres Axon und neuroglanduläre Übertragung voraus, ohne den die Schweißdrüse atrophieren würde.

III. Historische Daten

Kahle brachte in seiner Dissertation 1951 zur Geschichte der Neurophysiologie des Schwitzens eine reichhaltige Literaturzusammenstellung, aus der wir einige Daten übernehmen.

Die ersten anatomischen Beschreibungen von Schweißdrüsen durch Malpighi und Stensen („Steno" genannt) dürfen wir hier rasch übergehen, ebenso wie die frühen Theorien von der Transsudation (Abhängigkeit der Schweißdrüsentätigkeit von Kapillardruck).

Den ersten Hinweis auf eine Abhängigkeit der Schweißdrüsenfunktion von nervalen Impulsen gab offenbar Dupuy 1816 (1931). Er sah nach Durchschneidung des Halssympathikus beim Pferd eine seitenentsprechende Hyperhidrose. Er konnte noch nicht wissen, daß die ubiquitären „Schweißdrüsen" des Pferdes nicht den menschlichen ekkrinen Drüsen entsprechen, weder morphologisch, noch neurophysiologisch (Frauchiger u. Fankhauser, 1957). Auch die chemische Zusammensetzung der Sekrete ist unterschiedlich. Man deutete diese Beobachtung damals folgendermaßen: Die sympathische Denervierung verursache eine Hyperaemie, die ihrseits den Transsudationsdruck von den Kapillaren auf die Schweißdrüse vermehre. Wir können diese Vorstellung hier nicht weiter verfolgen, wollen nur darauf hinweisen, daß die Übertragung dieser Beobachtungen auf die Situation bei den Primaten nicht zulässig ist.

1859 sahen Koelliker u. Tomsa (Kahle, 1951) Nervenfasern in der unmittelbaren Nachbarschaft der Schweißdrüsen. 1874 gelang es Goltz durch Reizung des Nervus ischiadicus bei Katzen eine Schweißabsonderung an den Fußballen zu erzielen. Diesen grundlegenden Versuch sowie Beobachtungen nach peripheren Nervendurchschneidungen konnten in den folgenden Jahren viele Autoren wiederholen (z. B. Dale u. Feldberg, 1934; Sakurai u. Montagna, 1964, 1965). Coyne, Ranvier u. a. (Kahle, 1951; Saito, 1935; Schwenkenbecher, 1904) beschrieben Einzelheiten des die Schweißdrüsen umspannenden periglandulären Nervengeflechtes.

Die nächste entscheidende Beobachtung gelang 1869 dem Züricher Augenarzt Horner. Er beschrieb damals nicht nur sein allseits auch heute noch bekanntes Syndrom eines Ausfalls der sympathischen Innervation des Auges; er machte gleichzeitig ausdrücklich auf die damit oft verbundene Anhidrose der gleichen Gesichtshälfte aufmerksam. Diese glänzende klinische Entdeckung wird bei den heutigen Beschreibungen des „Horner-Syndroms" ganz zu Unrecht vernachlässigt; die Anhidrose gehört essentiell zum echten peripheren Horner-Syndrom (Abb. 1).

Damit war zum ersten Mal die Abhängigkeit der Schweißdrüsenfunktion von den über den Grenzstrang laufenden Nervenfasern beschrieben worden. Nikati, ein Mitarbeiter Horners, ergänzte die Erstbeschreibung mit sehr subtilen Einzelbeobachtungen 1873, die eine plausible Stadieneinteilung der Läsionen im Bereich des Halsgrenzstrangs ermöglichte.

Die erste große Übersicht über die Probleme der Schweißdrüseninnervation vermittelten die Arbeiten von Langley und seinen Mitarbeitern (Langley, 1891 a, c, 1922 d; Langley u. Uyeno, 1922) am Ende des vorigen Jahrhunderts.

Schlesinger hat 1900 eine Übersicht über die „Schweißbahnen und Schweißzentren" im Rückenmark vorgelegt. Erst im Ersten Weltkrieg und danach wurden dann neue wesentliche Fakten zur Neurophysiologie der Schweißsekretion gewonnen. Die Studien brachten scheinbar widersprechende Ergebnisse zutage, die zu sehr unterschiedlichen Interpretationen führten (s. weiter unten).

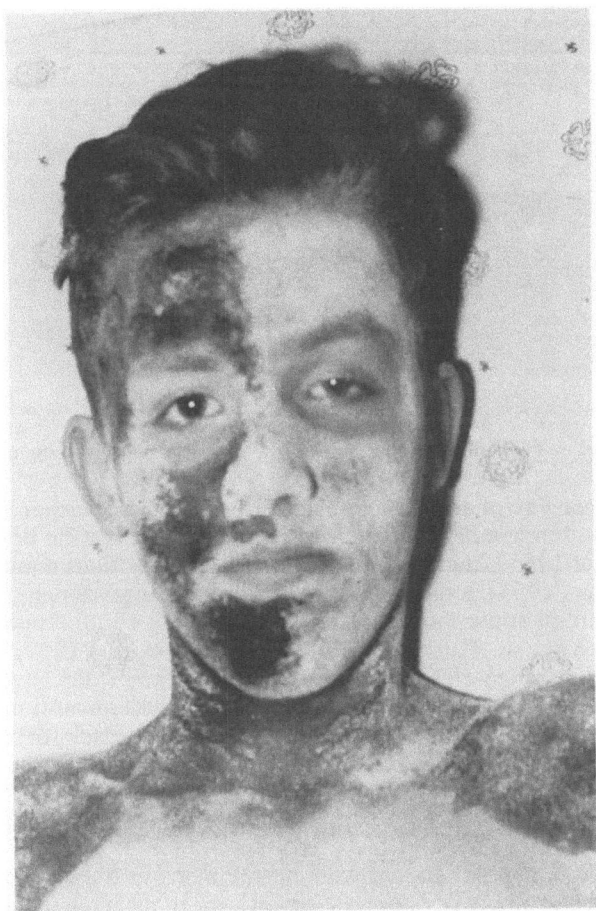

Abb. 1a. Peripheres Horner-Syndrom links mit Anhidrose der betroffenen Gesichtsseite nach Durchtrennung des Halssympathikus oberhalb des Ganglion stellatum bei Operation einer seitlichen Halszyste kurz nach der Geburt, jetzt 16 Jahre nach dem Eingriff

Die weiteren Untersuchungen wurden auf unterschiedlichen Wegen geführt. Kriterien waren dabei:
1. die Phänomene verschiedenartig lokalisierter nervaler Irritations- und Ausfallssymptome (Foerster, 1918, 1936; Foerster et al., 1929; Gagel, 1953; Guttmann, 1928, 1929, 1931, 1940; Korting u. Brehm, 1959; Kuré et al., 1936);
2. die Ergebnisse von Reizversuchen intra operationem (Foerster, 1918, 1936; Gagel, 1953) und

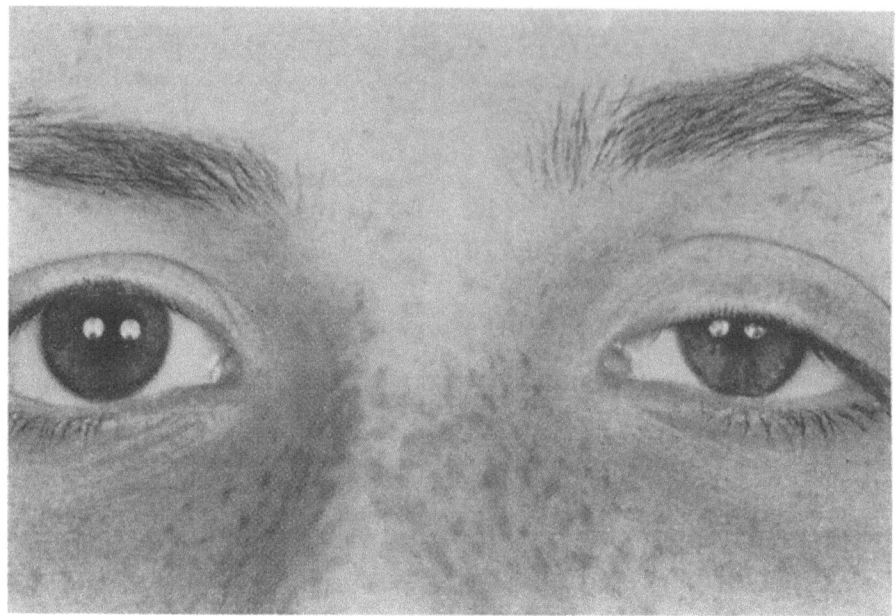

Abb. 1b. Der gleiche Fall. Man beachte auch die geringere Pigmentierung der linken Iris

3. die Folgen von pharmakologischen Provokationsversuchen, die teils generalisiert (z. B. durch subkutane oder intravenöse Applikation bestimmter Substanzen (Gagel 1953; Chalmers u. Keele, 1951, 1953; Guttmann, 1931, 1937; Kernen u. Brun, 1953), teils lokal (z. B. intrakutane Injektionen oder perkutane Resorption mittels Iontophorese (Ackermann, 1936, 1938; Appenzeller, 1969; Aoki, 1955; Kahn u. Rothman, 1942; Myerson et al., 1937; Nakamura u. Hatanaka, 1958) angesetzt wurden. Die Interpretation der Ergebnisse orientierte sich meistens (und nicht immer zu Recht) an der konventionellen Vorstellung, daß die autonome Regulation von Organen dualistisch (orthosympathisch *und* parasympathisch) geschehen müsse und daß jedem Ansprechen eines Organes auf adrenergisch oder cholinergisch wirksame Pharmaka eine entsprechende orthosympathische oder parasympathische zentrogene Innervation entspräche.

Aus der Fülle der Arbeiten erwähnen wir hier nur die wichtigsten Fakten:

Nach Durchtrennung peripherer Nerven sistiert, nach einer Latenz von einigen Tagen, jegliche Schweißabsonderung, auch die durch Pilocarpin-Provokation ausgelöste (Luchsinger, 1876, 1877; Foerster, 1918, 1929, 1936; Dieden, 1915, 1918, Literatur s. a. bei Kahle, 1951). Die noch von Schiefferdecker 1917 (1922) vertretene Ansicht, daß z. B. das Pilocarpin nur durch Vasodilatation eine Transsudation von Schweiß steigere und so nur indirekt die Schweißabsonderung vermehre, wurde bald widerlegt: Dieden (1915) wies nach, daß Extremitäten, die durch die Esmarch'sche Blutleere abgeschnürt wurden, auf zentrogene Reize unverändert stark schwitzen. Foerster (1936) erkannte, daß nach Denervierung und später vorgenommener Pilocarpin-Provokation zwar eine extreme Vasodilatation einträte, aber nicht die geringste Schweißabsonderung. (Diese Tatsachen sind besonders eindrucksvoll zu beobachten nach sympathischen Denervierungen einer Extremität und auch bei der Atropin-Vergiftung; s. a. Burn, 1922, 1925). Umgekehrt ist bekannt, daß im Kollaps und im hypoglykämischen Schock bei extremer peripherer Mangeldurchblutung profuse Schweißausbrüche vorkommen. Ein schlagendes Extrembeispiel erwähnt Müller (1931): An amputierten, ausgebluteten Tierextremitäten gelingt es, durch Nervenreizung noch einen Schweißausbruch auszulösen. Luchsinger hatte bereits 1876 eine entsprechende Beobachtung publiziert.

Die sudorisekretorischen vegetativen Efferenzen verlaufen nicht im Verband der periarteriellen vegetativen Nervengeflechte (Braeucker, 1927; Schilf, 1937). Ausnahme: die sudorisekretorischen Nervenfasern, die das Gesicht versorgen (s. S. 385).

Dale u. Feldberg konnten 1934 den Nachweis erbringen, „daß die faradische Reizung der nur in den vorderen Rückenmarkswurzeln und im Grenzstrang verlaufenden vegetativen Fasern, die eine Schweißbildung in einem bestimmten, scharf umschriebenen Hautareal zur Folge hatte, zum Freiwerden von Acetylcholin in den dazugehörigen Nervenendorganen führt ..." (Gagel, 1953). Das heißt, die über den Grenzstrang laufenden sudorisekretorischen Fasern verhalten sich in ihrer Endübertragung cholinergisch. Das die Schweißdrüsen umspinnende nervale Endnetz mit seiner bemerkenswerten Anreicherung an spezifischer Cholinesterase wurde besonders von Jabonero (1958), Jabonero et al. (1953), Stochdorph (1967), Stöhr (1928, 1931) sowie vor allem von Thies (1957, 1959, 1960) erforscht.

Ackermann (1939 a, b), Lobitz (Farber u. Lobitz, 1953; Lobitz, 1952) sowie Cormia u. Kuyendall (1955) konnten nachweisen, daß bei der Schweißabsonderung nicht nur eine Sekretion, sondern in den Ausführungsgängen auch eine Rückresorption stattfindet.

Schließlich sind als wesentliche Beiträge zur Erforschung der Schweißdrüsentätigkeit die wichtigsten Arbeiten zur Untersuchungsmethode zu nennen: Der Schweißtest von Minor (1927/28), der Ninhydrin-Test von Moberg (1959, 1960, 1962, 1964; Moberg u. Dhunér, 1964) und die grundsätzliche Einteilung der Schweißuntersuchungen in drei getrennte Phasen, die Guttmann (1931) zur exakten Diagnostik von Störungen der Schweißsekretion vorschlug und begründete.

IV. Alte und neue Theorien zur Neurophysiologie der Schweißsekretion

Die wesentlichsten Fakten der Provokations- und Störungsmöglichkeiten der Schweißdrüsentätigkeit sind seit langem bekannt und allgemein anerkannt. Trotzdem wichen und weichen noch heute die verschiedenen Autoren in ihren Deutungen der Befunde weit voneinander ab. Als Stein des Anstoßes ist die Tatsache anzusehen, daß die die Schweißdrüsenabsonderung stimulierende Bahn offensichtlich nicht in das Dogma von Dualismus „orthosympathisches und parasympathisches System" einzuordnen ist. Vegetative Efferenzen, die anatomisch über den Truncus sympathicus laufen, ja in seinen Ganglien umgeschaltet werden, konnte man sich physiologisch-pharmakologisch nicht anders denken als adrenergisch. Für Funktionen, die – wie es im Fall der Schweißdrüsen evident ist – durch Parasympathikomimetika aktiviert werden, war daher eine vom Zentrum bis zur Peripherie laufende parasympathische Bahn zu fordern. Alle Experimente hatten ergeben, daß weiter zentral gelegene Läsionen wohl die thermoregulatorische Schweißsekretion verhinderten, nicht aber die durch Pilocarpin, Prostigmin usw. provozierte Schweißabsonderung stoppten. Ja, letztere trat in vielen Fällen sogar stärker und früher ein, allerdings nur kürzere Zeit anhaltend als normalerweise. Andererseits konnte gesichert werden, daß dieses „parasympathische" Schwitzen sistierte, wenn der periphere Nerv selbst durchtrennt war.

Die Anhänger einer absolut gültigen Theorie eines strengen Dualismus von orthosympathischem und parasympathischem System mußten darin den Beweis einer Doppelinnervation der Schweißdrüsen sehen. Die Unterbrechung eines peripheren Hautnervs schien einen zweiten, offensichtlich cholinergisch funktionierenden Aktivator der Schweißdrüsen ausgeschaltet zu haben, der bei Läsionen der vorderen Spinalnervenwurzeln und des Grenzstranges nicht beschädigt werden konnte.

Diese Fakten und die Hypothesen von der Funktion des autonomen Nervensystems (Polarität zweier gegensätzlicher Zügel) haben seit 100 Jahren zu einer Reihe verschiedenartiger Interpretationen geführt. Zuweilen hat man den Eindruck, daß die Tatsachen so gedeutet wurden, wie sie eben in die Theorie paßten.

Das folgende Referat älterer Hypothesen verwertet teilweise wieder die Zusammenstellung von Kahle (1951).

Die ältesten Autoren (Kahle, 1951; Langley, 1891 a, b, c, 1922 d; Langley u. Bennet, 1923; Langley u. Uyeno, 1922; Kendall u. Luchsinger, 1876) stellten die von ihnen selbst entdeckten oder bestätigten anatomischen Befunde in den Vordergrund und ordneten folglich die sudorisekretorischen Nervenelemente dem sympathischen System zu. Jüngere Forscher, die die zum Teil scheinbar widersprüchlichen Befunde auszuwerten hatten, traten ebenfalls für die Auffassung einer rein sympathischen Innervation der Schweißdrüsen ein (Schilf, 1923, 1926, 1937; Schilf u. Mandur, 1922; Braeucker, 1927, 1928, 1959; Schörcher, 1940; Dale u. Feldberg, 1934; Bing, 1948; Fulton, 1952; Haxton, 1948 a, b; Gottschick, 1952; Schiffter u. Schliack, 1968; Schiffter-Retzlaw, 1967; Schliack u. Schiffter, 1965, 1967, 1972; Herxheimer, 1960; List, 1948; List u. Peet, 1938 a, b, 1939).

Vulpian (Kahle, 1951), Adamkiewicz (1878) und Ott (Kahle, 1951) unterstellen zwei getrennt verlaufende sudorisekretorische Bahnen, von denen eine über den Grenzstrang, eine zweite aber ohne Umschaltung direkt über die vorderen Spinalnervenwurzeln den peripheren Nerv erreicht.

Hess anerkennt 1948 zwar das von den bisher genannten Autoren beschriebene anatomische Verhalten der sudorisekretorischen Bahn (das wir in den folgenden Abschnitten ausführlicher darstellen werden); er ordnet dieses Funktionssystem aber dem Parasympathikus zu, weil er den pharmakoligisch provozierbaren Funktionen gegenüber den anatomischen Faserverläufen den Vorrang bei seiner Einordnung gibt.

Eine antagonistisch wirkende „sympathische" Doppelinnervation postulieren (1878 und 1879) Vulpian u. Ott (Kahle, 1951) sowie Speranskaja-Stepanowa (1925) (Kahle, 1951).

Dieden, zur Zeit der Veröffentlichung der Mitarbeiter von Müller, anerkennt (1915), neben den bisher beschriebenen sudorisekretorischen, „sympathischen" Nervenfasern via Vorderwurzeln, eine schweißhemmende, „parasympathische" Bahn, die über die hinteren Spinalnervenwurzeln verlaufen soll. Dieser Auffassung waren auch Foerster (1936), Guttmann (1931) und Gagel (1953) aufgrund neuer eigener Untersuchungen. Die letztgenannten Autoren, daneben List u. Peet (1939) sowie Billigheimer (1920, 1921) postulierten allerdings daneben eine zusätzliche sudorisekretorische, also die Schweißdrüsen aktivierende Bahn, die über die hinteren Wurzeln direkt, ohne den Umweg über den Grenzstrang, die Peripherie erreichte. Die peripheren Nervenzellen dieser Bahn wurden in den Spinalganglien vermutet.

Von Kress nahm (1932) eine aktivierende Bahn an, die er dem parasympathischen System zuordnete, daneben sympathische, die Schweißsekretion hemmende Nervenfasern.

Foerster u. Guttmann (Foerster, 1936; Guttmann, 1931; Guttmann u. List, 1928), List u. Peet (1938 c) sowie Wilson (1936) plädierten für die Existenz einer weiteren sudorimotorischen Bahn, die über den N. facialis verlaufe und die Schweißdrüsen der Gesichtshaut versorge.

Ackermann formulierte (1939) eine neue Theorie:

1. Die wesentlichen (alle?) sekretorisch wirksamen nervalen Erregungen verlaufen über die bekannte Bahn: vordere Spinalnervenwurzeln – Grenzstrangganglien – Hautnerven. Die anatomisch dem Sympathikus zuzuordnende Bahn reagiert an der peripheren Übertragungsstelle an den Schweißdrüsen cholinergisch.
2. Orthosympathische Fasern (gleicher anatomischer Weg) bewirken eine schnelle Expulsion des Schweißes durch Aktivierung der Myoepithelien an den Ausführungsgängen (s. a. Haimovici, 1950).
3. In den Ausführungsgängen findet eine Rückresorption statt, die unter nervalem Einfluß steht. Die dafür verantwortlichen Nervenelemente laufen über die hinteren Spinalnervenwurzeln (vgl. Befunde von Foerster – S. 359) und sind dem parasympathischen System zugehörig.

Die Probleme, die sich aus den Analogien zur „Sekretion" (hier richtiger: Ultrafiltration) und Rückresorption des Harns in den Nieren aufdrängen, werden an anderem Ort dieses Werkes erörtert.

Alle Hypothesen über eventuell vorhandene Nebenbahnen für Impulse der Schweißsekretion, seien sie adrenergisch oder cholinergisch, lassen eine entscheidende Tatsache unberücksichtigt und können doch nicht an ihr vorbei: Jegliche, d. h. die spontane, die thermisch, emotional oder pharmakologisch provozierte und auch die lokal reflektorisch ausgelöste Tätigkeit der ekkrinen Schweißdrüsen erlischt, wenn das letzte Neuron („die letzte gemeinsame Endstrecke"), dessen Ursprungszellen im Grenzstrang des Sympathikus liegen, vollständig zerstört wird (Dale u. Feldberg, 1934; Haxton, 1948 b; List u. Peet, 1938 d; Schiffter, 1976; u. a.). Dies gilt auch für die Schweißdrüsentätigkeit im Bereich des Gesichts (s. S. 385).

Das letzte sudorisekretorische Neuron ist also vergleichbar mit der „gemeinsamen motorischen Endstrecke" (Sherrington). Ihre Zerstörung, d. h. ihre Unterbrechung und nachfolgende Degeneration, stoppt das emotionelle Palmo-Plantarschwitzen, das Geschmacksschwitzen und das pharmakologisch provozierte Schwitzen ebenso, wie die Läsion des zweiten motorischen Neurons die Willkürmotorik ausschaltet und gleichzeitig auch extrapyramidale Tonuserhöhungen oder Hyperkinesen. Alle weiter proximal angreifenden Läsionen der Schweißbahn bewirken dagegen qualitativ andere Ausfallsyndrome, nämlich „zentrale" oder „spastische" Funktionsstörungen (s. S. 405).

Bei jeder totalen isolierten Zerstörung des Grenzstranges (durch Operation, durch retroperitoneale paraaortale Metastasierungen oder durch den sog. Pancoast-Tumor) kann man eine totale Blockierung jeglicher Schweißsekretion beobachten, obwohl in solchen Fällen alle anderen Axone, die über die vorderen oder die hinteren Spinalnervenwurzeln laufen, erhalten bleiben. Dennoch resultiert eine Atrophie und totale Funktionsstörung des Erfolgsorgans: In dem abhängigen Areal sistiert jegliche Schweißsekretion, wie immer man sie zu provozieren versucht, auch die reflektorische Aktivität über Axonreflexe.

Widersprechende Befunde sind in der Literatur oft mitgeteilt worden (u. a. bei Guttmann, 1940 a). Diese Feststellungen bleiben indessen problematisch, weil sie entweder nicht an eindeutig gesicherten Totaldefekten der sudorisekretorischen Fasern erhoben wurden, oder (häufiger!) weil die Schweißtests zu rasch nach Setzen der Läsion durchgeführt wurden. Die peripheren Nerven und ihre Endapparate bleiben auch nach Totalläsionen eine Zeitlang funktionstüchtig; ihre Degeneration erfolgt langsam. Dies hat zur Folge, daß die Endnetze und sogar die peripheren Nervenstümpfe auf pharmakologische (Parasympathikomimetika) und elektrische Reize noch ansprechbar bleiben. Erst nach ihrer Degeneration erlischt jegliche Erregbarkeit. Diese Degeneration tritt spätestens drei Wochen nach der Verletzung ein, sofern eine Totalunterbrechung verursacht wurde.

Diese Tatsachen sind bei der Interpretation mancher Versuchsergebnisse nicht genügend berücksichtigt worden. Man muß bei solchen Experimenten immer fragen, ob die Schweißtests genügend lange nach der Verletzung durchgeführt worden sind.

Ähnliche Verwirrungen haben die Beobachtungen nach Leitungsanaesthesien peripherer Nerven hervorgerufen. Man nahm an (Mandel, 1953; Vosschulte, 1949), daß die feinen Axone der vegetativen Efferenzen gegenüber Procain besonders resistent seien, weil die durch Parasympathikomimetika provozierte Schweißsekretion durch die Leitungsanästhesie nicht zu verhindern war, obwohl in diesem Augenblick die motorischen und sensiblen Axone derselben Nerven total außer Funktion gesetzt worden waren. Die Verwirrung wurde durch den gleichen Fehlschluß angerichtet wie bei den zu frühzeitig vorgenommenen Schweißtests nach Sympathektomien und nach peripheren Nervenverletzungen. Solange die peripheren Endnetze noch nicht degeneriert sind, bleiben sie auf Parasympathikomimetika in vollem Maße ansprechbar, d. h. fast 3 Wochen lang.

Die kurze (kaum mehr als 100 min wirksame) Abschaltung durch Lokalanästhesie ist bei weitem nicht ausreichend, den cholinergisch funktionierenden peripheren Übertragungsapparat zu schädigen oder funktionsunfähig zu machen. Einer „Leitung" bedarf es nicht beim pharmakologisch provozierten Schwitzen.

Wir wollen heute den Streit darüber, ob die Schweißdrüsen sympathisch, parasympathisch oder von beiden Systemen zugleich – antagonistisch oder teilweise gleichzeitig synagonistisch – innerviert werden, als gegenstandslos abbrechen. Die zentralen Impulse, die in erster Linie vom Zwischenhirn im Rahmen der Thermoregulation ausgehen und die durch andersartige Reize (emotionale) auch von bestimmten Rindenfeldern und limbischen Strukturen induziert werden können, münden später, wahrscheinlich schon im Bereich des Mittelhirns, in eine gemeinsame Bahn ein, die sich schließlich spätestens vom Grenzstrang bis zur Peripherie einer „gemeinsamen Endstrecke" bedient. Die vom Hypothalamus absteigende thermoregulatorische Bahn bleibt dabei ungekreuzt, so daß bei Läsion ipsilaterale Schweißsekretionsstörungen resultieren (s. S. 361 ff.). Dale u. Feldberg (1934) konnten nachweisen, daß die „gemeinsame Endstrecke" aller sudorisekretorischen Impulse anatomisch dem Grenzstrang zugehört, aber dennoch in der Peripherie cholinergisch reagiert: Isolierte Reizungen des Grenzstranges bewirken an Katzenpfoten eine Schweißabsonderung, und gleichzeitig fließt im Venenblut der Pfoten vermehrt Acetylcholin ab.

Diese Bahn ist demnach nicht in das klassische Dogma vom Dualismus des vegetativen Nervensystems (Orthosympathikus – Parasympathikus) einzuordnen. Elze (Braus u. Elze, 1960) schreibt in diesem Zusammenhang: „Man hat es vorerst einfach hinzunehmen, daß diese ... vegetativen Fasern sich ... nicht in ein einfaches Schema des vegetativen Nervensystems einfügen. Das vegetative Nervensystem tut uns in keinem Punkt den Gefallen, sich nach unseren Denk- und Merkbequemlichkeiten zu richten."

V. Zum Problem der schweißhemmenden Nervenbahnen

Durch direkte Reizung hinterer Spinalnervenwurzeln konnte Foerster (Foerster, 1936; Foerster u. Altenburger, 1929; Gagel, 1953) bei Laminektomien in den abhängigen Dermatomen nicht nur eine umschriebene Vasodilatation (Hautrötung) erzielen, sondern gleichzeitig in den gleichen Hautfeldern auch eine Hemmung der Schweißdrüsentätigkeit. Diese Hemmung konnte er sichtbar machen durch nachfolgende Reizung der entsprechenden vorderen Spinalnervenwurzeln. Bei dieser Reizung entsteht eine über 5 bis 7 Dermatome breit ausgestreute (Verteilerfunktion des Grenzstranges – s. S. 375) Schweißsekretion. Wurde die hintere Wurzel vorher gereizt, so unterblieb nun stets die Sekretion ganz isoliert in dem abhängigen Dermatom, wie dies die Abb. 2 zeigt (Gagel, 1953).

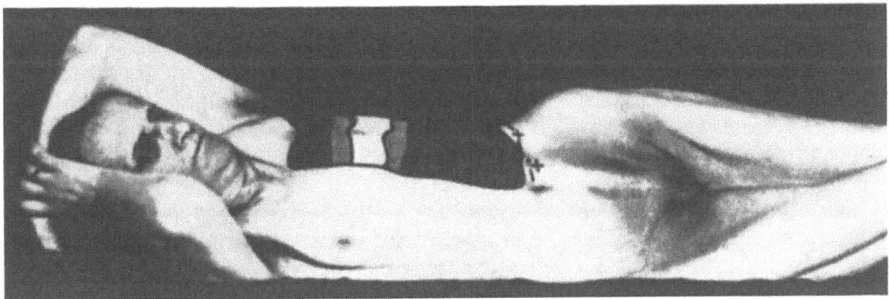

Abb. 2. Minor-Schweißtest bei faradischer Reizung der Th 5-Wurzel links. Anhidrose im Dermatom Th 5 (durch Reizung der Hinterwurzel), leichte Hidrosis in den angrenzenden Dermatomen Th 4 und Th 6, starke Schweißsekretion in Th 3 und Th 7 bis 9 (nach Foerster, 1936)

Foerster schloß daraus, daß in den hinteren Spinalnervenwurzeln aktiv gefäßerweiternde und außerdem aktiv schweißhemmende Nervenfasern enthalten sein müßten. Elze (Braus u. Elze, 1960) beschreibt ein „System der segmentalen vegetativen Fasern" neben dem orthosympathischen und parasympathischen System. Diese Axone verlassen das Rückenmark über die hinteren Wurzeln. In den Spinalganglien soll ihre Umschaltung auf das distale Neuron erfolgen. Sie soll verantwortlich sein für Vasodilatation und für eine Hemmung der Schweißabsonderung und der Piloarrektion. Die Hinterwurzeln aller Segmente (nicht nur die zwischen Th2 und L2) sollen solche Fasern enthalten.

Die Existenz aktiv gefäßerweiternder Nervenfasern ist in den letzten Jahren mehrfach mit guten Gründen angezweifelt worden (Thies, 1959, 1960), obwohl die hier beschriebene Foerster'sche Versuchsanordnung überzeugend zu sein scheint. Jedenfalls dürfte die Annahme schweißhemmender Fasern durch diesen Versuch nicht besser begründet sein als die von gefäßerweiternden Nervenelementen.

Man muß sich fragen, ob die Erregung der schmerzleitenden Elemente nicht auf einem anderen Wege atropin- oder histaminartige Substanzen in der Peripherie freisetzt, die die Vasokonstriktoren und die Schweißdrüsen passager blockieren.

Die zunächst offen bleibende Frage, wie man sich den Mechanismus einer aktiven Hemmung der Schweißdrüsentätigkeit vorzustellen hat, wurde durch den Nachweis einer effektiven Rückresorption theoretisch plausibel beantwortet. Daß eine Rückresorption in den Ausführungsgängen stattfindet, ist chemisch-analytisch sehr wahrscheinlich gemacht worden. Daß diese Rückresorption allerdings einer nervalen Steuerung unterliegt (nach Ackermann (1939 b) einer parasympathischen Leitung, die über die hinteren Spinalnervenwurzeln die peripheren Hautnerven erreicht), ist noch nicht bewiesen worden. Die Foerster'schen Beobachtungen könnten für diese Theorie sprechen, wie die Mitteilung von Wang u. Lu (1929), nach der Drüsenaktionsströme bei Grenzstrangreizungen und gleichzeitiger Reizung der unteren Spinalnervenwurzeln nicht sistieren, obwohl kein Schweiß hervortritt. Auch Diedens (1915) Versuch scheint diese Ansicht zu stützen: Nach Durchschneiden der hinteren Wurzel konnte er durch lokale Adrenalin-Injektionen bei Katzen eine starke Schweißabsonderung in den Pfoten erreichen. Die Sekretion unterblieb, wenn er vorher die distalen Wurzelstümpfe elektrisch gereizt hatte. Langley (1891 a, b, c) sowie Schilf u. Mandur (1922) konnten diese Ergebnisse bei gleicher Versuchsanordnung allerdings nicht bestätigen.

Eine befriedigende Klarheit ist hier noch nicht erreicht worden. Foerster selbst hat nach seinen zahlreich durchgeführten serienmäßigen Durchschneidungen hinterer Spinalnervenwurzeln (zur Schmerzbekämpfung oder zur Milderung spinaler spastischer Kontrakturen) keine bemerkenswerten Hyperhidrosen beschrieben, die man nach dieser Theorie ja eigentlich hätte erwarten sollen.

Es fällt schwer, einen physiologischen Sinn zu erkennen für die Funktion schweißhemmender Fasern. Das bloße Sistieren der sudorisekretorischen Impulse bringt die Aktivität der Schweißdrüse genauso zur Ruhe, wie die willkürliche Entspannung die Muskeln, und der vorher entstandene Schweiß verdunstet rasch; er könnte auch durch schweißhemmende Impulse nicht rascher beseitigt werden.

VI. Adrenergisches Schwitzen

Auf verschiedene plötzliche sensorische oder psychische Reize kommt es zu sehr schnell einsetzenden, aber nicht lange anhaltenden Schweißausbrüchen ohne Erhöhung der Körpertemperatur („kalter Schweiß"). Jeder Schreck, Geräusche, Anrufe, auch Hustenstöße, also alle Reize, die eine Adrenalin-Ausschüttung bewirken, verursachen eine generalisierte Aktivierung der Schweißdrüsen, die vor allem im Kopfbereich und an den Handflächen in Erscheinung tritt. Ebbecke (1951), der dieses Phänomen mit Hilfe der einfachen Lupenbetrachtung der Handflächen untersucht hat, ist der Überzeugung, daß es sich hier nicht um eine produktive Sekretion, sondern um eine Expulsion vorher produzierten Schweißes handelt. Er und andere Autoren (Ackermann, 1936; Elliot, 1905; Engels, 1954; Wada, 1950) vermuten, daß hier eine adrenergische Stimulation von Myoepithelien vorliegt (Hurley u. Shelley, 1954 b), die im Bereich der Ausführungsgänge der ekkrinen Schweißdrüse nachgewiesen sind. Die rasch einsetzende Expulsion von relativ kleinen Schweißmengen erfolgt nicht nur durch generalisierte „Streß"-Reaktionen. Man kann sie durch lokal ansetzende Schmerzreize, elektrische Reize und durch Eintreibung adrenergisch wirksamer Substanzen durch die Haut mittels Iontophorese (Aoki, 1955; Schliack u. Schiffter, 1972) in umschriebenen Hautbezirken zustande bringen. Bloße

Schmerzreize, z. B. Injektionen von physiologischer Kochsalzlösung, können eine solche Schweißausstoßung bewirken (Ebbecke, 1951; Marchioni u. Spier, 1959).

Die Frage, ob dieser Vorgang eine gesonderte zentrogene, „sympathische", jedenfalls adrenergisch funktionierende Leitung voraussetzt oder ob die Myoepithelien humoral stimuliert werden, ist zur Zeit endgültig nicht zu entscheiden.

VII. Anatomie und Physiologie der Schweißdrüseninnervation

In den folgenden Abschnitten sollen unsere heutigen Kenntnisse über die Lokalisation der schweißanregenden zerebralen Zentren und über den Verlauf ihrer Bahnen im Zentralnervensystem und in den peripheren Abschnitten referiert werden. Die Gliederung ergibt sich aus der herkömmlichen anatomischen Unterteilung des Nervensystems einerseits und andererseits aus den wichtigen Stationen und Umschaltstellen der sudorisekretorischen Bahn.

1. Gehirn

Die zerebrale Repräsentation des „Sympathikus" ist sehr ausgedehnt und vielfältig. Sympathische Reiz- und Irritationseffekte sind sowohl vom Großhirn, dem limbischen System, dem Thalamus und extrapyramidalen Kernen und Bahnen her auslösbar, wie auch besonders vom Zwischenhirn und dem übrigen Hirnstamm. Die für die übergeordnete Steuerung vitaler sympathischer Funktionen wichtigsten Strukturen liegen im Hypothalamus. Unsere Kenntnisse darüber basieren vor allem auf den grundlegenden tierexperimentellen Untersuchungen von Karplus und Kreidel (Karplus, 1910, 1911, 1918, 1927, 1937; Karplus u. Kreidel, 1909) und von Hess (1948, 1949) sowie auf den Beobachtungen vieler klinischer Neurologen und Neurochirurgen. Eine umfassende Gesamtdarstellung der älteren und neueren Forschungsergebnisse findet sich in dem Werk von Monnier „Function of the nervous system" (1963, 1968).

Der Hypothalamus regelt und integriert alle vegetativen Funktionen, einschließlich der Körpertemperatur, steuert unter anderem also auch die Vasomotorik und Schweißsekretion. Außerdem werden hier in enger Abstimmung mit anderen zerebralen Systemen (Großhirn, limbisches System, Formatio reticularis) „psychische" Funktionen, wie Antriebs-, Trieb- und Affektverhalten koordiniert. Das Zwischenhirn hat eine wichtige Aufgabe bei der Umsetzung psychischer Vorgänge in vegetativ-somatische Effekte.

Die paraventrikulären und hinteren Kernareale des Hypothalamus (Nucleus paraventricularis und Nucleus posterior) bilden das Ursprungsfeld des ergotrop-sympathischen Systems, während die vorderen Kerne und die Nuclei supraopticus und praeopticus dem trophotrop-parasympathischen System zuzuordnen sind. Die lateralen Kernanteile haben Beziehungen zu beiden Systemen (Clark et al., 1939 a, b; Gamper, 1926; Hess, 1948, 1949; Karplus, 1910, 1911, 1918, 1927, 1937; Karplus u. Kreidel, 1909; Kunz, 1953; McCrum, 1953; McCrum u. Ingram, 1951; Orthner, 1955; Ranson, 1940; Ranson et al., 1937; Sherwood et al.; Schaltenbrand u. Bailey, 1959; Stern, 1922; Ström, 1950; Thauer, 1955; u. a.). Reizung des rein sympathischen Hypothalamusareals (der „dynamogenen Zone" von Hess) bewirkt Reizmydriasis, Blutdruck- und Atemfrequenzsteigerung, Vasokonstriktion, Piloarrektion und Schweißsekretion sowie psychische Aktivierung mit erhöhter Wachheit, Anspannung, Kampf-, Flucht- und Abwehrbereitschaft.

Im ventroposterioren Teil des Hypothalamus entspringt die wichtige hypothalamo-retikulo-spinale oder deszendierende ergotrop-sympathische Bahn, die zu den Zellen der sympathischen Seitensäule des Rückenmarks zieht. Ihr Verlauf muß nach den vorliegenden Untersuchungen über das Tegmentum sowie den ventro-lateralen Abschnitt des Formatio reticularis gehen. Sie konnte bis zum ersten Halsmarksegment sicher verfolgt werden. Es war lange Zeit umstrit-

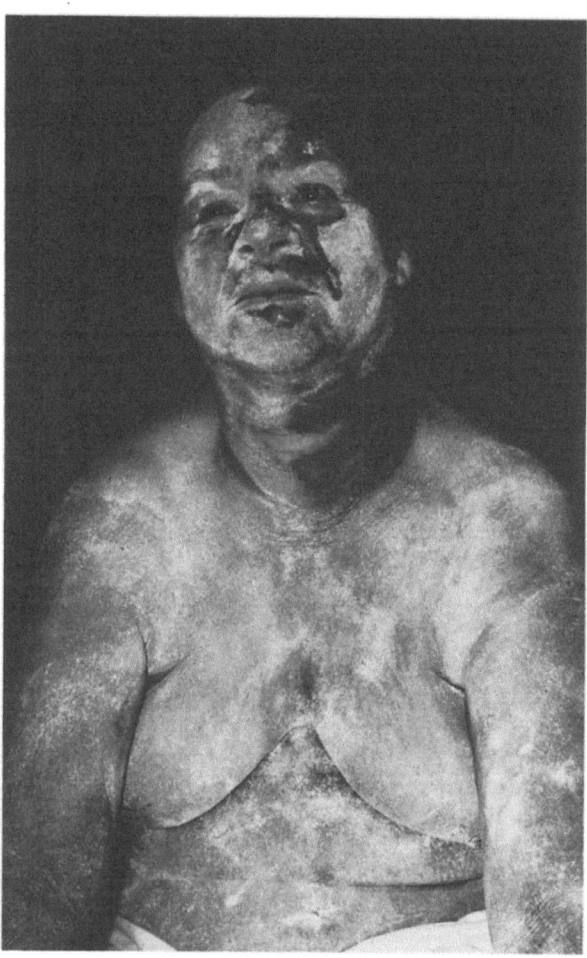

Abb. 3a. Ausgeprägte thermoregulatorische Hemihypohidrose der rechten Körperhälfte mit gleichseitigem zentralen Horner-Syndrom nach ischämischem Insult der rechten Hälfte der Medulla oblongata (Wallenberg-Syndrom)

ten, ob sie wie die meisten zentralen Leitungsbahnen zur Gegenseite kreuzt oder ipsilateral herabzieht. Im Rautenhirn (Magoun, 1940; Monnier, 1963; Montagna, 1962; Wang u. Ranson, 1939) soll sie zum Teil gekreuzt, zum Teil ungekreuzt absteigen (ventrolateral und in der Formatio reticularis). Bei Unterbrechungen in Höhe von Pons oder Medulla oblongata, z. B. durch einen halbseitigen ischämischen Insult (Wallenberg-Syndrom), kommt es jedoch schon zu ipsilateralem Horner-Syndrom mit ipsilateraler Hemianhidrose. Dies ist den

Neurologen seit langem geläufig. Hier muß die Bahn also als einheitliches Bündel verlaufen und entweder schon gekreuzt sein oder sie kreuzt überhaupt nicht (Abb. 3 a).

1968 konnte Carmel nachweisen, daß nach stereotaktischen Koagulationen in der Umgebung des Nucleus ruber konstant ein ipsilaterales Horner-Syndrom mit gleichseitiger Hemianhidrose auftritt. Wir (Schiffter u. Pohl, 1972) haben

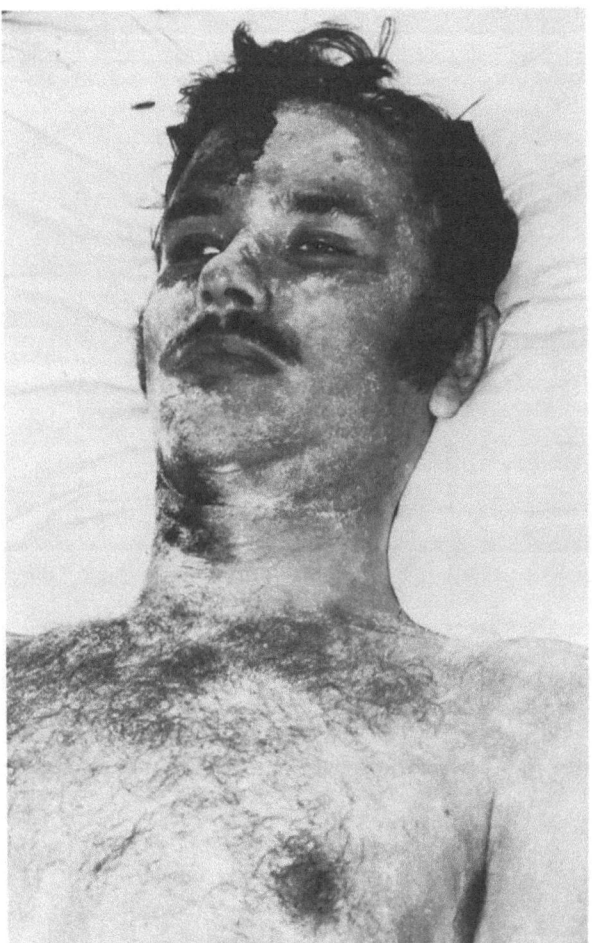

Abb. 3b. Hemianhidrose und zentrales Horner-Syndrom der linken Seite nach stereotaktischer Koagulation in der linken Zona incerta des Subthalamus (aus Schiffter u. Pohl, 1972)

den gleichen Effekt bei einer Untersuchungsserie an 20 Parkinson-Kranken konstant nachweisen können, bei denen stereotaktische Koagulationen in der Zona incerta des Subthalamus durchgeführt werden mußten (Abb. 3 b). Schließlich haben wir einen ähnlichen Befund bei einem Patienten gesehen, bei dem eine halbseitige Hypothalamotomie durchgeführt werden mußte. Es kann somit nach unserer Überzeugung heute kein Zweifel mehr daran bestehen, daß diese Bahn nicht kreuzt oder zumindest ganz überwiegend ipsilateral absteigt.

Es muß sich hierbei um eine entwicklungsgeschichtlich alte Leitungsbahn handeln, die Impulse für wichtige Vitalfunktionen, einschließlich der für die Steuerung der Körpertemperatur (über Schweißsekretion und Vasomotorik), leitet. Die Ansicht von Karplus und Kreidel (Karplus, 1910, 1911, 1918, 1927, 1937; Karplus u. Kreidel, 1909), Magoun (1940), Wang u. Ranson (1939) und anderen, daß die Bahn „partiell kreuzt" bzw. „sowohl gekreuzt, als auch ungekreuzt" verläuft, muß also in bezug auf die hypothalamospinale Sympathikusbahn korrigiert werden.

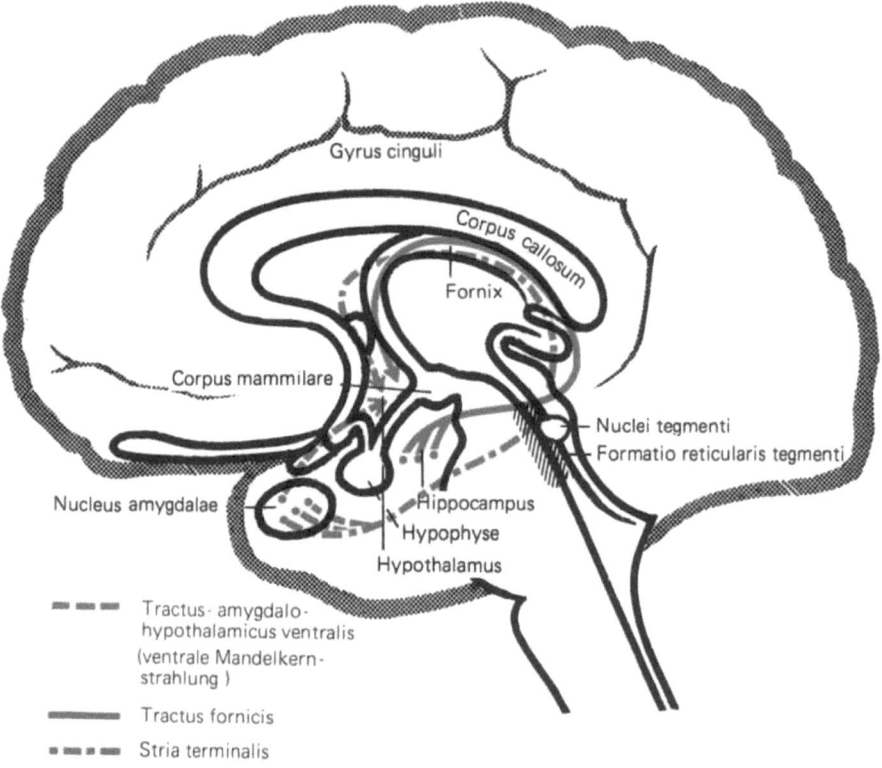

Abb. 4a. Schema der Bahnverbindungen vom limbischen System zum Hypothalamus

Der Hypothalamus ist jedoch auch über vielfältige Regelkreise mit einer Fülle anderer zerebraler Strukturen verkoppelt, insbesondere dem limbischen System, den extrapyramidalen Kernen, dem Thalamus und der Großhirnrinde. Aus dem limbischen System gehen direkte Bahnverbindungen zum Hypothalamus: Von der Hippokampusregion via Fornix (der eine Verbindung zwischen Hippokampus und Corpora mamillaria herstellt) und aus dem Mandelkern über den Tractus amygdalo-hypothalamicus ventralis sowie die Striae terminalis (Regelkreis). Ein wichtiges Zwischenglied ist der Tractus mamillothalamicus, der von den Corpora mamillaria zum vorderen ventralen Thalamusgebiet zieht. Von dort strahlen breite Faserbündel in den Gyrus cinguli ein, der wiederum über das Zingulum zum Hippokampus „rückmeldet". So entsteht ein Regelkreissystem, bei dem der sog. „Papez-Circuit" (vom Hippocampus über Fornix, Corpora mamillaria, Tractus mamillothalamicus, Thalamus, Gyrus cinguli und Zingulum zurück zum Hippokampus) eine entscheidende Rolle spielt und in das der Hypothalamus einbezogen ist. Darüber hinaus bestehen enge Bahnverbindungen auch zum limbischen Teil der Formatio reticularis des Mittelhirns (Weckfunktionen) (Abb. 4 a u. b). Das limbische System stellt das wichtigste anatomische Substrat für Triebe, Affekte, Stimmungen und Gefühle dar, und in ihm werden so basale psychomotorische Aktionen wie Kauen, Schnüffeln, Lecken,

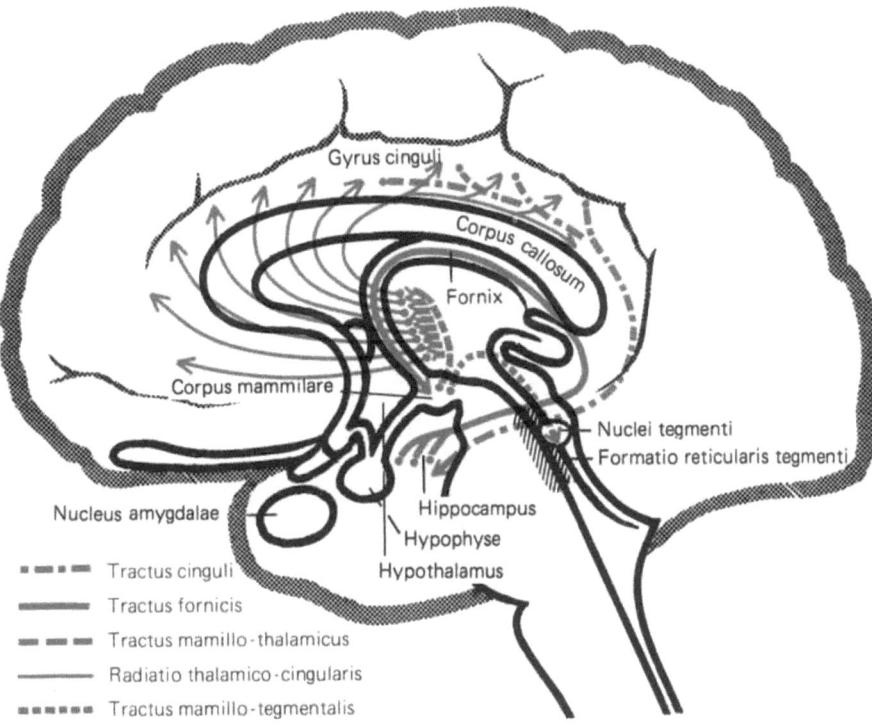

Abb. 4b. Der „Papez circuit" (Erläuterungen s. Text)

Schlucken, Geschlechtstätigkeit, Miktion und Defäkation geregelt. Schließlich nimmt es wesentlichen Einfluß auf alle vegetativen Reaktionen, wie Vasomotorik, Pupillomotorik, Piloarrektion und Schweißsekretion (z. B. Blässe und Reizmydriasis bei Schreck, Gänsehaut und Blässe bei Angst, Schweißausbrüche, Hautrötung bei freudigem Affekt usw.). Es stellt also das wichtigste Bindeglied zwischen psychisch-emotionalen Vorgängen und vegetativen Reaktionen dar.

Ausschaltung des vorderen Gyrus cinguli (Area 24 nach Brodmann) bewirkt z. B. Vasodilatation mit Erhöhung der Hauttemperatur, Reizung hingegen Mydriasis und Piloarrektion (Kontralateral?).

Reizungen und punktuelle Ausschaltungen und Unterbrechungen in limbischen, extrapyramidalen und thalamischen Kernen und Bahnen sind in den

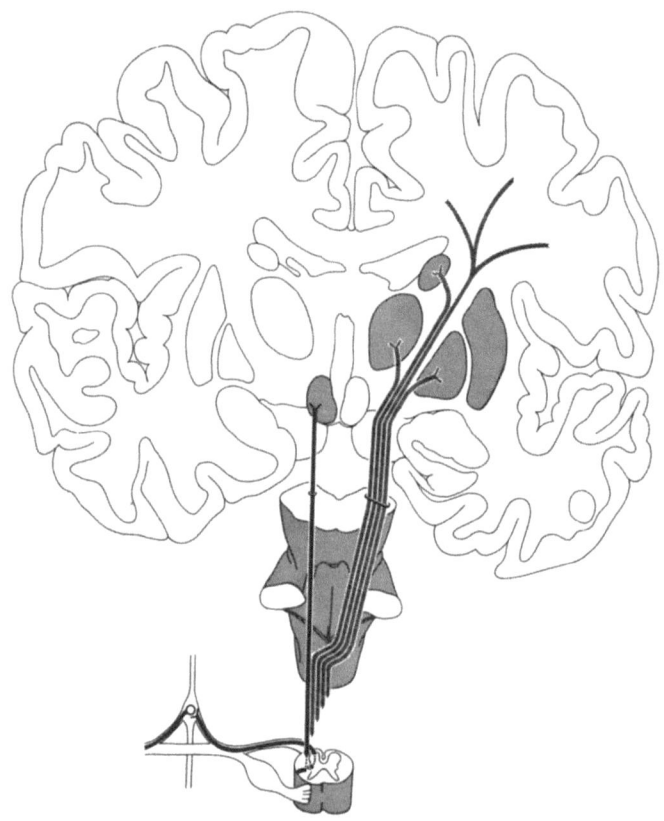

Abb. 4c. Schema der ipsilateral vom Hypothalamus absteigenden hypothalamo-spinalen Sympathikus-Bahn (durchgezogene Linie) und der von Großhirn, limbischen und extrapyramidalen Strukturen herabziehenden und nach kontralateral wechselnden sympathischen Bahnen (gestrichelte Linien). Beide verlassen über die Vorderwurzel das Rückenmark, um gemeinsam zum Grenzstrang zu ziehen

letzten 20 Jahren vorgenommen worden (Umbach, 1966; Kim u. Buscher, 1970). Sie haben wichtige Erkenntnisse gebracht. Umbach (1966) hat z. B. bei hochfrequenten Reizungen im Thalamus, besonders im Nucleus ventro-oralis internus (in 31%), Hautrötung und Schweißsekretion vornehmlich der kontralateralen (!) Körperhälfte auslösen können. Im Pallidum war dies viel seltener. Bei solchen Reizungen im Fornix sah er fast regelmäßig eine kontralaterale Hyperhidrose, Piloarrektion und Mydriasis. Sehr häufig beobachtete er den gleichen Effekt bei Reizung im Amygdalum, dem Hippokampus und dem Gyrus cinguli. Stereotaktische Koagulationen in limbischen und extrapyramidalen Gebieten führten hingegen niemals zu nachweisbaren sympathischen Defizitsymptomen (Schiffter u. Pohl, 1972).

Experimentell lassen sich auch Beziehungen „nicht-limbischer" Großhirnrindenareale zur Sympathikusfunktion nachweisen. Bei Reizung der Area 6 (frontal von der motorischen Präzentralregion) und des vorderen Temporalpols

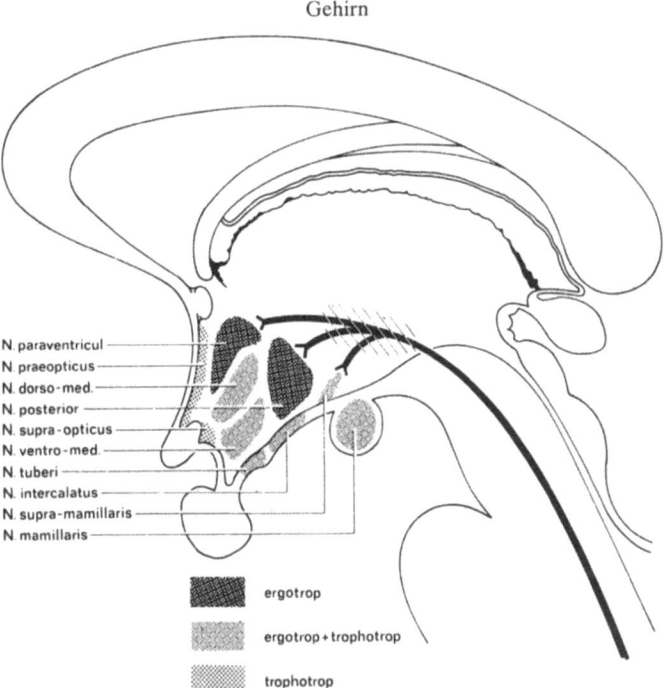

Abb. 4d. Die aus dem Hypothalamus entspringende Sympathikusbahn. Das gestrichelte ovale Feld zeigt den Koagulationsort bei der stereotaktischen Subthalamotomie an

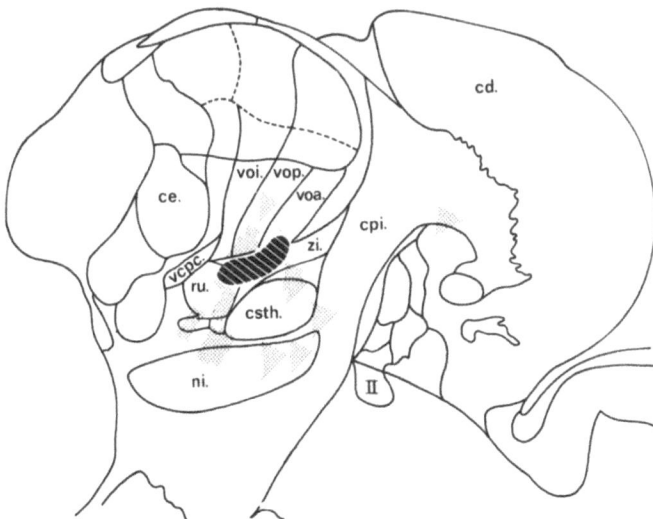

Abb. 4e. Schema der Thalamus-Kerne und der umgebenden anatomischen Strukturen. Das fett schwarz gestrichelte Feld entspricht ebenfalls dem stereotaktischen Koagulationsort in der Zona incerta

ce.: Centre median; voi.: Nc. ventro-oralis internus; vop.: Nc. ventro-oralis posterior; voa.: Nc. ventro-oralis anterior; Vcpc.: Nc. ventro-caudalis parvocellularis; zi.: Zona incerta; ru.: Nc. ruber; Csth.: Corpus subthalamicum; ni.: Nc. niger; cpi.: Capsula interna; cd.: Nc. caudatus; II: Nervus opticus. Die blaß punktierten Felder stellen Koagulationsorte von Carmel dar (modifiziert nach Carmel auf der Basis eines Schemas von Hassler; aus Schiffter u. Pohl, 1972) kommt es in der kontralateralen Körperhälfte zu Hyperhidrose und Piloarrektion. Dieser Effekt ist durch Zerstörung des Hypothalamus allein nicht zu unterbinden, sondern erst, wenn auch sog. extrapyramidale Bahnen mit unterbrochen werden (Hassler, 1938; Lewy, 1912). Es scheinen also auch vom Hypothalamus unabhängige zerebrale Einwirkungen auf Sympathikusfunktionen der Peripherie möglich zu sein. Die Stimulation der Schweißsekretion erfolgt dabei wohl über fronto-pontine und temporo-pontine Bahnen (Monnier, 1968). Gleichzeitig wurde aber auch nachgewiesen, daß die Präzentralregion, frontale Rindenfelder, Gyrus cinguli und Okzipitallappen sowie einige andere Rindenareale ihre „sympathikotonen" Impulse direkt auf den Hypothalamus projizieren (Bikkeles u. Gerstmann, 1915; Karplus, 1910, 1911, 1918, 1927, 1937; Karplus u. Kreidel, 1909). Wahrscheinlich sind von allen sensomotorischen Rindenfeldern her sympathische Effekte auslösbar (Monnier, 1968).

Alle diese kortikalen, limbischen und extrapyramidalen Beeinflussungen sympathischer Funktionen bewirken kontralaterale Effekte. Dies wurde auch von vielen Klinikern bei Großhirnläsionen beobachtet (Appenzeller, 1969; Bikkeles u. Gerstmann, 1915; Böwing, 1923 a; Guttmann, 1929, 1931; Guttmann u. List, 1928; Karplus, 1910, 1911, 1918, 1927, 1937; Karplus u. Kreidel, 1909; Linder, 1949; Wagner, 1940).

Man muß also nach diesen Ergebnissen drei Möglichkeiten des Bahnverlaufes sympathikotoner Impulse konstatieren:

1. eine hypothalamo-reticulo-spinale Sympathikusbahn, die ungekreuzt vom Hypothalamus zum Rückenmark absteigt (Carmel, 1968; Schiffter u. Pohl, 1972; Schiffter u. Schliack, 1974) und vorwiegend vitale vegetative Funktionen, wie etwa die Körpertemperatur, regelt;

2. eine vom Großhirn, dem limbischen System und extrapyramidalen Kernen herabziehende Bahn, die zur Gegenseite kreuzt (Abb. 4) und unabhängig vom Hypothalamus vegetative, vielleicht begleitende „Bereitstellungsfunktionen" zur optimalen Ausführung psychomotorischer Handlungen organisiert (z. B. optimale Einstellung von Vasomotorik und Schweißsekretion für Willkürhandlungen), und

3. Bahnen, die aus dem Großhirn und dem limbischen System kommen und die regelnde vegetative Tätigkeit des Hypothalamus selbst beeinflussen können.

Unsere Vorstellungen über die Bahnverläufe vermittelt grobschematisch Abb. 4 c–e.

Im Hirnstamm (oberes Mittelhirn?) oder dem Rückenmark, spätestens jedoch in der Vorderwurzel und im Grenzstrang, münden alle diese Bahnen dann offensichtlich in eine gemeinsame Endstrecke ein. Unterbrechungen im Grenzstrang oder in peripheren Nerven bewirken jedenfalls eine komplette Auslöschung aller zentrogenen oder peripheren sympathischen Funktionen in dem abhängigen Körperbereich.

Die Funktionsfähigkeit der zentralen sympathischen Systeme setzt einen bestimmten Ausreifungsgrad des Gehirns voraus. So gibt es thermoregulatorisches Schwitzen stets erst nach Ablauf der ersten Lebenswoche. Dies findet man bei Frühgeburten oft gestört (Kuno, 1956). Psychisch ausgelöstes Schwitzen an den Handflächen und Fußsohlen setzt niemals vor dem ersten bis dritten Lebensmonat ein (Lipton et al., 1965).

2. Rückenmark

Die ungekreuzt vom Hypothalamus absteigende sympathische Bahn, die sich offenbar im Zwischen-Mittelhirn-Bereich mit den kreuzenden sympathischen Efferenzen aus den höheren zerebralen Strukturen vereinigt, zieht im Rückenmark als schmales Bündel zwischen Pyramidenbahn und Vorderseitenstrang abwärts (Abb. 5 u. 6). Sie enthält neben den Sudorimotoren auch die anderen sympathischen Fasern für Vasomotorik, Pupillomotorik usw. Ihre halbseitige Unterbrechung muß also auch entsprechende ipsilaterale sympathische Defektsymptome verursachen.

Eine linksseitige Hemihypohidrose (nicht Anhidrose) wurde schon von Guttmann u. List (1928) beobachtet nach linksseitiger Chordotomie im Zervikalsegment 3/4. Bei halbseitigen Rückenmarksläsionen, auch bei Chordotomien, scheinen überhaupt kaum je totale Hemianhidrosen zu entstehen, son-

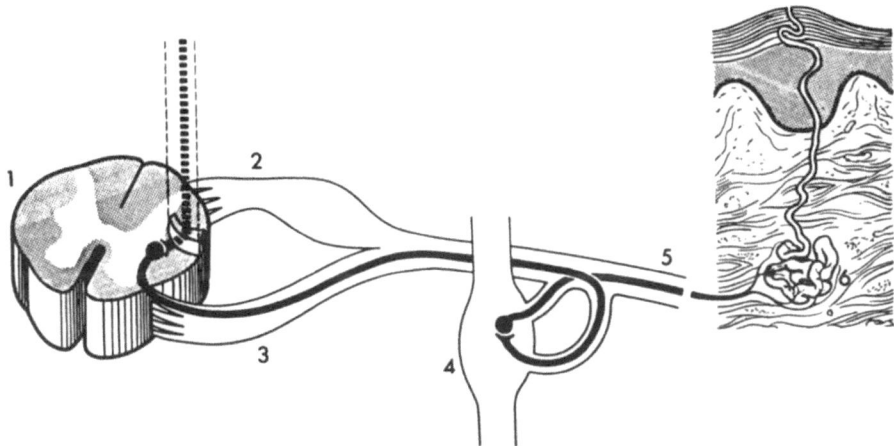

Abb. 5. Schema der im Vorderseitenstrang absteigenden spinalen Sympathikusbahn (gestrichelt), die nach Umschaltung in der sympathischen Seitensäule über die Vorderwurzel zum Grenzstrang zieht, um von dort nach erneuter Umschaltung über die peripheren Nerven die Schweißdrüsen zu erreichen (durchgezogene Linie). 1: Rückenmark; 2: Hinterwurzel; 3: Vorderwurzel; 4: Grenzstrangganglion; 5: peripherer Nerv; 6: Schweißdrüse

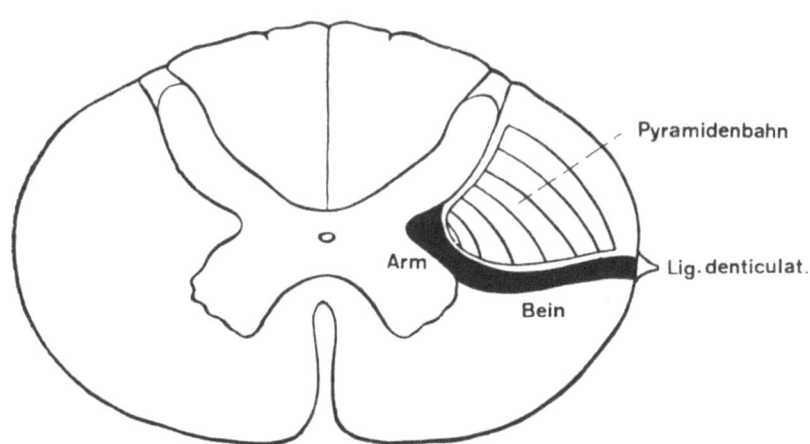

Abb. 6. Schema der gleichen sympathischen Bahn im Vorderseitenstrang des Rückenmarks. Man beachte die Nähe zur Pyramidenbahn und die Tatsache, daß die sympathischen Fasern für das Bein „exzentrisch", für den Arm zentralkanalnahe liegen (nach Foerster, 1936)

dern Hemihypohidrosen. Das bestätigt scheinbar die Vermutung, daß hier „keine kompakte Bahn" vorliegt (Hiller, 1953; Karplus, 1910, 1911, 1918, 1927, 1937; Karplus u. Kreidel, 1909; Schilf, 1926), sondern daß sich ihre Fasern diffuser mit umgebenden Fasersystemen vermischen. Die Bahn mag freilich auch jeweils nur partiell unterbrochen werden, denn bei der Chordotomie muß ja der Neurochirurg z. B. die eng benachbart liegende Pyramidenbahn sorgfältig schonen, und er wird auch den medialen Anteil der sympathischen Bahn am Rande der grauen Substanz des Rückenmarks nicht erreichen können. Schließlich kann die lokale Hitzeapplikation beim Minor-Test mit dem Lichtbügel noch begrenztes Reflexschwitzen auslösen, das dann zentrogen-thermoregulatorisches Schwitzen vortäuscht.

Die Neuronen dieser Bahn enden in den vegetativen Nervenzellen des Seitenhorns (Stilling'sche Säule). Diese Zellen nun bilden den Ursprung der vorletzten sudorisekretorischen Neuren. Sie sind nicht über die ganze Länge des Rückenmarks verteilt, man findet sie lediglich im Brustmark und im obersten Lendenmark (s. S. 371). Über die sich daraus ergebenden klinischen Aspekte berichten wir im Kapitel 10 (s. a. Serebrjanik u. Mogilbvcik, 1950).

Die hier in der Stilling'schen Säule entspringenden Axone verlassen das Rückenmark gemeinsam mit den Fasern der großen motorischen Vorderhornzellen über die vorderen Wurzeln (Abb. 5).

3. Die Beziehungen der vegetativen Efferenzen zu der segmentalen Gliederung des menschlichen Körpers

Die sudorisekretorischen Fasern gehören zu den über den Grenzstrang des Sympathikus laufenden vegetativen Efferenzen des Rückenmarks. Sie sind morphologisch von den Fasern anderer sympathischer Funktionssysteme nicht zu unterscheiden. Möglicherweise haben die verschiedenen Systeme verschiedene Faserkaliber und verschiedene Leitgeschwindigkeiten. Es wurden Werte zwischen 12,8 und 0,5 m/sec gemessen (Brücke, 1958). Eine Zuordnung dieser verschiedenartigen Fasern zu bestimmten Funktionen ist aber bisher nicht gelungen. Diese das Rückenmark über die vorderen Wurzeln verlassenden Fasern haben ihren Ursprung in den segmententsprechenden Seitenhornketten (Abb. 5, 6 u. 7). Die Elemente dieser über den Grenzstrang laufenden Fasern sind nicht im gesamten Rückenmark vertreten. Sie beschränken sich beim Menschen auf die Rückenmarksegmente C 8 bis L 2/3 (Müller, 1931; Braus u. Elze, 1960; Clara, 1953; Foerster, 1936; Gagel, 1953). Sie sind bemerkenswerterweise bei allen Wirbeltieren in jenem Bereich des Rückenmarks eingelagert, der zwischen den Extremitätenplexus gelegen ist, und zwar auch dann, wenn deren Abstand viel mehr oder viel weniger Segmente umfaßt (Clara, 1953).

Aus dieser Tatsache ergibt sich notwendigerweise, daß die „Dermatome" der vegetativen Efferenzen und somit auch der Schweißnerven nicht mit den bekannten Dermatomen der Sensibilität kongruent sein können (Abb. 8). Nach klinischen Beobachtungen stellte Foerster (1936) die folgende Tabelle 1 für die Topik der über den Grenzstrang laufenden vegetativen Efferenzen auf, die Elze (Braus u. Elze, 1960) von anatomischer Seite her bestätigt.

Neuere Untersuchungen (Kux, 1948, 1958, 1960; Love u. Jürgens, 1964; Wittmoser, 1953, 1963) und eigene Beobachtungen beweisen, daß die Grenze der vegetativen Efferenzen für die Haut, jedenfalls die der sudorisekretorischen Efferenzen, im Rückenmark noch enger gezogen sind. Schon Foerster (1936) hatte zuletzt bezweifelt, daß die Wurzel C 8 noch sudorisekretorische Fasern

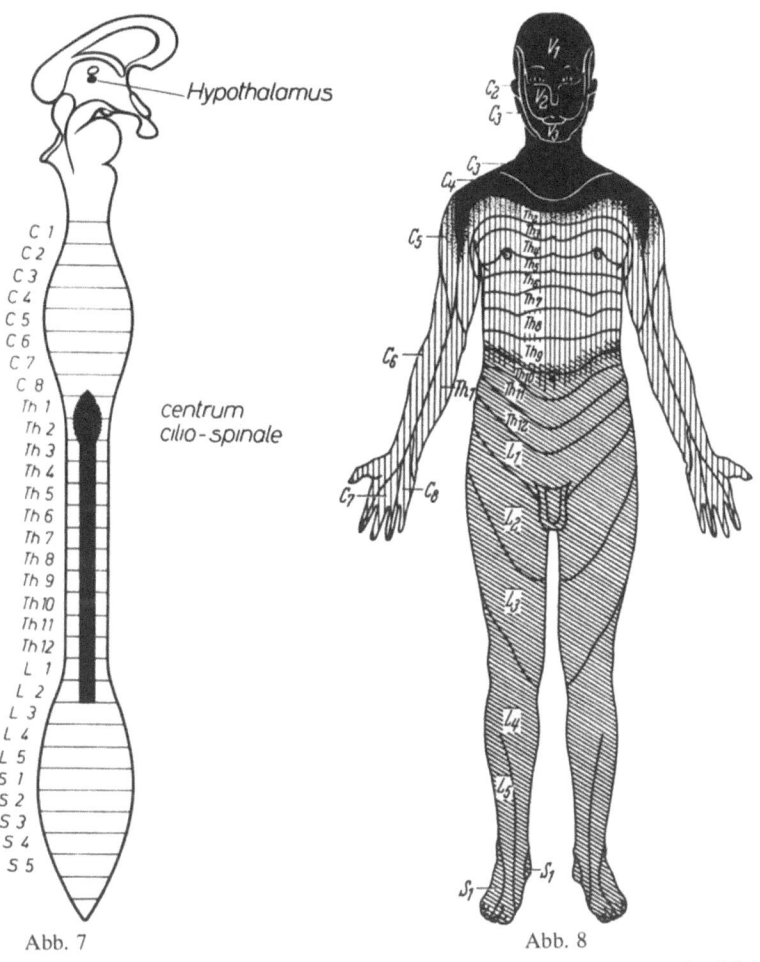

Abb. 7. Schematische Darstellung der sympathischen Kernsäule im Seitenhorn des Rückenmarks zwischen C 8 und L 2 (aus Schiffter u. Schliack, 1966)

Abb. 8. Schema der metameren Gliederung der sympathischen Efferenzen im Vergleich zu den Dermatomen. Schwarz: Sympathische Versorgung aus den Rückenmarkssegmenten Th 3 und Th 4. Senkrecht schraffiert: Sympathische Versorgung aus den Segmenten Th 5 bis Th 7. Schräg schraffiert: Sympathische Versorgung aus den Segmenten Th 8 bis L 2; die Übergangszone zwischen Th 7 und Th 8 ist sicher breiter (aus Mumenthaler u. Schliack, 1973)

führt. Grenzstrangdurchschneidungen unterhalb des zweiten thorakalen Grenzstrangganglions, z. B. nach dem Verfahren von Kux (1948, 1952, 1953, 1958, 1960), wie sie z. B. zur Trockenlegung der Hände bei pathologischer Hyperhidrose durchgeführt werden (s. S. 446), bewirken regelmäßig eine Anhidrose auch im Gesicht und am Hals, ohne daß ein Horner-Syndrom entsteht (Abb. 9). In diesen Bereichen dürfte aber keine Anhidrose auftreten, wenn die sudorisekretorischen Ursprungszellen entsprechend Foersters Angaben in C 8 bis Th 2 enthalten wären. Diese Segmente scheinen also nach diesen neuen Beobachtungen im wesentlichen nur die sympathischen Zentren für die Pupillenreaktion

Tabelle 1. Topik und Einflußareale vegetativer Efferenzen (sudorisekretorischer Fasern) in der Haut (nach Foerster)

Vordere Spinalnervenwurzel	Dermatome der sudorisekretorischen Einflußzonen
C 8	C 2–C 4
Th 1	Trigeminus und C 2–C 4
Th 2	Trigeminus und C 2–C 4
Th 3	Trigeminus und C 2–C 4
Th 4	C 5–C 6
Th 5	C 5–Th 9
Th 6	C 5–Th 9
Th 7	C 5–Th 9
Th 8	Th 5–Th 11
Th 9	Th 6–L 1
Th 10	Th 7–L 5
Th 11	Th 9–S 5
Th 12	Th 10–S 5
L 1	Th 11–S 5
L 2	Th 12–S 5

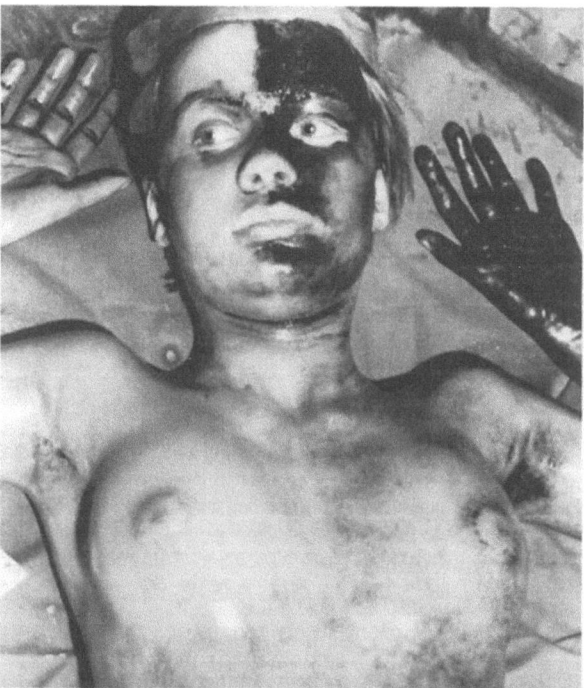

Abb. 9. Thermoregulatorische Hemianhidrose rechts ohne Horner-Syndrom nach thorakaler Sympathikotomie in Th 3 nach Kux (wir verdanken die Aufnahme R. Wittmoser)

(eventuell auch für die vegetative Innervation des Herzens und der Bronchien) zu enthalten, jedenfalls keine Ursprungszelle aus der Kette der sudorisekretorischen Bahnen. Demnach wäre die Tabelle 1 folgendermaßen zu korrigieren (Tabelle 2).

Tabelle 2. Korrektur von Tabelle 1 nach eigenen Beobachtungen

Vordere Spinalnervenwurzel	Dermatome der sudorisekretorischen Einflußzonen
Th 3/4	Trigeminus und C 2–C 4
Th 5/7	C 5–Th 9
Dann weiter, wie Tabelle 1 zeigt.	

Über dieses Problem sind in der Literatur offenbar viele widersprechende Befunde mitgeteilt worden. Müller (1931) stellte die sympathische Kernsäule des Rückenmarks bereits 1930 so dar, wie wir sie nach unseren Beobachtungen für richtig halten (Tabelle 2). Danach gibt es keine schweißfördernden Efferenzen oberhalb von Th 3. Die klinischen Beobachtungen von Querschnittsläsionen (Müller, 1937) bestätigen ebenfalls, daß oberhalb von Th 4/3 keine wichtigen sudorisekretorischen Efferenzen das Rückenmark verlassen. Auch der so sorgfältig untersuchte instruktive Fall von Beck (1949) zeigt anhand einer hier autoptisch gesicherten totalen traumatischen Unterbrechung des Rückenmarks in Th 5 bei Erhaltensein von Th 4 nur eine geringfügige thermoregulatorische Resthidrose im Gesicht (vgl. S. 408).

Nach Clara (1953) enthält der zervikale Truncus sympathicus Fasern aus den sechs kranialen thorakalen Segmenten des Rückenmarks.

Foerster (1936) allerdings fand bei elektrischen Reizungen der Wurzeln Th 1 und Th 2 „lebhafte Schweißsekretion der gesamten homolateralen Gesichtshälfte, der Halsseite und der oberen Thoraxpartien", d. h. im Bereich des Trigeminus und der Dermatome C 2 bis C 4. Die zum Gesicht, zum Hals und zu den Schultern (Grenze zwischen dem 4. und dem 5. zervikalen Dermatom) ziehenden Fasern durchlaufen freilich in enger Nachbarschaft ohne weitere Umschaltung das Ganglion stellatum. Es könnte sein, daß bei elektrischen Reizversuchen hier Erregungen überspringen. Daß die Schweißsekretion bei Stellatumexstirpationen erlischt, ist ohne weiteres klar, weil die von weiter kaudal heraufziehenden sympathischen Efferenzen nach ihrer Umschaltung in tieferen sympathischen Ganglien das Ganglion stellatum durchlaufen, sie müssen also bei Stellatumexstirpationen mitgeschädigt werden.

In Braeuckers vielzitiertem Fall (1927, 1928) mit Resektion der Rami communicantes C 7, C 8 und Th 1 war das Pilocarpin-Schwitzen an der Hand lebhaft, das thermoregulatorische und das emotionale Schwitzen hingegen erloschen. Abgesehen davon, daß hier die zeitlichen Intervalle zwischen der Operation und den Untersuchungen nicht klar sind, kann der Arm nach einem solchen Eingriff nicht als sympathisch denerviert gelten. Die sympathische Innervation wurde wahrscheinlich vermindert, die wirksam gebliebenen Fasern irritiert. Unter dieser Vorstellung bietet das Ergebnis keine Überraschungen und keine Probleme für eine Interpretation im Sinne der hier vorgetragenen Hypothesen.

Über weitgehendes Sistieren der Schweißabsonderung nicht nur im Arm und am Thorax oberhalb der sog. Axillarlinie (C 4/Th 2 – Abb. 9), sondern auch im Bereich des Gesichtes nach Grenzstrangunterbrechung dicht unterhalb vom Ganglion stellatum berichteten auch Lutze und Bues (Bues, 1954; Lutze, 1951).

Foerster (1936) sah bei Sympathektomie unterhalb des Ganglion stellatum, etwa bei Th 2/Th 3, bei Fehlen eines Horner-Syndroms eine Anhidrose auch im Gesicht. Nur an der Stirn und am Hals wurden nach solchen Eingriffen (Bues, 1954) gelegentlich Bezirke einer mäßigen Restfunktion der Schweißdrüsen gesehen. Bereits Nawrocki (nach Kahle, 1951) und Langley (1922) hatten die sudorisekretorischen Nervenelemente den spinalen Segmenten Th 2 bis Th 7 zugeordnet.

Guttmann (1940 a) berichtet über Unterbrechungen des zervikalen Grenzstranges in verschiedenen Höhen und die Projektionen der daraus resultierenden Anhidrosen. Er fand nach Entfernung des Ganglion cervicale superior Anhidrosen im Gesicht und am Hals, etwa C 3 und 4 entsprechend. Wurde das mittlere Ganglion cervicale entfernt, so erstreckte sich die Anhidrose über Hals, Schultern, obere Thoraxregionen und Oberarmaußenseiten, also etwa abwärts bis C 5. Die Entfernung auch des unteren Ganglion (stellatum) zeigte das bekannte Bild einer Anhidrose, bis einschließlich Th 2 (Abb. 40 u. 41). Die zervikalen sympathischen Ganglien, einschließlich Ganglion stellatum, enthalten keine sudorisekretorischen Nervenzellen, sondern nur die von weiter kaudal (Th 3/4 und tiefer) her aufsteigenden und hier durchlaufenden distalen Axone.

Bues (1954) prüfte die Erfolge seiner lumbalen Sympathektomien anhand der Schweißsekretion. Er bestätigte, daß mit Grenzstrangresektionen in Höhe des 2. Lendenwirbelkörpers stets das gesamte Bein sympathisch denerviert wird. Weitere Einzelheiten s. S. 378.

Diese tiefgreifenden Unterschiede zwischen den Projektionsfeldern der spinalen Sensibilität (Dermatom) und der vegetativen Efferenzen auf die Körperoberfläche können in der klinischen Diagnostik den Unkundigen sehr verwirren (Mumenthaler, 1965; Randall, 1953; Randall u. Hertzman, 1953; Schiffter u. Schliack, 1966; Schliack, 1969). Hyperhidrosen oder auch halbseitige Anhidrosen im Bereich des Gesichtes als Reiz- oder Defektsymptom eines spinalen Krankheitsprozesses können ein erster Hinweis sein auf Krankheitsprozesse im Bereich des thorakalen Rückenmarks in Höhe von Th 3 bis 5. Wir kommen später darauf noch einmal zurück.

4. Spinalnervenwurzeln

Läsionen der Spinalnervenwurzeln C 1 bis Th 2 sowie L 3 bis S 5 können – auch wenn zahlreiche benachbarte Wurzeln betroffen werden – keine Störungen der Schweißdrüsentätigkeit bewirken, weil diese Wurzeln keine sudorisekretorischen Efferenzen enthalten. Isolierte Läsionen einzelner Spinalnervenwurzeln innerhalb von Th 3 bis L 2 verursachen ebenfalls keine erkennbaren Störungen der thermoregulatorischen, der emotional ausgelösten oder der gustatorischen Schweißsekretion. Die spontane und pharmakologisch provozierte Tätigkeit der Schweißdrüsen kann in jedem Falle erhalten bleiben, weil ja der distal gelegene Grenzstrang mit den Ursprungszellen der distalen sudorisekretorischen Neurone intakt bleibt (s. S. 369). Das Intaktbleiben auch der zentral ausgelösten Impulse erklärt sich dadurch, daß über den Grenzstrang dank der breit ausstreuenden Kollateralen eine sehr wirksame Verteilerfunktion stattfindet (s. S. 376). Nur bei Unterbrechung von etwa fünf benachbarten Wurzeln entsteht im Zentrum des abhängigen Areals eine Verminderung der thermoregulatorischen und der emotional ausgelösten Schweißdrüsentätigkeit. Die pharmakologisch provozierte und die lokal reflektorisch ausgelöste Sekretion ist in solchen Fällen dagegen häufig vermehrt („spastisch gesteigert").

5. Truncus sympathicus

Der Grenzstrang (Truncus sympathicus) steht naturgemäß im Zentrum aller Diskussionen über die Innervation der Schweißdrüsen. Seit Dupuys (1931) Beobachtung einer Durchschneidung des zervikalen Grenzstranges beim Pferd und den nachfolgenden Beobachtungen und Experimenten (Horner, 1869; Foerster, 1936; Foerster u. Altenburger, 1929; Dieden, 1918; Braeucker, 1927, 1928, 1959; Fischer, 1920; Guttmann, 1940 a; Roth, 1937; Schörcher, 1940) ist nicht mehr daran zu zweifeln und auch nie sehr ernsthaft bezweifelt worden, daß die wesentliche sudorisekretorische Bahn, wie wir heute wissen, die einzige „gemeinsame Endstrecke", über den Grenzstrang des Sympathikus läuft und daß diese Bahn in den Grenzstrangganglien auf das distalste Neuron umgeschaltet wird. Die immer wieder diskutierte Frage, ob daneben noch weitere, unabhängige Nervenbahnen existieren, die die Sekretion oder auch nur die Expression von vorgebildetem Schweiß beeinflussen, besprechen wir auf S. 355.

Die Axone der vorletzten sudorisekretorischen Neurone erreichen den Grenzstrang über die vorderen Wurzeln und die Rami communicantes albi. In den Grenzstrangganglien werden sie auf das letzte Neuron umgeschaltet, das nun über die Rami communicantes grisei wieder die Spinalnerven erreicht, um, an die für die Oberflächensensibilität zuständigen afferenten Spinalnervenfasern angelehnt, zur Haut weiterzuziehen. Indessen enthalten (Braus u. Elze, 1960) „die peripheren Nerven des Sympathikus und des Parasympathikus zahlreiche Nervenzellen, Einzelzellen oder kleinere und größere Zellgruppen, die in der mikroskopischen Größenordnung bleiben. Jede dieser Zellen ist Umschaltstelle für ein präganglionäres auf ein postganglionäres Neuron, ebenso wie die Zellen in den Grenzstrangganglien selbst." Auch die Rami internodiales, die Verbindungen zwischen den einzelnen Grenzstrangganglien, enthalten zahlreiche Nervenzellen (Braus u. Elze, 1960; Clara, 1953; Müller, 1931; Stöhr, 1928).

Diese distal vom Grenzstrang in die Peripherie verstreuten Zellen können unter Umständen die zum Teil überraschenden Funktionsreste der Schweißdrüsentätigkeit nach Sympathektomien erklären. Diese Möglichkeit ist bisher bei den Diskussionen um die Innervation der Schweißdrüsen nicht beachtet worden. Es wäre denkbar, daß sich dadurch einige sonst schlecht verständliche Fakten erklären lassen.

Von praktischer Wichtigkeit ist auch die Tatsache, daß die über die vorderen Wurzeln laufenden vorletzten sudorisekretorischen Neuronen nicht nur mit den Zellen eines einzigen sympathischen Ganglions in Verbindung treten. Über Kollateralen und Endverzweigungen werden jeweils von einer einzigen präganglionären Faser zahlreiche postganglionäre Neurone erreicht (Abb. 10). Nach Brücke (1958) ist diese Aufteilungstendenz der „präganglionären" (so von Langley bezeichnet) Neuronen sehr groß. Jedes präganglionäre Neuron findet Anschluß an etwa 16 postganglionäre Neurone, die im Grenzstrang ihren Ursprung haben. Die Kollateralen der im oberen Thorakalabschnitt (von etwa Th 3/4 bis Th 7) entspringenden Fasern sind dabei vorwiegend nach kranial hin orientiert, die im unteren Thorakal- und oberen Lumbalmark gelegenen vorwiegend nach kaudal hin.

Dies hat für die klinische Diagnostik zur Folge, daß Defekte einzelner präganglionärer Faserbündel, also etwa isololierter vorderer Spinalnervenwurzeln, keine faßbaren Ausfälle bewirken können. Dagegen können von hier ausgehende Reizerscheinungen (z. B. vertebragene Wurzelirritationen oder reflektorische Erregungen bei Erkrankungen innerer Organe, die, wie bekannt, segmentalen spinalen Reflexen entsprechen) viel breiter ausgestreut werden, als man es nach dem Ort der Läsion vermuten sollte.

Foersters Reizversuche (Foerster, 1918; Gagel, 1941, 1953) am Menschen bei Laminektomien bestätigen gleichfalls diese Verteilerfuktion des Grenzstranges: Nach Reizung einer einzigen vorderen Spinalnervenwurzel war stets eine breite Schweißsekretion innerhalb von fünf bis sieben Dermatomen zu erkennen, wobei von einer zentralen Maximalzone die Intensität der Schweißsekretion zur Peripherie hin ganz allmählich abnahm.

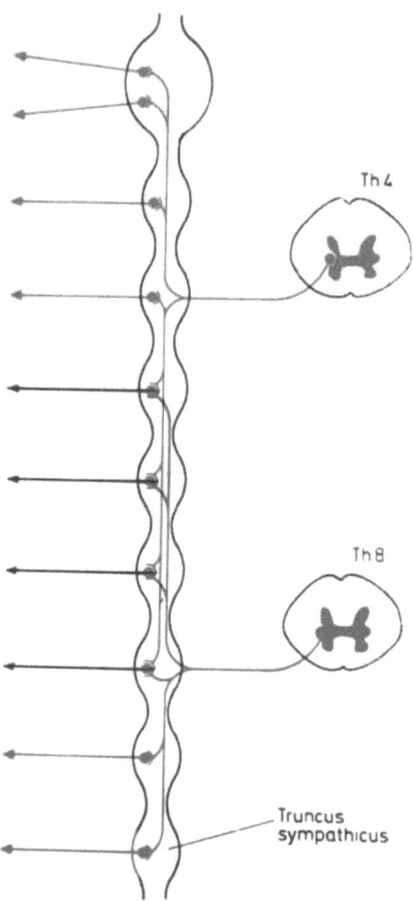

Abb. 10. Schematische Darstellung der „Verteilerfunktion" des Grenzstranges

Nur postganglionäre, d. h. distal vom Grenzstrang an den Spinalnerven selbst ansetzende Reizungen oder Unterbrechungen führen stets zu eng umschriebenen Irritationen oder Defekten, weil distal vom Grenzstrang keine weitere wirksame Kollateralenbildung mehr möglich ist.

Auch in dieser Hinsicht besteht also ein großer, für die praktische Differentialdiagnose wichtiger Unterschied zwischen den Alterationen der sudorisekretorischen Bahn, die proximal vom Grenzstrang ansetzen, gegenüber solchen, die weiter distal zu suchen sind.

Funktionsdefekte der Schweißdrüsen durch irreparable Grenzstrangläsionen sind nicht kompensabel. Alle zentrogenen Reize (Thermoregulation, emotionale Schweißimpulse usw.) fallen aus. Bei Ausrottung der sympathischen Ganglien selbst oder ihrer distaleren Fortsätze (z. B. innerhalb des zervikalen Grenzstranges) sistiert definitiv jegliche Schweißsekretion. Auch das pharmakologisch-cholinergisch provozierte Schwitzen unterbleibt in dem abhängigen Areal endgültig, wie wir bei einem Jungen 16 Jahre nach einer zervikalen Grenzstrangverletzung nachweisen konnten (Abb. 1). Auch Bues (1954) konnte bei seinen Langzeitbeobachtungen nach lumbalen Grenzstrangresektionen kein Wiederauftreten der Schweißsekretion an der Fußsohle feststellen.

Widersprechende Beobachtungen (z. B. Guttmann, 1940 a) beruhen unseres Erachtens meistens auf einer unvollständigen Unterbrechung des Grenzstranges. Solche Teilläsionen werden durch Schleifenbildungen des zervikalen Grenzstranges erleichtert, die in Höhe der Arteria thyreoidea caudalis und der Arteria subclavia fast regelmäßig vorkommen (Clara, 1953). Außerdem wird man gelegentlich mit der Möglichkeit rechnen müssen, daß einige in weiter peripher gelegenen Abschnitten des Grenzstranges verstreute Zellen vorhanden sind und daß dadurch einige distale sudorisekretorische Axone erhalten bleiben, die nun der Trophik von Schweißdrüsen und ihrer nervösen Endapparate und somit ihre pharmakologische Ansprechbarkeit garantieren (Braus u. Elze, 1960; Clara, 1953; Hermann, 1955; Horner, 1869; Stöhr, 1928). Guttmann und List äußerten (1928) die Vermutung, daß nach orthosympathischer Denervierung eine Entzügelung der parasympathischen Einflüsse einträte, die eine auch von ihnen beobachtete vermehrte Ansprechbarkeit der abhängigen Areale auf Parasympathikomimetika nach Sympathikusläsionen erkläre. Haxton (1948 b) hingegen führte diese pharmakologisch provozierbaren Hyperhidrosen – wie wir selbst – auf unvollständige Unterbrechungen des Grenzstranges zurück. Er sah sie nach Totalausschaltungen verschwinden (s. S. 436).

Jedenfalls muß man diese Möglichkeiten sorgfältig abwägen, ehe man aus den Beobachtungen eines Einzelfalles Schlüsse zieht auf die Existenz zusätzlicher Bahnen außerhalb des Grenzstranges. Ein Fall von Geschmacksschwitzen einer ganzen Kopf- und Gesichtsseite nach offensichtlich partieller Sympathikusläsion konnte von uns durch eine gut sitzende Stellatumanästhesie prompt ausgeschaltet werden (s. S. 371).

Außerdem muß eine bestimmte Degenerationszeit der die Schweißdrüsen umspinnenden nervalen Endapparate in Rechnung gestellt werden. Solange dieser Endapparat noch intakt ist, bleibt die Ansprechbarkeit auf Pilocarpin erhalten, z. B. auch nach Procain-Blockierung des Nerven. Aufschlüsse über die endgültige Situation nach Sympathektomien sind daher erst nach Ablauf von mindestens 3 Wochen – nach 17 bis 18 Tagen laut Angaben von Zülch (1950, 1976) und von Lewis – zu erwarten. Die Befunde von zu früh nach einer Sympathektomie durchgeführten Schweißtests haben oft zu falschen Schlüssen geführt. Leider sind viele Arbeiten deshalb so schlecht zu verwerten, weil sie keine Angaben über das zeitliche Intervall zwischen Operation und Schweißtests enthalten.

Die topischen Beziehungen des Truncus sympathicus und der von hier ausgehenden vegetativen Neuronen zu den Rückenmarkssegmenten einerseits und den Dermatomen der spinalen Oberflächensensibilität andererseits wurden auf S. 371 besprochen. Hier sind noch einige topisch-diagnostische Hinweise zur Höhendiagnose innerhalb des Grenzstranges selbst nachzutragen.

Alle Läsionen des zervikalen Grenzstranges, einschließlich des Ganglion stellatum, bewirken Schweißsekretionsstörungen vom peripheren Typ (d. h.

Ausfall auch des pharmakologisch provozierten Schwitzens) und ein Horner-Syndrom. Läsionen unmittelbar unterhalb vom Ganglion stellatum haben die gleichen Störungen der Schweißabsonderung zur Folge, aber ohne Horner-Syndrom (Schliack u. Schiffter, 1971 a; Wittmoser, 1953).

Bei Läsionen des Ganglion cervicale superius, dessen Einfluß nach kaudal hin nicht ganz konstant begrenzt ist, entsteht neben einem Horner-Syndrom eine totale Anhidrose der Gesichts- und Halsseite und eventuell auch der Schultern (C 4), nicht aber des Arms.

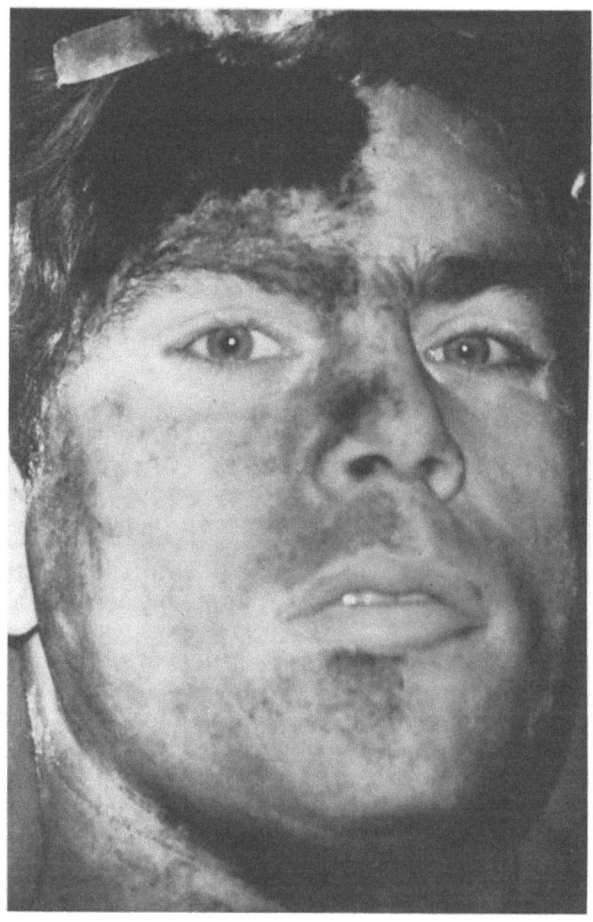

Abb. 11. Hemianhidrose der linken Gesichtshälfte, ohne Horner-Syndrom, nach Sympathikotomie in Höhe Th 3

Die zervikalen Grenzstrangganglien enthalten keine sudorisekretorischen Ursprungszellen. Hier laufen nur die distalen Axone hindurch, deren Ursprungszellen in den oberen thorakalen Ganglien liegen (Th 3 bis Th 7). Sie erreichen dann auf verschiedenen Wegen ihre Erfolgsorgane im Gesicht, am Hals und am Arm.

Durch Grenzstrangunterbrechungen nach Kux (s. S. 446) in Th 3 läßt sich im Gesicht eine Anhidrose vom peripheren Typ erreichen, ebenso wie bei Ex-

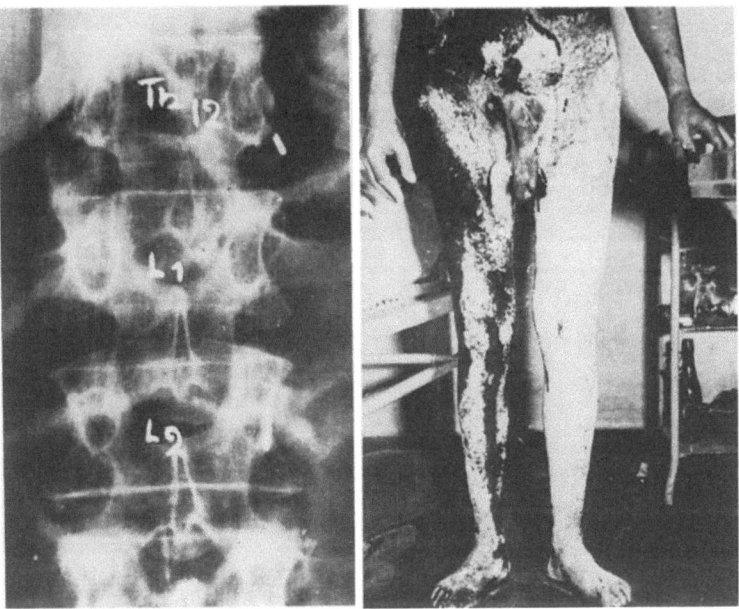

Abb. 12a. Anhidrose des rechten Unterschenkels und Fußes nach Grenzstrangunterbrechung in Höhe von LWK 2 (s. Clip bei L 2 auf dem Röntgenbild) (nach Bues, 1954)

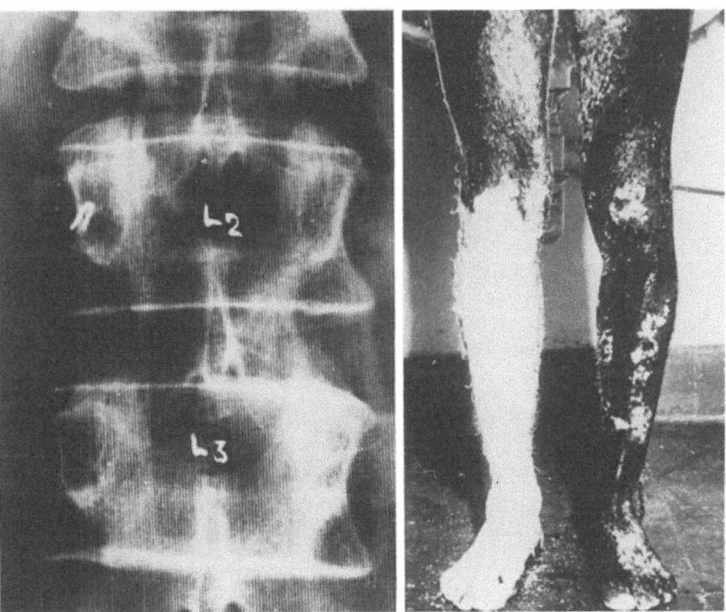

Abb. 12b. Anhidrose des gesamten linken Beines nach Grenzstrangunterbrechung in Höhe des 12. BWK (s. Clip bei Th 12 auf dem Röntgenbild) (nach Bues, 1954)

stirpation des Ganglion stellatum selbst. Die weiter kranial gelegenen zervikalen Ganglien enthalten demnach keine oder doch nur wenige ektopische Ursprungszellen, die das reine Bild der „peripheren Anhidrose" gelegentlich stören (Abb. 9 und 11).

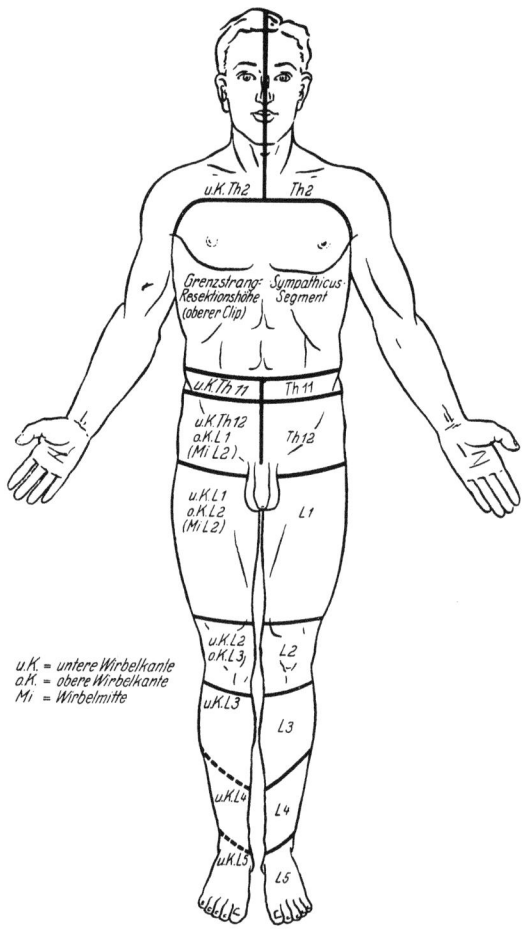

Abb. 13. Schematische Darstellung der Beziehungen zwischen Höhe der Grenzstrangunterbrechung und Ausdehnung der Anhidrose (nach Bues, 1954)

Über Details der Projektion des lumbosakralen Grenzstranges auf die untere Extremität hat der Neurochirurg Bues (1954) eine wichtige Studie vorgelegt. Er hat jeweils die Höhe der operativ gesetzten Grenzstrangunterbrechung durch einen Silberclip markiert, der später röntgenologisch lokalisiert werden konnte. Danach prüfte er die Ausdehnung der entstandenen Anhidrose mit Hilfe des Minor'schen Jodstärke-Tests (Abb. 12 a u. b). 63 lumbale Grenzstrangunterbrechungen in verschiedenen Höhen erlaubten ihm die Aufstellung eines Projektionsschemas (Abb. 13).

Nach Befunden von Vosschulte (1949) darf als wahrscheinlich angenommen werden, daß Umschaltungen auf das letzte sudorisekretorische Neuron im

Lumbalbereich weit distal der Austrittszonen der dermatomentsprechenden Spinalnerven stattfinden – z. B. bei L 3 bis L 5. Diese Befunde sollten mit exakten Schweißversuchen überprüft werden (thermoregulatorisch und pharmakologisch getrennt!). Die neueren Beobachtungen im Zervikalbereich (Schliack, 1969; Wittmoser, 1953) sprechen nämlich dafür, daß die Umschaltungen nach der Austrittszone aus dem Spinalkanal stattfinden und nicht erst im weiteren Verlauf des Grenzstranges.

Immerhin findet man aber auch weiter kaudal noch zahlreiche segmentale Zellanreicherungen im lumbosakralen Grenzstrang, die man als Ganglien bezeichnen darf (Foerster u. Altenburger, 1929). Allerdings sind hier selten klare symmetrische Ordnungen anzutreffen. Vielfach kommen seitenüberbrückende Querverbindungen vor (Rami transversi), gelegentlich teilen sich die absteigenden Faserbündel, so daß mehrere „Trunci sympathici" entstehen. Selten sind die Ganglien vollständig für jeden Spinalnerv vorhanden (Clara, 1953). Daraus ergeben sich unterschiedliche Zufälle von Schweißdefekten bei Grenzstrangläsionen. Mit grundsätzlichen Deutungen solcher Einzelbefunde soll man deshalb vorsichtig sein. Grenzstrangirritationen, unter Umständen als Vorstadium von Defektsyndromen, können umschriebene Hyperhidrosen auslösen (Finke u. Schuppener, 1958).

6. Plexus und periphere Nerven

Die distalen sudorisekretorischen Axone erreichen die Spinalnerven über die Rami communicantes grisei und begleiten nun die für die Oberflächensensibilität zuständigen Nervenfasern bis zur Cutis. Nur im Bereich des großen Plexus findet noch ein Faseraustausch statt, sonst sind keinerlei Verbindungen zu den Nachbarnerven mehr möglich. Daher erlischt einige Tage bis Wochen nach Unterbrechung größerer oder kleinerer sensibler Nervenstämme jegliche (thermoregulatorische, gustatorische, emotional ausgelöste und pharmakologisch provozierbare) Schweißsekretion in einem Areal, das exakt dem der gestörten Sensibilität entspricht (Foerster, 1936; Guttmann, 1929; Silver et al., 1962, 1964; Simeone et al., 1951; Scheller, 1953; Stradyn, 1921 und alle späteren Beobachtungen). Diese genaue Übereinstimmung veranlaßte Moberg (1959, 1964), seinen Ninhydrin-Test als einen objektiven „Sensibilitätstest" zu bezeichnen (Abb. 14 u. 15).

Diese Definition hat indessen, wie wir an anderem Ort besprechen werden (s. S. 396), ausschließlich bei peripheren sensiblen Nervenläsionen eine Berechtigung.

Diese Anhidrose ist nicht kompensabel, d. h. sie bleibt auf Dauer – unter Umständen über Jahrzehnte hin – bestehen, wenn es nicht gelingt, den Nervendefekt durch Naht, Transplantat oder durch Neurolysen zu beseitigen und so die Leitfähigkeit für Axone über die Verletzungsstelle hinaus bis zur Haut hin wiederherzustellen.

Lediglich im Bereich des Gesichtes (Trigeminusareal und wahrscheinlich auch Mundbodenregion – C 3) scheinen besondere Verhältnisse vorzuliegen, insofern, als hier die distalen sympathischen Efferenzen im Gegensatz zu allen anderen Körperregionen zwei Schienen zur Peripherie hin benutzen können (s. S. 385). Dadurch scheint eine Erklärung möglich für die merkwürdige Tatsache, daß sich nach irreparablen Trigeminusläsionen in anästhetischen und analgetischen Bezirken nach einem Intervall von Wochen bis Monaten die Schweißsekretion wieder einstellt. Nach weiter proximal gelegenen Sympathikusläsionen ist eine solche Wiederherstellung auch im Bereich des Gesichtes nicht möglich (Goebel, 1963; Schiffter-Retzlaw, 1974; Schliack et al., 1972).

Die Störungen der Schweißsekretion bei Läsionen von Plexus oder peripheren Nervenstämmen entsprechen in allen Einzelheiten denen der Sympathikusläsionen. Das Erhaltenbleiben oder das Erlöschen der Hautsensibilität scheint also auf alle diese Phänomene keinen Einfluß zu haben. Das „Reflexschwitzen"

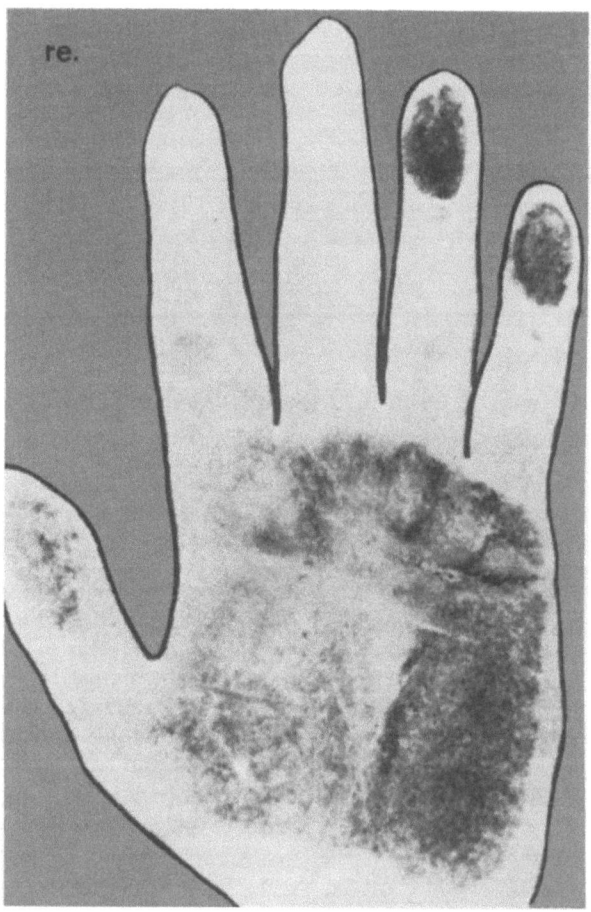

Abb. 14. Ninhydrintest bei N. medianus-Lähmung rechts. Anhidrose im sensibel gestörten Gebiet

auf thermische Reize (z. B. auf lokale Strahlungswärme) ist unseres Wissens bei breiteren radikulär bedingten Sensibilitätsstörungen noch nicht untersucht worden.

Daß das cholinergische (d. h. das durch Pilocarpin oder andere Parasympathikomimetika auslösbare) Schwitzen nicht von einer gesonderten zentrogenen Leitung abhängig ist, beweist schließlich die Reaktion dieses Phänomens auf Novocain-Leitungsanästhesie. Nach vielfältigen Berichten (Vossschulte, 1949) kann man das Pilocarpin-Schwitzen nicht mit einer Novocain-Blockade ausschalten, und diese Beobachtungen sind theoretisch auch verständlich. Man schaltet durch Novocain ja nur ganz kurzfristig die Leitung ab. Die Endapparate bleiben unberührt – und vor allem: sie haben gar keine Zeit, zu degenerieren. Das Pilocarpin-Schwitzen verschwindet nach Nervendurchtrennungen erst nach einigen Tagen, ebenso wie die Erregbarkeit des distalen Nervenstumpfes erst nach Tagen verloren geht und im Muskel „Denervierungszeichen" erst nach 8 bis 10 Tagen beginnen können.

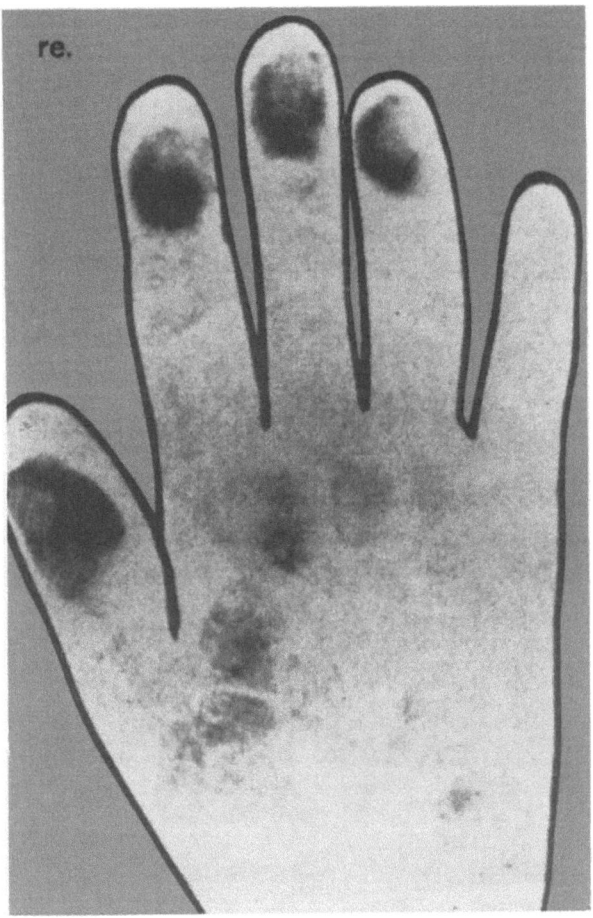

Abb. 15. Anhidrose im Gebiet des N. ulnaris rechts bei kompletter Ulnarislähmung. Man beachte die „Halbierung" der Fingerbeere des 4. Fingers, entsprechend dem sensiblen Territorium des N. ulnaris (Ninhydrintest)

Allein durch diese Beobachtungen läßt sich klar erkennen, daß das Pilocarpin-Schwitzen nicht von einer intakten Nervenleitung abhängig ist, denn es überdauert die totale Nervenunterbrechung mindestens um eine bis mehrere Wochen (Zülch, 1959; Richter et al., 1943). Das Sistieren des pharmakologisch provozierten Schwitzens muß man als ein Zeichen der Degeneration des nervösen Endapparates an der Schweißdrüse auffassen. Die Degeneration ist innerhalb begrenzter Frist (wahrscheinlich 1 bis 3 Jahre lang) reversibel, wenn es durch Neurolyse, Nervennaht oder durch die Spontanregeneration den Axonen gelingt, den Weg zur Peripherie wiederzufinden.

An dieser Stelle soll noch ein Phänomen erörtert werden, das für die Erfassung aller distalen Störungen der Schweißabsonderung von Bedeutung ist, also für die Grenzstrangläsionen ebenso wie für die peripher-neurologischen Läsionen in ihrer Differentialdiagnose gegenüber radikulären oder weiter zentral gelegenen Störungen:

Der Endabschnitt der distalen sudorisekretorischen Neurone zeigt folgende Besonderheiten: Ähnlich wie die peripheren Axone, die für die Piloarrektion

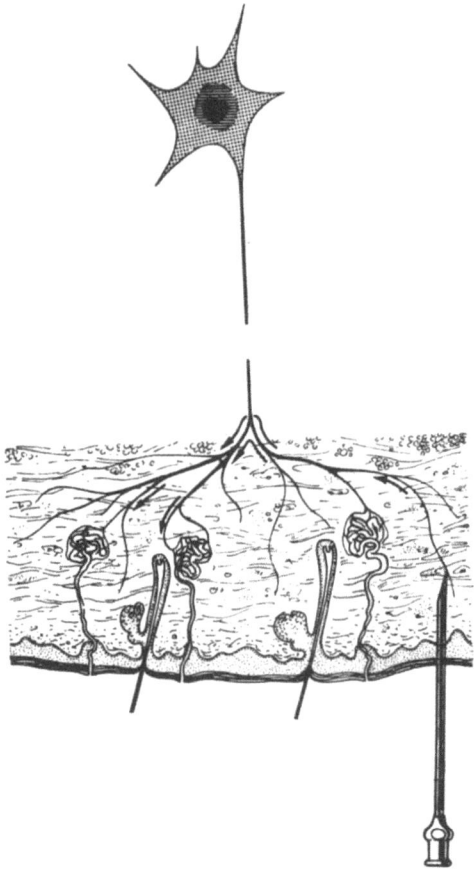

Abb. 16. Schema eines Axon-Reflexes

zuständig sind, verzweigt sich jede dieser Nervenfasern in der Cutis in ein Strauchwerk mit feinsten Ausläufern (Abb. 16). Der höchste (proximale) Verzweigungspunkt liegt in der unteren Hälfte des Corium (Coon u. Rothman, 1939, 1940, 1941; Rothman, 1954; Rothman u. Coon, 1940, 1959). Diese Aufzweigung gilt als anatomische Voraussetzung für den sog. *Axonreflex* (Wade et al., 1955). Der höchste Verzweigungspunkt verhält sich dabei wie ein Ganglion bzw. wie der Scheitelpunkt eines monosynaptischen Reflexes, wie ein Reflexzentrum, also mit afferenten und efferenten Neuronen und mit einer gewissen Verteilerfunktion. Vom echten Ganglion bzw. Reflexzentrum unterscheidet sich diese Funktionseinheit nur insofern, als sie im ganzen abhängig ist von einer weiter proximal (im Grenzstrangganglion liegenden) Nervenzelle, eben dem trophischen Zentrum der distalen vegetativen Efferenzen. Sie verfällt daher der Degeneration, wenn diese übergeordnete Nervenzelle untergeht. Der Axonreflex bricht dann zusammen (Bonney, 1954, 1959). Auf die Physiologie eines Axonreflexes, der u. a. die Annahme einer antidromen Leitfähigkeit der Nervenfasern unter physiologischen Bedingungen voraussetzt, können wir hier nicht weiter eingehen. Experimentell sind solche Möglichkeiten längst bewiesen worden. Wir kennen keine andere Theorie, die die empirischen Beobachtungen besser widerspruchsfrei zu erklären vermag (Abb. 16).

Klinisch läßt sich dieses Phänomen folgendermaßen beobachten: Auf einen elektrischen, mechanischen oder pharmakologisch provozierten Reiz hin (z. B. mit einer intrakutanen Injektion von Nikotinsulfat 1:100000) entsteht in einem Hof von 1 bis 3 cm Durchmesser ein Schweißausbruch. Dieses Phänomen ist durch generalisiert angreifendes Atropin nicht vollständig zu verhindern. Prostigmin fördert es nur wenig. Procain-Infiltrationen der zuständigen Nervenleitung verhindern die Reaktion nicht (Rothman, 1954; Rothman u. Coon, 1940, 1959).

Interessant ist, daß sich die (adrenergisch reagierenden) Endformationen der Pilomotoren ebenso verhalten wie diese (cholinergisch reagierenden) sudorisekretorischen Nervenendigungen (Rothman, 1954; Rothman u. Coon, 1940, 1959).

Diese Axonreflexe erlöschen bei Läsionen des Grenzstranges, der Plexus und der peripheren sensiblen Nervenstämme nach Ablauf einer bestimmten „Degenerationszeit"; sie bleiben erhalten bei Wurzelläsionen (nach einigen Angaben (z. B. Bonney, 1954, 1959) nur bei solchen, die proximal von den Spinalganglien angreifen) und bei allen weiter zentral gelegenen Unterbrechungen.

Dieser Test ist erst verwertbar mindestens 2 bis 6 Wochen (Bonney, 1954, 1959) nach einer Nervenläsion, d. h. zur gleichen Zeit oder etwas später, in der auch die elektrophysiologischen Tests (Erlöschen der sog. „nerve excitability", Chronaxieveränderungen, Auftreten von Denervierungsfibrillationen usw.) am peripheren motorischen Neuron nach Nervenunterbrechungen positiv werden. Mit anderen Worten: Der Ausfall des beschriebenen Axonreflexes, des lokalen Reflexschwitzens, wird erst beobachtet, wenn das periphere Axon degeneriert ist.

7. Besonderheiten der Schweißsekretion im Bereich des Gesichts

Die Schweißdrüsen des Gesichts, d. h. der vom Nervus trigeminus versorgten Hautbezirke, werden ebenfalls über den Sympathikusgrenzstrang innerviert. Da der Trigeminus jedoch ein Hirnnerv und kein Spinalnerv ist, kann der Weg der sudorisekretorischen Sympathikusfasern mit dem Innervationsschema des übrigen Körpers nicht identisch sein. Die Fasern benötigen gewissermaßen eine Brücke, um vom Halsgrenzstrang zum 5. Hirnnerven und seinen Aufzweigungen hinüberzugelangen. Diese Brücke bildet die Arteria carotis. Nirgends sonst benutzen sudorisekretorische Fasern die Arterien als Schiene. Dies ist die bemerkenswerteste Besonderheit der sympathischen Innervation im Gesicht. Bis vor kurzem galt als gesichert, daß die sudorisekretorischen Efferenzen für Hals und Kopf aus den sympathischen Seitenhornzellen des Rückenmarks zwischen C 8 und Th 2/3 entspringen. Nach eigenen Beobachtungen und seit den Untersuchungs- und Operationsergebnissen von Wittmoser (1953, 1961, 1963) ist diese Ansicht jedoch widerlegt. Nach Sympathikotomien zwischen Th 2 und 3 entstehen konstant Anhidrosen von Gesicht und Arm derselben Seite. Dabei tritt kein Horner-Syndrom auf (Abb. 10 u. 16). Man darf also annehmen, daß die Schweißfasern für das Gesicht das Rückenmark kaum höher als in Th 3/4 verlassen und daß die sympathischen Efferenzen für das Auge ihre spinale Repräsentation bei C 8/Th 1 haben. Daraus ergibt sich zugleich die Möglichkeit einer Höhendiagnostik von Sympathikusaffektionen (s. S. 419ff.).

Nach Verlassen ihrer spinalen Ursprungszellen gelangen die sudorisekretorischen Sympathikusfasern über die vorderen Wurzeln zu den zugehörigen

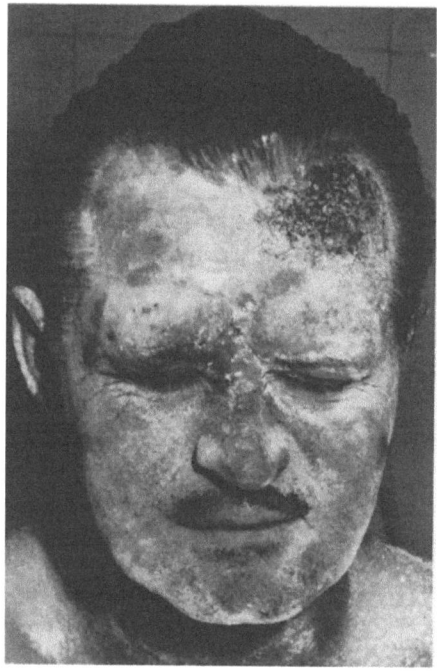

Abb. 17. Anhidrose der rechten Stirn nach Exhairese des rechten N. supraorbitalis

Grenzstrangganglien, werden dort umgeschaltet und ziehen dann kranialwärts den Halsgrenzstrang hinauf. Nach Abgang der Anteile, die sich den sensiblen Spinalnerven für Hinterkopf und Hals anschließen, erreichen sie schließlich über das Ganglion cervicale superior die Arteria carotis communis und von hier die Arteria carotis interna, die sie als periadventitieller Gefäßwandplexus weiter nach oben begleiten.

Distal vom Ganglion Gasseri wechseln die „Schweißfasern" endlich von der Arteria carotis interna auf die Trigeminusäste über und ziehen mit deren Aufzweigungen zu den Schweißdrüsen im Versorgungsgebiet der einzelnen Trigeminusäste, also zu Gesicht, Schädeldach und Schläfen (Goebel, 1963; List u. Peet, 1938 c; Guttmann, 1940 a; Schiffter-Retzlaw, 1967). Hier stimmen dann sensibles und sympathisches Versorgungsareal exakt überein (Abb. 17). An den

1. Trigeminusast, den Nervus supraorbitalis, legen sich die Sympathikusfasern noch intrakraniell, an den 2. und 3. Ast (Nervus maxillaris und mandibularis erst extrakraniell (Goebel, 1963; Guttmann, 1940 a; List u. Peet, 1938 c; Schiffter-Retzlaw, 1967). Diese Tatsachen sind durch Operationsergebnisse seit langem gesichert. Trotzdem kam es durch unterschiedliche Untersuchungsergebnisse immer wieder zu Kontroversen und Diskussionen über dieses Thema. So vermuteten einige Untersucher auch sudoriinhibitorische, vom Grenzstrang unabhängige vegetative Fasern im Trigeminus (Braus u. Elze, 1960; Clara, 1953; Rapoport, 1933; Tarlov u. Herz, 1947) oder eine zweite parasympathische, die Schweißsekretion hemmende oder auch fördernde „bulbäre" Bahn, die im Ner-

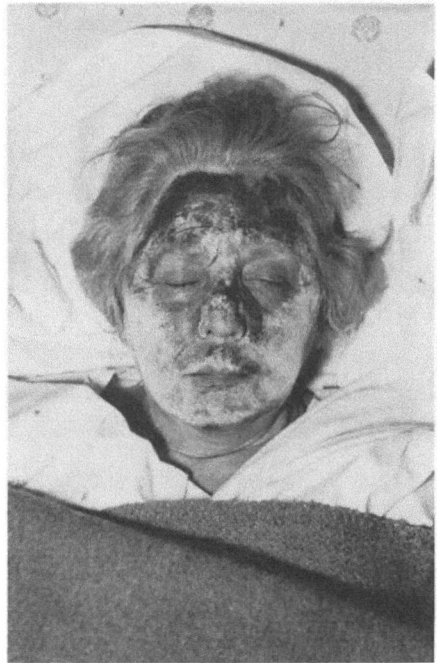

Abb. 18. Seitengleiche Schweißsekretion im Gesicht, trotz kompletter Durchtrennung des rechten N. facialis

vus facialis laufen sollte (Foerster, 1936; Gagel, 1953; Guttmann, 1931, 1940 a; Köster, 1900; Rapoport, 1933). Diese Thesen sind nie bewiesen worden. Nachuntersuchungen und Überlegungen in letzter Zeit haben vielmehr ergeben, daß eine solche zweite „Schweißbahn" nicht bestehen kann und auch überflüssig ist (Goebel, 1963; Schiffter u. Schliack, 1968; Schliack et al., 1972). Insofern entspricht das Innervationsschema der Schweißdrüsen des Gesichts dem des übrigen Körpers.

Während Guttmann (Gagel, 1953; Guttmann, 1929; Hassler, 1938) nach einigen idiopathischen Fazialislähmungen eine leichte Verminderung der Schweißabsonderung im Bereich des Gesichts beschrieb, konnte Rapoport (1933) keine Hypohidrose nach Fazialisläsionen beobachten, „gleichgültig an welcher Stelle des Fazialisverlaufes die Läsion gesetzt worden war". Die zentrogene wie die durch Pilocarpin provozierte Schweißabsonderung war in solchen Fällen im Gegenteil etwas vermehrt, sie trat auch beschleunigt ein, was Rapoport als Hinweis für einen Fortfall schweißhemmender Fasern im Verlauf des Nervus facialis ansah. Möglicherweise ist eine solche leichte (womöglich vorübergehende) Hyperhidrose nur ein Reizsymptom, vergleichbar mit den reflektorischen Hyperhidrosen bei Erkrankungen innerer Organe (s. S. 417).

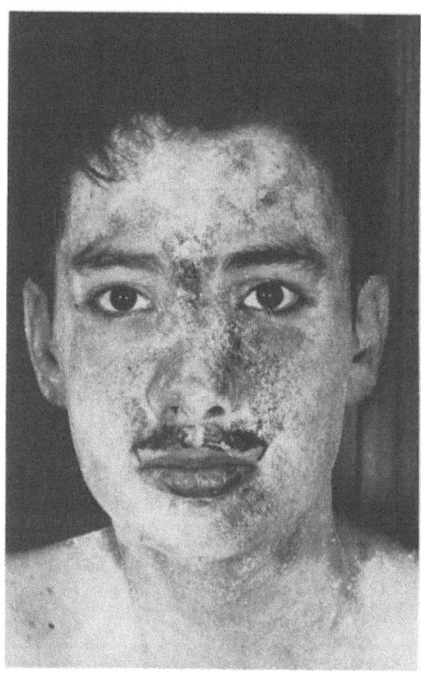 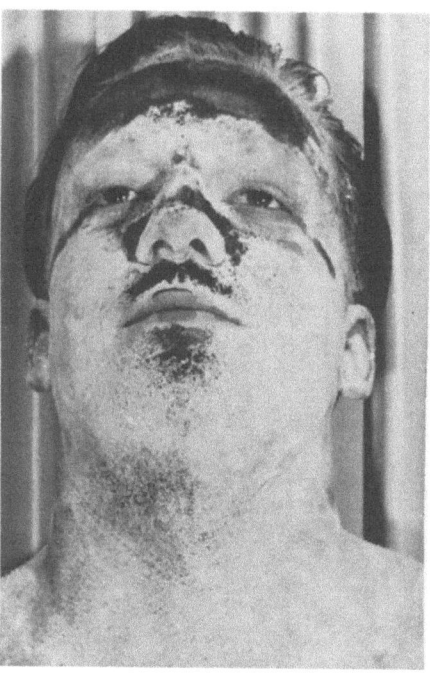

Abb. 19   Abb. 20

Abb. 19. Leichte Hypohidrose der rechten Hals- und Gesichtsseite nach Unterbrechung der rechten A. carotis externa (aus Schliack u. Schiffter, 1972)

Abb. 20. Hypo- bis Anhidrose der linken unteren Gesichts- und Halsseite nach Unterbrechung der linken A. facialis (aus Schliack u. Schiffter, 1972)

Goebel (1963) fand nach kompletter Durchtrennung des Fazialisstammes bei Akustikustumor-Operationen niemals Schweißsekretionsstörungen (Abb. 18). Andererseits sah er bei einem Patienten 16 Jahre nach Unterbrechung des zervikalen Grenzstranges noch immer eine vollständige gleichseitige thermoregulatorische und cholinergische Anhidrose des Gesichts (Abb. 1).

Die mutmaßliche „bulbäre Schweißbahn" im Nervus facialis hatte den Defekt auch nach 16 Jahren noch nicht ausgleichen können. Wahrscheinlich ist die Vorstellung von der zweiten bulbären Bahn für die Schweißsekretion des Gesichts durch Fehlinterpretationen von Tests mit Pilocarpin entstanden. Wie auf S. 358 ausgeführt, greift aber Pilocarpin unmittelbar am nervösen Endapparat im Bereich der Schweißdrüsen selbst an, so daß solche Tests gar nichts über den Verlauf der zuführenden Sympathikusfasern aussagen können. Auch reflektorische Hyperhidrosen durch unvollständige Leitungsunterbrechungen der zum Gesicht ziehenden Sympathikusfasern mögen zu diesen Vorstellungen beigetragen haben.

Schließlich hat man das Phänomen des „Geschmacksschwitzens" zur Stützung der These von der „bulbären Schweißbahn" herangezogen. Wie wir an

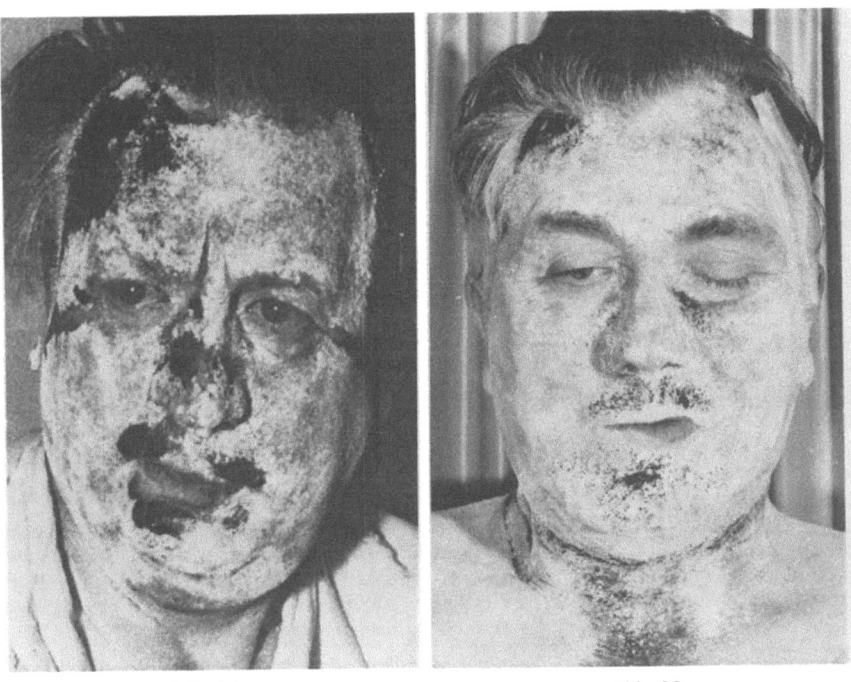

Abb. 21   Abb. 22

Abb. 21. Hypo- bis Anhidrose der linken Stirn-Schläfenpartie nach Unterbrechung der linken A. temporalis superficialis (aus Schliack u. Schiffter, 1972)

Abb. 22. Minor'scher Schweißtest nach Exhairese des linken N. infraorbitalis und anteganglionärer Durchtrennung des N. maxillaris links. Keine Anhidrose der linken Oberlippen-Oberkieferpartie. Die Hypohidrose der linken Stirnhälfte ist Folge der Unterbrechung von Ästen der A. temporalis superficialis. Der linke N. supraorbitalis ist intakt (aus Schliack u. Schiffter, 1972)

anderer Stelle noch ausführlicher darlegen werden, ist aber auch dieses Syndrom mit einer rein sympathischen Innervation der Schweißdrüsen des Gesichts ausreichend erklärbar.

Im Bereich des Gesichts besteht aber abweichend vom übrigen Körper noch eine weitere wesentliche Besonderheit bei der Schweißdrüseninnervation. Wir konnten nämlich kürzlich bei geeigneten Untersuchungen nachweisen, daß ein Teil der sudorisekretorischen Fasern aus dem Plexus der Arteria carotis communis nicht via Arteria carotis interna zum Trigeminus, sondern über die Endäste der Arteria carotis externa direkt zu den Schweißdrüsen des Gesichts zie-

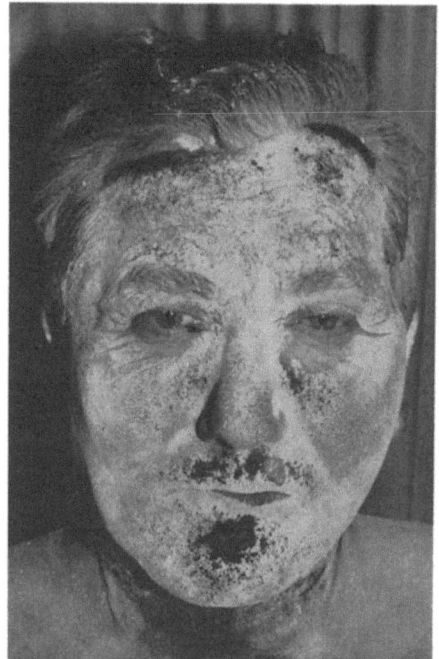 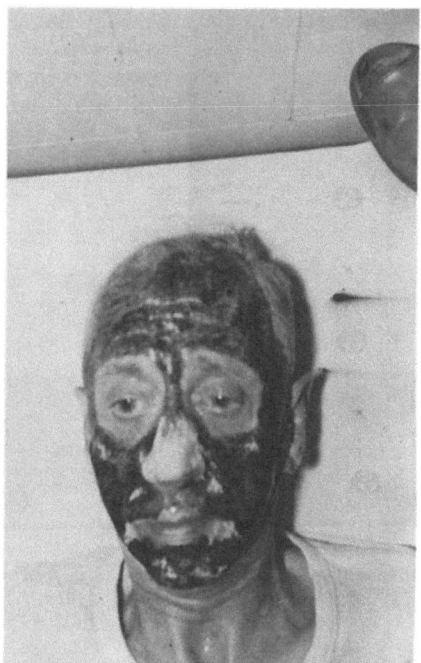

Abb. 23   Abb. 24

Abb. 23. Der gleiche Pat. wie Abb. 22. Zustand nach Frazier'scher Operation ein Jahr später (Durchtrennung der lateralen Portion der Trigeminuswurzel am Ganglion Gasseri). Überall seitengleiche Schweißsekretion. Die Wurzeldurchtrennung links hat keine Anhidrose erzeugt. Die Hypohidrose in der linken Stirn ist wieder normalisiert (Kompensation des Schweißdefekts durch die sympathischen Fasern im intakten N. supraorbitalis)

Abb. 24. Normale, seitengleiche Schweißsekretion im Gesicht, $1^3/_4$ Jahre nach Exhairese des N. supraorbitalis links (aus Schliack u. Schiffter, 1972)

hen müssen (Schiffter-Retzlaw, 1967; Schliack et al., 1972). Bei Unterbrechungen oder Resektion der Arteria carotis externa oder einer der aus ihr entspringenden Gesichtsarterien, besonders der Arteria facialis, ließen sich recht eindrucksvolle Hypohidrosen im Bereich des Gesichts nachweisen (Abb. 19, 20, 21 u. 22). Die Untersuchungen ergaben, daß offenbar der Hauptteil der „Schweißfasern" den Weg über Arteria carotis interna und Trigeminus nimmt, ein kleinerer Teil aber den Weg über die Arteria carotis externa und ihre Äste. Der Ausfall der Schweißsekretion durch Unterbrechung der einen Leitung kann dabei offensichtlich von dem intakt gebliebenen zweiten Leitungsweg nach einigen Monaten kompensiert werden (Abb. 23). Zum Beispiel kommt die Schweißsekretion nach Exhairese von Trigeminusästen nach einigen Wochen oder Monaten auch dann wieder in Gang, wenn nach den anatomischen Gegebenheiten eine Regeneration der Nervenfasern unmöglich ist und die persistierende Sensibilitätsstörung das Ausbleiben einer Neueinsprossung von Nervenfasern beweist (Abb. 24, Schemata Abb. 25 (alt) u. 26 (neu)).

Die Funktion der ekkrinen Schweißdrüsen im Gesichtsbereich ist im wesentlichen die gleiche wie die der Schweißdrüsen in der übrigen Haut des Körpers. Am stärksten schwitzen die Stirn, die Ober- und Unterlippe, etwas geringer die Schläfen.

An der Stirn ist die Sekretion besonders lebhaft im Bereich der sog. „Geheimratsecken". Oberhalb der Nasenwurzel kann in der Mittellinie ein kleiner,

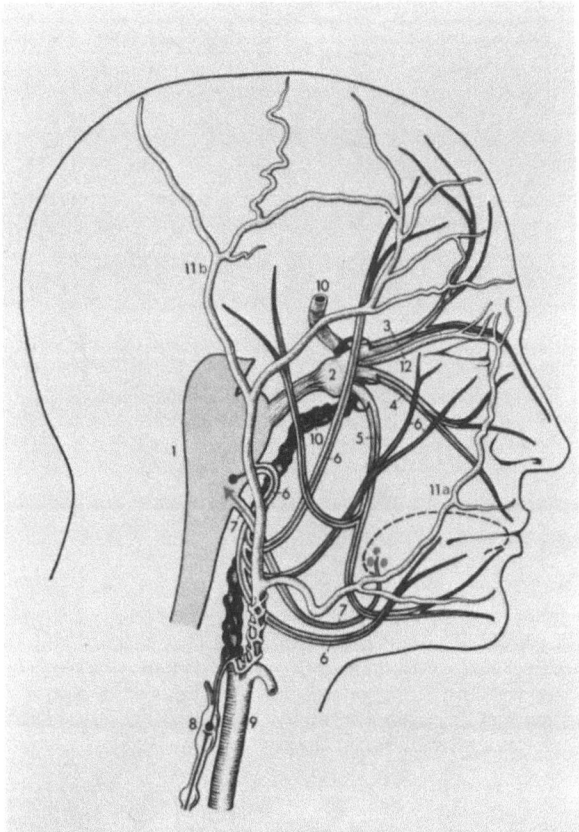

Abb. 25. Schema der alten Vorstellungen über eine Versorgung des Gesichts mit sudorisekretorischen Fasern über die Äste des Nervus trigeminus sowie des Nervus facialis und des Nervus glossopharyngeus (s. Text)

runder Bezirk ganz anhidrotisch bleiben, während Nasenrücken und Nasolabialfalten erheblich Schweiß produzieren können. Bei der Prüfung der Schweißsekretion ist darauf zu achten, daß auch gesunde Personen seitendifferent schwitzen können. Es müssen deshalb möglichst exakt korrespondierende Hautpartien der beiden Seiten verglichen werden. Männer schwitzen auch im Gesicht nach unserer Erfahrung im allgemeinen stärker als Frauen, junge Menschen meist lebhafter als alte (Brun u. Grasset, 1956).

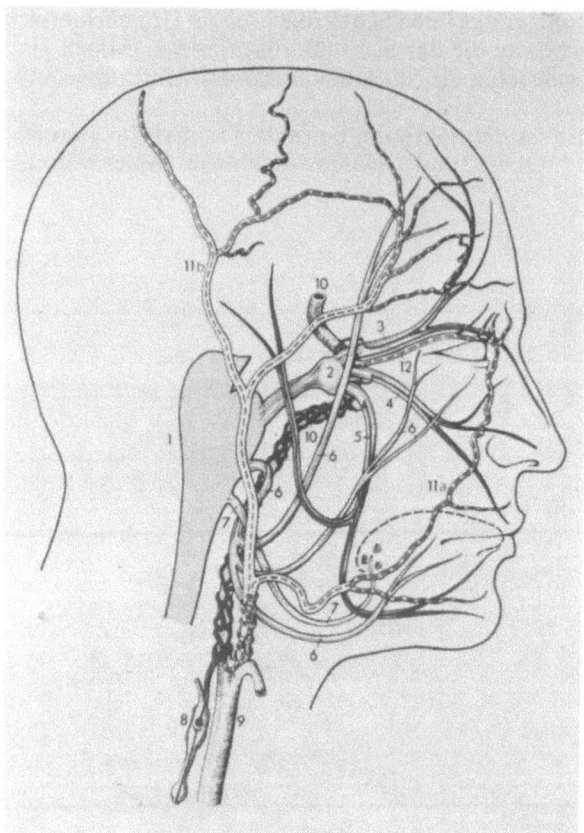

Abb. 26. Schema der sudorisekretorischen Innervation des Gesichts via Trigeminusäste als auch über die Äste der A. carotis externa (aus Schliack u. Schiffter, 1972). 1. Hirnstamm; 2. Ganglion Gasseri; 3. N. ophthalmicus (1. Trigeminusast); 4. N. maxillaris (2. Trigeminusast); 5. Nervus mandibularis (3. Trigeminusast); 6. Nervus facialis; 7. N. glossopharyngeus; 8. Ganglion cervicale superior des Grenzstrangs; 9. A. carotis communis; 10. A. carotis interna; 11a) A. facialis; 11b) A. temporalis superficialis; 12. A. ophthalmica

VIII. Folgerungen aus den anatomisch-physiologischen Fakten für die klinische Diagnostik

Die subtile Beobachtung von Störungen der Schweißsekretion kann für die klinische Diagnose von großem Wert sein, weil die Kette der vegetativen Efferenzen — und damit auch der sudorisekretorischen Bahn — im Gegensatz zu den anderen nervalen Funktionssystemen als einzige erst extraspinal auf das letzte Neuron umgeschaltet wird (Schliack, 1969; Schliack u. Schiffter, 1971 a). Wie oben schon angedeutet, verhalten sich die klinischen und elektrophysiologischen Auswirkungen von Läsionen der noch im Rückenmark liegenden motorischen Vorderhornzellen kaum anders als Unterbrechungen der motorischen Axone im Bereich der vorderen Wurzeln oder der peripheren Nerven (Schliack, 1969): Man findet schlaffe, zur Atrophie führende Lähmungen mit Areflexie und mit den bekannten elektrophysiologischen Veränderungen. Zerstörungen der Spinalganglien führen zu sehr ähnlichen Sensibilitätsstörungen wie Unterbrechungen weiter peripher gelegener sensibler Nervenfasern. Lediglich das Verteilungsmuster der einzelnen Qualitäten ist unterschiedlich. Da die Schweißsekretion willkürlich kaum beeinflußbar ist, sind lokalisierbare Hyperhidrosen und vor allem thermoregulatorische und totale Anhidrosen für den Neurologen ideale objektive Krankheitszeichen.

Wie im Falle der motorischen Bahn bei Läsionen des letzten Neurons ein ganz anderer Lähmungstyp („schlaffe Lähmung") entsteht als bei weiter zentral gelegenen Läsionen, d. h. also der Pyramidenbahn („spastische Lähmung"), so sind auch die Unterbrechungen der sudorisekretorischen Bahn proximal der Grenzstrangganglien in ihren klinischen Auswirkungen von denen im Grenzstrangganglion selbst oder distal davon gut zu unterscheiden. Nur bei den Läsionen des distalen Neuron – die Neuronentheorie darf heute nach allerlei verwirrenden Diskussionen auch im Bereich des vegetativen Nervensystems als gesichert angesehen werden (Kirsche, 1958, 1960) – entsteht ein solches Sistieren jeglicher Schweißsekretion. Nach Coon und Rothman (1939, 1940, 1941) kann der Zusammenbruch jeglicher Schweißsekretion schon nach wenigen Stunden beobachtet werden, nach anderen Autoren (Zülch, 1950) und eigenen Beobachtungen sistiert die pharmakologisch ausgelöste Schweißdrüsentätigkeit erst nach Tagen oder sogar nach Wochen. Dieser Zustand ist dann vergleichbar der schlaffen motorischen Lähmung (Schliack, 1962). Alle proximal liegenden Störungen der sudorisekretorischen Bahn bewirken Schweißstörungen vom zentralen Typ, d. h. Störungen des zentrogenen Schwitzens bei Erhaltensein der spontanen Schweißsekretion und des durch Parasympathikomimetika provozierbaren Schwitzens.

Scheinbare Ausnahmen von dieser Regel beruhen wahrscheinlich nur auf anatomischen Besonderheiten im Aufbau des sympathischen Leitungssystems, so z. B. die bekannte Beobachtung von Guttmann (1940 a) (wir selbst und auch andere haben ähnliche Beobachtungen gemacht): Nach Resektion des gesamten Halssympathikus, einschließlich der drei Ganglien, entstand zwar eine absolute Anhidrose auf thermoregulatorische Reize, jedoch ein geringes und örtlich begrenztes Schwitzen auf Pilocarpin. Hierbei sind, wie wir an anderer Stelle beschrieben haben, unter Umständen weiter nach distal verstreute sympathische Ganglien und somit einige intakte periphere Neurone erhalten geblieben.

In vielen Fällen läßt sich sogar bei solchen supraganglionären (proximal vom Grenzstrangganglion liegenden) Läsionen eine überschießende („spastisch gesteigerte") Schweißsekretion auf peripher angreifende Provokationen nachweisen. Finke beschrieb 1962 einen hierfür exemplarischen Fall:

Eine 58j. Frau litt an einer Syringomyelie. Der Krankheitsherd im Rückenmark lag also im eben beschriebenen Sinne „supranukleär", proximal vom Grenzstrang. Neben den typischen Defekten mit Muskelatrophien in zervikalen Segmenten und dissoziierten Empfindungsstörungen im Gesicht, den Lähr-Sölder'schen Linien entsprechend und weiter distal etwa im Bereich von C 3 und Th 4 rechts, ließ sich ein thermoregulatorischer Schweißdefekt in der seitenentsprechenden Gesichtsseite und im ganzen rechten Arm nachweisen. Auf Pilocarpin hin kam es zu einer überschießenden und vorzeitigen Schweißabsonderung in der unteren rechten Gesichtsregion. Außerdem bestand ein ausgeprägtes „Geschmacksschwitzen" der rechten Gesichtsseite, das nur durch Atropin verhindert werden konnte.

Hier bestand also bei Ausfall der zentrogenen physiologischen Impulse eine Entzügelung der peripheren sudorisekretorischen Impulse. Ähnliche Beobachtungen haben Haxton (1948 a), Guttmann (1931, 1940 a), Wilson (1936) und andere mitgeteilt. Haxton (1948 a) sah nach Grenzstrangresektionen Geschmacksschwitzen, das er durch Procain-Infiltrationen (Stellatumanästhesien) kupieren konnte. Er erklärte dieses paradoxe Verhalten mit der Annahme einer unvollständigen Sympathikusläsion.

Subjektiv werden im allgemeinen Hyper- bzw. Anhidrosen als weniger störend empfunden, ja oft überhaupt nicht bemerkt. Diagnostisch sind aber gerade Defekte der Schweißdrüsentätigkeit von größtem Interesse. Gelegentlich sind die Angaben der Betroffenen sogar insofern verwirrend, als z. B. die normal schwitzende Gesichtshälfte gegenüber der etwa durch einen Pancoast-Tumor gestörten Seite als krankhaft vermehrt schwitzend empfunden wird (Rohr u. Lenz, 1960; Schliack u. Schiffter, 1971 a). Es kann aber auch objektiv auf der Gegenseite gegenüber einer pathologischen Anhidrose eine erhebliche Hyperhidrose auftreten, z. B. nach Läsion des lumbalen Sympathikus. Hyperhidrosen in Grenzfeldern gegenüber schlechter oder gar nicht schwitzenden Arealen sind bekannt.

In der neurologischen Diagnostik sind zu unterscheiden:

1. Umschriebene Hyperhidrosen. Die Topik ihrer Auslösung ergibt sich aus dem betroffenen Areal: Halbseitige Hyperhidrosen sprechen für eine zerebrale Auslösung, symmetrische Hyperhidrosen der oberen oder unteren Körperhälfte für einen Krankheitsherd im Rückenmark, enger umschriebene je nach Areal für eine weiter peripher gelegene Irritation.

2. Rein thermoregulatorische Hyper- oder Anhidrosen bei erhaltener spontaner und pharmakologisch provozierbarer Sekretion beweisen Krankheitsherde im Rückenmark oder im Bereich mehrerer benachbarter Spinalnervenwurzeln zwischen Th 3/4 und L 2. Hemihypo- oder -anhidrosen dieser Art (einschließlich Gesicht) zeigen Unterbrechungen der ipsilateral absteigenden Bahn an, z. B. im Hirnstamm oder nahe dem Hypothalamus.

3. Bei totalen Anhidrosen liegt die Leitungsunterbrechung in den Grenzstrangganglien oder noch weiter peripher.

4. Vor allem bei Störungen der Schweißsekretion im Bereich des Kopfes, der Arme und der Beine kann der Krankheitsherd überraschend weit außerhalb der peripheren oder segmentalen Gliederung gelegen sein, weil die distalen Neurone, die für diese Gegend zuständig sind, zwischen den Rückenmarkssegmenten Th 3/4 und L 2 untergebracht sind.

IX. Klinisch brauchbare Untersuchungsmethoden

Die Untersuchungsmethoden von Störungen der Schweißsekretion wurden von Spier u. Rust beschrieben. Deshalb sind hier nur noch einige für die klinische Neurologie interessierende Ergänzungen nötig.

Als brauchbar für Schweißuntersuchungen im Bereich des Gesichtes, am Rumpf und an den proximalen Extremitätenabschnitten gelten nach wie vor die Methode von Minor (1927, 1928), die sich der Jodstärke-Reaktion bedient, und die 1937 von Guttmann angegebene Chininzarinmethode. Letztere zeigt durch Farbumschlag von hellgrau-rötlich nach dunkelblau-violett, erstere durch einen Umschlag von weiß in tiefschwarz-violett die in Gang gekommene Schweißabsonderung. Die Minor'sche Methode ist billig und hat den Vorteil, auch in Schwarz-Weiß-Photo eindrucksvolle Bilder zu ergeben (Beispiele s. Abb. 14, 15, 35, 37, 40 c, 42 a, 44, 46).

Diese Untersuchungen erfordern Zeit, große Sorgfalt und eine im Augenblick der Untersuchung bereitstehende Photoeinrichtung zur Fixierung der Befunde.

Bei diesen Methoden muß man stets in zwei getrennten Phasen untersuchen (Guttmann, 1931; 1937):
Zuerst ist das thermoregulatorische (zentrogene) Schwitzen durch Überwärmung und zentral anregende Hidrotika (z. B. Salizylsäure) zu prüfen. Nach vollständigem Abklingen dieser Reaktion, Säuberung des Körpers, Abtrocknung und erneuter Vorbereitung wird dann der zweite Versuch durchgeführt. Das Schwitzen wird diesmal ohne Überwärmung nur durch Pilocarpin, Prostigmin oder andere Parasympathikomimetika provoziert, durch Mittel also, die an der peripherstein Übertragungsstelle, d. h. im nervalen Endnetz der Umgebung der Schweißdrüse selbst, angreifen. Die Applikation von Pilocarpin erfolgt in der Regel subkutan (1 ml = 0,01 g). Nach Ackermann (1938) ist die Anwendung von Pilocarpin lokal mittels Iontophorese noch wirksamer; dies ist freilich nur für enger begrenzte Areale praktikabel.

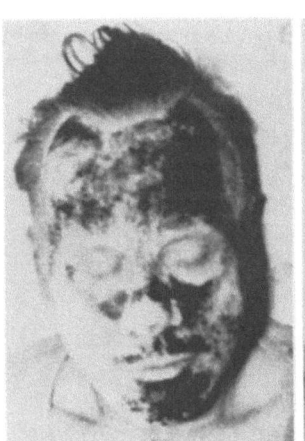
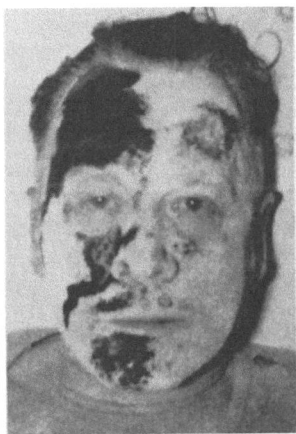
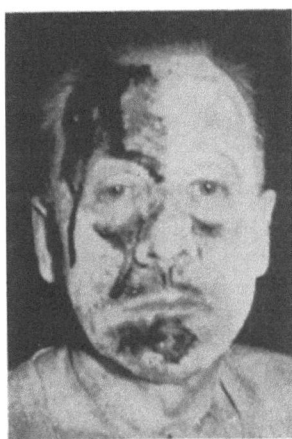

Abb. 27. Schweißversuche nach Kriegsverletzung des rechten Halsgrenzstranges. Links: Hypohidrose rechts bei thermoregulatorischem Schwitzen. Mitte: Hyperhidrose rechts nach Pilocarpin. Rechts: Geschmacksschwitzen rechts nach Genuß eines sauren Herings

In bestimmten Fällen, vor allem bei Störungen der Schweißsekretion im Gesicht, kann noch ein dritter Versuch angeschlossen werden – wiederum nach vollständigem Neuaufbau der Versuchsanordnung. Hierbei läßt man als Provokationsmittel scharfe oder saure Speisen essen (gustatorische Provokation). Oft genügt als Reiz auch schon das Kauen indifferenter Speisen (mastikatorische Provokation). Es kann, was nach den Erörterungen von S. 385 ff. durchaus verständlich ist, eine thermoregulatorische Schweißabsonderung in eben dem Gebiet vermindert sein, in dem sie auf Pilocarpin oder gustatorische Reize hin früher und überschießend auftritt (Abb. 27 a–c). Während das thermoregulatorische Schwitzen isoliert nur bei Läsionen im Rückenmark oder im Gehirn gestört sein kann (die Unterscheidungsmöglichkeiten in dieser Hinsicht ergeben sich allein aus dem Verteilermuster des Defektes), sistiert zugleich auch das pharmakologisch provozierbare Schwitzen nur bei Unterbrechungen des letzten sudorisekretorischen Neurons, also bei Läsionen im Grenzstrang oder distal davon. Nur in solchen Fällen erlischt auch jegliche erkennbare spontane Schweißabsonderung, die nachzuweisen besonders die beiden folgenden Untersuchungsmethoden geeignet sind.

Der von Moberg 1959 angegebene Ninhydrin-Test (s. a. Meyer et al., 1965; Geldmacher, 1962; Moberg, 1959; Schiffter u. Schliack, 1966; Schliack u. Schiffter, 1967) hat den Vorteil der leichten Hantierbarkeit. Man kann den Abdruck der Hände sogar ambulant bei Hausbesuchen aufnehmen und die Blätter später in der Praxis, der Klinik usw. einfärben. Weil es hier wie bei der folgenden Methode differentialdiagnostisch nur um den Nachweis oder den Ausschluß einer Läsion des letzten Neurons geht und damit um die Frage, ob überhaupt noch eine spontane Schweißsekretion stattfindet oder nicht, sind hier auch Provokationsmethoden durch Überwärmung oder durch Pilocarpin-Injektionen überflüssig. Darin liegt ein weiterer wesentlicher Vorteil dieser einfachen Untersuchungsmethode. Ihr Nachteil besteht darin, daß man sie nur im Bereich der Hand- und Fußflächen anwenden kann. Ihr großer Wert besteht trotzdem darin, daß man auf einfachste Weise alle schweren Läsionen im Bereich der peripheren Nervenstämme, der Plexus und auch des Truncus sympathicus leicht erfassen kann und daß man diese Befunde zugleich dokumentarisch fixiert. Auf diese Weise kann man ohne Mühe Verlaufsbeobachtungen bei zu erwartenden Regenerationen peripherer Nerven nach Nervennähten durchführen.

Technik des Ninhydrin-Tests

Die zu untersuchende Hand- oder Fußfläche wird nach dem Vorschlag von Moberg mit Wasser und Seife gewaschen und sorgfältig abgetrocknet. Nach unseren Erfahrungen ist dieses vorbereitende Ritual unnötig und sogar störend, sofern Hand oder Fuß nur sauber und nicht exogen befeuchtet sind. Die Hand- bzw. Fußfläche wird kräftig auf einen Bogen Schreibmaschinenpapier gedrückt und mit einem Bleistift umfahren, damit deren Umrisse besser markiert sind. Sowie die Hand oder der Fuß auf dem Papier aufliegen, dürfen sie nicht mehr bewegt oder verschoben werden, da sich die später „zu entwickelnden" Abdrücke sonst verwischen. Auch darf der Untersucher das Papier nie mit der bloßen Hand, sondern nur mit Gummihandschuhen berühren, weil seine Fingerabdrücke mitgefärbt würden. Das Papier wird schließlich einmal langsam durch eine 1%ige Ninhydrin-Lösung in Azeton, der vorher einige Tropfen Eisessig zugesetzt worden sind, hindurchgezogen und anschließend im Heißluftsterilisator bei 110 bis 120° 2 bis 3 min erhitzt (man bringt zweckmäßigerweise den Papierbogen auf eine im Sterilisator liegende saubere Glasplatte). Die von schweißsezernierender Haut berührten Papierstellen färben sich violett, die, die nicht oder mit anhidrotischen Hautbezirken in Kontakt gekommen waren, bleiben weiß. An den gefärbten Arealen erkennt man meist recht deutlich die Hautleisten und die „Schweißpünktchen", Öffnungen der Schweißdrüsenausführungsgänge. Moberg empfahl, die Bilder danach mit Fixierlösung haltbar zu machen; wir haben jedoch die Erfahrung gemacht, daß die Abdrücke auch ohne die Fixierung nicht blasser werden, sofern man sie nicht ständig dem Licht aussetzt. Man kann im übrigen die Abdrücke erst viele Stunden, nachdem sie vom Patienten abgenommen wurden, mit Ninhydrin versetzen – etwa bei bettlägerigen Patienten, bei Haus- oder Konsiliaruntersuchungen, wenn Ninhydrin-Lösung oder Heißluftsterilisatoren nicht zur Verfügung stehen –, die Färbung wird dadurch nicht weniger kräftig.

Die Anfärbbarkeit des Schweißes mit Ninhydrin beruht auf seinem in Spuren nachweisbaren Gehalt an Aminosäuren (Glutamin-, Asparaginsäure, Serin, Valin u. a.). Von den Chemikern wird die sog. Ninhydrin-Reaktion als wichtigste Nachweis- und Bestimmungsmethode der Alpha-Aminosäuren seit langem geschätzt. Oden u. Hofsten (1954) empfahlen sie 1954 erstmals auch als Nachweismethode für menschlichen Schweiß in der Kriminalistik. Einige mit Hilfe dieser Methode gewonnenen Befunde zeigen die Abb. 14, 15, 35, 36, 37, 41 c, 43 a, 45, 47.

Weickmann u. Nisch (Nisch, 1968; Weickmann) haben eine phototechnische Variation einer solchen Druckmethode als Schweißtest an Händen und Füßen ausgearbeitet, die den gleichen Aussagewert hat wie die Methode von Moberg und besonders schöne Bilder liefert (Abb. 28, 29).

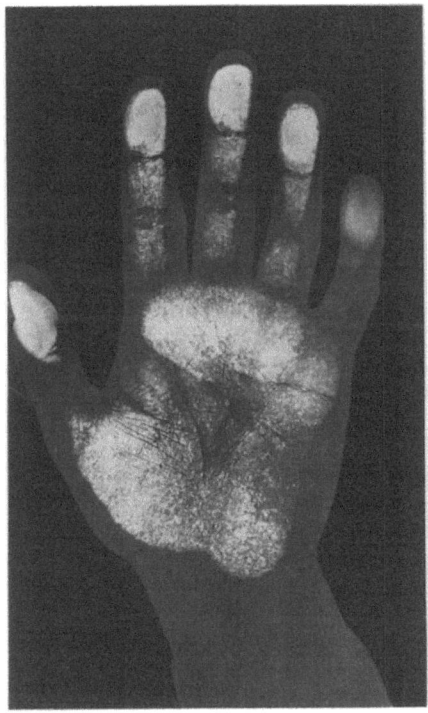
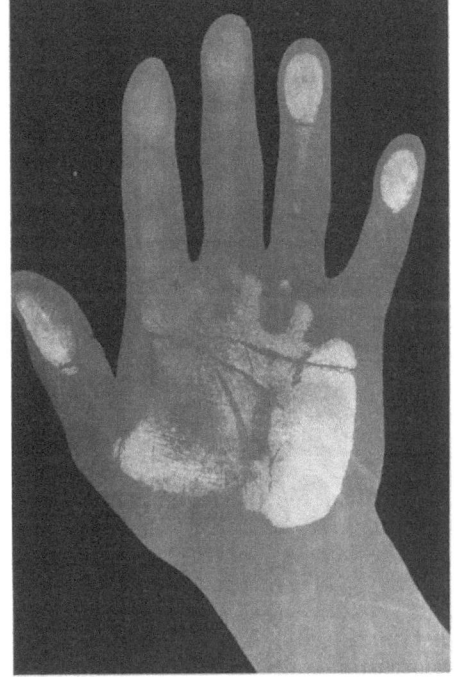

Abb. 28. Schwitztest nach Weickmann und Nisch bei N. ulnaris-Parese (s. Text)

Abb. 29. Schwitztest bei N. medianus-Parese nach der Methode von Weickmann und Nisch

Weickmann stellte uns persönlich folgende Versuchsbeschreibung zur Verfügung: Der Test kann nur in einer Dunkelkammer durchgeführt werden.

Benötigt werden: 1. ein Vergrößerungsgerät, 2. Photopapier, normal, weiß, glänzend, 30 × 40 cm, 3. kräftiger Papierentwickler (etwa Metatyl-Hydrochinon), 4. Fixierbad. Das Vergrößerungsgerät wird so eingestellt, daß das Objektiv eine Fläche von 30 × 40 cm gleichmäßig ausleuchtet. Das unbelichtete Photopapier wird mindestens eine Minute lang gewässert. Danach legt man es mit der Rückseite auf Fließpapier. Die Schichtseite wird mit einem weichen, saugfähigen Tuch abgetupft, bis keine Tropfen mehr auf dem Papier stehen. Das so vorbehandelte Photopapier wird mit der Schichtseite nach oben auf das Grundbrett des Vergrößerungsgeräts gelegt. Die Blende des Geräts wird so eingestellt, daß eine Belichtungszeit von mehreren Sekunden notwendig wird, um das Papier im Entwickler völlig zu schwärzen. Der Untersucher, der jetzt zweckmäßigerweise Gummihandschuhe trägt, legt nun die Hände des Patienten mit leicht abgespreizten Fingern auf das Photopapier. Die Fingerstellung des Patienten darf jetzt nicht mehr verändert werden. Nun wird jeder Finger einzeln fest angedrückt, um einen möglichst vollständigen Kontakt mit dem Papier zu erreichen. Nach 1 bis 5 min, je nachdem, ob mit einer starken oder schwachen Schweißabsonderung zu rechnen ist, wird das Photopapier mit den Händen des Patienten zum ersten Mal belichtet. Nachdem der Patient die Hände vom Papier abgehoben hat, erfolgt die zweite Belichtung. Die Dauer beider Belichtungen steht im Verhältnis 2:1. Das Papier wird nun in dem kräftig arbeitenden Entwickler entwickelt, bis der Hintergrund schwarz und die Handflächen mittelgrau sind. Stellen, an denen Schweißabsonderungen erfolgten, bleiben weiß. Nach dem Entwickeln wird fixiert. Die richtige Belichtungszeit entscheidet über den Erfolg des Versuches. Eine sofortige Wiederholung führt kaum zu einem befriedigenden Ergebnis, weil der Schweiß größtenteils bei dem ersten Versuch übertragen wurde. Es empfiehlt sich deshalb, vor jedem Versuch die genaue Belichtungszeit durch Proben zu ermitteln.

Wenn man bei differentialdiagnostischen Problemen im Bereich proximaler Extremitätenanteile oder am Rumpf die etwas strapazierenden Prozeduren eines Minor'schen Schweißtestes scheut, kann man durch Beobachtung der Piloarrektionen die gleichen diagnostischen Schlüsse gewinnen. Die Neuronenkette der Piloarrektorenbahn verhält sich nämlich zumindest distal vom Zwischenhirn sehr ähnlich wie die sudorisekretorische Bahn. Im Rückenmark, in den Wurzeln, im Grenzstrang und in den peripheren Nerven sind der anatomische Verlauf und die physiologischen Probleme praktisch identisch. Das heißt, bei allen Läsionen des Grenzstranges, der großen Plexus und der peripheren sensiblen Nerven erlischt jegliche Aktivität der Piloarrektoren, bei Zentralläsionen sistieren lediglich in den betroffenen Arealen die Reaktionen bei generalisierten „Kälteschauern". Dagegen bleiben die lokal provozierten Piloarrektorenaktionen (durch Kratzen oder Kitzeln in den infraläsionellen Arealen) erhalten oder sogar besonders lebhaft („spastisch gesteigert").

Dieser Hinweis hat zwar mit der Neurophysiologie der Schweißsekretion nichts zu tun, er ist aber in diesem Zusammenhang für die praktische Diagnostik von Interesse, weil beide Phänomene gleichwertige und gleichsinnige Befunde liefern, und zwar die Piloarrektion gerade in Regionen, in denen man Schweißtests nur mühsamer ausführen kann. Die Abb. 30 vom Ausfall einer Piloarrektorenreaktion im Bereich einer Axillarislähmung mag dies belegen.

Zur orientierenden Schweißsekretionsdiagnostik ist das einfache Betasten bereits aufschlußreich: Man streicht mit der Dorsalseite der eigenen Finger über die zu untersuchende Haut und erkennt sofort Defekte der Schweißabsonderung, etwa bei Ulnarisläsionen über den Kleinfingerballen. Man untersucht zweckmäßig die wahrscheinlich trockenen Hautregionen zuerst, dann die normal schwitzenden. Hansen (Hansen u. Staa, 1938; Hansen u. Schliack, 1962) prüfte auf diese Weise die reflektorische Hyperhidrose bei Erkrankungen innerer Organe. Er fand z. B. bei Lobärpneumonien oder Nierensteinkoliken eine seiten- und etwa segmententsprechende stärkere Klebrigkeit der Hautoberfläche als Ausdruck vermehrter Schweißsekretion (s. a. S. 417). Auch mit der direkten Lupenbetrachtung der Schweißporen, z. B. auf den Handflächen, wurden beachtenswerte Befunde erhoben (Ebbecke, 1951, 1955; Kahn, 1931; Lindström, 1952) (Abb. 31). Man kann die Schweißexpulsionen noch besser sehen, wenn man die Haut vor dem Versuch mit Zedernöl bestreicht, dem feinste Farbpartikel in einer Emulsion beigegeben sind (Jürgensen, 1924).

Schließlich wurde die Messung des elektrischen Hautwiderstandes in vielen Bereichen zur Kontrolle der Hautfeuchtigkeit und damit der Schweißsekretion benutzt (Regelsberger, 1952; Veraguth, 1907, 1908). Besonders bekannt wurde diese Methode als Lügendetektor (s. S. 443). Als Erfolgstest für Sympathektomien ergab die Messung des elektrischen Hautwiderstandes offenbar wesentlich unsicherere Befunde als die Methode nach Minor, die Bues (1954) bei der gleichen Indikation angewendet hatte.

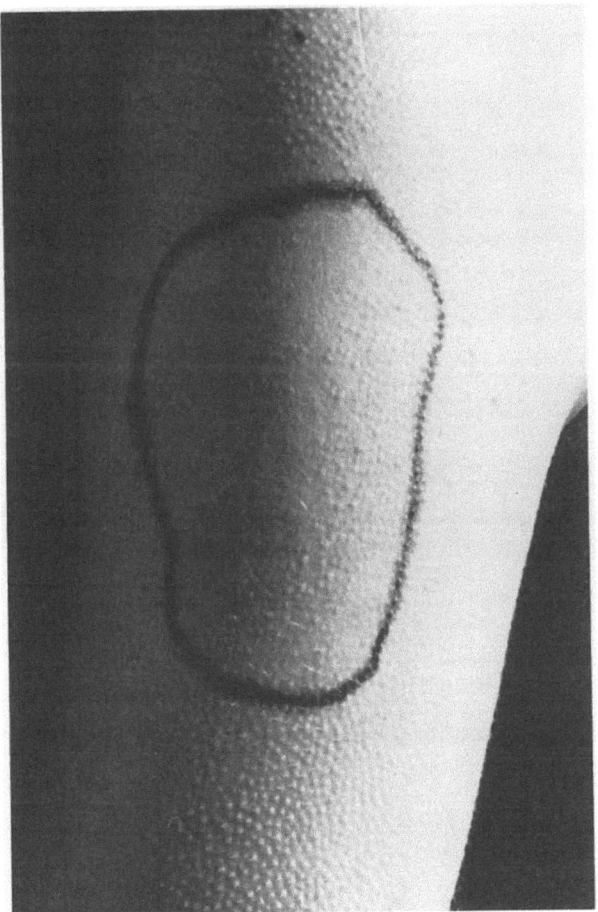

Abb. 30. Verminderte bis fehlende Piloarrektion im sensibel gestörten Bezirk bei Parese des Nervus axillaris

Um die Ergebnisse von Schweißtests richtig beurteilen zu können, muß man die normalen Schweißbilder vom menschlichen Körper kennen. Nicht alle Körperstellen schwitzen gleichmäßig stark, denn die ekkrinen Schweißdrüsen sind nicht gleichmäßig über die gesamte Körperoberfläche verteilt. Die Nasenspitze z. B. schwitzt wenig, die infraorbitalen Schweißfelder variieren stark (Boot, 1940; Guttmann, 1931; Minor, 1928). Sehr stark schwitzen Stirn, Nasolabialfalten und Oberlippe, an den Händen schwitzen die Fingerkuppen am stärksten, stark schwitzen auch Daumen- und Kleinfingerballen, die übrige Handfläche dagegen weniger. Die Oberschenkel schwitzen außen stärker als innen, die Unterschenkel am meisten vorn und medial. Außerdem sind individuelle Varianten zu beachten (Brun u. Grasset, 1956; Guttmann, 1928, 1931; Minor, 1928).

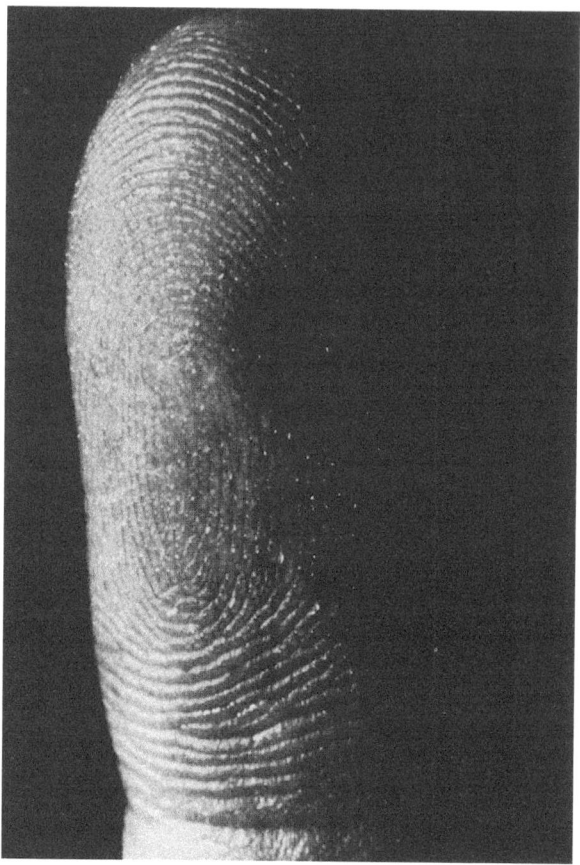

Abb. 31. Lebhafte Schweißabsonderung an einer Fingerkuppe in Lupenvergrößerung

X. Störungen der Schweißsekretion bei speziellen neurologischen Krankheitsbildern

Aus den beschriebenen anatomischen und physiologischen Tatsachen lassen sich theoretisch wesentliche Kriterien für die praktische Diagnostik ableiten. Tatsächlich konnten diese theoretischen Erwartungen in vollem Umfange bestätigt werden. Damit stehen für die praktische neurologische Differentialdiagnose leicht erfaßbare Krankheitszeichen zur Verfügung. Besonders zur Lokalisation von peripher-neurologischen Leitungsstörungen ist das Verhalten der Schweißsekretion von großem Wert, weil sehr sicher radikuläre Ausfälle von Plexusläsionen oder noch weiter peripher gelegenen Nervenschäden unterschieden werden können.

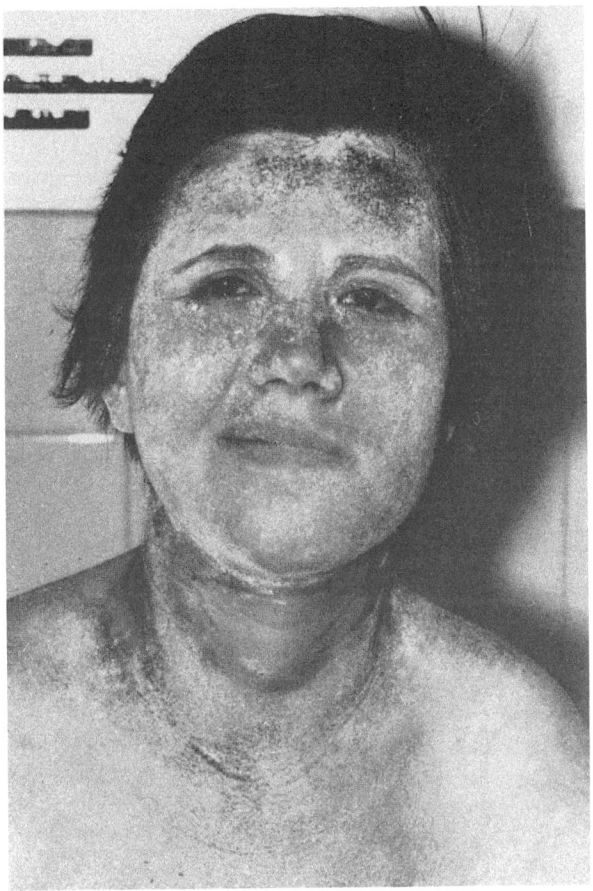

Abb. 32a. Leichte Hyperhidrose der linken Stirn- und Halsseite nach rechtsseitiger Hemispherektomie

1. Zerebral ausgelöste Störungen der Schweißsekretion

Zerebral verursachte Störungen der Schweißabsonderung sind nicht selten (Böwing, 1923; Burkle, 1963; Linder, 1949; u. a.). Recht häufig beobachtet man sie bei Läsionen der Medulla oblongata (Pintus, 1938). So kommt es, z. B. beim sog. Wallenberg-Syndrom (ischämischer Insult in der dorso-lateralen Hälfte der Medulla oblongata), fast regelmäßig durch Unterbrechung der absteigenden sympathischen Bahn ipsilateral zur zentrogenen Hemianhidrose mit zentralem Horner-Syndrom (Abb. 3 a). Den gleichen Effekt hatten Carmel (1968) nach stereotaktischen Koagulationen im Bereich des Nucleus ruber (Mittelhirn) und wir nach Stereotaxien in der Zona incerta des Subthalamus feststellen können (s. S. 363 u. Abb. 3 b). Pathologische Prozesse in diesen zerebralen Bezirken werden Ähnliches bewirken (Tumoren, Kontusionen, MS-Herde, ischämische Insulte, Blutungen). Wir beobachteten z. B. einen jungen Mann mit einer schweren kontusionellen Hirnverletzung, der neben Koma und rechtsbetonter Tetraspastik auch eine linksseitige Hemianhidrose und Mio-

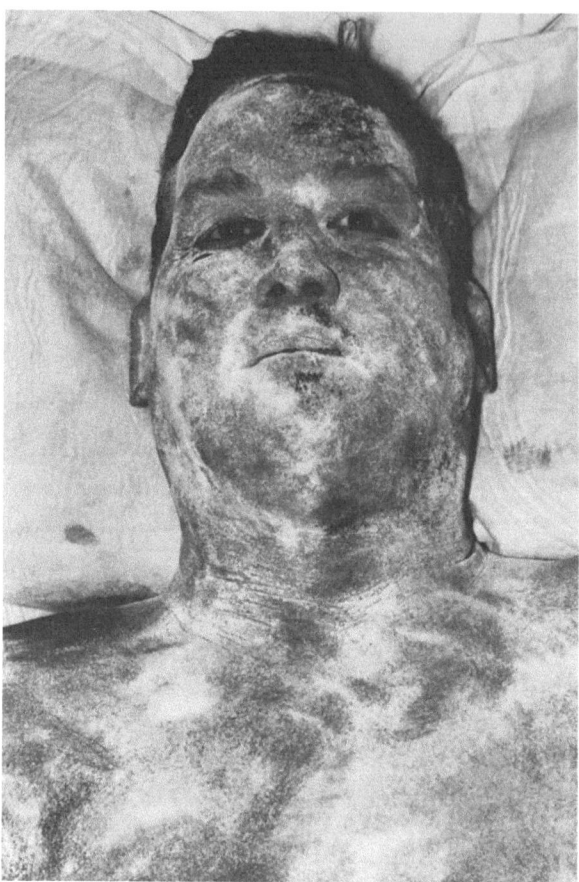

Abb. 32b. Hemihypohidrose und diskretes zentrales Horner-Syndrom rechts bei Verschluß der rechten A. cerebri media

sis bei rechtsseitig starker spontaner Schweißsekretion bot. Die Hirnsektion bestätigte später unseren Verdacht, daß die kontusionelle Läsion im linken Zwischen-Mittelhirn-Bereich gelegen war und die links ungekreuzt absteigende sympathische hypothalamo-spinale Bahn unterbrochen haben muß, während sie auf die rechte Bahn (oder Hypothalamushälfte) einen irritativen Reiz ausgelöst haben mag.

Wagner (1940) berichtete über einen Kranken mit rechtsseitigem Thalamustumor und linksseitiger Hemihyperhidrose im Gesicht (oder rechtsseitiger Hypohidrose?).

Halbseitige Hemihyperhidrosen nach „Apoplexien" haben auf der Seite der Hemiparese (also kontralateral zum Herd) gleichwohl im vorigen Jahrhundert schon Nothnagel, Seeligmüller, Charcot u. a. (s. bei Charcot u. Nothnagel, 1923) beschrieben. Die alten französischen Neurologen nannten das „Hémiplegie sudorale". Ähnliches haben Bikeles u. Gerstmann (1915), Feudell u. Fischer (1956) u. a. gesehen. Böwing (1923 a, b) beobachtete bei 14 von 17 Kranken mit Hemiparesen nach Schlaganfällen oder Großhirntumoren eine Hemihyper-

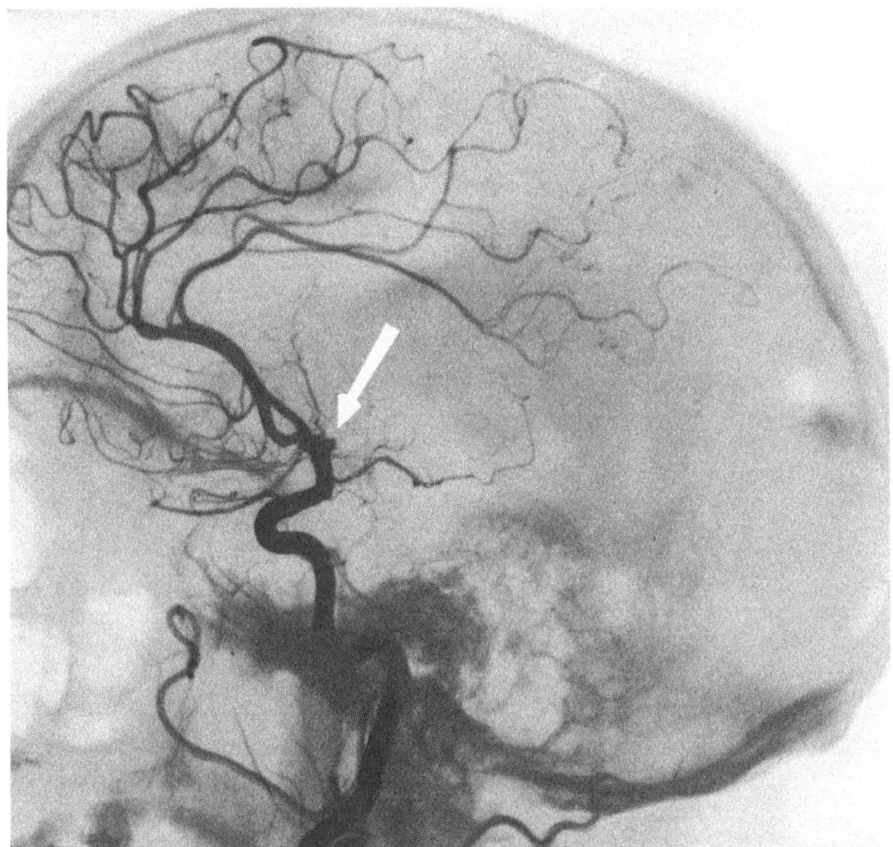

Abb. 32c. Zerebrales Angiogramm zu Fall 32b, mit Verschluß der rechten A. cerebri media (Pfeil)

hidrose der gelähmten kontralateralen Körperhälfte. Er unterschied drei Typen von solchen zerebralen Hemihyperhidrosen, nämlich solche bei kortikalen oder kapsulären Schädigungen, bei Läsionen des striären (extrapyramidalen) Systems und bei Verletzungen des Corpus subthalamicum. Bei letzterem soll die kontralaterale Hemihyperhidrose besonders stark sein.

Wir haben diese Befunde anhand zweier Untersuchungsserien von Kranken mit ischämischen Insulten des Großhirns nachgeprüft (Schiffter u. Schliack, 1974). Uns war zunächst im klinischen Alltag aufgefallen, daß besonders bei Kranken mit ischämischem Insult im Versorgungsgebiet der Arteria cerebri media auf der Seite des Herdes die Schweißsekretion geringer war als kontralateral. Bei zehn ausgewählten Fällen mit Arteria-cerebri-media-Syndrom fanden wir dann im Schweißtest nach Minor achtmal ein charakteristisches gekreuztes Lähmungsbild: Brachiofazial betonte Hemiparese mit Hemianopsie (und gegebenenfalls Aphasie) auf der kontralateralen Seite und thermoregulatorische Hemianhidrose mit zentralem Horner-Syndrom auf der ipsilateralen Seite (Abb. 32 a–d). Dies war auch Wochen bis Monate nach dem Insult noch nachweisbar, so daß eine akute kontralaterale „Reizhyperhidrose" als Ursache der Seitendifferenz nicht in Frage kam. Wir deuteten dieses höchste, d. h. kortex-

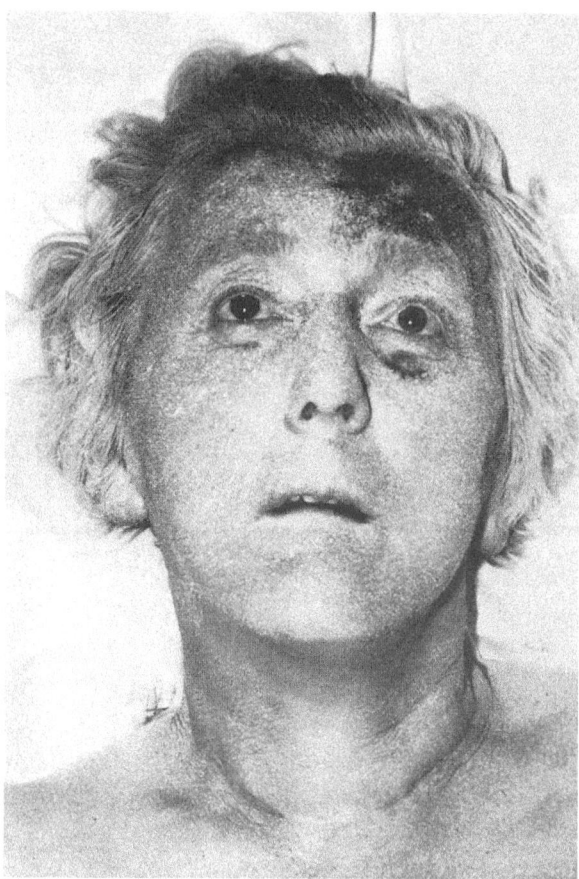

Abb. 32d. Hemihypohidrose, ohne Horner-Syndrom rechts, nach Ischämie im Versorgungsgebiet der rechten A. cerebri media

nächste gekreuzte Syndrom als Kombination des bekannten kontralateralen sensomotorischen Lähmungsbildes bei Ischämien der Arteria cerebri media mit einer ipsilateralen (herdseitigen) Unterbrechung der ungekreuzt absteigenden hypothalamospinalen Sympathikusbahn. Der Insult hat dann jeweils die Bahn im subthalamischen Bereich miterfaßt. Die Seitendifferenz der sympathischen Funktionen (Schweißsekretion und Pupillomotorik) wurde also nicht als kontralaterale Reizsymptomatik (Mydriasis und Hyperhidrose) aufgefaßt, sondern als ipsilaterales Defizitsyndrom (zentrales Horner-Syndrom und thermoregulatorische Hemianhidrose). Nach Lazorthes u. Campan (1966) ist das Syndrom mit der Gefäßversorgung der sub- und hypothalamischen Region auch gut erklärbar. Die Arteria communicans posterior und der proximale Abschnitt der Arteria cerebri media schicken offensichtlich kleine Äste zur Gefäßversorgung in die sub- und hypothalamischen Bereiche. Ein Verschluß der Arteria carotis interna bzw. des proximalen Teils der Arteria cerebri media muß dann also auch neben den kontralateralen Großhirnsymptomen ipsilaterale sympathische Defektsymptome verursachen. Bei einer zweiten Serie von 40 unausgelesenen Fällen von ischämischen Insulten im Bereich der Arteria cerebri media konnten wir das

Syndrom bei fast der Hälfte der Kranken (ca. 40%) bestätigen (in Vorbereitung).

Trotzdem scheint es bei reinen lokalen Großhirnerkrankungen auch kontralaterale sympathische Reizsymptome zu geben; wir verweisen hier nochmals auf S. 368.

Bei einem Patienten mit einem Infarkt im Gebiet der Inselrinde konnte Appenzeller (1969) eine deutliche Hyperhidrose der kontralateralen Körperhälfte nachweisen. Guttmann fand nach Schußverletzungen und Operationen der Hirnrinde ebenfalls sehr häufig kontralaterale Hyperhidrosen, vor allem bei Affektionen und Eingriffen im Bereich des oberen Parietallappens, oberen Schläfenlappens, der hinteren und vorderen Zentralregion und der präzentralen Felder. Dabei konnte angeblich auch für die Schweißsekretion eine somatotopische Gliederung festgestellt werden (Bechterew, 1905; Bikkeles u. Gerstmann, 1915; Brickner, 1930; Chakravarti u. Tyagi, 1939; Goldstein, 1918; Kloos, 1938; Molnàr, 1937 a, b; Linder, 1949; Winkler, 1908). Karplus (1937), später Linder (1949) beschrieben ähnlich ausgeprägte Hyperhidrosen bei Schußverletzungen der Hirnrinde. Linder konnte jedoch keine ausreichenden Anhaltspunkte für eine exakte somatotopische Gliederung finden. Wir fanden bei einer jungen Frau 14 Jahre nach rechtsseitiger Hemisphärektomie (wegen therapieresistenter Jackson-Anfälle nach frühkindlicher Hirnschädigung) eine leichte thermoregulatorische Hyperhidrose der kontralateralen paretischen Körperhälfte (Abb. 32 a). Guttmann (1931), Souvid (1940) u. a. fanden auch bei Jackson-Epilepsien Hyperhidrosen in der jeweils krampfenden Extremität. Störungen des thermoregulatorischen Schwitzens mit halbseitigen oder umschriebenen Hypo- und Hyperhidrosen sind schließlich noch bei der multiplen Sklerose beobachtet worden (Noronha et al., 1968). Offenbar sind dabei jeweils zentrale Bahn- oder Kernanteile des sympathischen Systems durch demyelinisierende Herde unterbrochen oder affiziert worden, zumal MS-Plaques im Mittelhirn und der Medulla oblongata besonders häufig sind. Exakte Ortungen dieser Herde sind mit der Prüfung der Schweißsekretion jedoch nicht möglich. Über zerebral ausgelöstes Geschmacksschwitzen s. S. 436.

Wodniansky (1962) beschrieb eine 20j. Frau, bei der angeblich nur eine periphere, jedoch überhaupt keine zentrogene Schweißsekretion im Minor'schen Versuch auslösbar war. Wir halten diesen Befund für zweifelhaft (Temperaturregulation?).

2. Spinal verursachte Störungen der Schweißsekretion
a) Querschnittsläsionen

Akute Querschnittsläsionen oberhalb der spinalen sudorisekretorischen Zentren, also in Th 3/4 und darüber, führen zu schweren Störungen der Thermoregulation. Solche Kranken können sich vorübergehend poikilotherm verhalten. Guttmann (1953), Pollock et al. (1951), Paeslack (1965), Rusk (1955) u. a. haben bei Querschnittsläsionen oberhalb von Th 4 einen vollständigen Zusammenbruch der zentrogenen (thermoregulatorischen) Schweißsekretion beschrieben. Die durch gleichzeitige Vasokonstriktorenlähmung bedingte vermehrte Abstrahlung kann die durch Ausfall der Schweißsekretion verlorengegangene Möglichkeit zur Wärmeabgabe nicht kompensieren; es kommt zur Hyperthermie, zur Wärmestauung (Paeslack, 1965), die gelegentlich nicht ganz korrekt auch als „zentrales Fieber" bezeichnet wird. Fehlende Blutbildveränderungen, wie sie sonst für febrile Zustände typisch sind, gelten in solchen Fällen als differentialdiagnostischer Hinweis gegenüber infektiösen Komplikationen.

Diese Hyperthermie oder auch Poikilothermie hält aber meist nur Stunden oder wenige Tage an. Trotz Ausbleibens der zentrogenen sudorisekretorischen Impulse stellt sich bei totalen hohen Querschnittsläsionen – auch bei den Fällen von „Hirntod", die einer Isolierung des Rückenmarkes etwa im 2. bis 3. Zervikalsegment physiologisch gleichkommen (Burn, 1925) – innerhalb von einigen Tagen eine konstante Normeinstellung der Körpertemperatur wieder her aufgrund spinaler Automatismen.

Liegt die Rückenmarkläsion etwas weiter kaudal – etwa bei Th 6 bis Th 8 –, so kann in den supraläsionellen Regionen, also in der ganzen oberen Körperhälfte, eine auffällige kompensatorische Hyperhidrose auftreten (Paeslack, 1965 u. eigene Beobachtungen).

Bei beginnenden Querschnittssyndromen, z. B. bei intramedullären Tumoren bei Th 4 bis Th 8, kann man diese Schweißsekretionsstörungen unter Umständen diagnostisch verwerten. Wir haben zweimal bei intramedullären Tumoren im oberen Brustmark profuse Schweißausbrüche der oberen Körperhälfte als frühes und klinisch besonders vordergründiges Symptom beobachtet. In einem anderen Fall berichtete eine 40j. Frau, die kürzlich an einem Neurinom rechts bei Th 7 bis 8 operiert wurde, über auffällig vermehrte Schweißsekretion im Bereich der rechten Achselhöhle.

Es ist nicht richtig, daß bei Querschnittsläsionen immer eine Hyperhidrose in einem mehr oder weniger breiten Gürtel über der Sensibilitätsgrenze entsteht, wie es oft behauptet wird (Beck, 1949; Foerster, 1936). Solche Hyperhidrosen beobachtet man nur dann, wenn ein geringer Abschnitt der Körperoberfläche noch von zentralen sudorisekretorischen Impulsen erreichbar bleibt. Bei Läsionen in Th 5 bis 7 z. B. sieht man erhebliche Hyperhidrosen im Gesicht, am Hals und an den Schultern. Sie sind in solchen Fällen als Kompensation aufzufassen für die der Thermoregulation verlorengegangenen Bezirke. Nur bei Läsionen tieferer Thorakalsegmente entstehen schmale hyperhidrotische Streifen in der Höhe der Sensibilitätsgrenze, unter Umständen auch im sensibilitätsgestörten Bereich.

In späteren Stadien nach akuten Läsionen kommt eine gewisse Anpassung zustande, doch kann eine Labilität der Thermoregulation bestehen bleiben, die teilweise durch verstärkte Vasodilatation kompensiert wird (Beck, 1949; Paeslack, 1965). Eine geordnete, subtil gesteuerte zentrogene thermoregulatorische Schweißabgabe stellt sich nach totalem Rückenmarkquerschnittssyndrom nie wieder her.

Dagegen kommt es nach wenigen Wochen – etwa gleichzeitig mit dem Auftreten andersartiger spinaler Automation – zu einer pharmakologisch (durch Pilocarpin, Prostigmin usw.) provozierbaren Schweißsekretion, die je nach Höhe der Läsion entweder gleichmäßig am ganzen Körper beobachtet werden kann (bei Halsmark- oder hohen Thorakalmarkläsionen bei abwärts Th 3) oder infraläsionell überschießend auftritt (Beck, 1949; Paeslack, 1965).

Außerdem beobachtet man nun ein sog. Reflexschwitzen infraläsionell bei Hautreizen, motorischen Reflexautomatien, bei Defäkation und Blasenspülungen (Paeslack, 1965). Beck sah in seinem ausführlich geschilderten Fall (Beck, 1949) bemerkenswerterweise bei Blasenspülungen Schweißausbrüche vorwiegend „supraläsionell" (s. weiter unten).

Dieses symmetrische infraläsionelle Reflexschwitzen gilt als Ausdruck einer von zentrogenen Reizen unabhängigen spinalen Automatie, es setzt somit ein intaktes infraläsionelles Rückenmark voraus. Nicht immer ist indessen diese spinale Reflexhyperhidrose ausgeprägt. Sie kann trotz sonst funktionierender spinaler Automatie sehr gering sein (Beck, 1949). Sie kann aber auch das ganze Krankheitsbild völlig beherrschen. Solche Kranken können sich mit Blasenautomatismen oder gar bleibender Blaseninsuffizienz, mit spastischer Paraplegie und Impotenz abgefunden haben, nicht aber mit der enormen Reflexhyperhidrose, die mehrmals täglich zu Wäschewechsel zwingen kann. In solchen

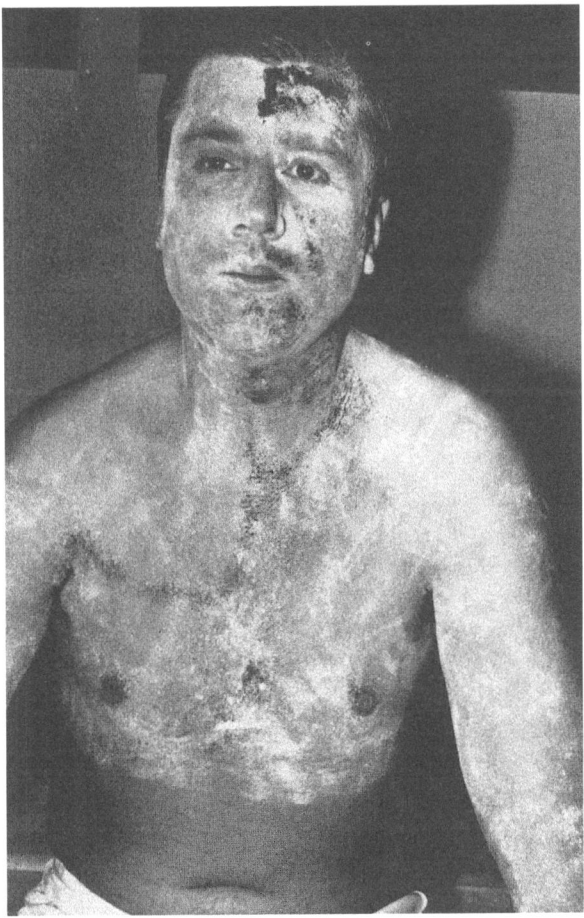

Abb. 33. Hyperhidrotische Randzone bei Quadrantenhemianhidrose und Horner-Syndrom rechts durch Grenzstrangkompression in Höhe Th 2 (Neurinom)

Fällen ist gelegentlich sogar eine thorako-lumbale Sympathektomie zur Beseitigung dieser Schweißausbrüche erforderlich und aussichtsreich (Head u. Riddoch, 1917; List u. Pimenta, 1944; Rothman, 1954).

Treten beim thermoregulatorischen Schweißversuch einige infraläsionelle Areale mit Schweißsekretion auf — Beck sah in seinem Fall einer gesicherten Totalläsion des Rückenmarkes in Th 4 einen schwitzenden Bezirk über der Symphyse —, so spricht dies nicht unbedingt für einige erhaltene zentrogene Impulse, etwa über extramedulläre Leitungen via Grenzstrang, sondern eher für einige nicht immer klar überschaubare spinale Automatismen. Es ist z. B. durchaus möglich, daß bei der Wärmebestrahlung unter einem Lichtbügel lokal im Bereich der Abdominalhaut ein Reflexschwitzen ausgelöst wird, das von zentralen Impulsen gänzlich unabhängig ist (s. S. 417). Diese Erklärung scheint uns für das häufig beobachtete suprapubische „thermoregulatorische" Schwitzen bei Querschnittslähmungen sehr viel plausibler als ein zentrogenes Restschwitzen, für das eine extramedulläre Leitung zu fordern wäre. Benzinger (1961) beobachtete bei lokalen Kältereizen der Haut eine reflektorische Hypohidrose.

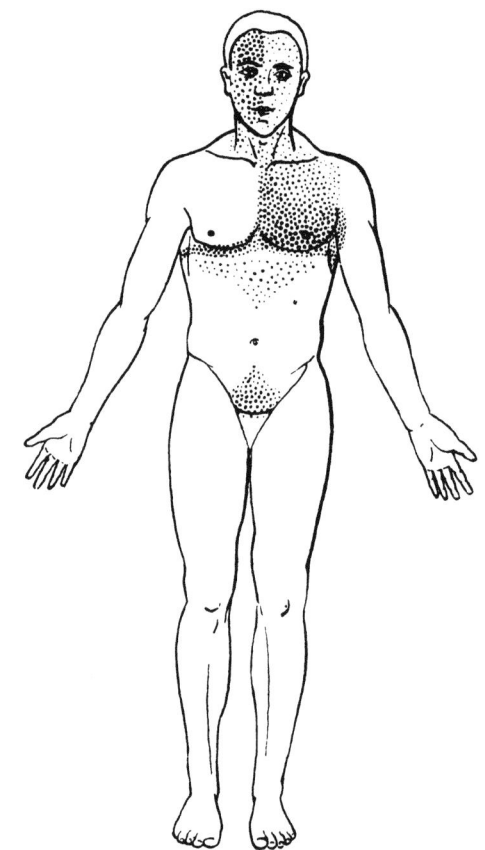

Abb. 34. Befunde im Schwitztest des Falls von Beck (1949)

Das supraläsionelle Schwitzen in dem so sorgfältig analysierten Fall von Beck ist bei näherem Zusehen weniger verwunderlich als es prima vista erscheinen mag: Das „supraläsionelle" Schwitzen ist nämlich in Wahrheit gar nicht supraläsionell, sondern infraläsionell gewesen. Es handelte sich um einen bioptisch gesicherten Totaldefekt des Rückenmarkes unterhalb von Th 4 durch einen Infanteriedurchschuß. Unterstellt man einen Defekt in Th 5, so bleibt das infraläsionelle Mark ab Th 6 funktionstüchtig und zu spinalen Automatismen fähig. Alle anderen Befunde dieses Falles sprechen für diese Auffasung. Th 6 bis 7 enthalten aber, wie wir auf S. 368 ff. ausgeführt haben, noch wesentliche

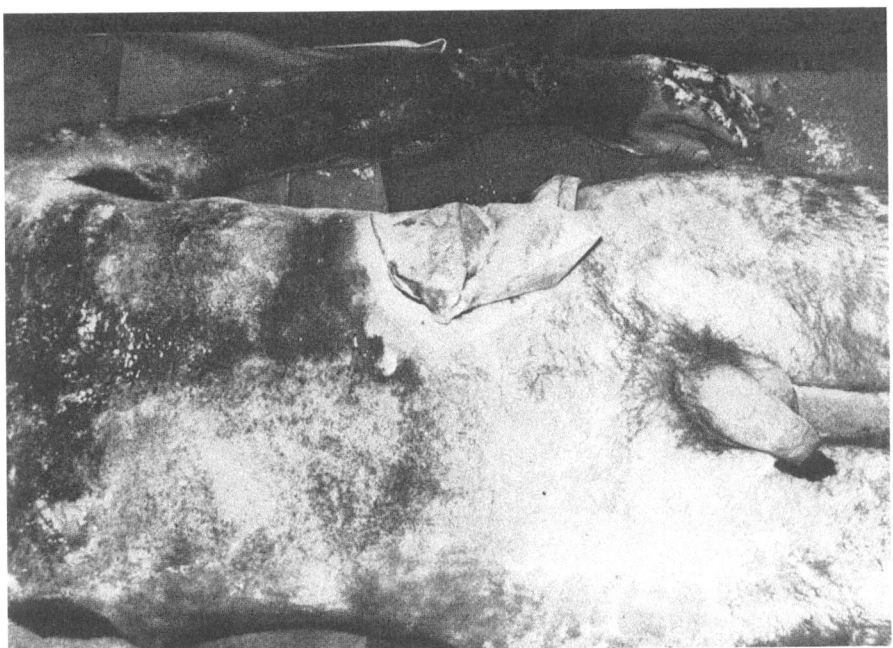

Abb. 34a. Querschnittsläsion in Th 10 mit entsprechender Grenze der thermoregulatorischen Schweißsekretion. Perifokale Hyperhidrose im Bereich des Anus praeter

Anteile der spinalen Zentren der Schweißsekretion für den oberen Thorax und für die Arme.

Die lebhafte Schweißabsonderung im Bereich des Gesichts würde in diesem Falle von den intakt gebliebenen Rückenmarksegmenten Th 3 und Th 4 aufrechterhalten. Man darf die Areale der vegetativen Efferenzen – auch die der Schweißsekretion – nicht mit den „Dermatomen", den Segmenten der Sensibilität, identifizieren und allein darauf die Diagnose „infra-" oder „supraläsionell" aufbauen (vgl. S. 370). Eine Reflexhyperhidrose im Bereich der Arme, der oberen Thoraxgegend und des Halses bei einem Rückenmarkdefekt in Th 4 gehört eindeutig zu den Symptomen der infraläsionellen spinalen Automatismen (Abb. 34).

Auffallend ist häufig auch eine periläsionelle Hyperhidrose, die etwa den Segmenten der Rückenmarkläsionen entspricht (Beck, 1949; Gagel, 1941; Guttmann, 1931). Hier kann es sich um einen perifokalen Reizzustand handeln, wie man ihn nach peripheren Nervenläsionen und Sympathikusläsionen beobachtet (Abb. 33).

Indessen ist auch an einen anderen Mechanismus zu denken: Eine Entzügelung der pharmakologisch provozierbaren und der reflektorischen Schweißdrüsentätigkeit beobachtet man (Schliack, 1962) vor allem dann, wenn das vorletzte Neuron der sudorisekretorischen Kette zerstört ist (s. S. 370). Diese Situation besteht in der Höhe einer Rückenmarkquerschnittläsion, zumindest im Bereich der Segmente Th 3 bis L 2, und in diesen Regionen sind solche periläsionellen Hyperhidrosen unseres Wissens bisher beschrieben worden. Nur im unmittelbaren Bereich einer Rückenmarkläsion zwischen Th 3 und L 2 können nämlich Ursprungszellen des vorletzten Neurons zerstört werden.

Infraläsionell (Beck, 1949; Foerster, 1936; Guttmann, 1931) sieht man in zwei bis drei Dermatomen noch eine nach kaudal hin geringer werdende Restfunktion der Schweißdrüsen auf thermoregulatorische Reize (Abb. 34). Dies hier ist erklärbar durch die auf S. 376 beschriebenen Kollateralen der vorletzten Neuronen, die, vom Seitenhorn über die Vorderwurzeln ziehend, sich im Grenzstrang aufzweigen und mehrere Ganglien des Grenzstranges erreichen, auch nach kaudal hin.

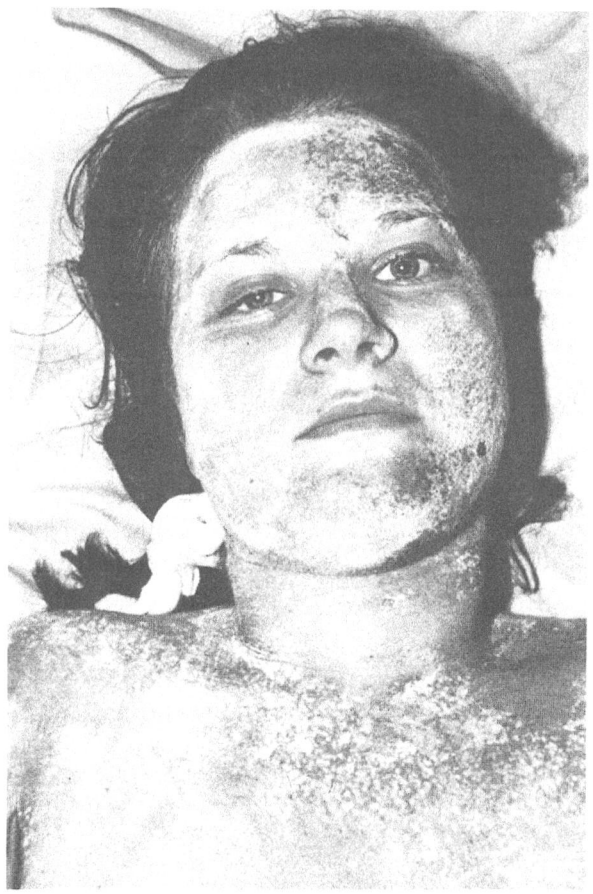

Abb. 34b. Horner-Syndrom und Hemihypohidrose sowie Brown-Séquard-Syndrom nach „Spinalapoplexie" ungeklärter Genese bei 15j. Mädchen

b) Chordotomien

Bei einer doppelseitigen Vorderseitenstrangdurchtrennung (Chordotomie wegen gastrischer Krisen – Foerster) beobachteten Guttmann u. List (1928) eine extreme Hyperhidrose an der Grenze und oberhalb der Durchschneidungsstelle (periläsionelle Hyperhidrose), infraläsionell eine deutliche Hypohidrose, allerdings nur für kurze Zeit. $1^3/_4$ Jahre später konnten keine verwertbaren Störungen der Schweißsekretion mehr festgestellt werden.

Einseitige Chordotomien führen, wie wir auf S. 369 erwähnten, zu flüchtigen, seitengleichen infraläsionellen Hypohidrosen; auf der Gegenseite entsteht die angestrebte Analgesie und außerdem eine Thermanästhesie (Die sudorisekretorische Bahn kreuzt nicht, wie auf S. 366 dargestellt; der die Schmerz- und Temperaturreize leitende Tractus spinothalamicus kreuzt dagegen erst tief im Rückenmark jeweils im Segment der Dermatome). Schon kurze Zeit nach einer Chordotomie (vier Wochen nach Guttmann u. List, 1928) waren die Störungen der Schweißsekretion nicht mehr nachweisbar. Dies liegt wahrscheinlich nicht daran, daß die sudorisekretorische Bahn partiell kreuzt oder daß sie ihre Fasern im weiteren Abstieg relativ diffus verteilt, sondern einfach an der anatomischen Tatsache, daß diese Fasern sehr eng an die Pyramidenbahn angelehnt sind, die der Neurochirurg bei der Chordotomie zu verschonen sucht.

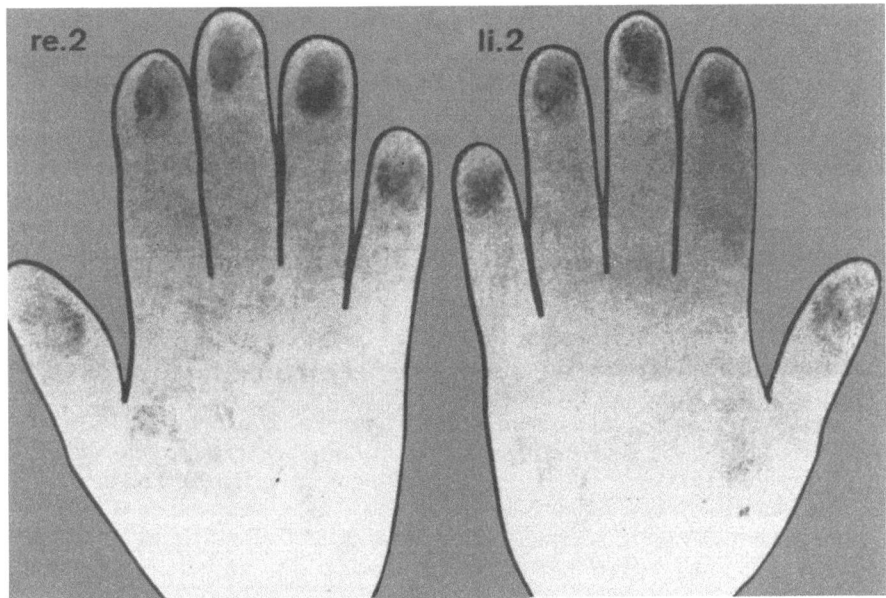

Abb. 35. Normaler Ninhydrintest, trotz dissoziierter Empfindungsstörung beider Hände, bei Syringomyelie

3. Störungen der Schweißsekretion bei Syringomyelie

Besonders übersichtlich erscheinen die Verhältnisse bei der Syringomyelie. Hierbei werden zentrale Rückenmarkanteile durch eine Gliose mit zentraler Verflüssigung zerstört. Die in der Nähe des Zentralkanals kreuzenden Fasern des Tractus spinothalamicus werden unterbrochen (Folge: dissoziierte Empfindungsstörung). Außerdem werden segmententsprechende motorische Vorderhornzellen und oft auch die Seitenhornzellen (Stilling'sche Säule), die für die sympathischen Efferenzen zuständig sind, zerstört. Guttmann u. List (1928) hatten drei typische Fälle untersucht. Einen instruktiven Fall beschrieben Cazzato u. Hanau 1961. Finke teilte 1962 einen weiteren besonders interessanten Fall mit. Wir selbst (Schiffter, 1966; Schliack u. Schiffter, 1965, 1967) berücksichtigten Fälle von Syringomyelie in unseren differentialdiagnostischen Untersuchungen.

Alle mitgeteilten Befunde stimmen in folgenden Fakten überein:

1. Man findet, sofern das obere Thorakalmark beteiligt ist, Störungen der zentrogenen (thermoregulatorischen) Schweißsekretion. Diese Störungen decken sich nicht mit den Bezirken der dissoziierten Empfindungsstörung.

2. Symmetrische oder asymmetrische Störungen der Schweißsekretion vom zentralen Typ können auch bei höher im Zervikalmark gelegenen Syringomyelieherden auftreten, wenn die absteigende vegetative Bahn mitbetroffen ist.

3. In den dissoziiert empfindungsgestörten Bezirken bleibt die mit dem Ninhydrin-Test nachweisbare Spontanhidrose erhalten (Abb. 35).

4. Die Areale, in denen die zentrogene Schweißtätigkeit erloschen ist, zeigen auf Pilocarpin-Injektionen eine vorzeitige, vorübergehend oft überschießende, aber nicht länger anhaltende Schweißtätigkeit.

5. In einzelnen Fällen beobachtet man eine ausgeprägte sog. gustatorische Hyperhidrose (Finke, 1962; Guttmann u. List, 1928; Wilson, 1936).

Die zu Störungen der Schweißabsonderung führende Läsion ist in allen Fällen von Syringomyelie im Rückenmark gelegen, und zwar überwiegend im Bereich der vegetativen Seitenhornzellen; allenfalls kann das absteigende vegetative Bündel zwischen Pyramidenbahn und Vorderseitenstrang mitbetroffen sein. Die in den Grenzstrangganglien beginnenden distalsten sudorisekretorischen Neurone sind immer erhalten. Somit liegt bei der Syringomyelie stets die sog. supraganglionäre Läsion der Schweißbahn in reiner Form vor. Das in allen bekannt gewordenen Fällen beschriebene Lähmungsbild der Schweißsekretion bei der Syringomyelie mit Ausfall des zentrogenen und mit Erhaltensein, ja mit teilweiser Entzügelung des peripheren pharmakologisch provozierten Schwitzens und des Reflexschwitzens entspricht den theoretischen Erwartungen.

4. Störungen der Schweißsekretion bei Poliomyelitis

Obwohl eine Beteiligung der Seitenhornzellen des Rückenmarks beim akuten poliomyelitischen Krankheitsprozeß nicht einheitlich als gesichert angesehen wird, sprechen viele histologische Bilder dafür, daß diese Zellen affiziert werden können. Bodechtel u. Schrader (1953) sahen eine solche Beteiligung allein aufgrund der klinischen Beobachtung als gesichert an. Trophische Störungen der Haut, Zyanose, abnorme Kälte, Zeichen der Vasomotorenlähmung, gelegentlich sogar trophische Ulzerationen sind beschrieben worden. Immer wieder wird auch auf Störungen der Schweißdrüsentätigkeit aufmerksam gemacht (Higier, 1901). Dabei fallen einander scheinbar widersprechende Beobachtungen auf: Oft besteht eine abnorme Trockenheit der Haut, nicht selten aber auch eine übermäßige Schweißabsonderung. Es könnte immerhin sein, daß bei der Lokalisation der Läsion in den Seitenhornzellen des Rückenmarks, die hierbei am ehesten als mitbeteiligt angesehen werden müssen, der Ausfall der zentrogenen (emotionellen und thermischen) Impulse eine Hypohidrose verursacht, daß die gleichen Bezirke aber reflektorisch und auf cholinergische Reize übermäßig ansprechen. Die Informationen aus der Literatur über diesen Gegenstand sind unzuverlässig, weil sie nie über exakte, getrennt durchgeführte Schweißsekretionstests berichten. Anamnestische Angaben einzelner Patienten scheinen uns für diese Auffassung zu sprechen. Einen eindrucksvollen Fall einer Hypohidrose des linken Arms und der linken Rumpfseite bei entsprechend verteilten Lähmungen beschrieben Guttmann u. List (1928). Eine abnorme Trockenheit der Füße haben wir bei ausgedehnten Spätlähmungen mehrfach beobachtet. Detaillierte Untersuchungen haben wir nicht durchgeführt – sie sind uns auch nicht bekanntgeworden –, wohl weil die Poliomyelitis heute sehr selten geworden ist. Die Störungen der Schweißabsonderung müssen übrigens lokalisatorisch nicht mit den Segmenten der Lähmungen übereinstimmen, da ja (wie mehrfach vermerkt – s. S. 370) die spinalen Zentren beispielsweise für die Schweißsekretion der Arme in den thorakalen Segmenten 5 bis 7 gelegen sind.

5. Störungen der Schweißsekretion bei Spinalnervenwurzelläsionen

Bei Spinalnervenwurzelläsionen werden keine Störungen der Schweißdrüsenfunktion gefunden. Die Gründe wurden bereits auf S. 374 erörtert.

Theoretisch wären thermoregulatorische Anhidrosen anzunehmen, wenn innerhalb von Th 3 und L 2 so viele benachbarte Wurzeln zerstört würden, daß die über etwa 5 bis 7 Segmente wirksame Verteilerfunktion unter Kollateralfasern im Grenzstrang überspielt werden. Solche Läsionen kommen sicher nur äußerst selten vor. Wir haben keine entsprechenden Beschreibungen finden können und selbst auch keinen Fall dieser Art gesehen.

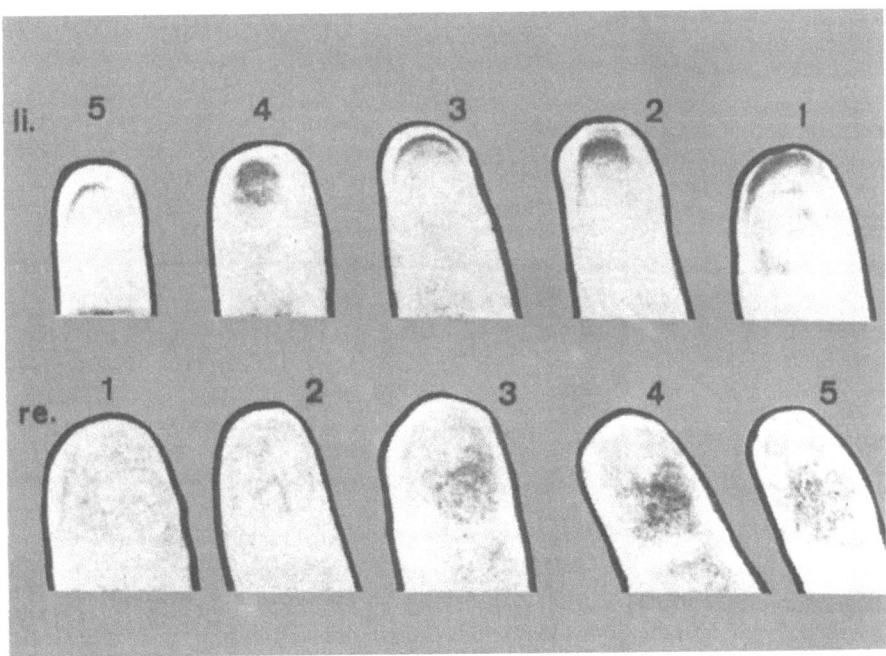

Abb. 36. Normale Schweißsekretion im Ninhydrintest, trotz totaler Denervierung des linken Arms durch Wurzelausriß C 5 – Th 2

Dagegen gibt es serienartige Wurzelläsionen sowohl im zervikalen wie auch (selten) im lumbosakralen Bereich. Hier sind selbst bei Ausfällen von fünf und mehr benachbarten Wurzeln keine Anhidrosen zu erwarten, weil oberhalb von Th 3 und unterhalb von L 2 die Spinalnervenwurzeln keine sudorisekretorischen Fasern enthalten. Die klinisch wichtigen serienartigen Wurzelläsionen sind im Zervikalbereich nicht selten. Sie kommen z. B. recht häufig bei Motorradunfällen vor (Rohr, 1963; Schiffter u. Schliack, 1966). Hierzu ein Beispiel: Wir beobachteten bei einem jungen Mann nach Motorradunfall eine totale radikuläre Denervierung des ganzen linken Arms (Wurzelausriß von C 5 bis Th 2); insbesondere die Hand war total analgetisch und anästhetisch sowie thermanästhetisch. Die Schweißsekretion war hingegen in diesem vollständig sensibilitätsgestörten Bezirk selbst nach 6 Jahren noch nicht erloschen (Abb. 36).

Das Erhaltenbleiben der Schweißsekretion bei der prognostisch desolaten Wurzelausreißung, die man auch operativ nicht angehen kann, ist differential-

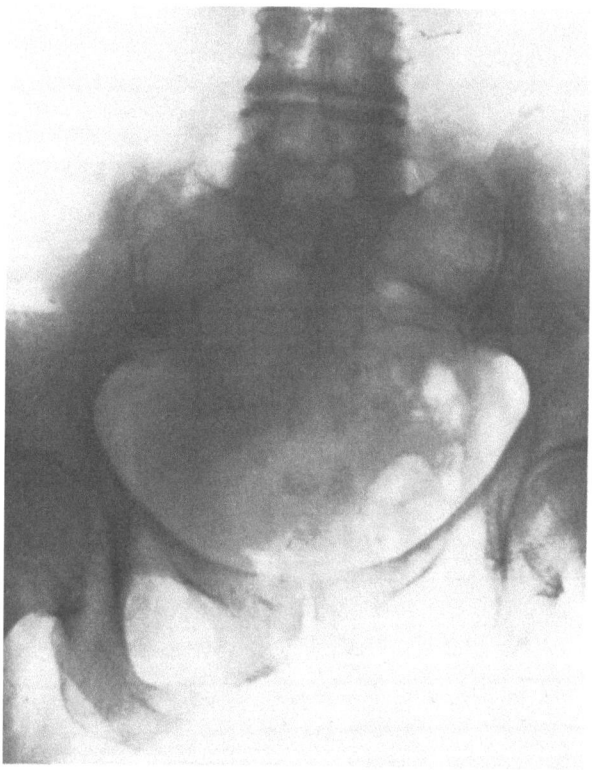

Abb. 37a. Karzinomatöse Zerstörung der rechten Kreuzbeingegend

diagnostisch von großer klinischer Bedeutung gegenüber traumatischen Plexusläsionen, bei denen die Schweißabsonderung in den sensibilitätsgestörten Bezirken sistiert wie bei allen Plexusläsionen. Letztere haben unter Umständen doch eine Chance (Ausräumung von komprimierenden Hämatomen, eventuell sogar Nervennaht oder Spontanremission nach Zerrungsschäden – Mumenthaler u. Schliack, 1965). Gleichwohl können bei zervikalen Wurzelausreißungen auch die zum Plexus ziehenden Grenzstrangfasern mit abreißen. Dann wird allerdings ebenfalls eine Anhidrose, etwa der Hand, auftreten, und die differentialdiagnostische Möglichkeit entfällt.

In der Lumbosakralregion findet man asymmetrische oder symmetrische Kaudaläsionen bei großen Bandscheibenvorfällen oder bei Tumoren im unteren Spinalkanal. Auch hier ist das Verhalten der Schweißsekretion von hohem differentialdiagnostischen Wert: Während bei schweren Plexusläsionen die Schweißdrüsenfunktion praktisch ausnahmslos schwer gestört ist, bleibt sie intakt selbst in Fällen, in denen intraspinal die Kaudawurzeln so total funktionsuntüchtig geworden sind, daß eine totale Anästhesie und Analgesie der Fußsohlen besteht (Abb. 37).

Gelegentlich findet man Hyperhidrosen bei Wurzelreizsyndromen, so bei der „Ischias", d. h. bei einer lumbosakralen Wurzelirritation (Guttmann, 1931) oder etwa bei einem Wurzelreizsyndrom bei Th 10 durch Osteom (Pool, 1956).

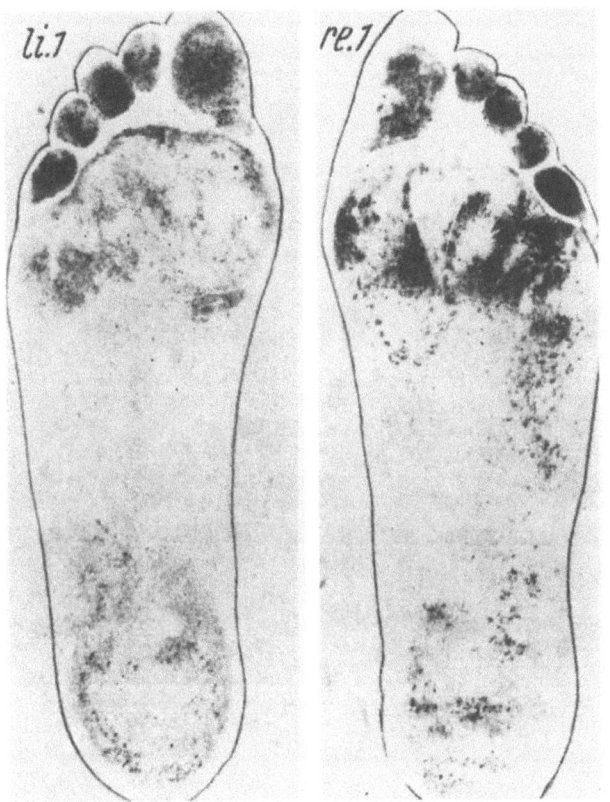

Abb. 37b. Im gleichen Fall totale Sensibilitätsstörung der rechten Fußsohle; dennoch intakte Schweißabsonderung (Typ. Läsion im Wurzelbereich)

6. Störungen der Schweißsekretion beim Zoster

Beim Zoster sind während des Aufschießens der Effloreszenzen und schon kurz vorher im Initialschmerzstadium Hyperhidrosen zu beobachten – meist ohne scharfe Grenze, über mehrere Segmente verstreut. Im späteren Narbenstadium wurden (Nasemann, 1961, 1965) teils Hyperhidrosen, teils Hyp- oder Anhidrosen beschrieben. Man darf diese Phänomene nicht als Beweis für eine Reizung oder Unterbrechung sudorisekretorischer oder schweißhemmender Fasern in den hinteren Wurzeln werten. Denn der lokalisierbare entzündliche Prozeß des Zoster greift nicht nur häufig auf die vorderen Wurzeln über – sogar mit klinisch faßbaren, schlaffen Lähmungen (Kendall, 1957; Mumenthaler u. Schliack, 1965; Schliack, 1969) –, sondern es wurden auch in den segmental zugehörigen Grenzstrangganglien erhebliche Veränderungen histologisch nachgewiesen, ähnlich wie in den Spinalganglien (Döring, 1949, 1955; Orthner, 1948; Wohlwill, 1924, 1928). Auf diese Weise kann also der Zoster auch die über die vorderen Wurzeln und den Grenzstrang laufenden sudorisekretorischen Fasern alterieren. Immerhin ist auch eine Reizung oder Unterbrechung von Fasern zu diskutieren, die über die hinteren Wurzeln laufen und wenigstens

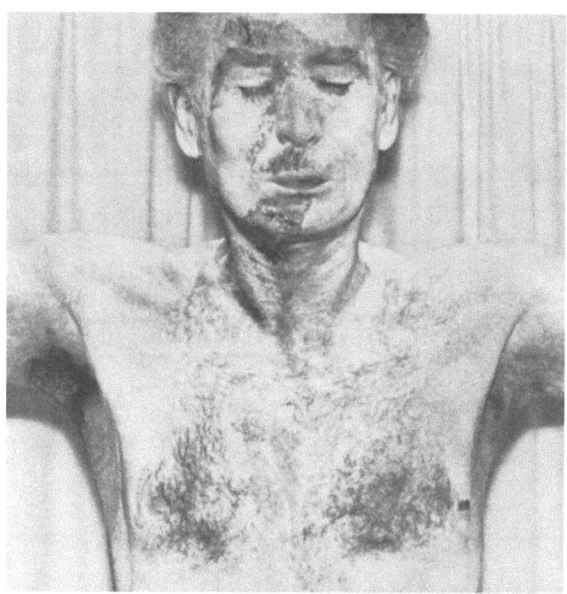

Abb. 38a. Zosternarben in Th 3/4 links

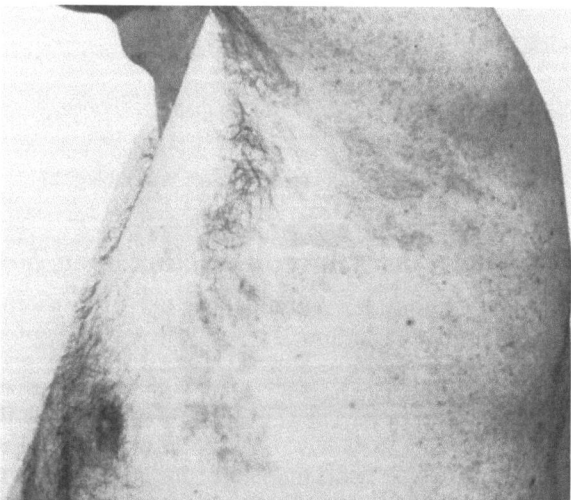

Abb. 38b. Der Minorsche Schweißversuch zeigt die Anhidrose des Gesichtes, des Halses und der Achselhöhle (aus Schliack u. Godt, 1977)

teilweise in Spinalganglien umgeschaltet werden sollen. Sie sollen überwiegend die Schweißsekretion hemmen (Braus u. Elze, 1960; Foerster, 1936; Guttmann, 1931). Für solche schweißhemmenden Fasern gibt es sonst bei Defektsyndromen indessen keinen überzeugenden Beweis. Der histologische Nachweis von schweren Veränderungen in den Grenzstrangganglien muß bei der Deutung dieser Phänomene schwerer ins Gewicht fallen. Wir haben kürzlich einen Fall von Zoster in Th 3/4 gesehen und beschrieben, bei dem eine Anhidrose im oberen Körperquadranten nachweisbar war (Schliack u. Godt, 1977) (Abb. 38 a, b). Abgesehen davon können in ausgedehnten zosterischen Narbenfeldern die Schweißdrüsen selbst untergegangen sein.

7. Viszerosudorale Reflexe bei Erkrankungen innerer Organe

Reflektorische und algetische Krankheitsphänomene bei akuten oder auch chronischen Organerkrankungen mit akuten Komplikationen sind seit den Arbeiten von Head, Mackenzie sowie Hansen und von Staa bekannt geworden. Die hyperalgetischen Dermatome (z. B. bei Gallenblasenerkrankungen) sind als Head'sche Zone jedem Medizinstudenten vertraut. Weniger Allgemeingut sind die zahlreichen, mit einfachen Mitteln, aber mit subtiler Aufmerksamkeit faßbaren reflektorischen Auswirkungen: die Spannungsvermehrung der Leibeswandmuskulatur, der erhöhte Hautturgor, diskrete Änderungen der Hautdurchblutung und damit der Hauttemperatur, die seitenentsprechende sympathische Reizmydriasis u. a. m. Der diagnostische Wert dieser Zeichen liegt u. a.

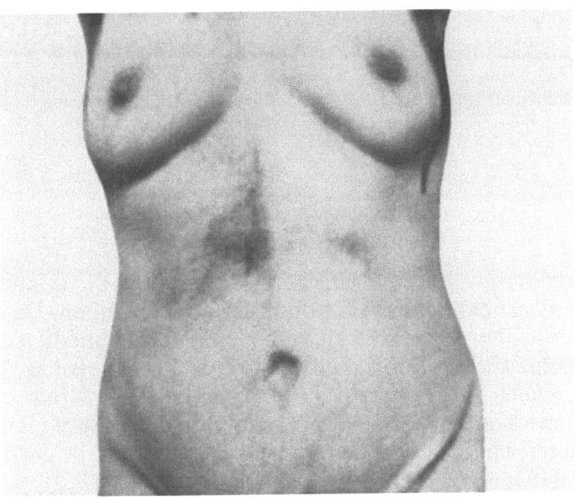

Abb. 39. Reflektorische Hyperhidrose bei Cholezystitis (aus Guttmann, 1938b)

darin, daß sie nach strengen Gesetzen seitenspezifisch und segmentspezifisch angeordnet sind. Diese Phänomene unterliegen einem viszerogenen Reflex, der im Rückenmark von den schmerzleitenden Fasern über Schaltneurone auf die motorischen Vorderhornzellen oder die vegetativen Seitenhornzellen übertragen werden (ausführliche Literatur bei Hansen u. Schliack, 1962). Neben Hansen und von Staa (1938) hat Guttmann (1938 b) besonders auf den viszerosudoralen Reflex aufmerksam gemacht. Er konnte unter anderem bei einer 41j. Frau mit rezidivierenden Gallenkoliken eine ausgeprägte Hyperhidrose rechts mit Schwerpunkt bei Th 8 nachweisen (Abb. 39).

Ähnliche Beobachtungen wurden bei verschiedenartigen Organerkrankungen (Pneumonien, Herzinfarkten, Nephrolithiasis, Gallenerkrankungen usw.) besonders von Hansen und von Staa (1938) vielfach mitgeteilt. Wir selbst haben an diesen Untersuchungen jahrelang teilgenommen.

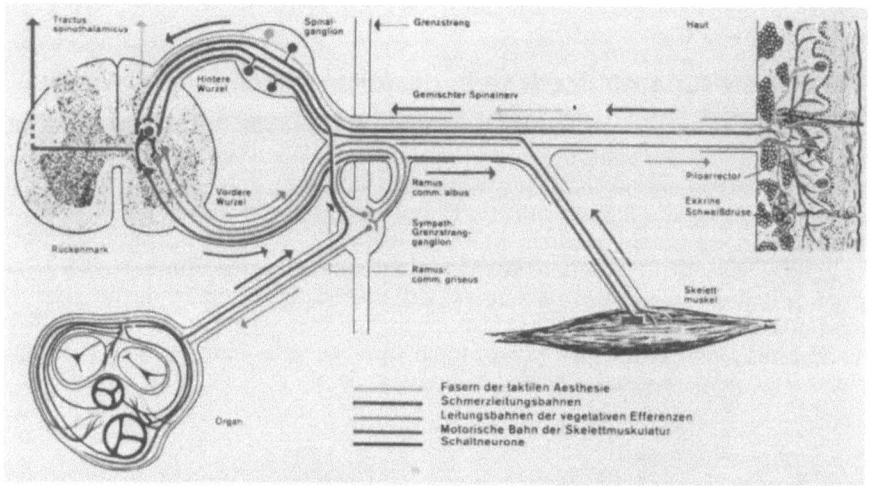

Abb. 40. Reflexschema viszerogener Impulse (aus Schliack, H.: Segmentprobleme, Stuttgart: Bika GmbH, 1964)

In den meisten dieser akuten Krankheitsfälle mußten die dokumentarischen großen Schweißuntersuchungen nach Minor usw. unterbleiben. Das Bestreichen der Rumpfhaut mit dem Handrücken zeigt aber auch ohnedies eindrucksvoll eine seitenunterschiedliche Klebrigkeit der Haut an. Spiegel u. Wohl (1932, 1935) und später auch Regelsberger (1952) haben diese Zone mit Hilfe des elektrischen Hautwiderstands gemessen. Sie fanden den Hautwiderstand im Bereich der hyperalgetischen Zonen herabgesetzt (s. a. Baird et al., 1954; Morrison u. Spiegel, 1945).

Es mag sein, daß die Änderung der Hautdurchblutung dabei eine Rolle spielt. Am wirksamsten wird der galvanische Hautwiderstand aber beeinflußt durch die schweißbedingte Feuchtigkeit der Hautoberfläche, wie wir dies seit 1890 durch die Untersuchungen von Tarchanow und von Veraguth (1907, 1908) („psychogalvanischer Reflex") wissen.

Unsere Vorstellungen über die viszerosudorale Reflexbahn soll die Abb. 40 erklären.

Daß die Zone der viszerogenen Reflexhyperhidrose nicht mit der Head'schen Zone, die an die sensiblen Dermatome gebunden ist, übereinstimmt, ist bereits erläutert worden.

8. Störungen der Schweißsekretion bei isolierten Grenzstrangläsionen

Isolierte Läsionen des sympathischen Grenzstranges kommen häufiger vor, als allgemein angenommen wird. Sie können von hohem diagnostischen Interesse sein. Sie sind am sichersten zu erfassen und zu lokalisieren mit Hilfe von Untersuchungen der Schweißdrüsenfunktion (Abb. 41 b, 42 a, b).

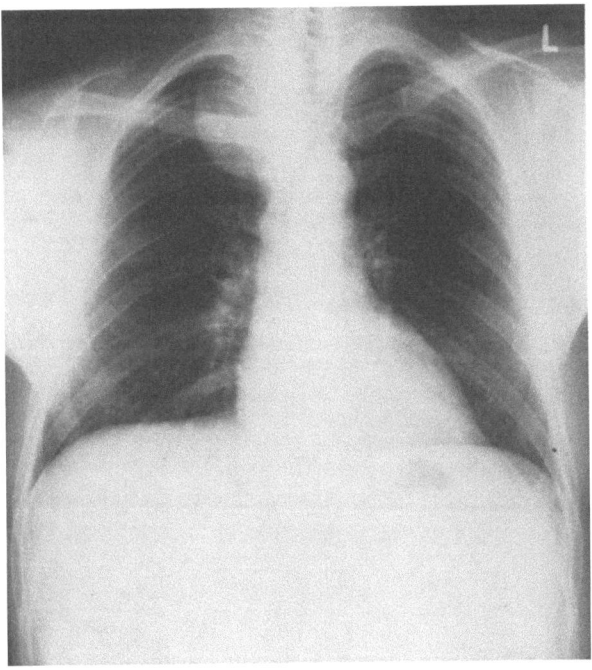

Abb. 41a. Röntgenbild mit großem Neurinom bei Th 2 rechts

Verschiedenartige chirurgische Maßnahmen haben unsere Kenntnisse erweitert und gesichert. Solche Eingriffe wurden am oberen thorakalen Grenzstrang aus unterschiedlichen Gründen (Asthma bronchiale, Angina pectoris, Ulcus ventriculi et duodeni, Hyperhidrose der Hände) nach dem Verfahren von Kux in den letzten 15 Jahren sehr häufig durchgeführt (Kux, 1948, 1952, 1953, 1958, 1960; Love u. Jürgens, 1964; Wittmoser, 1953, 1961, 1963). Im Bereich des lumbosakralen Grenzstranges wurden solche Unterbrechungen vorwiegend zur Besserung der Durchblutung der unteren Extremitäten vorgenommen (Bues, 1954, 1957). Die wichtigen theoretischen Konsequenzen, die sich aus diesen Beobachtungen ergeben, haben wir bereits auf S. 370–374 erörtert.

Die klinischen Auswirkungen solcher Läsionen des Grenzstranges sind: Anhidrosen und Hyperthermie (durch Gefäßerweiterung, d. h. Vasomotorenlähmung) in einem sog. Quadranten ohne Störungen der Oberflächensensibilität.

Man beobachtet klinisch solche spontan auftretenden Syndrome meistens als Auswirkungen maligner Tumoren, sehr viel seltener als Kompressionsfolgen durch gutartige raumfordernde Prozesse, wie Neurinome, Meningozelen usw. (Abb. 41 a–c).

Das Karzinom der Lungenspitze (Pancoast-Tumor) mit seiner Tendenz zum Ausbrechen über die Pleura auf die Thoraxwand führt früher oder später ganz gesetzmäßig zu einer Zerstörung des Grenzstranges in der Gegend des Ganglion stellatum oder etwas kaudal davon (Abb. 42 a, b u. Schema Abb. 42 c). Sehr häufig sind Anhidrosen einer Gesichtsseite und/oder einer Hand erstes Sym-

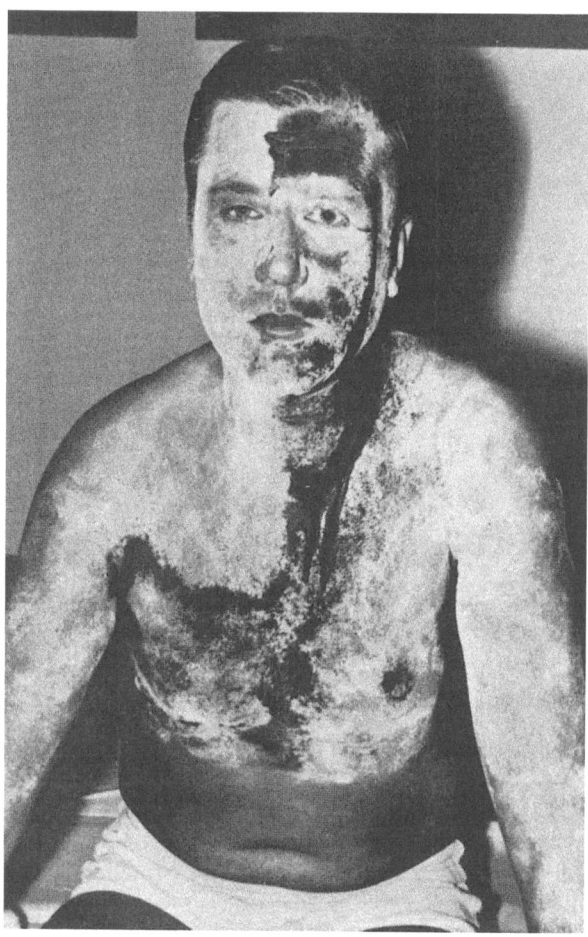

Abb. 41b. Minor-Schweißtest des Kranken von Abb. 40a. Anhidrose im oberen Körperquadranten und peripheres Horner-Syndrom rechts infolge Kompression des Ganglion stellatum durch das Neurinom

ptom dieses bösartigen Tumors (Rohr u. Lenz, 1960; Schiffter, 1974; Schliack u. Schiffter, 1971 a). Bei mehr lateral sich entwickelnden Tumoren vermißt man dieses Symptom selbstverständlich (Niedermeyer, 1959).

Im Lumbosakralbereich sind es vor allem die Genital- und Rektum-Karzinome, gelegentlich auch Hypernephrome, deren paraaortale Metastasen isoliert den Grenzstrang erreichen können, ehe eindeutige neurologische Ausfälle (Sensibilitätsstörungen, Reflexausfälle und motorische Paresen) faßbar werden

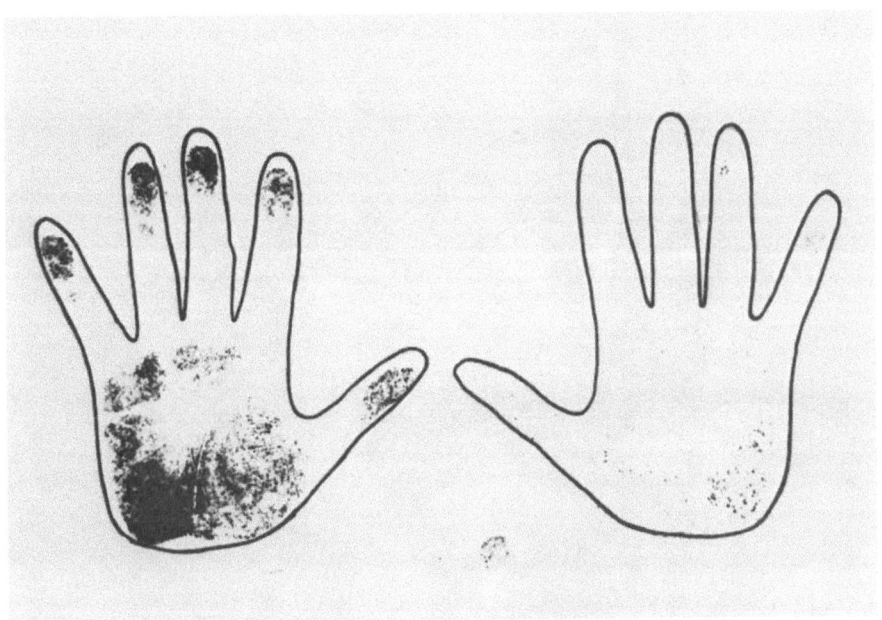

Abb. 41c. Ninhydrintest der Hände des Kranken von Abb. 40b. Fast totale Anhidrose der rechten Hand bei normaler Sensibilität

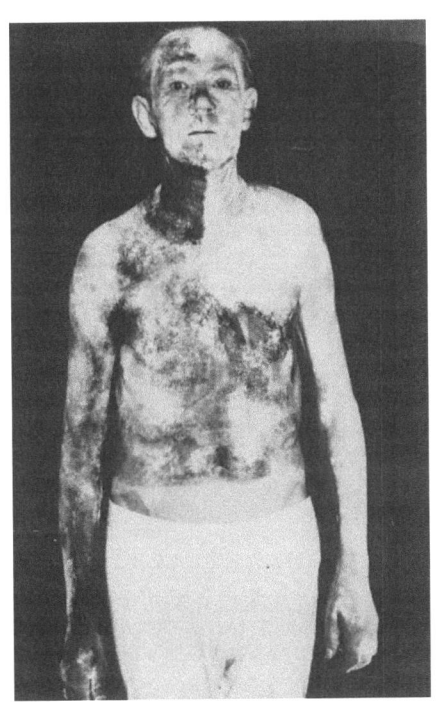
Abb. 42a

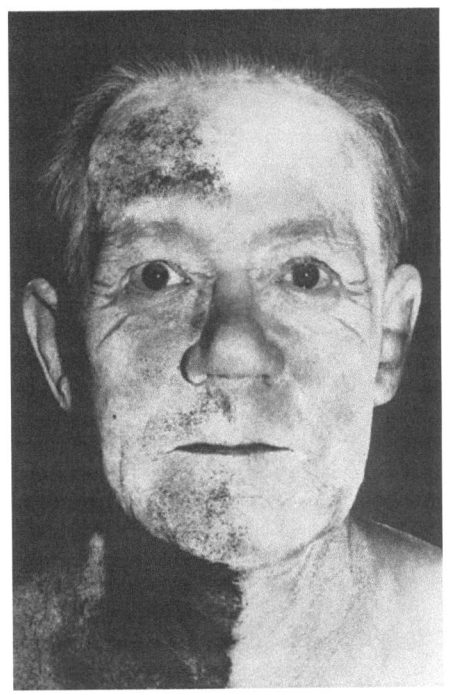
Abb. 42b

Abb. 42a und 42b. Anhidrose des linken oberen Körperquadranten und Horner-Syndrom links durch Pancoast-Tumor

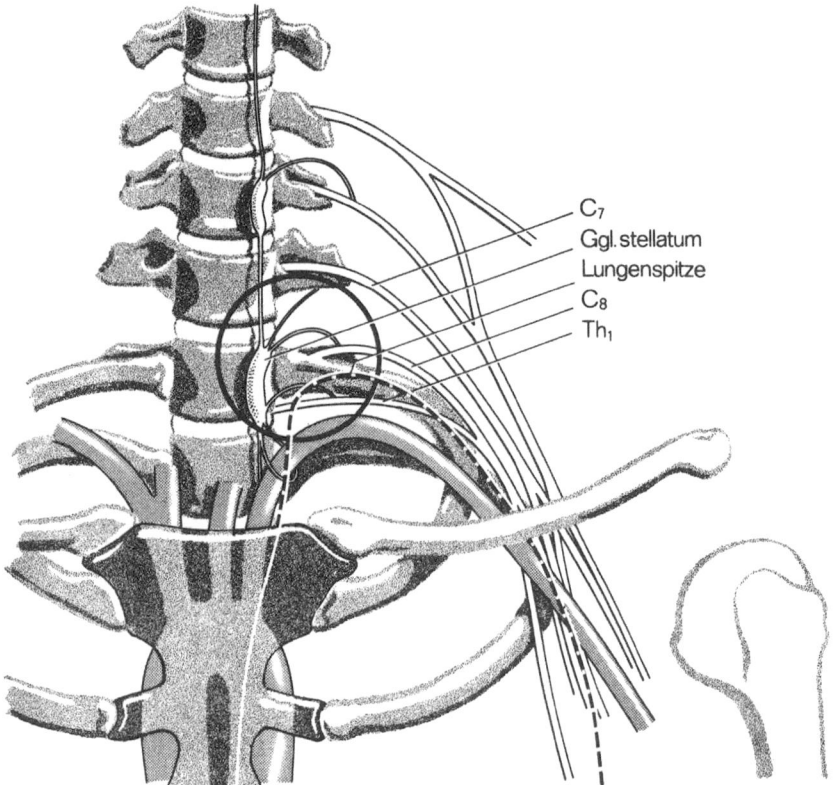

Abb. 42c. Schematische Darstellung der topographischen Verhältnisse beim Pancoast-Syndrom

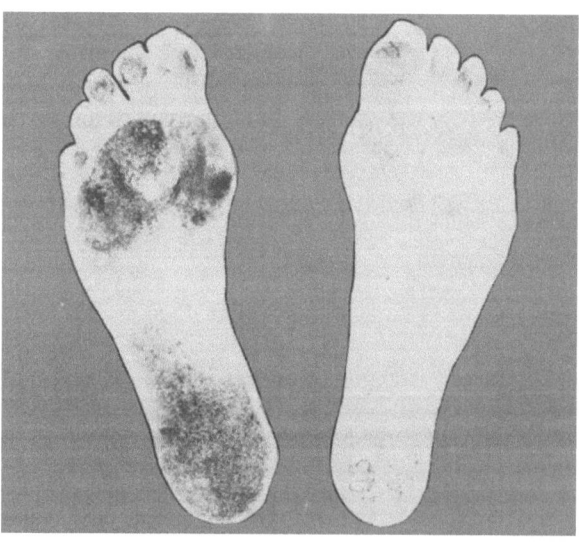

Abb. 43a. Fast totale Anhidrose des linken Fußes bei Befall der paraaortalen und paravertebralen Lymphknoten durch Lymphogranulomatose

(Schliack u. Schiffter, 1971 a, b). Ein Beispiel soll diese wenig bekannte, diagnostisch wichtige Situation illustrieren:

Etwa ein Jahr nach einer Operation wegen Kollum-Karzinoms trat bei einer Frau, allmählich zunehmend, ein Schmerzsyndrom im linken Bein auf. Die neurologische Untersuchung konnte keine Störungen der Motorik, der Sensibilität oder des Reflexverhaltens aufdecken. Das linke Bein war aber gegenüber dem rechten deutlich wärmer, röter und die linke Fußsohle absolut trocken, die rechte dagegen normal feucht. Unter der Annahme einer paraaortalen Metastasierung links bei L 2 bis L 4 erfolgte eine gezielte Röntgenbestrahlung, die die Schmerzen prompt für viele Monate kupierte. Später manifestierten sich ausgedehnte Plexusausfälle.

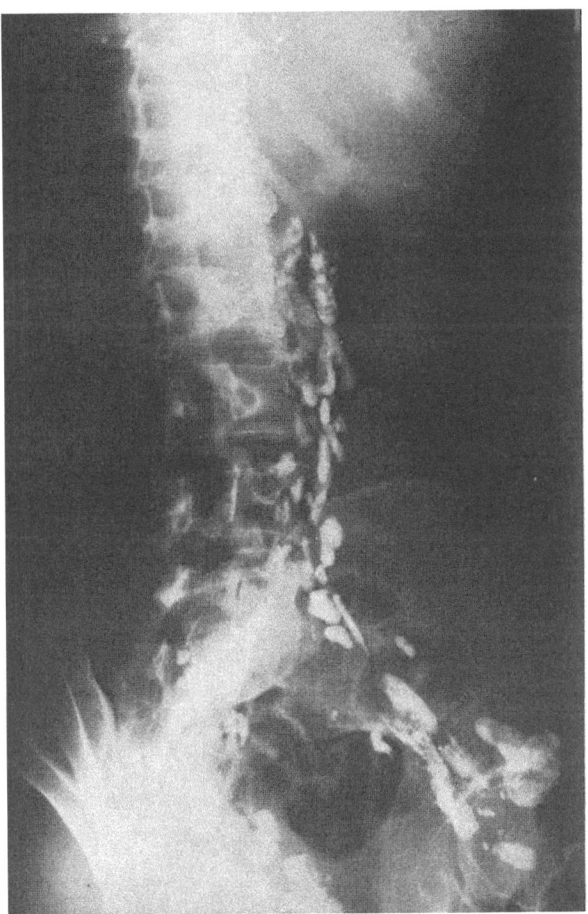

Abb. 43b. Lymphogramm der entsprechen Lymphknotenketten

Die Abb. 43 a, b zeigt einen entsprechenden Fall eines 26j. Mannes, bei dem der rechte lumbosakrale Grenzstrang im Verlauf einer Lymphogranulomatose zerstört worden war. Auch hier fand man die Zeichen der sympathischen Denervierung eines Beines mit Anhidrose der Planta pedis, aber keine sensiblen oder motorischen Ausfälle.

Wir haben diese Befunde systematisch überprüft (Schiffter, 1976; Schliack u. Simon, 1974): So fanden wir bei 69 Patienten mit einem malignen Tumor von

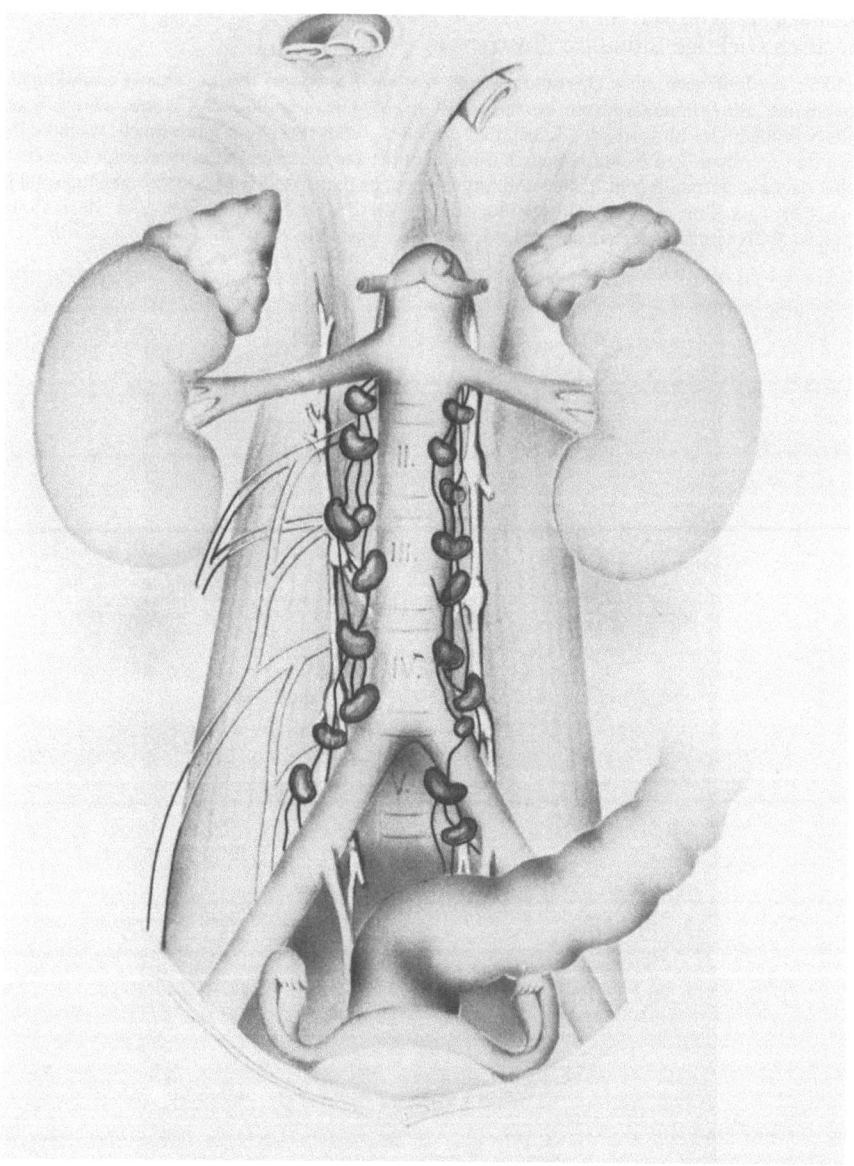

Abb. 43c. Schema der topographischen Beziehungen zwischen lumbalem Grenzstrang (weiß), Plexus lumbalis (rechts) und paraaortaler Lymphknotenkette

Genitalorganen (besonders Uterus oder Prostata), Nieren, Blase oder Rektum, also Organen, deren Lymphabfluß in das retroperitoneale bzw. paraaortale Lymphsystem erfolgt, in fast 48% der Fälle eine lumbale Grenzstrangkompression, die sich als Anhidrose und Überwärmung des Fußes äußerte. Ein Drittel von diesen hatten zusätzlich eine Läsion des Plexus lumbalis (besonders des Nervus femoralis), die übrigen zwei Drittel waren isolierte Grenzstrangsyndrome. Eine ähnliche Verteilung der Befunde boten 34 Kranke mit primären malignen Erkrankungen des lymphoretikulären Systems (Morbus Hodgkin, Retikulosarkome u. a.). Dies belegt, wie wertvoll die Untersuchung von Schweißsekretion und Vasomotorik für die Diagnostik des schwer zugänglichen Retroperitonealraums sein kann. Die Befunde sind so verläßlich, daß man bei Feststellung von Anhidrose und Überwärmung eines Fußes, bei fehlenden weiteren neurologischen Symptomen (d. h. Ausschluß einer Plexus- oder peripheren Nervenlähmung), mit sehr hoher Wahrscheinlichkeit einen malignen retroperitonealen Prozeß annehmen kann. Die schematische Darstellung von Abb. 43 c gibt einen Überblick über die topographischen Beziehungen zwischen lumbalem Grenzstrang (weiß), Plexus lumbalis (rechts über dem M.psoas) und Lymphknotenketten.

Nur in einem einzigen Fall sahen wir bisher eine traumatisch bedingte isolierte Läsion des lumbalen Grenzstrangs: Bei einem jungen Mann waren nach einer stumpfen Flankenverletzung die Querfortsätze des 2.–5. Lumbalwirbels abgebrochen. Das linke Bein war überwärmt und total anhidrotisch, ohne nennenswerte neurologische Ausfälle.

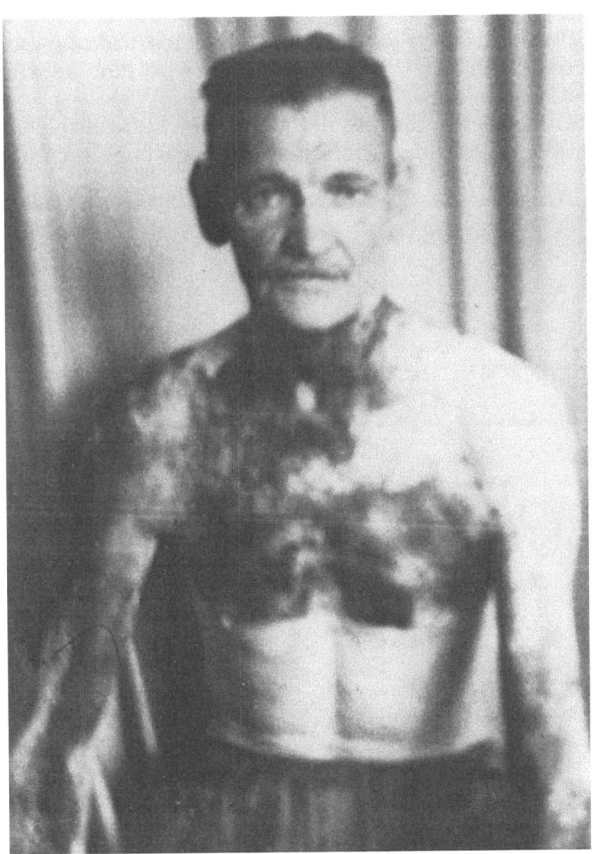

Abb. 44. Schweißtest bei oberer Arm-Plexuslähmung links

9. Störungen der Schweißsekretion bei Läsionen von Plexus brachialis und lumbosacralis

Die Schmerzzustände bei den recht häufigen Arm- und Beinplexusläsionen (meistens durch Invasionen maligner Tumoren) machen nicht selten große differentialdiagnostische Schwierigkeiten, weil sich innerhalb der verwirrenden Plexuslabyrinthe sehr unterschiedliche neurologische Syndrome manifestieren können. Im Gegensatz zu den sicher viel häufigeren Wurzelkompressionssyndromen findet man bei diesen Plexusläsionen praktisch ausnahmslos Störungen der Schweißdrüsentätigkeit vom peripheren Typ, d. h. ein Sistieren jeglicher Schweißabsonderung, jedenfalls immer dann, wenn eindeutige neurologische Ausfälle, insbesondere im Bereich der Oberflächensensibilität, nachweisbar sind.

Beim Pancoast-Tumor ist dieses Zeichen als Frühsymptom mehrfach beschrieben worden (s. S. 420ff.) (Beck, 1954; Rohr u. Lenz, 1960; Schliack u. Schiffter, 1971 a, b). Auch Mammakarzinome wachsen häufig in den Plexus brachialis ein, doch im allgemeinen weiter distal, so daß die Störungen der Schweißsekretion erst zusammen mit den Sensibilitätsstörungen und lokalisatorisch mit diesen übereinstimmend beobachtet werden (s. a. Abb. 44).

Entsprechende Defekte an den vegetativen Efferenzen wurden auch bei den lumbosakralen Plexusläsionen festgestellt, z. B. nach Rektum- und Genitaltumoren (Schiffter u. Schliack, 1966). In Abb. 45 wird eine derartige Beobachtung demonstriert.

Das Verhalten der Schweißdrüsentätigkeit erleichtert in solchen Situationen mit den einfachsten Mitteln der klinischen Beobachtung (zur Orientierung ge-

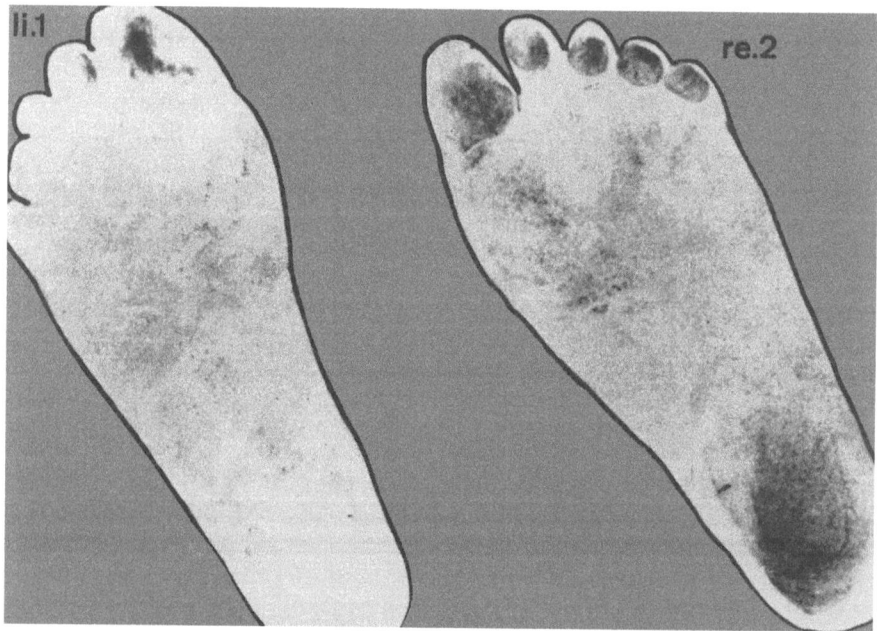

Abb. 45. Hypohidrose der rechten Fußsohle bei Infiltration des rechten N. ischiadicus durch Portio-Karzinom

nügt oft schon das einfache Bestreichen der Fußsohlen mit den Streckseiten der Finger des Untersuchers) die schwerwiegende Unterscheidung, ob es sich bei Schmerzen im Bein um eine vergleichsweise harmlose Wurzelirritation handelt oder um eine beginnende Plexuskompression durch Metastasierung (s. a. Abb. 46). Eine im Vergleich zur gesunden Seite trockenere, wärmere Fußsohle am schmerzhaften Bein ist als Hinweis auf eine Plexusdurchwachsung anzusehen, vor allem dann, wenn dort deutliche Sensibilitätsstörungen nachweisbar sind.

10. Störungen der Schweißsekretion bei peripheren Nervenläsionen

Totale Unterbrechungen peripherer Nervenstämme, die auch Fasern für die Oberflächensensibilität enthalten, verursachen mit Sicherheit auch eine totale Anhidrose und eine totale Lähmung der Piloarrektoren. Diese Ausfälle „vegetativer" Funktionen entsprechen topisch sehr genau dem sensibilitätsgestörten Bezirk, so genau, daß Mobergs Ninhydrin-Test als objektiver „Sensibilitätstest" bezeichnet werden konnte. Es gibt darüber zahlreiche Publikationen, die hier nicht alle im einzelnen erwähnt werden müssen, weil sie nur Wiederholungen bekannter Tatbestände bringen. Wir verweisen nur auf die Arbeiten von Moberg selbst (1959, 1960, 1962, 1964; Moberg u. Dhuner, 1964).

Die Definition „Sensibilitätstest" ist indessen tatsächlich nur bei Totalläsionen peripherer Nervenstämme gerechtfertigt, nicht aber bei Teilläsionen oder bei Sensibilitätsstörungen anderer Genese (radikulär, medullär oder zerebral). Auf die sich daraus ergebenden Probleme und differentialdiagnostischen Möglichkeiten gehen wir an anderen Stellen ausführlicher ein (S. 392–394 – Literatur hierüber s. Schiffter u. Schliack, 1966; Schliack u. Schiffter, 1965, 1967).

Man kann also nicht, wie es gelegentlich behauptet worden ist, den Untersuchten stets bewußt falscher Angaben bezichtigen, wenn er nach erhaltener Schweißabsonderung (also bei „normal" ausfallendem „Sensibilitätstest" nach Moberg) schwere Sensibilitätsstörungen angibt. Man darf dies aber tun, wenn Monate nach einer Nervennaht unverändert eine totale Sensibilitätsstörung angegeben wird, die Schweißsekretion in dem fraglichen Gebiet aber inzwischen eindeutig wieder in Gang gekommen ist. Denn dies darf man mit aller Entschiedenheit behaupten, daß das Wiederauftreten von Schweißabsonderung nach Nervennähten zuverlässig ein Einwachsen der Axone über die Verletzungsstelle hinaus bis zur Haut hin beweist. Es liegen keine Beobachtungen vor, die die Annahme rechtfertigen, daß sich die verschiedenen Axone (also die der Sensibilität und die der vegetativen Efferenzen) entscheidend unterschiedlich verhalten. Lediglich geringe zeitliche Differenzen dürfen angenommen werden. Nur im Bereich des Gesichts liegt eine besondere Situation vor, auf die wir auf S. 433 ff. näher eingehen werden. Die Mundbodenregion scheint sich ähnlich zu verhalten wie die vom Nervus trigeminus versorgten Bezirke. Beide Areale werden nicht nur über die sensiblen Nerven, sondern auch über die Äste der Arteria carotis externa mit sudorisekretorischen Fasern versorgt (Schiffter-Retzlaw, 1967; Schliack u. Schiffter, 1972).

Abgesehen von diesen Ausnahmen darf festgestellt werden, daß irreparable Defekte peripherer Nerven bleibende totale Ausfälle der Schweißsekretion (und der Piloarrektion) verursachen. Wir kennen selbst Fälle von traumatischen Medianuslähmungen, bei denen mehr als 20 Jahre nach der Verletzung immer noch totale Anhidrosen festzustellen waren (Abb. 14).

Bei Verletzungen der großen Plexus und der wichtigsten großen Nervenstämme (Nervus medianus, Nervus ulnaris und Nervus tibialis) hat sich als einfacher Test für die Tätigkeit der Schweißdrüsen der Ninhydrin-Test (s. S. 396) als absolut überlegen erwiesen, bei den anderen Nerven muß man die umständlicheren Methoden von Minor (1928) und Guttmann (1937, 1941) anwenden, wenn man sich nicht (rascher und klinisch mit dem gleichen Aussagewert – s. S. 399) auf die Prüfung der Pilomotoren beschränken will.

Ausgeprägte Hyperhidrosen findet man häufig in den Randbezirken einer durch Läsion eines peripheren Nerven bedingten Anhidrose: Periläsionelle Hyperhidrose (schon von Foerster u. Guttmann ausführlich beschrieben). Sie können den schmalen Zonen periläsioneller Hyperalgesien entsprechen, wie sie am Rande sensibilitätsgestörter Areale bei peripheren Nervenverletzungen und ganz besonders an den Sensibilitätsgrenzen von Querschnittsläsionen des Rückenmarks beobachtet werden. Sie kommen allerdings sehr ausgeprägt auch an den Grenzen von sympathisch denervierten Hautflächen vor, bei denen es Sensibilitätsdefekte oder hyperalgetische Randzonen gar nicht gibt (Abb. 33).

Diese Hyperhidrosen an den Grenzlinien von anhidrotischen Bezirken sind bei thermoregulatorischen (zentral provozierten) Schweißversuchen weniger auffällig, sie sind aber pharmakologisch (cholinergisch) sehr zuverlässig provozierbar (Abb. 41 b). Offenbar sind an solchen Grenzlinien die peripheren Elemente leichter erregbar.

Außerdem sind monatelang anhaltende lästige Hyperhidrosen in fortgeschrittenen Regenerationsstadien nach Nervendruckläsionen oder nach erfolgreichen Nervennähten nicht selten (Foerster, 1918, 1936; Jung, 1941). Man sollte in solchen Fällen, ehe man definitiv ausschaltende Operationsverfahren, wie z. B. die thorakale Sympathektomie nach Kux (s. S. 446), diskutiert, zunächst geduldig die Entwicklung abwarten, weil häufig mit fortschreitender Regeneration eine Beruhigung dieser Reizsymptome eintritt. Ungeklärt blieb eine Beobachtung von Scully (1955): Ein 9j. Mädchen schwitzte übermäßig stark in einem kleinen Hautbezirk am Handgelenk, ohne daß eine Nervenläsion vorausgegangen war (Hidrangioma cutis? s. S. 433).

Die Beachtung der Schweißsekretion ergibt für die Diagnostik, Differentialdiagnose und Verlaufsdiagnostik peripherer Nervenläsionen folgende Hinweise (Foerster, 1918, 1936; Jung, 1941; Lüthy, 1953; Guttmann u. List, 1928; Korphus, 1916; Schiffter u. Schliack, 1966):

1. Bei allen totalen oder subtotalen Läsionen der großen brachialen und lumbosakralen Plexus sowie der peripheren Nerven, die Axone für die Oberflächensensibilität enthalten, entstehen innerhalb von wenigen Tagen (Degenerationszeit der distalen Nervenstümpfe) totale Anhidrosen, d. h. ein Ausfall der thermoregulatorischen, der spontanen und der pharmakologisch provozierbaren Schweißabsonderung.

2. Anhidrosen entstehen nicht bei radikulären Ausfällen, auch wenn diese sehr ausgedehnt sind. Praktisch spielt dies bei der Diagnose der prognostisch desolaten traumatischen Wurzelausreißungen (wie sie z. B. bei Motorradunfällen im Zervikalbereich gar nicht selten vorkommen) eine Rolle und bei der Entscheidung, ob eine harmlose bandscheibenbedingte Wurzelkompression oder eine durch Metastasen verursachte Plexusläsion vorliegt.

3. Diese Untersuchung kann – wie wir selbst erlebt haben – von großer Bedeutung sein bei gerichtlich-gutachterlichen Auseinandersetzungen: Immer wieder kommt es auch heute zu Spritzenschäden des Nervus ischiadicus bei fehlerhaft ausgeführten intraglutealen Injektionen. Es entstehen Läsionen des Ischiadikusstammes, die bei oberflächlicher Betrachtung mit radikulären Ausfällen (Kompression zweier oder dreier benachbarter lumbosakraler Spinalnervenwurzeln) verwechselt werden können. Jedenfalls versucht sich der Beschul-

digte häufig mit dieser Interpretation zu entlasten. Die im Ninhydrin-Test dokumentierte Anhidrose sichert zuverlässig den Beweis, daß es sich um eine Läsion des Ischiadikusstammes (in konkretem Fall also um eine Spritzenlähmung) handelt (Abb. 46, 47).

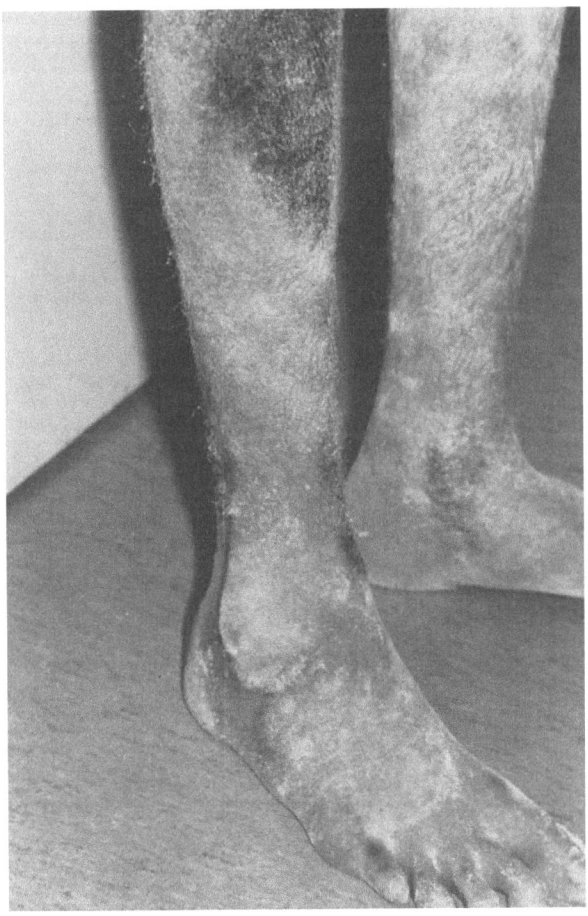

Abb. 46. Anhidrose am rechten Unterschenkel und Fußrücken bei Ischiadikusdrucklähmung (Peronäus-Gebiet anhidrotisch, Saphenusgebiet schwitzt normal)

4. Das Wiederauftreten der Schweißsekretion nach anfänglicher Anhidrose beweist eine bereits bis zur Peripherie reichende Erholung geschädigter Nervenfasern (etwa nach einer Neurolyse oder nach einmaligen stumpfen Traumen) oder ein fortgeschrittenes Durchwachsen der Axone nach gelungener Nervennaht (Hauptmann, 1938; Jung, 1941). Selbst in Hauttransplantaten kann die wiederkehrende Schweißsekretion die Reinnervation anzeigen (Guttmann, 1938 a). Ein Ausbleiben der Schweißdrüsentätigkeit über die zu erwartende Frist hinaus vermag einen Dauerdefekt des geschädigten Nerven anzuzeigen oder eine Komplikation im Heilverlauf (sekundäre Narbenstriktur).

430   H. Schliack u. R. Schiffter: Neuro- und Pathophysiologie der Schweißsekretion

5. Bei den vielfältigen endogenen Drucklähmungen peripherer Nerven (als Beispiel nennen wir die Ulnarisparesen durch Druck des Nervus ulnaris am Ellenbogen bei Arthrose, nach Frakturen oder bei professionell bedingten Druckschäden oder die distale Medianuskompression beim Karpaltunnel-Syndrom) sind leider die Schweißuntersuchungen weniger hilfreich, als man nach den vorausgegangenen Ausführungen erwarten sollte. Zwar kennen wir bei schweren, spät diagnostizierten Fällen dieser Art auch totale Anhidrosen in den typischen Gebieten, z. B. bei vernachlässigten Karpaltunnel-Syndromen und in

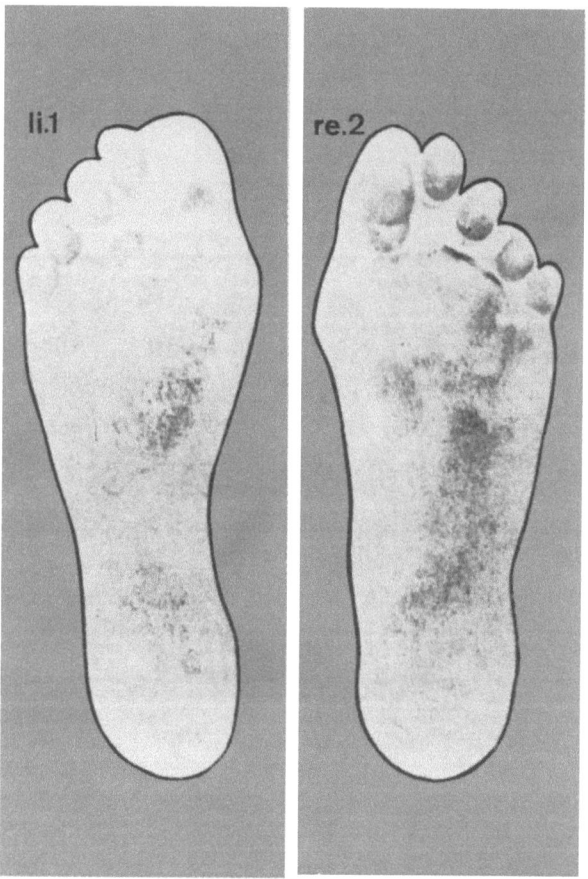

Abb. 47. Hypohidrose der linken Fußsohle nach Spritzenlähmung des Nervus ischiadicus

einem Falle doppelseitig im Ulnarisareal bei einer schweren Chondromatose beider Ellenbogengelenke. Solche Anhidrosen rechtfertigen bereits vor Anwendung elektrophysiologischer Tests die Annahme einer subtotalen oder totalen Unterbrechung der leitfähigen Strukturen des betroffenen Nerven. In dem Stadium jedoch, in dem solche Läsionen erfaßt werden sollen, damit irreparable Schäden verhütet werden können, also im Stadium der Parästhesien und Schmerzen, sind Defekte der Schweißdrüsentätigkeit meistens noch nicht zu erkennen. Gelegentlich sieht man zu dieser Zeit eine umschriebene Hyperhi-

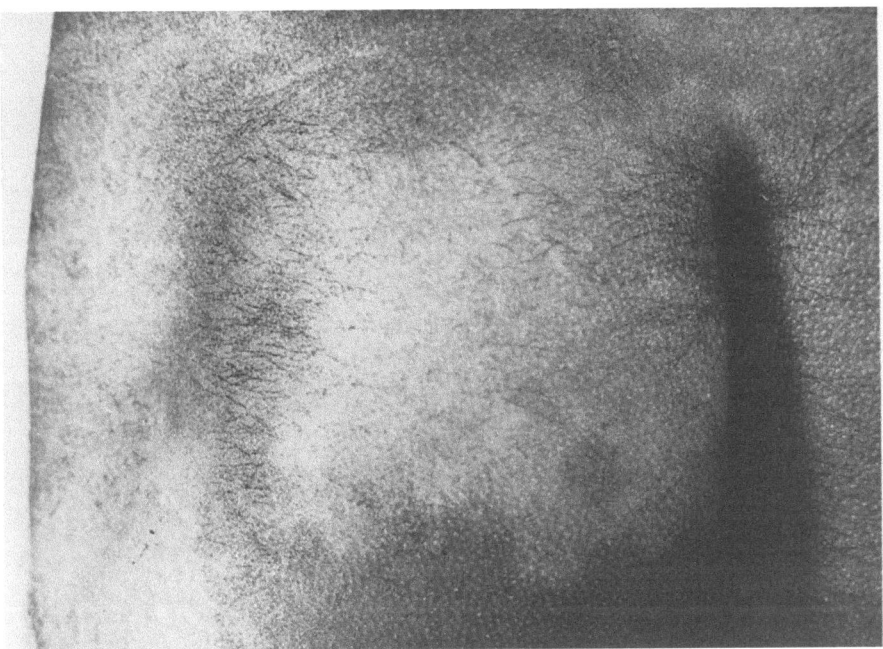

Abb. 48a. Lepröse Hautveränderungen (Depigmentierung) über der linken Gesäßhälfte. Hier auch Analgesie und Thermhypaesthesie

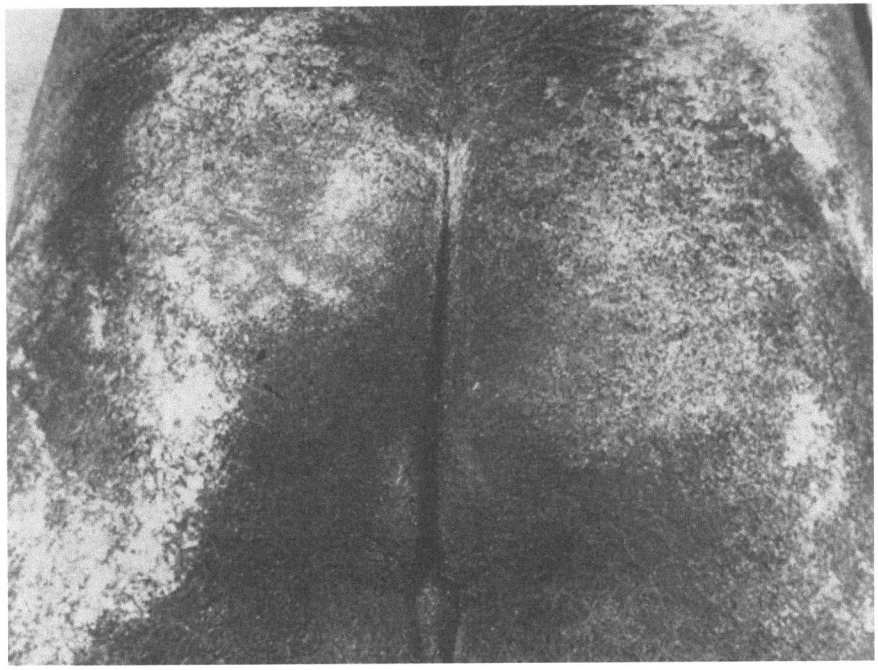

Abb. 48b. Im gleichen Bezirk Verminderung der Schweißabsonderung (Minorscher Versuch)

drose, die allerdings selten so eindrucksvoll ist, daß man sie diagnostisch verwerten kann. In dieser Situation muß man sich an anderen Kriterien orientieren, vor allem an der Lokalisation der Parästhesien und schließlich an den Ergebnissen elektroneurographischer Untersuchungen (isolierte Verlangsamung der distalen Latenz bzw. der Nervenleitgeschwindigkeit).

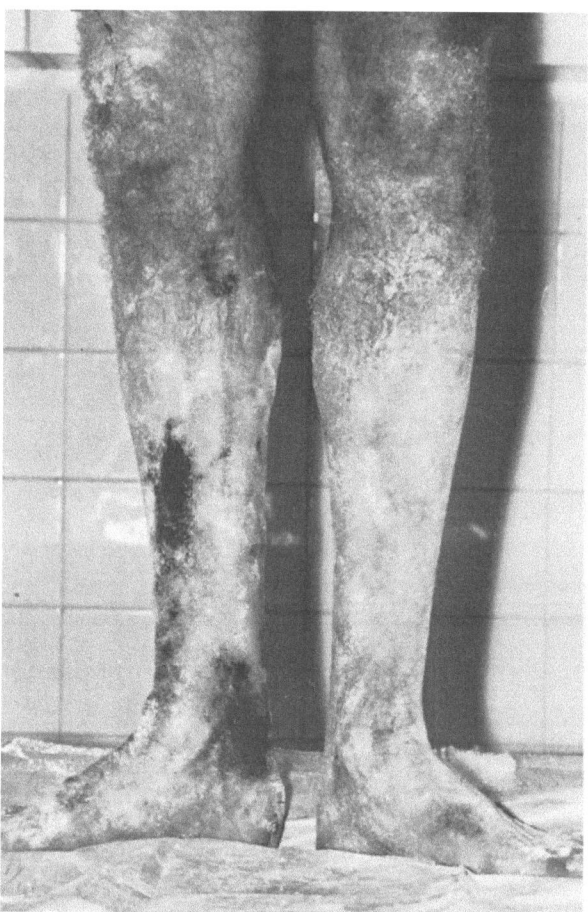

Abb. 49. Spontane Hyperhidrose am rechten Unterschenkel bei Hidrangioma cutis

Endlich sind in diesem Zusammenhang noch Schweißsekretionsstörungen bei der *Lepra* zu erwähnen (Cochrane u. Davey, 1964). Die Lepra hat ja die Tendenz, von der Haut her über die kleinen Hautnerven allmählich aszendierend die größeren peripheren Nerven zu befallen. Zuerst werden die den Schmerz und die Temperatur leitenden Fasern erfaßt, später die der taktilen Ästhesie und schließlich bei weiterem Vordrängen die sog. gemischten Nerven, die nun auch motorische Fasern enthalten. Auf die klinischen Auswirkungen dieser interessanten Gesetzmäßigkeiten, die sich aus der Anatomie der Einzelnerven ergeben, wollen wir hier nicht eingehen. Diagnostisch interessant sind hier weniger die typischen – und häufig eintretenden – Anhidrosen im Verlauf der Medianus-, Ulnaris- und Tibialislähmungen, sondern die über den ganzen Rumpf verteilten kreisförmigen (1 bis 3 cm im Durchmesser großen) anhidrotischen Flecken, die sich bei näherer Untersuchung als analgetisch und thermanästhetisch erweisen: Areale, deren feinste Hautnerven von dem leprösen Entzündungsprozeß betroffen sind (Brun u. Gay-Prieto, 1959; Sacher et al., 1966 – Abb. 48 a, b).

Differentialdiagnostische Schwierigkeiten gegenüber peripher-neurologisch ausgelösten, umschriebenen Hyperhidrosen können gelegentlich bei der sog. „genuinen diffusen Phleb(arteri-)ektasie" bzw. dem Hidroangioma cutis (Korting u. Brehm, 1965; Schnyder, 1963) auftreten. Bei diesen vorwiegend an den Unterschenkeln und Füßen lokalisierten Gefäßmißbildungen kommt es oft zu ausgeprägten Hyperhidrosen, die sehr lästig werden können. Die Abb. 49 zeigt die lokalisatorisch entsprechenden hyperhidrotischen Felder im Minor-Test.

11. Störungen der Schweißsekretion im Bereich des Gesichts

Aus den anatomischen Gegebenheiten (s. S. 385 ff.) lassen sich zwanglos eindeutige Folgerungen für die klinische Diagnostik ableiten. Wir haben alle diese Phänomene an konkreten Krankheitsfällen beobachten können. Wir fassen die wichtigsten Merkmale zusammen:

1. Einseitige, auf das Gesicht (eventuell auch den Arm) beschränkte Störungen der Schweißsekretion werden fast ausschließlich durch Läsionen distal vom Rückenmark verursacht, sehr selten durch kleine Syringomyelieherde. Irritationen oder Defekte im Rückenmark oder im Gehirn führen entweder zu doppelseitigen Störungen (z. B. Prozesse im oberen Thorakalmark) oder zu Störungen, die eine ganze Körperseite betreffen. Solche Störungen haben den Charakter von zentralen Sekretionsanomalien: Die thermoregulatorische Sekretion wird vermindert (u. U. nach einer vorübergehenden Hyperhidrose in der Irritationsphase), das Reflexschwitzen und das pharmakologisch provozierte Schwitzen, gelegentlich auch das Geschmacksschwitzen, sind vermehrt.

2. Alle Schäden am Grenzstrang von Th 5 aufwärts und weiter distal davon (Halsteil, Karotis, Trigeminus) führen zu gleichartigen Störungen der Schweißabsonderung, nämlich zu totalen Defekten vom peripheren Typ. Subjektiv wird fälschlich nicht selten die normal schwitzende Gesichtsseite gegenüber der pathologisch anhidrotischen als krankhaft verändert empfunden. Abweichungen von diesem Prinzip sind erklärbar durch unvollständige Läsionen oder durch die gelegentlich vorkommenden wenigen distal verstreuten sympathischen Ganglienzellen. Eine Höhendiagnose innerhalb dieses Systems ergibt sich allein aus der Verteilung und Ausdehnung des Defektes und aus bestimmten Begleitsymptomen:

a) Bei Läsionen in Th 3–4 ist die Schweißsekretion im Gesicht, Hals, Arm und Achselhöhle der entsprechenden Seite erloschen. Ein Horner-Syndrom ist nicht vorhanden. Ursachen: Neurinome, Sympathikoblastome, periphere Bronchialkarzinome, Operation nach Kux (s. S. 446).

b) Läsionen im Bereich des Ganglion stellatum verursachen ähnliche Defekte, gleichzeitig aber ein Horner-Syndrom (Pancoast-Tumoren, Metastasen von Mammakarzinomen usw.; s. S. 420 ff.).

c) Bei Läsionen des Halssympathikus verkürzt sich der anhidrotische Bezirk von unten her je nach Höhe der Läsion (Abb. 1 a). Das gleiche gilt für Unterbrechungen des sympathischen Geflechts in der Umgebung der Arteria carotis.

3. Unterbrechungen des Nervus facialis führen nicht zu Störungen der Schweißabsonderung des Gesichts. Operativ gesicherte Totalläsionen des Ner-

vus facialis innerhalb der hinteren Schädelgrube haben dies erwiesen (Goebel, 1963; Schliack et al., 1972).

4. Unterbrechungen des Nervus trigeminus im Bereich seiner Wurzel (Operation nach Spiller-Frazier) oder im Ganglion Gasseri bewirken keine Störungen der Schweißsekretion (Goebel, 1963; Foerster, 1936; Guttmann, 1931, 1940 a; List u. Peet, 1938 c; Rapoport, 1933; Schliack et al., 1972; Wilson, 1936).

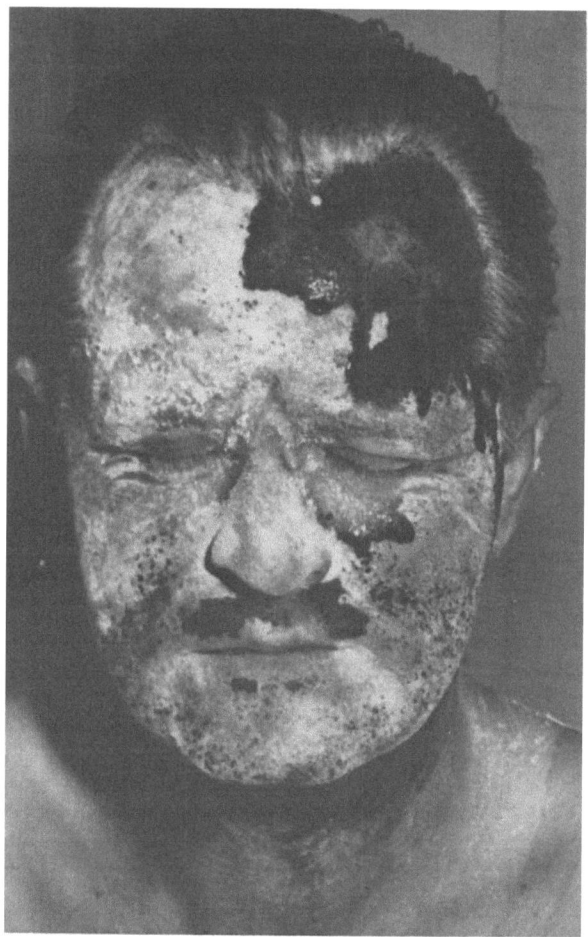

Abb. 50. Anhidrose der rechten Stirnseite im Pilocarpin-Schweißtest durch Exhairese des N. supraorbitalis

5. Unterbrechungen des Nervus trigeminus außerhalb der Schädelkapsel, d. h. im Bereich eines seiner Äste, führen zunächst zu einer totalen Anhidrose vom peripheren Typ (Abb. 17, 50); nach Ablauf einiger Monate kann dieser Defekt kompensiert werden (Abb. 24) trotz weiterbestehender totaler Empfindungsstörung. Diese Kompensation wird u. E. ermöglicht durch aberrierende sudorisekretorische Fasern, die die Gesichtshaut über Äste der Arteria carotis externa erreichen (Schiffter-Retzlaw, 1967; Schliack et al., 1972).

6. Unterbrechungen von Ästen der Arteria carotis externa können wenigstens vorübergehend zu einer Minderung der Schweißabsonderung im Bereich des Gesichts führen (Schiffter-Retzlaw, 1967; Schliack et al., 1972 – Abb. 19, 20, 21, 22).

7. Bei aktuellen Krankheitsprozessen (nach Operationen, wie z. B. Eingriffen am Ohr, am Ganglion Gasseri oder im Bereich des Auges, bei Parotitis usw.) entsteht oft eine mäßig ausgeprägte, seitenentsprechende Mydriasis (sympathische Reizmydriasis) und eine flüchtige Hyperhidrose der entsprechenden Gesichtshälfte (Abb. 51).

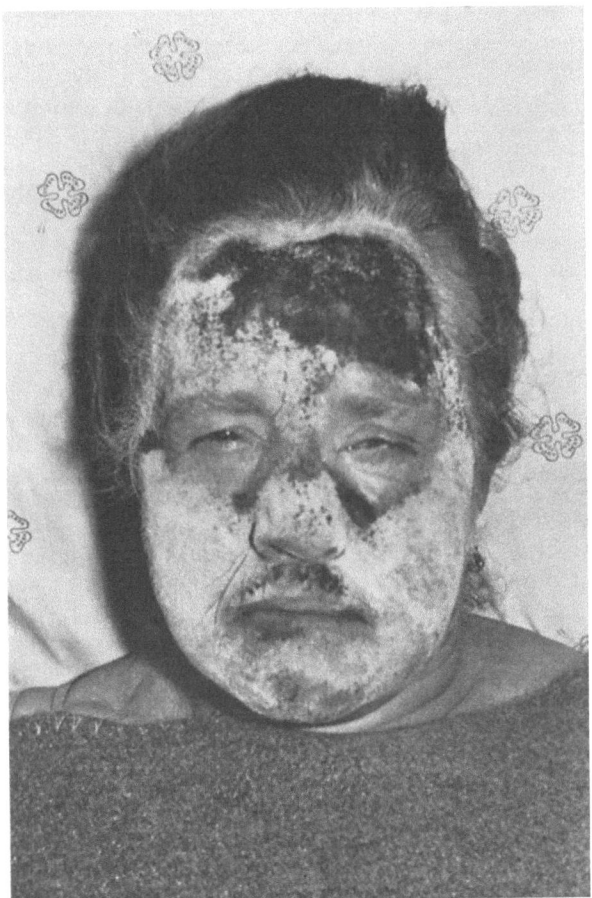

Abb. 51. Hyperhidrosis der linken Gesichtsseite nach Operation eines linksseitigen Akustikusneurinoms (zusätzlich plastische Operation der linken Augenlider!)

Umschriebene Hyperhidrosen im Bereich des Gesichts sind sehr selten beschrieben worden. Lübke (1944) teilte ein solches Phänomen bei einer Hemiatrophia faciei mit. Der 52j. Mann hatte 2 Jahre vorher einen Schädelbasisbruch erlitten mit linksseitigem retrobulbären Hämatom. Es entstand eine Amaurose links, eine Abduzensparese links und eine Sensibilitätsminderung im 2. und 3. Ast des Trigeminus. Die Hyperhidrose erstreckte sich über die linke Stirnseite sowie auf einen fünfmarkstückgroßen Bezirk im inneren Augenwinkel. Die

Haut dieses Gebietes war atrophisch. Roger (Roger, 1933; Roger u. Poursines, 1933) beschrieb halbseitige Gesichtshyperhidrosen u. a. auch nach endonasalen Operationen, Schneider (1938) bei „Sympathikusläsionen", Albrecht (1961) nach Verletzungen am Gesichtsschädel.

Das sogenannte Geschmacksschwitzen

Das merkwürdige und interessante Syndrom des „Geschmacksschwitzens" ist seit langem bekannt und wohl erstmals 1853 von Baillarger beschrieben worden. Die häufigste Spielart desselben, das sog. „aurikulotemporale Syndrom", wurde 1923 von Lucie Frey exakt untersucht und als syndromatische Einheit abgegrenzt, weshalb man es auch „Frey-Syndrom" genannt hat.

Man versteht unter „Geschmacksschwitzen" einen vegetativen Reflex mit dem Achsensymptom eines Schweißausbruchs in einem umschriebenen Hautbezirk, der durch gustatorische, mastikatorische, aber auch olfaktorische oder gar psychische Reize ausgelöst wird und dessen Folgen nach Aufhören des Reizes rasch wieder sistieren. Es handelt sich offensichtlich um ein lokales Reizsyndrom durch Irritation oder partielle Unterbrechung von „Schweißfasern" im Grenzstrang oder seinen peripheren Aufzweigungen. Wahrscheinlich kommt es dabei zu einer lokalen Enthemmung eines sonst unterschwelligen physiologischen Reflexes (Bepperling, 1959; Schiffter u. Schliack, 1968). Bei jedem gesunden Menschen kommt es ja beim Essen besonders saurer, scharfer oder würziger heißer Speisen zu einem mehr oder weniger starken diffusen Schwitzen mit gewissen Schwerpunktbildungen im Gesicht. Dieses Phänomen kann einen störenden Grad der Intensität erreichen und auch vererbbar gehäuft in Familien auftreten (Bennholdt-Thomsen), ohne als pathologisch gewertet werden zu können.

Nach der Lokalisation der Schädigung kann man drei Formen pathologischen „Geschmacksschwitzens" unterscheiden:
1. das eigentliche Frey-Syndrom im Bereich des Nervus auriculo-temporalis,
2. Geschmacksschwitzen in einem „Körperquadranten" (partielle Grenzstrangläsion),
3. zentralnervös ausgelöstes Geschmacksschwitzen.

Das Frey-Syndrom

Das Frey-Syndrom entsteht durch Verletzungen, Operationen oder Erkrankungen im Bereich der Parotis, die mit einer Läsion des Nervus auriculo-temporalis und seiner sympathischen Fasern aus dem Grenzstrang einhergehen (Fegeler, 1952; Freedberg et al., 1948; Frey, 1923; Gertler, 1950; Glaister et al., 1958; Haxton, 1948 a; Hoffmann u. Kraemer, 1958; Kahle u. Westermann, 1952; Kocar u. Roth, 1952; Laage-Hellman, 1958; Legler, 1951; Schulze, 1955). Es tritt nach Parotisoperationen mit einer Häufigkeit von 10–30% auf (Rauch, 1959). Der Zeitpunkt des Einsetzens der Symptomatik nach der Schädigung schwankt zwischen wenigen Tagen (Freedberg et al., 1948; Souques, 1927) und 11 Jahren (Haxton, 1948 a). Im Mittel beträgt das Intervall $1^1/_2-2$ Jahre.

Das Areal, in dem die Symptomatik auftritt (Abb. 52), deckt sich meist mit dem sensiblen Versorgungsgebiet des Nervus auriculo-temporalis, dehnt sich aber oft auch auf die Wange, den Oberkiefer und die seitliche Halspartie (Young, 1956) aus, was mit den gesicherten Anastomosen zum Nervus facialis, Nervus maxillaris oder Nervus auricularis magnus zusammenhängen mag (Clara, 1953; Umbach, 1960). Bei Genuß von sauren, scharfen oder würzigen Spei-

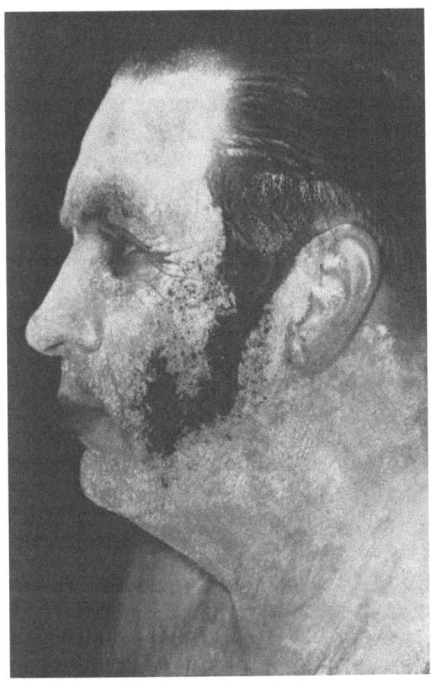 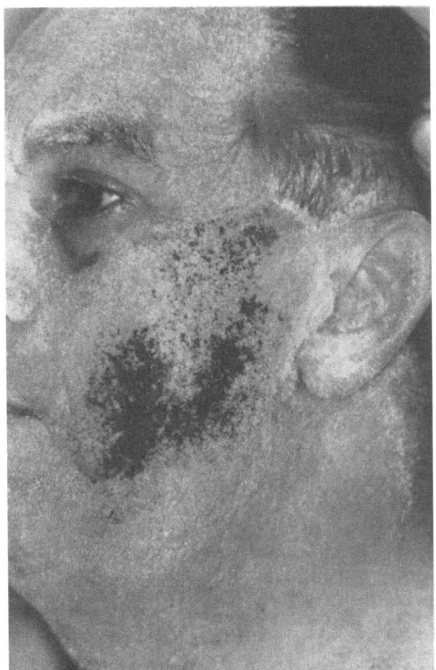

Abb. 52a   Abb. 52b

Abb. 52a. Geschmacksschwitzen im Versorgungsgebiet des linken N. auriculotemporalis sowie angrenzender Wangenpartien

Abb. 52b. Partielle Aufhebung des Geschmacksschwitzens durch Xylocainblockade des Nervus auriculotemporalis

sen oder Getränken, von Schokolade, Salz, Zucker, aber auch von Brot oder Keksen (Kahle u. Westermann, 1952; Kroll, 1929; Schiffter u. Schliack, 1968), manchmal schon beim leeren Kauen (Needles, 1936; Wagner, 1939, 1940) oder gar nur bei psychischer Erregung (Bepperling, 1959; Kahle, 1952) kommt es 20–90 sec nach Beginn des Reizes präaurikulär und in den angrenzenden Schläfen- und Wangenpartien zu einem diffusen Wärme- und Spannungsgefühl, zu Hautrötung, kribbelnden oder brennenden Mißempfindungen und schließlich zu profuser Schweißsekretion (Abb. 52 a). In diesem Gebiet bestehen auch stets Sensibilitätsstörungen, meist eine Hypästhesie, seltener eine Hyperpathie. Thermoregulatorisch schwitzen die Betroffenen in diesem Areal nicht oder deutlich weniger als in den umgebenden Hautpartien, auf Pilocarpin jedoch früher und heftiger als auf der Gegenseite (Abb. 27 a–c). Das Syndrom sistiert mit Aufhören des Reizes und ist sofort und jederzeit wieder reproduzierbar. Mit Atropin kann man es sofort unterdrücken.

Ein spontanes Ausheilen des Syndroms ist bisher nicht sicher beobachtet worden. Die Therapie der Wahl stellt wohl die komplette Durchtrennung des Nervus auriculo-temporalis dar, wonach es sofort verschwindet (Hogeman, 1951; Martin, 1952; Moyse, 1955; Pricolo et al., 1954; Tabah, 1954). Gardner u. McCubbin (1956) konnten es allerdings in zwei Fällen auch beseitigen durch eine intrakranielle Durchtrennung des Nervus glossopharyngeus. Stellatumblockaden verhindern nach Freedberg das Syndrom nicht (Freedberg et al., 1948); Haxton (1948 a) konnte es dagegen auf diese Weise passager unterdrükken. Wir selbst mußten feststellen, daß es nach gut sitzender Stellatumblockade weiter unvermindert auslösbar war, daß es aber bei Blockierung des Nervus auriculo-temporalis mit Novocain vorübergehend sistierte (Abb. 52 b). Glaister et al. (1958) teilten mit, sie hätten das Frey-Syndrom durch „parasympathetic block", d. h. durch Novocain-Blockade des parasympathischen Ganglion oticum, unterbinden können. Diese Interpretation ist aber anfechtbar. Das Ganglion oticum liegt dem proximalen Teil des Nervus mandibularis auf. Bei der Blockade kam es nun, wie die Autoren selbst beschreiben, auch zu einer passageren Leitungsunterbrechung des Nervus mandibularis und des aus ihm entspringenden Nervus auriculo-temporalis. Daß damit das Frey-Syndrom verschwindet, ist selbstverständlich, wie aus dem oben Gesagten hervorgeht. Es ist damit keineswegs erwiesen, wie Glaister annahm, daß das Frey-Syndrom etwas mit dem parasympathischen Ganglion oticum zu tun hat.

„Geschmacksschwitzen" nach Grenzstrangläsionen

Hierfür trifft im wesentlichen das gleiche zu wie für das Frey-Syndrom, nur daß die Symptomatik entsprechend der sehr proximal im Grenzstrang gelegenen Affektion einen viel größeren Hautbezirk, etwa einen ganzen oberen „Körperquadranten" mit gleichseitiger Kopfhälfte und Arm, umfaßt. Im Kopf-Hals-Bereich sieht man es nicht selten nach Verletzung oder inkompletter Exstirpation des Halssympathikus (Goebel, 1963; Guttmann, 1940 a; Haxton, 1948 a, b; List u. Peet, 1938 – Abb. 51 a, b).

Wir selbst haben mehrere solcher Fälle gesehen. Bei einem unserer Kranken war wegen eines Kehlkopfkarzinoms eine ausgedehnte Resektion desselben und eine beiderseits von lateral her applizierte Nachbestrahlung (ca. 5000 R) erforderlich geworden. Ein halbes Jahr später setzte im gesamten Gesicht auf beiden Seiten ein nunmehr schon 5 Jahre persistierendes „Geschmacksschwitzen" ein. Das Syndrom wird in diesem Falle vor allem durch Trinken selbst völlig geschmackloser Flüssigkeiten, wie Wasser, ausgelöst. Auch hier ist somit der Begriff „Geschmacksschwitzen" nicht korrekt. Es mußte als Ursache eine nur geringe Strahlenschädigung des Halssympathikus angenommen werden. Ein Horner-Syndrom war beim Patienten nicht nachweisbar. Bei einem anderen unserer Kranken war wegen einer ausgeprägten und sehr störenden Hyperhidrose der Hände eine beiderseitige transthorakale Sympathektomie bei Th 2 bis 4 erfolgt. Unmittelbar danach kam es zu typischem „Geschmacksschwitzen" auf dem Nasenrücken, das vornehmlich durch scharfe und würzige Speisen provozierbar ist.

Im ganzen „oberen Körperquadranten" sieht man es nach Schädigungen des thorakalen Grenzstranges, etwa infolge von Lungen- und Thoraxoperationen (Herxheimer, 1958). Mellnikow (1950, 1951) beschrieb ein Schwitzen, das offenbar durch gustatorische Reize auslösbar war, an zwei gänzlich ungewöhnlichen Stellen: am linken Knie und am rechten Handgelenk. Die Ursache war nicht eindeutig zu klären. Nicht ganz selten sieht man Geschmacksschwitzen im oberen Quadranten nach Sympathikotomie. Wir vermuten, daß in solchen Fällen die totale Sympathikusunterbrechung nicht gelungen ist.

Zentralnervös ausgelöstes „Geschmacksschwitzen"

Der Sympathikus ist, wie wir oben gesehen haben, auch im zentralen Nervensystem mit Zentren und Bahnen mannigfaltig vertreten. „Geschmacksschwitzen" kann durch Läsion dieser Strukturen ausgelöst werden. Haxton

(1948 a) sah es z. B. bei Enzephalitis, Bepperling (1959) im gesamten Gesichtsbereich bei einem schweren, rasch fortschreitenden hirnatrophischen Prozeß. Wir selbst konnten es bei einem Mann beobachten, der an einer zerebralen Arteriosklerose litt, und bei dem es nach einem leichten apoplektischen Ereignis mit rechtsseitiger inkompletter Okulomotoriusparese auf der rechten Gesichtsseite einsetzte. Im Rahmen einer Syringomyelie im Halsmark und bei Syringobulbie ist es ebenfalls schon oft streng halbseitig am Kopf beobachtet worden (Finke, 1962; Guttmann u. List, 1928; Kaminsky, 1929; Wilson, 1936).

Zur Pathogenese des „Geschmacksschwitzens"

Die pathogenetischen Mechanismen beim „Geschmacksschwitzen" sind noch immer umstritten. Dabei fällt auf, daß man sich vor allem um die Klärung des Frey-Syndroms bemüht hat (90% aller Arbeiten nach Finke, 1962), das zwar die häufigste Form des sog. Geschmacksschwitzens ist, aber auch zu einer verhängnisvollen Einengung des „pathogenetischen Gesichtsfeldes" der Untersucher geführt hat. Die meisten Theorien über die Entstehung des Frey-Syndroms haben den kardinalen Fehler, daß sie nichts zur Pathogenese der übrigen Formen des Geschmacksschwitzens beitragen können, die ja auf ähnliche oder gleiche pathogenetische Prinzipien zurückgeführt werden müssen. Die Vorstellungen der ersten Beschreiber aus den 50er Jahren des vorigen Jahrhunderts haben nur noch historisches Interesse: Baillarger (1853) glaubte, daß Parotisspeichel in die Haut abgeleitet würde, Debrousse (1921) meinte, es werde das Blut der erkrankten Parotis in die Haut der präaurikulären Region abgeleitet und verursache dort Störungen von Vasomotorik und Schweißsekretion. Die „mechanische" Theorie von Lucie Frey (1923), Drobotworski (1927), Needles (1936) und anderen wird ebenfalls heute kaum noch in Erwägung gezogen. Danach sollten sudorisekretorische Fasern des Nervus auriculo-temporalis, die durch den oberen Parotispol ziehen, durch Narbenzüge bei Anschwellung der Parotis während des Essens gereizt werden und Schweißsekretion auslösen. Diese These wurde z. B. von Freedberg et al. (1948) und von Fridberg (1931) widerlegt, vor allem damit, daß das Syndrom auch bei totaler Parotisektomie auftrat und andererseits bei Verschluß des Ductus parotidicus trotz dadurch lange anhaltender Parotisschwellung beim Essen das Syndrom sofort mit Aufhören des Geschmacksreizes verschwand. Nach List u. Peet (1938 c) soll die verletzte Parotis vermehrt cholinerge Substanzen ausschütten und damit das Syndrom verursachen. Überlegungen von Vogel (1933), Gottron (1931) und anderen, die auf dem zweifelhaften Antagonismus von Parasympathikus und Sympathikus beruhen, sind ebenfalls spekulativ und nie zu beweisen gewesen.

Zwei Theorien werden heute am meisten diskutiert:
1. Die parasympathischen Fasern für die Parotissekretion, die über den Nervus glossopharyngeus laufen, sollen nach der lokalen Verletzung aberrierend in die sympathischen Fasern des Nervus auriculo-temporalis einwachsen, so daß dann jeder Speichelsekretion provozierende Parotisreiz zu Schweißsekretion im Versorgungsgebiet des Nervus auriculo-temporalis führt (André-Thomas, 1921, 1927, 1936; Ford, 1933; Ford u. Woodhall, 1938; Gardner u. McCubbin, 1956; Hogeman, 1951; Laage-Hellman, 1958; Legler, 1951). Diese einleuchtende Theorie wird noch weitgehend anerkannt und ist auch im „Handbook of Neurology" vom Jahre 1969 als noch gültig nachzulesen. Sie ist aber aus vielerlei Gründen nicht haltbar:
   a) Das fälschliche Einwachsen parasympathischer sekretorischer Fasern in sympathische Hautnerven wurde nie histologisch nachgewiesen.

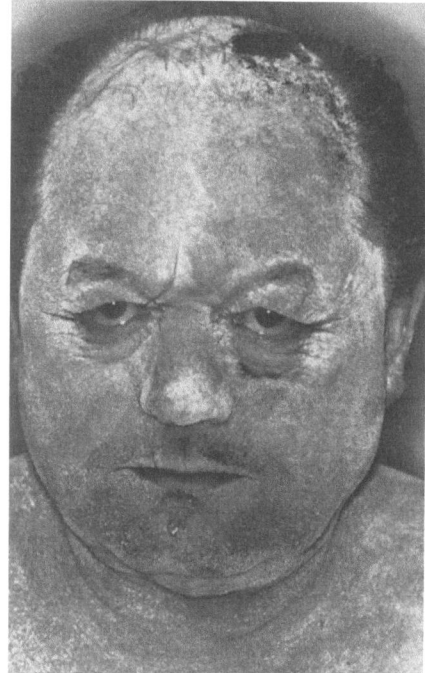 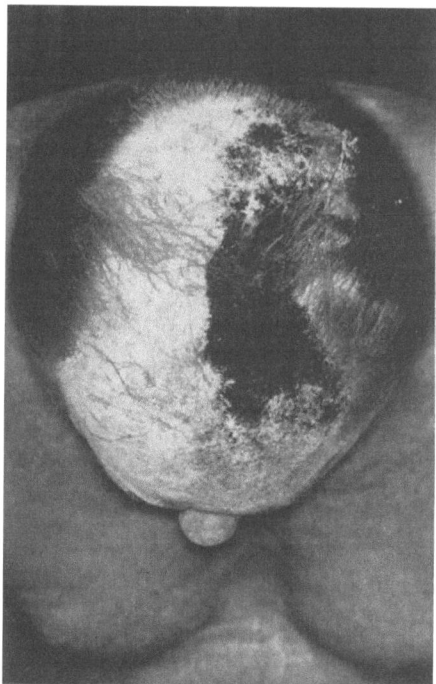

Abb. 53a Abb. 53b

Abb. 53a und 53b. Geschmacksschwitzen der linken Kopfhälfte nach Läsion des linken thorakalen Grenzstrangs

b) Nach Freedberg et al. (1948), Souques (1927) und anderen kann das Frey-Syndrom schon wenige Tage nach der Parotisläsion auftreten, also zu einer Zeit, in der ein solches aberrierendes Einwachsen in keinem Falle schon erfolgt sein kann.

c) Das Frey-Syndrom tritt in 10 bis 30% der Fälle nach Parotisoperationen auf. Dieser hohe Prozentsatz steht in keinem Verhältnis zur Wahrscheinlichkeit solcher zufälligen Fehleinsprossungen.

d) Diese These erklärt nicht die anderen, etwa durch zentralnervöse Prozesse verursachten Formen des gleichen Mechanismus.

Weniger leicht widerlegbar sind die zwei Operationsergebnisse von Gardner u. McCubbin (1956). Man könnte allerdings unterstellen, daß bei der hier erfolgten intrakraniellen Durchtrennung des Nervus glossopharyngeus der afferente Schenkel des zu postulierenden Reflexbogens unterbrochen wurde, so daß das Syndrom sistierte. Trotzdem wird man diese Ergebnisse noch einmal überprüfen müssen.

2. Eine nur partielle Zerstörung der sympathischen sudorisekretorischen Fasern des Nervus auriculo-temporalis führt zu einer Irritation und Sensibilisierung derselben und damit der Schweißdrüsen auf Reize, die auch sonst eine Sympathikuserregung auslösen (Bepperling, 1959; Schiffter u. Schliack, 1968). Die überschießende Reagibilität partiell denervierter Schweißdrüsen ist lange bekannt (Freedberg et al., 1948; Frey, 1923; Hyndman u. Wolkin, 1941 a, b). Wenn man mit Recht unterstellt, daß Geschmacksschwitzen ein physiologischer, mehr oder weniger unterschwelliger vegetativer Reflex ist, dann kann man sich auch eine auf diese Weise entstandene lokale Enthemmung derselben sehr wohl

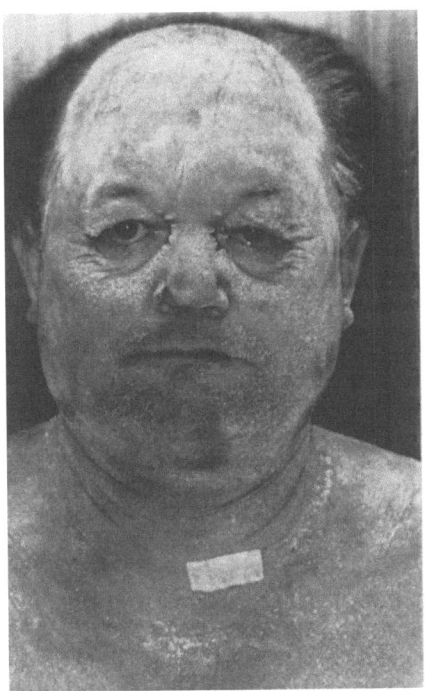 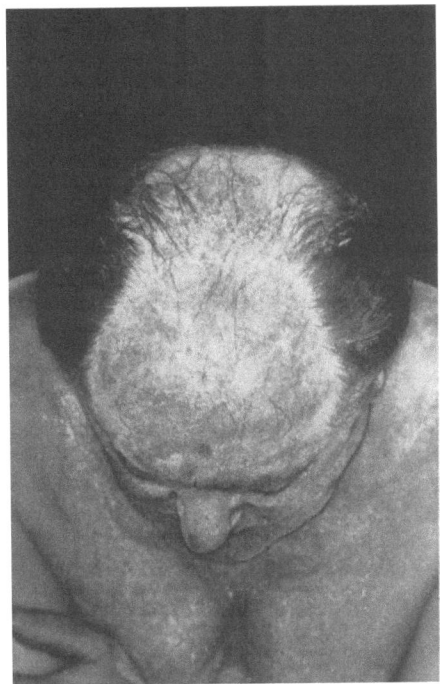

Abb. 53c   Abb. 53d

Abb. 53c und 53d. Sistieren des Geschmacksschwitzens nach Stellatumblockade (s. Horner-Syndrom und Pflaster links)

vorstellen. Mit dieser These könnte man dann auch sämtliche Formen des Syndroms nach einem einheitlichen pathogenetischen Prinzip erklären. Wir haben diese These, die erstmals von Bepperling (1959) konzipiert worden war, bisher vertreten und zu belegen versucht (Schiffter u. Schliack, 1968). Folgende Ergebnisse und Überlegungen sprechen für die Richtigkeit dieser These:

a) Beim Frey-Syndrom findet man im Versorgungsgebiet des Nervus auriculo-temporalis meist eine thermoregulatorische Hypo- und nicht Anhidrose und eine Hyp- oder Dysästhesie und nicht Anästhesie. Der Nerv ist also nur verletzt und nicht vollständig durchtrennt. Unterbricht man seine Leitung komplett (passager mit einem Leitungsanästhetikum oder dauernd mit der Leriche-Operation), dann ist das Syndrom nicht mehr oder vermindert auslösbar (Abb. 52 b).

b) Haxton (1948 a) konnte das Frey-Syndrom durch Stellatumblockade passager unterdrücken; Freedberg et al. (1948) und uns ist das hingegen nicht gelungen. Die Differenzen mögen damit zusammenhängen, daß eine zuverlässige, komplette Unterbrechung sämtlicher sympathischer Fasern durch Stellatumblockade schwierig sein dürfte, und Restinnervationen genügen ja nach unserer These, um das Syndrom auszulösen und zu unterhalten. Das gleiche gilt für die Resektionen des Ganglion stellatum. Bei diesem Eingriff kommt es in einem kleinen Prozentsatz der Fälle zu postoperativem Geschmacksschwitzen, was ebenfalls Ausdruck einer nur unvollständigen Denervierung sein könnte.

c) Geschmacksschwitzen nach Halsgrenzstrangverletzung konnte von uns durch Blockade des Ganglion stellatum vorübergehend vollständig unterdrückt werden (Abb. 53 a–d).

Die Annahme einer zweiten zentralen oder pontinen „Schweißbahn" für das Gesicht (Foerster, 1936; Freedberg et al., 1948; Guttmann, 1931; Köster, 1902), die das Syndrom des Geschmacksschwitzens vermitteln soll, ist sehr fragwürdig. Wie wir dargelegt haben, ist eine solche zweite Leitung bisher unbewiesen, unwahrscheinlich und überflüssig. Schließlich ist nochmals zu betonen, daß auch außerhalb des Gesichts, am übrigen Körper, Geschmacksschwitzen möglich ist, also in Regionen, in denen eine zweite „Schweißbahn" sicher auszuschließen ist.

XI. Besonderheiten des palmoplantaren Schwitzens

Handflächen und Fußsohlen nehmen innerhalb des Systems der Schweißregulierung eine Sonderstellung ein – sie schwitzen nur durch emotionelle Reize und spontan, nicht jedoch thermoregulatorisch. Sie bleiben beim thermoregulatorischen Schwitzversuch trocken, während der übrige Körper lebhaft schwitzt. Dies hat wahrscheinlich verhaltensphysiologische Ursachen und ist entwicklungsgeschichtlich ableitbar. Die Schweißdrüsen an Hohlhand und Fußsohle sind phylogenetisch älter als die relativ spät erworbenen ekkrinen Schweißdrüsen des übrigen Körpers. Nach Schaffer (1940) sind die Ballendrüsen von Insektenfressern, Raubtieren und wohl auch die menschlichen Schweißdrüsen an Hand- und Fußflächen gar keine echten Schweißdrüsen (ekkrine Drüsen), obwohl sie sich funktionell, morphologisch und neurophysiologisch sehr ähnlich verhalten wie diese. Er räumt diesen Drüsen eine Zwischenstellung ein zwischen a-Drüsen und den „modernen" phylogenetisch neuen, ubiquitären ekkrinen Schweißdrüsen. Sie sind schon bei den Katzen, die an der sonstigen Körperhaut noch keine ekkrinen Schweißdrüsen besitzen, stark entwickelt und sollen nach Silvermann u. Powell (1944 a, b) in der akuten sympathikotonen Notfallsituation durch Hypersekretion die Haftfähigkeit der Tatzen für Flucht, Kampf und Abwehr erhöhen. Die feuchten Hände und Füße beim Menschen in Streßsituationen, bei psychischen Belastungen und Erregungen sind allenthalben bekannt (Knauer u. Billigheimer, 1919). Auch eine fast permanente palmare und plantare Hyperhidrose bei „neurasthenischen", sensiblen oder neurotisch gestörten Menschen wird oft beobachtet und kann so störende Grade annehmen, daß Sympathikotomien erforderlich sind (s. S. 443 ff.). Welchen „Sinn" dieser Mechanismus beim Menschen hat, ist noch unklar, vielleicht hat er seine Funktion als ein psychovegetatives Alarmzeichen. Als Hinweis auf verhaltensphysiologische Verwandtschaften bezüglich einer Verbesserung der Greiffähigkeit mag dienen, daß manche Affen vor dem Klettern in die Hände urinieren (Durell, 1962) und viele Menschen vor kräftigem Zupacken, etwa beim Holzhacken wirklich oder vor anderen schwereren Aufgaben symbolisch, „in die Hände spucken". Die engen anatomischen und physiologischen Verbindungen des zerebralen ergotrop-sympathischen Systems mit dem limbischen System und der Hirnrinde machen es verständlich, daß Schweißsekretion und psychisches Verhalten so eng verkoppelt sind. Wie weit durch Konditionierung und Übung vegetative Funktionen unter die Kontrolle und Steuerung des Bewußtseins geraten können, sehen wir z. B. bei den sog. „Stigmatisierten", denen es ja durch autosuggestive Beeinflussung gelingt, sich die Kreuzigungsmerkmale Christi in Form lokalisierter Hautrötungen oder gar petechialer Blutungen an den Handflächen zu provozieren. Bezüglich der Schweißsekretion berichtet Lesser (1933) über einen jungen Mann, der auf Wunsch und ganz bewußt an beliebigen Körperstellen, etwa an den Händen oder der Nase, schwitzen konnte. Er hatte als Junge widerwillig Klavierunterricht nehmen müssen. Dabei war aufgefallen, daß er stark an den Handflächen schwitzte und dadurch beim Spiel behindert war. Diesen Mechanismus hat er dann ganz bewußt ausgenutzt und so lange geübt, bis er prompt auf Wunsch starken Handschweiß, später sogar Schweißsekretion an jeder beliebigen Körperstelle auslösen konnte. Über einen Menschen, der willkürlich schwitzen konnte, berichtet schon Kirchenvater Augustinus um 400 n. Chr. (zit. nach Kahle, 1951). Gelegentlich können emotional auslösbare Hyperhidrosen als Residuen organischer Hirnerkrankungen persistieren. Mellnikoff (1951) beschrieb eine solche Hyperhidrose am rechten Handgelenk. Die Attacken entstanden während nervöser Spannungen oder bei Dumpinganfällen (der Mann war gastrektomiert). Diese eigenartige Hyperhidrose war 24 Jahre vorher erstmals aufgetreten nach einer Masern- oder Rötelnerkrankung, möglicherweise mit einer parainfektiösen Enzephalomyelitis.

Die Sonderstellung der palmoplantaren Schweißabsonderung, die emotional in Gang kommt, betrifft indessen nur ihre zerebrale Repräsentation und ihren adäquaten, zerebral wirksamen Reiz. Die periphere Leitung vom Zentralorgan über Grenzstrang und Spinalnerven zu den Schweißdrüsen ist die gleiche wie die zu den Schweißdrüsen des übrigen Körpers. Das emotionale Schwitzen an Hand- und Fußflächen sistiert selbstverständlich bei Unterbrechung der beschriebenen sympathischen Bahn im Gehirn und Rückenmark, bei Zerstörung der entsprechenden peripheren Leitung im Grenzstrang, Plexus oder peripheren Nerven verschwindet auch die spontane und pharmakologisch provozierbare Schweißsekretion.

Der „Lügendetektor"

Akute psychische Reize, insbesondere Angst, Schreck, Unsicherheit, Verlegenheit, etwa durch peinliche Fragen, führen zu vermehrter Schweißsekretion und damit zum Absinken des elektrischen Hautwiderstandes. Dieser „psychogalvanische Hautreflex", den Veraguth schon 1904 beschrieb (1907, 1908), wird heute noch zur Überführung von Straftätern, die nicht die Wahrheit sagen, benutzt. Er ist jederzeit reproduzierbar, und die Widerstandsdifferenzen lassen sich am Galvanometer exakt ablesen (Richter et al., 1943). Ihn als „Lügendetektor" zu verwenden, ist aber nicht unbedenklich, denn es kann jemand auch Angst und Schreck empfinden und damit einen „positiven" psychogalvanischen Reflex bekommen, wenn er fürchtet, daß man ihm die Wahrheit nicht glaubt, oder andere Ängste und Erregungen bei dem beunruhigenden Verhör sein psychisches Gleichgewicht stören. Der Test darf unter bestimmten Voraussetzungen allenfalls als Hinweis, niemals jedoch als Beweis für eine falsche Aussage verwendet werden. Die Prüfung des galvanischen Hautwiderstands wurde auch z. B. zur Objektivierung lokaler Sympathikusläsionen benutzt (Perry u. Mount, 1955; Rosenauer, 1959; Simon, 1963; Sourek, 1964; Schilf u. Schuberch, 1922; Wang, 1957).

XII. Chirurgische Therapie von isolierten Hyperhidrosen

Relativ selten ist es erforderlich, störende lokale Hyperhidrosen durch gezielte Eingriffe zu beseitigen. Es soll hier nicht die Rede sein von medikamentösen Behandlungen (etwa durch atropinartige Stoffe oder durch eine lokale äußerliche Hautbehandlung). Darüber wird an anderem Ort gesprochen.

Die chirurgische Therapie kann nur bei bestimmten lokalisierten Hyperhidrosen hilfreich sein, die im täglichen Leben für den Betroffenen hinderlich sind. Fast immer handelt es sich um Patienten, die unter exzessivem Handschweiß, seltener unter Achselschweiß, leiden. In solchen Fällen gelingt es nur äußerst selten, durch pharmakologische Therapie oder durch Psychotherapie einen dauerhaften Nutzen zu erreichen.

Die ärztliche Aufgabe, die Schweißabsonderung im Bereich der oberen Extremitäten definitiv zu beseitigen, ist nach den Kenntnissen der Anatomie und Physiologie der Schweißdrüseninnervation nicht unlösbar. Es kommt darauf an, dieses Ziel mit Hilfe eines wenig belastenden Eingriffes zu erreichen und die Nebenwirkungen so klein wie möglich zu halten.

Eingriffe an den Plexus oder an den peripheren Nerven sind nicht möglich, weil man immer sensible oder oft auch motorische Axone zerstören würde.

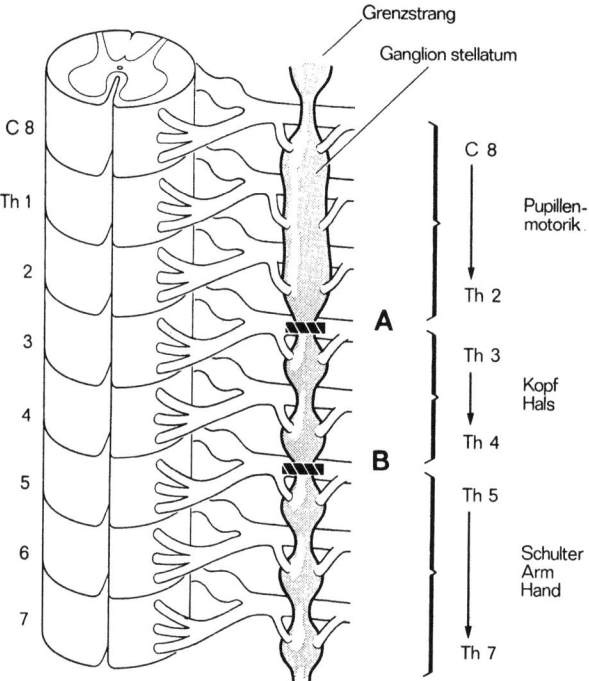

Abb. 54a. Schematische Darstellung der oberen thorakalen Grenzstrangregion und ihre wichtigsten klinisch relevanten Projektionsfelder. A: Schnittführung zur Ausschaltung des Sympathikus für Gesicht, Hals, Arm und für die obere Thoraxregion unter Schonung der Pupillenmotorik. B: Schnittführung zur Ausschaltung des Sympathikus allein für den Arm

Chirurgische Eingriffe am Truncus sympathicus zur Behebung lokalisierter Hyperhidrosen im Gesicht, am Hals, an den Armen oder an den Füßen sind seit fast 50 Jahren wiederholt durchgeführt worden. Braeucker (1927, 1928, 1959) resezierte die Rami communicantes von C 8 und Th 1, Haxton (1948 b) durchschnitt den Grenzstrang an verschiedenen Stellen: Zur Beseitigung von Handschweiß bei Th 3, zur Ausschaltung von Fußschweiß bei L 3. Nach Durchschneidungen oberhalb des mittleren sympathischen Halsganglions wegen Hyperhidrose im Gesichtsbereich sah er wiederholt ein Auftreten von Geschmacksschwitzen (s. S. 438). Palmer (1947) konnte Hyperhidrosen der Hände durch Grenzstrangresektion zwischen Th 3 und Th 4 ausschalten, ohne ein Horner-Syndrom zu verursachen.

Der Ort der Wahl ist der Grenzstrang selbst. Wir haben begründet, warum es nicht erforderlich ist, das Ganglion stellatum zu resezieren. Denn dadurch würde ein Horner-Syndrom (Enophthalmus, Miosis, Ptosis) mit seinen zumindest kosmetisch störenden Auswirkungen entstehen. Da die postganglionären sudorisekretorischen Fasern von Th 7 bis Th 3 im Grenzstrang aufwärts ziehen, kann man sie isoliert unterhalb vom Ganglion stellatum fassen. Durchschneidet man direkt unterhalb des Ganglion stellatum den Grenzstrang, so wird auch die entsprechende Gesichtshälfte anhidrotisch, nicht nur die Hand und Achsel. Eine solche Asymmetrie des Schwitzens im Bereich des Gesichts kann als lästig emp-

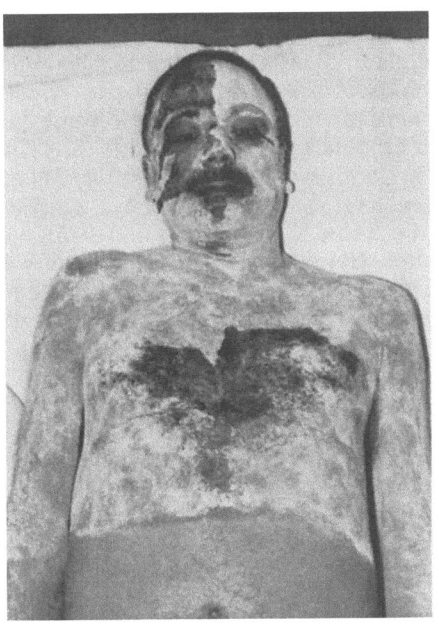
Abb. 54b

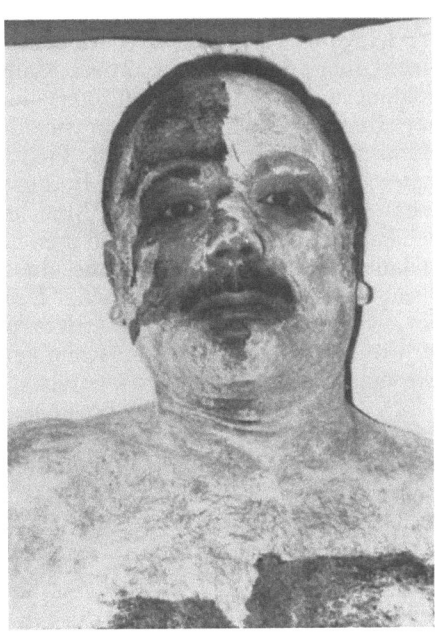
Abb. 54c

Abb. 54b und c. Schweißtest nach Minor. Bei diesem Mann war rechts eine Sympathikotomie bei Th 5, links eine bei Th $^2/_3$ durchgeführt worden (aus Schliack, 1976)

funden werden. Wir haben deshalb den Grenzstrang direkt unterhalb der 4. Rippe durchschneiden lassen. Dabei blieb das Gesicht mit seiner Schweißabsonderung normal, der Arm und die Achselhöhle waren hingegen trocken. Mit diesem ungewöhnlich weit nach kaudal verlagerten Eingriff vermeidet man also nicht nur das Entstehen des Horner-Syndroms, sondern auch eine Störung der Schweißabsonderung einer Gesichtsseite (Abb. 54 a–c).

1. Technisches Vorgehen

Früher wurde empfohlen, das Ganglion stellatum in offener Operation aufzusuchen und auszuschalten (Remé, 1958). Cloward empfahl noch 1969, das 3. thorakale Grenzstrangganglion vom Rücken her nach Resektion von Querfortsatz und Rippenansatz zu entfernen. Diese großen und nicht ganz ungefährlichen Operationen sind heute unnötig und deshalb nicht mehr zu verantworten, seit Kux (1948, 1952, 1953, 1958, 1960) sein elegantes Verfahren für Eingriffe am thorakalen Grenzstrang auf endoskopischem Wege bekanntgemacht hat. Dieses Vorgehen belastet den Patienten nicht mehr als das Anlegen eines therapeutischen Pneumothorax mit einer kleinen Kaustik. Ein speziell geübter Chirurg oder ein mit allen aktiv-diagnostischen Verfahren vertrauter Pulmologe führt den Eingriff gefahrlos durch. Der Patient muß zur Sicherheit nur wenige Tage im Krankenhaus bleiben. Gelegentlich kann dieses endoskopische Verfahren durch Pleuraverwachsungen unmöglich werden. Für diese Fälle empfiehlt Rosenauer (1959) den offenen interkostalen Zugang von der Axilla aus.

2. Indikation

Schwere Formen der Hyperhidrose an den Händen können die Betroffenen (meist junge Menschen, häufiger Männer als Frauen) so unsicher machen und behindern, daß sie berufsunfähig (Pianisten, Architekten und technische Zeichner, Büroangestellte), ja sogar suizidal werden. Obwohl man weiß, daß der Handschweiß durch emotionelle Faktoren erheblich gesteigert wird (s. S. 442), lassen sich schwere Störungen in dieser Art auf psychotherapeutischem Wege selten befriedigend behandeln. Manchmal gelingt es, bereits einen befriedigenden Zustand zu erreichen, wenn man nur die rechte Seite operiert und damit die andauernde emotionelle Unruhe ausschaltet. Bei einem 30j. Architekten war nach rechtsseitiger endoskopischer Durchschneidung des Grenzstrangs in Höhe der 4. Rippe kein weiterer Eingriff erforderlich, weil er sich in seinem Beruf und im Umgang mit anderen Menschen genügend sicher fühlte. Meistens wird man allerdings auf beiden Seiten operieren müssen.

Der gleiche Eingriff kann bei quälendem Geschmacksschwitzen zweckmäßig sein (s. S. 438). In diesen Fällen muß man den Grenzstrang allerdings hart unterhalb vom Ganglion stellatum durchtrennen, um wirklich alle zum Gesicht ziehenden sudorisekretorischen Fasern voll zu erfassen.

Die sehr seltenen Hyperhidrosen an anderen Körperstellen – etwa am Thorax – lassen sich unter Umständen auch auf endoskopischem Wege durch Resektion der Rami communicantes in den entsprechenden Abschnitten beseitigen.

3. Nebenwirkungen

Die Sympathikusresektion ist nicht rückgängig zu machen. Die positiven Wirkungen an den Händen und in den Achselhöhlen werden dauerhaft als angenehm empfunden. Dagegen kommt es an den Grenzlinien der anhidrotischen Bezirke (s. Abb. 33) zu hyperhidrotischen Rändern, zuweilen zu recht störenden kompensatorischen Hyperhidrosen am ganzen Rumpf (eigene Beobachtungen). Nicht selten führt es zum sog. Geschmacksschwitzen, das den ganzen Quadranten betreffen kann. Grundsätzlich sollte man nur thorakal (Hände) *oder* lumbal (Füße) sympathektomieren. Werden beide Abschnitte beidseits operiert, kann es infolge der gleichzeitigen Vasomotorenlähmung zu Kollapsneigung führen (eigene Beobachtungen).

Literatur

Ackermann, A.: Über die Prüfung des lokalen orthosympathischen Tonuszustandes in der Haut mit Adrenalin-Elektrophorese. Münch. med. Wschr. **2**, 1876–1878 (1936)

Ackermann, A.: Das Schwitzen nach Pilocarpin-Elektrophorese als Test für die parasympathische Tonuslage in der Haut. Münch. med. Wschr. **85**, 318–321 (1938)

Ackermann, A.: Studien zur Physiologie der Schweißdrüsen. 1. Zur Pharmakologie und Funktionsweise der Schweißdrüsen. Dermatologica (Basel) **79**, 171–174, 219–236 (1939 a)
Ackermann, A.: Studien zur Physiologie der Schweißdrüsen. II. Mitt. Bemerkungen zur Innervation der Schweißdrüsen. Dermatologica (Basel) **79**, 305–332 (1939 b)
Adamkiewicz, A.: Die Sekretion des Schweißes. Eine bilateral-symmetrische Nervenfunktion. Berlin: Hirschwald 1878
André-Thomas: Le réflex pilomoteur. Paris 1921
André-Thomas: Le double réflex vasodilateur et sudoral de la face consécutif aux blessure de la loge parotidienne. Rev. neurol. **1**, 447 (1927)
André-Thomas: Ephidrose parotidienne. Presse méd. **1**, 771 (1936)
Albrecht, H.F.: Beitrag zur Frage der Hyperhidrosis im Trigeminusgebiet. Ärztl. Fortb. **55**, 179 (1961)
Aoki, T.: Stimulaton of the sweat glands in the hairy skin of the dog by adrenaline, noradrenaline, acetylcholine, mecholyl and pilocarpin, J. invest. Dermat. **24**, 545–556 (1955)
Appenzeller, O.: The vegetative nervous system. In: Handbook of Clinical Neurology (Hrsg. F.J. Vinken und C.W. Bruyn), S. 452. Amsterdam: North-Holland Publishing Co. 1969
Baillarger, M.: Memoire sur l'obliteration du Canal de Stenon. Paris: Gaz. méd. 194 (1853)
Baird, H.W., Stanton, L., Spiegel, E.A.: Segmental differences of skin potentials and of skin resistance induced by visceral pain. Amer. med. Ass. J. Dis. Children **87**, 607–614 (1954)
Bechterew, W. v.: Der Einfluß der Hirnrinde auf die Tränen-, Schweiß- und Hanrsekretion. Arch. Anat. 297 (1905)
Beck, K.: Zur Physiologie des menschlichen Rückenmarks. Dtsch. Z. Nervenheilk. **160**, 55–92 (1949)
Beck, K.: Die Bedeutung des vegetativen Syndroms, insbesondere der Schweißstörungen für die Frühdiagnose der sog. Pancoast-Tumoren. Nervenarzt **25**, 373 (1954)
Bennholdt-Thomsen: zit. nach Bepperling
Benzinger, T.-H.: The diminution of thermoregulatory sweating during cold-reception at the skin. Proceedings of the Nat. Acad. Sci. **47**, 1683–1688 (1961)
Bepperling, W.: Zur Pathogenese des Geschmacksschwitzens. Dtsch. Z. Nervenheilk. **179**, 200 (1959)
Bickford, R.-G.: The mechanism of local sweating in response to faradism. Clin. Sci. **3**, 337–341 (1938)
Bikkeles, G., Gerstmann, J.: Über die vermehrte Schweißabsonderung auf der gelähmten Seite (nach Pilocarpin-Injektion) bei kortikalen Läsionen. Neurol. Zbl. **35**, 770–773 (1915)
Billigheimer, E.: Über den Antagonismus zwischen Pilocarpin und Adrenalin. Beitrag zur Innervation der Schweißdrüsen. Arch. exp. Path. (D) **80** (1920)
Billigheimer, E.: Das Problem der Schweißdrüseninnervation und seine Bedeutung für die Klinik. Münch. med. Wschr. **68**, 325 (1921)
Bing, R.: Kompendium der topischen Gehirn- und Rückenmarksdiagnostik. Basel: Benno Schwabe 1948
Bodechtel, G., Schrader, A.: Die Erkrankungen des Rückenmarks, einschließlich multipler Sklerose und Neurofibromatose Recklinghausen. In: Hdb. Innere Med., 4. Aufl., Bd. V/2. Berlin-Göttingen-Heidelberg: Springer 1953
Böwing, H.: Zur Pathologie der vegetativen Funktionen der Haut. Dtsch. Z. Nervenheilk. **76**, 71 (1923 a)
Böwing, H.: Störungen der Gefäßfunktion, der Schweißabsonderung, der Piloarrektion und der Trophik nach organischen Nervenschädigungen. Klin. Wschr. **2**, 469 (1923 b)
Bonney, G.: The value of axon responses in determining the site of lesion in traction injuries of the brachial plexus. Brain **77**, 588 (1954)
Bonney, G.: Prognosis in traction lesions of the brachial plexus. J. Bone Jt. Surg. **41 B**, 4 (1959)
Boot, N.L.: On the activity of the sweat glands of the face. Nervopat. i. t. d. **8**, 2/3 144–154 (1939) u. Zbl. **63**, 484 (1940)
Braeucker, W.: Über die chirurgische Heilung der Hyperhidrosis. Klin. Wschr. **6**, 1213 (1927)
Braeucker, W.: Über die Innervation der Schweißdrüsen und die chirurgische Behandlung der Hyperhidrosis. Klin. Wschr. **7**, 683–686 (1928)
Braeucker, W.: Die Heilerfolge der gezielten neuroregulatorischen Sympathicus-Therapie. Ulm: K.F. Haug 1958. Ref. Nervenarzt **32**, 138 (1959)

Braus, H., Elze, C.: Anatomie des Menschen, 2. Aufl., Bd. 3, S. 344, 355, 371. Berlin-Göttingen-Heidelberg: Springer 1960

Brickner, R.M.: Certain characteristics of the cortical influence over the sympathetic nervous system in man. J. Nerv. Dis. **71**, 689–713 (1930)

Brücke, F.: Zur Physiologie der vegetativen Innervation der Haut. Acta neuroveg. **18**, 203 (1958)

Brun, R., Grasset, N.: Expériences sur la transpiration. Etude de l'intensité de la transpiration plantaire, palmaire et axillaire en rapport avec l'âge et la sexe. Dermatologica (Basel) **112**, 357–363 (1956)

Brun, R., Gay-Prieto, J., Jadassohn, W.: Appareil d'ionophorèse et technique du test transpiration pour le diagnostic de la lepre. Schweiz med. Wschr. **89**, 179 (1959)

Bues, E.: Gezielte Grenzstrangresektionen. Höhendiagnostik des Sympathicusgrenzstrangs und ihre chirurgische Bedeutung. Chirurg. **25**, 443 (1954)

Bues, E., Alnar, P., Peter, D.: Sexualfunktionen nach lumbaler Grenzstrangresektion. Chirurg **28**, 103–107 (1957)

Burkle, G.: Zur Ätiologie progredienter Spätschäden nach Fleckfieberencephalitis. Dtsch. med. Wschr. **88**, 203 (1963)

Burn, J.H.: The relation of nerve supply and blood flow to sweating produced by pilocarpine. J. Physiol. **56**, 232 (1922)

Burn, J.H.: The secret of sweat. J. Physiol. **60**, 365 (1925)

Carmel, P.W.: Sympathetic deficits following thalamotomy. Arch. Neurol. **18**, 378–387 (1968)

Cazzato, G., Hanau, R.: Spiccata e continua iperidrosi distrettuale in un caso di siringomielobulbia. G. Psichiatr. Neuropath. **89**, 1171 (1961)

Chakravarti, D.N., Tyagi, N.: A case of hemi-anhidrosis. J. roy. Army med. Corps. **72**, 336–340 (1939) u. Zbl. **62**, 665 (1939)

Chalmers, T.M., Keele, G.A.: Physiological significance of the sweat response to adrenaline in man. J. Physiol. (Brit.) **114**, 510–514 (1951)

Chalmers, T.M., Keele, C.A.: The nervous and chemical control of sweating. Brit. J. Derm. **64**, 43–54 (1952) u. Zbl. **82**, 107 (1953)

Charcot, J.M., Nothnagel: zit. nach Böwing, H., Dtsch. Z. Nervenheilk. **76**, 71 (1923)

Clara, M.: Das Nervensystem des Menschen. Leipzig: Barth 1953

Clark, G., Magoun, H.W., Ranson, S.W.: Hypothalamic regulation of body temperature. J. Neurophysiol. **2**, 60 (1939 a)

Clark, G., Magoun, H.W., Ranson, S.W.: Temperature regulation in cats with thalamic lesions. J. Neurophysiol. **2**, 202 (1939 b)

Cloward, R.B.: Hyperhidrosis. J. Neurosurg. **30**, 545–551 (1969)

Cochrane, R.G., Davey, T.F.: Leprosy in theory and practice, 2nd Bristol: Wright 1964

Coon, J.M., Rothman, S.: The nature of the sweat response drugs with nicotine-like action. Proc. Soc. Exper. Biol. Med. **42**, 231–233 (1939)

Coon, J.M., Rothman, S.: The nature of the pilomotor response to acetylcholine. Some observations on the pharmacodynamics of the skin. J. Pharm. exp. Ther. **68**, 301–311 (1940)

Coon, J.M., Rothman, S.: The sweat response to drugs with nicotine-like action. J. Pharmacol. **73**, 1–11 (1941)

Cormia, F.E., Kuyendall, V.: Studies on sweat retention in various dermatoses. Arch. Dermat. **71**, 425–435 (1955)

Dale, H.H., Feldberg, W.: The chemical transmission of secretory impulse to the sweat glands of the cat. J. Physiol. **82**, 121–128 (1934)

Debrousse: zit. nach André-Thomas (1921)

Dieden, H.: Klinische und experimentelle Studien über die Innervation der Schweißdrüsen. Arch. Klin. Med. **117**, 180 (1915)

Dieden, H.: Die Innervation der Schweißdrüsen. Dtsch. med. Wschr. **44**, 1048 (1918)

Döring, G.: Über Syndrome des zervikothorakalen sympathischen Nervensystems. Klin. Wschr. **27**, 735 (1949)

Döring, G.: Pathologische Anatomie der Spinal- und Hirnnervenganglien, einschließlich der Wurzelnerven. In: Hdb. d. spez. pathol. Anatomie u. Histologie, Bd. XIII, 5, S. 249. Berlin-Göttingen-Heidelberg: Springer 1955

Drobotworski, W.J.: Die operative Behandlung der lokalen Gesichtshyperhidrosis. Zbl. Chir. **54**, 1881 (1927)

Dupuy, J.: de méd. 37 (1816). Zit. nach Guttmann, L., Z. ges. Neurol. Psychiatr. **135**, 46 (1931)

Durell, G.: Ein Koffer voller Tiere. Ich fange meinen eigenen Zoo. Berlin-Frankfurt-Wien: Ullstein 1962

Ebbecke, H.: Zur Physiolgie der Haut. Arch. Derm. **200**, 12 (1955)

Ebbecke, U.: Arbeitsweise der Schweißdrüsen und sudomotorische Reflexe bei unmittelbarer Beobachtung mit Lupenvergrößerung. Pflügers Arch. **253**, 333 (1951)

Elliot, T. R.: The action of adrenaline. J. Physiol. (Brit.) **32**, 401–467 (1905)

Elze, C.: persönliche Mitteilung

Engels, H. J.: Die Wirkung von Adrenalin auf die Schweißsekretion des Menschen bei elektrophoretischer Applikation. Arch. exp. Path. **221**, 355 (1954)

Farber, E. M., Lobitz, W. C., Jr.: The physiology of the skin. Ann. Rev. Physiol. **14**, 519–534 (1952) u. Zbl. **83**, 228 (1953)

Fegeler, P.: Zur Kenntnis des auriculotemporalen Syndroms mit Bemerkungen zur nervösen Schweißversorgung des Gesichtes. Hautarzt **3**, 178 (1952)

Feudell, P., Fischer, W.: Trophische und vasomotorische Störungen bei kapsulären Hemiplegien. Dtsch. Arch. klin. Med. **203**, 117 (1956)

Finke, J.: Geschmacksschwitzen bei Syringomyelie. Nervenarzt **33**, 133 (1962)

Finke, J., Schuppener, H. J.: Umschriebene Hyperhidrose im 1. Thorakaldermatom als Ausdruck einer Sympathicusschädigung. Arch. klin. exp. Derm. **205**, 530–540 (1958)

Finke, J., Schuppener, H. J.: Umschriebenes Schwitzen im 1. Thorakalsegment beim Vorhandensein von Halsrippen. Psychiatr. Neurol. Med. Psychol. **2**, 54–56 (1954)

Fischer, O.: Zur Pathologie des Sympathicus. Z. ges. Neurol. Psychiatr. **55**, 342 (1920)

Foerster, O.: Die Symptomatologie und Therapie der Kriegsverletzung der peripheren Nerven. Z. Nervenheilk. **59**, 32–172 (1918)

Foerster, O.: Störungen der Schweißsekretion. In: Hdb. Neurologie. Berlin: Springer 1936

Foerster, O., Altenburger, H., Kroll, F. W.: Über die Beziehungen des vegetativen Nervensystems zur Sensibilität. Z. Neurol. **121**, 139 (1929)

Ford, F. R.: Paroxysmal lacrimation during eating as a sequel of facial palsy (syndrome of crocodile tears). Arch. Neurol. Psychiatr. (London) **29**, 1279 (1933)

Ford, F. R., Woodhall, B.: Phenomena due to misdirection of regenerating fibers of cranial, spinal and autonomic nerves. Arch. Surg. **35**, 480 (1938)

Frauchiger, E., Fankhauser, R.: Vergleichende Neuropathologie des Menschen und der Tiere. Berlin-Göttingen-Heidelberg: Springer 1957

Freedberg, A. S., Shaw, R. S., McManus, J. M.: The auriculotemporalsyndrome. A clinical and pharmacologic study. J. Clin. Invest. **27**, 669 (1948)

Frey, L.: Le syndrome du nerf auriculotemporal. Rev. neurol. **2**, 97 (1923)

Frey, M. von: Die Drüsen der menschlichen Haut. In: Hdb. Haut- u. Geschlechtskrankheiten, Bd. I/2. Berlin: Springer 1929 a

Frey, M. von: Die Innervation der Schweißdrüsen. In: Frey, Rein: Physiologie der Haut. In: Hdb. Haut- u. Geschlechtskrankheiten, Bd. I/2, S. 37. Berlin: Springer 1929 b

Fridberg, D.: Das auriculo-temporale Syndrom. Dtsch. Z. Nervenheilk. **121**, 225 (1931)

Fulton, J.: Physiologie des Nervensystems. Stuttgart: Enke 1952

Gagel, O.: Zur Frage der spinalen vegetativen Zentren. I. Z. Neurol. **171**, 640, 644 (1941)

Gagel, O.: Vegetatives System. In: Hdb. der Inneren Medizin, 4. Aufl., Bd. V/1. Berlin-Göttingen-Heidelberg: 1953

Gamper, E.: Bau und Leistungen eines menschlichen Mittelhirnwesens. Z. Neurol. **102**, 154 (1926) u. **104**, 49 (1926)

Gardner, J. W., McCubbin, J. W.: Auriculotemporal syndrome. J. amer. med. Ass. **160**, 272 (1956)

Geldmacher, J.: Der Ninhydrin-Test. Chir. Praxis **6**, 317 (1962)

Gertler, W.: Flüchtige einseitige Wangenhyperämie beim Kauakt nach abgeheiltem Parotisabszeß. Dermat. Wschr. **122**, 963–964 (1950)

Gibson, L. E., Cooke, R. E.: Schweißgewinnung durch Pilocarpin-Iontophorese. Pediatrics (USA) **23**, 545 (1959)

Glaister, D. H., Hearnshow, J. R., Heffron, P. F., Peck, A. P.: The mechanism of post-parotidectomy gustatory sweating. Brit. med. J. **2**, 942–946 (1958)

Goebel, H. H.: Untersuchungen über die Innervation der Schweißdrüsen des Gesichts. Diss. FU Berlin 1963

Goldstein, K.: Über körperliche Störungen bei Hirnverletzungen. I., II. Münch. med. Wschr. 65–68 **65**, 104–106 (1918)

Goltz, F.: Über gefäßerweiternde Nerven. Pflügers Arch. Physiol. **9**, 174–197 (1874)
Gottron, H. G.: Symmetrische, auf die Wange lokalisierte Hyperhidrosis. Zbl. Haut- u. Geschl. Krkh. **35**, 721 (1931)
Gottschick, J.: Die Leistungen des Nervensystems. Jena: Fischer 1952
Guttmann, L.: Die nervösen Leitungsbahnen der Schweißsekretion beim Menschen. Dtsch. Z. Nervenheilk. **107**, 61 (1929)
Guttmann, L.: Die Schweißsekretion des Menschen in ihren Beziehungen zum Nervensystem. J. Neurol. **135**, 1–48 (1931)
Guttmann, L.: Ein neues einfaches colorimetrisches Verfahren zur Untersuchung der Schweißdrüsenfunktion. Klin. Wschr. **2**, 1212–1213 (1937)
Guttmann, L.: Zur Frage der Wiederherstellung der Schweißdrüsenfunktion in Hauttransplantaten. Dermat. Z. **77**, 73–77 (1938 a)
Guttmann, L.: Über reflektorische Beziehungen zwischen Viscera und Schweißdrüsen und ihre Bedeutung bei Erkrankungen innerer Organe (Der viscerosudorale Reflex). Confinia neur. (Basel) **1**, 296–311 (1938 b)
Guttmann, L.: The distribution of disturbances of sweat secretion after exstirpation of certain sympathetic cervical ganglia in man. J. Anat. **74**, 537–549 (1940 a)
Guttmann, L.: Study on sweat disturbances in peripheral nerve lesions. J. Neurol. Psychiatr. **3**, 197 (1940 b)
Guttmann, L.: A demonstration of the study of sweat secretion by the chinizarin method. Proc. roy. Soc. Med. **35**, 77 (1941)
Guttmann, L.: The treatment and rehabilitation of patients with injuries of the spinal cord. In: Vol. Surgery. Medical history of the 2nd world war. London: H. N. Stationary Office 1953
Guttmann, L., List, C. F.: Zur Topik und Pathophysiologie der Schweißsekretion. Z. Neurol. **116**, 504 (1928)
Guttmann, R.: Haut und Nervensystem. In: Hdb. Haut- u. Geschlechtskrankheiten, Bd. IV/2. Berlin: Springer 1929/30
Haimovici, H.: Evidence for adrenergic sweating in man. J. appl. Physiol. **2**, 512–521 (1950)
Hansen, K., Staa, H. von: Reflektorische und algetische Krankheitszeichen der inneren Organe. Leipzig: Thieme 1938
Hansen, K., Schliack, H.: Segmentale Innervation. Stuttgart: Thieme 1962
Hasama, B.: Über die Funktion des Schweißzentrums im Aktionsstrombild der Schweißdrüsen. Pflügers Arch. **241**, 88–95 (1938)
Hassler, R.: Zur Pathologie der Paralysis agitans und des postencephalotischen Parkinsonismus. J. Psychol. Neurol. **48**, 387 (1938)
Hauptmann, H.: Untersuchungen über die Restitution der Schweißsekretion bei der Regeneration von Totalunterbrechungen peripherer Nerven mit der Chininzarin-Methode nach L. Guttmann. Confinia neur. (Basel) **1**, 349–361 (1938)
Haxton, H. A.: Gustatory sweating. Brain **71**, 16 (1948 a)
Haxton, H. A.: Treatment of Hyperhidrosis. Brit. med. J. **2**, 636 (1948 b)
Head, H., Riddoch, G.: The automatic bladder, excessive sweating and some other reflex conditions in gros injuries of the spinal cord. Brain **40**, (1917)
Hermann, H.: Zum Problem der Zentren im peripheren vegetativen Nervensystem. Acta neuroveg. Suppl. **6**, 31–34 (1955)
Herxheimer, A.: Gustatory sweating and pilomotion. Brit. med. J. **1**, 688 (1958)
Herxheimer, A.: The autonomic innervation of the skin. Adv. Biol. Skin **1**, 63–73 (1960)
Hess, W. R.: Die funktionelle Organisation des vegetativen Nervensystems. Basel: Benno Schwabe 1948
Hess, W. R.: Das Zwischenhirn als Organisator vegetativer Funktionen. Nervenarzt **20**, 533 (1949)
Higier, H.: Zur Klinik der Schweißanomalien bei Poliomyelitis anterior (spinaler Kinderlähmung) und posterior (Herpes zoster). Dtsch. Z. Nervenheilk. **20**, 426 (1901)
Hiller, F.: Rückenmark. In: Hdb. der Inneren Medizin, Bd. V/1, S. 278–452. Berlin-Göttingen-Heidelberg: Springer 1953
Hoffmann, M., Kraemer, R.: Das auriculotemporale Syndrom. Dtsch. Z. Nervenheilk. **177**, 286 (1958)
Hogemann, K. E.: The auriculotemporal syndrome after surgical intervention for mandibular protrusion. Acta Psychiat. Neurol. scand., Suppl. **74**, 106 (1951)
Horner, J.: Über eine Form von Ptosis. Klin. Mtsbl. Augenheilk. **7**, 193–198 (1869)

Hurley, H. J., Shelley, W. B., Koelle, G. B.: The distribution of cholinesterases in human skin with special reference of eccrine and apocrine sweat glands. J. invest. Dermat. **21**, 139 (1953)

Hurley, H. J., Shelley, W. B.: The human apocrine sweat gland: Two secretions? Brit. J. Dermat. **66**, 43–48 (1954 a)

Hurley, H. J., Shelley, W. B.: The role of the myoepithelium of the human apocrine sweat gland. J. invest. Dermat. **22**, 143–156 (1954 b)

Hyndman, O. R., Wolkin, J.: The pilocarpine sweating test. I. A valid indicator in differentiation of preganglionic and postganglionic sympathectomy. Arch. Neurol. Psychiatr. **45**, 992–1006, 446–467 (1941 a)

Hyndman, O. R., Wolkin, J.: Sweat mechanism in man. Study of distribution if sweat fibers from the sympathetic ganglia, spinal roots, spinal cord and common carotid artery. Arch. Neurol. **45**, 446–467 (1941 b)

Jabonero, V.: Mikroskopische Studien über die Morphologie und die Morphopathologie der vegetativen Innervation der menschlichen Haut. I. Acta neuroveg. **18**, 67 (1958)

Jabonero, V., Gomez Bosque, P., Bordallo, F., Perez Casas, A.: Der anatomische Aufbau des peripheren neurovegetativen Systems. Acta neuroveg. Suppl. **4**, (1953)

Janowitz, H. D., Grossman, M. I.: The response of the sweat glands to some locally acting agents in human subjects. J. invest. Derm. **14**, 453–458 (1950)

Jürgensen, E.: Mikrobeobachtungen der Schweißsekretion der Haut des Menschen unter Kontrastfärbung. Dtsch. Arch. klin. Med. **144**, 193–201 (1924)

Jung, R.: Allgemeine Symptomatologie der Nervenverletzungen und ihre physiologischen Grundlagen. Nervenarzt **14**, 493 (1941)

Kadatz, R.: Ein Verfahren zur Untersuchung der Pharmakologie der Schweißdrüsen des Menschen. Arch. exp. Path. Pharm. **210**, 159 (1950)

Kahle, K. W.: Die Schweißsekretion des Menschen in ihren Beziehungen zum autonomen Nervensystem. Inaugural-Dissertation Bonn 1951

Kahle, K. W., Westermann, H.: Das auriculotemporale Syndrom. Dtsch. Z. Nervenheilk. **169**, 39 (1952)

Kahn, D., Rothman, S.: Sweat response to acetalcholine. J. invest. Derm. **5**, 431 (1942)

Kahn, E.: Direct observation of sweating in peripheral nerve lesions. Surg. **92**, 22 (1931)

Kaminsky, S. D.: Das „auriculo-temporale (Parotis-) Syndrom" bei Syringomyelie. Dtsch. Z. Nervenheilk. **109**, 296 (1929)

Karitzki, B., Kaabe, S., Ugi, J.: Wasserstoffzahl und Säuregehalt des Schweißes bei chirurgisch Kranken. Langenbecks Arch. Dtsch. Z. Chir. **263**, 246 (1949)

Karplus, J. P.: Die Physiologie der vegetativen Zentren. Hdb. Neurologie, Bd. II, S. 402–475 Berlin: Springer 1937

Karplus, J. P.: Die Physiologie der vegetativen Zentren. In: Hdb. der Neurologie, Bd. V. (Hrsg. Bumke und Foerster) Berlin: Springer 1936

Karplus, J. P., Kreidel, A.: Gehirn und Sympathikus. 1. Mitt. Zwischenhirnbasis u. Halssympathikus. Arch. ges. Physiol. **129**, 138 (1909)

Karplus, J. P., Kreidel, A.: Gehirn und Sympathicus. Pflügers Arch. **135**, 401 (1910)

Karplus, J. P., Kreidel, A.: Gehirn und Sympathicus. Pflügers Arch. **143**, 109 (1911)

Karplus, J. P., Kreidel, A.: Gehirn und Sympathicus. Pflügers Arch. **171**, 192 (1918)

Karplus, J. P., Kreidel, A.: Gehirn und Sympathicus. Pflügers Arch. **215**, 667 (1927)

Kendall, A. J., Luchsinger, B.: Zur Theorie der Sekretionen. Pflügers Arch. Physiol. **13**, 212 (1876)

Kendall, D.: Motor complications of herpes zoster. Brit. med. J. 616 (1957)

Kernen, R., Brun, R.: Expériences sur la transpiration. Examens pharmacodynamiques au niveau de la glande sudoripare de l'homme. Dermatologica (Basel) **106**, 1–13 (1953)

Kim, Y. K., Buscher, H. P.: Kontrollen des vegetativen Tonus bei stereotaktischer Subthalamotomie. Neurochirurgia **13**, 151–164 (1970)

Kirsche, W.: Synaptische Formationen in den Ganglia lumbalia des Truncus sympathicus vom Menschen, einschließlich Bemerkungen über den heutigen Stand der Neuronenlehre. Z. mikr. anat. Forsch. **64**, 707 (1958)

Kirsche, W.: Die Neuronentheorie. Münch. med. Wschr. **102**, 2266 (1960)

Kloos, G.: Hemihyperhidrose als Dauerschaden nach Insolation. Nervenarzt **11**, 132 (1938)

Knauer, A., Billigheimer, E.: Über organische und funktionelle Störungen des vegetativen Nervensystems unter besonderer Berücksichtigung der Schwitzneurosen. Z. Neurol. **50**, 199–283 (1919)

Knoche, H.: Bemerkungen zum lichtmikroskopischen Bau der vegetativen Endformation. Klin. Wschr. **39**, 460–466 (1961)
Koćar, J., Roth, A.: Undue perspiration of one side of the face whole eating. Ceská Dermat. **27**, 267–276 (1952)
Köster, G.: Klinischer und experimenteller Beitrag zur Lehre von der Lähmung des N. facialis, zugleich ein Beitrag zur Physiologie des Geschmacks, der Schweiß-, Speichel- und Tränenabsonderung. Dtsch. Arch. klin. Med. **68**, 343 (1900) u. **72**, 327 (1902)
Korphus, J.: Über Störungen der Schweißsekretion bei Verwundungen des Nervensystems. Wien. klin. Wschr. **29**, 969–974 (1916)
Korting, G.W., Brehm, G.: Hidrangioma cutis. Z. Haut- u. Geschl.-Krh. **38**, 5–8 (1965)
Korting, G.W., Brehm, G.: Funktionsstörungen und Krankheiten der Schweißdrüsen. In: Gottron-Schönfeld: Dermatologie und Venerologie III/2, S. 704. Stuttgart 1959
Kress, H. Frh. v.: Zur Frage der Schweißdrüseninnervation. Dtsch. Arch. klin. Med. **174**, 152–161 (1932)
Kroll, M.: Die neuropathologischen Syndrome. Berlin: Springer 1929
Kuno, Y.: Human perspiration. Charles C. Thomas, Springfield in the British Commonwealth Blackwell. Oxford: Scientific. Publ. 1956
Kunz, A.: The autonomic nervous system. Philadelphia: Lea & Febiger 1953
Kuré, K., Okinara, S., Maeda, S., Kato, H.: Studien über Schweißdrüseninnervation. Pflügers Arch. **237**, 40–53 (1936)
Kux, E.: Der transpleurale endoskopische Weg zum Brustsympathicus. Wien. klin. Wschr. **29**, 472 (1948)
Kux, E.: Die thorakoskopische kombinierte Vago- und Sympathicotomie beim Zwölffingerdarmgeschwür. Med. Klin. **47**, 591 (1952)
Kux, E.: Thorakoskopische Eingriffe am Nervensystem. Stuttgart: Thieme 1953
Kux, E.: Die Therapie der Hyperhidrosis und anderer Hauterkrankungen mittels thorakoskopischer Entnervung. Acta neuroveg. **18**, 478 (1958)
Kux, E.: Über die thorakoskopische vegetative Denervation. Münch. med. Wschr. **102**, 637 (1960)
Laage-Hellman, J.E.: Gustatory sweating and flushing. Acta oto-laryng. **49**, 132, 306, 363 (1958)
Langley, J.N.: Secretory fibres supplying the sweat glands of the feet of the cat. J. Physiol. **12**, 345 (1891 a)
Langley, J.N.: On the course and connection of the secretory fibres. J. Physiol. **12**, 347 (1891) u. **17**, 95 (1894 b)
Langley, J.N.: The secretion of sweat. J. Physiol. (Brit.) **12**, 347 (1891), **17**, 296 (1894) u. **56**, 110 (1922 c)
Langley, J.N.: Das autonome Nervensystem. Berlin: Springer 1922 d
Langley, J.N., Bennet, N.: Action of pilocarpine areoline and adrenaline on sweating in the horse. J. Physiol. **67**, (1923)
Langley, J.N., Uyeno, K.: The secretion of sweat. J. Physiol. (London) **56**, 111 (1922)
Lazorthes, G., Campan, L.: Der Gehirnkreislauf. Sandoz-Monographien 1966
Legler, U.: Über abnorme Schweißbildung der Wange nach Parotisläsionen. Das „auriculotemporale Syndrom". Z. Laryngol. **30**, 181 (1951)
Lesser: zit. nach Sack, W.T.: Psyche und Haut. In: Hdb. d. Haut- u. Geschlechtskrankheiten, Bd. IV/2, S. 1348. Berlin: Springer 1933
Lewy, F.H.: Paralysis agitans. Zit. nach Lewandowskys Hdb. d. Neurol., Bd. 3, 1912
Linder, F.: Über den Einfluß der Hirnrinde auf die Schweißsekretion (Zur Frage der vegetativen Hemiplegie). Dtsch. Z. Nervenheilk. **158**, 86 (1949)
Lindström, B.: The effect of high lumbar sympathectomy in cases with organic arterial diseases of the lower limb previously treated with low lumbar sympathectomy. Acta chir. scand. **103**, 370–380 (1952)
Lipton, E.L., Steinschneider, A., Richmond, J.B.: The autonomic nervous system in early life. New Engl. J. Med. **273**, 147 (1965)
List, C.F.: Physiology of sweating. Ann. Physiol. **10**, 370–400 (1948)
List, C.F., Peet, M.M.: Sweat secretion in man. II. Anatomic distribution of disturbances in sweating associated with lesions of the sympathetic nervous system. Arch. Neurol. **40**, 27–43 (1938 a)
List, C.F., Peet, M.M.: Sweat secretion in man. I. Sweating responses in normal persons. Arch. Neurol. **39**, 1228–1237 (1938 b)

List, C.F., Peet, M.M.: Sweating secretion in man. IV. Sweat secretion in the face and its disturbances. Arch. Neurol. **40**, 443–470 (1938 c)

List, C.F., Peet, M.M.: Sweat secretion in man. Clinical observations on sweating produced by pilocarpine and mecholyl. Amer. med. Ass. Arch. Neurol. Psychiatr. **40**, 269 (1938 d)

List, C.F., Peet, M.M.: Sweat secretion in man. V. Disturbances of sweat secretion with lesions of the pons, medulla and cervical portion of cord. Arch. Neurol. **42**, 1098–1127 (1939)

List, C.F., Pimenta, A. de M.: Sweat secretion in man, spinal reflex sweating. Arch. Neurol. Psychiatr. **51**, 501 (1944)

Lobitz, W.C., Jr.: Recent developments in the physiology of the sweat apparatus. Arch. Dermat. **66**, 152–155 (1952)

Love, J.G., Jürgens, J.L.: Second thoracic sympathetic ganglionectomy for neurologic and vascular disturbances of the upper extremities. Western J. Surg. Obstet. Gynecol. **72**, 130 (1964)

Luchsinger, B.: Neue Versuche zu einer Lehre von der Schweißsekretion. Ein Beitrag zur Physiologie der Nervenzentren. Pflügers Arch. Physiol. **14**, 369 (1876)

Luchsinger, B.: Die Wirkungen von Pilocarpin und Atropin auf die Schweißdrüsen der Katze. Pflügers Arch. Physiol. **15**, 482 (1877)

Ludwig, C.: Rat. med. N.F. **1**, 255 (1851)

Lübke, W.: Ein Fall von Hemiatrophia faciei nach Kopftrauma. Nervenarzt **17**, 257–261 (1944)

Lüthy, F.: Periphere Nerven. In: Hdb. der Inneren Medizin, Bd. V/1, S. 182–277. Berlin: Springer 1953

Lutze, W.: Schwitztests nach Unterbrechung des Halsbrustgrenzstranges. Wien. Z. Inn. Med. **32**, 556–562 (1951)

Magans, H.W., Harrison, Brobeck, Kanson: Activation of heat loss mechanisms by local heating of the brain. J. Neurophysiol. **1**, 101–114 (1938)

Magoun, H.W.: Descending connections from hypothalamus. Ass. Res. Nerv. Dis. Proc. **20**, 270–285 (1940)

Mandel, F.: Blockade und Chirurgie des Sympathicus. Wien: Springer 1953

Marchionini, G., Spier, H.W.: Orthologie und Pathologie der Ausscheidung der Haut. In: Hdb. der allg. Pathologie, Bd. V/2. (Hrsg. F. Büchner, E. Letterer, F. Roulet) Berlin-Göttingen-Heidelberg: Springer 1959

Martin, H.: The operative removal of tumors of the parotid salivary gland. Surgery **31**, 670 (1952)

Mayr, J.K.: Die Erkrankungen der Schweißdrüsen. In: Hdb. d. Haut- u. Geschlechtskrankheiten, Bd. XIII/1, S. 3. Berlin: Springer 1932

McCrum, W.R., Ingram: The effect of morphine on cats with hypothalamic lesions. J. Neuropath. **10**, 190–203 (1951)

McCrum, W.R.: A study of diencephalic mechanisms in temperature regulation. J. Comp. Neurol. **98**, 233–281 (1953)

Mellnikoff, S.M., Mellnikoff, J.: Gustatory hyperhidrosis of left knee. J. amer. med. Ass. **142**, 163 (1950)

Mellnikoff, S.M.: Localized paroxysmal hyperhidrosis. Amer. J. med. Sci. **221**, 86 (1951)

Meyer, A., Brüchle, H., Schäfer, P.: 5 Jahre Erfahrung mit dem Ninhydrin-Test nach Moberg zum Nachweis von Sensibilitätsstörungen im Bereich der Hand. Chir. Praxis. **9**, 111–116 (1965)

Minor, R.: Vortrag auf der 17. Jahresversammlung der Ges. Dtsch. Nervenärzte, Wien. Ref.: Kongreßbl. d. Verh. dtsch. Nervenärzte. Dtsch. Sch. G. Nervenheilk. **101**, 302 (1927)

Minor, V.: Ein neues Verfahren zu der klinischen Untersuchung der Schweißabsonderung. Dtsch. Z. Nervenheilk. **101**, 302 (1928)

Minor, V.L.: Der Einfluß der Körperform auf die Schweißbildner und die Bedeutung dieses Faktors bei Schädigungen des peripheren Nervensystems. Vopr. Nejrochir. **16**, 3–16 (1950)

Moberg, E.: Objective methods for determining the functional value of sensibility in the hand. J. Bone Jt. Surg. **40 B**, 3 (1959)

Moberg, E.: Examination of sensory loss by the ninhydrine printing test in Volkmann's contracture. Bull. Hosp. Goint. Dis. **21**, 2 (1960)

Moberg, E.: Criticism and study of methods for examining sensibility in the hand. Neurology **12**, 1 (1962)

Moberg, E.: Dringliche Handchirurgie. Stuttgart: Thieme 1964

Moberg, E., Dhunér, K.G.: Ninhydrine finger printing test. Göteborg: Rundquista Boktryckeri 1964

Molnár, S.: Untersuchungen über die Schweißabsonderung mit dem Minor'schen Verfahren zur Lokalisation von Gehirnkrankheiten. Dtsch. Arch. klin. Med. **180**, 58–67 (1937 a)

Molnár, I.: Untersuchung der Schweißabsonderung mit der Minor-Methode bei Hirnkrankheiten zur Lokalisation. Orv. Hetil. 145–149 (1937 b)

Monnier, M.: Physiologie und Pathophysiologie des vegetativen Nervensystems. I. Physiologie. Stuttgart: Hippokrates 1963

Monnier, M.: Function of the nervous system. Vol. I. General Physiology. Autonomic functions. Amsterdam-London-New York: Elsevier 1968

Montagna, W.: The structure and function of skin, 2. Aufl. New York: Academic Press 1962. Ref.: Dtsch. med. Wschr. **87**, 2447 (1962)

Morrison, L. M., Spiegel, E. A.: Demonstration of visceral pain by determination of skin potentials. Ann. int. Med. **22**, 827–831 (1945)

Moyse, M. F.: A propos de 200 tumeurs parotidiennes opérées. Méd. Acad. Chir. **81**, 999 (1955)

Muck, O.: Beeinträchtigung der Schweißabsonderung an der Nasenspitze der Ozaenakranken (Anhidrosis-Hyperhidrosis). Ein Beitrag zum Verständnis des Wesens der Ozaena. Z. Hals-, Nasen- u. Ohrenheilk. **19**, 421 (1928)

Müller, F. M.: Über die Schweißsekretion bei Wirbelbrüchen mit Querschnittslähmungen. Diss. 1937

Müller, L. R.: Lebensnerven und Lebenstriebe, 3. Aufl. Berlin: Springer 1931

Mumenthaler, M., Schliack, H.: Läsionen peripherer Nerven. Stuttgart: Thieme 1965

Myerson, A., Loman, J., Rinkel, M.: Human autonomic pharmacology. VI. General and local sweating produced by acetal-beta-methylcholine chloride (mecholyl). Amer. J. med. Sci. **194**, 75–79 (1937)

Nakamura, R., Hatanaka, R.: Effect of denervation of the cat's sweat glands on their responsiveness to adrenaline, nicotine and mecholyl. Tohoku J. Exp. Med. **68**, 8, 225 (1958)

Nasemann, T.: Zoster. In: Hdb. der Haut- u. Geschlechtskrankheiten, Erg.-Werk Bd. IV/2 (Hrsg. G. Marchionini), S. 230–260. Berlin-Göttingen-Heidelberg: Springer 1961

Nasemann, T.: Der Zoster. Internist **6**, 342–354 (1965)

Needles, E.: The auriculotemporal syndrome with a suggestion regarding therapy. Arch. Neurol. Psychiat. (Amer.) **35**, 357 (1936)

Niedermeyer, K.: Querschnittslähmung bei sog. Pancoast-Tumor. Nervenarzt **30**, 321–322 (1959)

Nikati, W.: La paralyse du nerve sympathique cervicale. Lausanne 1873

Nisch, G.: Über eine dokumentationsfähige Modifikation des Schweißversuches im Handbereich. Wiss. Z. Humboldt-Univ. Berlin, Math.-Nat. R. **17**, 165 (1968)

Noronha, M. J., Vas, C. J., Asiz, H.: Autonomic dysfunction (sweating responses) in multiple sclerosis. J. Neurol. Neurosurg. Psychiat. **31**, 19 (1968)

Oden, S., Hofsten, B. v.: Detection of finger prints by the ninhydrine reaction. Nature (London) **173**, 449 (1954)

Orthner, H.: Zur pathologischen Anatomie des Herpes zoster. Dtsch. Z. Nervenheilk. **160**, 251 (1948)

Orthner, H.: Path. Anatomie u. Physiologie der hypophysischen und hypothalamischen Krankheiten. In: Hdb. der speziellen path. Anatomie u. Histologie, Bd. XIII/5. Berlin-Göttingen-Heidelberg: Springer 1955

Paeslack, V.: Internistische Störungen beim Paraplegiker. Stuttgart: Thieme 1965

Palmer, A. J.: Hyperhidrosis. Study of a case. Arch. Neurol. **58**, 582–592 (1947)

Perry, D. J., Mount, G. E.: Effect of drugs on galvanic skin response level. A study in sympathectomized human subjects. Arch. Dermat. **72**, 144–152 (1955)

Pintus, G.: Vasomotilità, sudore minizione e secrezione sebacca nelle lesioni ponto bulbari. Riv. Sper. Freniatr. **62**, 5 (1938)

Pollock, L. J., Boshe, B., Chor, H., Finkelmann, J., Arieff, A. J., Brown, M.: Defects in regulatory mechanisms of anatomic function in injuries of spinal cord. J. Neurophysiol. **14**, 85 (1951)

Pool, J. L.: Unilateral thoracic hyperhidrosis caused by osteoma of the tenth dorsal vertebra, case report. J. Neurosurg. **13**, 111 (1956). Ref. Zbl. Neurol. Psychiat. Ges. **137**, 181 (1956/57)

Pricolo, V., Di Pietro, S., Catania, C. V.: Tumori **60**, 333 (1954). Zit. nach Rauch

Purves-Stewart, J.: Diagnosis of nervous diseases. 9. Aufl. Baltimore: Williams & Williams 1945. Zit. nach Hoffmann u. Kraemer

Randall, W. C.: The physiology of sweating. Amer. J. Physiol. **32**, 292 (1953)

Randall, W. C., Hertzman, A. B.: Dermatomal recruitment of sweating. J. appl. Physiol. **5**, 399–409 (1953)
Ranson, S. W.: Regulation of body temperature. Res. Publ. Ass. Nerv. ment. Dis. **20**, 342 (1940)
Ranson, S. W., Fischer, Ingram: Hypothalamic regulation of temperature. Arch. Neurol. **38**, 445 (1937)
Rapoport, M.: Zur Frage des Schweißabsonderungssystems des Gesichtes. Sovet. Nervopath. **2**, 40–50 (1933)
Ratcliffe, A. H., Jepson, R. P.: Skin resistance changes in the lower limb after lumbar ganglionectomy. J. Neurosurg. **7**, 97 (1950)
Rauch, S.: Das salivo-sudoripare Syndrom. Z. Laryngol. Rhinol. Otol. **38**, 259 (1959)
Regelsberger, H.: Der bedingte Reflex und die vegetative Rhythmik des Menschen. Wien: Springer 1952
Remé, H.: Zur Sympathektomie bei Hyperhidrosis der Hände. Zbl. Chir. **83**, 836 (1958)
Richter, C. P., Woodrutt, B. C., Eaton, B. C.: Hand and foot patterns of low electrical resistance. J. Neurophysiol. **6**, 417 (1943)
Riddoch, G.: The reflex functions of the completely divided spinal cord in man. Brain **40**, (1917)
Roger, H.: Les syndromes sympathiques d'hemisudation faciale. Riv. Clin. Med. **34**, 161–182 (1933 a)
Roger, H., Poursines, Y., Alliez, J.: Hémisudation de la face à paroxysmes déciénchés par le froid apparue après intervention endonasale. Rev. Otol. etc. **11**, 508–512 (1933 b)
Rohr, H.: Segmentinnervation des Cervicalgebietes. Wien: Springer 1963
Rohr, H., Lenz, H.: Die Bedeutung des neurologischen Befundes für die Diagnose des Pancoast-Syndroms. Nervenarzt **31**, 81 (1960)
Rosenauer, I.: Über die Hyperhidrose der Hände und ihre endoskopische Denervierung nach Kux. Zbl. Chir. **84**, 415 (1959)
Roth, G. M.: The distribution of anhidrosis following interruption of various sympathetic pathways in man. Surgery **2**, 343–349 (1937)
Rothman, S.: Physiology and biochemistry of the skin. Chicago Univ. Press 1954
Rothman, S., Coon, J. M.: Axon reflex responses to acetylcholine in the skin. J. invest. Dermat. **3**, 1940 (1940)
Rothman, S., Coon, J. M.: Pilomotor action of nicotine. A new pharmacodynamic test of the skin. Arch. Derm. Syph. **40**, 999–1000 (1959)
Rusk, H. A.: Early management of the paraplegic patient. US Armed Forces Med. J. **6**, 157 (1955)
Sacher, R., Schliack, H., Sheskin, J. u. a.: Meeting held at the Government Hospital for Hansen's Disease, Jerusalem/Israel 25.10.–1.11. 1966
Sack, W. T.: Psyche und Haut. In: Hdb. der Haut- u. Geschlechtskrankheiten, Bd. IV/2, S. 1302. Berlin: Springer 1933
Saito, T.: Über den Mechanismus der Schweißabsonderung beim Menschen. Nagoya J. Med. Sci. **9**, 163–173 (1935)
Sakurai, M., Montagna, W.: Experiments in the sweating on the palms of the green monkey (cercopithecus aethiops). J. invest. Derm. **43**, 279–285 (1964)
Sakurai, M., Montagna, W.: Observation on the eccrine sweat gland of Lemux Mongon after denervation. J. invest. Derm. **44**, 87–92 (1965)
Schaffer, J.: Die Hautdrüsenorgane der Säugetiere. Berlin-Wien: Urban & Schwarzenberg 1940
Schaltenbrand, G., Bailey, P.: Einführung in die stereotaktischen Operationen mit einem Atlas des menschlichen Gehirns, Bd. I. Stuttgart: Thieme 1959
Scheller, H.: Die Erkrankungen der peripheren Nerven. In: Hdb. der Inneren Medizin, 4. Aufl., Bd. V/2. Berlin-Göttingen-Heidelberg: Springer 1953
Schiefferdecker, P.: Die Hautdrüsen des Menschen und der Säugetiere, ihre biologische und rassenanatomische Bedeutung sowie die muscularia sexualis. Stuttgart: Schweigerbart 1922
Schiffter, R.: Das Pancoast-Syndrom. Diagnostik **16** 649–654 (1974)
Schiffter, R.: Kompressionssyndrome und Verletzungen des Plexus lumbosacralis. Vortr. a. d. X. Hannoverschen Symposion über periphere Nervenschäden, 6.–7.2. 1976, Krankenhausarzt **50**, 701–707 (1977)
Schiffter, R., Pohl, P.: Zum Verlauf der absteigenden zentralen Sympathikusbahn. Arch. Psychiat. Nervenkrkh. **216**, 379–392 (1972)

Schiffter, R., Schliack, H.: Erfahrungen mit dem Ninhydrin-Schweißtest nach Moberg in der Diagnostik peripherer Nervenläsionen. Fortschr. Neurol. Psychiat. **34**, 331–346 (1966)

Schiffter, R., Schliack, H.: Das sog. Geschmacksschwitzen. Fortschr. Neurol. Psychiatr. **36**, 262–274 (1968)

Schiffter, R., Schliack, H.: Über ein charakteristisches Syndrom bei Ischämien in der Arteria-carotis-interna-/-cerebri-media-Strombahn. Fortschr. Neurol. Psychiat. **42**, 555–562 (1974)

Schiffter-Retzlaw, I.: Zum Problem der Schweißdrüseninnervation des Gesichts. Diss. FU Berlin 1967

Schilf, E.: Die Innervation der Schweißdrüsen. Klin. Wschr. **2**, 506 (1923)

Schilf, E.: Das autonome Nervensystem. Leipzig: Thieme 1926

Schilf, E.: Physiologie der peripheren Apparate (periphere Nerven und Wurzeln). In: Hdb. der Neurologie, Bd. II, S. 359–401. Berlin: Springer 1937

Schilf, E., Mandur, J.: Zur Frage der Hemmungsinnervation der Schweißdrüsen. Pflügers Arch. Physiol. **196**, 345 (1922)

Schilf, E., Schuberch, A.: Über das sog. psychogalvanische Reflexphänomen beim Frosch und seine Beziehungen zum vegetativen Nervensystem. Pflügers Arch. **195**, 75 (1922)

Schlesinger, H.: Spinale Schweißbahnen und Schweißzentren beim Menschen. Festschr. zu Ehren von Moritz Kaposi 1900

Schliack, H.: Zum Problem der Schweißdrüseninnervation. Nervenarzt **33**, 421–423 (1962)

Schliack, H.: Segmental innervation and the clinical aspects of spinal nerve root syndromes. In: Hdb. Clin. Neurol. Amsterdam: North-Holland Publ. 1969

Schliack, H.: Zur Frage der Einflußzonen des oberen thorakalen Grenzstranges. Akt. Neurologie **3**, 203–206 (1976)

Schliack, H., Godt, P.: Grenzstrangläsion durch Zoster. Nervenarzt **48**, 145–146 (1977 c)

Schliack, H., Schiffter, R.: Über den diagnostischen Wert des Ninhydrin-Schweißtests nach Moberg. Berl. Med. **16**, 372–379 (1965)

Schliack, H., Schiffter, R.: Differentialdiagnostische Möglichkeiten in der peripheren Neurologie mit Hilfe des Ninhydrin-Tests. Acta neuroveg. **30**, 512 (1967)

Schliack, H., Schiffter, R.: Umschriebene Störungen der Schweißsekretion als diagnostisches Kriterium. Med. Welt **22**, (N. F.) 1421–1425 (1971 a)

Schliack, H., Schiffter, R.: Anhidrose der Fußsohle, ein Symptom retroperitonealer Tumorinvasionen. Dtsch. med. Wschr. **96**, 977–979 (1971 b)

Schliack, H., Schiffter, R., Goebel, H. H., Schiffter-Retzlaw, I.: Untersuchungen zur Frage der Schweißdrüseninnervation im Bereich des Gesichtes. Acta anat. (Basel) **81**, 421–438 (1972)

Schliack, H., Simon, J.: Über Sympathikusläsionen. Acta Neurol. **1**, 18–26 (1974 d)

Schneider, E.: Ein Beitrag zur Kenntnis der Hemihidrosis faciei, im besonderen derjenigen bei Sympathicusschädigungen. Wschr. Psychiatr. **98**, 125–142 (1938)

Schnyder, M. W.: Genuine diffuse Phleb(arteri)ektasie. In: Hdb. d. Haut- u. Geschlechtskrankheiten, Erg.-Werk, Bd. III/1. Berlin-Göttingen-Heidelberg: Springer 1963

Schölmerich, F., Hildebrandt, G.: Über Mechanismus und Regulation der Hautwasserabgabe. Z. exp. Med. **117**, 17–36 (1951)

Schörcher, F.: Über die Ursachen der einseitigen Pupillenerweiterung beim epi- und subduralen Hämatom. Dtsch. Z. Chir. **248**, 420 (1937)

Schörcher, F.: Die Innervation der Schweißdrüsen und die Bedeutung des peripheren sympathischen Zellnetzes. Arch. klin. Chir. **197**, 614–627 (1940)

Schulze, E.: Das auriculotemporale Syndrom. Dtsch. med. Wschr. **80**, 900 (1955)

Schwenkenbecher, A.: Die Innervation der Schweißdrüse. Arch. klin. Med. **79**, 32 (1904)

Scully, J. P.: Area of ectopic innervation of the right wrist producing tension sweating normally seen on the palms and soles. Arch. Dermat. **72**, 491–492 (1955)

Serebrjanik, B., Mogilbvcik, M.: Störungen der Schweißabsonderung bei Verletzungen des Rükkenmarks (Zum Problem der spinalen Schweißsekretionszentren). Nevropath. i. t. d. **19**, 39–43 (1950)

Shelley, W. B., Horvath, P. N.: Experimental miliaria in man. II. Production of sweat retention anhidrosis and miliaria crystallina by various kinds of unjury. J. invest. Derm. **14**, 9–20 (1950)

Shelley, W. B., Horvath, P. N.: Comparative study on the effect of anticholinergic compounds on sweating. J. invest. Derm. **16**, 267–274 (1951)

Shelley, W.B., Hurley, H.J.: The physiology of the human axillary apocrine sweat gland. J. invest. Derm. **20**, 285 (1953)

Sherwood, C., Massopust, McGrum, Buchanan: The effect of hypothalamic lesions upon body temperature. J. Neuropath. **13**, 191–208 (1954)

Silver, A., Vensaci, A., Kontacha, W.: Studies of sweating and sensory function peripheral nerve injuries of the hand. J. invest. Derm. **40**, 243 (1962)

Silver, G., Montagna, W., Bersaoi, C.: The effect of denervation on sweat glands and Meissner corpuscles of human hands. J. invest. Derm. **42**, 307 (1964)

Silverman, J.J.A., Powell, V.E.: Studies of palmar sweating. Amer. J. med. Sci. **208**, 297 (1944 a)

Silverman, J.J.A., Powell, V.E.: Emotional sweating. Psychosomatic Med. **6**, 243 (1944 b)

Simeone, F.A., Mentha, C., Rodriguez, H.A.: Responsiveness of sweat glands after denervation by preganglionic ramisection, ganglionextomy and peripheral nervesection. Amer. J. Physiol. **165**, 356–364 (1951)

Simon, P.: Electronic measurement of skin moisture output in peripheral sensory nerve injuries. Preliminary report of a new objective sensibility test. Arch. Orthop.-Unfallchir. **55**, 233–246 (1963)

Souques, A.: Hyperhidrose unilatéral de la face consécutive à un traumatième de la région sourcilière et provoquée par les excitations gustatives et poar le chaleur. Rev. Neurol. **2**, 145 (1927)

Sourek, K.: Die Bedeutung des galvanischen Hautreflexes für die Lokalisation im Nervensystem des Menschen. Acta neurochir. **11**, 518 (1964)

Souvid, J.: L'influence de l'écore cérébrale sur la sudation. Sovet. Psichonerv. **16**, 46–54 (1940)

Sperling, G., Koffanyi, T.: Amer. J. Anat. **84**, 335 (1949)

Spiegel, E.A., Wohl, A.G.: Die viscerogalvanische Reaktion. Klin. Wschr. **11**, 1272–1273 (1932)

Spiegel, E.A., Wohl, M.G.: The viscerogalvanic reaction. Arch. int. Med. **56**, 327–340 (1935)

Stern, F.: Die epidemische Encephalitis. Berlin: Springer 1922

Stochdorph, O.: Histologische Aspekte des vegetativen Nervensystems. Acta neuroveg. **30**, 350 (1967)

Stöhr, P., Jr.: Mikroskopische Anatomie des vegetativen Nervensystems. Berlin: Springer 1928

Stöhr, P., Jr.: Entwicklungsgeschichte und allgemeine Histologie der peripheren Anteile des vegetativen Nervensystems. In: Müller, R.L.: Lebensnerven und Lebenstriebe. Berlin: Springer 1931

Stradyn, P.J.: Über trophische, sekretorische und vasomotorische Störungen an den Extremitäten nach Verletzungen der peripheren Nervenstämme. Nowy Chir. Arch. **1**, 391 (1921)

Ström, G.: Influence of skin temperature on vasodilatator response to hypothalamic heating in the cat. Acta physiol. scand. (Stockh.), **20**, Suppl. 70, 77–81 (1950)

Stulinsky, F., Bonvallet, Dell: Les modifications au cours du diabete insipide experimental chez le chien. Ann. Endocrin. **10**, 505–517 (1949) u. **11**, 1–11 (1950)

Tabah, E.J.: Canad. med. Ass. J. **71**, 456 (1954) Zit. nach Rauch

Tarlov, J.M., Herz, E.: Unilateral frontal hyperhidrosis relieved by aupraorbital nerve section. J. amer. med. Ass. **133**, 476 (1947)

Thauer, R.: Physiologie der Wärmeregulation. Acta neuroveg. **11**, 12–37 (1955)

Thauer, R., Zöllner, G.: Der sensible Gewichtsverlust als Funktion der Umweltbedingungen. Seine Abhängigkeit von dem Wasserdampfdruck der Luft im indifferenten Temperaturbereich. Pflügers Arch. **258**, 58–71 (1953)

Thauer, R., Zöllner, G., Kaufmann, W.: Der insensible Gewichtsverlust als Funktion der Umweltbedingungen. Der Anteil von Atmung und Haut an der Gesamtperspiratio. Pflügers Arch. **260**, 1–23 (1954)

Thies, W.: Die Innervation der apokrinen Drüsen. Acta neuroveg. **18**, 191–202 (1957)

Thies, W.: Über die Morphologie des vegetativen Nervensystems der menschlichen Haut nebst Untersuchungen über neuropathologische Veränderungen bei verschiedenen Hautkrankheiten. Z. Haut- u. Geschl.-Krkh. **27**, 287–300, 300–343, 355–372 (1959)

Thies, W.: Innervation der Schweißdrüsen. Z. Haut- u. Geschl.-Krkh. **28**, 37–59, 101–112, 185–196, 281–302 (1960)

Thies, W., Galente, L.F.: Zur histochemischen Darstellung der Cholinesterasen im vegetativen Nervensystem der Haut. Hautarzt **8**, 69–75 (1957)

Umbach, W.: Differentialdiagnose und Therapie der Gesichtsneuralgien. Stuttgart: Thieme 1960

Umbach, W.: Vegetative Reaktionen bei elektrischer Reizung und Ausschaltung in subcorticalen Hirnstrukturen des Menschen. Acta neurovegetativa (Wien) **23**, 225–245 (1961)

Umbach, W.: Elektrophysiologische und vegetative Phänomene bei stereotaktischen Hirnoperationen. Berlin-Heidelberg-New York: Springer 1966
Veraguth, O.: Das psycho-galvanische Reflex-Phänomen. I. Bericht Monatsschr. Psych. Neurol. **21**, 387–425 (1907)
Veraguth, O.: Das psycho-galvanische Reflex-Phänomen. II. Bericht Monatsschr. Psych. Neurol. **23**, 204–240 (1908)
Vogel, C.: Ref. Zbl. Hals-, Nasen- u. Ohrenheilk. **21**, (1933)
Vosschulte, K.: Grundlagen der Schmerzbekämpfung durch Sympathicusausschaltung. Berlin-München: Urban & Schwarzenberg 1949
Wada, M.: Sudorific action of adrenaline on the human sweat glands and determination of their excitability. Science (Lancaster, Pa.) **111**, 376–377 (1950)
Wade, M., Makamura, Y., Hatanaka, K., Aoki, T.: On the axon reflex sweating in the toe-pads of the cat. Arch. int. Physiol. Biochem. **63**, 203–212 (1955)
Wagner, W.: Schweißstörungen im Gesicht und Pseudo-Horner, ein vegetatives Hirnstammsyndrom. Verh. 3. Internat. Neur. Kongr. S. 157–160 1939
Wagner, W.: Die Bedeutung der Schweißstörungen des Gesichts für die Höhendiagnostik. Ein vegetatives Hirnstammsyndrom. Z. Neurol. **168**, 151–170 (1940)
Wang, G.H., Lu: Chines. J. Physiol. **3**, 335 (1929)
Wang, G.H.: The galvanic skin reflex. J. Phys. Med. **36**, 295 (1957)
Wang, S.C., Ranson, S.W.: Descending pathways from the hypothalamus to the medulla and spinal cord. Observation on blood pressure and bladder responses J. Comp. Neurol. **71**, 457–472 (1939)
Weickmann, F.: pers. Mitt. (Chefarzt Neurochirurg. Klinik Städt. Krkh. Berlin-Buch)
Wilkins, R.W., Newman, H.W., Doupe, J.: The local sweat response to faradic stimulation. Brain **61**, 290–297 (1938)
Wilson, W.C.: Observations relating to the innervation of the sweat glands of the face. Clin. Sci. **2**, 273–286 (1936)
Winkler, F.: Die zerebrale Beeinflussung der Schweißsekretion. Pflügers Arch. ges. Physiologie **125**, 584–594 (1908)
Wittmoser, R.: Thorakoskopische Eingriffe am Nervensystem nach Kux. Arch. klin. Chir. **276**, 657–659 (1953)
Wittmoser, R.: Die vegetative Denervation bei „Angina pectoris". Langenbecks Arch. u. Dtsch. Z. Chir. **298**, 539 (1961)
Wittmoser, R.: Thorakoskopische Denervation. Fehler und Gefahren. Intern. Prax. **3**, 451–459 (1963)
Wodniansky, P.: Zur Kenntnis poikilodermischer und poikilodermieähnlicher Pigmentverschiebungen (anhand der Beobachtung einer eigenartigen Dyschromie bei gleichzeitiger Schweißdrüseninnervationsstörung). Z. Haut- Geschl.-Krkh. **32**, 33–44 (1962)
Wohlwill, F.: Zur pathologischen Anatomie des Nervensystems bei Herpes zoster. Z. Neurol. **89**, 171 (1924)
Wohlwill, F.: Zur pathologischen Anatomie des peripheren Sympathicus. Dtsch. Z. Nervenheilk. **107**, 124 (1928)
Young, A.G.: Unilateral sweating of the submental region after eating. Brit. med. J. **2**, 976 (1956)
Zöllner, G., Thauer, R.: Der insensible Gewichtsverlust als Funktion der Umweltbedingungen. Seine Abhängigkeit vom Wasserdampfdruck der Luft und Lufttemperatur oberhalb des Indifferenzbereiches. Pflügers Arch. **259**, 281–293 (1954)
Zöllner, G., Thauer, R., Kaufmann, W.: Der insensible Gewichtsverlust als Funktion der Umweltbedingungen. Die Abhängigkeit der Hautwasserabgabe von der Hauttemperatur bei verschiedenen Temperaturen und Wasserdrücken der umgebenden Luft. Pflügers Arch. **260**, 261–273 (1955)
Zülch, K.J.: Bauplan und Leistung des peripheren vegetativen Nervensystems. Dtsch. Z. Nervenheilk. **162**, (1950)
Zülch, K.J.: Briefl. perönliche Mitteilung 1976
Zverina, E., Skorpil, V., Sourek, K.: Die Geschwindigkeit der peripheren Ausbreitung des galvanischen Hautreflexes in den Gliedmaßen des Menschen. Pflügers Arch. **277**, 603–607 (1963)

Lichtbiologie der Haut

Von

E. G. Jung und E. Bohnert, Mannheim

Mit 27 Abbildungen

I. Einleitung

Die Photobiologie der Haut beschäftigt sich mit den biologischen und pathologischen Vorgängen der Haut unter den Umwelteinflüssen natürlicher und künstlicher Lichtquellen sowie im weiteren Sinn mit der Lichtdiagnostik und der Lichttherapie von Krankheiten, insbesondere von Hautkrankheiten. Im Handbuch der Haut- und Geschlechtskrankheiten von Jadassohn fassen die folgenden Beiträge den damaligen Wissensstand zusammen:
Die Wirkung des Lichtes auf die gesunde und kranke Haut
G. A. Rost u. Ph. Keller. Bd. V/2, pp. 1–163 (1929)
Aktinische Dermatosen
Fr. Bering u. J. Barnewitz. Bd. IV/1, pp. 128–170 (1932)

Im Ergänzungswerk ist der enorme Fortschritt der Photobiologie, der angelehnt an die Grundlagenwissenschaften der Physik, Biophysik und Biologie explosionsartig vonstatten ging, ausführlich und glänzend in den folgenden Kapiteln dargestellt:
Lichtbiologie und Lichttherapie
J. Kimmig u. A. Wiskemann. Erg. Bd. V/2, pp. 1021–1141 (1959)
Aktinische Dermatosen
H. Kuske. Erg. Bd. II/2, pp. 550–595 (1965)

Der vorliegende Beitrag basiert ganz auf den genannten Kapiteln des Ergänzungswerks und trägt den seither erarbeiteten Fortschritten Rechnung, die in enger Anlehnung an die Errungenschaften der Molekularbiologie und der Raumfahrt erreicht werden konnten. Er ist als direkte Fortsetzung zu verstehen. Nur dort, wo es aus Verständnisgründen oder zur Anknüpfung an früher bearbeitete Fragen notwendig erscheint, erfolgt eine Zitierung früherer Arbeiten in knapper Form. Sonst werden Wiederholungen vermieden. Das epidermale Pigmentsystem wird in einem gesonderten Kapitel dieses Bandes abgehandelt.

II. Die Voraussetzungen

1. Physikalische Grundlagen

Licht ist eine Form von Energie. Als elektromagnetische Strahlungsenergie kann Licht sowohl als Wellenphänomen wie auch als Partikelstrom aufgefaßt werden. Die Wellennatur des Lichts wird durch die Wellenmechanik charakterisiert und dient der Beschreibung von Ausbreitung, Beugung und Streuung. Die Quantenphysik bedient sich der Partikelvorstellung zur Charakterisierung der energetischen Wechselwirkungen von Strahlung und Materie, welche in Grundeinheiten, sog. Lichtquanten, abläuft. Die Strahlungsenergie kann wie folgt angegeben werden:

$$E = h\nu = \frac{h \cdot c}{\lambda} \qquad (1)$$

dabei ist:

E = Energie des einzelnen Photons in erg
h = Planck'sche Konstante (Wirkungsquantum), $6{,}623 \cdot 10^{-34}$ Wsec^2
c = Lichtgeschwindigkeit im Vakuum, $2{,}99793 \cdot 10^8$ msec^{-1}
ν = Frequenz der Strahlung pro Sekunde (ny)
λ = Wellenlänge der Strahlung (lambda)

Die Lichtgeschwindigkeit c reduziert sich in transparenten Medien (Luft, Wasser, Glas etc.) für den sichtbaren Bereich um einen Faktor zwischen 1 und 2, was im sog. Refraktionsindex zum Ausdruck kommt.

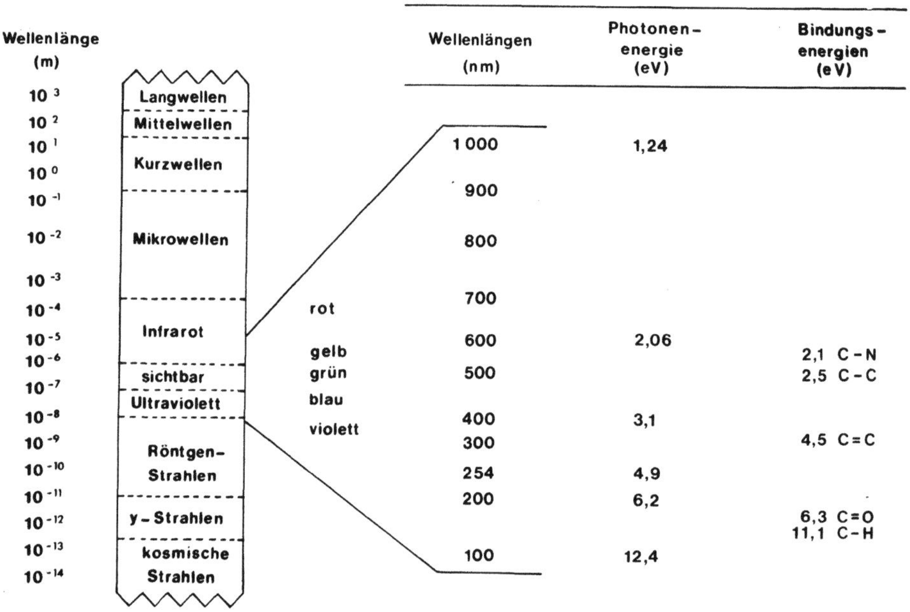

Wellenlänge (m)			Wellenlängen (nm)	Photonenenergie (eV)	Bindungsenergien (eV)
10^3	Langwellen				
10^2	Mittelwellen				
10^1			1000	1,24	
10^0	Kurzwellen				
10^{-1}			900		
10^{-2}	Mikrowellen		800		
10^{-3}			700		
10^{-4}		rot			
10^{-5}	Infrarot	gelb	600	2,06	2,1 C–N
10^{-6}		grün	500		2,5 C–C
10^{-7}	sichtbar	blau			
10^{-8}	Ultraviolett	violett	400	3,1	
10^{-9}			300		4,5 C=C
10^{-10}	Röntgen-		254	4,9	
10^{-11}	Strahlen		200	6,2	
10^{-12}	γ-Strahlen				6,3 C=O
10^{-13}	kosmische		100	12,4	11,1 C–H
10^{-14}	Strahlen				

Abb. 1. Das elektromagnetische Spektrum. Beziehung zwischen Wellenlänge, Photonenenergie und Bindungsenergie

Die Formel (1) hat Gültigkeit für das gesamte elektromagnetische Spektrum, das in Abb. 1 dargestellt ist. Die Photobiologie der Haut beschäftigt sich fast ausschließlich mit einem eng begrenzten Wellenlängenbereich zwischen 200 und 10000 nm (1 Nanometer = 10 Angström A° = 10^{-9} m), welcher das ultraviolette, das sichtbare und das infrarote Licht umfaßt. Die genaue Aufteilung zeigt Tabelle 1 (Calvert, 1966; Turro, 1967; Thomas, 1968; Swanson, 1968; Smith, 1969; Dertinger, 1969; Urbach, 1969; Clayton, 1970; Mütze, 1972).

Tabelle 1. Spektrum des Lichts

		Wellenlängenbereiche in nm
Ultraviolett	Vakuum – UV	100–200
	UV C	200–280
	UV B	280–315
	UV A	315–400
Sichtbares Licht	Violett	400–450
	Indigo	450–490
	Blau	490–530
	Grün	530–560
	Gelb	560–600
	Orange	600–650
	Rot	650–760
Infrarot	kurzwellig	760–1400
	mittelwellig	1400–3000
	langwellig	>3000

2. Einheiten und Meßgrößen

Strahlung ist eine Form von Energie. Die Strahlung ist um so energiereicher, je größer die Frequenz (ν) bzw. je kleiner die Wellenlänge (λ) ist. *Strahlungsenergie* (auch Wärmemenge) wird gemessen in Wattsekunde (Wsec) = Joule (J).

Die Quantenenergie (Energie eines Photons) beträgt:

$$\frac{1{,}986}{\lambda} \cdot 10^{-16} \text{ Wsec} \sim \frac{1240}{\lambda} \text{ eV} \quad (\lambda \text{ in nm})$$

1 eV (Elektronenvolt) ist die Energie eines Elektrons, das die Spannung von 1 Volt durchlaufen hat. In eV wird die Bindungsenergie von Elektronen an Atomkerne gemessen. Die Beziehung zur Strahlenenergie besteht darin, daß durch absorbierte Photonen Elektronen auf angeregte Energiestufen gebracht werden können (vergl. Tabellen 2 und 3).

Bei der Strahlung unterscheidet man:
Strahlungsleistung pro Flächeneinheit des Senders
(W m^{-2} oder J m^{-2} sec^{-1})
Synonyme: Spezifische Ausstrahlung, Strahlungsstrom, radiant exitance, emittance.

Tabelle 2. Umrechnungstabellen der Meßgrößen

	Internationales Einheitssystem SI (m kg s)		CGS-System (cm g s)
Strahlungsenergie (M)	1 J	1 Ws	10^7 erg
Leistung (P)	1 J s^{-1}	1 W	10^7 erg s^{-1}
Bestrahlungsstärke (E)	1 J m^{-2} s^{-1}	1 W m^{-2}	10^7 erg m^{-2} s^{-1}
Bestrahlung (H)	1 J m^{-2}	1 Ws m^{-2}	10^7 erg m^{-2}

Einfallende Strahlungsleistung (E) pro Fläche des Empfängers
(W m^{-2} oder J m^{-2} sec^{-1})
Synonyme: Bestrahlungsstärke, Energieflußdichte, Intensität, radiant, ineidance, irradiance.

Bestrahlung (H) als Bestrahlungsstärke mal
Zeitdauer (Wsec m^{-2} oder J m^{-2})
Synonyme: Energiefluenz, Energiefluß, Dosis, radiant exposure.

Tabelle 3. Äquivalentgrößen einer Strahlung

Wellenlänge (nm)	Frequenz (s^{-1})	Quantenenergie (eV)
200	1,50 · 10^{15}	6,20
250	1,20 · 10^{15}	4,96
300	1,00 · 10^{15}	4,13
350	0,86 · 10^{15}	3,54
400	0,75 · 10^{15}	3,10
700	0,40 · 10^{15}	1,77

3. Lichtquellen

a) Die Sonne

Die natürliche Lichtquelle ist die Sonne. Bei einem mittleren Abstand Sonne – Erde von a = 1,495 · 10^8 km beträgt die mittlere extraterrestrische Energieflußdichte (12 000 m über Meer) 135,3 ± 1,3 mW cm^{-2} (McCullough, 1971; Thekaekara, 1970). Man nennt diese Zahl Solarkonstante (So). Die Sonnenbestrahlung ist eine direkte Strahlung mit einem kontinuierlichen Spektrum, dessen Verteilung in Tabelle 4 und Abb. 2 dargestellt ist. Der Wellenlängenbereich von 290–4000 nm enthält 98% davon. Das UV unter 200 nm ist sehr unterschiedlich und korreliert mit der Sonnenaktivität.

Tabelle 4. Relative spektrale Verteilung der direkten Sonnenbestrahlung: (mW cm^{-2}) nach McCullough (1971)

	Extraterrestrisch (12 000 m ü.M.)	Terrestrisch (Erdoberfläche)
UV	11,8	3,1
sichtbares Licht	51,6	31,1
IR	71,9	47,8
Total	135,3	82,0

Wesentlich anders stellt sich die *terrestrische Strahlung* auf der Erdoberfläche dar, da Wechselwirkungen der Sonnenstrahlung mit der Atmosphäre auftreten. Durch Absorption und Streuung erfolgt eine Verminderung der direkten Strahlung und eine Zunahme der indirekten, also diffusen Strahlung. Die Summe aller dieser Strahlungen auf der Erdoberfläche nennt man *Globalstrahlung* (Schulze, 1966 u. 1970). Diese ist abhängig vom Einfallswinkel der direkten Sonnenstrahlung (Solarkonstante × Sinus der Sonnenhöhe), der geographischen Breite, der Jahreszeit und von der indirekten Streustrahlung.
Folgende Wechselwirkungen beeinflussen das Sonnenlicht bei der Passage durch die Atmosphäre:

- Rayleigh-Streuung an Molekülen der Atmosphäre (N,O)
- Partikelstreuung und Absorption an der atmosphärischen Aerosol-Komponente, wie Wassertröpfchen (Bewölkung), große Moleküle und Staubpartikel (Die absorbierten Wellenlängen entsprechen dem Durchmesser der Partikel.)
- Absorption durch Ozon (Wellenlängen < 295 nm praktisch vollständig).

Daraus resultiert die Globalstrahlung auf der Erdoberfläche, deren mittlere spektrale Verteilung in Tabelle 4 und Abb. 2 dargestellt ist. Belastungen der Atmosphäre mit zusätzlichen Partikeln (Pollution, Smog, Verbrennungsrückstände der hochfliegenden Überschallflugzeuge etc.) oder Verbrauch des Ozon könnten die Globalstrahlung ganz wesentlich und folgenschwer verändern.

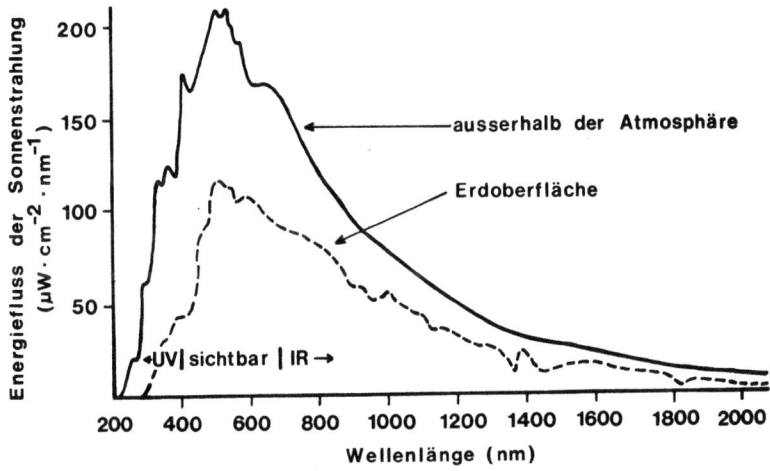

Abb. 2. Energiefluß (Intensität) der Sonnenstrahlung pro nm in Abhängigkeit von der Wellenlänge. Vergleich der Sonnenstrahlung außerhalb der Atmosphäre (12 000 m über Meer) mit derjenigen auf der Erdoberfläche (nach McCullough, 1971)

b) Künstliche Lichtquellen

Wird eine Substanz veranlaßt, Energie aufzunehmen durch Erhitzen, elektrische Entladung oder Zufuhr elektromagnetischer Energie, so werden Elektronen der äußeren Orbitale der Atome in Zustände größerer Energie gehoben. Die spontane Rückkehr in energieärmere Zustände oder den Grundzustand geschieht unter Ausstrahlung von Energiequanten, die für jedes Element spezifisch sind, als charakteristisches Spektrum. Die leichten Elemente strahlen Licht von relativ wenigen distinkten Wellenlängen aus, während die Spektren der schweren Atome aus Hunderten von Linien verschiedener Intensität bestehen können.

Die einfache künstliche Lichtquelle ist der glühende Metallfaden der *Glühbirnen*.

Bei den *Leuchtstoffröhren* handelt es sich um Quecksilberniederdrucklampen, bei denen die Leuchtstoffe durch die vom Quecksilber erzeugte UV-Strahlung zum Aussenden von Licht angeregt werden. *Fluoreszenz-Lampen* sind Quecksilberniederdrucklampen, die mit fluoreszierendem Material ausgekleidet wurden. Das vom Hg-Dampf ausgestrahlte Licht der Wellenlänge 253,7 nm regt die Fluoreszenz an, das emittierte Licht ist energieärmer als das anregende. Seine Wellenlängen liegen zwischen 280 und 350 nm (Abb. 4 a).

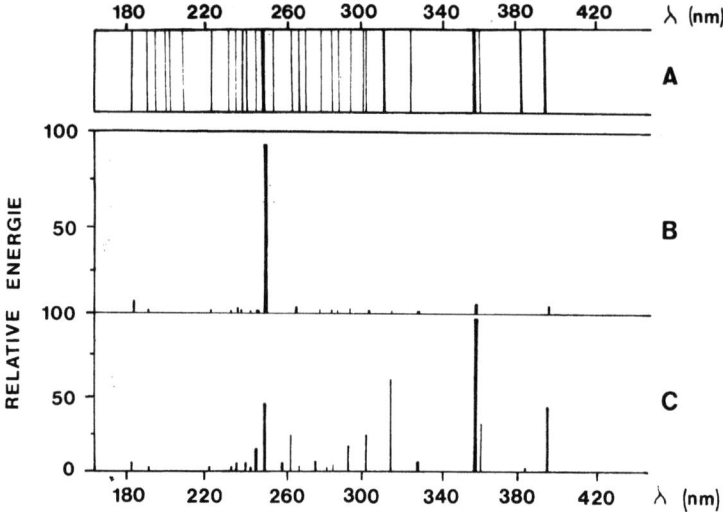

Abb. 3 a–c. Bandenspektrum der Quecksilberbogenlampen (a) sowie die relativen Energien dieser Banden bei der Hg-Niederdrucklampe (b) und der Hg-Hochdrucklampe (c) (nach McGrae et al., 1963)

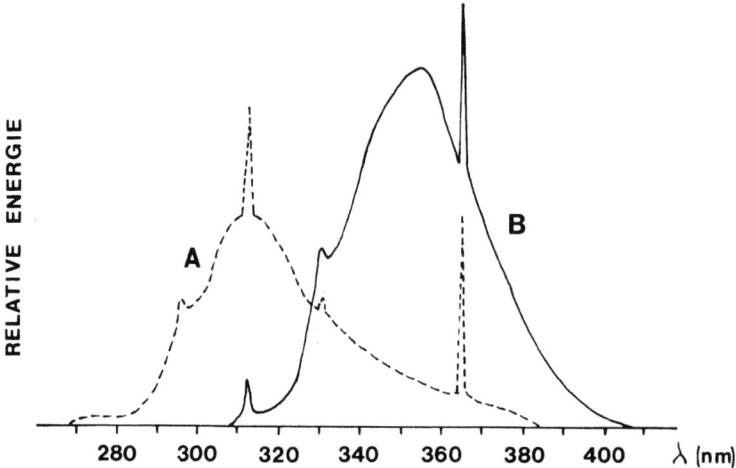

Abb. 4. Spektrale Verteilung verschiedener Leuchtstoff- oder Fluoreszenzröhren. a. Germizide Lampe Typ Westinghouse FS. b. Sog. Schwarzlichtlampe (black light)

Bei den *Quecksilberbogenlampen* findet in einer Röhre aus Glas oder Quarz zwischen zwei Elektroden eine elektrische Entladung statt. Der Elektronenfluß entsteht mit Hilfe eines Gases bzw. nach Zündung der Lampe mit Quecksilberdampf. Dabei werden die Hg-Atome von Elektronen getroffen und sowohl zur Aussendung von Elektronen als auch von Energie in Form einer charakteristischen Strahlung veranlaßt (Abb. 3 a).

Man unterscheidet Quecksilber-Niederdruck-Lampen, Lampen mit mittlerem Druck und Hochdrucklampen.

Der Quecksilberdampfdruck beträgt bei Zimmertemperatur 0,001 atm. Bei *Quecksilber-Niederdrucklampen* liegt die Betriebstemperatur bei ca. 60° C, der Hg-Dampfdruck ist nicht bedeutend erhöht. Bei Lampen mit mittlerem Druck steigt dieser auf etwa 0,1 atm, bei Hochdrucklampen liegt er zwischen 1 und 10 atm, die Temperatur beträgt einige hundert Grad C.

Das Hg-Spektrum ist in allen Fällen gleich, nur die Schärfe der einzelnen Linien und die Energie der spektralen Wellenlängen unterscheiden sich. So strahlt die Hg-Niederdruck-Lampe hauptsächlich Licht der Wellenlängen 184,9 und 253,7 nm aus (Abb. 3 b).

Ist das Röhrenmaterial für Licht der Wellenlänge 184,9 nm undurchlässig, hat man praktisch eine monochromatische Lichtquelle von 253,7 nm. Der Stromfluß der Hg-Niederdrucklampe ist relativ gering, da die Energiezufuhr von außen begrenzt ist. Die Hg-Niederdrucklampe findet vielfältige Verwendung zum Abtöten von Sporen, Bakterien, Viren, Hefen und Pilzen, die wegen des Absorptionsmaximums ihrer Nukleinsäuren bei 260 nm durch diese Strahlung wirksam geschädigt werden.

Quecksilber-Hochdruck-Lampe: Bei diesen „heißen Quarzlampen" wird mehr Quecksilber verdampft, so daß ein großer Stromfluß und damit mehr Quecksilberdampf zur Strahlung angeregt werden kann. Hg-Hochdrucklampen haben eine längere Anlaufzeit. Zuerst strahlen sie wie Hg-Niederdrucklampen, bei Aufheizen verändern sich die Energien der Spektrallinien und man erreicht zuletzt ein Spektrum mit 12 Hauptlinien zwischen 240 und 400 nm (Hauptlinie 365 nm), Abb. 3 c.

Die meisten im Handel befindlichen „Höhensonnen" sind Hg-Hochdrucklampen, deren Strahlung unter 290 nm durch das Röhrenmaterial absorbiert wird.

Xenon-Bogen-Lampe: Die Edelgase Neon, Argon, Krypton und Xenon senden nach Anregung durch eine elektrische Entladung ein typisches Linienspektrum aus. Die zusätzliche Emission einer kontinuierlichen Strahlung und deren Intensität nimmt mit der Atomgröße, dem Druck und der Temperatur zu. Das Spektrum umfaßt das Infrarot, sichtbare Licht und UV-Licht. Das Licht der Xenon-Lampe ähnelt dem Sonnenlicht, nur reicht der UV-Anteil bei der Xenon-Lampe weiter in den kurzwelligen Bereich (Abb. 5). Als leistungsstarke Lichtquelle findet die Xenon-Bogenlampe in der letzten Zeit vielfache Anwendung, besonders in Kombination mit Filtern oder Monochromatoren, da mit schwächeren Strahlungsquellen zu geringe Anteile in engen Bereichen resultieren (Turnbull et al., 1967; Jung, 1967; Jung et al., 1971; Pluis, 1969; Knox et al., 1967; Schwarz, 1966).

In die Gruppe der Hg-Bogenlampen gehören auch die Analysenlampen, die zum Auffinden fluoreszierender oder absorbierender Stoffe, z. B. bei der Chromatographie, verwendet werden. Dies sind mit einem Wood'schen Filter ausgestattete Hg-Nieder- oder Hochdrucklampen. Das Filter enthält Nickeloxyd und ist für sichtbares Licht undurchlässig. Die für das Auge unsichtbare Strahlung nennt man Schwarzlicht (black light), die Lampen daher auch *Schwarzlichtlampen* (Abb. 4 b).

Bei den *Kohlebogenlampen* findet eine Bogenentladung zwischen Kohlenstoffelektroden statt. Sowohl der leuchtende Bogen als auch die glühenden Elektroden bei Wechselstrom bzw. die Anode im Gleichstrombetrieb können als Lichterzeuger dienen. Die Anode, auf 4000° K erhitzt, emittiert als „Graustrahler" ein ziemlich konstantes Spektrum. Durch geeignete Zusätze können im Anodenkrater Temperaturen bis 6000° K erreicht werden. Das Maximum der ausgestrahlten Energie verlagert sich mit steigender Temperatur zu kürzeren Wellenlängen. Bei 6000° K liegt es im sichtbaren Bereich und hat dann einen beachtlichen Anteil an UV-Licht (ausführliche Erörterungen bei McGrae, 1963; Berger, 1969; Harber 1974).

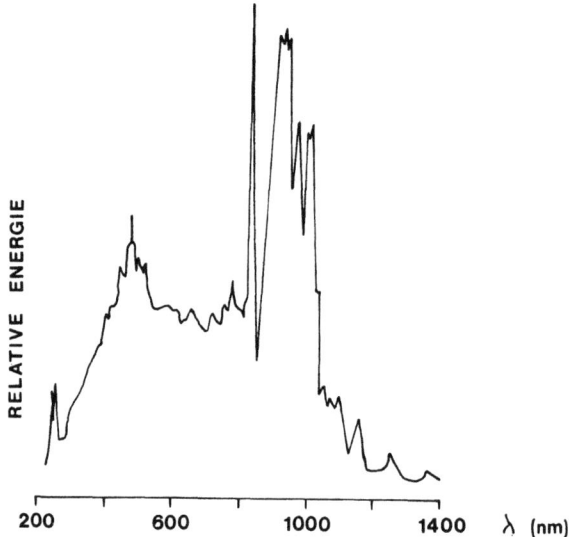

Abb. 5. Spektrale Verteilung der Emission einer ungefilterten Xenonlampe (nach Berger, 1969)

c) Isolierung von bestimmten Banden oder Wellenlängenbereichen

Licht bestimmter Wellenlängen kann man dadurch erhalten, daß man entweder mit Filtern oder einem Monochromator die nicht erwünschten Anteile ausschaltet.

Man unterscheidet Absorptions- und Interferenzfilter.

Absorptionsfilter. Als Absorptionsfilter verwendet man gefärbte oder farblose Klargläser oder flüssige Filter, bestehend aus Lösungen von Cu, Co, Ni, Cr-salzen oder Lösungen bestimmter organischer Stoffe, die durch individuelle Absorptionseigenschaften für bestimmte Spektralbereiche eines Strahlers mehr oder weniger durchlässig, für andere Bereiche dagegen undurchlässig sind.
Man unterscheidet 4 Gruppen
– Filter, welche im kurzwelligen Bereich undurchlässig sind,
– Filter, die im langwelligen Bereich undurchlässig sind,
– Filter, die nur einen schmalen Spektralbereich durchlassen, also Kombinationen von a und b.
– Neutralfilter, die in einem ausgedehnten Spektralbereich die Intensität der einfallenden Strahlung gleichmäßig schwächen.

Immer geht ein Durchlässigkeitsbereich allmählich in einen Absorptionsbereich über, da es keine plötzlichen Übergänge von Durchlässigkeit zu Absorption gibt.

Interferenzfilter. Es sind Lichtfilter in Verbindung mit Farbgläsern, bei denen das einfallende Licht zahlreiche Mehrfachreflexionen erfährt. Durch die entstehenden wellenlängenabhängigen Phasendifferenzen wird das durchtretende Licht entsprechend der Wellenlänge durch Interferenz verstärkt oder geschwächt. Je nach Qualität des Filters wird Licht eines mehr oder weniger breiten Wellenlängenbereiches durchgelassen. Die Differenz der beiden Wellenlängen, bei welchen die Durchlässigkeit auf den halben Wert der maximalen abgefallen ist, bezeichnet man als Halbwertsbreite des optischen Filters. Sie hängt von der Qualität des Filters ab; diese wiederum von der Zahl der reflektierenden Schichten eines Filters.

Durch Kombination verschiedener Filter können die einzelnen Spektrallinien einer Hg-Hochdrucklampe isoliert werden (Alsins et al., 1975; Magnus, 1976).

Monochromatoren. Man verwendet Prismen- und Gittermonochromatoren. Da die Monochromatoren mit Spiegeloptik ausgerüstet sind, heißen sie auch Spiegelmonochromatoren. Das Licht wird nach Passieren eines Eintrittsspalts durch ein Dispersionsprisma oder ein Reflexionsgitter in verschiedenfarbige, parallele Bündel zerlegt. Nur ein Wellenlängenintervall gelangt so durch den Austrittsspalt. Die spektrale Bandbreite der ausgefilterten Strahlung wird von der Breite des Ein- und Austrittsspaltes bestimmt (Magnus, 1976).

Monochromatoren wurden beispielsweise verwandt, um das Aktionsspektrum der UV-Strahlung zu bestimmen (Sayre, 1965; Cripps u. Ramsay, 1970; Fetz, 1970; Knox et al., 1967; Schwarz, 1966).

d) Laser

Als erster Laser (**L**ight **A**mplification by **S**timulated **E**mission of **R**adiation) wurde in der Dermatologie der Rubinlaser als Festkörperlaser angewandt. Weitere Lasertypen finden in zunehmendem Maß Eingang in Diagnostik und Therapie von Hautkrankheiten (Goldman, 1973; Goldman et al., 1973; Ehlers u. Florian, 1973).

Rubinlaser. Chromionen in Rubin (durch Chrom verunreinigtes Aluminiumoxyd) werden durch Licht angeregt. Die Anregung erfolgt durch Photonen-Absorption und hat eine Verweildauer von durchschnittlich 10^{-8} sec, anschließend wird die Energie in Form von Licht wieder abgegeben. Wird ein so angeregtes Atom mit Photonen sehr hoher Energie beschossen, kann ein anderes Photon emittiert werden, das phasen- und energiegleich mit dem anstoßenden Photon ist und seinerseits andere Atome oder Ionen anstößt. Schließlich bildet sich eine Wellenfront phasengleicher optischer Energieteilchen von intensiver Bündelung und hoher Energiedichte im Rubin (Kohärente Welle). Durch geeignete Verstärker (Spiegel) erhält man monochromatisches Licht von hoher Energie, das sich in Impulsen entlädt (Rubinlaser $\lambda = 694{,}3$ nm).

Gaslaser. Bei Gaslasern werden anstelle von Rubin zwei Gase, z. B. Neon und Helium verwendet. Die Anregung der Neonatome erfolgt durch Elektronen über 2 Elektroden oder neuerdings transversal auf der ganzen Länge (**T**ransversaly **e**xcited, TE). Es kommt zu Zusammenstößen und Energieaustausch zwischen den beiden (oder mehreren) Atomarten, bis sich die meisten Neon-Atome auf dem angeregten Niveau befinden. Auch hier findet eine weitere Verstärkung zwischen zwei reflektierenden Spiegeln statt. Gaslaser liefern ein kontinuierliches, monochromatisches Licht distinkter Wellenlängen. Gaslaser haben typischerweise eine Reihe von dicht nebeneinander liegenden Energiezuständen, von denen bis 10 „laserbar" sind. Die entsprechenden monochromatischen Ausstrahlungen haben Wellenlängen zwischen 632,8 und 3 390 nm beim Ne-He Laser (Lawrence, 1964). Gaslaser liefern kontinuierliches Licht.

Farbstofflaser. Farbstofflaser bestreichen einen bestimmten charakteristischen Wellenlängenbereich, in welchem sie durch Änderung der technischen Bedingungen „durchstimmbar" sind. Sie können kontinuierlich und gepulst emittieren. Farbstofflaser existieren auch für den UV-Bereich.

Durch Frequenzverdoppelung kann eine monochromatische Laseremission auf die Hälfte der Wellenlänge gebracht werden. Entsprechende Verstärkerprinzipien sind für Mikrowellen (Maser) und für den Submillimeterbereich (Smaser) bekannt.

4. Strahlungsmessung

Es handelt sich bei Strahlungsmessungen um eine relative oder absolute Bestimmung von Strahlungsflüssen (Leistung) oder Strahlungsflußdichten (Intensität) in einer bestimmten Entfernung von einer Strahlungsquelle. In den meisten Fällen erfolgt die Messung der Strahlungsflüsse in einem thermischen Strahlungsempfänger, dessen Erwärmung, unabhängig von der Wellenlänge, ein Maß für die einfallende Strahlungsleistung ist.

Die gebräuchlichsten Instrumente für diese Messungen sind *Thermosäulen*. Sie enthalten eine Serie von hintereinandergeschalteten Thermoelementen. Bei Bestrahlung der Lötstellen werden zwischen den verschiedenen Metallen Thermospannungen erzeugt, die sich summieren und mit einem Galvanometer gemessen werden.

Beim *Bolometer* werden elektrische Widerstandselemente der Bestrahlung ausgesetzt. Sie bilden einen Teil eines Stromkreises zur Widerstandsmessung, dessen Gleichgewicht verändert wird. Der erzeugte Brückenstrom dient als Maß für den einfallenden Strahlungsfluß. Ähnlich aufgebaut sind die zur Messung der Sonnenstrahlung entwickelten Meßgeräte, z. B. Pyrheliometer, Aktinometer und Solarometer (Schulze, 1970).

Eine andere Möglichkeit der Strahlungsmessung bieten die *Photozellen*, bei denen die einfallende Strahlungsenergie in elektrischen Strom verwandelt wird. Bei Bestrahlung der lichtempfindlichen Kathode werden Elektronen emittiert, die zur Anode wandern und als Photoelektronenstrom gemessen werden. Die Photokathoden bestehen vorwiegend aus den Alkalimetallen Lithium, Natrium, Kalium, Rubidium und Zäsium, aus Legierungen wie Zäsium-Antimon oder aus Kadmiumsulfid.

Die spektrale Empfindlichkeit ist für verschiedene Photozellen unterschiedlich. Der erzeugte Strom ist von der eingestrahlten Wellenlänge abhängig.

Nach einem anderen Prinzip arbeiten die Sperrschichtphotozellen mit Halbleiterschichten aus Selen, Silizium oder Germanium. Für geringe Beleuchtungsstärken ist der Photostrom proportional der auffallenden Lichtintensität. Durch vorgeschaltete Filter kann man die spektralen Empfindlichkeiten variieren (Barth, 1972). Für die Messung der UV-Strahlung der Sonne wurden spezielle Geräte dieser Art entwickelt (Drummond u. Wade, 1969; Nader, 1969).

Ein *chemisches Dosimeter*-System besteht aus halogenierten Kohlenwasserstoffverbindungen, die bei UV-Bestrahlung halogenfreie Radikale bilden, welche ihrerseits mit einem Indikator sichtbar gemacht werden können. Die Methode wurde zur Messung der topographischen Verteilung der UV-Strahlung an menschlichen Kopfmodellen angewandt (Urbach, 1966, 1969).

Um die Leistungen keimtötender UV-Lampen vergleichen zu können, kann man deren *biologische* Wirkung, die Letaldosis für Bakterien oder Bakteriophagen bestimmen (Věchet, 1974).

III. Primäre und sekundäre Strahlungseffekte

1. Die photochemischen Gesetze

Elektromagnetische Strahlung und insbesondere das Licht breitet sich gradlinig aus. Trifft es auf Moleküle, so bestehen die folgenden Möglichkeiten:
1. Durchgang: Transmission
2. Richtungsänderung: Beugung, Reflexion (Spiegelung), Remission (Reflexion an nicht spiegelnden Objekten), Brechung (Refraktion), Streuung, Dispersion (Farbzerlegung), Interferenz (Überlagerung), Polarisation (Ausrichtung der Schwingungsebene).
3. Löschung: Absorption

Die Vorgänge 1. und 2. werden durch die geometrische Optik und die Wellenoptik beschrieben (Mütze, 1961). Die Absorption (Vorgang 3.) wird im Rahmen der Quantenoptik charakterisiert. Sie ist für die Photochemie und die Photobiologie von herausragender Bedeutung.

Zum Verständnis der Energieabsorption an Molekülen und der dadurch ermöglichten photochemischen Primärvorgänge sowie Folgeabläufe wurden vier photochemische Gesetze formuliert:

Gesetz von Grotthus – Draper, welches besagt, daß nur absorbierte Photonen photochemisch aktiv werden können. Spektralbereiche, in denen keine Absorption stattfindet, sind demnach wirkungslos. Eine Umkehr dieses Gesetzes ist nicht statthaft, können doch absorbierte Photonen durchaus ohne photochemische Auswirkung bleiben und z. B. lichtelektrische Effekte hervorrufen, Lumineszenzphänomene auslösen oder in Wärme umgewandelt werden.

Quantenäquivalentgesetz von Stark – Einstein, welches angibt, daß die Energieabsorption nur in Form von ganzen Quanten erfolgt. Jedes absorbierte Photon bewirkt die Aktivierung eines einzelnen Moleküls. Es ist also grundsätzlich für eine photochemische Primärreaktion ein Quant pro Molekül erforderlich oder für 1 Mol (Molekulargewicht der Substanz in Gramm) immer $6{,}023 \cdot 10^{23}$ Quanten entsprechend der Loschmidtschen Zahl. Da nicht jedes absorbierte Quant eine chemische Reaktion zur Folge hat, wird der Begriff der *Quantenausbeute* Φ eingeführt.

$$\Phi = \frac{\text{Zahl umgesetzter Moleküle}}{\text{Zahl absorbierter Photonen}}$$

Die Quantenausbeute kann bei ineffektiven Prozessen vor allem in komplexen Systemen sehr gering sein (bis 10^{-6}), während sie bei photochemisch angestoßenen Kettenreaktionen sehr hoch sein kann (bis zu 10^6).

Reziprozitätsgesetz von Bunsen – Roscoe, welches besagt, daß der photochemische Effekt einer Reaktion allein abhängig ist vom Produkt aus Intensität und Expositionszeit, nicht aber von einer der beiden Einzelgrößen. Es ist also nur die Zahl einwirkender Quanten für die photochemische Umwandlung wichtig, unabhängig in welcher Zeit diese eingestrahlt werden. Das Reziprozitätsgesetz muß an biologischen Systemen relativiert werden, da bei protahierter Bestrahlung vielfältige Erholungsvorgänge gleichzeitig ablaufen können. Der photobiologische Effekt einer eingestrahlten Dosis (Energiefluenz) ist darum bei längerer Expositionszeit geringer als bei kurzer (Protrahierungseffekt).

Gesetz von Lambert – Beer, welches besagt, daß die Fraktion einfallenden Lichtes, die durch eine Substanz in Lösung absorbiert wird, nur von der Anzahl

Moleküle abhängig ist und nicht von der Intensität des Lichts. Es gilt:

$$\text{Extinktion } E = \log \frac{I_o}{I}$$

dabei ist:

I_o = Intensität einfallenden Lichts
I = Intensität austretenden Lichts

Die Extinktion in verdünnten Lösungen ist proportional zur Konzentration des gelösten Stoffes. Dieses Prinzip wird zur Photometrie und Spektralphotometrie angewandt. Es gilt nicht in komplexen Systemen und nicht an der Haut.

In der Photobiologie der Haut wird oft die „Durchlässigkeit" der Haut oder einzelner Hautschichten angegeben als Transmission (prozentual zum Einstrahlungswert) oder reziprok als entsprechende Absorption. Diese Absorption ist abhängig von Art und Dicke der untersuchten Hautschicht; aber auch von der Photonenenergie, resp. der Wellenlänge der Strahlung. Diese Beziehung ist für normierte Dicke des Stratum corneum und der Epidermis ohne Berücksichtigung der dermo-epidermalen Verzahnung in Abb. 6 dargestellt. Oft wird die

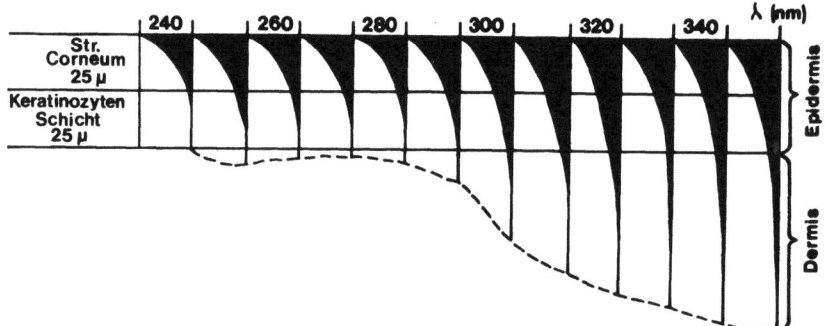

Abb. 6. Haut-Eindringtiefe (Transmission) verschiedener Wellenlängen des UV in menschliche Haut (schematisch) (nach Tronnier, 1957; Everett, 1966 und Wiskemann, 1970)

Haut-Eindringungstiefe für eine bestimmte Wellenlänge angegeben als Tiefe, in welcher z. B. nur noch 1% oder 1°/oo des eingestrahlten Lichts gemessen werden kann. Dem entspricht eine Absorption von 99% resp. von 99,9%, was meßtechnisch gewissermaßen Grenzwerten entspricht. Eine solche prozentuale Angabe entsprechend den absoluten Quantenzahlen vermittelt den trügerischen Eindruck, daß in tieferen Hautschichten praktisch keine Lichtwirkung mehr zu erwarten sei. Dem ist aber keineswegs so, was folgendes Exempel belegt:

Die MED einer monochromatischen Strahlung von 300 nm beträgt rund 10 mJ pro cm². Dies entspricht einer Einstrahlung von ca. 10^{16} Quanten pro cm². Wird im Stratum papillare des oberen Coriums nur noch 1 Tausendstel davon gemessen, so entspricht das immer noch einer Energiefluenz von 10^{13} Quanten pro cm². Umgesetzt auf biologisch bedeutsame Dimensionen entspricht dies einer Dichte von ca. 10^6 Quanten pro Zellkern und bis zu 100 Quanten pro Makromolekül.

2. Absorption von Strahlungsenergie

Absorption von Strahlungsenergie an Atomen ist nur möglich, wenn die Energie des absorbierten Quantums gleich der Energiedifferenz zwischen zwei

Energiezuständen ist, in denen ein Elektron der äußeren Orbitale vorkommen kann. Die Absorptionsenergie ist abhängig von der Frequenz, resp. von der Wellenlänge der Strahlung. Es folgt daraus, daß für jede Energieübertragung an Atomen nur eine einzige, charakteristische Wellenlänge absorbiert werden kann (Absorptionslinie). Bei Molekülen sind die Verhältnisse komplizierter, da zusätzlich intramolekuläre Rotationen und Schwingungen der Kerne vorkommen.

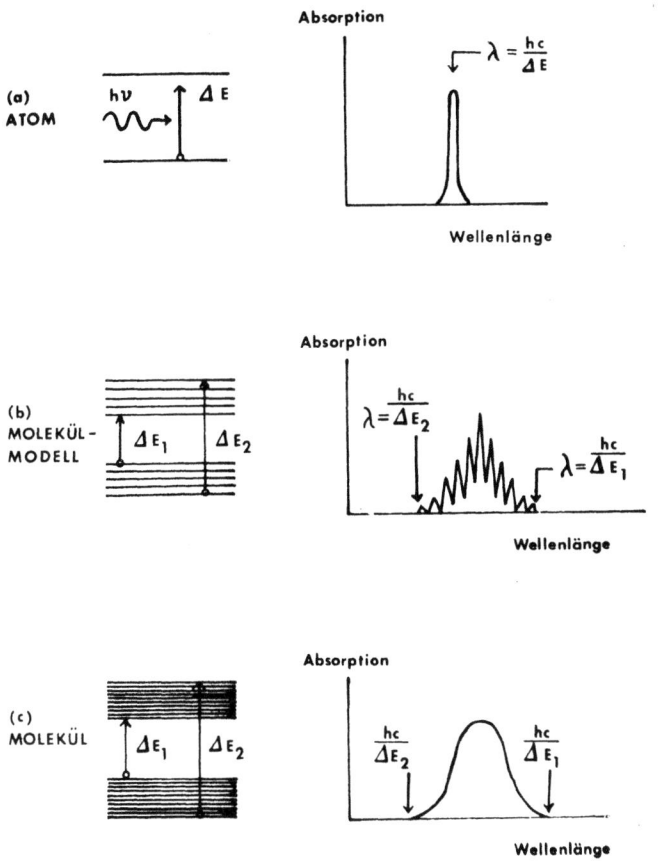

Abb. 7. Vergleich der elektronischen Energiezustände mit den entsprechenden Absorptionsspektren: a. in einem Atom, nur elektronischer Übergang. b. in einem Molekülmodell, elektronischer Übergang und einige Vibrationsniveaus. c. in einem Molekül, elektronischer Übergang mit einer Vielzahl von Rotations- und Vibrationsniveaus

Die entsprechenden Rotations- und Schwingungsenergien werden den Energien elektronischer Übergänge überlagert und somit die Absorptionslinien zu Absorptionsbanden verbreitert (Abb. 7). Werden Elektronen durch Quantenabsorption vom Grundzustand G auf höhere Energieniveaus E_1, E_2, E_3 ... angehoben, so entstehen instabile, angeregte Zustände, deren überschüssige Energie unter Rückführung in den Grundzustand wieder abgegeben wird (Abb. 8). Die Energieabgabe erfolgt in Form von Licht (Fluoreszenz), als Wärme oder als chemische Energie, die auf andere Systeme übertragen werden kann

Tabelle 5. Beziehung zwischen elektromagnetischer Strahlung und Primäreffekt der molekularen Energieabsorption

Strahlung	Wellenlängen (nm)	Energie (eV)	Molekulare Primäreffekte durch Absorption
Röntgen etc.	<200	>6,25	Ionisation
UV und sichtbares Licht	200–1000	6,25–1,24	Dissoziation und Elektronenübergänge
IR kurzwellig	1000–5000	1,24–0,1	Schwingung und Rotation
IR	$5-100 \cdot 10^4$	0,1–0,01	Rotation

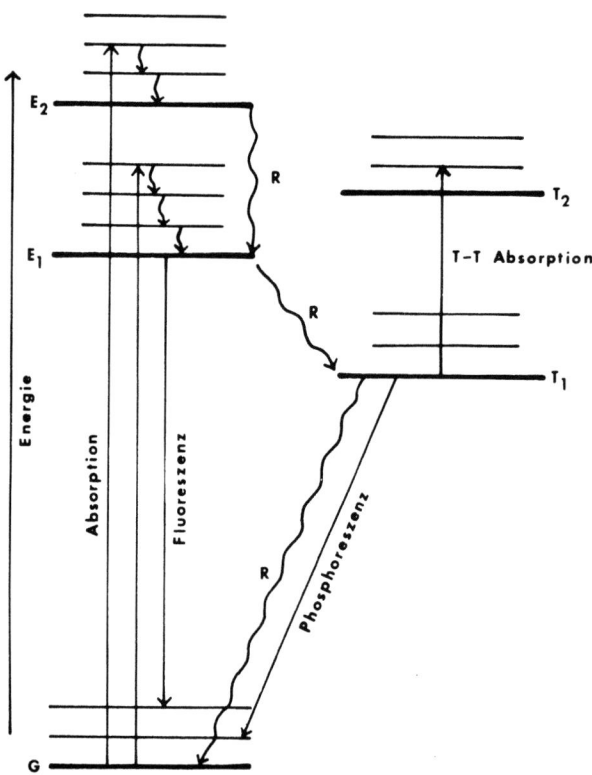

Abb. 8. Energiediagramm elektronisch angeregter Moleküle. G = Grundzustand. E_1, E_2 = Angeregte Singulett-Zustände mit den durch Kernschwingungen bedingten Vibrationsniveaus. R = Strahlungslose Übergänge (radiationless conversion). T_1, T_2 = Angeregte Triplett-Zustände

(Resonanzwanderung, Ladungswanderung) Tabelle 5. Angeregte Zustände sind um so kurzlebiger (10^{-8} bis 10^{-12} sec), je weiter sie vom Grundzustand entfernt sind. Für photochemische und photobiologische Abläufe sind vor allem die Energien der $E_1 \to G$ Übergänge von Bedeutung.

Die Elektronenkonfiguration der Moleküle ist durch deren Wellenfunktionen charakterisiert. Zur anschaulichen Vorstellung dient vereinfachend das Bild der Umlaufbahn, Schale oder Orbitale. Wird ein Elektron angeregt, so vollzieht es einen Übergang von der ursprünglichen Umlaufbahn auf eine andere, die

dem Energiegewinn der Anregung entspricht. Dies betrifft vor allem die Bindungselektronen Π, die für die chemische Stabilität verantwortlich sind, welche durch Energieabsorption angeregt werden. Man bezeichnet einen solchen Schritt als
Π → Π* Übergang.
Aber auch Elektronen, die nicht an der Bindung teilhaben, sog. n – Elektronen, können durch Energieabsorption angeregt werden. Man spricht von einem n → Π* Übergang.
Jedes Elektron hat einen „Spin" (Drehimpuls), der in Beziehung zur Bewegung auf der Umlaufbahn eine positive oder negative Ausrichtung hat. In einer gegebenen Umlaufbahn kommen die Elektronen immer paarweise vor, sie haben gegensätzlichen, antiparallelen Spin. Der resultierende Spin S setzt sich zusammen aus + 1/2 und − 1/2, ist also gleich 0. Diese beiden Elektronen können sich nur in einem einzigen Sinn kombinieren. Das Molekül befindet sich in einem sog. „Singulettzustand" (singlet). Bei den Singulett – Singulett Übergängen wird ein Elektron zwar angehoben, jedoch sein Spin nicht verändert. Unter Berücksichtigung des Elektronenpaares schreibt man angeregte Singuletts: $^1(n\Pi^*)$; $^1(\Pi\Pi^*)$ (Vgl. Abb. 9).

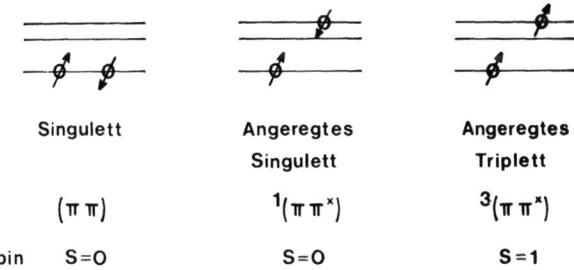

Abb. 9. Atommodell (Helium) mit verschiedenen elektronischen Zuständen (schematisch nach Clayton, 1970)

Verändert sich bei einer Anregung auch der Drehimpuls eines Elektrons (also sein Vorzeichen), so ist der resultierende Spin S ungleich 0. Es entstehen dem Elektronenpaar grundsätzlich 3 Kombinationsmöglichkeiten. Das angeregte Molekül befindet sich nun in einem „Triplettzustand" (triplet). Diese werden geschrieben: $^3(n\Pi^*)$; $^3(\Pi\Pi^*)$. Triplettniveaus sind in der Regel energiereicher als die entsprechenden Singulettzustände und wesentlich beständiger (10^{-3} sec bis unendlich) (Abb. 8, 9).

3. Photobiologische Sekundärreaktionen

Angeregte Atome und Moleküle sind in der Regel sehr unbeständig. Sie geben die absorbierte Energie wieder ab. Dies kann als Wärme, als Sekundärstrahlung (Lumineszenz, Fluoreszenz) oder als Elektronenfluß (Photoelektrischer Effekt) geschehen. Aber auch als chemische Energie kann die Strahlungsenergie verwertet werden. Als solche ist eine Wanderung an strukturierten Elementen (Ladungswanderung, Resonanzwanderung), eine Weitergabe über eine Kette von Molekülen (Kettenreaktion) oder direkte eine sog. *photochemische Sekundärreaktion* möglich. Die angeregten Moleküle sind in der Regel instabil, haben lockere Bindungen oder Radikalcharakter. Durch photochemi-

sche Sekundärreaktionen entstehen stabile Reaktionsprodukte. Man unterscheidet folgende Reaktionen mit Beispielen:
a) Isomerisation: Trans-cis-Isomerisation der Urokaninsäure
b) Photolyse: Ergosterin — Präkalziferol
c) Umgruppierung: Lösen und Neuknüpfen von Disulfidbrücken
d) Photoaddition: Hydratation (Wasseranlagerung)
Peroxydbildung (Sauerstoffanlagerung)
Polymerisation (Anlagerung gleicher Moleküle)
DNS-Protein-Verknüpfungen
DNS-Farbstoffmoleküle
e) Dimerisation: Zusammenlagerung angeregter Moleküle (Urokaninsäure, Pyrimidine)

IV. Strahlungseffekte der Haut auf molekularer Ebene
1. Bildung freier Radikale

Norins (1962 fand mit dem Elektrospinresonanz (ESR)-Spektrometer freie Radikale in tiefgefrorener menschlicher Haut durch 254 nm Bestrahlung. Diese Untersuchungen wurden von Pathak (1969) aufgenommen, bestätigt und erweitert. Er konnte freie Radikalsignale dem Melanin zuordnen. Diese sind in isolierten Melanosomen und in pigmentierter Haut, nicht aber in heller Haut nachzuweisen. Durch Licht (Aktionsspektrum 320–700 nm) werden diese Signale (24 Gauß) wesentlich verstärkt. Eine Beziehung zur Melanogenese wird angenommen. Weiter können in Dermis und Epidermis dosisabhängig UV-induzierte freie Radikale (5–6 Gauß) mit einem Aktionsspektrum von 250–320 nm gemessen werden. Hier wird eine Beziehung zu Sonnenbrand und Pigmentstimulierung angenommen. Diese Radikale werden von Melanin teilweise inaktiviert. Melanin übt also als Radikalfänger einen gewissen Schutzeffekt für die Haut aus, der zusätzlich zum Schutzeffekt durch direkte Absorption zu sehen ist. Dadurch kann eine gewisse lichtinduzierte Labilisierung melanintragender Zellen (Melanozyten, Melanophagen) erklärt werden (Johnson et al., 1969, 1972).

Viele Farbstoffe, Chemikalien und Pharmaka bilden in vitro und in vivo in der Haut unter UV-Bestrahlung aktive freie Radikale, welche für eine Reihe photobiologischer Reaktionen von primärer Bedeutung sind (Schenk, 1961; Piette, 1964; Jenkins et al., 1964; Coxon et al., 1965; Jung, 1967, 1968, 1970; Harber et al., 1968).

2. Urokaninsäure

Urokaninsäure, zuerst aus Hundeharn isoliert, wurde beim Menschen im Schweiß gefunden (Zenisek, 1953). Später hat man sie aus Meerschweinchenepidermis und menschlicher Hornschicht extrahiert (Tabachnik, 1957; Spier, 1959; Everett, 1961; Baden, 1965). Neben der trans-Urokaninsäure wurde in menschlicher Hornschicht die energiereichere cis-Verbindung gefunden. Ihr prozentueller Anteil nimmt nach UV- und Sonnenbestrahlung der Haut zu und ist im Sommer höher als im Winter (Pascher, 1962; Anglin, 1961).

Die beschriebenen Photoisomeren der Urokaninsäure, verschiedene isomere Di-Imidazolyl-Zyklobutan-Dikarbonsäuren, entstehen unter Bestrahlung der Urokaninsäure in der Eismatrix (Anglin u. Batten, 1970). Urokaninsäure ist ein Abbauprodukt des Histidins, das in der Haut in gebundener Form in und um die Keratohyalingranula konzentriert ist. Hier wird freies Histidin durch das

Enzym Histidase (Histidin-Desaminase) in Urokaninsäure umgewandelt (Reaven u. Cox, 1965). Die Histidaseaktivität der Meerschweinchenhaut konnte in vivo durch Bestrahlen gesteigert werden (Anglin, 1966). Gleichzeitig dürfte in der Epidermis eine Photolyse des Histidins stattfinden. Bei der Bestrahlung von Histidin in 0,032 m Lösung in Puffer (pH 7,4) mit Licht der Wellenlänge 336 nm wurden, neben Urokaninsäure, Histamin, verschiedene Imidazolderivate, Aminosäuren, Oxalsäure, Glyoxylsäure und CO_2 als Photolyseprodukte gefunden (Johns u. Jaskewycz, 1965). In der Haut scheint sich ein konstanter Gehalt an trans-Urokaninsäure einzustellen. Wird durch Licht die trans-Urokaninsäure verringert, sorgt die erhöhte Histidaseaktivität für die Neubildung aus Histidin. Ein Teil der eingestrahlten Energie wird zur Bildung der cis-Urokaninsäure gebraucht, die eine Art Energiereservoir darstellt (Baden u. Pathak, 1967). Darin besteht die beobachtete Lichtschutzwirkung der Urokaninsäure für UV B (Zenisek u. Kral, 1965).

3. Aminosäuren und Proteine

a) Photochemische Reaktionen an Aminosäuren und Proteinen

Proteine können durch Licht in verschiedener Weise verändert werden. Einmal, indem einzelne Aminosäurereste der Polypeptidkette gespalten oder oxydiert werden. Die Reaktionen sind im allgemeinen die gleichen, wie sie freie Aminosäuren durch Licht erfahren. Besonders betroffen sind die aromatischen Aminosäuren Tyrosin und Phenylalanin, die heterozyklischen Aminosäuren Tryptophan und Histidin und die schwefelhaltigen Aminosäuren. Mit ihren chromophoren Gruppen absorbieren sie Lichtenergie, die photochemische Reaktionen auslösen kann. Die Quantenausbeute für photochemische Veränderungen variiert mit der Wellenlänge der Bestrahlung. Die molare Absorption einer Komponente gilt als Maß für die Wahrscheinlichkeit, daß Licht einer bestimmten Wellenlänge durch diese Komponente absorbiert wird. Ebenso ist die Quantenausbeute ein Maß für die Wahrscheinlichkeit, daß das absorbierte Licht chemische Veränderungen erzeugt. Demnach ist das Produkt dieser zwei Werte ein Maß für die photochemische Empfindlichkeit dieser Komponente. Die relative photochemische Empfindlichkeit von Aminosäuren gegen Licht von 254 nm fällt in folgender Reihe ab: Zystin, Tryptophan, Phenylalanin, Tyrosin, Peptidbindung, Histidin. Veränderungen von Aminosäuren durch Licht in Gegenwart von Sensibilisatoren dienen als Modelle für ähnliche Vorgänge an Proteinen (Walrant u. Santus, 1974, 1975; Johnson et al., 1975; Jori, 1975).

Dem Zystin kommt eine besondere Bedeutung zu, da durch die Disulfidbrücken entweder verschiedene Peptidketten miteinander verknüpft sind oder Schlaufen im Proteinmolekül fixiert werden. Unter der Voraussetzung, daß durch die Bestrahlung die Disulfidbrücken in den Proteinen genau so gespalten werden wie die S-S-Bindung des freien Zystin, erwartet man ein gleichzeitiges Verschwinden der S-S-Gruppen mit dem Auftreten der Sulfhydrylgruppen. Untersuchungen von Ogura u. Knox (1964, 1965) an Epidermis von Ratten und Menschen bestätigen diese Hypothese. Etwa 6 Stunden nach Bestrahlung scheint ein Regenerationsvorgang einzusetzen, so daß nach 24 Std der Ausgangszustand wieder erreicht ist. Die SH-Konzentration fällt dann allerdings bis zum 3. Tag weiter ab, während die S-S-Bindungen zunehmen, bis sich etwa am 10. Tag die ursprünglichen Werte wieder eingestellt haben. Davon abweichende Ergebnisse anderer Autoren lassen sich mit der Vorstellung von Norins (1964) erklären, daß nämlich nach Photolyse der S-S-Bindungen solche Bindungen an anderer Stelle neu geknüpft werden können, ohne daß man die intermediär aufgetretenen Sulfhydrylgruppen nachweisen kann. Thyreoglobulin wird bei der Bestrahlung mit Licht von 254 nm in 2 Untereinheiten gespalten, wobei gleichzeitig freie SH-Gruppen auftreten. Obgleich man vermuten könnte, daß die Untereinheiten durch S-S-Brücken verknüpft sind, besteht keine direkte Beziehung zwischen gespaltenen S-S-Bindungen und dem Ausmaß der Dissoziation. Die Disulfidbrücken spielen nur eine Rolle von mehreren bei der Organisation der Untereinheiten (Vecchio et al., 1968).

Allgemein kann man sagen, daß photochemische Reaktionen an den Aminosäuren, die in der Peptidkette gebunden sind, mit größerer Quantenausbeute ablaufen, als an freien Aminosäuren. Auch wird nicht jede der gleichen Aminosäuren im Proteinmolekül im selben Maße geschädigt (Positionseffekte). Im Trypsin und Pepsin wurden z. B. zwei Arten Tryptophanreste gefunden, solche, die leicht zerstört werden und andere, welche aufgrund ihrer Position im Makromolekül durch umgebende Gruppen gegen die Strahlung abgeschirmt werden (Risi, 1967; Perrase, 1968). Eine zusammenfassende Darstellung über photochemische Reaktionen an Aminosäuren-Resten findet sich bei Vladimirov et al. (1970) sowie Laustriat u. Hasselmann (1975).

Es haben sich zwei verschiedene Theorien entwickelt zur Erklärung der chemischen Reaktionen am Proteinmolekül. McLaren u. Salvatierra (1964) glauben, daß die Aminosäurereste unter bestimmten Bedingungen unabhängig von ihren Nachbarn Licht absorbieren und verändert werden, während Augenstein u. Riley (1964) einem Energietransport eine gewisse Bedeutung zuschreiben. Für die zweite Theorie sprechen viele Befunde, so z. B. die Tatsache, daß die Peptidkette häufig neben aromatischen Aminosäuren gespalten wird und die Beobachtung, daß die Lichtabsorption mehrerer Chromophoren eines Proteins für die Photolyse an einer einzigen Stelle verwandt werden kann. Untersuchungen sprechen auch dafür, daß die Energie zur Zystinspaltung in Tyrosin- und Tryptophan-haltigen Proteinen zum Teil aus der Quantenabsorption der aromatischen oder heterozyklischen Gruppen stammt (Dose, 1967; Shafferman, 1975).

b) Lichtwirkung auf Enzyme

Bei der Bestrahlung gereinigter Enzymlösungen in vitro sind die gleichen photochemischen Reaktionen wie bei den andern Proteinen zu erwarten. Die Enzyme nehmen insofern eine Sonderstellung ein, als sie für das Stoffwechselgeschehen eines lebenden Organismus besonders wichtig sind und Veränderungen an ihnen aufgrund ihrer biologischen Aktivität sehr empfindlich gemessen werden können. Sind bei der Photolyse Aminosäuren im aktiven Zentrum eines Enzyms betroffen, führt deren Veränderung in der Regel zur Inaktivierung, während Schäden an anderen Orten, zumal wenn die Konformation des Enzyms nicht beeinträchtigt wird, keinen Einfluß auf dessen katalytische Wirkung haben müssen. Das bedeutet, daß Enzyme, deren Aminosäuren im aktiven Zentrum nicht betroffen sind, oder bei denen weder aromatische Aminosäuren noch Disulfidbindungen direkt am Prozeß der Katalyse beteiligt sind, ihre Aktivität auch durch Konformationsänderungen einbüßen können. Die Konformation eines Proteinmoleküls wird aufgrund seiner Primärstruktur durch Wasserstoffbrückenbindungen und Disulfidbrücken aufrechterhalten. Die Quantenausbeute für die Inaktivierung eines Enzyms mit Licht von 254 nm ist etwa proportional seinem Zystingehalt (Setlow, 1955). Im Insulinmolekül sind alle Zystinbindungen für die Erhaltung der Aktivität notwendig. Für die Enzymaktivitäten von Tyrosin und Lysozym scheinen intakte Zystinbindungen weniger wichtig zu sein. Bei der Ribonuklease müssen 3 von 4 Disulfidbrücken gespalten werden, bis ein Aktivitätsverlust eintritt.

Allgemein konnte man nach Bestrahlung von Proteinlösungen mit UV-Licht in Dosen, die zur Inaktivierung ausreichten, folgendes feststellen:
– Die Löslichkeit wird verringert.
– Die optische Rotation und der Cotton-Effekt (Polarisation) sind verringert.
– Die chromatographischen und Sedimentations-Eigenschaften sind verändert.
– Die Temperaturempfindlichkeit ist erhöht.
– Der enzymatische Abbau wird erleichtert.

Diese Veränderungen in der Proteinstruktur können auch durch andere physikalische Faktoren bewirkt werden. Sie sind ein eindeutiger Beweis für die Beziehung zwischen der Konformation eines Proteinmoleküls und seiner Inaktivierung (Denaturierung) durch UV-Licht. In der Tabelle 6 sind einige Enzyme und die Bedingungen aufgeführt, unter denen sie durch Licht inaktiviert werden.

Tabelle 6. Lichtwirkung auf Enzymproteine

Enzym	Bestrahlungsbedingungen
Cholinesterase	254 nm
Zytochromoxydase	UV
Chymotrypsin	254 nm
Katalase	254 nm
Lysozym	UV
	254 nm, pH 4,5
Pepsin	254 nm, pH 4,5
Ribonuklease	UV
	254 nm, pH 5
Trypsin	254 nm
	254 nm, pH 3
	240 nm – 290 nm, pH 3–9
Tryptophanase	320–400 nm, pH 7,8
Tyrosinase	254 nm
Urease	UV

(nach Buchanan u. Heim, 1960; Vladimirov, 1970; Apirson, 1961; Kaluskar, 1974; Coetzee, 1975).

In der Zelle selbst ist die Bestimmung von photochemischen Reaktionen am Enzymprotein aus folgenden Gründen nicht exakt durchführbar.
– Es liegen Enzym-Substrat-Gemische vor mit veränderten Absorptionseigenschaften.
– Koenzyme mit chromophoren Gruppen, Riboflavin in Flavinmononukleotid (FMN) und Flavinadenindinukleotid (FAD), Pyridin in Nikotinadenindinukleotid (NAD) und Nikotinadenindinukleotidphosphat (NADP) oder das Hämin der Zytochrome können durch Licht zerstört werden und somit den Aktivitätsverlust eines Enzyms vortäuschen.
– Der photochemische Prozeß kann am Substrat ablaufen und eine Enzymreaktion verhindern.
– Koenzyme, Substrate oder andere Zellbestandteile können für das Enzymprotein einen Lichtschutz darstellen.
– Koenzyme, Substrate oder andere Zellbestandteile können als Sensibilisatoren für Photoreaktionen am Enzymprotein wirken.

- Lichtgeschädigte Enzyme können durch Reparaturvorgänge ihre Aktivität wieder erlangen.
- Es können Regulationsmechanismen in Gang kommen, welche die primären Reaktionen überlagern.

Trotzdem scheint es wichtig, photochemische Untersuchungen an Enzymen in lebenden Zellen durchzuführen. Der Aktivitätsnachweis wurde – oft nach einer mehr oder weniger langen Latenzzeit – in Zellextrakten oder histochemisch geführt. Bei der Tyrosinase, bei Peroxydasen und der Histidase wurden durch UV-Strahlung Aktivitätssteigerungen gefunden (Fitzpatrick et al., 1950; Hanke, 1959; Anglin, 1966), bei der Laktatdehydrogenase eine solche mit einem Maximum bei 280 und 360 nm (Ogura et al., 1973), dagegen erleiden Sukzinatdehydrogenase und Zytochromoxydase Aktivitätsverluste (Pathak, 1961; Hanke, 1959; Ogura u. Knox, 1965). In den meisten Fällen liefen diese Untersuchungen auf die Messung von Redox-Eigenschaften der Zellen vor und nach Bestrahlung hinaus.

Bei der sog. „photodynamischen Inaktivierung" von Enzymen werden den Enzymlösungen Farbstoffe, wie Methylenblau, Eosin oder Flavinmononucleotid (FMN), zugesetzt und die Bestrahlung in Gegenwart von Sauerstoff vorgenommen (Hodgson, 1969; Hopkins u. Spikes, 1970; Pereira et al., 1976). Die Farbstoffe wirken als Sensibilisatoren zur Inaktivierung. Ohne deren Zugabe werden die Enzyme nicht UV-inaktiviert (McKnight u. Spikes, 1970).

4. Steroide

Die Steroidbiosynthese geht vom Azetyl-CoA aus. Wichtigste Vorstufe ist das Triterpen Squalen, dessen intramolekulare Kondensation zum Lanosterin, dem ersten Molekül mit dem Steringerüst führt. Durch Abspaltung von 3 Methylgruppen, Verschiebung der Doppelbindung von 8 nach 5 und Addition von 2 H-Atomen in der Seitenkette entsteht in der tierischen Zelle das Cholesterin, welches wiederum Zwischenprodukt zur Bildung der Kortikoide, Androgene und Östrogene ist.

a) Vitamin D

Vitamin D steht mit den Steroiden in einem direkten Zusammenhang, da es durch Bestrahlung von Ergosterin in der Pflanze oder 7-Dehydrocholesterin in der Haut entsteht. Die Umwandlung von 7-Dehydrocholesterin in Vitamin D_3, das Chole-Kalziferol, ist eine der wenigen aufgeklärten photochemischen Reaktionen, die in der Haut ablaufen. Nur energiereiche Strahlung mit Wellenlängen um 300 nm oder darunter ist wirksam. Die absorbierte Energie öffnet den Ring B des Sterinmoleküls. Das entstandene Präkalziferol erfährt eine reversible Umlagerung zum Vitamin D, oder aber eine lichtabhängige Cis-Trans-Isomerisierung zum Tachysterin, welches unter weiterer Lichteinwirkung über Lumisterin in Präkalziferol zurückverwandelt werden kann. In der Pflanze bewirkt das Licht die Umwandlung des Ergosterins in Vitamin D_2, das Ergo-Kalziferol, welches sich vom Vitamin D_3 nur in der Seitenkette unterscheidet (Abb. 10).

Zur Bestimmung der für die Photoreaktion erforderlichen Energie vergleicht man die zur Rachitisheilung benötigten Lichtquanten mit der Menge Vitamin D, die oral verabreicht ebenfalls eine Rachitis heilt. 0,025 µg Vitamin D_3 entsprechen 1 IE (internationale Einheit). Bei der Ratte, die täglich 3 IE Vitamin D braucht, wären $4,2 \times 10^5$ erg einer 297 nm Strahlung nötig, entsprechend $2,1 \times 10^{16}$ Lichtquanten pro 1 IE Vitamin D (Bunker, 1937).

Bei einem Kind, dessen Vitamin D-Bedarf 200 bis 1000 IE/Tag beträgt, kann mit einer täglichen Dosis von $4,2 \times 10^6$ erg oder umgerechnet $6,4 \times 10^{17}$

Lichtquanten eine Rachitis geheilt werden (Corter, 1934). Beim Bestrahlen von Provitamin D in vitro mit Licht der Wellenlänge 297 nm werden zur Bildung einer IE Vitamin D $9,3 \times 10^{13}$ Lichtquanten gebraucht (Sebrell u. Harris, 1954).

Vergleicht man die in vitro-Beziehung mit den Ergebnissen, die bei der Ratte und beim Menschen vorliegen, kann man die Quantenausbeute für die Umwandlung von Provitamin D in Kalziferol in der Haut berechnen. Für die Ratte liegt sie unter 0,5%, beim Menschen bei etwa 3% (Johnson, 1968). Die

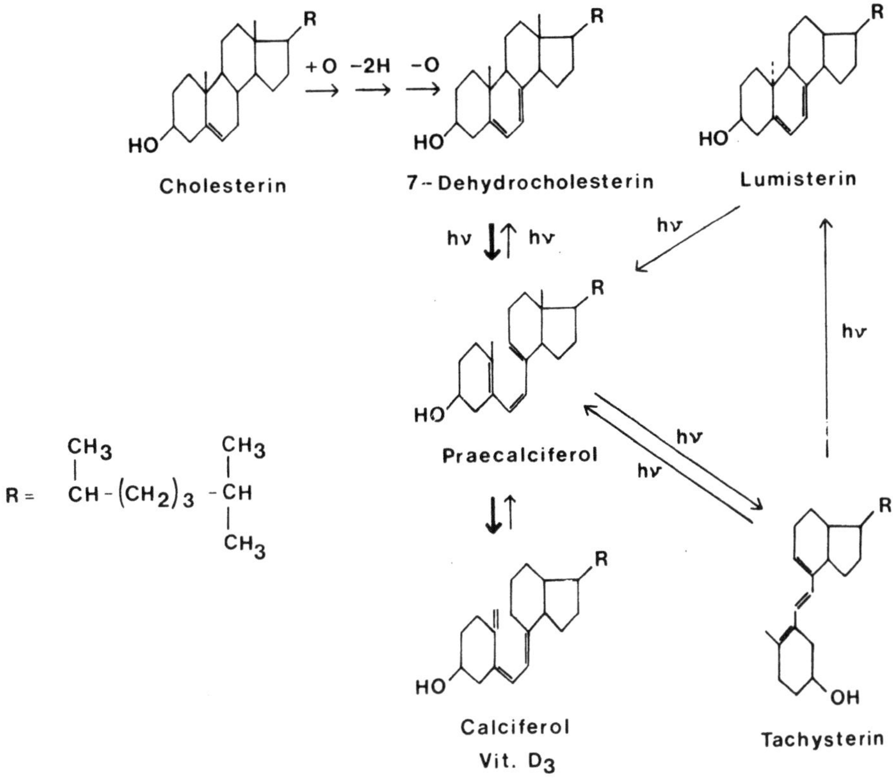

Abb. 10. Schematische Darstellung der photochemischen Reaktionen zur Vitamin D-Synthese in der Haut

Beobachtung, daß dunkelhäutige Personen in sonnenarmen Gegenden eher an Rachitis erkranken als hellhäutige, ist darauf zurückzuführen, daß sich bei ersteren das Pigment bis in die Hornschicht erstreckt und das Licht dort teilweise absorbiert wird.

Der Provitamin D-Gehalt der Haut ist für einen auftretenden Vitamin D-Mangel nicht die limitierende Größe, da 7-Dehydrocholesterin in der Epidermis mit einem Anteil von 0,3% der Gesamtlipide vertreten ist. Die tägliche Bestrahlung eines 20 cm² großen Hautareals soll beim Menschen zu einer Rachitisprophylaxe ausreichen (Wheatley u. Reinertson, 1958; Reinertson u. Wheatley, 1959).

b) Andere Steroide

Außer den beschriebenen Reaktionen, die zum Vitamin D führen, können Steroide zahlreiche andere photochemische Umwandlungen erfahren. Da Cholesterin erst unterhalb 230 nm Licht absorbiert, ist es normalerweise keiner direkten Photoreaktion zugänglich. Steroide mit Dien-Gruppierungen, wie 2,4 Cholestadien oder auch das Oxydationsprodukt des Cholesterins, das 4-Cholesten-on (3) und die Steroidhormone mit einer α,β ungesättigten Ketogruppe, wie Testosteron, Progesteron und Kortikosteron, haben Absorptionsbanden im langwelligeren Bereich und können Photoreaktionen eingehen. Bei der Bestrahlung unter Sauerstoffausschluß bilden sie Dimere, die entweder über das C-Atom 3 oder unter Ausbildung eines Viererrings über die C-Atome 4 und 5 verknüpft sind (Butenandt et al., 1952). Die Bestrahlung von Östrogenen und Androsteron führt zur Isomerisierung an C-Atom 13. Diese Photoprodukte sind nicht karzinogen (Dannenberg, 1954).

In völlig anderer Weise werden die Steroide verändert, wenn sie in Gegenwart von Luftsauerstoff und eines Sensibilisators (z. B. Eosin) bestrahlt werden. So lagert sich an 2,4 Cholestadien Sauerstoff unter Bildung eines 2,5-Peroxydes an (Butenandt, 1938), das unter Einwirkung von Sonnenlicht in $4\alpha,5$-Oxydocholestanon (2) übergeht. Die primäre Photoreaktion ist die Anregung des Sensibilisators, der Sauerstoff anlagert, um diesen dann auf einen Akzeptor, das Cholestadien, zu übertragen. Aus Cholesterin entsteht 5 Hydroperoxyd, das eine Allylumlagerung zum 7α-Hydroperoxyd erfährt. Wasserabspaltung führt zum 7-Keto-Cholesterin (Schenck, 1957, 1961).

Suspensionen solcher Oxydationsprodukte in Sesamöl erzeugen bei Mäusen Fibrosarkome; wäßrige Suspensionen sind nicht cancerogen (Fieser, 1955).

Nach Bestrahlen der Haut von Ratten und Menschen mit UV-Licht und Sonnenlicht wurden vermehrt Sterine gefunden (Roffo, 1939; Wells u. Baumann, 1954). Andere Autoren berichten von gegenteiligen Befunden (Rauschkolb et al., 1967). Nach Roffo (1939) soll Cholesterin durch fortwährende Bestrahlung unter Sauerstoffaufnahme in krebserzeugende Verbindungen übergehen. Verschiedene Photoprodukte des Cholesterins konnten inzwischen aus bestrahlter Haut isoliert und identifiziert werden. Darunter befindet sich auch das Cholesterin-α-oxyd, das im Tierversuch karzinogen ist (Black u. Lo, 1971; Lo u. Black, 1972; Chan u. Black, 1976) sowie das 7-Keto-Cholesterin, das in vitro von Schenck (1957, 1961) gefunden wurde. An Mäusen, denen im Futter Antioxydantien verabreicht wurden, konnte man zeigen, daß die Bildung von solchen Photoprodukten in UV-bestrahlter Haut unterdrückt werden kann (Lo, 1973):

1. In der ersten Woche nach UV-Bestrahlung der Haut zeigen die endogenen Hautoberflächenlipide eine deutliche Zunahme, ebenso das Gesamtcholesterin, während die Gesamtfettsäuren abnehmen (Ohkido et al., 1974).

2. Mit bestrahlten Linolsäureemulsionen wurde die Atmung von Epidermiszellen und Fibroblasten gehemmt (Meffert u. Reich, 1969; Meffert u. Lohrisch, 1971).

3. Nach UV-Bestrahlung menschlicher Haut wurden Malondialdehyd und Schiff'sche Basen nachgewiesen. Es soll zu inter- und intramolekularen Vernetzungen der Proteinmoleküle kommen (Diezel et al., 1975; Meffert et al., 1976).

5. Desoxyribonukleinsäure (DNS)

Einige biologische Effekte der UV-Strahlung, beispielsweise die Hemmung der DNS-Replikation, können als Folge von chemischen oder physikalischen

Veränderungen an der DNS betrachtet werden. Bestrahlungsversuche mit DNS-Bausteinen, Pyrimidine und Purine, in wäßriger Lösung oder in der Eismatrix mit Licht der Wellenlänge 254 nm führen zur Dimerisierung von Pyrimidinen unter Bildung von Cyclobutanringen, durch Wasseranlagerung an Pyrimidine zu 6-Hydroxy-dihydropyrimidinen und anderen Pyrimidinphotoaddukten, während keine Purinphotoprodukte isoliert werden konnten (Smith, 1969). In Abb. 11 sind diese Möglichkeiten dargestellt.

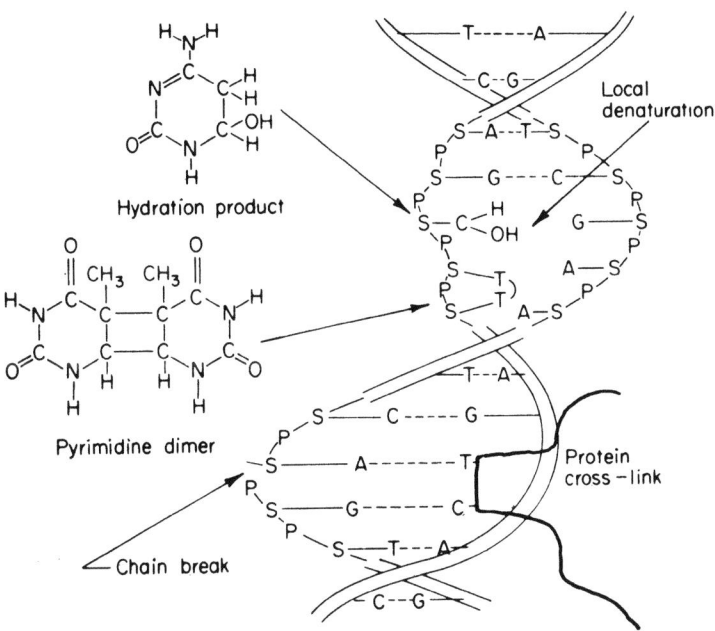

Abb. 11. Schematische Darstellung der verschiedenen DNS-Schäden durch UV-Bestrahlung: Pyrimidin-Dimere (TT). Zytosinhydratation (lokale Denaturierung, instabil). Einzelstrangbruch (chain break). Protein-(Aminosäuren)-Vernetzung (Protein cross-link) (nach Smith u. Hanawalt, 1969)

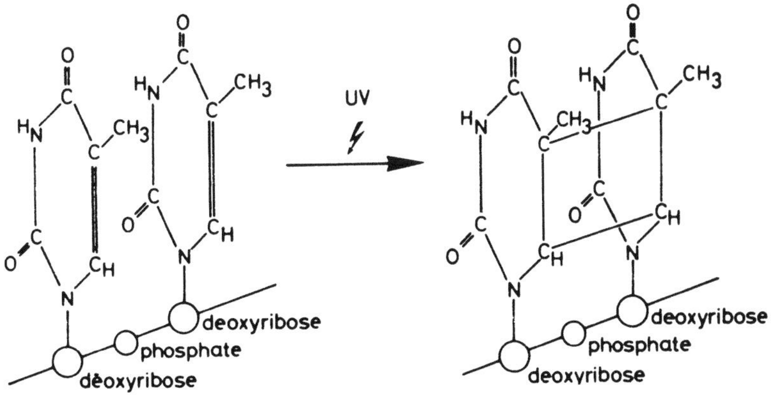

Abb. 12. Schematische Darstellung der UV-induzierten cis-syn-Zyklobutan-Dimerisierung von 2 benachbarten Thyminen eines DNS-Stranges durch Aufrichtung der beiden 5–6 Doppelbindungen (nach Kleijer, 1973)

Bestrahlt man DNS in vitro, steht die *Photodimerisierung* der Pyrimidine im Vordergrund. Grundsätzlich können bei der UV-Dimerisation zweier Pyrimidinmoleküle vier Isomere gebildet werden; in der DNS entstehen durch Dimerisation zweier benachbarter Basen des gleichen Stranges nur die cic-syn-Dimere (Abb. 12).

Die Dimere dieses Typs sind säureresistent, so daß sie nach saurer Hydrolyse der bestrahlten DNS noch isoliert werden können. Neben den Thymin-Dimeren sind die Dimere von Urazil, Zytosin und die gemischten Urazil-Thymin, Zytosin-Thymin und Urazil-Zytosin bekannt (Fahr, 1971). In Strängen mit langen Pyrimidinabschnitten werden hauptsächlich T̂T-Dimere gebildet (Brunk, 1973). Eine Anhäufung von Thymin-Dimeren, im Gegensatz zu einer statistischen Verteilung auf der bestrahlten DNS fanden Shafranovskaya et al. (1973) mit UV-Dosen über 300 Jm^{-2}. Mit Dosen von 2–7 Jm^{-2} bei 254 nm wurden in der DNS von Pilzen und Bakterien die Pyrimidindimere ĈC, ĈT und T̂T etwa im Verhältnis 1:1:2 gefunden (Unrau et al., 1972). In Escherichia coli werden Pyrimidindimere auch mit Licht von 365 nm gebildet (Tyrrell, 1973; Brown, 1972). Die Untersuchungen zeigen, daß das Verhältnis ĈT zu T̂T bei dieser Wellenlänge viel kleiner ist als bei 254 nm; die Dimerbildungsrate pro UV-Dosis aber gleich groß ist. Die Isolierung von Zytosin-Dimeren ist schwierig, weil die 5,6-Dihydropyrimidinstruktur die Desaminierung zum Urazil-Dimeren begünstigt. Es ist daher möglich, daß in der DNS über die Dimerisierung von Zytosinresten, die anschließende Desaminierung und Spaltung mit kurzwelligem UV-Licht eine Mutation erzeugt wird.

Die zweite mögliche Photoreaktion ist die *Photohydratation* der Pyrimidine. Werden Lösungen von Urazil und Zytosin oder ihrer Derivate bestrahlt, geht die Absorption bei 260 nm zurück, kann aber durch Erhitzen, Säure- oder Alkalizugabe wieder hergestellt werden. Der Verlust der Absorptionsbande weist auf den Verlust der aromatischen Struktur hin. Durch Wasseranlagerung an die 5,6-Doppelbindung entstehen 6-Hydroxydihydropyrimidine. Wasseranlagerungsprodukte des Thymins waren lange umstritten, sind aber (Fahr, 1966; Kleber et al., 1965) nachgewiesen worden. Sie zerfallen mit einer Halbwertszeit von 1–2 min in die Ausgangsprodukte. Bei der Bestrahlung denaturierter DNS erscheint eine Hitze-instabile Absorptionsspitze bei 240 nm, die dem Wasseradditionsprodukt von Zytosin zugeschrieben wird, da Dihydrozytosinderivate eine charakteristische Absorption bei dieser Wellenlänge haben. Bestrahlt man native DNS, zeigt sich die Absorption bei 240 nm nicht. Es ist anzunehmen, daß in Doppelstrang-DNS die Bildung von Zytosinhydraten nur eine geringe Rolle spielt. Immerhin wurden in E. coli-DNS Zytidin-Photohydrate bei pH 8,1 und 20° C mit einer Halbwertszeit von 1 Std nachgewiesen (Vanderhoek u. Cerutti, 1973). Während der DNS-Replikation, in welcher DNS-Abschnitte für kurze Zeit einsträngig vorliegen, könnte unter Lichteinwirkung die Wasseranlagerung an Zytosin stattfinden. Diese ist in ihrer Bedeutung schwer abschätzbar. 6-Hydroxydihydrozytosin bedingt bei der DNS-Replikation den Einbau von Adenin anstelle von Guanin in den komplementären Strang; die Wasseraddition an Zytosin kann somit zu Fehlinformationen beim Ablesen des genetischen Kodes führen.

a) Pyrimidin-Photoaddukte

Neben den genannten Photoprodukten wurden in bestrahlten Lösungen von Pyrimidinen, Polynukleotiden oder DNS auch Dihydrothymin, Oxydationsprodukte des Thymins und dimere Pyrimidine unterschiedlichster Strukturen gefunden (Wang u. Alcantara, 1965; Wang u. Varghese, 1967; Rahn u. Hosszu,

1969). In lebenden Zellen und in DNS-Protein-Gemischen werden durch UV-Licht DNS-Protein-Bindungen erzeugt. Der Nachweis dieser sog. „Cross-Links" kann leicht an Bakterien geführt werden, wo man mit steigenden UV-Dosen weniger lösliche DNS isolieren kann; aus der Proteinfraktion mit Trypsin aber eine zweite DNS-Fraktion erhält. Photoaddukte der Aminosäuren Serin, Zystin, Methionin, Lysin, Arginin, Histidin, Tryptophan, Phenylalanin und Tyrosin an Urazil, Licht-induzierte Bindung von Zystein an Thymin sowie die Photoaddition von Zystein an DNS und RNS und von Tyrosin und Serin an DNS wurden gefunden. Es ist anzunehmen, daß die photochemische Reaktion zwischen DNS und Protein bei der Inaktivierung UV-bestrahlter Zellen eine bedeutende Rolle spielt (Smith, 1976; Kornhauser, 1976).

b) Photoreaktionen an Purinen

Purine sind gegen photochemische Veränderungen um etwa ein 10faches resistenter als Pyrimidine. Aus diesem Grund scheinen Photoreaktionen an Purinen biologisch weniger wichtig und sind selten beobachtet worden. Purine können aber als Photonen absorbierende Stoffe bei der Energieübertragung auf die Pyrimidine eine Rolle spielen.

c) Photosensibilisierte Einzelstrangbrüche

UV-Bestrahlung kann das Molekulargewicht der DNS durch Einzelstrangbrüche verringern. Die photochemischen Vorgänge, die zu Strangbrüchen führen, sind nicht bekannt. Die Substitution von Thyminresten durch 5-Bromuridin in der DNS kann diese Kettenbrüche vermehren. Es liegt hier eine intramolekulare Photosensibilisierung vor. Einzelstrangbrüche in der DNS werden auch von Sensibilisatoren, wie Benzophenon (Charlier et al., 1972), Azetophenon (Bron u. Venema, 1972) und Azeton (Pons u. Mennigmann, 1973), unter Lichteinwirkung erzeugt.

A. Reparatur von UV-induzierten DNS-Schäden

Es sind mehrere lichtabhängige und nicht lichtabhängige Vorgänge bekannt, die zur Auflösung von photochemischen Schäden der DNS in situ, zum Ersatz oder zur Kompensation derselben führen. Damit ist bis zu einem gewissen Maße die Integrität und Konstanz der DNS als genetische Information und funktionelle Matrize gewährleistet. Die meisten Untersuchungen sind anhand der Reparatur und Ausmerzung von Pyrimidindimeren, dem hauptsächlichen UV-Schaden der DNS, durchgeführt worden; zunächst in vitro und an einfachen Zellsystemen, später an eukaryotischen Zellen und erst seit einigen Jahren an menschlichen Zellen und an der Haut als Organ.

a) Photochemische in situ Monomerisierung von Thymindimeren

Die Thymidindimerisierung ist ein reversibler photochemischer Vorgang, der am freien Thymin, aber auch in der DNS in beiden Richtungen abläuft. Während die Dimerbildung ein Maximum von 20% bei 275 nm erreicht, überwiegt die Monomerbildung bei 239 nm, so daß nur noch 1,7% der Thymine als Dimere vorliegen (Smith u. Hanawalt, 1969). Diese direkte Lösung der Dimere in situ spielt in einfachen photochemischen Systemen eine bedeutende Rolle. An der menschlichen Haut werden entsprechende Effekte ebenfalls diskutiert (Jung et al., 1971).

b) Enzymatische Photoreaktivierung („light repair")

Bei Bakterien ist ein photoreaktivierendes Enzym bekannt, das keine Affinität zur normalen DNS hat. Bei Kontakt mit UV-bestrahlter DNS bilden diese Enzyme stabile Komplexe mit den Pyrimidin-Dimeren. Unter anschließender Bestrahlung mit UV A und sichtbarem Licht (Aktionsspektrum 300–500 nm) werden die Dimere in situ gelöst, der intakte Zustand der DNS also wieder hergestellt und gleichzeitig das Enzymmolekül freigesetzt. Es handelt sich also um einen zweistufigen Vorgang zur in situ Lösung von UV-induzierten Pyrimidin-Dimeren, dessen erster Schritt im Dunkel abläuft, während der zweite Schritt lichtabhängig ist (Smith u. Hanawalt, 1969). Photoreaktivierende Enzyme und damit der Vorgang der Photoreaktivierung sind bei einer Vielzahl von Bakterien und Hefezellen sowie bei eukaryotischen Zellen bekannt. Nachgewiesen ist die Photoreaktivierung auch bei vielen Tieren inkl. Wirbeltieren, während sie an Zellen von Säugetieren und an menschlichen Fibroblasten erst kürzlich nachgewiesen werden konnte (Sutherland et al., 1975).

c) Exzisions-Reparatur („dark repair")

An verschiedenen Stämmen von Escherichia coli wurde (Boyce u. Howard, 1964) der experimentelle Nachweis für einen Erholungsmechanismus geführt, der ohne zusätzliche Bestrahlung (also im Dunkeln) als mehrschrittiger enzymatischer Vorgang abläuft. Dabei werden die UV-induzierten DNS-Schäden (vorwiegend Pyrimidin-Dimere) zusammen mit einer Reihe umgebender Nukleotide desselben Stranges ausgewechselt und durch neue, intakte ersetzt. Dabei dient der komplementäre DNS-Strang als Vorlage zur Wiederherstellung der ursprünglichen Basensequenz. Man unterscheidet diese „unprogrammierte" DNS-Synthese, die während der G_1- und der G_2-Phasen abläuft, von der semikonservativen Replikation während der S-Phase (Hanawalt u. Haynes, 1967; Setlow, 1968; Smith u. Hanawalt, 1969). Der enzymatische Reparaturvorgang ist mehrschrittig und benötigt bis zu 4 Std Zeit. Bei menschlichen Zellen werden pro Schaden ca. 80 Basen ausgewechselt. Jedem Schritt kann eine Enzymaktivität zugeordnet werden, deren Isolierung und Reinigung teilweise gelingt (Grossman et al., 1969). Es wird eine Gruppierung derselben zu einem multienzymatischen Komplex angenommen.

Enzymatische Schritte der Exzisions-Reparatur:
Schadenserkennung (recognition)

Inzision	UV spezifische Endonuklease
Exzision	Exonuklease
Repair-Replikation	Polymerase (ev. Kornberg-Enzym)
Strangschluß	Ligase

In Abb. 13 sind diese Schritte schematisch dargestellt.

Zum experimentellen Nachweis der Exzisions-Reparatur und deren Fehlen kann man nach entsprechender Präparation die während der Reparatur durch die Einschnitte entstehenden kürzeren DNS-Stücke nachweisen, daraus die Häufigkeit und Frequenz der Einschnitte ersehen und die zeitliche Folge der Reparatur darstellen. Man benötigt dazu lysierte Einzelzellen, deren DNS mittels Cäsiumchlorid-Dichtegradienten oder alkalischer Saccharose-Gradienten mit oder ohne vorgehende 5 BU-Photolyse analysiert wird (Nachweis der Reparatur-Replikation, repair replication). Andererseits können die kleinen, neusynthetisierten DNS-Stücke durch den Einbau von radioaktivem Thymidin autoradiographisch dargestellt (Vorteil: Erhaltung der topographischen Struktur) oder im Flüssigkeits-Scintillationszähler gemessen werden (Nachweis der unprogrammierten DNS-Synthese, unscheduled synthesis).

Eine ganze Reihe von UV-Mutanten von E. coli zeigt Ausfälle einzelner Enzymschritte und damit einen Defekt des gesamten Vorgangs der Exzisions-Reparatur. Sie sind UV-empfindlicher als der sog. „Wildtyp" und zeigen eine erhöhte UV-induzierte Mutationsrate.

Der Mechanismus der Exzisions-Reparatur wurde nicht nur bei prokaryotischen Bakterien und Hefezellen, sondern auch bei eukaryotischen Zellen von Tieren und Menschen nachgewiesen (Rasmussen u. Painter, 1966; Evans, 1968; Regan et al., 1968; Trosko et al., 1970; Hart u. Setlow, 1974). Sowohl in Zellkulturen wie an intakten Organen ist er in allen Zellsystemen evident, vor

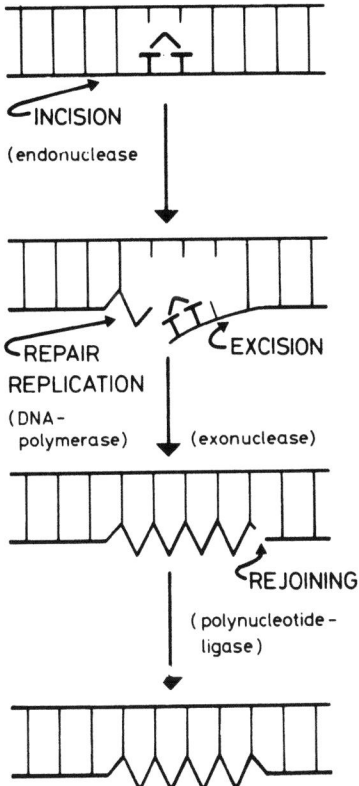

Abb. 13. Schematische Darstellung der Enzyme und Enzymschritte des Excisions-Reparatur-Mechanismus. TT = Thymindimer (nach Kleijer, 1973)

allem in Fibroblasten, Lymphozyten und Epidermiszellen vom Stratum basale bis ins Stratum granulosum. Wenig Reparaturvermögen findet sich in Nervenzellen (Cleaver, 1973), keines in den reifen, kondensierten Spermien (Norman, 1972). Während der Embryogenese findet sich ein intakter Repairvorgang schon in den frühen Blastulastadien (Cleaver, 1973). Eine Erschöpfung während der Alterung der Zellen (Fibroblasten, Epidermiszellen) oder bei lichtgeschädigter Haut ist nicht nachzuweisen (Jung, 1972). Beim Menschen sind Defektmutanten (Cleaver, 1968) als Xeroderma pigmentosum bekannt, welchen der Schritt der Inzision weitgehend fehlt.

Die nötigen Reparaturenzyme werden an den Polysomen im Plasma der Zellen synthetisiert und stehen dann der DNS des Zellkerns zur Verfügung, was die Komplementierung von Fibroblasten mit Defekten durch solche ohne oder mit einem anderen Defekt nach Hybridisierung solcher Zellen in der Kultur erklärt (Giannelli u. Croll, 1971; de Weerd-Kastelein et al., 1972; Kraemer et al., 1975; Lehmann et al., 1975).

Der Exzisions-Repair-Mechanismus ist weitgehend spezifisch zur Eliminierung von UV-induzierten Einzelstrangschäden. Er vermag aber auch einige andere, chemisch induzierte Einzelstrangbrüche der DNS zu reparieren, z. B. solche durch die Karzinogene AAF, A-NQU, 4-HAQO (Stich et al., 1972; Setlow u. Regan, 1972). Die chemischen und pharmakologischen Beeinflussungen dieses Vorgangs sowie seine Bedeutung für somatische und Keimzell-Mutationen sind Gegenstand breiter Programme (Cleaver, 1969; Stich et al., 1972; Setlow u. Regan, 1972; Gaudin et al., 1971; Kocsis et al., 1973; Yuhas et al., 1976).

d) Reparatur von Einzelstrangbrüchen (rejoining, gap filling)

Der Einzelstrangbruch ist neben anderen einer der wichtigsten DNS-Schäden durch ionisierende Strahlung; in weit geringerem Maß ebenfalls durch UV-Bestrahlung. Er kann repariert werden, indem die Lücke, entsprechend der Vorlage des komplementären Strangs, gefüllt wird (gap filling) und die freien Enden verbunden werden (rejoining). Dieser Vorgang dauert nur ca. 30 min und kann bei allen untersuchten tierischen und menschlichen Zellen gefunden werden (Elkind u. Kamper, 1970). In Fibroblastenkulturen kann im Laufe von vielen Passagen (40–50) eine Erschöpfung beobachtet werden, weshalb dieser Mechanismus in Beziehung zu den Vorgängen des zellulären Alterns gebracht wird. Da Fibroblasten von Patienten mit einem Xeroderma pigmentosum, bei welchen im Mechanismus der Exzisions-Reparatur der frühe Schritt der Inzision fehlt, Röntgenschäden reparieren können (Cleaver, 1970), wurde angenommen, daß dieser Mechanismus mit seinen späten Schritten Einzelstrangbrüche in kurzer Zeit behebt (Donlon u. Norman, 1971). Die Reparatur von UV-induzierten Einzelstrangschäden (Dimere) scheint also „aufwendiger" zu sein, als diejenige von Einzelstrangbrüchen (Dertinger u. Jung, 1969). Aber offenbar vermögen noch andere Abläufe Einzelstrangschäden durch ionisierende Strahlung zu beheben (Horikawa et al., 1970). Diese Vermutung wird unterstützt durch die Beobachtung, daß Fibroblasten von einem Patienten mit einer frühzeitigen Vergreisung (Progeria Hutchinson-Gilford) röntgeninduzierte Einzelstrangbrüche nicht beheben können (Epstein et al., 1973), während sie offenbar UV-induzierte Schäden reparieren (Cleaver, 1970).

e) Reparatur durch genetische Rekombination (post replicational repair, bypass repair)

Bei oder unmittelbar nach der semikonservativen Replikation (post replication) vermag eine Zelle, durch Rekombination nochmals geschädigte Abschnitte eines Stranges auszumerzen und damit praktisch zu „überlesen" (bypass repair). Von E. coli sind Mutanten (rec$^-$) bekannt, bei welchen diese Reparaturmöglichkeit ausfällt und dadurch eine erhöhte UV-Empfindlichkeit besteht (Emmerson, 1969; Bresch u. Hausmann, 1970). Ein mehrschrittiges Bruch- und Reunionsmodell wird angenommen, nach welchem die komplementären DNS-Moleküle eingeschnitten, homologe Abschnitte ausgetauscht und die Bruchenden wieder kovalent verbunden werden. Aber auch ein „copy choice" Modell, das nur während der Replikation denkbar ist, kommt einigen experimentellen Befunden recht nahe (Bresch u. Hausmann, 1970; Altmann, 1972; Carter, 1973). Man nimmt an, daß der Reparatur durch genetische Rekombination bei der Erholung menschlicher Zellen von Röntgenschäden eine maßgebliche Bedeutung zukommt. Möglicherweise führen Defekt-Mutanten dieses Systems zu einem klinischen Syndrom mit Lichtempfindlichkeit, ähnlich dem Xeroderma pigmentosum (Jung, 1970, 1972; Lehmann, 1975).

B. Xeroderma pigmentosum

Xeroderma pigmentosum (XP) ist ein heterogenes klinisches Syndrom, charakterisiert durch Lichtempfindlichkeit, früh auftretende aktinische Hautschäden und Geschwülste der lichtexponierten Haut und Schleimhaut. Ein analoges Krankheitsbild ist im Tierreich nicht bekannt.

Morphologie. Die Haut und die exponierten Schleimhäute (El-Hefnawi u. Morfoda, 1965) zeigen beim XP eine eigenartige Sonnenempfindlichkeit. Zwar ist die Erythemschwelle nicht wesentlich vermindert – es entstehen Erytheme und bei stärkerer Exposition blasige Abhebungen – jedoch sind die daraus hervorgehenden Spätveränderungen auffallend. Sie treten oft schon im Gefolge einer einzigen Besonnung auf und haben eine Latenzzeit von nur wenigen Monaten. Gegenüber gesunder Haut ist also die Schwelle für Spätveränderungen der Haut ganz enorm herabgesetzt und auch die Latenzzeit von normalerweise Jahrzehnten verkürzt auf Monate bis Jahre. An den belichteten Hautpartien finden sich zunächst eine Epidermisatrophie, eine fleckige Dyschromie und eine aktinische Degeneration des Koriums mit Ausbildung von Teleangiektasien. Dieses Bild der buntscheckigen Poikilodermie ist auf exponierte Hautareale begrenzt und erinnert an Veränderungen bei der chronischen Radiodermatitis und an solche bei lichtatrophischer Altershaut. Multipel und herdförmig treten in diesen Arealen, neben Narben, gut- und bösartige Geschwülste auf, wobei die letzteren sowohl lokal destruktiv wie auch durch Metastasierung einen deletären Einfluß haben (Hadida et al., 1963). Bei einzelnen Patienten stehen eindeutig plane und verruköse Präkanzerosen der Epidermis mit multiplen Übergängen in Plattenepithelkarzinome und Basaliome im Vordergrund und dominieren klinisch. Daneben finden sich aber auch melanotische Präkanzerosen und multiple Melanome in unterschiedlicher Zahl und Dichte. Es gibt Patienten, bei welchen die bösartigen Veränderungen des Pigmentsystems eindeutig klinisch im Vordergrund stehen. Weiter finden sich multiple, wenn auch nicht so gehäufte Hyper- und Neoplasien mesodermalen Ursprungs: Fibrosarkome, Mischgeschwülste, Fibrome, Neurofibrome, Histiozytome und Angiome (Nödl, 1955; Jung, 1970, 1973). Durch Schleifung kann ein Stopp im Ablauf der Erkrankung von mehreren Jahren erreicht werden (Gleason, 1970; Epstein, 1972).

Histologisch sind die frühen flächigen Veränderungen recht uncharakteristisch. Eine Stadieneinteilung ist oft versucht worden. Sie sagt aber wenig aus, da man immer wieder alle Stufen akuter und chronischer Alterationen nebeneinander antrifft. Die Epidermis ist dünn und atrophisch mit einer konstant zu findenden Pigmentinkontinenz. Die Dermis zeigt in ihren mittleren und oberen Abschnitten Zellverarmung, Verdickung und Fragmentation der kollagenen Fasern, schollige Elastikadegeneration und Tendenz zur Gefäßproliferation (Schnyder, 1973). Diese Veränderungen sind prinzipiell denjenigen der aktinischen Schäden gesunder Haut nach langer und starker Sonnenexposition ähnlich, was sich auch elektronenoptisch zeigen ließ (Rasheed et al., 1969; Caputo u. Califano, 1971). 1973 wiesen Guerrier et al. anhand von EM-Untersuchungen an 12 Biopsien aus klinisch gesunder Haut und an 11 Biopsien aus klinisch dyschromer oder hyperpigmentierter Haut von insgesamt 18 XP Patienten nach, daß die Melanozyten abnormal sind. Sie fanden Polymorphismen der Melanosomen, große autophage Vakuolen und gigantische Pigmentgranula. Die letzteren werden auch in Keratinozyten gefunden. Es fragt sich, ob die XP-Haut – als bisher nicht beachtetes Zeichen – primär, also vor der Lichtschädigung, eine Melanozytenveränderung trägt, die möglicherweise unterschiedlich stark ausgeprägt, eine Erklärung abgeben könnte, warum einzelne Patienten ausgesprochen viele melanotische Präkanzerosen und Melanome bekommen, während andere an den lichtgeschädigten Stellen vorwiegend epidermale Proliferationen aufweisen (Tsuji, 1974; Cesarini, 1975).

Historische Entwicklung

1874 *Erstbeschreibung* des klassischen Xeroderma pigmentosum in Wien durch F. Hebra und M. Kaposi. Solche Fälle zeigen oft geringe neurologische Störungen als assiziierte Symptome.

1932 Beschreibung von XP mit proportioniertem Minderwuchs, Hypogonadismus und neurologischer Symptomatik der zerebellären Ataxie durch de Sanctis und Cacchione, was seither als *de Sanctis – Cacchione Syndrom* (DSC-Sy) bezeichnet wird.

1968–1970 *Erfassung des molekularen Defekts* beim klassischen XP und beim DSC-Sy durch Cleaver 1968. Der Mechanismus der Exzisions-Reparatur funktioniert nicht, da dessen erster Schritt, die Inzision, durch UV-spezifische Endonuklease infolge fehlender Aktivität derselben nicht abläuft (Setlow et al., 1969; Cleaver, 1969). Die späteren Schritte scheinen intakt, da XP-Fibroblasten röntgeninduzierte Einzelstrangbrüche reparieren können (Cleaver, 1970). Auch die DSC-Fälle zeigen diesen Defekt. Er kann in allen Zellen gefunden werden, insbesondere in Fibroblasten, Lymphozyten und Epidermiszellen (Cleaver, 1968, 1970, 1973; Epstein et al., 1969; Regen, 1969; Jung, 1970).

1970 XP-Fälle mit normalem Exzisionsrepair werden beschrieben als „Varianten" (Burk et al., 1971; Cleaver, 1972) und als „Pigmentiertes Xerodermoid" (Jung, 1970, 1972).

1971 Hybridisierungsversuche zeigen, daß der molekulare Defekt des Exzisions-Repair in Heterokaryonten von normalen Fibroblasten mit solchen von XP-Patienten zu einer Komplementierung führen, worauf beide Zellkerne UV-Schäden reparieren können (Giannelli u. Croll, 1971; de Weerd-Kastelein et al., 1972; Kleijer, 1973; Kraemer et al., 1975). Aber auch Fibroblasten von verschiedenen XP vermögen sich untereinander zu komplementieren (Kleijer, 1973; Kraemer et al., 1975). Daraus ergibt sich eine große Heterogenität des Syndroms Xeroderma pigmentosum (Jung, 1973).

Weitere Befunde. Das auslösende Aktionsspektrum umfaßt das erythematogene UV B und zusätzlich das kurzwellige UV A (Luger, 1962; Cripps et al., 1971). Bei einigen Fällen wurde eine Hypergammaglobulinämie oder eine Aminoazidurie (El-Hefnawi u. El-Hawary, 1963; Hatano et al., 1968) gefunden. Zöllner et al. fanden 1971 eine Vermehrung der sauren Desoxyribonukleasen im Urin von XP-Patienten und versuchten, daraus diagnostische Hinweise zu bekommen.

Genetik. XP ist eine sehr seltene, autosomal dominante Erbkrankheit mit mäßig bis stark herabgesetzter Lebenserwartung und verminderter Fortpflanzungschance. Auf 1 Million Menschen kommen 1–3 XP-Patienten. Die Genhäufigkeit liegt etwa bei 1:500. Die Erkrankung kommt bei allen Rassen und auf allen Kontinenten vor (Übersichten bei Cleaver, 1973; Jung, 1973; Sönnichsen u. Meffert, 1973). Das Geschlechtsverhältnis ist nach der Sammelstatistik von Siemens u. Kohn (1925) mit 149 Männern zu 152 Frauen ausgeglichen. Die Zahl erkrankter Geschwister ist gegenüber der Erwartung herabgesetzt, was für einen unregelmäßig-rezessiven Erbgang spricht. Entweder erkranken nicht alle Homozygote oder einige sind so schwer geschädigt, daß sie nicht ausgetragen werden. Über eine erhöhte Abortrate allerdings ist nichts bekannt. Wahrscheinlich ist, daß im Syndrom Xeroderma pigmentosum nicht nur eine Reihe Heterogenien sondern auch noch Phänokopien stecken.

Anderson u. Begg beschrieben 1950 eine Familie mit einem sog. leichten XP, das autosomal-dominant vererbt wurde. Diese Fälle wurden nie nachuntersucht; auch fehlen Beobachtungen gleicher Art an anderen Familien.

Xeroderma pigmentosum als heterogenes Syndrom. Ausbreitung, Schwere und Zeitpunkt des Auftretens der Hautveränderungen spiegeln recht exakt die Lokalisation und die Intensität der Lichteinwirkung wieder, sind also Ausdruck der exogenen Einwirkung. Andererseits wird auch eine gewisse intrafamiliäre Konstanz festgestellt, wobei sich Familien mit relativ leichten und spät in Erscheinung tretenden Hautveränderungen von solchen unterscheiden, die sehr viel früher schwerste Bilder aufweisen. Die Vielfalt der klinischen Erscheinung des Syndroms XP beruht also sehr wahrscheinlich nicht nur auf unterschiedlicher exogener Belastung durch Sonnenexposition, sondern auch auf verschiedenen oder zumindest unterschiedlich stark ausgeprägten Gendefekten. Aufgrund der Hybridisierungsexperimente, der Bestimmung der Restaktivität der Exzisionsreparatur, der klinisch-dermatologischen und der neurologischen Veränderungen ist es gelungen, das klassische XP, unter Einschluß des DSC-Syndroms, in 5 Untergruppen aufzuteilen (Kleijer, 1973; Kraemer et al., 1975), die in Tabelle 7 dargestellt sind.

Tabelle 7. Heterogene Gruppen von Xeroderma Pigmentosum

Gruppen	DNS-Repair	Schwere der Hauterscheinungen	Neurologische Störungen
A	<2%		DSC – SY.[1]
B	3–7%		++
C	10–25%		+
D	25–50%		–
E	>60%		–
Variant[2]	100%		–

[1] De Sanctis-Cacchione-Syndrom
[2] Replikations-Reparatur vermindert

Die molekularbiologische Erfassung von genetisch gesicherten heterozygoten Genträgern mit einer intermediären Aktivität des zellulären Exzisions-Reparaturmechanismus bei klinisch weitgehend gesunder und nicht lichtempfindlicher Haut scheint einigen Untersuchern zu gelingen (Bootsma et al., 1970; Cleaver, 1972; Parrington et al., 1971).

Die pränatale Diagnose von Homozygoten kann gemacht werden (Regan, 1971).

Zur Erweiterung der Heterogenität des Syndroms Xeroderma pigmentosum tragen folgende Beobachtungen bei:

– *XP, Variante:* Burk et al. (1971), Robbins et al. (1972) und Cleaver (1972) beschrieben einen solitären und 2 Geschwisterfälle, die sich klinisch nicht vom klassischen XP unterscheiden, aber biochemisch keinen Defekt der Exzisionsreparatur aufweisen. Es handelt sich auch nicht um eine sog. temperaturempfindliche Variante (Cleaver, 1973).

– *Pigmentiertes Xerodermoid:* Jung (1970, 1972) beschrieb 4 solitäre Fälle von klinisch typischem, relativ spät manifestem und leichtem Xeroderma pigmentosum mit normaler unprogrammierter DNS-Synthese in der Epidermis nach UV-Bestrahlung. Die Lymphozyten zeigen eine herabgesetzte UV-Toleranz.

Um bessere Informationen zu erhalten, wieviel Komplementierungsgruppen und was für weitere Heterogenien es gibt, wie die einzelnen Häufigkeiten sind und ob geographische oder rassische Schwerpunkte vorliegen, ist es notwendig, möglichst alle Inzuchtgebiete zu erforschen und Fibroblasten aller Patienten Hybridisierungsversuchen zuzuleiten. Dazu aber ist eine einheitliche Durchnumerierung oder Kennzeichnung aller Fälle notwendig.

Einheitliche Nomenklatur der Xeroderma pigmentosum Patienten und Zellinien. Cleaver, Bootsma und Friedberg schlugen 1973 eine Nomenklatur resp. Bezeichnung vor, die es erlaubt, die in den vorgehenden Publikationen verwandten Nummern oder Initialen zu erkennen und weiter zu verwenden. Dabei werden die ersten beiden Initialen mit XP dem klinischen Bild gerecht, das alles umfaßt, was – mild oder schwer – als solches beschrieben ist (XP, DSC-Syn, Varianten etc.). Die Heterozygoten werden durch Anfügen eines dritten Buchstabens H gekennzeichnet.

Die nächsten 2 Stellen bezeichnen entweder die Nummern bei Laboratorien, die ihre Fälle durchnumerierten oder die Initialen der Patienten. Die letzten 2 Stellen sollen den Ort des Labors oder der Klinik kennzeichnen, also HD = Heidelberg, SF = San Franzisko, RO = Rotterdam, TA = Tel Aviv, LO = London, HO = Houston etc. Beispiele: XPAWHD, XPKMSF, XP4RO.

Diese Nomenklatur erscheint sinnvoll und zweckdienlich; sie sollte möglichst bald von allen in diesem Feld arbeitenden klinischen und experimentellen Gruppen übernommen werden, um eine Doppelverwendung und damit eine enorme Konfusion zu verhindern.

Bedeutung des Xeroderma pigmentosum. Das XP in seiner klassischen Form ist der erste genetisch fixierte und gut untersuchte Enzymdefekt menschlicher Zellen, der Enzyme betrifft, die an der Regulation resp. Konstanterhaltung der zellulären DNS beteiligt sind. Die molekularbiologischen Untersuchungen haben deshalb Modellcharakter zur Untersuchung der Reparatursysteme und deren Bedeutung (Cleaver, 1973; Jung, 1973; Sönnichsen u. Meffert, 1973). Das Krankheitsbild stellt aber auch ein Modell dar zur Erforschung der Zusammenhänge zwischen dem Defekt der Exzisionsreparatur als fehlerfreies System (error free), Lichtschäden, deren möglicher Korrektur durch die überlastete und fehleranfällige Rekombinations-Reparatur (error prone) sowie den klinisch manifesten Spätschäden der aktinischen Bindegewebsdegeneration und den Geschwülsten. XP Fibroblasten zeigen in der Kultur auch Defekte in der Eliminierung gewisser chemischer Karzinogene, wie AAF, 4-NQO, 4-HAQO (Stich et al., 1972; Setlow u. Regan, 1972). Andererseits vermögen sie UV-geschädigte SV$_{40}$-Viren und Herpes-simplex-Viren nicht zu reaktivieren (Aaronson u. Lytle, 1970; Cleaver, 1973). Es ist noch völlig unklar, ob es durch den Ausfall der Exzisionsreparatur zu einer Vielzahl von direkten lichtinduzierten DNS-Schäden kommt, die wegen Persistenz oder fehlerhafter „Ersatzreparatur" als Punktmutation zur Auswirkung gelangen, oder ob dieser Ausfall zudem eine Begünstigung einer Vielzahl mutagener Einflüsse viraler und chemischer Natur bringt. Die strenge lokalisatorische Zuordnung von belichteten Hautarealen und Tumorentstehung spricht für die erste Annahme. Auf alle Fälle entstehen sehr viele Punktmutationen in situ, die ihrerseits zu vielfachen pathologischen Auswirkungen auf zellchemischer, subzellulärer und zellulärer Ebene führen. Diese zeigen sich endlich im histologischen und klinischen Substrat, z. B. als Zelltod (Atrophie), gestörte Funktion (Degeneration des Bindegewebes) und als autonomes Wachstum (Präkanzerosen und Malignome). German et al. fanden 1970 in Fibroblastenkulturen von XP bis zu 3% pseudodiploide Kloni als Ausdruck solcher Mutationen. Ähnliche Befunde erhoben Parrington et al. (1971), Cleaver (1973), Mahrer (1976), wobei keineswegs klar ist, ob diese pathologischen Fibroblastenkloni einen ersten darstellbaren Schritt im vielschichtigen Geschehen zur Ausbildung der Malignome darstellen, oder ob es sich um Effekte handelt, die außerhalb einer solchen Kausalkette ablaufen (German, 1973).

Das XP stellt kein geeignetes Modell dar zur Erforschung der akuten UV-Schäden, da die Erythemschwelle nicht wesentlich abnorm erscheint. Es stellt ebenfalls kein geeignetes Modell dar zum Studium der allgemeinen Vorgänge zellulären Alterns. Hierzu erscheint der Defekt in der Erholung von Röntgenschäden bei Fibroblasten der Progeria Hutchinson-Gilford (Epstein et al., 1973) und beim Krankheitsbild Ataxia telangiectasia (Patterson, 1976) erfolgversprechender.

6. Ribonukleinsäure (RNS)

In bestrahlter RNS wurde sowohl die Bildung von Pyrimidindimeren als auch von Hydroxy-dihydropyrimidinen beobachtet. UV-Inaktivierung und falsche Codierung von UV-bestrahlter R 17 Coliphagen-DNS (Einzelstrang) wurde der Bildung von Photohydraten der Pyrimidinbasen zugeschrieben (Remsen u. Cerutti, 1972). Es spricht einiges dafür, daß bei der RNS mehr die Hydrate als die Dimere für die Photoinaktivierung verantwortlich sind. Transfer-RNS aus E. coli, Hefe und Leber zeigen große Unterschiede in ihrer UV-Empfindlichkeit. Bestrahlung mit kurzwelligem UV-Licht oder Erhitzen stellt die Aktivität photoinaktivierter RNS nicht wieder her. Es könnte bei der t-RNS, neben der Dimerbildung und der Hydratation, eine Änderung der Sekundärstruktur vorliegen.

V. Strahlungseffekte an der Haut als Organ
1. Sonnenbrand (sunburn)

Der klinisch manifeste und bedeutendste Früheffekt der UV-Strahlung auf die lebende, intakte und gesunde menschliche Haut ist der Sonnenbrand (sunburn). Es handelt sich um eine „*Lichtentzündung*" mit den klassischen Zeichen: Rubor, Calor, Dolor, Tumor, wobei die Rötung hervorsticht und dominiert. Aus diesem Grund und weil daran exakte objektive Messungen vorgenommen werden können, dient die Rötung sowohl sprachlich, klinisch als auch experimentell gleichsam „pars pro toto" als UV-*Erythem* der Beschreibung und Messung der

Lichtentzündung. Registrierungen an den anderen Entzündungszeichen durch Erfassung von Farbstoffpermeabilität, Ödemdruck (Tumor), IR-Photographie, Thermographie (Calor) oder Schmerzschwellenbestimmungen (Dolor) sind weniger genau oder subjektiven Einflüssen unterworfen und teils nicht kontinuierlich registrierbar sowie schlecht zu gradieren.

a) Klinik des UV-Erythems

Nach einer Latenzzeit von 1–3 Std kommt es zu einer rosafarbenen, mehr oder weniger flüchtigen Rötung, die ihr Maximum nach 5–9 Std hat. Meist geht sie über in eine hochrote bis tiefrote Verfärbung, welche einige Tage andauert und ihr Maximum nach 24 Std hat. Bei mittelstarken Erythemen sind diese beiden Komponenten kaum zu trennen; das Erythem zeigt in diesem Fall einen eingipfligen Verlauf. Anders verhält sich das Erythem bei Bestrahlungen, die nur knapp über der Erythemschwelle liegen. In solchen Fällen kann der Erythemablauf zweigipflig imponieren.

b) Abhängigkeiten

Es besteht eine direkte Abhängigkeit des Stärkegrades des UV-Erythems von der eingestrahlten Lichtmenge. Allgemein kann folgende Regel aufgestellt werden:
Je kräftiger das Erythem,
– um so kürzer die Latenzzeit,
– um so eher ist der Erythemablauf eingipflig,
– um so später erscheint das Erythemmaximum,
– um so länger dauert das Erythem,
– um so deutlicher sind die Sekundärveränderungen (Lichtschwiele, Pigmentierung).

Bei weiterer Steigerung des Entzündungsgrades zeigen sich zusätzlich blaurote Farbkomponenten, petechiale Blutungen, Blasen und epidermale Nekrosen (Combustio II). Erytheme, die vorwiegend durch UV C ausgelöst wurden (viele künstliche Lichtquellen) zeigen eine kürzere Latenzzeit und klingen früher ab als solche, die durch UV B (inkl. natürliche Sonnenbestrahlung) verursacht wurden. Damit werden Schwierigkeiten deutlich gemacht, welche sich bei Vergleichen verschiedener Erytheme und bei der Etablierung von Aktionsspektren auswirken und die Unterschiede der Gradation mitbedingen.

Das UV-Erythem ist weiter abhängig von einer ganzen Reihe Determinanten der exponierten Haut, vor allem von der Beschaffenheit der Teststelle, resp. der Mächtigkeit der verschiedenen Schichten und ganz besonders vom Grad der Pigmentierung.

Dadurch leiten sich Unterschiede der verschiedenen Körperstellen ab, ebenso wie solche der Jahreszeiten und der Rassen (Johnson, 1968; Olson, 1966, 1973). Durch Messungen an unpigmentierter Haut (Kaukasier) und Vergleiche mit Albinohaut vor und nach 3wöchiger Belichtung können diese Einflüsse abgeschätzt werden (Jung, 1970):

Lichtschwiele (Akanthose + Hyperkeratose) Schutzfaktor 4
Pigmentstimulation   Schutzfaktor 10

Die Erythemempfindlichkeit der Haut bei extremer Pigmentierung (Neger) ist nur schwer meß- und vergleichbar (Johnson, 1968; Olson et al., 1973). Erythemversuche und Messungen sollten aus diesen Gründen, möglichst standardisiert, immer auf nicht veränderter, nicht vorbestrahlter und unpigmentierter Haut erfolgen, am besten seitlich am Gesäß.

Eine weitere Beeinflussung des UV-Erythems ist bedingt durch die Größe der Testfelder. In der Regel werden runde Testfelder mit 1 cm Durchmesser oder rechteckige Felder, nicht größer als 1 cm^2, gewählt, um eine gewisse Standardisierung zu erreichen und Vergleiche zu ermöglichen. Bei zunehmender Feldgröße sinkt die Erythemschwelle (Olson et al., 1965).

Die bedeutendste Beeinflussung und Variabilität des UV-Erythems liegt aber auf Seiten der Lichtquellen und deren Strahlung, da nur ganz bestimmte Wellenlängen erythemerzeugend wirken. Besonders wichtig ist es deshalb, in jedem Falle die Lichtquelle, die Art der spektralen Einschränkung (Filter, Monochromator etc.), Meßgeräte, Intensität und Energiefluenz (Dosis) der verwendeten Strahlung zu kennen. Die Protrahierung spielt in weiten Bereichen allerdings eine untergeordnete Rolle (Schmidt, 1963).

Um diese Einflüsse zu standardisieren und Versuche vergleichbar zu gestalten, muß man sich des biologisch determinierten Begriffs der *minimalen Erythemdosis* (MED) bedienen und *Aktionsspektren* etablieren. Damit ist eine *Erythemgradatation* möglich.

c) Die minimale Erythemdosis (MED)

Die MED ist die minimale Energie pro Flächeneinheit (Energiefluenz, Dosis) einer determinierten Strahlung, die in vivo an menschlicher Haut eine gerade meßbare Rötung bewirkt. Vereinfachend wird oft nicht die Energiefluenz, sondern bei bekannter Intensität nur die Bestrahlungszeit angegeben.

Bestimmt wird die MED an möglichst unbestrahlter, gesunder und nicht pigmentierter Haut (seitlich am Gesäß) auf Feldern von maximal 1 cm^2. Benachbarte Teststellen werden mit steigenden Energiemengen bestrahlt und während 24–48 Std beobachtet. Das menschliche Auge ist bei gutem Tageslicht durchaus imstande, eine geringe Rötung vom hautfarbenen Grundton zu unterscheiden. Die apparative Messung mit einem Reflexions-Spektrophotometer bringt keine exakteren Resultate; es ergibt sich aber die besondere Schwierigkeit der Extrapolation von Pigmenteinflüssen (Tronnier, 1963; Breit u. Kligman, 1969; Johnson, 1968; Schaaf, 1969). Das minimale Erythem füllt nicht das ganze Testfeld aus (inhomogene Feldausleuchtung). Entsprechend den Arbeiten von van der Leun (1965, 1966), der dieses Problem erschöpfend behandelte, hat sich folgendes Ablesungsschema bewährt:

Bezeichnung	Bedeutung
−	keine Reaktion (Rötung)
±	Unsicherheit des Beobachters
+	positive Rötung, nicht ganzes Testfeld = MED
+ +	deutliche Rötung mit scharfer Feldbegrenzung

Absolute Werte der MED sind in Tabelle 8 zusammengestellt. Zur *Gradation* der unterschiedlich starken Erythemreaktionen dienen Vergleiche mit einer Rotskala (Moulage), Messungen der Reflexion (Tronnier, 1963; Schaaf, 1969) oder die Bestimmung der Extinktion mit einer transparenten Rotskala (Berger et al., 1968).

Die MED ist herabgesetzt bei hypotropher Epidermis, beispielsweise nach einer längeren Steroid-Okklusionsbehandlung (Schöpf, 1972) oder bei starker Hydratation, wie es unter Okklusiv-Verbänden der Fall ist (Cattano, 1970; Kahn, 1971; Kahn u. Legg, 1971; Frain-Bell, 1973).

Tabelle 8. Minimale Erythemdosen (MED) in mJ cm^{-2}

Wellenlängen (nm)	MED	Literatur
300	42,0	Magnus, 1964
	24,2	Olson, 1966
	14,0	Freeman, 1966
	11,6	Cripps, 1970
297	14,0	Berger, 1968

d) Aktionsspektrum

An normaler Haut ist das UV B und UV C erythematogen. Hausser und Vahle haben 1927 ein Aktionsspektrum bestimmt, das weitgehend als Standardkurve des ICI übernommen wurde (Berlin, 1935). Allerdings wurde nicht die MED, sondern eine „deutliche" Rötung registriert. In den Folgejahren wurden mit anderen Techniken und verschiedenen Lichtquellen die beiden Gipfel bei 250 nm und 290–300 nm bestätigt. Differenzen ergaben sich hingegen über die MED dieser Gipfel und besonders über diejenige der „Senke" dazwischen bei 280 nm (Everett et al., 1965; Freeman et al., 1966; Johnson, 1968; vgl. Abb. 14). Die ausgedehnten Untersuchungen von Berger u. Urbach (1968,

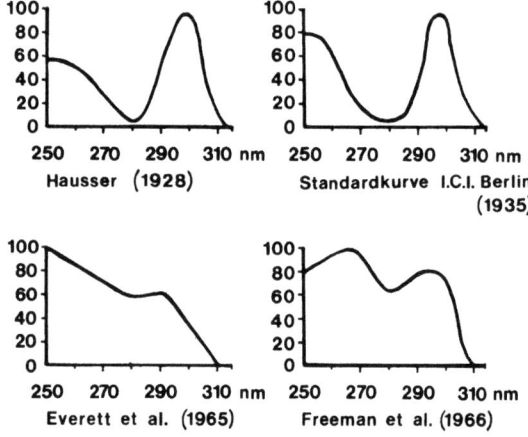

Abb. 14. Aktionsspektren und Erythemwirksamkeitskurven (modifiziert nach Johnson, 1968). Abszisse: Wellenlänge in nm. Ordinate: rel. Erythemwirksamkeit. Hausser, 1928: Testort Vorderarm, Hg-Hochdrucklampe und Quarzprismen. Everett, 1965: Testort Rücken, Xenonlampe mit Gittermonochromator, 100% = 6,6 J m^{-2}. Freeman, 1966: Testort Stamm, Xenonlampe mit Gittermonochromator, 100% = 8,0 J m^{-2}

1969) erst erbrachten Klarheit über Ursprung und Lösung der aufgetretenen Diskrepanzen. Es zeigt sich, daß bei optimaler optischer Ausrüstung (Xenon-Lampe 2500 W, Doppelmonochromator) mit Bandbreiten von 2,5 nm, unter praktisch vollständiger Ausschaltung des Streulichts, Unterschiede bestehen bleiben.

Die Ablesungen erfolgten vergleichend nach 8 und nach 24 Std, um Früh- und Späterythem auseinanderzuhalten. Dabei wurde die MED gemessen. Der

zweite Versuch diente der Reproduktion der Versuche von Hausser u. Vahle (1927), dabei wurde nach 24 Std abgelesen. Die Beurteilung erfolgte durch Extinktionsmessung an einer Rotskala (10 R–60 R) mit „Kodal red color balancing gelatin filters". Verglichen wurde die MED (10 R) mit einer „deutlichen" Rötung, wie sie Hausser registrierte (30 R). Aus Abb. 15 ist ersichtlich, daß:
- für den UV B-Bereich alle 3 Ablesungen weitgehend dieselben Werte ergeben;
- Unterschiede für den UV C-Bereich bestehen;
- UV B (290–300 nm)-Erytheme weisen ein dunkles Rot auf. Sie haben ihr Maximum nach 24 Std, persistieren 3–5 Tage und zeigen eine deutliche Gradation;
- UV C-Erytheme (254 nm) sind vorwiegend hellrote Früherytheme, die nach 3–4 Std auftreten, zwischen 8–12 Std ihr Maximum haben und nach 24 Std schon stark abgeklungen sind. Sie haben eine schwache Gradation.

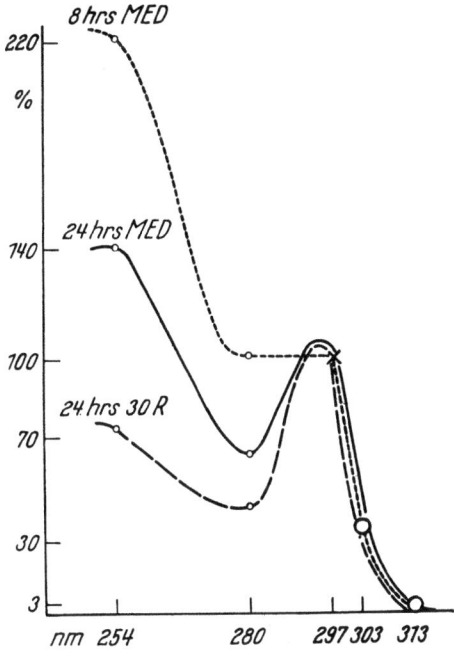

Abb. 15. Aktionsspektren mit Erythemwirksamkeitskurven nach Berger (1968). Abszisse: Wellenlänge in nm. Ordinate: rel. Erythemwirksamkeit. 100% = 14,0 mJ cm^{-2}. Vergleich der MED (10R) nach 8 und 24 Std mit einer deutlichen Rötung (30R) nach 24 Std. Testort: Stamm. Technik: Xenon Lampe 2500 W, Doppelmonochromator (Gitter-Prisma), 50%-Spaltbreite 2,16 nm

Damit kann in einer adaptierten Versuchsanordnung die Hausser'sche Kurve weitgehend reproduziert werden. Die Unterschiede zu den Kurven, die wirkliche MED messen, sind damit zu deuten. Obschon alle Untersucher dasselbe biologische Phänomen des UV-Erythems messen, ergeben sich wesentliche Unterschiede, die vom Zeitpunkt und der Art der Ablesung abhängig sind (Seitz, 1936). Die Untersuchungen von Berger konnten bestätigt werden von Schwarz u. Fetz (1970) und Cripps u. Ramsay (1970). Die Diskussion um das

Aktionsspektrum des UV-Erythems hat damit einen vorläufigen Abschluß gefunden. Eine endgültige Festlegung kann aber erst erfolgen, wenn standardisierte Versuche mit optimal monochromatischen Lasern vorliegen und die bisher gefundenen Daten bestätigt oder ergänzt werden können.

e) Erythemgradation

Die Erythemgradation des UV C-Erythems ist geringer als diejenige des UV B-Erythems (Hausser, 1928). Dies konnte bestätigt werden von Berger et al. (1968), Schwarz u. Fetz (1970) und von Cripps u. Ramsay (1970) Abb. 16.

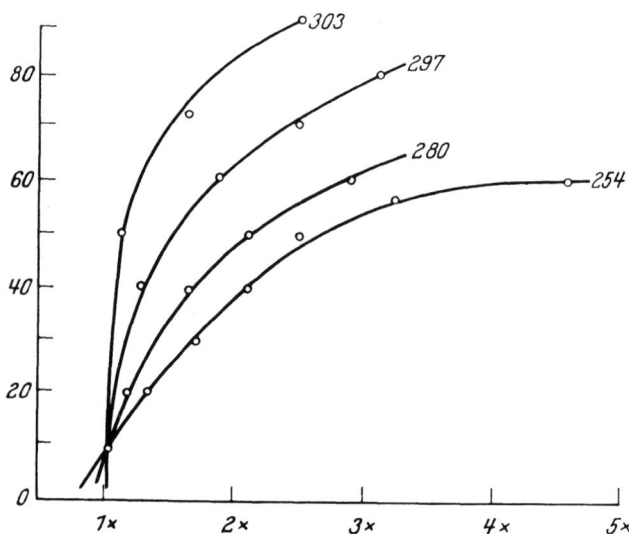

Abb. 16. Erythemgradation bei verschiedenen Wellenlängen (nach Berger, 1968). Abszisse: Vielfaches der MED. Ordinate: Rötungsgrad in R der Kodak Rotskala (Extinktionsmessung). (übrige Angaben s. Abb. 15)

2. Strukturelle und biochemische Befunde

a) Epidermis

Die *histologischen Veränderungen* an der Haut gehen dem sichtbaren Erythem nicht wesentlich voraus. Sie werden nach 6–12 Std erkennbar und sind stereotyp. Keller (1924) und Miescher (1930, 1957, 1960) beschreiben, daß in den oberen epidermalen Zellagen eine bandförmige Zone auftritt mit faßbaren Zellschäden. Diese Zone wird, entsprechend dem klinischen Entzündungsgrad, nach der Tiefe zu mächtiger gefunden und kann bei stärksten Reaktionen die gesamte Epidermis umfassen, die sich dann blasig von der dermalen Unterlage abhebt (Combustio II). Die geschädigten Keratinozyten zeigen Pyknose und Achromie, manchmal Schwellung der Kerne sowie eine vakuoläre Zytoplasmadegeneration.

Die *histochemischen Untersuchungen* zeigen übereinstimmend eine intrazelluläre tropfige Anschoppung von PAS-positivem, diastase-abbaubarem Material; Glykogen, welches in den unteren und mittleren Epidermisschichten früh auftritt und nach 2–3 Tagen wieder verschwindet (Daniels et al., 1961; Halprin

u. Ohkawara, 1966; Jung u. Hardmeier, 1967; Johnson, 1968). Eine solche passagere granuläre Glykogenanschoppung ist aber keineswegs spezifisch für UV-Schäden der Haut, sondern scheint im Gefolge und in den Randgebieten vieler epidermaler Insulte aufzutreten (Braun-Falco, 1961; Bell u. Halprin, 1968; Schnyder, 1973). Zeitlich konnten Ohkawara et al. zeigen, daß an menschlicher (1967) sowie an Meerschweinchenhaut (1972) die Glykogenvermehrung 4–5 Std nach der Bestrahlung meßbar wird, nach 12–24 Std einen Höhepunkt erreicht und nach dem 2. Tag abklingt. Andere charakteristische Verschiebungen der histochemischen Fermentmuster finden sich in der Frühphase des UV-Erythems nicht (Daniels et al., 1961; Johnson, 1968).

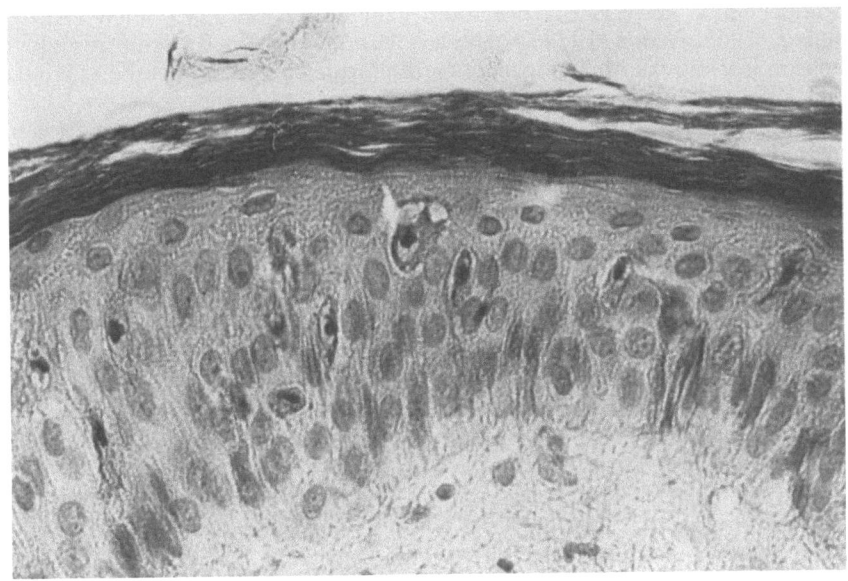

Abb. 17. Menschliche Haut, 24 Std nach mildem Sonnenbrand. „Sunburn cell" mit beginnender Einzelzell-Dyskeratose. HE × 160

Elektronenoptisch können strukturelle Veränderungen der Keratinozyten schon gefunden werden, bevor die ersten histochemischen oder histologischen Alterationen evident werden. 3 Std nach der Bestrahlung fanden Nix et al. (1965 a–d) in den unteren und mittleren Keratinozytenschichten sog. „irregular dense bodies" als elektronendichte, membrangefaßte Plasmastrukturen, die wahrscheinlich glykogenangereicherte Lysosomen darstellen. Gleichzeitig kann eine passagere Verminderung der sauren α-Glykosidase (α-Maltase) und der sauren Phosphatase in den Lysosomen gefunden werden (Black u. Anglin, 1967). Diese Befunde sind zwar bestätigt worden (Wilgram et al., 1970), erfuhren in ihrer Bedeutung jedoch eine Relativierung, da sie unregelmäßig auftreten und möglicherweise nicht spezifisch sind (Nagy, 1970).

Nix et al. (1964–1966) haben besonders auf die einzelnen dyskeratotischen Keratinozyten hingewiesen, die schon 24 Std nach Bestrahlung in der oberen Epidermis auftreten (Abb. 17). Sie werden als sog. „sunburn cells" bezeichnet. Es handelt sich eindeutig um Keratinozyten und nicht um geschädigte Langerhans-Zellen (Nix, 1965; Johnson, 1968). Elektronenoptisch sind sie charakterisiert durch perinukleäres Verklumpen der Tonofilamente, intrazelluläre Vakuolisierung mit perinukleärem Hof, Desintegration des Zellkernes und weniger Desmosomen (Zelickson, 1967; Wilgram et al., 1970). Der dyskeratotische Endzustand zeigt eine Vermischung von desintegriertem Kernmaterial mit Tonofilamenten. In dyskeratotischen Zellen fehlen die Keratinosomen regelmäßig. Diese sind aber auch schon 2 Std nach der Bestrahlung in den Zellen des Str. granulosum und des oberen Str. spinosum deutlich und signifikant reduziert. Es handelt sich dabei um die frühesten strukturellen Veränderungen nach einem UV-Schaden. Diesem folgen Verklumpung der Tonofilamente, Retraktion derselben und Desmosomendesintegration; Veränderungen, die zusammen mit der Desintegration des Zellkernes zur Dyskeratose der Einzelzelle führen. Keratinosomen haben gewisse Eigenschaften gemeinsam mit Lysosomen (Wolff u. Holubar, 1967; Wolff, 1972; Niebauer, 1972), weshalb Beziehungen zu den primären UV-induzierten Lysosomenveränderungen gesehen werden (Wilgram et al., 1970; Woodcock, 1976).

Noch früher, schon 1 Std nach Bestrahlung, können funktionelle Veränderungen der Lysosomen in den Keratinozyten festgestellt werden. Eine progressive Desintegration der Membranen geht einher mit einer Aktivitätszunahme der sauren Phosphatase (Johnson, 1968, 1969; Olson, 1969). Die Deutung dieser Befunde (Lysosomenruptur, Induktion von Sekundärlysosomen, pH-Effekte mit Fermentaktivierung u. a.) ist schwierig, ebenso wie deren Wertung zur Pathogenese des UV-bedingten Zellschadens sowie des UV-Erythems. Möglicherweise spielen die Melanosomenkomplexe in den Keratinozyten (ebenfalls lysosomale Strukturen) eine gewisse Rolle, da sie als „Chromophore" und primäre Lichtabsorber wirken können und somit zu einer „Sensibilisierung" der Keratinozyten führen. Johnson (1968 a, 1969, 1972) konnte einen solchen Mechanismus zeigen und experimentell an Makrophagen reproduzieren, welche Melanosomen phagozytiert hatten.

b) Dermis

Die epidermalen Vorgänge sind in der Dermis begleitet von Gefäßdilatation, Ödem und perivaskulären Infiltraten, die sekundär in die Schädigungszonen der Epidermis einwandern. Die Ausprägung dieser Entzündungszeichen gestaltet das klinische Bild. Im Normalfall heilt die Lichtentzündung ohne Narbenbildung ab. An Früheffekten der dermalen Grundsubstanz wurde eine verstärkte PAS-Anfärbbarkeit und eine geringe saure Phanerose gefunden (Braun-Falco, 1961; Sams, 1961; Johnson, 1968). Die Untersuchungen zur Gefäßreaktion zeigen, daß Erytheme durch UV B und C sowie Bestrahlungsfelder mit UV A einen Gefäßschaden mit mehr oder weniger deutlicher Rundzellinfiltration zeigen (Cotran u. Pathak, 1968; Sams u. Winkelmann, 1969; Ramsay et al., 1970, 1976; Stern, 1972). Ein direkter Strahlungseffekt im subpapillären Bereich dürfte für die Auslösung in Frage kommen. Dabei wird hervorgehoben, daß die frühe venöse Entzündungsphase (< 6 Std nach Auslösung) mit Histamin-Ausschüttung eher gering zu werten ist, während die späte Entzündungsphase (20–30 Std nach Auslösung) mit vorwiegend arteriellem Gefäßschaden im Vordergrund des Geschehens steht (Valtonen, 1964–1966; Rattier et al., 1960; Logan u. Wilhelm, 1966 a, b; Cotran u. Pathak, 1968; Winkelmann, 1971). Dies konnte sowohl an menschlicher Haut, wie auch im Tierversuch festgestellt werden. Dabei verhalten sich Meerschweinchen und Ratten ähnlich wie Menschen, während die Mäuse vor allem ein Frühödem nach UV-Bestrahlung entwickeln (Cotran u. Pathak, 1968; Johnson, 1968).

Die Untersuchungen konzentrieren sich auf den Nachweis von Bildung, Freisetzung oder Aktivierung der entsprechenden Entzündungsmediatoren. Obschon Valtonen (1964) eine UV-induzierte Mastzelldegranulation fand, sind sich die meisten Untersucher einig, daß nach einem UV-Schaden keine relevante Histaminliberisierung stattfindet (Epstein, 1967; Cotran u. Pathak, 1968; Greaves u. Sondergaard, 1970; Winkelmann, 1971). Dies deckt sich mit der Tatsache, daß die UV-Entzündung kaum durch Antihistaminika beeinflußt wird und auch nicht entsprechend juckt.

Perfusionsversuche zeigen, daß nach einer UV-Bestrahlung im Serum vermehrt sog. Kinine als Mediatoren der späten Entzündungsreaktion nachzuweisen sind. Während Epstein (1967) solche schon in den ersten Stunden fand, betonen Greaves et al. (1970) ihr Auftreten erst nach 8 Std. Eine genauere Charakterisierung erfolgte noch nicht. Grice et al. (1970) fanden, daß die fibrinolytische Aktivität der perivaskulären Räume des oberen Koriums 24 Std nach einem UV-Schaden vermindert ist. Hingegen erscheint die Biosynthese von Prostaglandinen in der Haut schon in den ersten 24 Std nach einer UV-Bestrahlung gesteigert (Eaglstein, 1975; Goldyne, 1975; Krinsky, 1974; Lord et al., 1976; Morison et al., 1977; Schaaf, 1969).

c) Epidermale Beeinflussung der Dermis

Es fehlt nicht an Versuchen, UV-induzierte Mediatoren der Epidermis zur Deutung der verzögerten Entzündungsreaktion in die Diskussion zu bringen. So postuliert die Rottier'sche Theorie (Rottier, 1953; Rottier u. Mullink, 1953), daß das UV-Erythem bei 250 nm durch Mediatoren zustande kommt, die in der Hornschicht gebildet werden und anschließend durch die Epidermis diffundieren.

Gestützt wurde diese Theorie durch Beobachtungen, daß ein 250 nm-Erythem nach Abriß der Hornschicht undeutlicher werde, während dasjenige durch 300 nm nach Hornschichtabriß verstärkt zur Darstellung komme. Diese Theorie hat durch Tronnier (1967) eine gewisse Unterstützung erfahren, während Claesson et al. (1959), Everett et al. (1965) und Burckhardt u. Mosimann (1970) diese Befunde nicht wiederholen konnten. Van der Leune (1965) hob die unterschiedlichen Versuchsansätze hervor und versuchte, die Diskrepanzen damit zu erklären. Er selber postulierte 2 andere Typen von UV-Erythem (van der Leun, 1965; Johnson, 1968): Ein erster Typ, ausgelöst durch das gesamte erythematogene Spektrum, das direkt im subpapillären Bereich absorbiert wird und dort zur Wirkung kommt, sowie einen zweiten Typ mit einem schmalen Band bei 300 nm; Wellenlängen, welche in der Epidermis absorbiert werden und einen kleinmolekularen Mediator freisetzen, der in die Dermis diffundiert.

3. Reparative Vorgänge

Ein UV-Schaden der Haut wird von reparativen Vorgängen beantwortet, die unmittelbar nach der Bestrahlung einsetzen. Sie werden in den ersten Tagen vom UV-Erythem überlagert. Jede Lichtreaktion führt zu einer überschießenden Regeneration, die funktionell als Lichtgewöhnung bezeichnet wird. Eine solche setzt nach 2–3 Tagen ein, erreicht nach 10 Tagen einen Höhepunkt und läuft nach 4–8 Wochen wieder aus (Keller, 1924; Miescher, 1930, 1960). Bei funktioneller Betrachtung müssen prinzipiell zwei reparative Vorgänge auseinandergehalten werden, die
– *Regeneration der Haut als Organ* mit dem Ziel der Wiederherstellung der Integrität und demjenigen der Lichtgewöhnung. Dauer ca. 10 Tage.

– *Reparatur der zellulären Schäden* mit dem Ziel der Eliminierung von UV-induzierten DNS-Schäden (Exzisionsreparatur). Dauer einige Stunden.

Die zelluläre Erholung geht der Regeneration zeitlich voraus. Beide Vorgänge spielen aber weitgehend zusammen. Die getrennte Abhandlung wird nur aus Gründen der Übersichtlichkeit gewählt.

a) Regeneration der Haut als Organ

Die Regeneration ist klinisch und histologisch gekennzeichnet durch eine gesteigerte Epidermopoese, die zur Verbreiterung der Epidermis (Akanthose) führt, und durch eine Verdickung der Hornschicht (Hyperkeratose), was zusammen als sog. „Lichtschwiele" bezeichnet werden kann, sowie durch die Pigmentstimulierung.

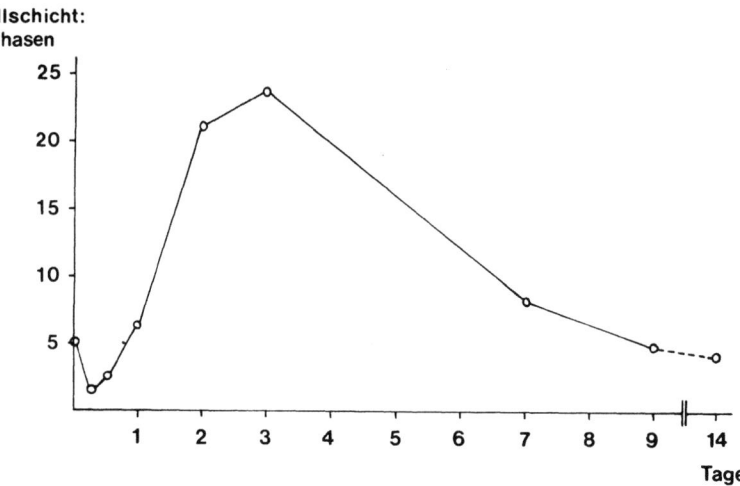

Abb. 18. Verhalten der S-Phasen-Aktivität in der menschlichen Basalzellschicht nach einer einmaligen UV B Bestrahlung von 10^5 erg cm^{-2} (entspricht 3 MED) (nach Born, 1970; Epstein et al., 1971)

Unmittelbar nach der Bestrahlung kommt es zu einer Depression der mitotischen und replikativen Aktivität der Basalzellschicht, die dosisabhängig ist und bis zu einer vollständigen Blockade reichen kann (Abb. 18). Diese Depression dauert mehrere Stunden und ist nach 12–36 Std abgeschlossen. Sie dauert deutlich länger als die wenige Stunden nach der Bestrahlung abgeschlossene zelluläre Erholungsphase. Die Basalzellen bleiben also in den Ruhephasen (G_1 und G_2) liegen. Sie durchlaufen weder die Synthese (S)-Phase (Nachweis 3H-Thymidinmarkierung) noch die Mitose (M), was durch Colchizinarretierung deutlich gemacht werden kann. Am 2.–7. Tag kann eine reaktive Steigerung sowohl der Synthese- wie auch der Mitose-Aktivität dargestellt werden, was einer passageren Teilsynchronisation der Basalzellschicht entspricht (Born, 1970; Epstein, 1969, 1970, 1971; Cripps et al., 1972; vgl. Abb. 19).

Vom 3. Tag an kann eine zunehmende Verdickung der Epidermis festgestellt werden (Miescher, 1960; Nix, 1964–1966), die ihr Maximum am 10. Tag erreicht und – langsam rückläufig – nach 2 Monaten wieder abgebaut ist (Johnson, 1968). Am 3. Tag kann eine deutliche und anhaltende Steigerung der Protein- und RNS-Synthese im gesamten Stratum spinosum nachgewiesen werden (Johnson, 1968; Baden u. Pearlman, 1964; Ogura et al., 1968; Epstein, 1970; Cripps et al., 1972). Das Stratum granulosum erscheint verdickt (Nix, 1964, 1965; Johnson, 1968) vom 3. bis zum 7. Tag. Vom 3. Tag an findet man im unteren Stratum corneum eine kontinuierliche parakeratotische Lage (Nix, 1964; Johnson, 1968), die sich in den folgenden Tagen abstößt (klinisches Äquivalent: Schuppung). Anschließend wird eine 2–4fach verdickte, orthokeratotische Hornschicht aufgebaut, die 3–4 Wochen persistiert (Keller, 1924; Miescher, 1930; Johnson, 1968; Epstein, 1970; Baden u. Pearlman, 1964).

Die normale Hornschichtdicke bewegt sich, je nach Körperstelle, zwischen 20 und 80 μ, an den Palmae und Plantae bis zu 600 μ. Die Halbwertschicht hat Miescher (1930) für erythematogenes UV B mit 9 μ bestimmt, Runge u. Fusaro (1962) mit 10 μ. Elektronische Messungen ergeben 9–12 μ Hornschicht-

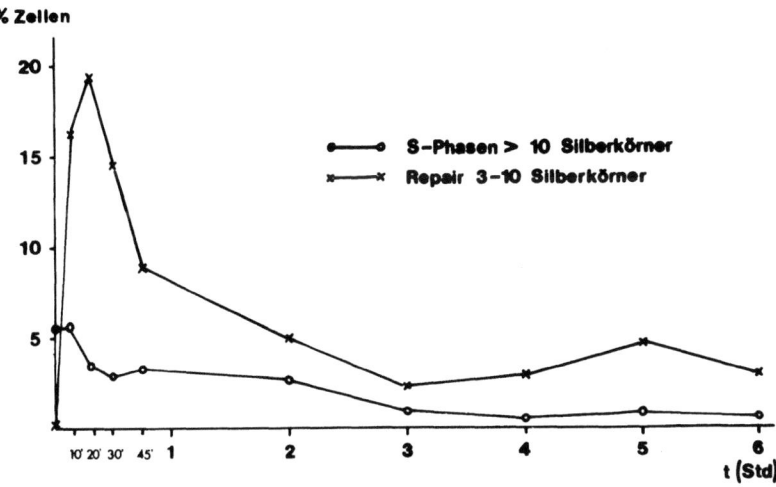

Abb. 19. Zeitlicher Verlauf von S-Phasen-Aktivität und Exzisions-Reparatur in Mäuseepidermis nach einer einmaligen UV-Bestrahlung UV B (7,48 10^6 erg cm^{-2} (aus Epstein, 1968). Abszisse: Zeit nach Bestrahlung. Ordinate: % Zellen der Epidermis zur Bestimmung der Reparaturaktivität (× - - - ×) und % Zellen der Basalzellschicht zur Beurteilung der S-Phasen-Aktivität (○ - - - ○)

dicke (Klaschka et al., 1972). Die Auslösung und Steuerung der Regeneration nach UV-Schaden der Haut ist noch weitgehend unbekannt. Regulative Reize können mit Extrakten übertragen werden (Blum, 1959, 1969) und diffundieren auch in die Umgebung (Born, 1970), was in Analogie an Wundheilung und Abrißreizung an das epidermale Chalonsystem denken läßt (Iversen et al., 1965; Bullough et al., 1967, 1971).

b) Reparatur der zellulären Schäden

Die Reparatur und Eliminierung der UV-induzierten DNS-Schäden (vorwiegend Pyrimidin-Dimere) erfolgt in den ersten Stunden nach der Bestrahlung durch den Mechanismus der sog. Exzisionsreparatur. Dies kann morphologisch nicht dargestellt werden, weshalb man auf molekularbiologische Nachweismethoden angewiesen ist. Ein Studium dieser Abläufe an der intakten Epidermis unter Berücksichtigung der Topographie ist praktisch nur mittels der Markierung mit ^{3}H-Thymidin möglich, welches anläßlich der DNS-Reparatur anstelle eines ausgeschnittenen Schadens eingebaut und autoradiographisch am histologischen Schnitt nachgewiesen wird (unscheduled synthesis). Solche Versuche können an menschlicher Haut in vivo (Gefahr der ^{3}H-Thymidin-Inkorporierung!) oder an kurzzeitigen Überlebenskulturen von kleinen Hautstücklein in vitro durchgeführt werden. Aber auch diese Möglichkeiten sind begrenzt, weshalb die Basisuntersuchungen am Modell der haarlosen Albinomaus durchgeführt wurden. Dieses Modell ist in der Folge dargestellt.

Modelluntersuchungen: An haarlosen Albinomäusen wird die Exzisionsreparatur und die Beeinflussung der S-Phasen-Aktivität der Epidermis nach einer einmaligen UV B-Bestrahlung mit einer Energiefluenz (Dosis) von 10^6–10^7 erg cm^{-2} untersucht, was ungefähr einer Dosis von 1–10 MED an menschlicher Haut entspricht. Unmittelbar anschließend oder je nach Versuchsplanung mit einer Verzögerung werden die Testfelder mit ^{3}H-methyl-Thymidin unterspritzt, nach einem Zeitintervall biopsiert und autoradiographisch aufgearbeitet. Die Arbeitsgruppen von San Franzisko und Heidelberg, welche diese Arbeiten im wesentlichen ausführten, haben dabei etwas abweichende Techniken angewandt:

	San Franzisko (Epstein, 1968, 1970)	Heidelberg (Jung, 1971 a, b)
^{3}H-Thymidine (Spez. Aktivität)	100 µCi/ml (11 Ci/mM)	10 µCi/ml (5 Ci/mM)
Intervall Thymidin-Biopsie	1 Std	3 Std
Autoradiographie: Material Expositionszeit	NTB$_2$-Emulsion 21 Tage	AR$_{10}$-Film 7 Tage

Dabei kann eindeutig eine dichte oder volle Markierung derjenigen Basalzellen festgestellt werden, die im Zeitraum der ^{3}H-Thymidin-Exposition größere Teile der S-Phase durchlaufen. Sie zeigen eine volle Markierung über der Zellkernfläche oder mindestens mehr als 25 Silberkörner pro Zellkern. Andererseits kann eine schwache oder leichte Markierung mit 2–10 Silberkörnern pro Zellkern festgestellt werden, die sich nur darstellen läßt an Hautstellen, die zuvor UV bestrahlt wurden. Diese Markierung korreliert mit der Zellkern-DNS, was histochemische Untersuchungen mit DNasen, RNasen und Proteasen belegen. Abb. 20 zeigt eine als Eichung ausgezählte Population von Mäuseepidermiszellen, die den folgenden Versuchen zugrunde gelegt werden kann. Eine solche leichte Markierung als Zeichen einer stattgehabten Exzisions-Reparatur kann in den Zellen des Stratum basale, des Stratum spinosum und, wenn auch in geringerem Ausmaß, in denjenigen des Stratum granulosum gefunden werden. Aber auch die Zellkerne des oberen korialen Bindegewebes (Fibroblasten, Adventitiazellen, Rundzellen etc.) bis etwa auf die Höhe der Talgdrüsen zeigen eine solche leichte Markierung. Dadurch kann eine Durchdringung dieser oberen Dermisanteile durch genügend Photonen relevanter Wellenlängen nachgewiesen werden (Epstein, 1968, 1970, 1971; Jung, 1971 a, b; Cripps et al., 1972).

Der *zeitliche Ablauf* der Exzisionsreparatur wird in Abb. 19 dargestellt, wobei besonders auf den gleichzeitig und überdauernd bestehenden Stopp der S-Phasen-Aktivität hinzuweisen ist. Da die Reparaturtätigkeit der Zellen nach

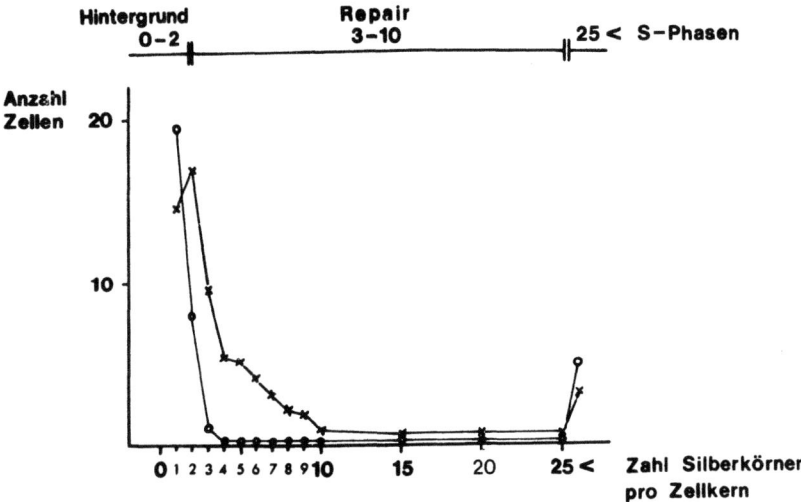

Abb. 20. Eichkurve: ³H-Thymidineinbau in Epidermiszellen von Mäusehaut mit und ohne einmalige Bestrahlung (Xenon-Lampe, $2 \cdot 10^5$ erg cm^{-2}), Mittelwerte von je 12 Bestimmungen (Labor Heidelberg, Jung). (O---O) unbestrahlte Kontrollen. (×---×) Proben 3 Std nach einmaliger Bestrahlung, Inkubation bei 37°C. Abszisse: Anzahl Silberkörner pro Zellkernfläche. Ordinate: Anzahl Zellen mit Silberkörner über der Zellkernfläche

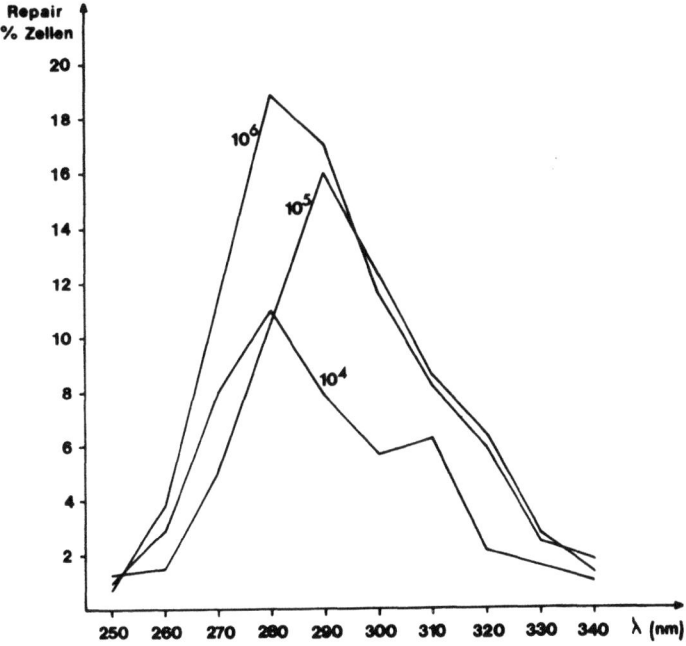

Abb. 21. Aktionsspektrum der Repair-Aktivität an Mäuse-Epidermis (Jung et al., 1971). Abszisse: Wellenlänge (nm) der monochromatischen Bestrahlung (Bandbreite ± 5 nm). Ordinate: % Zellen mit Repair-Aktivität (3–10 Silberkörner/Kernfläche). 3 Kurven für verschiedene Dosen (erg cm^{-2}, n = 8)

1–2 Std abgeschlossen scheint, können für die weiteren Versuche standardisierte Thymidin-Inkubationszeiten von 3 Std verwendet werden, die gleichsam eine Summenerfassung der gesamten Reparaturaktivität der Zellkerne ermöglichen. Die so erfaßte Reparaturaktivität als Ausdruck des primär gesetzten UV-induzierten Schadens ist *dosisabhängig* (Abb. 21). Die untere Nachweisgrenze bei 290 nm liegt zwischen 10^3 und 10^4 erg cm^{-2}. Dabei ist eine Filter- und Absorptionswirkung der Hornschicht und oberen Zellage zu berücksichtigen, da Einzelzellen eine mit vergleichbarer Methode feststellbare Repairaktivität nach 25–100 erg cm^{-2} (Evans u. Norman, 1968) zeigen. Dosisabhängig ist sowohl die Zahl Epidermiszellen, die eine schwache Markierung zeigen, wie auch die Zahl Silberkörner pro markierte Zelle. Die obere Nachweisgrenze liegt zwischen 10^7–10^8 erg cm^{-2}, wobei in diesem Bereich Nekrobiosen und Nekrosen der Zellkerne auftreten. Sowohl Reparaturnachweis wie S-Phasendepression zeigen dieselbe Dosisabhängigkeit. Dies gilt auch für das *Aktionsspektrum* beider Phänomene, wie in Abb. 21 für die Reparatur-Aktivität und in Abb. 22 für die

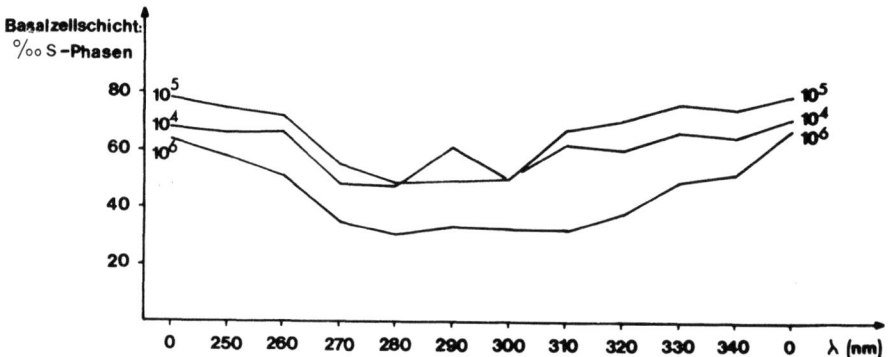

Abb. 22. Aktionsspektrum der S-Phasendepression an Mäuse-Epidermis (Jung et al., 1971). Abszisse: Wellenlängen (nm) der monochromatischen Bestrahlung (Bandbreite ± 5 nm). Ordinate: $^0/_{00}$ S-Phasen in der Basalzellschicht. 3 Kurven für verschiedene Dosen (erg cm^{-2}, n = 8)

S-Phasendepression dargestellt ist. Der Bereich umfaßt die Wellenlängen zwischen 240–320 nm, was aufgrund immunologischer Methoden von Tan et al. 1970 bestätigt werden konnte. Es scheint, daß die Quantenausbeute bei Wellenlängen über 300 nm um eine Zehnerpotenz schlechter ist als bei Wellenlängen von 280–300 nm, möglicherweise weil im Bereich über 300 nm keine direkte Absorption mehr an der DNS erfolgt, sondern nur noch eine indirekte an Nukleoproteinkomplexen oder anderen Strukturen (Jung, 1971; Pathak et al., 1972). Andererseits ist die Quantenausbeute der Wellenlängen 240–280 nm ebenfalls schlecht. Einmal kann die stärkere Absorption dieser Wellenlängen in der Hornschicht eine Erklärung für dieses Phänomen bieten, andererseits die theoretische Möglichkeit, daß die 250 nm Strahlung in situ eine Reversion (Aufbrechen) der gebildeten Thymidin-Dimere verursacht, wie dies in vitro gemessen werden kann (Smith u. Hanawalt, 1969).

Stichproben und kleine Versuchsserien an menschlicher Haut zeigen, daß die am Modell der haarlosen Albinomäuse gewonnenen Grundlagen weitgehend auf menschliche Haut übertragen werden können (Epstein, 1969, 1971; Jung, 1969 a, b, 1970, 1971, 1972). Es deuten alle Versuche daraufhin, daß

Reparatur-Aktivität und S-Phasendepression zeitlich überlappend vorkommen, jedoch hinsichtlich Aktionsspektrum und Dosisabhängigkeit denselben Bedingungen unterliegen. Abb. 23 zeigt die Dosisabhängigkeiten an menschlicher Haut. Diese grundlegenden Erkenntnisse dienen gleichzeitig als Normwerte zur Untersuchung der Reparatur-Aktivität epidermaler Zellen bei kongenitalen und erworbenen lichtabhängigen Krankheiten.

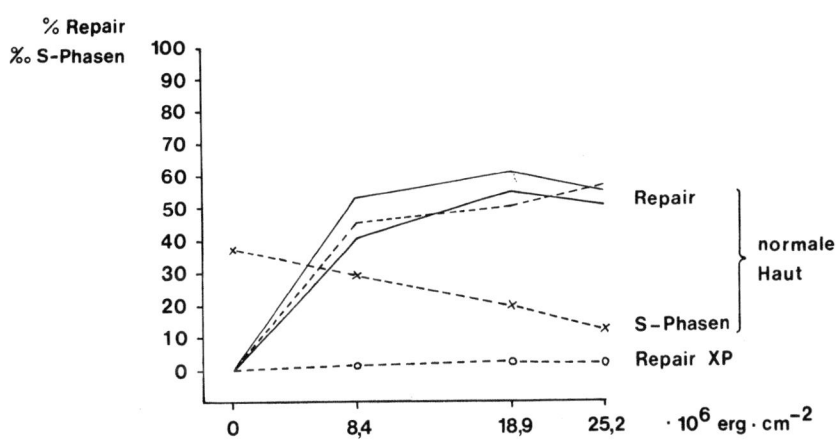

Abb. 23. Dosisabhängigkeit von Repair-Replikation und S-Phasendepression in menschlicher Epidermis, Vergleiche dazu die Reparaturaktivität in Epidermis von Xeroderma pigmentosum-Patienten (XP, n = 6) (ergänzt nach Jung, 1972). Abszisse: Energiefluenz der Xenonlampe. Ordinate: % Repair-Zellen pro Epidermiszellen und $^0/_{00}$-Phasen markiert pro Basalzellen. Die Reparaturaktivität ist bei normaler Haut unabhängig von Alter und aktinischer Schädigung. (------) Gruppe (n = 5) 20–35 Jahre alte Männer, sowohl Glutäal- und Unterarmhaut. (----) Gruppe (n = 6) 65–80 Jahre alte Männer, Haut von lichtgeschädigten Arealen des Unterarms. (====) Gruppe (n = 6) 65–80 Jahre alte Männer, Haut ohne Lichtschäden vom Gesäß

VI. Spätschäden der Haut durch chronische Lichteinwirkung

Hellhäutige Menschen zeigen an sonnenexponierten Hautpartien, abhängig vom Pigmentgehalt der Haut sowie von Intensität und Dauer der Bestrahlung sog. aktinische Veränderungen. Diese betreffen die Dermis und die Epidermis. Sie können schon im 3. oder 4. Dezennium klinisch manifest auftreten (Latenzzeit 10–30 Jahre) und lassen sich deutlich von den rein altersbedingten Hautveränderungen (z. B. der bedeckten Körperstellen) abgrenzen.

Klinisch sind die aktinischen Hautschäden charakterisiert durch die *aktinische Elastose* („senile" Elastose, Landmanns- oder Seemannshaut) mit Verdikkung der Haut, grobem und plumpem Faltenrelief, Verlust der Elastizität und scholligen gelblich durchschimmernden Einlagerungen. Dazu kommt in derselben lichtabhängigen Anordnung eine Dyschromie und eine *Epidermisatrophie* mit multiplen epidermalen *Präkanzerosen* (Keratomata solaria seu „senilia", bowenoide und auch melanotische Präkanzerosen) sowie *malignen Tumoren* (Spinaliome, Basaliome und mit gewissen Einschränkungen Melanome). Chronische Lichtschäden stellen die häufigste Ursache dieser Tumoren dar. Verantwortlich ist das erythematogene UV B und UV A in Kombination mit einem obligat phototoxischen Sensibilisator. Es besteht also eine enge Korrelation des Aktionsspektrums der akuten Lichtentzündung mit demjenigen der chronischen Lichtschäden der Haut unter Einschluß der Lichtkarzinogenese (Blum, 1959, 1969, 1975, 1976; Brodkin et al., 1969; Epstein, 1970, 1971; Gartmann u. Reimers, 1957; Hundeiker et al., 1973; Huriez et al., 1962; Jakac, 1968; Jung, 1972, 1975; Krause u. Soll, 1969; Luger, 1971; Swanbeck u. Hillström, 1969–1971; Urbach, 1969; Schaaf, 1969; Wiskemann, 1973). Dermale und epidermale Schäden scheinen gleichzeitig und parallel aufzutreten. Ein pathogenetisches Primat bestimmter struktureller oder biochemischer Alterationen läßt sich aufgrund der heutigen Kenntnisse nicht postulieren.

1. Dermale Veränderungen

Histologisch stellt sich die Elastica im oberen Drittel der Dermis mit fragmentierten und plumpen Fasern dar, die zu scholligem Material verklumpen. Diese Zone ist identisch mit denjenigen dermalen Schichten, die nach UV B-Bestrahlung eine nachweisbare zelluläre Reparatur zeigen. Sie ist gegen die meist atrophische Epidermis durch einen feinen elasticafreien Grenzstreifen abgesetzt. Histochemisch läßt sich eine Zunahme der neutralen und sauren Mucopolysaccharide der Grundsubstanz nachweisen. Der säurelösliche Kollagenanteil ist vermindert, die feinen jungen Kollagenfaserbündel sind vermehrt (argentophil, retikulinartig). Die Elastoseschollen zeigen gleitende Übergänge der färberischen Charakteristika von normalem Elastin bis zu kollagenähnlichem Kolloid. Elektronenoptisch hat die normale Elastica mit dem Zweikomponentensystem der amorphen Matrix und den Mikrofibrillen sowie das fibrilläre Kollagen distinkte und unterscheidbare strukturelle, histochemische und biochemische Charakteristika. Diese gehen bei der aktinischen Elastose verloren. Die elastischen Mikrofibrillen sind vermindert, die Matrix zeigt eine plump-schollige Anordnung mit einer Vielzahl von Löchern und Einschlüssen verschiedenster Struktur. Die kollagenen Fibrillen verlieren die Feinstruktur und zeigen amorphe Umwandlungen zu sekundären Verdichtungszonen. An vielen Stellen kommen Verflechtungen von Materialien elastischer und kollagener Herkunft vor (Braun-Falco, 1969; Danielsen u. Kobayasi, 1972; Dawber u. Shuster, 1971; Ebner, 1969; Mitchell, 1967; Niebauer, 1965; Partridge, 1970; Schnyder, 1973; Varadi, 1972; Raab, 1969; Kreysel et al., 1976).

Pathogenetisch werden folgende Möglichkeiten der UV-induzierten chronischen Schäden der Dermis diskutiert:
– Zelluläre Schädigung der Fibroblasten mit Synthese und Ausschleusung von pathologischen Strukturproteinen.
– Zelluläre Schädigung der Fibroblasten mit Synthese und Ausschleusung von pathologischen Enzymen. Dadurch ist im Extrazellulärraum die Endstufe des Makromolekülaufbaus gestört.
– Degenerative Prozesse an den vorhandenen elastischen und kollagenen Strukturelementen.

Zum jetzigen Zeitpunkt kann nicht entschieden werden, welche dieser Möglichkeiten oder welche Kombination davon den tatsächlichen Vorgängen gerecht wird (Johnson, 1968; Epstein, 1970, 1971; Ebner, 1969; Danielsen u. Kobayasi, 1972). Auch die Transplantationsversuche, die eine gewisse Regeneration bewirken, bringen keine entscheidende Klärung (Gerstein u. Freeman, 1963). Möglicherweise erbringen künftige Untersuchungen mit hybridisierten Fibroblasten verschiedener Herkunft neue und wertvolle Hinweise.

2. Epidermale Veränderungen

Hautareale chronischer Sonnenexposition zeigen parallel zur aktinischen Elastose eine Epidermisatrophie. Die Regenerationszeit ist verlängert, die Mitose- und S-Phasenrate herabgesetzt. Bevor klinisch distinkte aktinische Präkanzerosen erscheinen, kann zytophotometrisch eine herdförmige Aneuploidie und Polyploidie in der Basalzellschicht festgestellt werden, die sich in den realisierten Präkanzerosen und den Karzinomen verdeutlicht (Bohnert et al., 1972; Ehlers, 1966; Kint, 1963). Elektronenoptisch können ebenfalls vor der Realisierung von Präkanzerosen herdförmige Nester gefunden werden, in welchen die Basalzellen und Keratinozyten gestört erscheinen. Die Zellen und die Kerne zeigen Größen- und Formvariabilitäten, dyskeratotische Alterationen, Vermehrung und Reifestörung der Desmosomen und eine interzelluläre Lockerung. Dazu kommt eine Aufsplitterung der elektronenoptischen Basalmembran und degenerative Veränderungen der Melanozyten. Letztere sind eher alters- als bestrahlungsabhängig, da sie an den nicht exponierten Hautstellen annähernd in gleichem Ausmaß zu beobachten sind (Everett et al., 1970; Nagy, 1970 a, b, c).

Die Exzisions-Reparatur ist sowohl in alter wie auch in lichtexponierter Haut nicht vermindert (Jung, 1972). Hingegen finden sich in chronisch lichtgeschädigter Haut eine ganze Reihe von Enzymen der Glykolyse, des Krebszyklus und des Fettsäuremetabolismus deutlich vermindert. Dies ist in alter Haut nicht der Fall und auch nicht in hyperplastischer Haut oder Hauttumoren (Cerimele et al., 1972; Yamasawa et al., 1972).

Präkanzerosen, Spinaliome und Basaliome treten in den sonnenexponierten Hautbereichen signifikant gehäuft auf. Dies geht parallel zur aktinischen Elastose der Dermis. Häufigkeit und Auftreten sind beeinflußt von der Hautpigmentierung (rassischer Einfluß) sowie von Intensität und Dauer der Sonnenbestrahlung. Die UV B-Intensität der Globalstrahlung ist abhängig von folgenden Faktoren: geographische Breite, Witterung, Arbeitsbedingungen, Freizeitgepflogenheiten, Bekleidung und Sonnenschutz (Blum, 1959, 1969; Epstein, 1970, 1971; Giordano u. Santamaria, 1973; Jakac, 1968; Swanbeck, 1969–1971; Urbach, 1969; Schulze, 1970; Pathak et al., 1974). Die Frage der Lichtkarzinome durch Kunstlicht (z. B. Fluoreszenzröhren zur Beleuchtung von Wohnungen und Arbeitsplätzen) ist aufgeworfen (Diethelm, 1970), jedoch keineswegs geklärt (Jung, 1973).

Eine morphologisch und histologisch besondere Form der aktinischen Keratose wurde erstmals von Storck et al. 1962 beschrieben, die als scharf aber bizarr begrenzter, leicht schuppender, rötlicher Fleck mit einer keratotischen Randleiste an lichtexponierten Hautstellen meist in der Mehrzahl auftritt. Als disseminierte oberflächliche *aktinische Porokeratose* wurden solche Fälle ausführlich beschrieben (Chernosky et al., 1967, 1968; Mikhail u. Wertheimer, 1968). Histologisch sind dieselben Veränderungen zu sehen wie bei der Porokeratosis Mibelli (Schnyder, 1973). Reed u. Leone (1970) nahmen an, daß es sich um eine klonale Präkanzerose in lichtgeschädigter Epidermis handelt.

Das *karzinogene* Aktionsspektrum umfaßt das UV B (280–320 nm), aber auch das anschließende UV C. Es deckt sich also weitgehend mit demjenigen der aktinischen Elastose und des akuten Sonnenbrandes. Die Molekularbiologie der Lichtkarzinogenese ist weitgehend unklar. Tierversuche zeigen, daß eine einmalige erythematogene Bestrahlung als Initiation wirkt. Als Promotor kann sowohl ein chemisches (Co-)Karzinogen, wie Krotonöl, Phorbolester, DMBA etc., wirken, aber auch langfristig wiederholte, zusätzliche erythematogene UV-Bestrahlungen (Blum, 1959, 1969; Epstein, 1965, 1968, 1970, 1971; Soffen u. Blum, 1961; Stenback et al., 1973; Stern, 1973; Ying et al., 1974). Als Promotion wird auch Hitze (IR-Bestrahlung) diskutiert (Freeman u. Knox, 1964). Van Scott (1964) schreibt der aktinischen Elastose ebenfalls einen Promotionseffekt zu, was allerdings sehr angezweifelt wird (Sams et al., 1963; Johnson, 1968; Epstein, 1970, 1971; Pathak, 1975).

3. Kombinierte Strahleneffekte

Die Lichtwirkung auf die Haut zeigt Unterschiede zwischen Untersuchungen mit engen oder monochromatischen Wellenbereichen und denjenigen mit der natürlichen Globalbestrahlung (Miescher, 1960; Schulze, 1966, 1970; Johnson, 1968; Wiskemann, 1963). Differenzierte Studien zeigen, daß das UV B-Erythem und der Sonnenbrand durch gleichzeitige UV A-Bestrahlung (320–400 nm) verstärkt werden (Willis, 1972; Forbes, 1973; Pathak et al., 1973). Eine ähnliche Verstärkung wird durch gleichzeitige IR-Bestrahlung (Hitze) beobachtet (Freeman u. Knox, 1964; van der Leun, 1966; Epstein, 1970, 1971). Dazu paßt die Beobachtung, daß die Erstauslösung der chronisch polymorphen Lichtdermatose meist bei UV-Exposition in heißen Ländern erfolgt. Aber nicht nur lichtbedingte Frühreaktionen erfahren eine Promotion durch IR (Hitze), sondern auch Späteffekte wie die Lichtkarzinogenese (Freeman u. Knox, 1964; Epstein, 1971). Deshalb muß bei epidemiologischen und geographischen Studien zur Lichtkarzinogenese nicht nur Intensität und Dauer der UV-Bestrahlung, sondern auch die Temperatur Berücksichtigung finden.

Über die gegenseitige Beeinflussung der UV- und Röntgeneffekte auf die Haut stellt Miescher (1938, 1960) eine Verstärkung der Erythemreaktion bei gleichzeitiger Einwirkung fest und eine Verkürzung der Latenzzeit des Röntgenerythems. An menschlicher Haut konnte gezeigt werden, daß 300 rad keine signifikante Veränderung der innerhalb 24 Std mit UV B bestimmten MED bewirken, daß aber eine Röntgenbelastung der Haut von 300–1000 rad nach 1–3 Jahren eine Senkung der MED um 50% bewirkt (Jung, 1974).

VII. Sensibilisierte Lichtreaktionen

Unter einer sensibilisierten Reaktion versteht man eine Reaktion, bei welcher durch Zusätze eines Stoffes (= Sensibilisator) eine Überempfindlichkeit entsteht. Dies gilt auch für lichtabhängige Reaktionen an der Haut. Man muß dabei eine *photochemische Sensibilisierung* streng abgrenzen von einer *photoallergischen Sensibilisierung*.

Photochemische Sensibilisierung. Durch Zusatz eines Sensibilisators zum komplexen Substrat Haut wird eine photochemische Reaktion ermöglicht. Der Sensibilisator absorbiert primär die Lichtenergie und überträgt diese auf ein System, ohne sich dabei selbst zu verändern. Die sekundären Reaktionen führen zum klinischen Bild der *phototoxischen Reaktion*, deren Morphologie und Dynamik nicht mehr erkennen läßt, welcher Stoff als Sensibilisator wirkte. Prinzipiell gibt es zwei Mechanismen der sensibilisierten photochemischen Reaktion, die sich in den sekundären Reaktionen unterscheiden, nicht aber im klinischen Bild. Die meisten der bekannten Sensibilisatoren (Farbstoffe, zyklische Kohlenwasserstoff-Verbindungen) in Photochemie, Biologie und Dermatologie reagieren unter Quantenaufnahme temperaturabhängig mit molekularem Sauerstoff und übertragen die Energie (oft als Peroxyde) auf weitere Moleküle nach dem in Abb. 24 wiedergegebenen Schema. Der zweite Reaktionstyp ist nicht sauerstoffabhängig und nicht temperaturkontrolliert. Der Sensibilisator (Psoralene) überträgt die Energie direkt auf ein Substrat (Abb. 25). Er kann dabei nicht nur als Sensibilisator, sondern auch als Substrat an der Reaktion beteiligt sein.

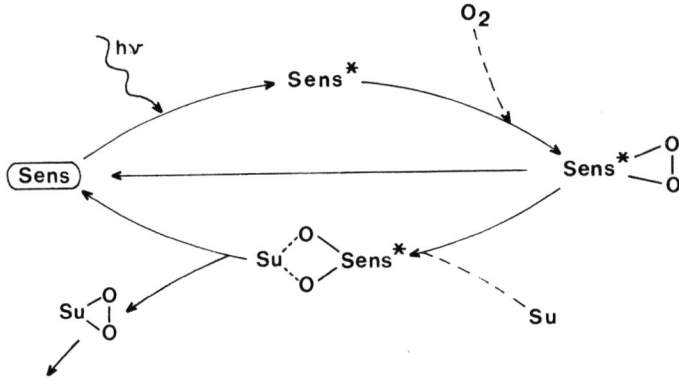

Abb. 24. Schematische Darstellung einer sauerstoffabhängigen, sensibilisierten photochemischen Reaktion. Sens. = Sensibilisator. Su = Substrat

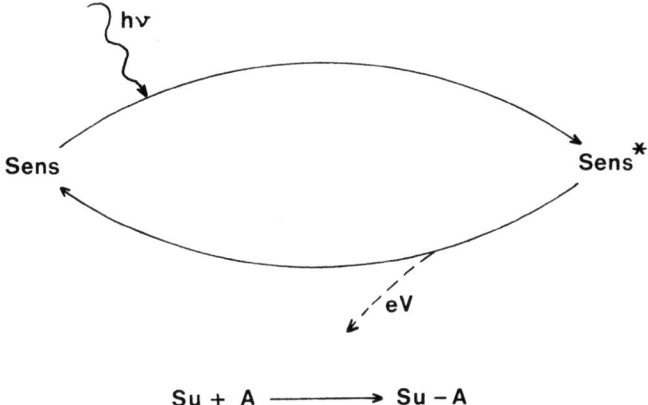

Abb. 25. Schematische Darstellung einer nicht sauerstoffabhängigen, sensibilisierten photochemischen Reaktion. Sens. = Sensibilisator. Su = Substrat. A = Molekül A

Photoallergische Sensibilisierung. In der Immunologie und Allergologie versteht man unter Sensibilisierung diejenigen Vorgänge, die nach einem Allergen (Hapten-)-Kontakt ablaufen und zur Ausbildung einer immunologischen Abwehrreaktion oder einer Überempfindlichkeit führen. Spielt die Aufnahme von Lichtenergie eine entscheidende Rolle zum Ablauf solcher Reaktionen, so spricht man von photoallergischer Sensibilisierung. Dabei können Immunreaktionen vom Soforttyp im Vordergrund stehen, wie dies bei der *Lichturtikaria* der Fall ist, oder solche vom Spättyp, wie bei der eigentlichen „*Photoallergie*" oder dem photoallergischen Ekzem. Bei der *polymorphen Lichtdermatose* (PLE) ist die Art der lichtbedingten immunologischen Reaktion noch weitgehend unklar.

Diese drei photoallergischen Hautkrankheiten im engeren Sinne werden hier besprochen, nicht aber solche, die durch Stoffwechseldefekte hervorgerufen werden (Porphyrinkrankheiten, Hartnup-Syndrom etc.), welche an anderer Stelle (Bd. VII) ausführlich zur Sprache kommen. Auch auf die Darstellung von fakultativen, unspezifischen oder uncharakteristischen Lichteinflüssen sekundärer Art bei einer ganzen Reihe von Dermatosen wird verzichtet und auf die Abhandlung im Rahmen der entsprechenden Hautkrankheiten verwiesen.

1. Phototoxische Dermatitis

Die phototoxische Dermatitis ist eine obligat toxische Hautreaktion, die auf einer photochemischen Sensibilisierung (photodynamische Reaktion) beruht und keine allergische Reaktion darstellt. Zur Auslösung bedarf es eines Kontaktes der phototoxischen Substanz („chemischer Sensibilisator") mit den Epidermis- und Dermiszellen, entweder durch äußere Berührung oder auf dem hämatogenen Weg und einer anschließenden UV-Bestrahlung (meistens Sonnenlicht). Dabei zeigte sich schon in den grundlegenden Arbeiten von Kuske (1940) eine Verschiebung des Aktionsspektrums vom Sonnenbrand (UV B) ins UV A und sichtbare Licht. Dieses liegt zwischen 300–420 nm (Maximum 340–365 nm) und deckt sich mit den Absorptionsmaxima der phototoxischen Substanzen oder deren Hauptmetaboliten (Pathak et al., 1962; Sams, 1966; Owens et al., 1968; Magnus, 1976).

Das klinische Bild ist gekennzeichnet durch eine scharf begrenzte, oft bizarre Formen annehmende Rötung mit wenig Schwellung, ähnlich dem Sonnenbrand. Subjektiv steht Brennen und Juckreiz im Vordergrund. Auf den geröteten Arealen bilden sich kleine und große Blasen. Nach einer Latenzzeit von ca. 7 Std verstärken sich diese Veränderungen bis zum 3. Tage, um in den nächsten 1–2 Wochen abzuklingen. Regelmäßig bleibt eine auffallend starke und monate- bis jahrelang persistente posteruptive Melanin-Pigmentierung zurück (Kuske, 1940). Bei wiederholter, oft auch unterschwelliger Auslösung kann die akute Entzündung weitgehend zurücktreten, während die postinflammatorische Pigmentierung trotzdem und besonders hartnäckig auftritt. Solches imponiert unter dem Bilde der Photodermatitis pigmentaria (Ippen, 1971).

Histologisch findet sich eine Nekrose und Nekrobiose der oberen und mittleren Epidermis, die blasig abgehoben wird. Histochemisch zeigt sich eine Kernschädigung in den Keratinozyten der Epidermis und der Haarscheide mit Verquellung, Verlust der Feinstruktur und verminderter homogener Anfärbbarkeit. Die Fermentreaktionen sind erstaunlich wenig verändert (Mizuno u. Freeman, 1969). Grundlegend können keine Unterschiede zur Alteration der Epidermis durch Sonnenbrand gefunden werden (Zimmermann, 1961). Elektronenoptisch sieht man relativ früh Alterationen einzelner Keratinozyten mit perinukleärem Ödem, Tonofilamentanhäufung und Vacuolisierung, während sich die Lysosomenveränderungen erst später darstellen lassen. Auch auf dieser Betrachtungsebene finden sich zwar graduelle, jedoch keine grundsätzlichen Unterschiede zum Sonnenbrand (Wolff u. Holubar, 1970). Das dermale perivaskuläre Infiltrat ist unspezifisch.

Phototoxische Hautreaktionen werden durch viele natürlich vorkommende Substanzen und einige Pharmaka ausgelöst. Sie können in folgende Gruppen zusammengefaßt werden.

Steinkohlenteer – Photodermatitis. Die phototoxische Wirkung des Steinkohlenteers und vieler seiner Produkte ist seit langem bekannt. Sie kann zu Therapieschäden und auch zu Berufsdermatosen führen (Jung, 1966). Burckhardt (1939) und Wulf et al. (1963) haben dazu systematische Untersuchungen an gesunder Haut durchgeführt, in welchen sie 9 Teerbestandteile aus der Erdöldestillation fanden, die obligat phototoxische Wirkung haben (Tabelle 9; Kaidbey u. Klingman, 1977).

Tabelle 9. Phototoxische Stoffe im Steinkohlenteer

Anthracen
Pyren
Fluoranthren
Benzpyren
3-Methylpyren
3,4-Benzofluoranthen
3,4-Benzacridin
1,2-Benzanthracen
2-Methylakridin

nach Burckhardt (1939) und Wulf et al. (1963)

Photodermatitis durch Farbstoffe. Als „Coup de lumière acridinique" (Jausion u. Marceron, 1925) sind solche Reaktionen durch Akridin und Stoffe der Akridingruppe bekannt, von welchen einige im Teer enthalten sind (Tabelle 9). Aber auch andere Akridinabkömmlinge, wie Rivanol (Ethacridin), Acriflavin oder Trypaflavin, haben eine photodynamische Wirkung. Phototoxische Effekte haben ferner Bengalrot, Eosin, Fluoreszein, Methylenblau, Riboflavin, Proflavin, Thiopyronin (Fisher, 1967; Smith u. Hanawalt, 1969; Gollmick u. Berg, 1968; Löber, 1968; Magnus, 1976).

Tabelle 10. Hauptsächlichste Pflanzen in Europa mit phototoxischer Wirkung durch Psoralene (Furocoumarine)

Pflanzen	Botanische Bezeichnung (Species)
Pastinak	Pastinaca (Species)
Riesenbärenklau	Heracleum mantegazzianum (et Species)
Meisterwurz	Peucedanum ostruthium
Engelbrustwurz	Angelica (Species)
Feigenbaum	Ficus carica
Wiesenraute	Ruta graveolens
Bergamotte	Citrus bergamia
Knorpelmöhre	Ammi majus
Sellerie	Apium graveolens

Phytophotodermatitis (Wiesengräserdermatitis, Berlock-Dermatitis). Phytophotodermatitiden werden durch eine Vielzahl von verwandten Stoffen der Gruppe der Psoralene (Furocoumarine) ausgelöst. Diese finden sich vor allem in Blättern, Stengeln und Fruchtständen der Pflanzen folgender Ordnungen: Umbilliferae, Rutaceae, Moraceae und Leguminosae (van Dijk u. Berrens, 1963; Lampe u. Fagerstrom, 1968). Die hauptsächlichsten Vertreter in Europa sind in Tabelle 10 aufgeführt. Eine umfangreiche Liste der Psoralene, ihrem Vorkommen und den Formeln liegt von Pathak (1961, 1967) vor. Daraus geht hervor, daß die meisten Pflanzen mit obligat phototoxischer Wirkung mehrere

Stoffe der Psoralengruppe enthalten, die wiederum unterschiedlich starke phototoxische Eigenschaften haben.

Medikamentöse phototoxische Dermatitis. Eine Reihe Medikamente hat eine phototoxische Potenz, die zu einer beträchtlichen Einschränkung ihrer Verwendungsfähigkeit führt. Es sind dies: Chlorpromazin (Schwarz, 1969; Jung, 1970; Stott et al., 1970; Kligman, 1968). Prochlorperazin (Stott et al., 1970), Nalidixinsäure (Birkett et al., 1969), Demethylchlortetrazyklin (Orentreich et al., 1961; Cabré, 1963; Fisher, 1967; Maibach et al., 1967; Blank et al., 1968; Frank et al., 1971; Bellin, 1968), Resorzinderivate (Fisher, 1967; Pathak et al., 1967; Magnus, 1976).

Die phototoxische Dermatitis ist die sichtbare klinische Auswirkung einer photochemisch sensibilisierten Reaktion. Auffallend ist die starke und langanhaltende postinflammatorische Pigmentierung, die therapeutisch bei der Psoralenbehandlung der Vitiligo ausgenützt wird (El Mofty, 1968; Fulton et al., 1969; Parrish et al., 1971; Kenney, 1971). Die phototoxische Hautreaktion kann auch an Versuchstieren reproduziert und studiert werden (Sams, 1966; Ison u. Blank, 1967).

Als weitere, biologisch sehr interessante Reaktion kann mit Substanzen der Psoralengruppe und UV A eine photodynamische Inaktivierung und Wachstumshemmung beobachtet werden an Bakterien, Paramätien, Hefezellen und menschlichen Zellen sowohl in Kulturen wie in vivo (Daniels, 1965; Igali et al., 1970; Freeman, 1970; Wacker u. Chandra, 1972; Walter, 1972; Epstein, 1975; Jung, 1976). Dieser Effekt wird zur lokalen oder oralen Photochemotherapie bei der Psoriasis und kutanen Lymphomen eingesetzt (Parrish et al., 1974; Weber, 1974; Oberste-Lehn u. Mortazaw, 1975; Wolff et al., 1975; Swanbeck et al., 1975; Tronnier u. Heidbüchel, 1976; Jung, 1976; Hofmann et al., 1977; Melski et al., 1977).

In Zellkulturen werden dabei zytogenetische Veränderungen gefunden, wie Mitosehemmung, tetraploide Zellen, Chromosomenbrüche, Reunionsfiguren und Vermehrung von Schwesterchromatid-Austausch. An einfachen Zellsystemen läßt sich eine Zunahme von Mutationen zeigen (Igali et al., 1970; Vogel u. Röhrborn, 1970; Hole u. Dreiss, 1975; Carter et al., 1976; Jung, 1976).

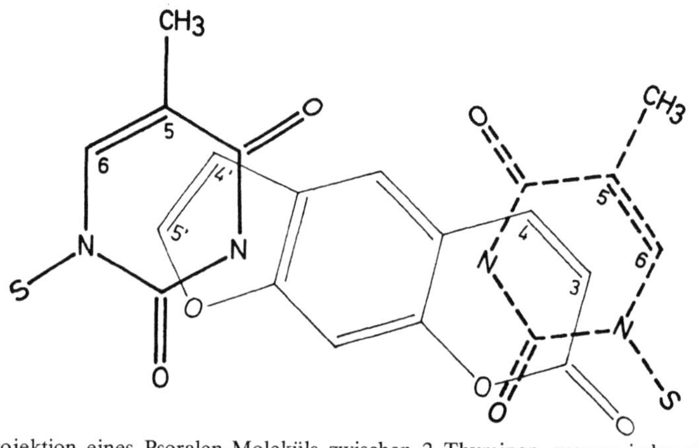

Abb. 26. Projektion eines Psoralen-Moleküls zwischen 2 Thyminen, wovon jedes einem DNS-Strang angehört. Sowohl die 3–4 wie auch die 4′–5′ Doppelbindung des Psoralens können unter diesen räumlichen Voraussetzungen unter Aufrichtung der 5–6-Doppelbindungen der Thyminmoleküle photochemisch zykloaddiert werden. Es kommt dadurch zu einer stabilen Quervernetzung der komplementären DNS-Stränge (nach Wacker u. Chandra, 1972)

Untersuchungen zum molekularen Verständnis dieser Vorgänge brachten interessante Befunde. Pathak zeigte 1961, daß an Psoralenen als primäres Ereignis photochemische Singulett → Triplett Übergänge mit Phosphoreszenzphänomenen auftreten, aus welchen eine Radikalbildung folgen kann mit sekundären Reaktionen. Dabei wirken die Psoralene als photochemische Sensibilisatoren, gehen aber überdies mit der DNS der Zellkerne als Substrat eine feste Bindung ein. Es kommt zu einer C4-Zykloaddition der Psoralene an Pyrimidinbasen der DNS-Stränge (und RNS) unter Aufrichtung deren 5–6 Doppelbindung. Die Psoralene richten dabei die 3–4 Doppelbindung auf. Besteht eine lineare Konfiguration, so kann zusätzlich auch die 4'–5' Doppelbindung zykloaddieren (Abb. 26). Einseitige Zykloaddition führt zu einem Einzelstrangschaden der DNS, wodurch die Template-Aktivität verlorengeht; Doppeladdition bewirkt eine Quervernetzung beider DNS-Stränge mit vollständiger Inaktivierung (Musajo, 1966, 1970; Pathak et al., 1967; Krauch, 1968; Wacker u. Chandra, 1972; Chandra u. Wacker, 1971; Jung, 1976). Es ist nicht geklärt, ob zwischen der phototoxischen Psoralenwirkung auf die Haut und den molekularen Wechselwirkungen mit der DNS eine kausale Beziehung besteht, oder ob es sich um parallele Vorgänge handelt. Auf alle Fälle stellen diejenigen Psoralene, denen die stärkste phototoxische Wirkung zukommt, Strukturen dar, deren Bindungskapazität an DNS und RNS sowie die Hemmwirkung auf Ribosomen am größten sind (Rodighiero et al., 1970; Jung, 1976).

2. Lichturtikaria

Die Lichturtikaria (LU) oder Urtikaria solaris entspricht einer allergischen Reaktion vom Soforttyp mit rein urtikarieller Morphe. Innerhalb weniger Minuten nach Sonnenexposition treten an den belichteten Hautstellen ausgesprochen monomorphe, juckende, meist kleinfleckige, später konfluierende Quaddeln auf, die nach einigen Stunden abklingen. Narben, Blutungen oder Spätveränderungen treten nicht auf. Die Lichturtikaria ist selten; es sind bisher knapp über 100 solitäre Fälle bekannt geworden, unter welchen die Frauen deutlich überwiegen.

Strahlenbiologisch muß die LU im Rahmen der physikalischen, also durch distinkte Bereiche des elektromagnetischen Spektrums ausgelösten Urtikariaformen gesehen werden. Eine Abgrenzung muß erfolgen zur Röntgenurtikaria (Weber u. Braun-Falco, 1956) und zu den Formen der Wärme (Infrarot)- und Kälteurtikaria. Die Differentialdiagnose gegenüber der erythropoetischen Protoporphyrinämie und der chronisch polymorphen Lichtdermatose erfolgt klinisch, muß aber photobiologisch und biochemisch erhärtet werden.

Das *Antigen* ist nicht bekannt. Diskutiert wird eine photobiologisch induzierte Autoantigenbildung in der Haut.

Der *Antikörper* ist schwer bestimmbar, da zu seinem Nachweis nur der Prausnitz-Küstner-Versuch (PKV) in der klassischen, aber auch in der inversen Anordnung zur Verfügung steht. Besonders erschwerend wirkt sich die Tatsache aus, daß eine Übertragung nicht auf alle Empfänger gleich gut gelingt (Rajka, 1942; Harber et al., 1963; Illig, 1963; Illig u. Born, 1964; Tödt u. Jung, 1974). Sams (1969, 1970) fand übertragbare Aktivität des Serums, breit verteilt über die Fraktionen folgender Immunglobuline: IgG, IgA, IgM. Tödt u. Jung fanden 1974 eine Vermehrung der IgE. Der übertragbare Serumfaktor ist hitzestabil bis 60° C und verliert an Aktivität durch Einfrieren und Lyophilisierung stark, nicht aber durch Bestrahlung des Serums zwischen Entnahme und Übertragung. Ein solches Vorgehen kann die übertragbare Aktivität auch nicht verändern oder steigern (Harber et al., 1963; Illig, 1963; Illig u. Born, 1964; Tödt u. Jung, 1974; Shelley u. Heaton, 1976; Horio u. Minami, 1977).

Die lichtinduzierte urtikarielle Reaktion erfolgt in der oberen Dermis. Sowohl der Antikörper wie wahrscheinlich auch das Antigen, insbesondere die mit Serum übertragbaren Immunglobuline, sind dort zu lokalisieren und bis zu einem gewissen Grad fixiert. Im Prausnitz-Küster-Versuch ist eine urtikarielle Reaktion viele Stunden nach der Übertragung durch Bestrahlung auslösbar. Die Auslösung erfolgt durch Bestrahlung mit bestimmten Wellenlängen, weshalb bei jedem Pat. ein Aktionsspektrum ermittelt werden kann. Dabei zeigen sich große individuelle Unterschiede, die Ive et al. (1965) veranlaßten, die LU entsprechend der Aktionsspektren in 4 Gruppen einzuteilen (Abb. 27). Diese Ein-

Gruppe	Bereich	Aktionsspektrum	Maxima
I	UV B	290 - 310	300
II	UV ABC + s. L	250 - 425	300
III	UV AB + s. L	300 - 650	variabel
IV	UV ABC + s. L bis IR	250 - 700	300, 400 od. 500

Abb. 27. Einteilung der Lichturtikaria nach Ive et al., 1965 (Wellenlängen in nm)

teilung darf nicht zu starr verstanden werden, sind doch 3 Fälle bekannt, die bei Wiederholung der Testung in größeren Abständen eine wesentliche Veränderung des Aktionsspektrums zeigen. Sie wechseln dadurch die Gruppeneinteilung (Tödt u. Jung, 1974). Illig (1963, 1964, 1969) fand, daß die Übertragbarkeit im PKV bei den Gruppen III und IV, also mit Auslösung bis weit in den sichtbaren Bereich hinein, schwieriger und weniger gut reproduzierbar sei als bei den Gruppen I und II mit Auslösung vorwiegend im UV-Bereich. Antihistaminica lokal verabreicht können die Auslösung nicht verhindern. Perfusionsversuche zeigen, daß durch die Auslösung im zirkulierenden Blut keine meßbare Vermehrung von Histamin und Kininen auftritt (Sams u. Winkelmann, 1969; Ramsay et al., 1970).

Mit zunehmender Verschiebung des auslösenden Spektrums zum sichtbaren Bereich hin ist die Energie der einzelnen Photonen geringer (vgl. Abb. 1). Der molekulare Einzelprozeß wird in solchen Fällen durch die Absorption energieärmerer Quanten vollzogen. Dabei ist eine Aussage zur Quantenausbeute nicht möglich. Es gilt die Aussage: Je geringer die zur Auslösung erforderliche Quantenenergie, desto weniger läßt sich die urtikarielle Hautreaktion im PKV übertragen. Der Antikörper ist also vorwiegend in der Haut fixiert und weniger im Serum verfügbar. Die eingestrahlte Quantenenergie kann die immunologische Reaktion, die zum Gefäßschaden (Sams u. Winkelmann, 1969) und zur urtikariellen Morphe führt, direkt auslösen, oder indirekt, wie der inverse PKV zeigt. Dabei wird die vorher eingestrahlte Energie in der Haut „gestapelt" und ist in einem Zeitraum von 15–30 min für die Auslösung der immunologischen Reaktion und somit der Quaddelbildung noch verfügbar (Rajka, 1942; Harber et al., 1963; Illig, 1963; Illig u. Born, 1964; Sams, 1969, 1970; Tödt u. Jung, 1974). Eine Bestrahlung der Antikörper während der Übertragung hat keine entsprechende Wirkung, was gegen eine einfache photochemische Bildung einer gefäßaktiven Substanz spricht.

3. Photoallergie

Die Photoallergie stellt eine Sonderform der allergischen Spätreaktion der Haut vom ekzematösen Typ dar. Vom allergischen Kontaktekzem unterscheidet sie sich durch Besonderheiten bei der Antigenbildung. Die komplexe Bindung des Haptens an das Trägerprotein (oder andere Trägermoleküle) erfolgt durch eine photochemische Aktivierung, die prinzipiell sowohl am Hapten, am Träger oder am umgebenden Substrat „Haut" erfolgen kann. Bisher ist die photochemische Aktivierung am Hapten anhand einer Reihe von Beispielen untersucht und bekannt. Über photochemische Sekundärreaktionen (Addition, Oxydation etc.) kommt es darauf zur Bindung an den Träger. Anhaltspunkte sind auch vorhanden, daß die primäre Energieabsorption am umgebenden Substrat erfolgen kann, was zu einer metabolischen Aktivierung und auf diesem Weg zur Komplexbildung führt. Der Träger als primäres Chromophor ist noch wenig untersucht.

Klinik. Nach Kontakt mit einem Photoallergen und anschließender Sonnenbestrahlung tritt an den exponierten Hautstellen eine akute, juckende Dermatose auf. Fleckförmig oder flächig zeigt sich zunächst eine entzündliche Rötung mit deutlicher Ödematisierung der Haut und stellenweise auch der Subkutis. Dadurch erscheint vor allem im Gesicht und besonders periokulär eine massive Schwellung. Nach einer Latenzzeit von wenigen Stunden bildet sich innerhalb 24 Std das Vollbild aus. Anschließend erfolgt oft eine Ausbreitung oder eine Disseminierung der Erscheinungen auf primär nicht befallene und auch nicht lichtexponierte Hautstellen. In dieser zweiten Phase wechselt die Morphologie zu papulösen und auch vesikulösen Elementen, die in dichter Aussaat auf den geröteten und infiltrierten Bereichen aufschießen und mehrere Tage persistieren.

Bei wiederholten auslösenden oder zusätzlich reizenden Insulten (Sonnenexposition, erneuter Haptenkontakt, Irritation) bilden sich im Bereich der geschilderten Veränderungen nochmals neue und zusätzliche morphologische Besonderheiten aus. Es kommt zu papulo-vesikulösen, bullösen und nässend-erosiven Elementen, die nicht nur jucken sondern auch brennen. Gleichzeitig nimmt die ödematische Schwellung enorm zu. Solche morphologischen „Explosionen" sind für wiederholte Auslösungen bei Photoallergien ausgesprochen charakteristisch (Burckhardt, 1965; Storck, 1965; Wiskemann, 1965; Baer, 1968; Ippen, 1969; Jung, 1972; Harber u. Baer, 1972; Frain-Bell et al., 1973).

Der Nachweis des verantwortlichen Haptens kann im belichteten Läppchentest (photopatch test) geführt werden (Epstein, 1960, 1963, 1964; Jung, 1974). Histologisch stimmen Photoallergie und Modellreaktion im Test gut überein. Es handelt sich um eine charakteristische lymphohistiozytäre Infiltration manschettenförmig um die Gefäße des mittleren und oberen Koriums, die sich flächig ausdehnt und die Epidermisgrenze erreicht. Es tritt relativ spät und diskret eine herdförmige Spongiose der Epidermis hinzu. Damit finden sich bei den Photoallergien dieselben histologischen Veränderungen wie beim allergischen Kontaktekzem. Es kann allerdings ein gewisser Unterschied herausgearbeitet werden, da bei den Photoallergien der Schwerpunkt der entzündlichen Infiltration relativ tief liegt und die Morphodynamik der epidermalen Beteiligung eine Verzögerung zeigt (Miescher, 1957; Wright u. Winer, 1960; Jung, 1967; Epstein, 1968; Herman u. Sams, 1971).

Auslösung und Reproduktion der Photoallergien gelingen nicht nur mit dem erythematogenen UV B, sondern ganz speziell mit dem UV A (Schwarz, 1969; Harber u. Baer, 1972).

Immunologische Untersuchungen. Nachweis und Beweis, daß die Photoallergie eine immunologische Reaktion darstellt, müssen davon ausgehen, Photoallergien von phototoxischen Reaktionen zu unterscheiden und zu trennen. Dies erfolgt aufgrund von Anamnese, Morphologie, Verlauf, Histologie und immunologischer Kriterien. In Tabelle 11 sind die Unterschiede dieser beiden Reaktionsformen gegenübergestellt.

Tabelle 11. Kriterien zur Differenzierung von phototoxischen und photoallergischen Hautreaktionen (nach Schwarz, 1969 und Harber, 1972)

Kriterien	phototoxisch	photoallergisch
Häufigkeit des Auftretens	bei fast allen exponierten Personen	nur bei vereinzelten Personen
Reaktion bei Erstkontakt	ja	nein
Inkubationsperiode nach Erstkontakt	nein	ja
Morphologie	monomorph, ähnlich wie Sonnenbrand	polymorph, ekzemähnlich
Lokalisation	scharf auf expon. Areale begrenzt	unscharfe Begrenzung, Streuung und Aufflammphänomene
Aktionsspektrum	entsprechend scharf dem Absorptionsspektrum der Subst. (meist UV A)	breit, UV B, UV A evtl. auch sichtbares Licht
exp. Auslösung im Test	nach 8–24 Std	erst nach 24–96 Std
Verlauf	rasche Abheilung, oft mit Hyperpigmentierung	oft wellenförmig, langsames Abklingen

Tabelle 12. Photoallergien, verschiedene photochemische Möglichkeiten zur Bildung des Hapten-Trägerkomplexes

Photochemische Sekundärreaktion	Beispiele	Literatur
Photo-Oxydation	Sulfanilamid	Schwarz, 1957
Radikalbildung	TBSA, TCSA	Jenkins, 1964 Harber, 1966, 1968 Herman, 1971
	Buclosamid	Jung, 1968 a, b
	Chlorpromazin	Jung, 1970
	Triazetyldiphenylisatin	Jung, 1967 a, b
metabolische Aktivierung[1]	Sulfanilamid	Schwarz, 1969
	Chlorpromazin	Schwarz, 1969; Jung, 1974

[1] Nachweis bei der inversen Photosensibilisierung

Einen weiteren Angriffspunkt experimentellen Bemühens stellt die photochemische Bildung des immunologisch vollwertigen Haptens dar. Dazu besteht eine Reihe gut untersuchter Modelle, die in Tabelle 12 zusammengefaßt sind.

Endlich ist es gelungen, immunologisch eine Reihe von Evidenzen zu erbringen, die zugunsten einer allergischen Genese der Photoallergien sprechen. Es sind dies:
– Übertragbarkeit mit Lymphozyten bei Meerschweinchen,
– Experimentelle Induktion bei Meerschweinchen und Menschen,
– Nachweis in vitro einer spezifischen Stimulation im LTT,
– Nachweis in vitro einer spezifischen Makrophagenhemmung (MIT).

Alle diese Befunde zusammen bestärken ein Konzept der Photoallergie als allergische Spätreaktion der Haut vom ekzemähnlichen Typ (Schwarz u. Speck, 1957; Schwarz, 1969; Harber et al., 1966, 1972; Burckhardt, 1965; Jung, 1968, 1974; Herman u. Sams, 1971; Magnus, 1976).

Photoallergene. Photoallergien können ausgelöst werden durch eine ganze Reihe von Stoffgruppen, die extern auf die Haut gebracht werden oder hämatogen in die Haut gelangen. Teilweise sind dabei auch Stoffe enthalten, denen zudem obligate, photodynamische (phototoxische) Wirkung zukommt.

Psychopharmaka und Antihistaminika: Chlorpromazin, Promazin, Triflupromazin, Trimeprazin, Levopromazin, Diethazin, Promethazin, Ethopromazin, Mepazin, Thioridazin, Perazin, Prochlorperazin, Thiopropazat, Prothipendyl, Isothipendyl, Chloroprothixen, Imipramin, Karbamazepin, Amitriptylin, Chlorodiazepoxid (Schulz, 1956; Goodman, 1959; Ippen, 1959, 1962, 1966; Pellerat, 1960; Epstein, 1960, 1968; Woringer, 1962; Calnan, 1962; Schwarz, 1961, 1969; Jung, 1963, 1970, 1974; Luton, 1965; Rothenstein, 1966; Johnson, 1974).

Sulfonamide (Chemotherapeutika, Antidiabetika und Diuretika): Sulfanilamid, Sulfathiazol, Sulfoxazole, Sulfagnanidin, Sulfaphenazol, Sulfamethoxypyridazin, Sulfamonomethoxin, Carbutamid, Tolbutamid, Metabutamid, Chlorpropamid, Chlorothiazid, Hydrochlorothiazid, Chlorthalidon, Clopamid, Zyklopenthiazid, Furosemid, Thiabutazid, Quinethazon (Epstein, 1939; Burckhardt, 1941, 1948, 1957, 1963; Schreus, 1958; Harber, 1959; Vankos, 1959; Baer, 1961; Sams, 1960; Témime, 1962; Ippen, 1962; Hitzelberger, 1962; Sutter, 1963; Rothenstein, 1966; Araki, 1967; Schwarz, 1969; Feuerman, 1973).

Optische Aufheller (Stilbene): (Burckhardt et al., 1957; Osmundsen, 1969)
Nalidixinsäure (Baes, 1968; Frain-Bell, 1973)
Süßstoff (Cyclamat) (Lamberg, 1967; Yong u. Sanderson, 1969)
Psoralen (Fulton u. Willis, 1968; Jung, 1976).
Laxantien (Triazetyldiphenylisatin) (Jung, 1967 a, b)
Halogenierte Salizylanilide (Desinfektionsmittel, Antimikrobika, Antimykotika): Tetrachlorsalizylanilid, Tribromsalizylanilid, Dibromsalan, Fentichlor, Buclosamid, Bithionol, Multifungin, Mycanodin (Calnan, 1961; Wilkinson, 1961; Ippen, 1961; Jillson, 1963; Jung, 1964, 1965; Baugham, 1964; Epstein, 1964, 1968; Molloy, 1966; Harber, 1966, 1967; Burry, 1967, 1968, 1970; O'Quinn, 1967; Osmundsen, 1968, 1969; Burckhardt, 1968; Tronnier, 1969; Crow, 1969; Freeman, 1970).

Orale Kontrazeptiva (Oestrogene) (Erickson u. Peterka, 1968)
Lichtschutzstoffe: p-Aminobenzoesäure, Digalloyl-Triolat, Benzocain (Fisher, 1967; Goldman u. Epstein, 1969; Araki, 1967)

Griseofulvin (Araki, 1967)
Quinidine (Pariser u. Richard-Taylor, 1975; Zaynoun et al., 1976).

Folgekrankheiten der Photoallergien. Im Anschluß an eine Photoallergie und speziell nach mehreren Rückfällen können sich Folgekrankheiten entwickeln, die in Tabelle 13 aufgeführt und unter Berücksichtigung der Häufigkeiten der Ausbildung in Beziehung zueinander gesetzt sind. Auffallend ist, daß es sich immer um Männer fortgeschrittenen Alters handelt.

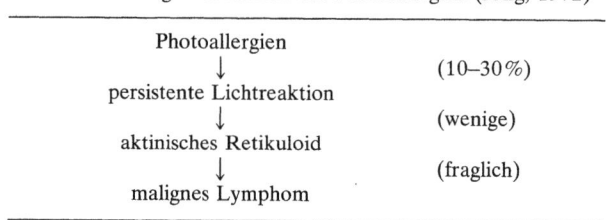

Tabelle 13. Folgekrankheiten der Photoallergien (Jung, 1972)

Persistente Lichtreaktion (persistent light reactor). Monate bis Jahre nach einer durchgemachten Photoallergie treten bei 10–30% der Männer in fortgeschrittenem Alter nach alleiniger Lichtexposition Rückfälle auf. Klinisch handelt es sich um lichenoide, livid oder bläulichrote, papulöse oder flächige Infiltrate mit einer groben Schuppung, die stark jucken oder brennen. Spontane Abheilung ist möglich. Auslösend wirken UV B und UV A. Die MED ist an den befallenen Hautstellen deutlich erniedrigt, aber auch an bedeckten Arealen, die nie zuvor erkrankt waren. Histologisch findet sich eine Akanthose der Epidermis mit einem bandförmigen, oberflächlichen, monomorphen Rundzellinfiltrat im Korium. Die Pathogenese ist weitgehend unklar. Sicher ist die Erklärung durch Haptenpersistenz in der Haut (Willis u. Kligman, 1968) nicht ausreichend.

Die meisten persistenten Lichtreaktionen wurden nach Photoallergien durch halogenierte Salizylanilide beobachtet (Jillson, 1964; Harber et al., 1966, 1972; Jung, 1968; Burry u. Hunter, 1970; Frain-Bell, 1973; Davies et al., 1975).

Aktinisches Retikuloid (actinic reticuloid, actino-réticulose). Seit 1969 werden Fälle beschrieben, die eine lichtabhängige chronische Dermatose der freigetragenen Hautbereiche aufweisen. Klinisch handelt es sich um plaqueartige oder flächige Infiltrate mit gigantischer Lichenifikation und lamellärer Schuppung. Die Infiltrate sind teigig-weich, unscharf begrenzt und zeigen oft eine retikuläre Pigmentierung. Atrophien fehlen. Histologisch imponiert, neben der Akanthose mit hyper- und parakeratotischer Verhornung, ein bandförmiges, dichtes Infiltrat, das weit in die Tiefe vordringt und sich schlecht abgrenzen läßt. Es setzt sich zusammen aus Lymphozyten, Histiozyten, Makrophagen, Retikulumzellen, Fibroblasten und Kapillarsprossen. An einzelnen Stellen finden sich Infiltratzellen in der Epidermis. Immer wieder finden sich herdförmige Verdichtungszonen mit vereinzelten Mitosen und einem besonders unruhigen zytologischen Bild. Die vergrößerten regionären Lymphknoten zeigen eine lipomelanotische Retikulose.

Befallen sind ausschließlich Männer in höherem Alter, die zuvor eine Photoallergie und eine persistente Lichtreaktion durchmachten oder solche, bei welchen man retrospektiv eine polyvalente Photosensibilisierung findet (meist halogenierte Salizylanilide). Auslösend wirken UV B, UV A und auch sichtbares Licht (Ive et al., 1969; Heid et al., 1970; Degos et al., 1970; Binazzi u. Calandra, 1971; Magnus, 1971; Jung, 1972; Aguadé, 1972; Frain-Bell et al., 1973, 1975; Menter et al., 1974).

Jensen u. Sneddon publizierten 1970 einen Fall mit einem aktinischen Retikuloid, bei welchem sich im Lauf der Jahre ein malignes Lymphom entwickelte. Seither ist die Diskussion nicht mehr verstummt, ob sich aus Photoallergien, persistenten Lichtreaktionen und aktinischen Retikulosen bei einzelnen Fällen ein malignes Lymphom entwickeln könnte (Tabelle 13).

Möglicherweise besteht eine gewisse Beziehung zu den Fällen mit lichtabhängigen malignen „Lymphomen" der Haut (Meinhof, 1962; Wiskemann, 1965; Gould, 1969).

4. Polymorphe Lichtdermatose (polymorphic light eruption, PLE)

Im Jahre 1878 wurde von Hutchinson das Krankheitsbild der „Sommerprurigo" erstmals beschrieben. Die von ihm beobachteten Patienten, vorwiegend Frauen, zeigten papulöse und pruriginöse Effloreszenzen an den lichtexponierten Körperstellen, welche im Frühjahr und Sommer schubweise nach Besonnung auftraten und im Herbst narbenfrei abheilten. 1919 publizierte Haxthausen 30 Fälle dieser Erkrankung, für die er die Bezeichnung „polymorphe Lichtdermatose" prägte. Hausmann und Haxthausen betonten 1929 anhand einer erneuten Serie die Sonderstellung der chronisch polymorphen Lichtdermatose als Krankheitseinheit unbekannter Pathogenese, die von anderen lichtabhängigen Erkrankungen abzugrenzen ist. Bei der Auslösung spielt das ultraviolette Licht (UV B und evtl. UV A) eine Rolle.

Eine Unterteilung nach klinisch-morphologischen Gesichtspunkten mit histologischer Dokumentation erstrebten Lamb et al. (1950, 1957), wobei sie unspezifische, ekzemartige und Lupus erythematodesähnliche Veränderungen unterschieden. Klinisch plaqueförmige Elemente sollen histologisch an LE erinnern, so daß erst eine längere klinische Beobachtungszeit eine exakte Differenzierung der sich gleichenden Zustandsbilder ermöglicht (Cahn et al., 1953, 1964; Lamb et al., 1957). Übergänge sind in Längsverläufen nicht beobachtet worden. Die PLE bleibt eine unerklärte, eigenständige Lichtdermatose. Familiäres Vorkommen wird selten beobachtet (Frain-Bell u. Mason, 1968; Clorius, 1974).

Kimmig (1955) fand im Urin von Patienten mit einer PLE ein sog. „Lichtdermatose-Chromogen", das er isolierte (Indolyl-3-acryloyl-Glyzin) und als Lichtsensibilisator pathogenetisch von Bedeutung erachtete. Weitere Untersuchungen dieses Befundes zeigten, daß ein solches „Lichtband" auch bei anderen Erkrankungen vorkommt und nicht spezifisch ist (Müller, 1955; McGrae u. Perry, 1963; Wiskemann u. Wulf, 1959; Verhagen u. Burbach, 1966).

Bei der PLE ist das Aktionsspektrum des UV-Erythems (UV B) meist weit ins UV A verbreitet, ohne daß die Erythemschwelle wesentlich vermindert erscheint. Die Auslösung isomorpher, papulo-pruriginöser Elemente gelingt manchmal mit UV B (Brodthagen, 1956. 1969; Cahn et al., 1964), meistens besser im UV A Bereich (Frain-Bell, 1969, 1973; Magnus, 1964; Stevanovic, 1960; Wiskemann u. Wulf, 1959; Epstein, 1962; Verhagen u. Burbach, 1966), wobei betont werden muß, daß dazu eine 4-8fache MED benötigt wird und sehr oft eine wiederholte, kumulative Exposition erst zur Auslösung der verzögerten, papulösen Reaktion nach 2-5 Tagen führt.

Die PLE ist also nach wie vor eine in Aetiologie und in Pathogenese unklare Lichtdermatose, deren Charakterisierung auf anamnestischen, klinischen und morphologischen Kriterien basiert (Clorius, 1974; Frain-Bell et al., 1973; Thune, 1976).

Diagnostische Kriterien der PLE

1. Anamnese: Befallen sind vorwiegend Frauen. Beginn der Erkrankung in der Pubertät, meist vor dem 30. Lebensjahr. Verlauf über viele Jahre bis zur Menopause rezidivierend, wobei wiederholt Eruptionen nach intensiver Besonnung auftreten, die narbenfrei abklingen.
2. Lokalisation: lichtexponierte, freigetragene Körperstellen, Gesicht selten. Starker initialer Juckreiz.
3. Morphologie: Papulöse oder papulo-vesikulöse, also eher monomorphe Bilder werden fast ebenso häufig gesehen wie polymorphe mit papulösen, pruriginösen, lichenoiden und urtikariellen Elementen nebeneinander.
4. Laborbefunde: Charakteristisch sind normale laborchemische Blut- und Urinbefunde, insbesondere liegt keine Porphyrin-Stoffwechselstörung vor.

Untersuchungen zur Pathogenese

Die Betonung des weiblichen Geschlechts zwischen Pubertät und Menopause läßt auf einen gewissen hormonellen Einfluß schließen, der aber nicht exakter faßbar ist. Die Ausweitung des Aktionsspektrums ins UV A und die pathologische papulöse Reaktion stellen die einzigen Ansatzpunkte zur experimentellen Erfassung der Lichtwirkung dar.

Es wird postuliert, daß bei PLE Patienten im Lauf einer Lichtentzündung pathologische Metaboliten in der Haut entstehen, die als Antigen eine Allergie vom Spättyp auslösen. Horkay u. Mészáros fanden 1971 an peripheren Lymphozyten solcher Patienten in vitro eine UV-induzierte blastogene Transformation. Raffle et al. konnten 1973 diesen Befund nicht reproduzieren. Überdies zeigten sie, daß die Lymphozyten von PLE eine normale unspezifische PHA-Stimulierbarkeit haben. Dies fanden auch Jung (1974 sowie Jansen u. Helander (1976).

1973 publizierten Horkay et al. Untersuchungen, die nahelegen, daß periphere Lymphozyten von 5 PLE Patienten einen Defekt der Exzisions-Reparatur aufweisen, was bisher nur an Lymphozyten von Patienten mit Xeroderma pigmentosum nachzuweisen war (Jung, 1970; Burk et al., 1971). Anhand einer Serie von 33 Patienten mit PLE konnte Jung et al.(1974)diese Befunde nicht bestätigen. Periphere Lymphozyten bei PLE zeigen einen normalen, ungestörten Mechanismus der Exzisions-Reparatur. Es bestehen keine nachweisbaren Unterschiede zwischen Untersuchungen im Schub oder im Intervall der PLE. Beziehungen zum Gehalt an IgE im Serum ließen sich nicht finden.

Glossar

Bindungselektronen
  Elektronen der äußeren Orbitale eines Atoms, die an der chemischen Bindung beteiligt sind.
Eukaryotische Zelle
  Zelltyp, bei welcher der Kern durch eine Membran vom Rest der Zelle (Zytoplasma) getrennt ist.
Gen
  Teilstück der Erbinformation, das die Ausbildung eines bestimmten Merkmals bewirkt. Wird durch Mutation erkennbar.

Globalstrahlung
Direkte Sonnenstrahlung plus in der Atmosphäre gestreute Sonnenstrahlung an der Erdoberfläche, registriert mit einer horizontalen, schwarzen Empfangsfläche (Solarimeter).

Klon
Gruppe erbgleicher Zellen oder Mikroorganismen, die durch ungeschlechtliche Fortpflanzung aus einer einzelnen Zelle (od. Mikroorganismus) hervorgegangen sind.

Lichtschutzfaktor (LSF, SF)
Als Lichtschutzfaktor einer Substanz bezeichnet man das Verhältnis der MED geschützter Haut zur MED ungeschützter Haut.

Minimale Erythemdosis (MED)
Minimale Energiedosis einer determinierten Strahlung, die in vivo an menschlicher Haut eine gerade meßbare Rötung bewirkt.

Mononukleotid
Einzelnes Nukleotid, welches eine Purin- oder eine Pyrimidinbase, einen Zucker (Ribose oder Desoxyribose) und eine Phosphatgruppe umfaßt.

Mutation
Sprunghafte Veränderung eines Gens von einem Zustand in einen anderen. Träger eines mutierten Gens nennt man Mutante.

Nicht konservative Replikation
Replikation, bei welcher die Menge DNS nicht wesentlich zunimmt. DNS-Stücke werden ersetzt durch solche, die neu synthetisiert werden.

Nukleosid-triphosphat
Vorläufer der Nukleinsäure Synthese und gleichzeitig die wichtigste Verbindung zum Transport von chemischer Energie in der Zelle. Zusammensetzung: eine Purin- oder Pyrimidinbase, ein Zucker (Ribose oder Desoxydibose) und eine Tri-Phosphatgruppe.

Oligonukleotid
Eine Kette von mehreren Nukleotiden

Orbitale (Schale, Umlaufbahn)
Die wahrscheinliche Verteilung (oder Wellenfunktion) eines Elektrons einer bestimmten Energie in einem Atom oder Molekül.

Quantenausbeute (quantum yield, quantum efficiency)
ist der Quotient Φ (Phi) der Zahl chemisch reagierender Moleküle geteilt durch die Zahl absorbierter Photonen.

Radikal (radical)
Ein hochreaktiver chemischer „Stoff" (Atom oder Molekül) mit einem oder mehreren unpaaren Elektronen.

Rekombination
Austausch von Stücken doppelsträngiger DNS, der zu Veränderungen von Allelen in den Koppelungsgruppen führt. (Grundlage ist das Crossing – over).

Semikonservative Replikation
Normale Art der DNS Replikation (Verdoppelung), wobei jeder Eltern-Strang in einem der beiden Tochter-Stränge erhalten bleibt.

Sensibilisierung (Allergologie, Immunologie)
Sensibilisierung nennt man in der Allergologie diejenigen Vorgänge, die nach dem Allergen (Hapten-)-Erstkontakt ablaufen und zur Ausbildung

einer Überempfindlichkeit vom Soforttyp (Antikörper vermittelt) oder vom Spättyp (getragen von sensibilisierten Lymphozyten) führen.

Sensibilisierung (Photochemie, Photobiologie)
Eine photochemische Sensibilisierung ist eine Reaktion, bei welcher durch Zusatz eines Stoffes (Sensibilisator) obligat eine Überempfindlichkeit auf Licht entsteht. Der Sensibilisator absorbiert primär die Lichtenergie und überträgt diese auf Substrate, ohne sich dabei selbst zu verändern.

Singulettzustand (singlet state)
Zustand mit paarweisen Elektronen. Die Spins sind entgegengesetzt, so daß der resultierende Spin jedes Paares 0 ist.

Triplettzustand (triplet state)
Angeregter Zustand, in welchem ein Orbitale-Elektron einen unpaaren Spin hat.

Wildtyp
Der genetisch ursprüngliche Typ, mit welchem Mutanten verglichen werden.

Literatur

Aaronson, S.A., Lytle, C.D.: Decreased host cell reactivation of irradiated SV40 virus in Xeroderma pigmentosum. Nature (Lond.) **228**, 359 (1970)

Alsins, J., Cleasson, S., Fischer, T., Juhlin, L.: Development of high intensity narrow-band lamps and studies of the irradiation effect on human skin. Acta Dermatovener (Stockholm) **55**, 261 (1975)

Altmann, H. (ed.): DNA-repair mechanisms. Stuttgart-New York: Schattauer 1972

Anderson, T.E., Begg, M.: Xeroderma pigmentosum of mild type. Brit. J. Dermatol. **62**, 402 (1950)

Anglin, J.H.: Ultraviolet light induced alterations in urocanic acid in vivo. Biochim. Biophys. Acta **53**, 408 (1961)

Anglin, J.H.: The effect of ultraviolet light and thiol compounds on guinea pig skin histidase. J. invest. Derm. **46**, 34 (1966)

Anglin, J.H., Batten, W.H.: Structure of urocanic acid photodimers. Photochem. Photobiol. **11**, 271 (1970)

Aprison, M.H., Hansen, K.M.: Inhibition of tyrosinase and uricase activity by ultraviolet radiation. Experientia (Basel **17**, 69 (1961)

Araki, H.: Basic and clinical investigations of photosensitivity. Jap. J. Derm. **77**, 112 (1967)

Augenstein, L., Riley P.: The inactivation of enzymes by ultraviolet light. Photochem. Photobiol. **3**, 353 (1964)

Baden, H.P., Pearlman, C.: The effect of UV light on protein and nucleic acid synthesis in the epidermis. J. invest. Derm. **43**, 71 (1964)

Baden, H.P., Pathak, M.A.: Urocanic acid in keratinizing tissue. Biochem. biophys. Acta **104**, 200 (1965)

Baden, H.P., Pathak, M.A.: The metabolism and function of urocanic acid in skin. J. invest. Derm. **48**, 11 (1967)

Baer, R.L.: Klinische und immunologische Untersuchungen über Lichtallergie. Hautarzt **19**, 82 (1968)

Baer, R.L., Harber, L.C.: Photosensitivity to drugs. Arch. Derm. (Chicago) **83**, 7 (1961)

Baes, H.: Photosensitivity caused by nalidixic acid. Dermatologica (Basel) **136**, 61 (1968)

Barth, J., Herold, W.: Methode zur Messung der UV-Strahlung für Belange der klinischen Forschung und Praxis. Derm. Wschr. **158**, 790 (1972)

Baughman, R.D.: Contact photodermatitis from bithionol. Arch. Derm. (Chicago) **90**, 153 (1964)

Bell, R.F., Halprin, K.M.: An ultrastructural study of glycogen deposition in human epidermis after controlled injury. Dermatoligica (Basel) **136**, 18 (1968)

Bellin, J.S.: Photophysical and photochemical effects of dye binding. Photochem. Photobiol. **8**, 383 (1968)

Berger, D., Urbach, F., Davies, R. E.: The action spectrum of erythema induced by ultraviolet radiation. Proc. 8. Congr. Int. Derm. München 1967. Berlin-Heidelberg-New York: Springer 1968

Berger, D. S.: Specification and design of solar UV simulator. J. invest. Derm. **53**, 192 (1969)

Binazzi, M., Calandra, P.: Actinic reticuloid, pathogenic aspects. Arch. derm. Forsch. **141**, 391 (1971)

Birkett, D. A., Garretts, M., Stevenson, C. J.: Phototoxic bullous eruptions due to nalidixic acid. Brit. J. Derm. **81**, 342 (1969)

Black, H. S., Lo, W. B.: Formation of a carcinogen in human skin irradiated with UV light. Nature (Lond.) **234**, 306 (1971)

Black, O., Anglin, J. H.: UV light alteration of acid maltase activity in epidermis. J. invest. Derm. **48**, 252 (1967)

Blank, H., Cullen, St. I., Catalano, Ph. M.: Photosensitivity studies with demethylchlortetracycline and doxycycline. Arch. Derm. (Chicago) **97**, 1 (1968)

Blum, F. H.: Carcinogenesis by ultraviolet light. Princeton, N. J. USA: Princeton Univ. Press 1959

Blum, F. H.: Hyperplasia induced by ultraviolet light. In: Urbach, F. 1969

Blum, H. F.: Ultraviolet radiation and skin cancer in mice and men. Photochem. Photobiol. **24**, 249 (1976

Blum, H. F., McVaugh, J., Ward, M., Bush, H. L.: Epidermal hyperplasia induces by ultraviolet radiation; error and uncertainty of measurement. Photochem. Photobiol. **21**, 255 (1975)

Bohnert, E., Asbach, W., Jung, E. G.: Replikation und Reparatur epidermaler DNS, Einflüsse von Lichtexposition und Alter. Arch. Derm. Forsch. **244**, 40 (1972)

Bootsma, D., Mulder, M. P., Pot, F., Cohen, J. A.: Different inherited levels of DNA repair replication in Xeroderma pigmentosum cell strains after exposure to UV irradiation. Mutat. Res. **9**, 507 (1970)

Born, W.: Zur Wirkung von UV-Licht auf die DNS-Synthese in der Epidermis. Arch. klin. exp. Derm. **237**, 466 (1970)

Boyce, R. P., Howard-Flanders, P.: Release of UV light – induced thymidine dimers from DNA in E. coli K 12. Proc. nat. Acad. Sci. **51**, 293 (1964)

Braun-Falco, O.: Die Histochemie der Haut. In: Dermatologie und Venerologie, Bd. I/1 (Hrsg. H. A. Gottron und W. Schönfeld) Stuttgart: Thieme 1961

Braun-Folco, O.: Die Morphogenese der senil-aktinischen Elastose. Arch. klin. exp. Derm. **235**, 138 (1969)

Breit, R., Kligman, A. M.: Measurement of erythemal and pigmentary response to UV radiation of different spectral qualities. In: Urbach, F. 1969

Bresch, D., Hausmann, R.: Klassische und molekulare Genetik. Berlin-Heidelberg-New York: Springer 1970

Brodkin, R. H., Kopf, A. W., Andrade, R.: Basal-cell epithelioma and elastosis, a comparison of distribution. In: Urbach, F. 1969

Brodthagen, H.: Polymorphic light eruption. In: Urbach, F. 1969

Brodthagen, H., Christiansen, J. V.: Polymorphic light eruption. Relation to UV light sensitivity and hours of sunshine. Brit. J. Derm. **68**, 261 (1956)

Bron, S., Venema, G.: UV inactivation and excision repair in bacillus subtilis. Mutat. Res. **15**, 377 (1972)

Brown, M. S., Webb, R. B.: Photoreactivation of 365 nm inactivation in E. coli. Mutat. Res. **15**, 348 (1972)

Brunk, C. F.: Distribution of dimers in UV irradiated DNA. Nature new Biol. **74**, 241 (1973)

Buchanan, A. R., Heim, H. C., Stilson, D. W.: Biomedical effects of exposure to electromagnetic radiation. I. Ultraviolet, Physics, Engng., Chem. Corp., Boulder (Col.) 1960

Bullough, W. S., Deol, J. U. R.: Über die Regelung von Gewebeersatz in der Haut. Hautarzt **22**, 174 (1971)

Bullough, W. S., Laurence, E. B., Iversen, O. H., Elgjo, K.: The vertebrate epidermal chalone. Nature (Lond.) **214**, 578 (1967)

Burckhardt, W.: Zur Frage der photosensibilisierenden Wirkung des Teers. Schw. med. Wschr. **69**, 83 (1939)

Burckhardt, W.: Untersuchungen über die Photoaktivität einiger Sulfanilamide. Dermatologica (Basel) **83**, 64 (1941)

Burckhardt, W.: Photoallergische Ekzeme durch Sulfanilamidsalben. Dermatologica (Basel) **96**, 280 (1948)
Burckhardt, W.: Photoallergische Ekzeme durch Blankophore (optische Aufheller). Hautarzt **11**, 486 (1957)
Burckhardt, W.: Photobiologie der Haut. Hautarzt **16**, 49 (1965)
Burckhardt, W., Mahler, F., Schwarz-Speck, M.: Photoallergische Ekzeme durch Mycanodin. Dermatologica (Basel) **137**, 208 (1968)
Burckhardt, W., Mosimann, J.: Stimmt die Rottier'sche Theorie über das UV-Erythem bei 250 nm? Arch. klin. exp. Derm. **237**, 462 (1970)
Burckhardt, W., Schwarz, K., Schwarz-Speck, M.: Photoallergische Ekzeme durch Nadisan. Schw. med. Wschr. **87**, 954 (1957)
Burckhardt, W., Sutter, T.: Photoallergische Arzneimittelxantheme durch Hydrochlorothiazid (Esidrex). Zschr. Hautkr. **34**, 105 (1963)
Burk, P.G., Lutzner, M.A., Clarke, D.D., Robbins, J.H.: UV-stimulated thymidine incorporation in Xeroderma pigmentosum lymphocytes. J. Lab. clin. Med. **77**, 759 (1971)
Burry, J.N.: Photoallergies to fenticlor and multifungin. Arch. Derm. (Chicago) **95**, 287 (1967)
Burry, J.N.: Persistent light reactions from buclosamide. Arch. Derm. (Chicago) **101**, 95 (1970)
Burry, J.N., Donald, G.F.: Photocontact dermatitis from soap. Brit. J. Derm. **80**, 711 (1968)
Burry, J.N., Hunter, G.A.: Photocontact dermatitis from Jadit. Brit. J. Derm. **82**, 224 (1970)
Butenandt, A., Karlson-Poschmann, L., Failer, G., Schiedt, U., Bieckert, E.: Über die Konstitution der Lumisteroide. Liebigs Ann. **575**, 123 (1952)
Cabré, J.: Photo-Onycholysis durch Demethylchlortetracylin. Zschr. Haut-, Geschl.-Krh. **35**, 131 (1963)
Cahn, M., Levy, E., Shoffar, B.: Polymorphous light eruption. A ten year follow-up and evaluation. Arch. Derm. (Chicago) **88**, 756 (1964)
Cahn, M., Levy, E., Shoffar, B., Beerman, H.: Lupus erythematosus and polymorphous light eruption. An experimental study on their possible relationship. J. invest. Derm. **21**, 375 (1953)
Calnan, C.D.: Photodermatitis due to tetrachlorsalicylanilid. Proc. Royal Soc. Med. **54**, 819 (1961)
Calnan, C.D., Frain-Bell, W., Cuthbert, J.W.: Occupational dermatitis from chlorpromazine. Transact. St. John's Hosp. **48**, 49 (1962)
Calvert, J.G., Pitts, J.N.: Photochemistry. New York: John Wiley & Sons 1966
Caputo, R., Califano, A.: Ultrastructural changes in the epidermis of Xeroderma pigmentosum lesions in various stages of development. Arch. Derm. Forsch. **241**, 364 (1971)
Carter, M.: Molecular aspects of genetic recombination and their relevance to cutaneous biology. J. invest. Derm. **60**, 369 (1973)
Carter, D.M., Wolff, K., Schnedl, W.: 8-Methoxypsoralen and UVA promote sisterchromatide exchanges. J. invest. Derm. **67**, 548 (1976)
Cattano, A.N.: Photosensitivity following treatment with occlusive dressings. Arch. Derm. (Chicago) **102**, 276 (1970)
Cerimele, D., Yamasawa, S., Serri, F.: The effect of chronic sun damage on the activity of metabolic enzymes of the epidermis of human skin. Brit. J. Derm. **87**, 149 (1972)
Chan, J.T., Black, H.S.: Distribution of cholesterol-5a, 6a-epoxide formation and its metabolism in mouse skin. J. invest. Derm. **66**, 112 (1976)
Chandra, P., Wacker, A.: Photodynamic action and bacterial protein synthesis. Biophysik **7**, 212 (1971)
Charlier, M., Hélène, C., Carrier, W.L.: Photochemical reactions of aromatic ketones with nucleic acids and their components. Photochem. photobiol. **15**, 527 (1972)
Chernosky, M.E., Freeman, R.G.: Disseminated superficial actinic porokeratosis. Arch. Derm. (Chicago) **96**, 611 (1967)
Chernosky, M.E., Anderson, D.E.: Disseminated superficial actinic porokeratosis. Arch. Derm. (Chicago) **99**, 401 (1969)
Claesson, S., Juhlin, L., Wettermark, G.: Action of ultraviolet light on skin with and without horny layer. Acta dermatovener. **39**, 3 (1959)
Clayton, R.K.: Light and living matter, vol. 1: The physical part. New York: McGraw-Hill 1970
Cleaver, J.E.: Defective repair replication of DNA in Xeroderma pigmentosum. Nature (Lond.) **218**, 652 (1968)
Cleaver, J.E.: Repair of mammalian cell DNA: effects of drugs and mutation. Ann. Ist. Super Sanità **5**, 360 (1969)

Cleaver, J. E.: Repair replication of mammalian cell DNA: effects of compounds that inhibit DNA synthesis or dark repair. Rad. Res. **37**, 334 (1969)
Cleaver, J. E.: Xeroderma pigmentosum: a human disease in which an initial stage of DNA repair is defective. Biochemistry **63**, 428 (1969)
Cleaver, J. E.: DNA damage and repair in light-sensitive human skin disease. J. invest. Derm. **54**, 121 (1970)
Cleaver, J. E.: DNA repair and radiation sensitivity in human (XP) cells. Int. J. Rad. Biol. **18**, 557 (1970)
Cleaver, J. E.: Xeroderma pigmentosum: variants with normal DNA repair and normal sensitivity to UV light. J. invest. Derm. **58**, 124 (1972)
Cleaver, J. E.: Xeroderma pigmentosum: progress and regress. J. invest. Derm. **60**, 374 (1973)
Cleaver, J. E., Carter, M.: Xeroderma pigmentosum variants: influence of temperature on DNA repair. J. invest. Derm. **60**, 29 (1973)
Cleaver, J. E., Trosko, J. E.: Absence of excision of ultraviolet-induced cyclobutane dimers in Xeroderma pigmentosum. Photochem. Photobiol. **11**, 547 (1970)
Clorius, R., Jung, E. G.: Chronisch polymorphe Lichtdermatose. Zbl. Haut-, Geschl.-Krh. (im Druck)
Coetzee, W. F., Pollard, E. C.: Near ultraviolet inactivation studies on E. coli tryptophanase and trypthophan synthetase. Photochem. Photobiol. **22**, 29 (1975)
Cotran, R. S., Pathak, M. K.: The pattern of vascular leakage induced by monochromatic UV irradiation in rats, guinea pigs and hairless mice. J. invest. Derm. **51**, 155 (1968)
Coxon, J. A., Jenkins, F. P., Welti, D.: The effect of light on halogenated salicylanilide ions. Photochem. Photobiol. **4**, 713 (1965)
Cripps, D. J., Ramsay, C. A.: Ultraviolett action spectrum with a prism-grating monochromator. Brit. J. Derm. **82**, 584 (1970)
Cripps, D. J., Ramsay, C. A., Carter, J., Boutwell, R. K.: Effect of monochromatic UV radiation on DNA synthesis with in vivo and in vitro autoradiography. J. invest. Derm. **58**, 312 (1972)
Cripps, D. J., Ramsay, C. A., Ruch, D. M.: Xeroderma pigmentosum: abnormal monochromatic action spectrum and autoradiographic studies. J. invest. Derm. **56**, 281 (1971)
Crow, K. D., Wilkinson, D. S., Osmundsen, P. E.: A review of photo-reactions to halogenated salicylanilides. Brit. J. Derm. **81**, 180 (1969)
Daniels, F.: A simple microbiological method for demonstrating phototoxic compounds. J. invest. Derm. **44**, 259 (1965)
Daniels, F., Brophy, D., Lobitz, W. C.: Histochemical responses of human skin following ultraviolett radiation. J. invest. Derm. **37**, 351 (1961)
Danielsen, L., Kobayasi, T.: Degeneration of dermal elastic fibres in relation to age and light-exposure. Acta dermatovener. (Stockh.) **52**, 1 (1972)
Dannenberg, H.: Photochemische Umwandlungen von Steroidhormonen. Zur Frage des UV-Strahlenkrebses. Strahlentherapie **93**, 610 (1954)
Davies, A. K., Hilal, N. S., McKeller, J. F., Phillips, G. O.: Photochemistry of tetrachlorosalicylanilide and its relevance to the persistent light reactor. Br. J. Derm. **92**, 143 (1975)
Dawber, R., Shuster, S.: Scanning electron microscopy of dermal fibrous tissue networks in normal skin, solar elastosis and Pseudo-xanthoma elasticum. Brit. J. Derm. **84**, 130 (1971)
Degos, R., Civatte, J., Akhound-Zadeh, H., Noury, J.-Y., Daniel, F., Larrègue, M., Audebert, G.: Actino-Réticulose. Photo-allergie avec infiltrat hématodermique. Ann. Derm. Syph. (Paris) **97**, 121 (1970)
Dertinger, H., Jung, H.: Molekulare Strahlenbiologie. Berlin-Heidelberg-New York: Springer 1969
Diethelm, R.: Hautkarzinom durch Fluoreszenzlampen. Schweiz. med. Wschr. **100**, 1159 (1970)
Diezel, W., Meffert, H., Höhne, W. E., Sönnichsen, N.: Endprodukte der Lipidperoxydation in menschlicher Epidermis: Nachweis, Zunahme nach UV-Bestrahlung, pathogene Bedeutung. Derm. Mschr. **161**, 823 (1975)
Dijk, E. van, Berrens, L.: Plants as an etiological factor in phytophotodermatitis. Dermatologica (Basel) **129**, 321 (1963)
Donlon, T., Norman, A.: Kinetics of rejoining os single-strand breaks induced by ionizing radiation in DNA of human lymphocytes. Mutation Res. **13**, 97 (1971)
Drummond, A. J., Wade, H. A.: Instrumentation for the measurement of UV radiation. In: Urbach, F. 1969

Eaglstein, W.H., Weinstein, G.D.: Prostaglandin and DNA synthesis in human skin: Possible relationship to ultraviolet light effects. J. invest. Derm. **64**, 386 (1975)

Ebner, H.: Über die Entstehung des leastotischen Materials. Eine elektronenmikroskopische Studie. Zschr. Hautkr. **44**, 889 (1969)

Ehlers, G.: Cytophotometrische Untersuchungen am Basalzellepitheliom im ultravioletten und sichtbaren Licht. Arch. klin. exp. Derm. **224**, 329 (1966)

Ehlers, G., Florian, H.J.: Cytophotometrische Untersuchungen zur Frage der cancerogenen Wirkung von Rubinlaserlicht. Hautarzt **24**, 423 (1973)

El-Hefnawi, H., El-Hawary, M.F.S.: Chromatographic studies of amino acids in sera and urine of patients with Xeroderma pigmentosum and their normal relatives. Brit. J. Derm. **75**, 235 (1963)

El-Hefnawi, H., Mortoda, A.: Ocular manifestations of Xeroderma pigmentosum. Brit. J. Derm. **77**, 261 (1965)

Elkind, M.M., Kamper, C.: Two forms of repair of DNA in mammalian cells following irradiation. Biophys. J. **10**, 237 (1970)

El Mofty, A.M.: Vitiligo and psoralens. Oxford: Pergamon Press 1968

Emmerson, P.T.: DNA repair processes in E. coli: studies with mutants defective in genetic recombination. Ann. Ist. Super. Sanità **5**, 341 (1969)

Epstein, E.H., Burk, P.G., Cohen, I.H., Deckers, P.: Dermatome shaving in the treatment of Xeroderma pigmentosum. Arch. Derm. (Chicago) **105**, 589 (1972)

Epstein, J., Williams, J.R., Little, J.B.: Deficient DNA repair in human progeroid cells. Proc. Nat. Acad. Sci. **70**, 977 (1973)

Epstein, J.H.: Polymorphous light eruption. Arch. Derm. (Chicago) **85**, 82, 110 (1962)

Epstein, J.H.: Comparison of the carcinogenic and cocarcinogenic effect of UV light on hairless mice. J. Nat. Cancer Inst. **34**, 741 (1965)

Epstein, J.H.: Ultraviolet carcinogenesis. Photophysiol. **5**, 235 (1970)

Epstein, J.H., Fukuyama, K.: Effects of 8-methoxypsoralen-induced phototoxic effects on mammalian epidermal macromolecule. Synthesis in vivo. Photochem. Photobiol. **21**, 325 (1975)

Epstein, J.H., Fukuyama, K., Epstein, W.L.: UVL induced stimulation of DNA synthesis in hairless mice epidermis. J. invest. Derm. **51**, 445 (1968)

Epstein, J.H., Fukuyama, K., Fye, K.: Effects of UV radiation on mitotic cycle and DNA, RNA and protein synthesis in mammalian epidermis in vivo. Photochem. Photobiol. **12**, 57 (1970)

Epstein, J.H., Rees, W., Baughman, R.D.: Contact photodermatitis from bithionol. Arch. Derm. (Chicago) **90**, 153 (1964)

Epstein, J.H., Roth, H.J.: Experimental UV light carcinogenesis. J. invest. Derm. **50**, 387 (1968)

Epstein, J.H., Winkelmann, R.K.: UV light induced kinin formation in human skin. Arch. Derm. (Chicago) **95**, 532 (1967)

Epstein, J.H., Wuepper, K.D., Maibach, H.I.: Photocontact dermatitis to halogenated salicylanilides and related compounds. Arch. Derm. (Chicago) **97**, 236 (1968)

Epstein, St.: Photoallergy and primary photosensitivity to sulfanilamide. J. invest. Derm. **2**, 43 (1939)

Epstein, St.: Allergic photocontact dermatitis from promethazine. Arch. Derm. (Chicago) **81**, 175 (1960)

Epstein, St.: Masked photopatch tests. J. invest. Derm. **41**, 369 (1963)

Epstein, St.: Photokontakt-Dermatitis. Hautarzt **15**, 650 (1964)

Epstein, St.: The photopatch test. Ann. Allergy **22**, 1 (1964)

Epstein, St.: Chlorpromazine photosensitivity, phototoxic and photoallergic reactions. Arch. Derm. (Chicago) **98**, 354 (1968)

Epstein, S., Enta, T., Mehregan, A.H.: Photoallergic contact dermatitis from antiseptic soaps. Dermatologica (Basel) **136**, 457 (1968)

Epstein, W.L., Fukuyama, K., Epstein, J.H.: Early effects of UV light on DNA syntheses in human skin in vivo. Arch. Derm. (Chicago) **100**, 84 (1969)

Epstein, W.L., Fukuyama, K.: Ultraviolet light, DNA repair and skin carcinogenesis in man. Fed. Proc. **30**, 1766 (1971)

Erickson, L.R., Peterka, E.S.: Sunlight sensitivity from oral contraceptives. J. amer. med. Ass. **203**, 980 (1968)

Evans, R.G., Norman, A.: Unscheduled incorporation of thymidine in UV-irradiated human lymphocytes. Rad. Res. **36**, 287 (1968)

Evans, R. G., Norman, A.: Radiation stimulated incorporation of thymidine into the DNA of human lymphocytes. Nature (Lond.) **217**, 455 (1968)
Everett, M. A., Anglin, J. H., Bever, A. T.: UV induced biochemical alterations in skin. Arch. Derm. (Chicago) **84**, 717 (1961)
Everett, M. A., Nordquist, J., Olson, R. L., Sayre, R. M.: Ultrastructure of human epidermis following chronic sun exposure. Brit. J. Derm. **84**, 248 (1970)
Everett, M. A., Olson, R. L., Sayre, R. M.: Ultraviolet erythema. Arch. Derm. (Chicago) **92**, 713 (1965)
Everett, M. A., Waltermire, J. A., Olson, R. L., Sayre, R. M.: Modification of UV erythema by chromator. J. invest. Derm. **45**, 190 (1965)
Everett, M. A., Yeagers, E., Sayre, R. M., Olson, R. L.: Penetration of epidermis by UV rays. Photochem. Photobiol. **5**, 533 (1966)
Fahr, E.: Physikalische, chemische und molekularbiologische Vorgänge bei der UV-Bestrahlung biologischer Objekte. Strahlentherapie **141**, 718 (1971)
Fahr, E., Kleber, R., Boebinger, E.: Die Einwirkung von Strahlung auf Nukleinsäure-Bestandteile. Zschr. Naturforsch. **21b**, 219 (1966)
Fetz, St.: Untersuchungen zur Erythemwirksamkeitskurve. Strahlentherapie **140**, 236 (1970)
Feuerman, E., Frumkin, A.: Photodermatitis induced by chlorpropamide. Dermatologica (Basel) **146**, 25 (1973)
Fieser, L. F.: A carcinogenic oxydations product of cholesterol. J. amer. Chem. Soc. **77**, 3928 (1955)
Fisher, A. A.: Contact dermatitis. Philadelphia: Lea & Febiger 1967
Fitzpatrick, T. B., Becher, S. W., Lerner, A. B., Montgomery, H.: Tyrosinase in human skin. Demonstration of its presence and of its role in human melanin formation. Sciense **112**, 223 (1950)
Forbes, P. D.: Influence of long wave UV on photocarcinogenesis. Proc. 1. Met. amer. Soc. Photobiol. 1973
Frain-Bell, W.: The photodermatoses. In: Recent Advances in Dermatology (ed. A. Rook), pp. 101–133. Nr. 3 Edinburgh & London: Churchill-Livingstone 1973
Frain-Bell, W.: Die klinischen, histologischen und photobiologischen Eigenarten des aktinischen Retikuloids. Derm. Mschr. **161**, 32 (1975)
Frain-Bell, W., Dickson, A., Herd, J., Sturrock, I.: The action spectrum in polymorphic light eruption. Brit. J. Derm. **89**, 243 (1973)
Frain-Bell, W., MacKenzie, L. A., Witham, E.: Chronic polymorphic light eruption. Brit. J. Derm. **81**, 885 (1969)
Frain-Bell, W., Mason, B.: The investigation of polymorphic light eruption in identical twins. Brit. J. Derm. **80**, 314 (1968)
Frank, S. B., Cohen, H. J., Minkin, W.: Photo-onycholysis due to tetracycline hydrochloride and doxycycline. Arch. Derm. (Chicago) **103**, 520 (1971)
Freeman, R. G.: Interaction of phototoxic comounds with cells in tissue culture. Arch. Derm. (Chicago) **102**, 521 (1970)
Freeman, R. G., Hudson, H. T., Carnes, R., Knox, J. M.: Salicylanilide photosensitivity. Reaction to ultraviolet under conditions of normal soap usage. J. invest. Derm. **54**, 145 (1970)
Freeman, R. G., Knox, J. M.: Influence of temperature on ultraviolet injury. Arch. Derm. (Chicago) **89**, 858 (1964)
Freeman, R. G., Owens, D. W., Knox, J. M., Hudson, H. T.: Relative energy requirements for an erythemal response of skin to monochromatic wavelengths of ultraviolet present in solar spectrum. J. invest. Derm. **47**, 586 (1966)
Fulton, J. E., Leyden, J., Papa, Chr.: Treatment of vitiligo with topical methoxsalen and blacklite. Arch. Derm. (Chicago) **100**, 224 (1969)
Fulton, J. E., Willis, I.: Photoallergy to methoxsalen. Arch. Derm. (Chicago) **98**, 445 (1968)
Gartmann, H., Reimers, E. M.: Zur Frage der Hautkrebsentstehung durch Sonnenlicht. Derm. Wschr. **136**, 1123 (1957)
Gaudin, D., Gregg, R. S., Yielding, K. L.: DNA repair inhibition: a possible mechanism of action of co-carcinogens. Biochem. biophys. Res. Com. **45**, 630 (1971)
German, J.: Genetic disorders associated with chromosomal instability and cancer. J. invest. Derm. **60**, 427 (1973)
German, J., Gilleran, Th., Rock, J. la, Regan, J. D.: Mutant clones amidst normal cells in cultures of Xeroderma pigmentosum skin. Amer. J. hum. Gen. **22**, 10a (1970)

Gerstein, W., Freeman, R. G.: Transplantation of actinically damaged skin. J. invest. Derm. **41**, 445 (1963)
Gianelli, F., Croll, P.: Complementation in vitro between fibroblasts from normal subjects and patients with Xeroderma pigmentosum. Clin. Sci. **40**, 27 (1971)
Giordano, G. G., Santamaria, L.: Human and experimental „senile keratosis" in skin carcinogenesis. Giorn. Min. Derm. **108**, 65 (1973)
Gleason, M.: Xeroderma pigmentosum. Five year arrest after total resurfiacing of the face. Plastic Rec. Surg. **46**, 577 (1970)
Goldman, G. C., Epstein, E.: Contact photosensitivity dermatitis from sun-protective agents. Arch. Derm. (Chicago) **100**, 447 (1969)
Goldman, L.: Effects of new laser system on the skin. Arch. Derm. (Chicago) **108**, 385 (1973)
Goldman, L., Nath, G., Schindler, G., Fidler, J., Rockwell, R. J.: High-power neodynium-YAG laser surgery. Acta dermatoven. (Stockh.) **53**, 45 (1973)
Goldyne, M. E.: Prostaglandins and cutaneous inflammation. J. invest. Derm. **64**, 377 (1975)
Gollmick, F. A., Berg, H.: Sensibilisierte Photooxydation durch Methylenblau, Thiopyronin and Pyronin. Photochem. Photobiol. **7**, 471 (1968)
Goodman, D., Cahn, M. M.: Contact dermatitis to phenothiazine drugs. J. invest. Derm. **33**, 27 (1959)
Gould, W. M.: Photodermatosis preceeding mycosis fungoides. J. amer. med. Ass. **208**, 1029 (1969)
Greaves, M. W., Sondergaard, J.: Pharmacologic agents released in ultraviolet inflammation studies by continuous skin perfusion. J. invest. Derm. **54**, 365 (1970)
Grice, K., Ryan, T. J., Magnus, I. A.: Fibrinolytic activity in lesions produced by monochromatic ultraviolet irradiation in various photodermatoses. Brit. J. Derm. **83**, 637 (1970)
Grossmann, L., Kaplan, J., Kushner, S., Mahler, I.: Enzymatic mechanism for the repair of UV irradiated DNA. Ann. Ist. Super. Sanità **5**, 318 (1969)
Guerrier, C. J., Lutzner, M. A., Devico, V., Prunieras, M.: An electron microscopical study of the skin in 18 cases of Xeroderma pigmentosum. Dermatologica (Basel) **146**, 211 (1973)
Hadida, E., Marill, F. G., Sayag, J.: Xeroderma pigmentosum. A propos de 48 observations personelles. Ann. Derm. Syph. (Paris) **90**, 467 (1963)
Halprin, K. M., Ohkawara, A.: Glucose and glycogen metabolism in the human epidermis. J. invest. Derm. **46**, 43 (1966)
Hanawalt, Ph. C., Haynes, R. H.: The repair of DNA. Sci. amer. **216**, 36 (1967)
Hanke, W.: Die Beeinflussung dehydrierter Systeme der Haut durch Bestrahlung mit UV-Licht. Zschr. Zellforsch. **50**, 644 (1959)
Hanke, W.: Untersuchungen über die Redoxeigenschaften der Haut nach Bestrahlung mit UV-Licht. Zschr. Naturforsch. **14** b, 592 (1959)
Harber, L. C.: Report on ultraviolet light sources. Arch. Derm. (Chicago) **109**, 833 (1974)
Harber, L. C., Baer, R. L.: Pathogenic mechanisms of drug-induced photosensitivity. J. invest. Derm. **58**, 327 (1972)
Harber, L. C., Harris, H., Baer, R. L.: Photoallergic contact dermatitis due to halogenated salicylanilides and related compounds. Arch. Derm. (Chicago) **94**, 255 (1966)
Harber, L. C., Holloway, R. M., Wheatley, V. R., Baer, R. L.: Immunologic and biophysical studies in solar urticaria. J. invest. Derm. **41**, 439 (1963)
Harber, L. C., Lashinsky, A. M., Baer, R. L.: Photosensitivity due to chlorathiazide and hydrochlorothiazide. New Engl. J. Med. **261**, 1378 (1959)
Harber, L. C., Targovnik, S. E., Baer, R. L.: Contact photosensitivity pattern to halogenated salicylanilides in man and guinea pigs. Arch. Derm. (Chicago) **96**, 646 (1967)
Harber, L. C., Targovnik, S. E., Baer, R. L.: Studies on contact photosensitivity to hexachlorophene and trichlorcarbanilide in guinea pigs and man. J. invest. Derm. **51**, 373 (1968)
Hart, R. W., Setlow, R. B.: Correlation between DNA excision-repair and life-span in a number of mammalian species. Proc. nat. Acad. Sci. (USA) **71**, 2169 (1974)
Hatano, H., Ohkido, M., Matsuo, I., Arai, R., Mamiya, G.: Aminoaciduria in Xeroderma pigmentosum. Acta dermatovener. **48**, 571 (1968)
Hausmann, W., Haxthausen, H.: Die Lichterkrankungen der Haut. Sonderbände zur Strahlentherapie. Berlin: Urban & Schwarzenberg **9**, 49 (1929)
Hausser, K. W., Vahle, W.: Die Abhängigkeit des Lichterythems und der Pigmentierung von der Schwingungszahl (Wellenlänge) der erregenden Strahlung. Strahlentherapie **13**, 41 (1922)

Hausser, K.W., Vahle, W.: Sonnenbrand und Sonnenbräunung. Wiss. Veröff. Siemens **6**, 101 (1927)
Hebra, F., Kaposi, M.: On diseases of the skin including the exanthemata, 1. Aufl., Vol. 3. London: New Sydenham Soc. 1874
Heid, E., Grosshans, E., Schubert, B., Bergoend, H., Maleville, J.: Les dermites photo-allergiques chroniques, aspects cliniques et anatomo-pathologiques. (Pseudo-lymphomes actiniques). Bull. Soc. franc. Derm. Syph. **77**, 16 (1970)
Herman, P.S., Sams, W.M.: Cellular reaction in contact photoallergy. Int. Arch. Allergy. **41**, 551 (1971)
Herman, P.S., Sams, W.M.: Requirement for carrier protein in salicylanilide sensitivity. The migration inhibition test in contact photoallergy. J. Lab. Clin. Med. **17**, 572 (1971)
Herrmann, F., Ippen, H., Schaefer, H., Stüttgen, G.: Biochemie der Haut. Stuttgart: Thieme 1973
Hitzelberger, J.F., Fosnaugh, R.P.: Photosensitivity due to chlorpropamide. J. amer. med. Ass. **180**, 62 (1962)
Hodgson, C.F.: The effect of oxygen concentration on the quantum yields of the dye-sensitized photoinactivation of trypsin, chymotrypsin and lysozyme. Experientia (Basel) **25**, 1021 (1969)
Hofmann, C., Burg, G., Plewig, G., Braun-Falco, O.: Photochemotherapie kutaner Lymphome. Dtsch. med. Wschr. **102**, 675 (1977)
Hole, H., Dreiss, M.: Über die Wirkung von ultraviolettem Licht auf menschliche Chromosomen. Arch. derm. Res. **252**, 23 (1975)
Hopkins, T.R., Spikes, J.D.: Conformational changes of lysozyme during photodynamic inactivation. Photochem. Photobiol. **12**, 175 (1970)
Horikawa, M., Nikaido, O., Sugahara, T.: Rark reactivation of damage induced by UV light in mammalian cells in vitro. Nature **218**, 489 (1970)
Horio, T., Minami, K.: Solar urticario. Arch. Derm. (Chicago) **113**, 157 (1977)
Horkay, I., Mészáros, C.: A study on lymphocyte transformation in light dermatoses. Acta dermatovener. **51**, 268 (1971)
Horkay, I., Tamasi, P., Csongor, J.: UV-light induced DNA damage and repair in lymphocytes in photodermatoses. Acta dermatovener. **53**, 105 (1973)
Hsu, J., Forbes, P.D., Harber, L.C., Lakow, L.: Induction of skin tumors in hairless mice by a single exposure to UV radiation. Photochem. Photobiol. **21**, 185 (1975)
Hundeiker, M., Gründer, B., Junge, K.G.: Lokalisation und Altersverteilung der Keratomata solaria. Arch. Derm. Forsch. **247**, 373 (1973)
Huriez, C., Lebeurre, R., Lebeurre, B.: Etude de 126 tumeurs auriculaires malignes. Bull. Soc. franç. Derm. Syph. **69**, 886 (1962)
Hutchinson, J.: A smalller atlas of illustration of clinical surgery. London: West, Newman & Co. 1895
Igali, S., Bridges, B.A., Ashwood, J., Scott, B.R.: Mutagenesis in E. coli. IV. Photosensitization to near UV light by 8-methoxypsoralen. Mutat. Res. **9**, 21 (1970)
Illig, L.: Untersuchungen zur Pathogenese der Lichturticaria. Arch. klin. exp. Derm. **217**, 82 (1963)
Illig, L.: Die physikalische Urtikaria und ihre Untersuchungsmöglichkeiten. Schweiz. med. Wschr. **99**, 668 (1969)
Illig, L., Born, W.: Untersuchungen zur Pathogenese der Lichturtikaria. Arch. klin. exp. Derm. **220**, 19 (1964)
Ippen, H.: Berufsbedingte Hautveränderungen durch Phenothiazin-Derivate. Berufsdermatosen **7**, 12 (1959)
Ippen, H.: Photoallergisches Ekzem durch das Antimykotikum Jadit. Zschr. Hautkr. **31**, 185 (1961)
Ippen, H.: Lichtbedingte Arzneimittel-Nebenwirkungen an der Haut. Dtsche. med. Wschr. **87**, 480, 544 (1962)
Ippen, H.: Chronische Hautveränderungen durch Lichteinwirkung. Strahlentherapie **123**, 622 (1964)
Ippen, H.: Grundlagen photoallergischer und phototoxischer Hautreaktionen. Proc. Symp. Alghero 1969
Ippen, H., Hofmann, N.: Doppelte Photoallergisierung gegen Chlorpromazin und Triflupromazin. Berufsdermatosen **14**, 159 (1966)
Ippen, H., Tesche, S.: Zur Photodermatitis pigmentaria Freund. Hautarzt **22**, 535 (1971)
Ison, A.E., Blank, H.: Testing drug phototoxicity in hairless mice. J. invest. Derm. **48**, 288 (1967)

Ive, H., Lloyde, J., Magnus, I. A.: Action spectra in idiopathic solar urticaria. Brit. J. Derm. **77**, 229 (1965)

Ive, F. A., Magnus, I. A., Warin, R. P., Wilson-Jones, E.: „Actinic reticuloid"; a chronic dermatosis associated with svere photosensitivity and the histologic resemblance to lymphoma. Brit. J. Derm. **81**, 469 (1969)

Iversen, O. H., Aandahl, E., Elgjo, K.: The effect of an epidermis-specific mitotic inhibitor (chalone) extracted from epidermal cells. Acta path. microbiol. scand. **64**, 506 (1965)

Jakac, D.: Die Bedeutung von Lichttrauma für die Entstehung, Lokalisation und Frequenz des Hautkrebses. Hautarzt **19**, 157 (1968)

Jansen, Ch. T., Helander, I.: Cell-mediated immunity in chronic polymorphous light eruptions. Acta Dermatovener (Stockh.) **56**, 121 (1976)

Jausion, H., Marceron, S.: Le coup de lumière acridinique, son traitement préventif par le résorcine. Bull. Soc. franç. Derm. Syph. **32**, 358 (1925)

Jenkins, F. O., Welti, D., Baines, D.: Photochemical reactions of tetrachlorsalicylanilide. Nature **201**, 827 (1964)

Jensen, N. E., Sneddon, I. B.: Actinic reticuloid with lymphoma. Brit. J. Derm. **82**, 287 (1970)

Jillson, O. F.: The persistent light reactor. Derm. Dig. **3**, 59 (1964)

Jillson, O. F., Baughman, R. D.: Contact photodermatitis from bithionol. Arch. Derm. (Chicago) **88**, 409 (1963)

Johns, R. B., Jaskewycz, T.: Photolysis of L-histidine. Nature **206**, 1149 (1965)

Johnson, B. E.: Ultraviolet radiation and lysosomes in skin. Nature **219**, 1258 (1968)

Johnson, B. E.: Cellular mechanism of chlorpromazine photosensitivity. Proc. Roy. Soc. Med. **67**, 871 (1974)

Johnson, B. E., Daniels, F.: Lysosomes and the reaction of skin to UV radiation. J. invest. Derm. **53**, 85 (1969)

Johnson, B. E., Daniels, F., Magnus, I. A.: Response of human skin to ultraviolet light. Photophysiol. **4**, 139 (1968)

Johnson, B. E., Mandel, G., Daniels, F.: Melanin and cellular reactions to UV radiation. Nature new Biol. **235**, 147 (1972)

Johnson, P. G., Bell, A. P., McCormick, D. M.: Flavin-sensitized photo-oxidation of histidine. Photochem. Photobiol. **21**, 205 (1975)

Jori, G.: Photosensitized reactions of amino acids and proteins. Photochem. Photobiol. **21**, 463 (1975)

Jung, E. G.: Berufsbedingte Lichtdermatosen. Arbeitsmed. Sozialmed. Arbeitshyg. **1**, 419 (1966)

Jung, E. G.: Eine einfache Xenon-Lampe zum Nachweis von Photoallergien. Strahlentherapie **133**, 465 (1967)

Jung, E. G.: Photoallergie durch Triacetyldiphenylisatin (TDI). Arch. klin. exp. Derm. **229**, 170 und **231**, 39 (1967)

Jung, E. G.: Physiologie und Pathologie der Lichtwirkung auf die Haut. Monatskurs ärztl. Fortbd. **19**, 169 (1969)

Jung, E. G.: New form of molecular defect in Xeroderma pigmentosum. Nature **228**, 361 (1970)

Jung, E. G.: In vitro-Untersuchungen zur Chlorpromazin (CPZ)-Photoallergie. Arch. klin. exp. Derm. **237**, 501 (1970)

Jung, E. G.: Das pigmentierte Xerodermoid. Arch. Derm. Forsch. **241**, 33 (1971)

Jung, E. G.: Repair mechanism in Xeroderma pigmentosum and related traits. In: DNA repair mechanism. (ed. H. Altmann). Stuttgart: Schattauer 1972

Jung, E. G.: Stellungnahme Lichtkrebse durch Kunstlicht. Berufsdermatosen **21**, 40 (1973)

Jung, E. G.: Bedeutung und Heterogenität des Syndroms Xeroderma pigmentosum. Hautarzt **24**, 175 (1973)

Jung, E. G.: Wechselwirkung der ultravioletten und ionisierenden Strahlung auf die Haut. In: Zelluläre Aspekte der Strahlenwirkung kleiner Dosen (ed. K. H. Kärcher und C. Streffer). Berlin-Heidelberg-New York: Springer 1974

Jung, E. G.: Die photoallergische Testung. Therapeut. Umschau **20**, 313 (1974)

Jung, E. G.: Basic mechanism of photoallergic actions by phenothiazines and other compounds. Progress in Photobiology (ed. G. O. Schenk). Hamburg 1974

Jung, E. G.: Sun and Skin. Dermatologica (Basel) **151**, 257 (1975)

Jung, E. G.(ed.): Photochemotherapie, Grundlage, Technik und Nebenwirkungen. Stuttgart-New York: Schattauer 1976

Jung, E. G., Anton-Lamprecht, I.: Untersuchungen über Albinismus. Arch. derm. Forschg. **240**, 123 (1971)
Jung, E. G., Bay, F.: Untersuchungen über „Dark repair"-Mechanismen menschlicher Epidermis. Arch. klin. exp. Derm. **235**, 308 (1969)
Jung, E. G., Bersch, A., Köhler, C.: Malignes Melanom, Lichtexposition und Lokalisation. Arch. derm. Forsch. **244**, 195 (1972)
Jung, E. G., Bohnert, E.: Bedeutung der Erholung von Lichtschäden der Haut. Strahlentherapie **141**, 738 (1971)
Jung, E. G., Bohnert, E.: Chronisch polymorphe Lichtdermatose. Untersuchungen an Lymphozyten in vitro. Dermatologica (Basel) **30**, 209 (1974)
Jung, E. G., Bohnert, E., Erbs, G., Knobloch, G. v., Müller, S.: Wavelength dependence of UV induced alterations of epidermal cells in hairless albino mice. Arch. derm. Forsch. **241**, 284 (1971)
Jung, E. G., Dümmler, U., Immich, H.: Photoallergie durch 4-chlor-2-hydroxy-Benzoesäure-n-Butylamid. I. Lichtbiologische Untersuchungen zur Antigenbildung. Arch. klin. exp. Derm. **232**, 403 (1968)
Jung, E. G., Hardmeier, T.: Zur Histologie der photoallergischen Testreaktion. Dermatologica (Basel) **135**, 243 (1967)
Jung, E. G., Hornke, J., Hajdú, P.: Photoallergie durch 4-Chlor-2-hydroxy-Benzoesäure-n-Butylamid. II. Photochemische Untersuchungen. Arch. klin. exp. Derm. **233**, 287 (1968)
Jung, E. G., Schnyder, U. W.: Xeroderma pigmentosum und pigmentiertes Xerodermoid. Schweiz. med. Wschr. **100**, 1718 (1970)
Jung, E. G., Schwarz, K.: Photoallergy to „Jadit" with photocross-reactions to derivatives of sulfanilamid. Int. Arch. Allergy **27**, 313 (1965)
Jung, E. G., Schwarz, K.: Photoallergisches Jadit-Ekzem. Dermatologica (Basel) **129**, 401 (1964)
Jung, E. G., Schwarz-Speck, M., Kormany, G.: Beitrag zur Photoallergie auf Chlorphenothiazine. Schweiz. med. Wschr. **93**, 249 (1963)
Jung, E. G., Trachsel, B.: Molekularbiologische Untersuchungen zur Arsencarcinogenese. Arch. klin. exp. Derm. **237**, 819 (1970)
Jung, E. G., Trachsel, B., Immich, H.: Arsenic as an inhibitor of the enzymes concerned in cellular recovery (dark repair). Germ. med. Monthly **69**, 614 (1969)
Kahn, G.: Photosensitivity from occlusion. Arch. Derm. (Chicago) **103**, 340 (1971)
Kahn, G., Legg, J. K.: Recrudescence of acute photosensitivity following short-term steroid therapy. Arch. Derm. (Chicago) **103**, 94 (1971)
Kaidbey, K. H., Klingmann, A. M.: Clinical and histological study of col tar phototoxicity in humans. Arch. Derm. (Chicago) **113**, 592 (1977)
Kaluskar, A. G., Grossweiner, L. I.: Photochemical inactivation of trypsin. Photochem. Photobiol. **20**, 329 (1974)
Karle, I. L., Wang, S. Y., Varghese, A. J.: Crystal and molecular structure of a thymine-thymine adduct. Science **164**, 183 (1969)
Keller, P.: Über die Wirkung des UV Lichtes auf die Haut unter bes. Berücksichtigung der Dosierung. Histologie der Lichtentzündung. Strahlentherapie **16**, 537 (1924)
Kenney, J. A.: Vitiligo treated by psoralens. Arch. Derm. (Chicago) **103**, 475 (1971)
Key, D. J., Todaro, G. J.: Xeroderma pigmentosum cell susceptibility to SV 40 virus transformation: Lack of effekt of low dosage ultraviolet radiation in enhancing viral-induced transformation. J. invest. Derm. **62**, 7 (1974)
Kimmig, J.: Lichtdermatosen und Lichtschutz. Arch. Derm. Syph. **200**, 68 (1955)
Kint, A.: Histophotometric investigation of the nuclear DNA-content in normal epidermis, seborrhoic keratosis, keratosis senilis, squamous cell carcinoma and basal cell carcinoma. J. invest. Derm. **40**, 95 (1963)
Klaschka, F., Mengel, G., Nörenberg, M.: Quantitative und qualitative Hornschicht-Diagnostik. Arch. derm. Forsch. **244**, 69 (1972)
Kleber, R., Fahr, E., Boebinger, E.: Die Struktur der bei der UV-Bestrahlung von Cytosin, Cytidin und Cytidylsäure entstehenden reversiblen Bestrahlungsprodukte. Naturwissenschaften **52**, 513 (1965)
Kleijer, W. J.: Defective DNA repair in the human skin disease Xeroderma pigmentosum. Rotterdam: Brouder-Offset B. V. 1973

Knox, J.M., Warshawsky, J., Lichodziejewski, W., Freeman, R.G.: Design of a high intensity monochromator. Arch. Derm. (Chicago) **95**, 319 (1967)

Kornhauser, A.: UV induced DNA protein cross-links in vitro and in vivo. Photochem. Photobiol. **23**, 457 (1976)

Kossis, F., Klein, W., Altmann, H.: Ein Screening System zur Bestimmung einer Hemmung spezifischer Enzyme der DNS-Synthese und DNS-Reparatur. Zschr. Naturforsch. **28** c, 131 (1973)

Kraemer, K.H., Coon, H.G., Petinga, R.A., Barrett, S.F., Rahe, A.E., Robbins, J.H.: Genetic heterogeneity in Xeroderma pigmentosum: complementation groups and their relationship to DNA repair rates. Proc. nat. Acad. Sci. (USA) **72**, 59 (1975)

Krauch, C.H.: Photochemische Reaktionen der photodynamisch aktivierten Furocumarine. Strahlentherapie **136**, 250 (1968)

Krause, W., Soll, C.: Altersverteilung und Lokalisation der Hautkarzinome. Zschr. Hautkr. **44**, 575 (1969)

Kreysel, H.W., Stehmann, H., Wiskemann, A., Kimmig, J.: Das Bindegewebe der menschlichen Haut unter dem Einfluß von UV-Licht, p. 229. Proc. 9 IFSCC-Congr. Boston, USA 1976

Krinsky, N.I.: Membrane photochemistry and photobiology. Photochem. **20**, 532 (1974)

Kuske, H.: Perkutane Photosensibilisierung durch pflanzliche Wirkstoffe. Dermatologica (Basel) **82**, 273 (1940)

Kusuhara, M., Knox, J.M.: Changes in the sulfhydryl and disulfide groups in animal skin following a single exposure to UV-light. J. invest. Derm. **39**, 287 (1962)

Lamb, J., Jones, Ph., Maxwell, Th.: Solar dermatitis. Arch. Derm. Syph. (Chicago) **75**, 171 (1957)

Lamb, J, Shelmisal, B., Looger, Z., Morgan, P., Keaty, C.: Solar dermatitis. Arch. Derm. Syph. (Chicago) **62**, 1 (1950)

Lamberg, S.I.: A new photosensitizer. J. amer. med. Ass. **201**, 747 (1967)

Lampe, K.F., Fagerstrom, R.: Plant toxicity and dermatitis. Baltimore: Williams & Wilkins 1968

Laustriat, G., Hasselmann, C.: Photochemistry of proteins. Photochem. Photobiol. **22**, 295 (1975)

Lawrence, L.G.: Grundlage der Lasertechnik. Prien: C.F. Winter'sche Verlagsbuchhandlung 1964

Lehmann, A.R., Kirk-Bell, S., Arlett, C.F., Paterson, M.C., Lohman, P.H.M., Weerd-Kastelein, E.A. de, Bootsma, D.: Xeroderma pigmentosum cells with normal levels of excision repair have a defect in DNA synthesis after UV-irradiation. Proc. nat. Acad. Sci. (USA) **72**, 219 (1975)

Leun, J.C. van der: Theory of ultraviolet erythema. Photochem. Photobiol. **4**, 453 (1965)

Leun, J.C. van der: Ultraviolet erythema, a study on diffusion processes in human skin. Utrecht: Thesis 1966

Lo, W.B., Black, H.S.: Formation of cholesterol-derived photoproducts in human skin. J. invest. Derm. **58**, 278 (1972)

Lo, W.B., Black, H.S.: Protection against formation of cholesterolderived photoproducts in ultraviolet irradiated skin. Proc. ann. meeting amer. Soc. Photobiol. 1973

Löber, G.: On the complex formation of acridine dyes with DNA. Photochem. Photobiol. **8**, 23 (1968)

Logan, G., Wilhelm, D.L.: The inflammatory reaction in ultraviolet injury. Brit. J. exp. Path. **47**, 286 (1966)

Logan, G., Wilhelm, D.L.: Vascular permeability changes in inflammation. Brit. J. exp. Path. **47**, 300, 324 (1966)

Lord, J.T., Ziboh, V.A., Poitier, J., Legget, G., Penneys, N.S.: The effect of photosensitizers and ultraviolet irradiation on the biosynthesis and metabolism of prostaglandins. Brit. J. Derm. **95**, 397 (1976)

Luger, A.: Altersverteilung und Lokalisation der Hautkarzinome. Wien. klin. Wschr. **83**, 767 (1971)

Luger, A., Zweymüller, E.: Experimentelle Untersuchungen zur kausalen Genese des Xeroderma pigmentosum. Arch. klin. exp. Derm. **214**, 432 (1962)

Luton, E.F., Finchum, R.N.: Photosensitivity reaction to chlordiazepoxide (Librium). Arch. Derm. (Chicago) **91**, 362 (1965)

Magnus, I.A.: Studies with a monochromator in the common idiopathic photodermatoses. Brit. J. Derm. **76**, 245 (1964)

Magnus, I.A.: Actinic reticuloid. Ind. J. Derm. Ven. **37**, 79 (1971)

Magnus, I.A.: Dermatological photobiology. Oxford: Blackwell Sci. Publ. 1976

Mahrer, V.: Frequency of ultraviolet light induced mutations is higher in XP-variant cells than in normal human alls. Nature (London) **261**, 593 (1976)

Maibach, H. I., Sams, W. M., Epstein, J. H.: Screening for drug toxicity by wave lengths greater than 3 100 A°. Arch. Derm. (Chicago) **95**, 12 (1967)
McCullough, E. C.: Qualitative and quantitative features of the clear day terrestrial solar ultraviolet environment. Phys. Med. Biol. **15**, 723 (1970)
McCullough, E. C.: Qualitative and quantitative features of the terrestrial solar ultraviolet radiation environment. Wisc. Univ. Press 1971
McGrae, J. D., Perry, H. O.: Physics of light sources. Acta dermatovener. **43**, 349 (1963)
McGrae, J. D., Perry, H. O.: Chronic polymorphic light eruption. Acta dermatovener. **43**, 364 (1963)
McKnight, M., Spikes, J. D.: Investigation of the quantum yield of the dye-sensitized photoinactivation of ribonuclease. Experienta (Basel) **26**, 255 (1970)
McLaren, D., Salvatierra, O. H.: Quantum yield for enzyme inactivation and the amino acid composition of proteins. Photochem. Photobiol. **3**, 349 (1964)
Meffert, H., Dietzel, W., Sönnichsen, N.: Stable lipid peroxidation in human skin: detection, ultraviolet light-induced increase pathologenic importance. Experientia (Basel) **32**, 1397 (1976)
Meffert, H., Lohrisch, I.: Hemmung der Atmung von Epithelzellen und Fibroblasten durch Produkte der Lipidperoxydation. Derm. Wschr. **157**, 793 (1971)
Meffert, H., Reich, P.: Beeinflussung der Lipoperoxide der menschlichen Hautoberfläche durch UV Strahlung in vitro und in vivo. Derm. Wschr. **155**, 948 (1969)
Meinhof, W.: Casu pro diagnosi. Derm. Wschr. **146**, 98 (1962)
Melski, J. W., Tannenbaum, L., Parrish, J. A., Fitzpatrick, T. B., Bleich, H. W. and 28 Participating investigators: Oral methoxalen photochemotherapy for the treatment of psoriasis: a cooperative clinical trial. J. invest. Derm. **68**, 328 (1977)
Menter, M. A., Kerron, R. A., Amos, H. E.: Actinic reticuloid: an immunological investigation providing evidence of basement membrane damage. Brit. J. Derm. **90**, 507 (1974)
Miescher, G.: Das Problem des Lichtschutzes und der Lichtgewöhnung. Strahlentherapie **35**, 403 (1930)
Miescher, G.: Die Wirkung des sichtbaren und infraroten Lichtes auf die Haut. Strahlentherapie **61**, 4 (1938)
Miescher, G.: Zur Histologie der lichtbedingten Reaktionen. Dermatologica (Basel) **115**, 345 (1957)
Miescher, G.: Biologie und Pathologie des sichtbaren Lichtes, des Ultraviolett und des Infrarot. In: Handb. allgem. Pathologie Bd. 10/I. Berlin-Göttingen-Heidelberg: Springer 1960
Mikhail, G. R., Wertheimer, F. W.: Clinical variants of porokeratosis (Mibelli). Arch. Derm. (Chicago) **98**, 124 (1968)
Mitchell, R. E.: Chronic solar dermatosis; a light and electron microscopic study of the dermis. J. invest. Derm. **48**, 203 (1967)
Mizuno, N., Freeman, R. G.: Histologic and histochemical studies on 8-methoxypsoralen photosensitivity. Dermatologica (Basel) **139**, 18 (1969)
Molloy, J. F., Mayer, J. A.: Photodermatitis from dibromsalan. Arch. Derm. (Chicago) **93**, 329 (1966)
Morison, W. L., Paul, B. S., Parrish, J. A.: The effects of indomethacin on long-wave ultraviolet-induced delayed erythema. J. invest. Derm. **68**, 120 (1977)
Müller, I. C.: Beitrag zur Frage der Pathogenese des sog. polymorphen Lichtausschlages. Derm. Wschr. **132**, 737 (1955)
Mütze, K.: ABC der Optik. Hanau/Main: Werner Dausien 1972
Musajo, L., Rodighiero, G.: Skin photosensitizing furocoumarins. Experientia (Basel) **18**, 153 (1962)
Nader, J. S.: Pilot study of ultraviolet radiation in Los Angeles. In: Urbach, F. 1969
Nagy, G.: Elektronenoptische Untersuchungen zur Wirkung der UV-Strahlen auf die Haut. Arch. klin. exp. Derm. **237**, 471 (1970)
Nagy, G., Jänner, M.: Altersveränderungen in der menschlichen Epidermis. Eine elektronenmikroskopische Untersuchung. Arch. klin. exp. Derm. **238**, 70 (1970)
Nagy, G., Jänner, M.: Altersveränderungen in der den Witterungseinflüssen nicht ausgesetzten menschlichen Epidermis. Arch. klin. exp. Derm. **239**, 167 (1970)
Niebauer, G.: Keratinosomen (Odland bodies). Arch. derm. Forsch. **244**, 33 (1972)
Niebauer, G., Stockinger, L.: Über die senile Elastose. Histochemische und elektronenmikroskopische Untersuchungen. Arch. klin. exp. Derm. **221**, 122 (1965)

Nix, Th. E., Black, O., Nordquist, R. E., Anglin, J. H., Everett, M. A.: The epidermal irregular dense body. Correlation of ultrastructural histochemistry with biochemical characteristics. J. invest. Derm. **45**, 432 (1965)

Nix, Th. E., Nordquist, R. E., Everett, M. A.: Ultrastructural changes induced by UV light in human epidermis. Granular and transitional cell layers. J. Ultrastr. Res. **12**, 547 (1965)

Nix, Th. E., Nordquist, R. E., Scott, J. R., Everett, M. A.: Ultrastructural changes induced by UV light in human epidermis. Basal and spinal layers. J. invest. Derm. **45**, 52 (1965)

Nix, Th. E., Nordquist, R. E., Scott, J. R., Everett, M. A.: An ultrastructural study of nucleolar enlargement following UV irradiation of human epidermis. J. invest. Derm. **45**, 114 (1965)

Nödl, F.: Über mesenchymale und epitheliale Neubildungen bei Xeroderma pigmentosum. Arch. Derm. Syph. (Berlin) **199**, 287 (1955)

Norins, A. L.: Free radical formation in the skin following exposure to UV-light. J. invest. Derm. **39**, 445 (1962)

Norins, A. L.: The immediate effects of light on the skin. Arch. Derm. (Chicago) **90**, 518 (1964)

Norman, A.: DNA repair in lymphocytes and some other human cells. In: Altmann, H. (ed.) 1972

Oberste-Lehn, H., Mortazawi, S. A. M.: Therapeutische Ergebnisse bei der Anwendung von 8-Methoxypsoralen (8-MOP). Z. Hautkrh. **50**, 559 (1975)

Ogura, R. M., Black, H. S., Knox, J. M.: Lactate dehydrogenase activity in the epidermis of mouse ear exposed to monochromatic wavelengths of UV light. J. invest. Derm. **61**, 310 (1973)

Ogura, R., Freeman, R. G., Knox, J. M.: Morphological and biochemical changes in epidermal nuclei and nucleic acid following UV exposure. Dermatologica (Basel) **136**, 11 (1968)

Ogura, R., Knox, J. M.: Effect of UV light on the sulfhydryl and disulfide concentration in living human epidermis. Dermatologica (Basel) **128**, 377 (1964)

Ogura, R., Knox, J. M.: The effect of UV exposure upon succinic dehydrogenase activity. Dermatologica (Basel) **131**, 397 (1965)

Ohkawara, A., Halprin, K. M.: UV light and glycogen formation in the human epidermis. Arch. Derm. (Chicago) **95**, 416 (1967)

Ohkawara, A., Halprin, K. M., Levine, V.: Glycogen metabolism following UV irradiation. J. invest. Derm. **59**, 264 (1972)

Ohkido, M., Suzuki, K., Sugihara, I., Mizuno, N.: Effects of ultraviolet irradiation on human skin lipids. Acta Dermatovener (Stockh.) **54**, 223 (1974)

Olson, R. L., Everett, M. A.: Alteration in epidermal lysosomes following UV light exposure. In: Urbach, F. 1969

Olson, R. L., Gaylor, J., Everett, M. A.: Skin color, melanin and erythema. Arch. Derm. (Chicago) **108**, 541 (1973)

Olson, R. L., Sayre, R. M., Everett, M. A.: Effect of field size on ultraviolet minimal erythema dose. J. invest. Derm. **45**, 516 (1965)

Olson, R. L., Sayre, R. M., Everett, M. A.: Effect of anatomic location and time on ultraviolet erythema. Arch. Derm. (Chicago) **93**, 211 (1966)

O'Quinn, S. E., Kennedy, C. B., Isbell, K. H.: Contact dermatitis due to bithionol and related compounds. J. amer. med. Ass. **199**, 89 (1967)

Orentreich, N., Harber, L. C., Tromovitch, T. A.: Photosensitivity and photo-onycholysis due to demethylchlortetracycline. Arch. Derm. (Chicago) **83**, 730 (1961)

Osmundsen, P. E.: Contact photodermatitis due to triobromsalicylanilide. Brit. J. Derm. **80**, 228 (1968)

Osmundsen, P. E.: Contact photoallergy to tribromsalicylanilide. Brit. J. Derm. **81**, 429 (1969)

Osmundsen, P. E.: Contact dermatitis due to an optical whitener in washing powders. Brit. J. Derm. **81**, 799 (1969)

Owens, D. W., Glicksman, J. M., Freeman, R. G., Carnes, R.: Biologic action spectra of 8-methoxypsoralen determined by monochromatic light. J. invest. Derm. **51**, 435 (1968)

Pariser, D. M., Richard-Taylor, J.: Quinidine Photosensitivity. Arch. Derm. (Chicago) **111**, 1440 (1975)

Parrington, J. M., Delhanty, D. A., Baden, H. P.: Unscheduled DNA synthesis, UV-induced aberrations and SV_{40}-transformation in cultured cells from Xeroderma pigmentosum. Ann. human Genet. (Lond.) **35**, 149 (1971)

Parrish, J. A., Fitzpatrick, T. B., Tannenbaum, L., Pathak, M. A.: Photochemotherapy of psoriasis with oral methoxypsoralen and long waves UV light. N. Engl. J. Med. **291**, 1207 (1974)

Parrish, J. A., Pathak, M. A., Fitzpatrick, T. B.: Prevention of unintentional overexposure in topical psoralen treatment in vitiligo. Arch. Derm. (Chicago) **104**, 281 (1971)

Partridge, S. M.: Biological role of cutaneous elastin. In: Advances in Biology of the Skin, vol. X: New York: The dermis. Meredith 1970

Pascher, G.: Cis- und Trans-Urocaninsäure als Bestandteil des Stratum corneum. Arch. klin. exp. Derm. **214**, 234 (1962)

Pathak, M. A., Allen, B., Ingram, D. J. E., Fellman, J. H.: Photosensitization and the effect of UV radiation on the production of unpaired electrons in the presence of furocoumarins. Biochem. biophys. Acta **54**, 506 (1961)

Pathak, M. A., Daniels, F., Fitzpatrick, T. B.: The present known distribution of furocoumarins in plants. J. invest. Derm. **39**, 225 (1962)

Pathak, M. A., Fowlks, W. L.: The in vivo destruction of succinic dehydrogenase activity of guinea pig skin by photosensitization of psoralen or methoxypsoralen. J. invest. Derm. **37**, 183 (1961)

Pathak, M. A., Harber, L. C., Seiji, M., Kukita, A.: Sunlight and man. Tokio: University of Tokio Press 1974

Pathak, M. A., Krämer, D. M., Güngerich, U.: Formation of thymine dimers in mammalian skin by UV radiation in vivo. Photochem. Photobiol. **15**, 177 (1972)

Pathak, M. A., Parrish, J. A., Fitzpatrick, T. B., Jimbow, K.: Effects of long wave UV (320–400 nm) and visible radiation (400–700 nm) on normal human skin. Proc. ist. Meet. amer. Soc. Photobiol. 1973

Pathak, M. A., Stratton, K.: Effect of ultraviolet and visible radiation and the production of free radicals in skin. In: Urbach, F. (1969

Pathak, M. A., Worden, L. R., Kaufman, K. D.: Effect of structural alterations on the photosensitizing potency of furocoumarins and related compounds. J. invest. Derm. **48**, 103 (1967)

Patterson, M. C.: Ataxia telangiectasia: an inherited human disease featuring radiosensitivity, neoplasma and defective DNA repair, p. 20. Progr. Int. Congr. Photobiology Rom 1976

Pellerat, J., Rives, H.: Sur l'évolution dans le temps des dermatoses par sensibilisation à la chlorpromazine. Bull. Soc. franç. Derm. Syph. **66**, 754 (1960)

Pereira, O. M., Smith, J. S., Packer, L.: Photosensitization of human diploid cell cultures by intracellular flavins and protection by antioxidants. Photochem. Photobiol. **24**, 237 (1976)

Piette, L. H., Bulow, G., Yamazaki, I.: Electron paramagnetic resonance studies of free radicals in the oxydation of drugs derived from phenothiazine. Biochem. biophys. Acta **88**, 120 (1964)

Pinol Aguadé, J., Lecha, M., Guix, J. R., Mascaro, J. M.: Reticuloide actinique. Arch. Belg. Derm. Syph. **28**, 75 (1972)

Pluis, A. H. G.: Observations with a 6000 watt Xenon arc lamp for diagnostic purposes in light dermatoses. Dermatologica (Basel) **138**, 328 (1969)

Pons, F. W., Mennigmann, H. D.: Acetone-sensitized photoinactivation of transforming DNA. Photochem. Photobiol. **18**, 17 (1973)

Raab, W.: Wirkungen von UV Bestrahlungen auf dermales Kollagen des Menschen in vitro. Arch. klin. exp. Derm. **234**, 36 (1969)

Raffle, E. J., McLeod, T. M., Hutchinson, F.: In vitro lymphocytes studies in chronic polymorphic light eruption. Brit. J. Derm. **89**, 143 (1973)

Rahn, R. C., Hosszu, J. L.: Photochemical studies of thymine in ice. Photobiol. Photobiol. **10**, 131 (1969)

Rajka, E.: Passive transfer in light urticaria. J. Allergy **13**, 327 (1942)

Ramsay, C. A., Challoner, A. V. J.: Vascular changes in human skin after ultraviolet irradiation. B. J. Derm. **94**, 487 (1976)

Ramsay, C. A., Cripps, D. J.: Cutaneous arterial dilatation elicited by UV radiation. J. invest. Dermm. **54**, 332 (1970)

Ramsay, C. A., Scrimenti, R. J., Cripps, D. J.: Ultraviolet and visible action spectrum in a case of solar urticaria. Arch. Derm. (Chicago) **101**, 520 (1970)

Rasheed, A., Hefnawi, H. el, Nagy, G., Wiskemann, A.: Elektronenoptische Untersuchungen bei Xeroderma pigmentosum. Arch. klin. exp. Derm. **234**, 321 (1969)

Rasmussen, R. E., Painter, R. B.: Radiation stimulated DNA syntheses in cultured mammalian calls. J. Cell. Biol. **29**, 11 (1966)

Rauschkolb, E. W., Farell, G., Knox, J. M.: Effects of UV light on skin cholesterol. J. invest. Derm. **49**, 632 (1967)

Reaven, E. P., Cox, A. J.: Histidine and keratinization. J. invest. Derm. **45**, 422 (1965)

Reed, R. J., Leone, Ph.: Porokeratosis, a mutant clonal keratosis of the epidermis? Arch. Derm. (Chicago) **101**, 340 (1970)
Regan, J. D.: Xeroderma pigmentosum. A rapis sensitive method for pronatal diagnosis. Science (Wash.) **174**, 150 (1971)
Regan, J. D., Trosko, J. E., Carrier, W. L.: Evidence for excision of UV-induced pyrimidine dimers from the DNA of human cells in vitro. Biophys. J. **8**, 319 (1968)
Reinertson, R. V., Wheatley, V. R.: Studies on the chemical composition of human epidermal lipids. J. invest. Derm. **32**, 49 (1959)
Remsen, J. F., Cerutti, P. A.: UV inactivation and miscoding of irradiated R 17-RNA in vitro. Biochem. biophys. Res. Com. **48**, 430 (1972)
Robbins, J. H., Levis, W. R., Miller, E.: Xeroderma pigmentosum epidermal cells with normal UV induced thymidine incorporation. J. invest. Derm. **59**, 402 (1972)
Rodighiero, G., Chandra, P., Wacker, A.: Structural specificity for the photoinactivation of nucleic acids by furocoumarins. FEBS-Letters **10**, 29 (1970)
Roffo, A. H.: Über die physikalisch-chemische Aethiologie der Krebskrankheit. Strahlentherapie **66**, 328 (1939)
Rothenstein, J., Schwarz, K., Schwarz-Speck, M., Storck, H.: Role of in vivo- and in vitro-formed decomposition products of sulfanilamides and phenothiazines in photoallergy. Int. Arch. Allergy **29**, 1 (1966)
Rottier, P. B.: The erythematogenous action of UV light on human skin. J. clin. Invest. **32**, 681 (1953)
Rottier, P. B., Leun, J. C. van der: Hyperaemia of the deeper cutaneous vessels after irradiation of human skin with large doses of UV and visible light. Brit. J. Derm. **72**, 256 (1960)
Rottier, P. B., Mullink, J. A. M.: Localization of erythemal processes caused by UV light in human skin. Nature (Lond.) **170**, 574 (1952)
Runge, W. J., Fusaro, R. M.: Biophysical considerations of light protection. J. invest. Derm. **39**, 431 (1962)
Sams, W. M.: Photosensitizing therapeutic agents. J. amer. med. Ass. **174**, 2043 (1960)
Sams, W. M.: The experimental production of drug phototoxicity in guinea pigs. Arch. Derm. (Chicago) **94**, 773 (1966)
Sams, W. M.: Solar urticaria, studies of the active serum factor. J. Allerg. **45**, 295 (1970)
Sams, W. M., Epstein, J. H., Winkelmann, R. K.: Solar urticaria, investigations of pathogenetic mechanisms. Arch. Derm. (Chicago) **99**, 390 (1969)
Sams, W. M., Smith, J. G.: The histochemistry of chronically sun-damaged skin. J. invest. Derm. **37**, 447 (1961)
Sams, W. M., Smith, J. G., Burk, P. G.: The experimental production of elastosis with ultraviolet light. J. invest. Derm. **43**, 467 (1964)
Sams, W. M., Smith, J. G., Finlayson, G. R.: The histochemistry of the basal cell epithelioma. J. invest. Derm. **41**, 457 (1963)
Sams, W. M., Winkelmann, R. K.: The effect of UV light on isolated cutaneous blood vessels. J. invest. Derm. **53**, 79 (1969)
Sanctis, C. de, Cacchione, A.: L'idiozia xerodermica. Riv. Sper. Freniat. **56**, 269 (1932)
Sayre, R. M., Straka, E. R., Anglin, J. H., Everett, M. A.: A high intensity UV light monochromator. J. invest. Derm. **45**, 190 (1965)
Schaaf, F.: Probleme dermatologischer Grundlagenforschung. Heidelberg: Hüthig 1969
Schenk, G. O.: Aufgaben und Möglichkeiten der präperativen Strahlenchemie. Angew. Chemie **69**, 579 (1957)
Schenk, G. O.: Typische photochemische Reaktionen ausgewählter Naturstoffe. Strahlentherapie **115**, 497 (1961)
Schenk, G. O., Wolgast, R.: Paramagnetische Resonanz von Photoaddukt-Biradikalen bei der photochemischen Energieübertragung von angeregtem Bengalrosa auf ungesättigte Verbindungen. Naturwissenschaften **48**, 737 (1961)
Schmidt, K.: Vergleich intermittierender und kontinuierlicher UV-Bestrahlung bei der Hauterythembildung. Strahlentherapie **121**, 383 (1963)
Schnyder, U. W.: Spezielle Histopathologie der Haut und Hautanhangsgebilde. In: Spezielle pathologische Anatomie, Bd. 7 (Hrsg. Doerr, Seifert und Ühlinger), Berlin-Heidelberg-New York: Springer 1973
Schöpf, E.: Nebenwirkungen externer Corticosteroidtherapie. Hautarzt **23**, 295 (1972)

Schreus, H. Th., Ippen, H.: Photoallergie, hervorgerufen durch ein orales Antidiabetikum. Dtsche. med. Wschr. **83**, 98 (1958)

Schulz, K. H., Wiskemann, A., Wulf, K.: Klinische und experimentelle Untersuchungen über die photodynamische Wirksamkeit von Phenothiazinderivaten, insbes. von Megaphen. Arch. klin. exp. Derm. **202**, 285 (1956)

Schulze, R.: Das Strahlungsklima der Erde. Strahlentherapie **130**, 595 (1966)

Schulze, R.: Strahlungsklima der Erde. Wiss. Forschungsberichte Bd. 72, Darmstadt: Steinkopff 1970

Schwarz, K.: Der Monochromator in der Differentialdiagnostik der Lichtdermatosen. Méd. Hyg. **24**, 950 (1966)

Schwarz, K.: Experimentelle Untersuchungen zur Photoallergie gegen Sulfanilamid und Chlorpromazin. Dermatologica (Basel) **139**, Suppl. I (1969)

Schwarz, K., Fetz, St.: Untersuchungen zur sog. Erythemwirksamkeitskurve. Arch. klin. exp. Derm. **237**, 466 (1970)

Schwarz, K., Kull, E.: Gruppenspezifische Ekzemreaktionen bei Largactil-Sensibilisierung. Praxis **50**, 311 (1961)

Schwarz, K., Speck, M.: Experimentelle Untersuchungen zur Frage der Photoallergie der Sulfonamide. Dermatologica (Basel) **114**, 232 (1957)

Scott, E. J. van: Definition of epidermal cancer. In: The epidermis (ed. W. Montagna). New York: Academic Press 1964

Sebrell, W. H., Harris, R. S.: The vitamins, vol. II. New York: Academic Press 1954

Seitz, E. O.: Ultraviolettstrahler und ihre biologische Bedeutung. Strahlentherapie **55**, 598 (1936)

Setlow, R. B.: A relation between cystine content and ultraviolet sensitivity of proteins. Biochem. biophys. Acta **16**, 444 (1955)

Setlow, R. B.: The photochemistry, photobiology and repair of polynucleotides. Prog. Nucl. Ac. Res. mol. Biol. **8**, 257 (1968)

Setlow, R. B., Regan, J. D.: Defective repair of N-acetoxy-2-acetylaminofluoren induced lesions in the DNA of Xeroderma pigmentosum cells. Biochem. biophys. Res. Com. **46**, 1019 (1972)

Setlow, R. B., Regan, J. D., German, J., Carrier, W. L.: Evidence that Xeroderma pigmentosum cells do not perform the first step in the repair of UV damage to their DNA! Proc. nat. Acad. Sci. **64**, 1035 (1969)

Shafranovskaya, N. N., Trifonov, E. N., Lazurkin, Y. S., Frank-Kamenetskii, M. D.: Clustering of thymine dimers in UV irradiated DNA and the long-range transfer of electric excitation along the molecule. Nature new Biol. **241**, 58 (1973)

Shelley, W. B., Heaton, Ch. L.: Pathogenesis of solar urticaria. Arch. Deram. (Chicago) **112**, 850 (1976)

Siemens, H. W., Kohn, E.: Studien über Vererbung von Hautkrankheiten. IX. Xeroderma pigmentosum. Z. indukt. Abstamm. Vererb. L. **38**, 1 (1925)

Smith, K. C.: Aging, carcinogenesis and radiation biology. The role of nucleid acid addition reactions. New York-London: Plenum Press 1976

Smith, K. C., Hanawalt, Ph. C.: Molecular Photobiology. New York-London: Academic Press 1969

Soffen, G. A., Blum, H. F.: Quantitative measurement of changes in mouse skin following a single dose of UV light. J. Cell. comp. Physiol. **58**, 81 (1961)

Sönnichsen, N., Meffert, H.: Störung der DNS-Reparatur beim Xerodermy pigmentosum. Derm. Mtschr. **159**, 849 (1973)

Spier, H. W., Pascher, G.: Die wasserlöslichen Bestandteile der peripheren Hornschicht (Hautoberfläche). Arch. klin. exp. Derm. **209**, 181 (1959)

Stenback, F., Garcia, H., Shubik, P.: Studies on the influence of UV light on initiation in skin tumorigenesis. J. invest. Derm. **61**, 101 (1973)

Stern, K. W.: The significance of long wave UVL (320–400 nm; UVA) in light induced diseases. Acta dermatovener (Stockh.) **53**, 321 (1973)

Stern, W. K.: Anatomic localization of the response to UV radiation in human skin. Dermatologica (Basel) **145**, 361 (1972)

Stevanovic, D.: Polymorphic light eruptions. Brit. J. Derm. **72**, 261 (1960)

Stich, H. F., San, R. H. C., Miller, E. C.: Various levels of DNA repair in XP cells exposed to the carcinogens N-hydroxy- and N-acetoxy-2-acetyl-aminofluoren. Nature new Biol. **238**, 9 (1972)

Storck, H.: Photoallergy and photosensitivity. Arch. Derm. (Chicago) **91**, 469 (1965)

Storck, H., Schnyder, U. W., Schwarz, K.: Mibelli-ähnliche Präkanzerose? Dermatologica (Basel) 124, 289 (1962)

Stott, Ch. W., Stasse, J., Bonomo, R., Campbell, A. H.: Evaluation of the phototoxic potential of topical applied agents using long wave UV light. J. invest. Derm. 55, 335 (1970)

Sutherland, B. M., Rice, M., Wagner, E. K.: Xeroderma pigmentosum cells contain low levels of photoreactivating enzyme. Proc. nat. Acad. Sci. (USA) 72, 103 (1975)

Sutter, T.: Experimentelle Untersuchungen und klinische Beobachtungen bei Lichtdermatosen. Dermatologica (Basel) 126, 40 (1963)

Swanbeck, G.: Aetiological factors in squamous cell skin cancer. Brit. J. Derm. 85, 394 (1971)

Swanbeck, G., Hillström, L.: Analysis of ethiological factors of squamous cell skin cancers of different locations. Acta dermatovener. 49, 427 (1969), 50, 129 , 350 (1970), 51, 151 (1971)

Swanbeck, G., Thyresson-Hök, M., Bredberg, A., Lambert, B.: Treatment of Psoriasis with oral psoralens and longwave ultraviolet light. Acta dermatovener. (Stockh.) 55, 367 (1975)

Swanson, C. P.: An introduction to photobiology. Englewood Cliffs, N.J., USA: Prentice Hall Inc. 1969

Tabachnik, J.: Urocanic acid, the major acid soluble UV absorbing compound in guinea pig epidermis. Arch. biochem. biophys. 70, 295 (1957)

Tan, E. M., Freeman, R. G., Stoughton, R. B.: Action spectrum of ultraviolet light induced damage to nuclear DNA in vivo. J. invest. Derm. 65, 439 (1970)

Témime, P., Oddoze, L., Privat, Y., Costes, A., Maurin, J.: Erythrodermie secondaire à une photosensibilisation intense au carbutamide. Bull. Soc. franç. Derm. Syph. 69, 124 (1962)

Thekaekara, M. P.: The solar constant and the solar spectrum measured from a research aircraft. Technical report no. TR R 351. U.S. Nat. Aero and Space Adm. Washington DC 1970

Thomas, J. B.: Einführung in die Photobiologie. Stuttgart: Thieme 1968

Thune, P.: Chronic polymorphic light eruption. Acta dermatovener. (Stockh.) 56, 127 (1976)

Tödt, D., Jung, E. G.: Lichturticaria. Zschr. Hautkrh. 49, 31 (1974)

Tronnier, H.: Über die UV-Reaktion an der menschlichen Haut. Berl. Med. Verlagsanstalt GmbH 1957

Tronnier, H.: Bestimmung der Hautfarbe unter besonderer Berücksichtigung der Erythem- und Pigmentmessung. Strahlentherapie 121, 392 (1963)

Tronnier, H.: Zum Nachweis der Entstehung von erythemauslösenden Stoffen in der Hornschicht durch UV-Bestrahlung. Strahlentherapie 134, 625 (1967)

Tronnier, H., Heidbüchel, H.: Zur Therapie der Psoriasis vulgaris mit UV-Strahlen. Z. Hautkrh. 51, 405 (1976)

Tronnier, H., Turek, B., Janns, W.: Zur photodynamischen Wirkung von 4-Chlor-2-hydroxy-Benzoesäure-n-Butylamid (Jadit). Zschr. Hautkrh. 44, 883 (1969)

Trosko, J. E., Krause, D., Isoun, M.: Sunlight-induced pyrimidine dimers in human cells in vitro. Nature 228, 358 (1970)

Tsuji, T.: Electron microscopic studies of xeroderma pigmentosum: unusual changes in the keratinocyte. Brit. J. Derm. 91, 657 (1974)

Turnbull, B. C., Frain-Bell, W., MacKenzie, L. A.: The development of xenon arc lamp equipment for the assessment of photosensitivity. Brit. J. Derm. 79, 369 (1967)

Turro, N. J.: Molecular Photochemistry. New York-Amsterdam: W. A. Benjamin 1967

Tyrrell, R. M.: Induction of pyrimidine dimers in bacterial DNA by 365 nm radiation. Photochem. Photobiol. 17, 69 (1973)

Unrau, P., Wheatcroft, R., Cox, B. J.: Methods for the assay of UV light induced pyrimidine dimers in saccharomyces carevisiae. Biochem. biophys. Acta 269, 311 (1972)

Urbach, F.: Ultraviolet radiation and its relationship to skin cancer in man. In. Adv. in biol. of skin, vol. VII: Carcinogenesis (ed. W. Montagna). Oxford: Pergamon Press 1966

Urbach, F.: The biologic effects of ultraviolet radiation (with emphasis on the skin). Oxford: Pergamon Press 1969

Valtonen, E. J.: Studies of the mechanism of ultraviolet erythema formation. Acta dermatovener. 44, 269 (1964), 45, 199 (1965), 46, 288, 301 (1966)

Vanderhoek, J. Y., Cerutti, P. A.: The stability of deoxycytidine photohydrates in the mononucleotide, oligonucleotide and DNA. Biochem. biophys. Res. Com. 52, 1156 (1973)

Vankos, J., Gerö, A.: Photodermatose, hervorgerufen durch Sulfanilylbutylharnstoff. Med. Welt I, 1115 (1959)

Varadi, D. P.: Studies on the chemistry and fine structure of elastic fibres from normal adult skin. J. invest. Derm. **59**, 238 (1972)

Varghese, A. J., Wang, S. Y.: Thymine-thymine adduct as a photoproduct of thymine. Science **160**, 186 (1968)

Vecchio, G., Dose, K., Salvatore, G.: Effects of UV irradiation (2537 A°) on the structure of human thyreoglobulin. Europ. J. Biochem. **5**, 422 (1968)

Věchet, B.: Some problems in the absolute measurement of germicidal ultraviolet radiation: the use of „Pen Ray" lamps as a calibration standard. Photochem. Photobiol. **19**, 329 (1974)

Verhagen, A. R. H. B.: Light tests and pathogenetic wavelengths in chronic polymorphous light dermatosis. Dermatologica (Basel) **133**, 302 (1966)

Verhagen, A. R. H. B., Burbach, J. P. E.: Indolyl-3-acryloyl-glycine and the „light band" in chronic polymorphous light dermatosis. Dermatologica (Basel) **133**, 349 (1966)

Vladimirov, Y. A., Roshchupkin, D. I., Fesenko, E. E.: Photochemical reactions in amino acid residues and inactivation of enzymes during UV irradiation. Photochem. Photobiol. **11**, 227 (1970)

Vogel, F., Röhrborn, G. (eds.): Chemical mutagenesis in mammals and man. Berlin-Heidelberg-New York: Springer 1970

Wacker, A., Chandra, P.: Studies on the reactivation of bacteria after irradiation with ultraviolet and visible light in the presence of acetone and furocoumarins. In: DNA-repair mechanisms (ed. H. Altmann). Stuttgart: Schattauer 1972

Walrant, P., Santus, R.: N-formyl-kynurenine, a tryptophan photooxidation product, as a photodynamic sensitizer. Photochem. Photobiol. **19**, 411 (1974)

Walrant, P., Santus, R., Grossweiner, L. I.: Photosensitizing properties of N-formyl-kynurenine. Photochem. Photobiol. **22**, 63 (1975)

Walter, J. F., Voorhees, J. J., Kelsey, W. H., Duell, E. A.: Psoralen plus black light inhibits epidermal DNA synthesis. Arch. Derm. (Chicago) **107**, 861 (1973)

Walter, J. F., Voorhees, J. H., Kelsey, W. H., Duell, E. A.: Psoralen plus black light inhibits epidermal DNA synthesis. Arch. Derm. **107**, 861 (1973)

Wang, S. Y., Alcantara, R.: The possible formation dithymine periode in irradiated DNA. Photochem. Photobiol. **4**, 477 (1965)

Wang, S. Y., Varghese, A. J.: Cytosine-Thymine addition product from DNA irradiated with ultraviolet light. Biochem. biophys. Res. Com. **29**, 543 (1967)

Weber, G., Braun-Falco, O.: Zum Entstehungsmechanismus urticarieller Röntgenreaktionen. Derm. Wschr. **134**, 892 (1956)

Weber, G.: Combined 8-methoxypsoralen and black light therapy of psoriasis. Brit. J. Derm. **90**, 317 (1974)

Weerd-Kastelein, E. A. de, Keijzer, W., Bootsma, D.: Genetic heterogeneity of Xeroderma pigmentosum demonstrated by somatic cell hybridisation. Nature new Biol. **238**, 80 (1972)

Wells, W. W., Baumann, C. A.: Skin sterols. Effect of UV light on the sterols of rat skin. Arch. Biochem. **53**, 471 (1954)

Wheatley, V. R., Reinertson, R. P.: The presence of vitamine D precursors in human epidermis. J. invest. Derm. **31**, 51 (1958)

Wilgram, G. F., Kidd, R. L., Krawszyk, W. S., Cole, P. L.: Sunburn effect on keratinosomes. A report with special note on UV-induced dyskeratosis. Arch. Derm. (Chicago) **101**, 505 (1970)

Wilkinson, D. S.: Photodermatitis due to tetrachlorosalicylanilide. Brit. J. Derm. **73**, 213 (1961)

Willis, I., Kligman, A. M.: The mechanism of persistent light reactor. J. invest. Derm. **51**, 385 (1968)

Willis, I., Kligman, A. M., Epstein, J.: Effects of long UV rays on human skin, photoprotective or photoaugmentative? J. invest. Derm. **59**, 416 (1973)

Winkelmann, R. K.: Molecular inflammation of the skin. J. invest. Derm. **57**, 197 (1971)

Wiskemann, A.: Die heutigen Kenntnisse über die Mechanismen der UV-Wirkung auf die menschliche Haut. Strahlentherapie **122**, 463 (1963)

Wiskemann, A.: Lichtprovozierte granulomatöse Retikulose. Derm. Wschr. **151**, 1420 (1965)

Wiskemann, A.: Aktuelle Probleme der Lichtpathologie in der Dermatologie. Hautarzt **16**, 337, 385 (1965)

Wiskemann, A.: Effects of ultraviolet light on the skin. In: Photobiology (ed. C. P. Swanson). Englewood Cliffs, N. J., USA: Prentice-Hall Inc. 1973

Wiskemann, A.: Zur Melanomentstehung durch chronische Lichteinwirkung. Hautarzt **25**, 20 (1974)

Wiskemann, A., Wulf, K.: Untersuchungen über den auslösenden Spektralbereich und die direkte Lichtpigmentierung bei chronischen und akuten Lichtausschlägen. Arch. klin. exp. Derm. **209**, 443 (1959)

Wolff, K.: Epidermale Lysosomen. Die Diagnostik auto- und heterophager Prozesse. Arch. Derm. Forsch. **244**, 30 (1972)

Wolff, K., Holubar, K.: Odland-Körper (Keratinosomen) als epidermale Lysosomen. Arch. klin. exp. Derm. **231**, 1 (1967)

Wolff, K., Holubar, K.: Phototoxische Reaktion auf 8-Methoxypsoralen. Ultrastrukturelle Veränderungen in der Epidermis. Arch. klin. exp. Derm. **237**, 477 (1970)

Wolff, K., Hönigsmann, H., Gschait, F., Konrad, K.: Photochemotherapie bei Psoriasis. Dtsch. med. Wschr. **100**, 2471 (1975)

Woringer, F., Foussereau, J., Sengel, D., Batt, M.-Th.: Sensibilisierungsdermatosen beim Pflegepersonal. Derm. Wschr. **146**, 549 (1962)

Wright, E. T., Winer, L. H.: Histopathology of allergic solar dermatitis. J. invest. Derm. **34**, 103 (1960)

Wulf, K., Unna, P. J., Willers, M.: Experimentelle Untersuchungen über die phototoxische Wirksamkeit von Steinkohlenteerbestandteilen. Hautarzt **14**, 292 (1963)

Yamasawa, S., Cerimele, D., Serri, F.: The activity of metabolic enzymes in relation to age. Brit. J. Derm. **86**, 134 (1972)

Ying, Ch. Y., Parrish, J. A., Pathak, M. A.: Additive erythemogenic effects of middle (280–320 nm) and long – (320–400 nm) wave ultraviolet light. J. invest. Derm. **63**, 273 (1974)

Yong, J. M., Sanderson, K. V.: Photosensitive dermatitis and renal tubular acidosis after ingestion of calcium cyclamate. Lancet **2**, 1273 (1969)

Yuhas, I. M., Tennant, R. W., Regan, J. D.: Biology of radiation carcinogenesis. New York: Reaven Press 1976

Zaynoun, S., Johnson, B. E., Frain-Bell, W.: The investigation of quindoxin photosensitivity. Contact Dermatitis **2**, 343 (1976)

Zelickson, A. S.: Ultrastructure of normal and abnormal skin. Philadelphia: Lea & Febinger 1967

Zenisek, A., Kral, J. A.: Thew occurrence of urocanic acid in human sweat. Biochim. biophys. Acta **12**, 479 (1953)

Zenisek, A., Kral, J. A.: Sun-screening effect of urocanic acide. Biochim. biophys. Acta **18**, 589 (1955)

Zimmermann, M. C.: Histologic changes in irradiated skin after ingestion of 8-methoxypsoralen. J. invest. Derm. **32**, 269 (1961)

Zöllner, E. J., Müller, W. E. G., Zahn, R. K.: Möglichkeiten zur gezielten Diagnose durch Bestimmung der sauren DNAasen im Urin gesunder Kontrollpersonen und Xeroderma pigmentosum Patienten. Klin. Wschr. **49**, 1290 (1971)

Namenverzeichnis

Die *kursiv* gesetzten Seitenzahlen beziehen sich auf die Literatur

Aadelen, R.J. s. Freinkel, R.K. 302, *330*
Aandahl, E. s. Iversen, O.H. 133, *147,* 501, *530*
Aaronson, S.A., Lytle, C.D. 491, *522*
Abel, M. s. Downing, D.T. 284, *328*
Achor, R.W.P., Winkelmann, R.K., Perry, H.O. 51, *90*
Achor, R.W.P., s. Winkelmann, 51, *114*
Achten, G. s. Heenen, M. 211, *241*
Ackermann, A. 354, 355, 357, 360, 395, *446*
Ackermann, A.B., Kligman, A.M. 311, 323, *325*
Acott, T.S. s. Goldberg, N.D. 120, 121, *146,* 155, 156, *240*
Adachi, J. 320, *325*
Adachi, K., Yoshikawa, K., Halprin, K.M., Levine, V. 130, 131, *143*
– s. Halprin, K.M. 161, *241*
– s. Yoshikawa, K. 138, 139, 140, *152*
Adam, D.J.D. s. Hansen, A.E. 52, *99*
Adamic, M., Fiser-Herman, M. 70, *90*
Adamkiewicz, A. 356, *447*
Adams, R.M. 213, *232*
Agache, R., Barrand, C., Colette, C., Ratti, A., Laurent, R. 297, *325*
–, –, Laurent, R., Dagras, G. 298, *325*
–, Boyer, J.P., Laurent, R. 204, *232*
–, Caperan, A., Barrand, C., Laurent, R., Dagras, G. 270 *325*
– s. Azar, G. 316, *325*
Akhound-Zadeh, H. s. Degos, R. 519, *525*
Albrecht, H.F. 436, *447*
Alcantara, R. s. Wang, S.Y. 482, *539*
Alessi, E. s. Bonelli, M. 300, *326*
Allegra, F., Panfilis, G. de 119, 136, *143*

Allen, A.M. s. Rietschel, R.L. 217, *251*
Allen, B. s. Pathak, M.A. 511, 535
Allen, T.D., Potten, C.S. 232
Allfrey, V.G. s. Liew, C.C. 62, *102*
Alliez, J. s. Roger, H. 436, *455*
Alnar, P. s. Bues, E. 448
Alsins, J., Cleasson, S., Fischer, T., Juhlin, L. 467, *522*
Altenburger, H. s. Foerster, O. 352, 359, 375, 381, *449*
Altmann, H. 487, *522*
– s. Kossis, F. 486, *532*
Alvarez-Udo, F. s. Shuster, S. 302, *344*
Amann, W. 298, *325*
Ambalavanar, S., Foster, R.W., Schnieden, H. 123, *143*
Amer, M.S. 125, 127, *143*
Amos, H.E. s. Menter, M.A. 533
Anai, M. s. Miyagawa, T. 81, *104*
Ances, I.G. 135, *143*
Anderson, A.S., Fulton, J.E. 271, 317, *325*
Anderson, D.E. s. Chernosky, M.E. 507, *524*
Anderson, P.C., Martt, J.M. 52, *90*
Anderson, R.L., Bozemann, M.A., Whiteside, J.A. 181, *232*
–, Cassidy, J.M. 192, 199, 200, 229, *232*
–, –, Hansen, J.R., Yellin, W. 180, *232*
–, Cook, C.H., Smith, D.E. 181, *232*
–, –, Smith, S.E. 310, *325*
Anderson, T.E., Begg, M. 489, *522*
Anderton, R.L. s. Grove, G.L. 55, *99,* 155, *240*
Andrade, R. s. Brodkin, R.H. 506, *523*
André-Thomas 439, *447*
Anggard, E. s. Johnsson, C.E. 131, *148*
Anglin, A.H., Jr., Bever, A.R., Everett, M.A., Lamb, J.H. 71, *90*
Anglin, J.H. 474, 475, 478, *522*

–, Batten, W.H. 474, *522*
–, Everett, M.A. 71, *90*
–, Jones, D.H., Bever, A.T., Everett, M.A. 71, *90*
– s. Black, O. 497, *523*
– s. Everett, M.A. 474, *527*
– s. Nix, Th.E. 164, *249,* 497, 498, 500, 501, *534*
– s. Nix, T.E., Jr. 46, *105*
– s. Sayre, R.M. 467, *536*
Ansari, M.N.A., Nicolaides, N., Fu, H.C. 273, 278, 279, *325*
– s. Nicolaides, N. 49, *105,* 267, 275, 278, 280, 284, 319, *340*
Anton-Lamprecht, I. 32, 73, *90,* 157, *232*
–, Curth, H.-O., Schnyder, U.W. 157, *232*
–, Kahlke, W. 157, *232*
–, Schnyder, U.W. 29, 73, *90,* 157, *232*
– s. Hashimoto, I. 157, *241*
– s. Sato, A. 252
Aoki, T. 354, 360, *447*
– s. Wade, M. 384, *458*
Apel, R. s. Schubert, H. 225, 228, *253*
Appel, W. 44, 45, 47, *90*
Appelmanns, F. s. Duve, C. de 95
Appenzeller, O. 354, 368, 405, *447*
– s. Harville, D.D. 302, *334*
Appleman, M.M., Thompson, W.J., Russell, T.R. 125, *143*
Aprison, M.H., Hansen, K.M. 477, *522*
Arai, R. s. Hatano, H. 488, *528*
Araki, H. 527, 518, *522*
Archibald, A., Schuster, S. 269, 292, *325*
Archibald, F.M. s. Skipski, V.P. 284, *345*
Agyris, T.S., Nevar, C.H. 56, *90*
–, –, Mueller, S.T., Young, L. de, Gordon, G. *90*
Arieff, A.J. s. Pollock, L.J. 405, *454*
Arimori, M. 302, 316, *325*
Arlett, C.F. s. Lehmann, A.R. 486, 487, *532*

Armstrong, J. s. Freeman, R.G. 199, 200, 201, 205, *239*
Arndt, K.A. s. Eisen, A.Z. 44, *95*
Arp, B.C. s. Rothberg, S. 55, *107*
Aron-Brunetière, R., Robin, J. 300, *325*
Aroute, J. s. Sidi, E. 292, *344*
Arrowsmith, W.A. s. Cotterill, J.A. 302, *327*
Asbach, W. s. Bohnert, E. 507, *523*
Asboe-Hansen, G. 182, *232*
– s. Kobayasi, T. 168, 169, *244*
Aschheim, E., Chan, G.T., Farber, E.M., Cox, A.J. *232*
Ashman, S.T.M. s. Bjorksten, J. 45, *92*
Ashmore, H. 65, *90*
Ashwood, J. s. Igali, S. 512, *529*
Asiz, H. s. Noronha, M.J. 405, *454*
Aso, K., Deneau, D.G., Krulig, L., Wilkinson, D.I., Farber, E.M. 130, 131, *144*, 160, 211, *232*
–, Orenberg, E.K., Rabinowitz, I.N., Farber, E.M. 140, *144*
–, Rabinowitz, I., Farber, E.M. 130, *144*, *232*
– s. Freinkel, R.K. 49, 50, 51, 97, 181, *239*, 281, 289, *330*
Astbury, W.T. 4, *90*
Asua, L.J. de s. Pardee, A.B. 118, *150*
Athanassiou, A.E. 228, *232*
Aubin, G., Brod, J., Manoussos, G. 304, *325*
Audebert, G. s. Degos, R. 519, *525*
Auffhammer, D. 28, *90*
Auggenstein, L., Riley, P. 476, *522*
Austen, K.E. s. Strom, T.B. 121, *151*
Avigan, J., Steinberg, D., Gutman, A., Mize, Ch.E., Milne, G.W.A. *90*
– s. Steinberg, D. 52, *111*
Avogardo, L. s. Rothberg, S. 20, *107*
Axilrod, G.D. s. Rothberg, S. 39, *107*
Azar, G., Barrand, C., Laurent, R., Agache, P. 316, *325*

Baden, H.P. 10, 12, 13, 81, *90*
–, Cohen, J. 56, *90*
–, Gavioli, L. *90*
–, Gifford, A.M. 12, *90*
–, –, Goldsmith, L.A. 12, *90*
–, Goldsmith, L.A. 8, 9, 11, 13, 15, 20, 21, 65, *90*, 178, *232*

–, –, Bonar, L. 178, *232*
–, –, Fleming, B. 14, *90*
–, –, Gifford, A.M. 14, *90*
–, –, Lee, L.D. 15, *90*, 178, *232*
–, Hori, Y., Pathak, M.A., Levy, H.L. 71, *90*
–, Lee, L.D., Kubilus, J. 15, *91*, *232*
–, Pathak, M.A. 70, 71, *91*, 474, 475, *522*
–, Pearlman, C. 55, 56, *91*, 501, *522*
–, Roth, S.I., Goldsmith, L.A., Baden, S.B., Lee, L.D. 29, 32, 71, 73, *91*, 164, *232*
– s. Craig, J.M. 15, *94*
– s. Freedberg, I.M. 56, *97*
– s. Goldsmith 54, 77, *98*
– s. Lee, L.D. 12, 14, *102*, 179, *245*
– s. Parrington, J.M. 489, *534*
Baden, S.B. s. Baden, H.P. 29, 32, 71, 73, *91*, 164, *232*
Baden, U.M., Gifford, A.M. 229, *232*
Badie, J.H. la s. Tabachnick, J. 45, 68, *113*
Bär, H.P., Hahn, P. 124, *144*
Baer, R.L. 158, *232*, 515, 517 *522*
–, Harber, L.C. *522*
– s. Harber, L.C. 474, 513, 514, 515, 516, 517, 518, *528*
– s. Prose, P.H. 316, *342*
– s. Silberberg, J. 158, *254*
Bailey, P. s. Schaltenbrand, G. 361, *455*
Baillarger, M. 436, 439, *447*
Baird, H.W., Stanton, L., Spiegel, E.A. 418, *447*
Baird, W.M., Sedgwick, J.A., Boutwell, R.K. 126, *144*
Baes, H. 517, *522*
Baines, D. s. Jenkins, F.O. 474, 516, *530*
Baitsch, H. s. Brehme, H. 187, *235*
Baker, H. 222, *232*
–, Blair, C.P. 162, *233*
–, Kligman, A.M. 162, *233*
– s. Grice, K. 183, *240*
Baker, S.J. s. Satwekar, K. 71, *108*
Baldes, G. s. Gloor, M. 217, 228, *239*, 284, 304, 310, 311, *330*
Baldwin, E. s. Moyle, V. 272, *339*
Balikcioglu, S. s. Förster, F.J. 181, *238*, 302, *330*
– s. Neufahrt, A. 24, *104*
Ball, R. s. Walber, G.K. 168, *259*

Balmain, A. 33, *91*
Balsamo, C.A. s. Matoltsy, A.G. 20, *103*, 247
Bamberger, I.P., Suntzoff, V., Coudry, V.F. 166, *233*
Bandmann, H.J. 221, *233*
–, Dohn, W. 214, 220, 221, *233*
Banerjee, M.R. s. Flamm, W.G. 59, *96*
Banks, J. s. Plueckhahn, V.D. 183, *250*
Barber, P. s. Ohkawara, A. 47, *105*
Barclay, M. s. Skipski, V.P. 284, *345*
Barclay, R.K. s. Skipski, V.P. 284, *345*
Barnewitz, J. s. Bering, Fr. 459
Barrand, C. s. Agache, P. 270, 297, 298, *325*
– s. Azar, G. 316, *325*
Barrett, S.F. s. Kraemer, K.H. 486, 488, 489, *532*
Barrnett, R.J., Sognnaes, R.F. 28, 64, 85, *91*
Bartek, M.J., La Budde, J.A., Maibach, H.I. 184, *233*
Barth, J., Herold, W. 468, *522*
Baserga, R. 54, *91*, 155, *233*
– s. Kirby, K.C. 127, *148*
Bass, L.J. s. Voorhees, J.J. 124, 125, 127, 133, 136, 138, 140, *151*, 161, 210, *258*
Bates, R.R. s. Yuspa, S.H. 212, 222, *260*
Batt, M.-Th. s. Woringer, F. 517, *540*
Batten, W.H. s. Anglin, J.H. 474, *522*
Bauer, F.W., Grood, R.M. de 119, 136, 137, *144*
Bauer, K. s. Förster, F.J. 45, 96, 178, *238*
Bauer, R. 160, *233*
Baughman, R.D. 517, *522*
– s. Epstein, J.H. *526*
Baumann, C. s. Gloor, M. 265, 307, 308, 309, 310, *331*, *332*, *333*
Baumann, C.A. s. Wells, W.W. 480, *539*
Baumler, A. s. Carruthers, C. 20, *93*
Bay, F. s. Jung, E.G. *531*
Beachey, E.H. s. Hashimoto, K. 43, *99*
Beare, J.M., Cheeseman, E.A., Gailey, A.A.H., Neill, D.W., Merrett, J.D. 184, *233*
Beavo, J.A., Hardman, J.G., Sutherland, E.W. 142, *144*
Becher, S.W. s. Fitzpatrick, T.B. 478, *527*
Bechterew, W. v. 405, *447*

Beck, K. 373, 406, 407, 408, 409, 410, 426, *447*
Beck, L.W. s. McOsker, E. 206, *247*
Becker, C.E. s. Phillips, M. 183, *250*
Beerens, E.G.J., Slot, J.W., Leun, J.C. van der 168, *233*
Beerman, H. s. Cahn, M. 519, *524*
Begg, M. s. Anderson, T.E. 489, *522*
Behrendt, H., Green, M. 184, *233*
Beiersdorf, H.U. s. Spier, H.W. 67, *110*
Belanger, L.F. 65, *91*
Bell, A.P. s. Johnson, P.G. 475, *530*
Bell, E. 61, *91*
– s. Humphreys, T. 56, *100*
Bell, R.F., Halprin, K.M. 497, *522*
–, Kellum, R.E 28, *91*
Bellin, J.S. 512, *522*
Bellinger, H. 217, *233*
Belšan, I. s. Konopík, J. 281, 322, *337*
Belugina, O.P. s. Paducheva, A.L. 65, *106*
Bem, J.L., Greaves, M.W. 130, *144*, 160, *233*
Bennet, N. s. Langley, J.N. 356, *452*
Bennholdt-Thomsen 436, *447*
Benzinger, T.-H. 408, *447*
Bepperling, W. 436, 437, 439, 440, 441, *447*
Bereston, E.S. 304, *326*
Ber, H. s. Gollmick, F.A. 511, *528*
Berger, D., Urbach, F., Davies, R.E. 493, 494, 495, 496, *523*
Berger, D.S. 466, 494, *523*
Berger, M. s. Schwarz, E. 31, 75, 83, *108, 109*, 178, *254*
Bergoend, H. s. Heid, E. 519, *529*
Bering, Fr., Barnewitz, J. 459
Berlin 494
Berliner D.H. s. Nabors, C.J. *249*
Bern, H.A., Harkness, D.R., Blair, S.M. 65, *91*
– s. Harkness, D.R. 65, *99*
Bernstein, I.A. 28, 30, 31, 32, 55, *91*
–, Block, W.D., Forster, P. 55, *91*
–, Chakrabarti, S.G., Kumaroo, K.K., Sibrack, L.A. 28, 31, 56, 66, *91*, 155, *233*
–, Kaman, R.L., Malinoff, H., Sachs, L., Gray, R.H. 31, 58, 61, 62, *91*
– s. Chakrabarti, S.G. 31, *93*
– s. Fukuyama, K. 28, 34, 55, 56, 73, 75, *98*
– s. Gumucio, J. 31, *99*
– s. Hoober, J.K. 31, 56, 75, *100*
– s. Kumaroo, K.K. 56, 58, *102*
– s. Sibrack, L.A. 30, 31, 32, 33, 71, *110*, 164, *254*
– s. Sugawara, K. 32, 60, *112*
– s. Vaughan, F.L. 54, *114*, 212, *258*
– s. Voorhees, J.J. 31, *114*
– s. Walber, G.K. 168, *259*
Berrens, L. 42, *91*
– s. Dijk, E. van 511, *525*
Berry, H.K., Warkany, S.F. 79, 81, *91*
Bery, W.K. 285, *326*
Bersaoi, C. s. Silver, G. 381, *457*
Bersaques, J. de 45, 55, 81, 82, 83, *91*, 164, *233*
–, Rothmann, S. 65, *91*
Bersch, A. s. Jung, E.G. *531*
Besser, H. s. Neufahrt, A. 24, *104*
Betinsky, M.W. s. Kreiner, P.W. 132, *148*
Bettley, F.R. 184, 214, *233*
–, Donoghue, E. *233*
– s. Wood, D.C. 217, *260*
Bever, A.R. s. Anglin, A.H., Jr. 71, *90*
Bever, A.T. s. Anglin, J.H 71, *90*
– s. Everett, M.A. 474, *527*
Beveridge, G.W., Powell, E.W. 309, *326*
– s. Powell, E.W. 275, 316, 317, 320, *342*
Bey, K. 269, 292, *326*
Bhogal, B. s. Marks, R. 175, 213, *247*
Bibel, D.J., Lovell, D.J. 185, *233*
Bickford, R.-G. 351, *447*
Bieckerb, E. s Butenandt, A. 480, *524*
Biela, M. s. Zahn, H. 20, *115*
Bienfang, D.C. s. Goldsmith L.A 77, *95*
Biesold, C. s. Kadner, H. 216, *243*
Bigelow, M. s. Prose, P.H. 46, *106*
Bikkeles, G., Gerstmann, J. 368, 402, 405, *447*
Billigheimer, E. 356, *447*
– s. Knauer, A. 442, *451*
Billingham, R.E., Silvers, W.K. 89, *91*

Binazzi, M., Calandra, P. 519, *523*
Binder, D. s. Klaschka, F. 158, 205, *244*
Bing, R. 356, *447*
Birbeck, M.S.C. 25, 29, *91*
–, Mercer, E.H. 25, *92*
Birkett, D.A., Garretts, M., Stevenson, C.J. 512, *523*
Birmingham, D.J. s. Lupulescu, A.P. 214, *246*
Birmingham, J. s. Schwartz, L. 154, *253*
Birnbaum, I.E., Sapp, T.M., Moore, J.B. 127, 134, *144*, 160, 161, *233*
Birnbaum, J.E., Sapp, T.M., Tolman, E.L. 127, *144*, 160, 161, *233*
Biserte, G. s. Moschetto, Y. 16, *104*
Bishop, S.C., Cox, A.J. 55, 89, *92*
Björnberg, A. 217, 221, 225, 228, *233*
Bjorksten, J., Weyer, E.R., Ashman, S.T.M. 45, *92*
Black, H.S., Lo, W.B. 480, *523*
–, Rauschkolb, E.W. 303, *326*
– s. Chan, J.T. 480, *524*
– s. Lo, W.B. 480, *532*
– s. Ogura, R.M. 478, *534*
– s. Rauschkolb, E.W. 280, 306, *342*
Black, O., Anglin, J.H. 497, *523*
– s. Nix, T.E. 164, *249*, 497, 498, 500, 501, *534*
Black, O., Jr. s. Nix, T.E., Jr. 46, *105*
Black, T. s. Weeks, J.G. 319, *347*
Blackwell, G.J., Flower, R.J., Vane, J.R. 131, *144*
Blaich, W., Gerbach, U. 217, *233*
Blair, C. 200, *233*
Blair, C.P. s. Baker, H. 162, *233*
Blair, J.H. s. Simpson, G.M. 52, *110*
Blair, S.M. s. Bern, H.A. 65, *91*
Blank, H., Cullen, St.I., Catalano, Ph.M. 512, *523*
– s. Ison, A.E. 512, *529*
– s. Monash, S. 182, *248*
– s. Smith, J.G. jr. 158, 182, *254*
Blank, I.H. 54, *92*, 168, 180, 182, 184, 214, *233*
–, Gould, E. 183, *234*
–, Miller, O.G. *234*
–, Scheuplein, R.J. 199, *234*

–, –, MacFarlane, D.J. 155, 183, *234*
– s. Scheuplein, R.J. 183, *252*
Blank, M.L. s. Snyder, F. 267, *345*
Bleich, H.W. s. Melski, J.W. 512, *533*
Block, R.J. 2, *92*
Block, W.D. s. Bernstein, I.A. 55, *91*
– s. Cornish, H.H. 68, *94,* 272, 281, *327*
Blohm, S.-G. 217, *234*
Blomstrand, R., Fregert, S., Nakayama, F. 48, *92*
Bloomberg, R. s. Hambrick, G.W. 89, *99*
Blum, F.H. 501, 506, 507, *523*
Blum, H.F., McVaugh, J., Ward, M., Bush, H.L. 506, *523*
– s. Soffen, G.A. 507, *537*
Blumenfeld, O.O., Callop, P.M., Howe, C., Lee, L.T. 35, *92*
Bobarević, B. s. Šalomon, T. 271, 308, 317, *343*
Boddie, H.G. s. Summerly, R. 302, *346*
Bodechtel, G., Schrader, A. 412, *447*
Bodey, G.P., Ebersole, R., Hong, H.-S.C. 185, *234*
Boebinger, E. s. Fahr, E. 482, *527*
– s. Kleber, R. 482, *531*
Boelsche, A.N. s. Hansen, A.E. 52, *99*
Boemaars, H.G.M. s. Malten, K.E. 54, *103*
Böwing, H. 368, 401, 402, *447*
Bogner, R.L. s. Intoccia, A.P. 65, *100*
Bohnert, E., Asbach, W., Jung, E.G. 507, *523*
– s. Jung, E.G. 465, 483, *531*
Bohnert, H. s. Jung, E.G. 205, *243*
Bolam, R.M., Hepworth, R., Bowerman, L.T. 217, *234*
Bolliger, A. 65, 81, *92*
–, Gross, R. 65, 81, *92*
Bombik, B.M. s. Burger, M.M. 211, *235*
Bonar, L. s. Baden, H.P. 178, *232*
Bonelli, M., Alessi, E., Tomasini, C., Piccinini, S. 300, *326*
–, Cebrelli, G., Caputo, R., Piccinini, S. 317, *326*
Bonney, G. 385, *447*
Bonomo, R. s. Stott, Ch.W. 512, *538*
Bonvallet, Stulinsky, F. *457*

Book, F.G. s. Hozumi, M. 304, *335*
Boot, N.L. 399, *447*
Bootsma 490
Bootsma, D., Mulder, M.P., Pot, F., Cohen, J.A. 489, *523*
– s. Lehmann, A.R. 486, 487, *532*
– s. Weërd-Kastelein, E.A. de 486, 488, *539*
Bordallo, F. s. Jabonero, V. 351, 355, *451*
Borelli, S., Düngemann, H. 220, *234*
–, Heber, A. 228, *234*
Born, W. 211, *234,* 500, 501, *523*
–, Kalkoff, K.W. 211, *234*
– s. Illig, L. 513, 514, 515, *529*
Bosco, I. s. Grana, A. 284, *333*
Boshe, B. s. Pollock, L.J. 405, *454*
Bosley, L. s. Dobson, R.L. 45, *95*
Bothwell, J.W. s. Wildnauer, R.H. 192, 204, *259*
Boughton, B., Hodgson-Jones, I.S., MacKenna, R.M.B., Wheatley, V.R., Wormall, A. 280, 305, *326*
–, MacKenna, R.M.B., Wheatley, V.R., Wormall, A. 265, 272, 280, 318, 321, *326*
–, Wheatley, V.R. 271, 274, 280, *326*
Bourgeois, S. s. Riggs, A.D. 121, *150*
Bourgeois-Spinasse, J. s. Sidi, E. 292, *344*
Bourlond, A. 158, *234*
Boutwell, R.K. s. Baird, W.M. 126, *144*
– s. Cripps, D.J. 500, 501, 502, *525*
Bowerman, L.T. s. Bolam, R.M. 217, *234*
Boxer, D.H. s. Tanner, M.J.A. 35, 36, *113*
Boyce, R.P., Howard-Flanders, P. 484, *523*
Boyer, J.P. s. Agache, P. 204, *232*
Boyum, A. s. Laerum, O.D. 213, *245*
Bozeman, M.A. s. Anderson, R.L. 181, *232*
Brabant, H., Delmotte, A. 277, *326*
Braceland, B.M. s. MacManus, J.P. 127, *149*
Bradley, S. s. Fulton, J.E. 310, *330*
– s. Pablo, G. 276, *341*

Brady, D.R. s. Gaylor, J.L. *330*
Braeucher, W. 355, 356, 373, 375, 444, 447
Braun, W. *234*
Braun-Falco, O. 28, 42, 44, 49, 65, *92,* 157, 208, 209, 210, *234,* 497, 498, 506, *523*
–, Burg, G. 209, *234*
–, –, Schoffinius, H.H. 210, *234*
–, Christophers, E. 56, *92*
–, Langner, A., Christophers, E. 42, *92*
–, Rupec, M. 3, 28, 44, 47, *92*
–, Salfeld, K. 80, 81, *92*
–, Weber, G. 42, *92*
–, Winter, W. 47, *92*
– s. Christophors, E. 42, 56, *94,* 169, 209, *236*
– s. Hofmann, C. 512, *529*
– s. Lukacs, I. 211, 212, *246*
– s. Petzoldt, D.G. 209, *250*
– s. Plewig, G. 211, *250,* 284, *341*
– s. Rupec, M. 47, *108*
– s. Weber, G. 513, *539*
Brauner, G.J. s. Scheuplein, R.J. 183, *252*
Braus, H., Elze, C. 358, 359, 370, 375, 377, 387, 417, *448*
Breathnach, A.S. 39, 64, 88, *92,* 158, 159, 165, 167, 172, 173, 174, 175, 187, *234*
–, Goodman, T., Stolinski, C., Gross, M. 175, *234*
–, Gross, M., Martin, B. 175, *235*
–, Wyllie, M.A.L. 47, *92*
– s. Fitzpatrick, T.B. 158, *238*
Bredberg, A. s. Swanbeck, G. 512, *538*
Brehm, A. s. Korting, G.W. 352, *452*
Brehme, H., Baitsch, H. 187, *235*
Breit, R., Kligman, A.M. 493, *523*
Breitinger, J. s. Gloor, M. 181, 182, *239,* 304, 314, 315, *330*
Bresch, D., Hausmann, R. 486, 487, *523*
Brickner, R.M. 405, *448*
Bridges, B.A. s. Igali, S. 512, *529*
Briggaman, R.A., Wheeler, C.E., Jr. 15, 89, *92, 93,* 166, 169, *235*
Brind, J.L. s. Wheatley, V.R. 181, *259*
Britten, R.J., Kohne, D.E. 117, *144*
Broad, A. s. Lindley, H. 17, 18, 65, *102*
Brobeck s. Magans, H.W. *453*

Brock, W.A. s. Kreiner, P.W. 132, *148*
Brod, J. s. Aubin, G. 304 *325*
Brodkin, R.H., Kopf, A.W., Andrade, R. 506, *523*
Brodthagen, H. 519, *523*
—, Christiansen, J.V. 519, *523*
Brody, I. 25, 28, 44, *93,* 154, 156, 158, 159, 169, 172, 173, 174, 175, 200, *235*
—, Mishima, Y., Matsumaka, M. 175, *235*
Bromer, W.W. s. Chance, R.E. 135, *144*
Bron, S., Venema, G. 483, *523*
Brønstad, G.O., Elgjo, K., Øye, I. 122, *144*
Brooks, S.C., Godefroi, V.C., Simpson, W.L. 286, *326*
—, Langs, L.K., Godefroi, V.C. 303, *326*
Brophy, D. s. Daniels, F. 496, 497, *525*
Brostrom, C.O. s. Reimann, E.M. 126, *150*
Brown, J. s. Montes, L.F. 214, *248*
Brown, M. s. Pollock, L.J. 405, *454*
Brown, W.R., Hansen, A.E., Burr, G.O., McQuarrie, I. 52, *93*
Brown, M.S., Webb, R.B. 482, *523*
Brown, S. s. Lorincz, A.L. 317, 318, *338*
Brüchle, H. s. Meyer, A. 396, *453*
Brücke, F. 370, 375, *448*
Brühl, G. s. Leonhardi, G. 65, 67, *102*
Brühl, R. s. Rupec, M. *252*
Bruevich, T.S. 218, *235*
Brun, R., Emch, J. 174, *235*
—, Enderlin, K., Kull, E. 269, 270, *326*
—, —, Weck, A. de 297, *326*
—, Gaudin, P. 174, *235*
—, Grasset, N. 391, 400, *448*
—, Gay-Prieto, J., Jadassohn, W. 433, *448*
—, Meyer, G. 270, *326*
—, Ritz, A. 298, *326*
— s. Enderlin, K. 293, 297, *329*
— s. Grasset, N. 302, *333*
— s. Kernen, R. 354, *451*
— s. Schmid, U. 313, *344*
Brunk, C.F. 482, *523*
Brunn, G. 274, 278, *326*
— s. Tronnier, H. 274, 278, 279, 316, 317, 318, *346*
Brunot, F.R. s. Smith, J.G. 298, 299, 300, *345*
Brusilow, S.W., Ikai, K. 70, *93*

Buchanan s. Sherwood, C. 361, *456*
Buchanan, A.R., Heim, H.C., Stilson, D.W. 477, *523*
Buckup, H., Szakall, A. 78, *93*
Budak, M. s. Lutsky, B. 300, *338*
Buddecke, E. 5, 6, 7, 35, *93*
Budwig, J. s. Kaufmann, H.P. 273, 275, *336*
Bues, E. 373, 374, 377, 379, 380, 399, 418, *448*
—, Alnar, P., Peter, D. *448*
Buettner, K.J.K. s. Rushmer, R.F. *252*
Buettner-Janusch, V. s. Burke, R.C. 68, 76, *93*
Buholzer, F. s. Burckhardt, W. 217, *235*
Bukenberger, M.W. s. Meister, A. 71, *104*
Buller, R.E. s. O'Malley, B.W. 56, *105*
Bullough, Laurence 162, *235*
Bullough, W.S. 133, *144,* 160, 162, *235*
—, Deol, J.U.R. 501, *523*
—, Hewitt, C.L., Laurence, E.B. 133, *144*
—, Laurence, E.B. 89, *93,* 126, 133, *144,* 300, *326*
—, —, Iversen, O.H., Elgjo, K. 133, *144,* 501, *523*
Bulow, G. s. Piette, L.H. 474, *535*
Bulusu, L. s. Cotterill, J.A. 297, 305, 317, *327*
Burbach, J.P.E. s. Verhagen, A.R.H.B. 519, *539*
Burckhardt, W. 154, 182, 220, 221, 222, 223, 224, 226, 228, 231, *235,* 510, 511, 515, 517, *523,* 524
—, Buholzer, F. 217, *235*
—, Dorta, Th. 228 *235*
—, Locher, G., Suter, H. 215, *235*
—, Mahler, F., Schwarz-Speck, M. *524*
—, Mosimann, J. 499, *524*
—, Schmid, R. 222, *235*
—, Schwarz, K., Schwarz-Speck, M. 517, *524*
—, Sutter, T. *524*
Burg, G. s. Braun-Falco, O. 209, 210, *234*
— s. Hofmann, C. 512, *529*
Burger, M.M., Bombik, B.M., Noonan, K.D. 211, *235*
Burgess, P.R. s. Horch, K.W. 158, *242*
Burk, P.G., Lutzner, M.A., Clarke, D.D., Robbins, J.H. 488, 490, 520, *524*

— s. Epstein, E.H. 487, *526*
— s. Sams, W.M. *536*
Burke, R.C., Lee. T.H., Buettner-Janusch, V. 68, 76, *93*
Burkle, G. 401, *448*
Burkard, U. 218, *235*
Burn, J.H. 354, 406, *448*
Burr, G.O. s. Brown, W.R. 52, *93*
Burry, J.N. 517, *524*
—, Donald, G.F. 517, *524*
—, Hunter, G.A. 517, 518, *524*
Burstein, S., Gagnon, G., Hunter, S.A., Maudsley, D.V. 130, 131, *144*
Burton, J.L., Cartlidge, M., Cartlidge, N.E.F., Shuster, S. 302, *326*
—, —, Shuster, S. 298, *326*
—, Cunliffe, W.J., Saunders, J.G.G., Shuster, S. 302, *326*
—, —, Shuster, S. 265, 301, 303, *326*
—, Laschet, U., Shuster, S. 300, *326*
—, Libman, L.J., Cunliffe, W.J., Wilkinson, R., Hall, R., Shuster, S. 301, *327*
—, Pye, R.J., Meyrick, G., Shuster, S. 322, *327*
—, Shuster, S. 304, 316, *327*
—, —, Cartlidge, M. 298, *327*
— s. Cartlidge, M. 304, *327*
— s. Cunliffe, W.J. 264, 302, *328*
— s. Goolamali, S.K. 301, *333*
— s. Pye, J.R. 300, 320, 322, *342*
Buscher, H.P. s. Kim, Y.K. 366, *451*
Bush, H.L. s. Blum, H.F. 506, *523*
Bussius, H. s. Schneider, W. 218, *253*
— s. Tronnier, H. 183, 218, 223, 228, *258*
— s. Schneider, W. 268, 320, *344*
Butcher, O.E., Coonin, A. 264, 294, 302, *327*
—, Parnell, J.P. 264, 294, 302, *327*
—, Sognnaes, R.F. *93*
Butenandt, A., Karlson-Poschmann, L., Failer, G., Schiedt, U., Bieckert, E. 480, *524*
Buxman, M.M., Wuepper, K.D. 30, 66, *93*
— s. Fukuyama, K. 23, 55, 56, *97*
Byron, J.W. 120, *144*

Cabré, J. 512, *524*
Cabrini, R.L. s. Itoiz, M.E. 44, *100*
Cacchione, A. s. Sanctis, C. de *536*
Cahn, M., Levy, E., Shoffar, B. 519, *524*
–, –, –, Beerman, H. 519, *524*
Cahn, M.B. s. Cahn, R.D. 88, *93*
Cahn, M.M. s. Goodman, D. 517, *528*
Cahn, R.D., Cahn, M.B. 88, *93*
Cainelli, T. 205, *236*
Calandra, P. s. Binazzi, M. 519, *523*
Calas, E. s. Simonin, R. *344*
Califano, A. s. Caputo, R. 487, *524*
Callop, P.M. s. Blumenfeld, O.O. 35, *92*
Calnan, C.D. 517, *524*
–, Frain-Bell, W., Cuthbert, J.W. 517, *524*
– s. Vesey, C.M. 228, *258*
Calvanico, N.J. s. Diaz, L.A. 168, *237*
Calverb, J.G., Pitts, J.N. 460, *524*
Camilleri, G.E. s. Smith, C.J. 46, *110*
Campan, L. s. Lazorthes, G. 404, *452*
Campbell, A.H. s. Scott, Ch.W. 512, *538*
Campbell, J.H. s. Campbell, R.D. 166, 168, *236*
Campbell, R.D., Campbell, J.H. 166, 168, *236*
Candelas, G.C. s. Gelfant, S. 55, *98*, 119, *146*, 211, *239*
Cane, A.K. s. Jarrett, A. 48, 49, *100*
Caneghem, P. von 44
– s. Spier, H.W. 65, 77, *110*
Caperan, A. s. Agache, P. 270, *325*
Caputo, R., Califano, A. 487, *524*
– s. Bonelli, M. 317, *326*
Carmel, P.W. 363, 366, 368, 401, *448*
Carnes, R. s. Freeman, R.G. 494, 512, 517, *527*
– s. Owens, D.W. 510, *534*
Caron, G.A. 89, *93*
Carpenter, C.B. s. Strom, T.B. 121, *151*
Carrié, C. 218, *236*, 268, *327*
–, Kühl, M. 220, *236*
–, Neuhaus, H. 215, *236*, 313, *327*
–, Stelzer, E. 220, *236*
Carrier, W.L. s. Charlier, M. 483, *524*

– s. Regan, J.D. 485, *536*
– s. Setlow, R.B. 488, *537*
Carruthers, C. 48, *93*
–, Heining, A. 281, *327*
–, Woernley, D.L., Baumler, A., Kress, B. 20, *93*
Carter, J. s. Cripps, D.J. 500, 501, 502, *525*
Carter, D.M., Wolff, K., Schnedl, W. 512, *524*
Carter, M. 487, *524*
– s. Cleaver, J.E. 485, 488, 490, *525*
Cartlidge, M., Burton, J.L., Shuster, S. 304, *327*
– s. Burton, J.L. 302, *326*
Cartlidge, N.E.F. s. Burton, J.L. 298, 302, *326*
Casalonga, J. s. Simonin, R. *344*
Casarett, G. s. Gibbs, S.J. 119, *146*
Cassidy, J.M. s. Anderson, R.L. 192, 199, 200, 229, *232*
Castelain, P.Y. s. Simonin, R. *344*
Castrén, O. s. Haahti, E. 274, 277, *333*
Catalano, Ph.M. s. Blank, H. 512, *523*
Catania, C.V. s. Pricolo, V. 437, *454*
Cattano, A.N. 493, *524*
Caulfield, J.B. s. Wilgram, G. 43, *114*
Cazzato, G., Hanau, R. 411, *448*
Cebrelli, G. s. Bonelli, M. 317, *326*
Cerimele, D., Yamasawa, S., Serri, F. 507, *524*
– s. Yamasawa, S. 507, *540*
Černiková, M. 271, 274, *327*
–, Horáček, J. 274, *327*
Černiková, M. s. Horáček, J. 269, 271, 272, 273, 297, 306, *335*
– s. Konrad, B. 320, 321, *337*
Cerutti, P.A. s. Remsen, J.F. 491, *536*
– s. Vanderhoek, J.Y. 482, *538*
Cesarini 488
Chakravarti, D.N., Tyagi, N. 405, *448*
Chakrabarti, S.G., Bernstein, I.A. 31, *93*
– s. Bernstein, I.A. 28, 31, 56, 66, *91*, 155, *233*
– s. Sibrack, L.A. 71, *110*
– s. Voorhees, J.J. 31, *114*
Challoner, A.V.J. s. Ramsay, C.A. 498, *535*
Chalmers, T.M., Keele, G.A. 354, *448*
Chambers, D.A. 161, *236*

– s. Voorhees, J.J. 120, *151*, 155, 156, 157, *258*
Chan, G.T. s. Aschheim, E. *232*
Chan, J.T., Black, H.S. 480, *524*
Chandra, P., Wacker, A. 513, *524*
– s. Rodighiero, G. 513, *536*
– s. Wacker, A. 512, 513, *539*
Chance, R.E., Ellis, R.M., Bromer, W.W. 135, *144*
Chang, L.F., Tabachnick, J. 45, *93*
– s. Tabachnick, J. 45, *113*
Charcot, J.M., Nothnagel 402, *448*
Charlier, M., Hélène, C., Carrier, W.L. 483, *524*
Charlton, E. s. Summerlin, W.T. 89, *112*
Chase, H.B. s. Montagna, W. 28, *104*
Chasin, M. 127, *144*
Cheeseman, E.A. s. Beare, J.M. 184, *233*
Chen, L.J., Walsh, D.A. 126, *144*
Chernosky, M.E., Freeman, R.G. 507, *524*
–, Anderson, D.E. 507, *524*
Cheung, H.S. s. Flower, R.J. 131, *146*
Cheung, W.Y. 124, *145*
Chiarello, S. s. Flaxman, B.A. 212, *238*
Chieffi, M. s. Kirk, J.E. 297, *336*
Chinn, H.D., Dobson, R.L. 187, *236*
Chopra, D.P. 55, *93*, 128, *145*
–, Flaxman, B.A. 137, *145*, 212, *236*
–, Yu, R.Y., Flaxman, B.A. 160, *236*
– s. Flaxman, B.A. 119, *146*, 211, *238*
– s. Harper, R.A. 55, 89, *99*, 161, *241*
Chor, H. s. Pollock, L.J. 405, *454*
Christenhusz, R. s. Orfanos, C.E. 142, *149*, 175, 187, *249*
Christensen, F. s. Glavind, J. 307, *330*
Christensen, M.S., Hargens, C.W., Nacht, S., Gans, E.H. 204, *236*
Christiansen, J.V. s. Brodthagen, H. 519, *523*
Christien, J.E. s. Pitchard, J.E. *341*
Christophers, E. 55, 56, 89, *93*, 94, 128, 136, *145*, 169, 170, 171, 188, 209, 212, *236*

–, Braun-Falco, O. 56, *94,* 169, 209, *236*
–, Kligman, A.M. 169, *236*
–, Langner, A., Braun-Falco, O. 42, *94*
–, Schaumlöffel, E. 119, *145,* 155, *236*
–, Wolff, H.H., Laurence, E.B. 169, *236*
– s. Braun-Falco, O. 42, 56, *92*
– s. Kligman, A.M. 174, 193, 201, *244*
– s. Laurence, E.B. 55, *102, 245*
– s. Lukacs, I. 211, *246*
– s. Plewig, G. 284, *341*
Cipriani, C., Moretti, G., Rampini, E., Divano, C. 124, *145*
Citron, M. s. Zahnd, H. 68, 72, *115*
Civatte, J. s. Degos, R. 519, *525*
Claesson, S., Juhlin, L., Wettermark, G. 499, *524*
Clara, M. 370, 373, 375, 377, 381, 387, 436, *448*
Clark, G., Magoun, H.W., Ranson, S.W. 361, *448*
Clarke, G. s. MacDonald, I. 305, *339*
Clark, W.H. Jr. s. Eisen, A.Z. 44, *95*
Clarke, D.D. s. Burk, P.G. 488, 490, 520, *524*
Clayton, R.K. 460, 473, *524*
Cleasson, S. s. Alsins, J. 467, *522*
Cleaver, J.E. 485, 486, 488, 489, 490, 491, *524, 525*
–, Carter, M. 485, 488, 490, *525*
–, Trosko, J.E. 488, *525*
Clorius, R., Jung, E.G. 519, 520, *525*
Cloward, R.B. 445, *448*
Cochrane, R.G., Davey, T.F. 432, *448*
Chochrane, T. *236*
Cockerell, E.G. s. Freeman, R.G. 199, 200, 201, 205, *239*
Coetzee, W.F., Pollard, E.C. 477, *525*
Cohen, H.J. s. Frank, S.B. 512, *527*
Cohen, I.H. s. Epstein. E.H. 487, *526*
Cohen, J. s. Baden, H.P. 56, *90*
Cohen, J.A. s. Bootsma, D. 489, *523*
Cohen, S. 55, 89, *94,* 134, 135, *145,* 160, *236*
–, Elliott, G.A. 134, *145*
–, Stastny, M. 135, *145*

– s. Hoober, J.K. 135, *147*
– s. Starkey, R.H. 135, *151*
– s. Taylor, J.M. 135, *151*
– s. Turkington, R.W. 135, *151*
Colburn, N.H. s. Delescluse, C. 128, *145*
– s. Voorhees, J.J. 123, 124, 125, 127, 138, *151*
Cole, P.L. s. Wilgram, G.F. 497, 498, *539*
Colette, C. s. Agache, P. 297, *325*
Comaish, S. 55, *94*
Conant, M.A. s. Epstein, W.L. 56, *95*
Constable, H. 127, *145*
Cook, C.H. s. Anderson, R.L. 181, *232,* 310,.*325*
Cook, J.B. s. Cotterill, J.A. 302, *327*
Cooke, R.E. s. Gibson, L.E. *449*
Coon, H.G. s. Kraemer, K.H. 486, 488, 489, *532*
Coon, J.M., Rothman, S. 384, 393, *448*
– s. Rothman, S. 384, 385, *455*
Coon, W.M., Herrmann, F.M., Mandol, L. 323, *327*
–, Wheatley, V.R., Herrmann, F., Mandol, L. 49, 54, *94,* 274, 278, 323, *327*
– s. Herrmann, F. 49, *100,* 265, 323, *334*
– s. Wheatley, V.R. 52, *114,* 181, *259,* 273, 281, 286, *347*
Coonin, A. s. Butcher, O.E. 264, 294, 302, *327*
Cooper, G.A. s. Runkel, R.A. 276, 318, *343*
Cooper, M.F., McGrath, H., Shuster, S. 299, 317, *327*
– s. Hay, J.B. 299, *334*
Cormia, F.E., Kuyendall, V. 355, *448*
Corbin, J.D. s. Reimann, E.M. 126, *150*
Cordell, S.L. s. Young, J.M. 212, *260*
Cordelle, F.H. s. Freedberg, I.M. 56, *97*
Corey, R.B. s. Pauling, L. 4, *106*
Corfield, M.C. 16, *94*
Cornell, R.C. s. Milstein, H.E. 160, *248*
Corner, R.W. 303, *327*
Cornish, H.H., Block, W.D., Lea, W.A. 68, *94,* 272, 281, *327*
Corter 479
Cortes-Cortes, A. s. Steigleder, G.K. 299, *345*

Costa, E. s. Ebadi, M.S. 138, *145*
Costes, A. s. Témine, P. 517, *538*
Cotran, R.S., Pathak, M.K. 498, 499, *525*
Cotterill, J.A., Cunliffe, W.J. 310, *327*
–, Cunliffe, W.J., Williamson, B. 264, 265, 275, 307, 309, *327*
–, Cunliffe, W.J., Williamson, B., Arrowsmith, W.A., Cook, J.B., Sumner, D. 302, *327*
–, Cunliffe, W.J., Williamson, B., Bulusu, L. 297, 305, 317, *327*
–, –, –, Forster, R.A. 273, 275, *328*
– s. Cunliffe, W.J. 264, 285, 286, 304, 308, 309, 310, *328*
– s. Williams, M. 264, 280, 302, *348*
Coudry, V.F. s. Bamberger, F.P. 166, *233*
Counts, W.B. s. Flamm, W.G. 59, *96*
Cox, A.J., Reaven, E.P., 28, 31, *94*
– s. Aschheim, E. *232*
– s. Bishop, S.C. 55, 89, *92*
– s. Reaven, E.P. 28, 89, *106,* 475, *535*
Cox, A.J. Jr. s. Reaven, E.P. 89, *106*
– s. Zackheim, H.S. 212, *260*
Cox, B.J. s. Unrau, P. 482, *538*
Coxon, J.A., Jenkins, F.P., Welti, D. 474, *525*
Craig, J.M., Goldsmith, L.A., Baden, H.P. 15, *94*
Cramer, H.J. 48, *94*
Cranswick, E.H. s. Simpson, G.M. 52, *110*
Crewther, W.G., Dowling, L.M. 27, *94*
Crewther, W.G., Fraser, R.D.B., Lennox, F.G., Lindley, H. 11, 15, 27, *94*
Cripps, D.J., Ramsay, C.A. 467, 494, 495, 496, *525*
–, –, Carter, J., Boutwell, R.K. 500, 501, 502, *525*
–, –, Ruch, D.M. 488, *525*
– s. Ramsay, C.A. 498, 514, *535*
Croll, P. s. Gianelli, F. 486, 488, *528*
Crounse, R.G. 20, 21, 22, 53, 73, *94*
–, Rothberg, S. 75, 76, *94*
– s. Rothberg, S. 20, 75, *107*

Crow, K.D., Wilkinson, D.S., Osmundsen, P.E. 517, *525*
Crowe, F.W. s. Shaw, J.M. 218, *254*
Crowley, J.H. s. Rebuck, J.W. *251*
Cseplák, G., Marton, T. 187
Csongor, J. s. Horkay, I. 520, *529*
Cullen, Sf.I. s. Blank, H. 512, *523*
Cummings, B., Sansone, G. 299, *343*
Cunliffe, W.J. 269, *328*
–, Burton, J.L., Shuster, S. 264, 302, *328*
–, Cotterill, J.A. 285, 286, 304, 308, *328*
–, –, Williamson, B. 264, 309, 310, *328*
–, Forster, R.A., Greenwood, N., Hetherington, C., Holland, C.T., Holmes, R.L., Khan, S., Roberts, C.D., Williams, M., Williamson, B. 309, *328*
–, Hadkins, M.B., Ead, R. 318, *328*
–, Perera, W.D.H., Tan, S.G., Williams, M., Williams, S. 296, *328*
–, –,Thackray, P., Williams, M., Forster, R.A., Williams, S.M. 296, *328*
–, Shuster, S. 268, 270, 297, 298, 304, 316, *328*
–, –, Smith, A.J.C. 300, *328*
–, Williams, S.M., Tan, S.G. 264, 276, *328*
–, Burton, J.L. 265, 301, 302, 303, *326*
–, Coterill, J.A. 264, 265, 273, 275, 297, 302, 305, 307, 309, 310, 317, *327, 328*
– s. Edwards, J.C. 309, 319, *329*
– s. Gould, D.J. 319, *333*
– s. Gowland, G. 319, *333*
– s. Williams, M., 264, 280, 296, 302, 303, *348*
Cunningham, B.A. s. Henning, R. 161, *241*
Curth, H.O. s. Anton-Lamprecht, I. 157, *232*
Cushman, D.W. s. Flower, R.J. 131, *146*
Cuthbert, J.W. s. Calnan, C.D. 527, 524
Czetsch-Lindenwald, H. von 184, *236*

Dacenko, Z.M. s. Doboszynska, B. 280, *328*

Dagras, G. s. Agache, P. 270, 298, *325*
Daillie, J. s. Garel, P. 63, 64, *98*
Dale, B.A., Stern, I.B. 15, 31, 33, *94*
–, –, Rabin, M., Huang, L.Y. 15, *94*, 179, *236*
Dale, H.H., Feldberg, W. 352, 355, 356, 357, 358, *448*
Damaglou, A.P. s. Lindley, H. 17, 18, 65, *102*
Daniel, F. s. Degos, R. 519, *525*
Danielli, J.F., Davson, H. 34, *94*
Daniels, F. 512, *525*
–, Brophy, D., Lobitz, W.C. 496, 497, *525*
– s. Johnson, B.E. 474, 479, *530*
– s. Pathak, M.A. 510, *535*
Danielsen, L., Kobayasi, T. 506, *525*
Dannenberg, H. 480, *525*
Darian-Smith, I., Johnson, K.O. 158, *236*
Darskus, R.R., Gillespie, J.M. 17, *94*
– s. Lindley, H. 17, 18, 65, *102*
Das, S.B. s. Slaga, T.J. 55, *120*
Dautrevaux, M. s. Moschetto, Y. 16, *104*
Davey, T.F. s. Cochrane, R.G. 432, *448*
David, E. s. Stüttgen, G. 302, *346*
Davidson, W. s. Sansone, G. 299, *343*
Davies, A.K., Hilal, N.S., McKeller, J.F., Phillips, G.O. 518, *525*
Davies, R.E. s. Berger, D. 493, 494, 495, 496, *523*
Davis, L. s. Rothberg, S. 20, *107*
Davis, H.W. s. Rauschkolb, E.W. 280, 306, *342*
Davson, H. s. Danielli, J.F. 34, *94*
Dawber, R., Shuster, S. 506, *525*
Dawber, R.P.R. s. Marks, R. 213, *247*
Dawning, D.T. s. Morello, A.M. 181, *248*
Dawson, R.M.C. 281, *328*
Day, J.L. s. Montes, L.F. *248*
De Angelo, A.B. s. Jungmann, R.A. 128, 129, *148*
Debrousse 439, *448*
Decker, R.H. 73, *94*
– s. Dicken, C.H. 45, *94*
Deckers, P. s. Epstein, E.H. 487, *526*
Degos, R., Civatte, J.,

Akhound-Zadeh, H., Noury, J.-Y., Daniel, F., Larrègue, M., Audebert, G. 519, *525*
Delapp, N.W., Karasek, M.A. 82, *94*
Delescluse, C., Colburn, N.H., Duell, E.A., Voorhees, J.J. 128, *145*
–, Fukuyama, K., Epstein, W.L. 55, 89, *94*, 128, *145*
– s. Pruneiras, M. 155, *251*
– s. Regnier, M. 127, *150*
Delhanty, D.A. s. Parrington, J.M. 489, *534*
Dell s. Stulinsky, F. 457
Delmotte, A. s. Brabant, H. 277, *326*
Delwiche, C.V. s. Gaylor, J.L. *330*
Deneau, D.G. s. Aso, K. 130, 131, *144*, 160, 211, *232*
Deol, J.U.R. s. Bullough, W.S. 501, *523*
Derichs, R.D. s. Gloor, M. 303, *331*
Dertinger, H., Jung, H. 460, 486, *525*
Deurwaerder, R.A. de, Dobb, M.G., Sweetman, B.J. *94*
Devico, V. s. Guerrier, C.J. *528*
Deyhle, P. 270, *328*
Dhunér, K.G. s. Moberg, E. 355, 427, *453*
Diamantstein, T., Ulmer, A. 121, *145*
Dianzani, M.U. s. Ugazio, G. 307, *346*
Diaz, L.A., Heaply, M.R., Calvanico, N.J., Tomasi, T.B., Jordon, R.E. 168, *237*
Dicken, C.H., Decker, R.H. 45 *94*
Dickson, A. s. Frain-Bell, W. 515, 517, 519, 520, *527*
Dieckert, J.W., Reiser, R. 274, *328*
Dieden, H. 354, 356, 360, 375, *448*
Diekmeier, L. 162, *237*
Diem, E. s. Fritsch, P. 89, *97*, 127, *146*, 158, 212, *239*
Diengdoh, J.V. 45, *95*
Diethelm, R. 507, *525*
Dietzel, W. s. Meffert, H. 480, *533*
Diezel, W., Meffert, H., Höhne, W.E., Sönnichsen, N. 480, *525*
Dijk, E. van, Berrens, L. 511, *525*
Divano, C. s. Cipriani, C. 124, *145*
Dixon, W.J. s. Rowe, L. 162, *251*

Dobb, M.G. s. Deurwaerder, R.A. de 94
Doboszynska, B., Dacenko, Z.M. 280, *328*
Dobson, R.L., Bosley, L. 45, *95*
— s. Chinn, H.D. 187, *236*
Dodson, J.W. 89, *95*
Döhler, U. s. Hoffmann, H. 143, *147*
Döring, G. 416, *448*
Döring, W.J. s. Gloor, M. 310, *331*
Dörmer, P.H., Tulinius, H., Oehlert, W. 55, *95*, 119, *145*
Dohn, W. s. Bandmann, H.J. 214, 220, 221, *233*
Dolejsí, V. s. Hanúsová, S. 186, *241*
Doljanski, F. s. Kapeller, M. 42, *101*
Donald, G.F. s. Burry, J.N. 517, *524*
Donk, L.A. s. Vermeer, J.H. 66, *113*
Donlon, T., Norman, A. 486, *525*
Donoghue, E. s. Bettley, F.R. *233*
Dornheim, H. 217, *237*
Dorta, Th. s. Burckhardt, W. 228, *235*
Dose 476
Dose, K. s. Vecchio, G. 476, *538*
Douglas, A.B. s. Wildnauer, R.H. 192, 204, *259*
Doupe, J. s. Wilkins, R.W. 351, *458*
Dowling, G.B., Naylor, P.F.D. 67, 68, 70, *95*, 185, *237*
Dowling, L.M. s. Crewther, W.G. 27, *94*
Downes, A.M., Ferguson, K.A., Gillespie, J.M., Harrap, B.S. 17, *95*
—, Sharry, L.F., Rogers, G.E. 65, *95*
—, Sweeney, T.M., Matoltsy, A.G. 182, *237*
— s. Matoltsy, A.G. 54, *103*, 182, *247*
Downing, D.T. 277, *328*
—, Strauss, J.S. 266, 278, 280, 281, 286, 287, 288, *328*
—, —, Norton, L.A., Pochi, P.E., Stewart, M.E. 286, 306, *328*
—, —, Pochi, P.E. 267, 275, *328*
—, —, Ramasastry, P., Abel, M., Lees, W., Pochi, P.E. 284, *328*
— s. Greene, R.S. 263, 265, 266, 273, 275, 280, 281, 297, 304, *333*

— s. Marples, R.R. 185, *247*, 276, 309, 310, *339*
— s. Morello, A.M. 285, *339*
— s. Pochi, P.E. 302, 306, *341*
— s. Ramasastry, P. 280, 305, *342*
— s. Strauss, J.S. 181, *256*
— s. Sweeney, T.M. 54, *112*, 182, 183, *257*
Dreiss, M. s. Hole, H. 512, *529*
Dressel, M. s. Gloor, M. 284, 311, *331*
Dreyfuss, J. s. Wong, K.K. 225, *260*
Drobotworski, W.J. 439, *448*
Drummond, A.J., Wade, H.A. 468, *525*
Duell, E.A., Keley, W.H., Voorhees, J.J. 55, *95*, 160, *237*
—, Voorhees, J.J., Kelsey, W.H., Hayes, E. 124, *145*
— s. Delescluse, C. 128, *145*
— s. Hammarström, S. 130, *147*, 211, *241*
— s. Powell, A.J. 122, *150*
— s. Stawiski, M.A. 124, *151*
— s. Voorhees, J.J. 120, 123, 124, 125, 127, 133, 138, 140, 141, 142, *151*, 152, 155, 156, 157, 210, *258*
— s. Walter, J.F. 412, *539*
Dümmler, U. s. Jung, E.G. 474, *531*
Düngemann, H. s. Borelli, S. 220, *234*
Dünner, M. 269, 294, 302, 313, *328*
— s. Zehender, F. 264, 302, *348*
Duffill, M., Wright, N., Shuster, S. 137, *145*
Dugard, P.H., Scheuplein, R.J. 184, *237*
— s. Embery, G. *237*
Duncan, W.C., McBride, M.E., Knox, J.M. 185, *237*
Dunham, E. s. Goldberg, N.D. 120, *146*
Dupuy, J. 352, 375, *448*
Durell, G. 442, *449*
Duve, C. de 44, *95*
—, Pressman, B.C., Geaneeta, R., Wittiaux, R., Appelmans, F. *95*
Duzee, B.F. van 204, *237*
Dvorken, L., Maggiora, A. Jadassohn, W. 292, 312, *329*
Dyer, P.Y. s. Steinert, P.M. 30, 75, *111*

Ead, R. s. Cunliffe, W.J. 318, *328*
Eaglstein, W.H., Weinstein,

G.D. 132, *145*, 160, *237*, 499, *526*
Eaglstein, W. s. Snyder, D.S. 132, *151*
Eaton, B.C. s. Richter, C.P. 383, 443, *455*
Ebadi, M.S., Weiss, B., Costa, E. 138, *145*
Ebbecke, H. 351, 398, *449*
Ebbecke, U. 360, 361, 398, *449*
Eberhardt, H. 270, 292, 294, 295, 303, 312, *329*
—, Kuhn-Bussius, H. 270, *329*
Ebersole, R. s. Bodey, G.P. 185, *234*
Ebling, E. s. Ebling, F.J. 299, 301, *329*
Ebling, F.J. 298, 299, 300, 301, *329*
—, Ebling, E., McCaffery, V., Skinner, J. 299, 301, *329*
—, —, Skinner, J., White, A. 301, *329*
—, Skinner, J. 299, 300, *329*
— s. Saunders, H.L. 300, *343*
— s. Wild, P.F. 306, *347*
Ebling, F.J.G. 88, *95*
Ebner, H. 506, *526*
Eckstein, R.A. 297, *329*
Edelman, G.M. s. Henning, R. 161, *241*
Edgehill, W. s. Elgjo, K. 133, 134, *145*, 146, 160, *237*
Edidin, M. s. Meruelo, D. 161, *248*
Edwards, J.C., Williams, S.M., Tan, G., Cunliffe, W.J. 309, *329*
—, Willims, S., Tan, G., Holland, K.T., Roberts, C.D., Cunliffe, W.J. 319, *329*
— s. Williams, M. 264, 280, 302, *348*
Edwards, L.D. s. Pitchard, J.E. *341*
Effersoe, H. s. Kirk, J.E. 268, *336*
— s. Laursen, R.S. 214, *245*
Ehemann, V. s. Haag, D. 155, *240*
Ehlers, G. 54, *95*, 507, *526*
—, Florian, H.J. 467, *526*
—, Gründer, K., Wohlrab, W. 54, *95*, 155, *237*
—, Herbstreit, I. 155, *237*
—, Stephan, T. 155, *237*
Eichenseher, K. s. Peter, G. 280, 319, *341*
Eidinger, D., Wilkinson, R., Rose, B. 222, *237*
Einbinder, J.M., Parshley, M.S., Walzer, R.A., Sanders, S.L. 212, *237*
—, Walzer, R.A. 168, *237*

Eisbacher, I. s. Tronnier, H. 216, *258*
Eisen, A.Z., Arndt, K.A., Clark, W.H., Jr. 44, *95*
– s. Menton, D.N. 159, 171, 175, *248*
– s. Montagna, W. 28, *104*
Ekel, T.M. s. Scott, E.J. van 136, *151*
Elden, H.R. *237*
Elger, W. s. Neumann, F. 300, *340*
Elgjo, K. 55, *95*, 127, 133, 134, *145*, 160, 161, 211, *237*
–, Edgehill, W. 134, *145*, 160, *237*
–, Hennings, H. 133, *145*
–, –, Michael D., Yuspa, S.H. 55, 89, *95*, 155, *237*
–, Laerum, O.D., Edgehill, W. 133, 134, *146*
–, Larsen, T.E. 212, *237*
– s. Brønstad, G.O. 122, *144*
– s. Bullough, W.S. 133, *144*, 501, *523*
– s. Hennings, H. 133, 134, *147*
– s. Iversen, O.H. 133, *147*, 501, *530*
– s. Laurence, E.B. 133, *148*
El-Hawary, M.F.S. s. El-Hefnawi, H. 488, *526*
El-Hefnawi, H., El-Hawary, M.F.S. 488, *526*
–, Mortoda, A. 487, *526*
Elkind, M.M., Kamper, C. 486, *526*
Elleman, T.C. s. Lindley, H. 17, 18, 65, *102*
Elliot, T.R. 360, *449*
Elliott, G.A. s. Cohen, S. 134, *145*
Ellis, R.A., Henrikson, R.C. 290, *329*
Ellis, R.M. s. Chance, R.E. 135, *144*
El Mofty, A.M. 512, *526*
Elschner, H. s. Steigleder, G.K. 186, *256*
Elsner, R. s. Gstirner, F. 184, *240*
Elze, C. *449*
– s. Braus, H. 358, 359, 370, 375, 377, 387, 417, *448*
Emanuel, Sv. 268, 293, 294, 297, *329*
Embery, G., Dugard, P.H. *237*
Emch, J. s. Brun, R. 174, *235*
Emmerson, P.T. 486, *526*
Enderlin, K., Brun, R., Lindner, A. 293, 297, *329*
– s. Brun, R. 269, 270, 297, *326*
Enders E. s. Steigleder, G.K. 45, *111*, 157, *256*
Engels, H.J. 360, *449*

English, K.B. 158, *237*
Engman, M.F., Kooyman, D.J. 275, *329*
Enta, T. s. Epstein, S. *526*
Epprecht, E. 184, *237*
Epstein, E. s. Goldman, G.C. 517, *528*
Epstein, E.H., Burk, P.G., Cohen, I.H., Deckers, P. 487, *526*
–, Epstein, W.L. 284, *329*
Epstein, J., Williams, J.R., Little, J.B. 486, *526*
– s. Willis, I. *539*
Epstein, J.H. 501, 502, 504, 506, 507, 508, 519, *526*
–, Fukuyama, K. *526*
–, –, Epstein, W.I. 55, *95*, *526*
–, Rees, W., Baughman, R.D. *526*
–, Roth, H.J. *526*
–, Winkelmann, R.K. 499, *526*
–, Wuepper, K.D., Maibach, H.I. *526*
– s. Epstein, W.L. 132, *146*, 488, 500, *536*
– s. Fukuyama, K. 55, *98*
– s. Maibach, H.I. 512, *533*
– s. Sams, W.M. *536*
Epstein, St. 515, 516, 517, *526*
Epstein S., Enta, T., Mehregan, A.H. *526*
Epstein, W.E. s. Fukuyama, K. 164, *239*
Epstein, W.I. s. Epstein, J.H. 55, *95*
Epstein, W.L., Conant, M.A., Krasnobrod, H. 56, *95*
–, Fukuyama, K. 55, *95*, 500, 512, *526*
–, –, Epstein, J.H. 132, *146*, 488, 500, *526*
– s. Delescluse, C. 55, 89, *94*, 128, *145*
– s. Epstein, E.H. 284, *329*
– s. Epstein, J.H. *526*
– s. Fukuyama, K. 23, 28, 31, 33, 34, 54, 55, 56, 65, 73, 76, *97*, *98*
Erbs, G. s. Jung, E.G. 205, *243*, 465, 483, *531*
Erickson, J., Kahn, G. 28, *95*
Erickson, L.R., Peterka, E.S. 517, *526*
Eriksson, G., Lamke, L.-O. 182, 208, *237*
Esoda, E.C.J. s. Flesch, P. 42, 78, 79, 81, 86, *96*, 180, *238*
– s. Roe, D.A. 42, *107*
– s. Wheatley, V.R. 52, *114*
Estensen, R.D., Hadden, J.W., Hadden, E.M., Touraine, J.L., Haddox, M.K., Goldberg, N.D. 126, *146*
Estensen, R.E., Hill, H.R.

Quie, P.G., Hogan, N. 120, *146*
Esterly, N.B. s. Jensen, J.E. 15, *101*
Estrada, E. s. Gara, A. 50, *98*
Etoh, H., Taguchi, Y.H., Tabachnick, J. 55, *95*, 161, *238*
Evans, C.A. *238*
Evans, R.G., Norman, A. 485, 504, *526*, *527*
Evensen, A. s. Iversen, H.O. 119, *147*
Everett, B.A. s. Nix, T.E., Jr. 46, *105*
Everett, M.A., Anglin, J.H., Bever, A.T. 474, *527*
–, Nordquist, J., Olson, R.L., Sayre, R.M. 507, *527*
–, Olson, R.L., Sayre, R.M. 494, 499, *527*
–, Waltermire, J.A., Olson, R.L., Sayre, R.M. 494, 499, *527*
–, Yeagers, E., Sayre, R.M., Olson, R.L. 470, *527*
– s. Anglin, J.H. 71
– s. Anglin, A.H., Jr. 71, *90*
– s. Nix, Th.E. 164, *249*, 497, 498, 500, 501, *534*
– s. Nix, T.E., Jr. 46, *105*
– s. Nordquist, R.E. 45, *105*
– s. Olson, R.L. 44, 46, 47, *105*, 492, 493, 494, 498, *534*
– s. Sayre, R.M. 467, *536*
– s. Olson, R.L. 164, *249*

Fabre, L.F. s. Rauschkolb, E.W. 280, 306, *342*
Fagerstrom, R. s. Lampe, K.F. 511, *532*
Faget, H., Landes, E. 308, *329*
Fahr, E. 482, *527*
–, Kleber, R., Boebinger, E. 482, *527*
– s. Kleber, R. 482, *531*
Fahrenbach, W.H., Knutson, D.D. *238*
Failer, G. s. Butenandt, A. 480, *524*
Farber s. Rabinowitz 160
Farber, E.M., Lobitz, W.C., Jr. 355, *449*
– s. Aschheim, E. *232*
– s. Aso, K. 130, 131, 140, *144*, 160, 211, *232*
– s. Wheatley, V. 72, 80, 81, *114*
– s. Wilkinson, D.I. 51, *114*, 322, 323, *347*
– s. Zackheim, H.S. 77, *115*
Farbman, A.I. 34, *95*

Farell, G. s. Rauschkolb, E.W. 271, 306, *342*, 480, *535*
Farzad-Bakshadeh, A. s. Fulton, J.E. 310, *330*
Fayolle, J. 300, *329*
Fegeler, F., Rahmann-Esser, M. 31, 55, 56, *95, 96*
Fegeler, P. 436, *449*
Feisel, H.G. s. Peter G. 181, 250, 276, *341*
Feldberg, W. s. Dale, H.H. 352, 355, 356, 357, 358, *448*
Feldkamp, C. s. Gumucio, J. 31, *99*
Feldmann, A.M. s. Flaxmann, B.A. 212, *238*
Feldman, R.G. s. Kohn, St.R. 302, *337*
Felger, C.B. 305, 319, *329*
Fell, H.B. 89, *96*
-, Mellanby, E. 46, *96*
- s. Fitton Jackson, S. *96*
- s. Weissman, G. 46, *114*
Fellman, J.H. s. Pathak, M.A. 511, *535*
Fenimore, D.C. s. Rauschkolb, E.W. 280, 306, *342*
Ferguson, K.A. s. Downes, A.M. 17, *95*
Fertig, U. s. Förster, F.J. 45, *96*, 178, *238*
Fesenko, E.E. s. Vladimirov, Y.A. 476, 477, *539*
Festenstein, G.N., Morton, R.A. 271, *329*
Fetz, St. 467, *527*
- s. Schwarz, K. 495, 496, *537*
Fetzer, V.A. s. Skipski, V.P. 284, *345*
Feudell, P., Fischer, W. 402, *449*
Feuerman, E., Frumkin, A. 517, *527*
Fichtler, C. s. Gloor, M. 294, 303, *331*
Fidler, J. s. Goldman, L. 467, *528*
Fiedler, H.P. 154, *238*
Fiedler-Weiss, V. s. Freinkel, R.K. 49, *97*, 181, *239*
Fieser, L.F. 480, *527*
Fiker, S. s. Fišer, K. 270, 271, *329*
Filshie, B.K., Rogers, G.E. 8, 25, *96*
- s. Fraser, R.D.B. 53, *96*
Finchum, R.N. s. Luton, E.F. 517, *532*
Findlay, G.H. 80, *96*
Fine, I.H. s. Freedberg, I.M. 56, *97*
Finke, J. 411, 412, 439, *449*
-, Schuppener, H.J. 381, *449*
Finkelmann, J. s. Pollock, L.J. 405, *454*

Finkelstein, A. s. Rothfield, L. 34, *107*
Finkelstein, B. s. Wolfersberger, M.G. 71, *115*
Finlayson, G.R. s. Sams, W.M. 508, *536*
Fischer s. Ranson, S.W. 361, *455*
Fischer, A. 221, 223, *238*
- s. Spier, H.W. 66, *111*, 206, 216, *255*
Fischer, O. 375, *449*
Fischer, R.W. s. Smith, J.G. Jr. 158, 182, *254*
Fischer, T. s. Alsins, J. 467, *522*
Fischer W. s. Feudell, P. 402, *449*
Fišer, K., Fiker, S. 270, 271, *329*
Fiser-Herman, M. s. Adamic, M. 70, *90*
Fisher, A.A. 511, 512, 517, *527*
Fisher, J.M. s. Simnett, J.D. 133, *151*
Fisher, L.B. 162, *238*
-, Maibach, H.I. 209, 210, *238*, 311, *329*
Fishman, W.H. s. Ide, H. 47, *100*
Fitton Jackson, S., Fell, H.B. *96*
Fitzgerald, M.J.T., Folan, J.C., O'Brien, T.M. 158, *238*
Fitzpatrick, T.B., Becher, S.W., Lerner, A.B., Montgomery, H. 478, *527*
-, Breathnach, A.S. 158, *238*
-, Miyamoto, M., Ishikawa, K. 158, *238*
- s. Jimbow, K. 132, *148*, 158, *243*
- s. Melski, J.W. 512, *533*
- s. Parrish, J.A. 512, *534*, *535*
- s. Pathak, M.A. 508, 510, *535*
Flamm, W.G., Banerjee, M.R., Counts, W.B. 59, *96*
Flaxman, B.A., Chopra, D.P. 119, *146*, 211, *238*
-, Harper R.A. 55, 89, *96*, 212, *238*
-, -, Chiarello, S., Feldman, A.M. 212, *238*
-, Maderson, P.F.A. 88, *96*, 118, *146*, 155, 156, *238*
-, Nelson, B.K. 43, 89, *96*, 212, *238*
- s. Chopra, D.P. 137, *145*, 160, 212, *236*
- s. Harper, R.A. 55, 89, *99*, 161, *241*
Flegel, H., Mattheus, A. 224, *238*

Fleming, B. s. Baden, H.P. 14, *90*
Fleming, B.C. s. Lee, L.D. 12, 14, *102*
Fleming, B.F. s. Lee, L.D. 14, *102*
Flemming, B.R. s. Lee, L.D. 179, *245*
Flesch, P., Esoda, E.C.J. 42, 78, 79, 86, *96*, 180, *238*
-, Goldstone, S.B. 323, *329*
-, Hodgson, C., Esoda, E.J.C. 81, *96*
-, Roe, D.A., Esoda, E.C.J. 42, 79, *96*
- s. Roe, D.A. 42, *107*
- s. Scott, E.J. van 65, *109*
- s. Wheatley, V.R. 52, 53, *114*, 273, 281, *347*
Flinn, J.H. s. Parsons, W.B., Jr. 51, *106*
Florendo, N.T. s. King, L.E. 124, *148*
Florian, H.J. s. Ehlers, G. 467, *526*
Flower, R.J. 131, *146*
-, Cheung, H.S., Cushman, D.W. 131, *146*
-, Gryglewski, R., Herbacyznska- Cedro, K., Vane, J.R. 131, *146*
- s. Blackwell, G.J. 131, *144*
Förster, F.J., Gottschalk, K., Leonhardi, G. 24. *96*
-, Henckel, S., Balikcioglu, S. 181, *238*
-, -, -, Harth, S., Heller, G., Förster, H. 302, *330*
-, Neufarth, A., Stockum, G., Bauer, K., Frenkel, S., Fertig, U., Leonhardi, G. 45, *96*, 178, *238*
- s. Neufahrt, A. 24, *104*
Förster, H. s. Förster, F.J. 302, *330*
Foerster, O. 349, 353, 354, 356, 357, 359, 360, 369, 370, 372, 373, 374, 375, 376, 381, 387, 406, 410, 417, 428, 434, 442, *449*
-, Altenburger, H., Kroll, F.W. 352, 359, 375, 381, *449*
Folan, J.C. s. Fitzgerald, M.J.T. 158, *238*
Forbes, P.D. 508, *527*
- s. Hsu, J. *529*
Forck, G., Pfautsch, M., Fromme, H.C., Wichelmann, F., Tegtbauer, C. 187, *238*
Ford, F.R. 439, *449*
-, Woodhall, B. 439, *449*
Formanek, I. 273, *329*
Forster, P. s. Bernstein, I.A. 55, *91*

Forster, R. A. s. Cotterill, J. A. 273, 275, *328*
- s. Cunliffe, W. J. 296, 309, *328*
- s. Williams, M. 264, 280, 302, *348*
Fosnaugh, R. P. s. Hitzelberger, J. F. 517, *529*
Foster, R. C. s. Nicolaides, N. 267, 271, 272, 273, 278, 279, *340*
- s. Windhorst, D. B. 272, 323, *348*
Foster, R. W. s. Ambalavanar, S. 123, *143*
Fournier, A. s. Garel, P. 63, 64, *98*
Foussereau, J. s. Woringer, F. 517, *540*
Fowlks, W. L. s. Pathak, M. A. *535*
Fräki, J. E. 45, *96*
-, Hopsu-Havu, V. K. 45, *96*
Frain-Bell, W. 493, 517, 518, 519, *527*
-, Dickson, A., Herd, J., Sturrock, I. 515, 517, 519, 520, *527*
-, Mackenzie, L. A., Witham, E. 519, *527*
-, Mason, B. 519, *527*
- s. Calnan, C. D. 517, *524*
- s. Turnbull, B. C. 465, *538*
- s. Zaynoun, S. 518, *540*
Frame, G. W., Strauss, W. G., Maibach, H. I. 184, *238*
Frank, L. s. Winston, M. 300, *348*
Frank, S. B., Cohen, H. J., Minkin, W. 512, *527*
Frankhauser, R. s. Frauchiger, E. 352, *449*
Frank-Kamenetskii, M. D. s. Shafranovskaya, N. N. 537
Franks, D. J. s. MacManus, J. P. 127, *149*
Franz, P. s. Gloor, M. 181, 182, *239*, 312, 316, *331*
Fraser, I. E. B. 17, 18, *96*
Fraser, R. D. B., MacRae, T. P., Rogers, G. E. 1, 8, 10, 14, 15, 17, 18, 24, 25, 26, 27, 37, 46, 56, 59, 62, 66, 85, 86, 87, 88, *96*
-, -, -, Filshie, B. K. 53, *96*
- s. Crewther, W. G. 11, 15, 27, *94*
Frater, R. 17, *97*
Frauchiger, E., Frankhauser, R. 352, *449*
Frederiksson, T. 182, 183, *238*
Freed, R. M. s. Tabachnick, J. 45, *113*
Freedberg, A. S., Shaw, R. S.,

McManus, J. M. 436, 438, 439, 440, 441, 442, *449*
Freedberg, I. M. 56, 57, 63, 64, 97, 155, *238*
-, Baden, H. P. 56, *97*
-, Fine, I. H., Cordelle, F. H. 56, *97*
- s. Gilmartin, M. E. 56, 62, *98*
- s. Melbye, S. W. 45, 56, *104*
- s. Tezuka, T. 33, *113,* 178, *257*
Freedberg, M. A. s. Gilmartin, M. E. 62, *98*
Freeman, R. G. 494, 512, 517, *527*
-, Cockerell, E. G., Armstrong, J., Knox, J. M. 199, 200, 201, 205, *239*
-, Hudson, H. T., Carnes, R., Knox, J. M. 494, 512, 517, *527*
- s. Knox, J. M. 508, *527*
-, Owens, D. W., Knox, J. M., Hudson, H. T. 494, *527*
- s. Chernosky, M. E. 507, *524*
- s. Gerstein, W. 506, *528*
- s. Knox, J. M. 465, 467, *532*
- s. Mizuno, N. 510, *533*
- s. Ogura, R. 501, *534*
- s. Owens, D. W. 510, *534*
- s. Tan, E. M. 538
Fregert, S., Hjorth, N. 214, *239*
- s. Blomstrand, R. 48, *92*
- s. Hjorth, N. 216
Freinkel, R. K. 49, 97, 181, *239*, 297, 298, *330*
-, Aadelen, R. J. 302, *330*
-, Aso, K. 49, 50, 51, *97*, 181, *239,* 281, 289, *330*
-, Fiedler-Weiss, U. 281, 289, *330*
-, Fiedler-Weiss, V. 49, *97*, 181, *239*
-, Shen, Y. 181, *239,* 276, *330*
-, Strauss, J. S., Yip, Y. S., Pochi, P. E. 309, *330*
-, Traczyk, T. N. 275, *330*
-, Wier, K. A. 31, 56, *97*, 212, *239*
- s. Singh, Y. Y. 301, *344*
- s. Yip, S. Y. 301, *348*
Frenkel, S. s. Förster, F. J. 45, *96, 178, 238*
Freundova, D. s. Winter, V. 54, *114*
Frey, J. R. s. Studer, A. 56, *112*
Frey, L. 436, 439, 440, *449*
Frey, M. von 349, *449*
Frichot, B. C. III, Zelickson, A. S. 46, *97*
Fridberg, D. 439, *449*
Friedberg 490
Friederichs, H. C. s. Gloor, M. 181, 182, 186, 228, *239,* 240, 263, 265, 266, 268,

270, 274, 275, 278, 280, 282, 283, 284, 285, 292, 293, 294, 295, 297, 298, 300, 302, 303, 304, 305, 307, 308, 309, 310, 311, 312, 313, 314, 315, 316, 317, 318, 319, 320, 321, 322, 324, 325, *330, 331, 332, 333*
- s. Josephs, H. 264, 268, 282, 283, *336*
Friedrich, L., Zimmermann, F. *239*
Fiedler-Weiss, U. s. Freinkel, R. K. 281, 289, *330*
Friemann-Kien, A. E. s. Prose, P. H. 89, *106*
Frithiof, L. 37, 38, 47, *97*
Fritsch, P., Diem, E. 89, *97*, 127, *146*, 212, *239*
-, -, Hönigsmann, H. 158, *239*
-, Wolff, K., Hönigsmann, H. 42, *97*
Fritsch, W. C. s. Vickers, C. F. 217, *258*
Fromme, H. C. s. Forck, G. 187, *238*
Frosch, P. J., Kligman, A. M. 225, *239*
Frost, P. 157, *239*
-, Weinstein, G. D., Scott, E. J. van 32, *97*
- s. Weinstein, G. D. 119, 136, 137, *152,* 211, *259*
Frumkin, A. s. Feuerman, E. 517, *527*
Frusenig, N. E., Worst, P. K. M. 127, *146*
Fry, L., Ramsay, C. A. 317, *330*
- s. Goodwin, P. 119, 136, 137, *146, 147*
Fu, H. C. s. Ansari, M. N. A. 273, 278, 279, *325*
- s. Nicolaides, N. 49, 50, *105,* 266, 275, 278, 280, 284, 319, *340*
Fülgraff, G. 160, 211, *239*
Fukui, K. s. Marks, R. 56, 64, *103*
Fukuyama, K., Bernstein, I. A. 55, *97*
-, Buxman, M. M., Epstein, W. L. 23, 55, 56, *97*
-, Epstein, W. E. 164, *239*
-, Epstein, W. L. 28, 31, 33, 34, 54, 56, 65, 73, 76, 97, *98*
-, -, Epstein, J. H. 55, *98*
-, Nakamura, T., Bernstein, I. A. 28, 34, 55, 56, 73, 75, *98*
- s. Delescluse, C. 55, 89, *94,* 128, *145*
- s. Epstein, J. H. *526*
- s. Epstein, W. L. 55, *95,* 132, *146*, 488, 500, 512, *526*

Fulton, J. 356, *449*
Fulton, J.E., Farzad-Bakshadeh, A., Bradley, S. 310, *330*
–, Leyden, J., Papa Chr. 512, *527*
–, Pablo, G. 310, *330*
–, Plewig, G., Kligman, A.M. 306, *330*
–, Willis, I. 517, *527*
– s. Anderson, A.S. 271, 317, *325*
– s. Pablo, G. 276, 309, *341*
– s. Weeks, J.G. 319, *347*
Fusaro, R.M. s. Runge, W.J. 501, *536*
– s. Smith, G.T. 271, *345*
Fusenig, N.E., Worst, P.K.M. 212, *239*
– s. Worst, P.K. 165, *260*

Gabriel, L. s. Ugazio, G. 307, *346*
Gagel, O. 353, 354, 355, 356, 359, 370, 376, 387, 388, 409, *449*
Gagnon, G. s. Burstein, S. 130, 131, *144*
Gahlen, W. 320, *330*
Gailey, A.A.H. s. Beare, J.M. 184, *233*
Galand, P. s. Heenen, M. 119, *147*, 211, *241*
Galente, L.F. s. Thies, W. 351, *457*
Gal-Oz, R. s. Kapeller, M. 42, *101*
Gamper, E. 361, *449*
Gandhi, V.M. s. Mathur, G.P. 132, *149*, 160
Gans, E.H. s. Christensen, M.S. 204, *236*
Gans, O. s. Steigleder, G.K. 65, *111*
Gara, A., Strada, E., Rothman, S., Lorincz, A.L. 281, 322, *330*
–, Estrada, E., Rothman, S.T., Lorincz, L.A. 50, *98*
Garcia, H. s. Stenback, F. 508, *537*
Garcia-Giralt, E. s. Lasalvia, E. 133, *148*
Gardner, J.W., McCubbin, J.W. 437, 439, 440, *449*
Garel, P., Fournier, A., Daillie, J. 63, 64, *98*
Garovoy, M.R. s. Strom, T.B. 121, *151*
Garren, L.D. s. Gill, G.N. 126, *146*
Garretts, M. s. Birkett, D.A. 512, *523*
Garrie, S.A., Jürgensen, P.W. *239*

Garrod, E. 206, *239*
Gartmann, H., Reimers, E.M. 506, *527*
Gaudin, D., Gregg, R.S., Yielding, K.L. 486, *527*
Gaudin, P. s. Brun, R. 174, *235*
Gavioli, L. s. Baden, H.P. *90*
Gaylarde, P. s. Sarkany, I. 270, *343*
Gaylor, J. s. Olson, R.L. 492, *534*
Gaylor, J.L., Delwiche, C.V., Brady, D.R., Green, A.J. *330*
Gaylor, J.R. s. Weigand, D.A. 190, 192, 205, 208, 229, *259*
Gay-Prieto, J. s. Brun, R. 433, *448*
Gazzarrini, F., Nagy, B. 284, *330*
Geaneeta, R. s. Duve, C. de 95
Gedde-Dahl, T. jr. s. Hashimoto, I. 157, *241*
Geilhof, A. s. Gloor, M. 325, *331*
Geissler, H. s. Gloor, M. 240, 324, *333*
Geldmacher, J. 396, *449*
Gelfant, S. 119, 136, 137, *146*, 157, 161, 211, *239*
–, Candelas, G.C. 55, *98*, 119, *146*, 211, *239*
Gent, C.M. van 273, 274, *330*
Gentele, H., Lagerholm, B., Lodin, A. 65, *98*
George, W.J., Polson, J.B., O'Toole, A.G., Goldberg, N.D. 121, *146*
Gerald, P. s. Goldsmith, L.A. 77, *98*
Gerlach, U. s. Blaich, W. 217, *233*
Gerlich, N., Vettermann, W. 182, *239*
German, J. 491, *527*
–, Gilleran, Th., Rock, J., Regan, J.D. 491, *527*
– s. Setlow, R.B. 488, *537*
Gershbein, L.L., Haeberlin, J.B., Singh, E.J. 274, 280, 319, *330*
–, Krotoszynski, B.K. 283, *330*
–, Metcalfe, L.D. 274, *330*
–, O'Neill, H.J. 274, *330*
– s. O'Neill, H.J. 283, *341*
– s. Singh, E.J. 274, 278, 281, *344*
Gerö, A. s. Vankos, J. 517, *538*
Gerstein, W. 48, 55, *98*
–, Freeman, R.G. 506, *528*
Gerstmann, J. s. Bikkeles, G. 368, 402, 405, *447*
Gertler W. 320, *330*, 436, *449*

Geschwendt, G. s. Meffert, H. 281, 322, *339*
Gianelli, F., Croll, P. 486, 488, *528*
Gibbs, S.J., Casarett, G. 119, *146*
Gibson, L.E., Cooke, R.E. *449*
Gifford, A.M. s. Baden, H.P. 12, 14, *90*
– s. Baden, U.M. 229, *232*
Gigli, I. s. Stüttgen, G. 44, *112*
Gill, G.N., Garren, L.D. 126, *146*
Gilleran, Th. s. German, J. 491, *527*
Gillespie, J.M. 15, 16, 17, 85, *98*
–, Inglis, A.S. 15, 17, *98*
–, O'Donnell, I.J., Thompson, E.O.P. 15, *98*
– s. Darkus, R.L. 17, *94*
– s. Downes, A.M. 17, *95*
– s. Lindley, H. 17, 18, 65, *102*
Gilman, A.G. *146*
Gilmartin, M.E., Freedberg, I.M. 56, *98*
–, Freedberg, M.A., Freedberg, I.M. 62, *98*
Gilsing, H. s. Staak, W.J.B.M. van de 47, *111*
Giordano, G.G., Santamaria, L. 507, *528*
Glaister, D.H., Hearnshow, J.R., Heffron, P.F., Peck, A.P. 436, 438, *449*
Glasenapp, I. von s. Leonhardi, G. 65, 67, *102*, 338
Glass, D.B. s. Goldberg, N.D. 120, 121, *146*, 155, *240*
Glass, D.W., White, J.G., Goldberg, N.D. 121, *146*
Glavind, J., Christensen, F. 307, *330*
Gleason, M. 487, *528*
Gleiss, J., Sommerkamp, B. 217, *239*
Glicksman, J.M. s. Owens, D.W. 510, *534*
Glodny, H. s. Rausch, L. 65, *106*
Glomset, J.A. 49, *98*
–, Kaplan, D.M. 49, *98*
Gloor et al 49
Gloor, M. 270, 319, *330*
–, Baldes, G., Lipphardt, B.A., Jäger, B. 284, 304, 310, 311, *330*
–, Breitinger, J., Friederich, H.C. 181, 182, *239*, 304, 314, 315, *330*
–, Derichs, R.D., Friederich, H.C. 303, *331*
–, Döring, W.J., Kümpel, D. 310, *331*

–, Dressel, M., Schnyder, U. W. 311, *331*
–, Fichtler, C., Friederich, H. C. 294, 303, *331*
–, Franz, P., Friederich, H. C. 181, 182, *239*, 312, 316, *331*
–, Friederich, H. C. 280, 284, 302, 319, *331*
–, –, Undeutsch, W. 186, *239*
–, Geilhof, A., Ronneberger, G., Friederich, H. C. 325, *331*
–, Graumann, U., Kionke, M., Wiegand, I., Friederich, H. C. 316, 317, 318, 319, *331*
–, –, Wiegand, I., Friederich, H. C. 308, 309, *331*
–, Habedank, W. D. 319 *331*
–, Handke, J., Baumann, C., Friederich, H. C. 265, 307, 308, *331*
–, Hübscher, M., Friederich, H. C. 275, 300, 310, *331*
–, Hummel, A., Friederich, H. C. 310, *331*
–, Jäger B., Baldes, G. 217, 228, *239*, 310, 311, *331*
–, Josephs, H., Friederich, H. C. 181, *239*, 282, 285, 304, *331*
–, Klarenfeld, A. 303, 307, *331*
–, Kellermann, H. 284, 304, 309, *331*
–, Kionke, M. 274, 279, 318, *331*
–, –, Friederich, H. C. 182, *240*, 274, 278, 297, 298, 305, 316, 318, *331, 332*
–, –, Strack, R., Friederich, H. C. 263, 280, 282, 283, 304, *332*
–, Klaubert, W., Friederich, H. C. 321, 322, *332*
–, Kohler, H. 264, 277, 281, 290, 295, 315, 316, 324, *332*
–, Kriett, P. 324, *332*
–, Kümpel, D., Friederich, H. C. 325, *332*
–, Marckardt, V., Friederich, H. C. 182, *240*, 307, *332*
–, Mattern, E. 310, 311, *332*
–, –, Friederich, H. C. 304, 311, *332*
–, Mendel, R., Baumann, Chr., Friederich, H. C. 309, 310, *332*
–, Mildenberger, H. 301, 309, 311, *332*
–, Mildenberger, K. H., Miltenberger, G. 304, 310, *332*
–, Mildenberger, H.,

Miltenberger, G., Dressel, M. 284, 311
–, Munsch, K., Friederich, H. C. 228, *240*
–, Oschmann, H., Friederich, H. C. 292, 297, 302, *332*
–, –, Schmidt, E., Friederich, H. C. 270, *332*
–, Rietkötter, J., Friederich, H. C. 268, 293, 294, 313, *332*
–, Schemel, A., Friederich, H. C. 295, *332*
–, Schnyder, U. W. 228, 229, *240*, 296, *332*
–, Schulz, U., Wieland, G., Wiegand, I. 268, 273, 274, 275, 276, 304, *332*
–, –, –, –, Friederich, H. C. 270, *332*
–, Steingräber, V., Friederich, H. C. 303, *332*
–, Strack, R., Geissler, H., Friederich, H. C. *240*, 324, *333*
–, –, Oschmann, H., Friederich, H. C. *240, 333*
–, –, Wiegand, I. 313, *333*
–, Weidemann, J., Friederich, H. C. 268, 294, *333*
–, Weigel, H. J., Friederich, H. C. 325, *333*
–, Wiegand, I., Baumann, C., Friederich, H. C. *333*
–, –, Friederich, H. C. 266, 320, 321, *333*
–, Wollner, B., Friederich, H. C. 266, 311, *333*
– s. Josephs, H. 264, 268, 282, 283, *336*
Gloxhuber, C. s. Malaszkiewicz, J. 217, *246*
Godefroi, V. C. s. Brooks, S. C. 286, 303, *326*
Godfrey, G. s. Yardley, H. J. 48, *115*
Godt, P. s. Schliack, H. 416, 417, *456*
Goebel, H. H. 382, 386, 387, 388, 434, 438, *449*
– s. Schliack, H. 382, 387, 390, 434, 435, *456*
Göppert, H. 64, *98, 240*
Götte, E., Herzberg, J. J. 217, *240*
Gohlke, H. 218, *240*
Gold, C. J. s. Kreiner, P. W. 132, *148*
Goldberg, N. D., Haddox, M. K., Zeilig, C. E., Nicol, S. E., Acott, T. S., Glass, D. B. 155, 156, *240*
–, O'Dea, R. F., Haddox, M. K. 120, 136, *146*
–, Haddox, M. K., Dunham, E.,

Lopez, C., Hadden, J. W. 120, *146*
–, –, Zeilig, C. E., Nicol, S. E., Acott, T. S., Glass, D. B. 120, 121, *146*
– s. Estensen, R. D. 126, *146*
– s. George, W. J. 121, *146*
– s. Glass, D. W. 121, *146*
– s. Hadden, J. W. 120, *147*
– s. Voorhees, J. J. 123, 124, 125, 127, 133, 140, 141, 142, *151, 152*
Goldfarb, L. s. Schnur, H. 269, 294, *344*
Goldman, G. C., Epstein, E. 517, *528*
Goldman, L. 467, *528*
–, Nath, G., Schindler, G., Fidler, J., Rockwell, R. J. 467, *528*
Goldschmidt, H., Kligman, A. M. 177, 188, *240*, 304, *333*
–, Thew, M. 189, *240*
Goldsmith, L. A., Baden, H. P. 54, *98*
–, Kang, E., Bienfang, D. C., Jimbow, K., Gerald, P., Baden, H. P. 77, *98*
–, Martin, C. M. 30, 66, 88, *98*
–, O'Barr, T. 73, *99*
– s. Baden, H. P. 8, 9, 11, 12, 13, 14, 15, 20, 21, 29, 32, 65, 71, 73, *90, 91*, 164, 178, *232*
– s. Craig, J. M. 15, *94*
– s. Ogawa, H. 31, 66, *105*
Goldstein, K. 405, *449*
Goldstone, S. B. s. Flesch, P. 323, *329*
Goldyne, M. E. 160, *240*, 499, *528*
Gollmick, F. A., Berg, H. 511, *528*
Golodetz, L. s. Unna, P. G. 48, *113*
Goltz, F. 352, *450*
Goltz, R. W. s. Rashleigh, P. L. 308, *342*
Gomez Bosque, P. s. Jabonero, V. 351, 355, *451*
Good, J. J. s. Skipski, V. P. 284, *345*
Goodman, D., Cahn, M. M. 517, *528*
Goodman, D. S. 289, *333*
Goodman, T. s. Breathnach, A. S. 175, *234*
Goodwin, P., Hamilton, S., Fry, L. 119, 136, 137, *146, 147*
Goolamali, G., Shuster, S. 301, *333*
Goolamali, S. K., Burton, J. L., Shuster, S. 301, *333*
–, Plummer, N., Burton, J. L.,

Shuster, S., Thody, A.J. 301, *333*
– s. Shuster, S. 302, *344*
Gordon, B.I., Maibach, H.I. *240*
Gordon, G. s. Argyris, T.S. *90*
Gosporadowicz, D., Greene, G., Moran, J. 121, *147*
–, Jones, K.L., Sato, G. 121, *147*
–, Moran, J.S. 121, *147*
– s. Rudland, P.S. 135, *150*
Gottron, H.G. 439, *450*
Gottschalk, K. s. Förster, F.J. 24, *96*
Gottschick, J. 356, *450*
Gould, D. s. Williams, M. 296, 303, *348*
Gould, D.J., Cunliffe, W.J., Holland, K.T. 319, *333*
Gould, E. s. Blank, I.H. 183, *234*
Gould, W.M. 519, *528*
Gowland, G., Holland, K.T., Cunliffe, W.J. 319, *333*
Graaf, H.J. de, s. Kooij, R. 301, *337*
Graff, D. s. Marks, R. 56, 64, *103*
Graham, D.T. s. Lorenz, Th.H. 270, 271, 293, 302, 317, *338*
Grana, A., Bosco, I. 284 *333*
Grande, D. s. Smith, G.T. 271, *345*
Grasset, N., Brun, R. 302, *333*
– s. Brun, R. 391, 400, *448*
Graumann, U. s. Gloor, M. 308, 309, 316, 317, 318, 319, *331*
Gray, G.M., Yardley, H.J. 53, *99*
Gray, R.H. s. Bernstein, I.A. 31, 58, 61, 62, *91*
– s. Kumaroo, K.K. 56, 58, *102*
– s. Sibrak, L.A. 30, 31, 32, 33, *110*
Greaves, M. *240*
Greaves, M.W., McDonald-Gibson, W.J. 131, *147*, 160, *240*
–, Sondergaard, J. 132, *147*, 499, *528*
– s. Bem, J.L. 130, *149*, 160, *233*
– s. Kingston, W.P. 131, *148*
Green, A.J. s. Gaylor, J.L. *330*
Green, M. s. Behrendt, H. 184, *233*
Greene, G. s. Gosporadowicz, D. 121, *147*
Greene, R.S., Downing, D.T., Pochi, P.E., Strauss, J.S. 263, 265, 266, 273, 275, 280, 281, 297, 304, *333*

–, Pochi, P.E., Strauss, J.S. 298, *333*
Greengard, P. s. Lee, T.P. 121, *148*
– s. McAfee, D.A. 121, *149*
Greenwood, N. s. Cunliffe, W.J. 309, *328*
Gregg, R.S. s. Gaudin, D. 486, *527*
Grey, R.H. s. Sibrack, L.A. 164, *254*
Grice, K., Ryan, T.J., Magnus, I.A. 499, *528*
–, Sattar, H., Baker, H. 183, *240*
–, –, –, Sharratt, M. *240*
–, –, Sharratt, M., Baker, H. *240*
Griesemer, R.D., Thomas, R.W. 280, *333*
– s. Patterson, J.F. 285, 286, *341*
Griffin, A.C. s. Ogura, R. 65, *105*
– s. Ryohei, O. 65, *108*
Griffiths, W.A.D., Marks, R. 187, *240*
Grimm, W. s. Marks, F. 123, *149*
Grimmer, G. 282, 283, *333*
–, Jacob, J., Kimmig, J. 280, 283, 323, *333*
Grobstein, C. 88, *99*
Grood, R.M. de s. Bauer, F.W. 119, 136, 137, *144*
Gross, M. s. Breathnach, A.S. 175, *234*, 235
Gross, R. s. Bollinger, A. 65, 81, *92*
Grosse, P. s. Stüttgen, G. 302, *346*
Grosshans, E. s. Heid, E. 519, *529*
Grossman, M.I. s. Janowitz, H.D. 351, *451*
Grossmann, L., Kaplan, J., Kushner, S., Mahler, I. 484, *528*
Grossweiner, L.I. s. Kaluskar, A.G. 477, *531*
– s. Walrant, P. *539*
Grove, G.L., Anderton, R.L., Smith, J.G. 55, *99*, 155, *240*
Grover, N.B. s. Kapeller, M. 42, *101*
Grünberg, T.H., Szakall, A. 40, 78, *99*
Gründer, B. s. Hundeiker, M. 506, *529*
Gründer, K. s. Ehlers, G. 54, *95*
Gründer, U. s. Ehlers, G. 155, *237*
Gryglewski, R. s. Flower, R.J. 131, *146*

Gschait, F. s. Wolff, K. 512, *540*
Gstirner, F., Elsner, R. 184, *240*
Güngerich, U. s. Krämer, D. 55, *101, 102*
– s. Pathak, M.A. 504, *535*
Gürenci, J. s. Leonhardi, G. 24, *102*
Guerrier, C.J., Lutzner, M.A., Devico, V., Prunieras, M. *528*
Guidotti, G. 35, *99*
Guix, J.R. s. Pinol Aguadé, J. 519, *535*
Gumucio, J., Feldkamp, C., Bernstein, I.A. 31, *99*
Gurdon, J.B. 88, *99*
Gurley, U.R. s. Tobey, R.A. 118, *151*
Gutman, A. s. Arigan, J. *90*
Guttmann, L. 349, 353, 354, 355, 356, 357, 374, 375, 377, 386, 387, 388, 393, 394, 395, 399, 400, 405, 409, 410, 415, 417, 428, 429, 434, 438, 442, *450*
–, List, C.F. 357, 368, 369, 377, 410, 411, 412, 428, 439, *450*
Guttmann, R. 349, 368, 381, 388, *450*
Guzei, T.N. s. Kolpakov, F.I. 182, *245*

Haag, D., Tschahargane, C., Ehemann, V. 155, *240*
Haahti, E. 266, 267, 273, 274, 275, 277, 279, 280, 281, 282, *333*
–, Horning, E.C. 276, 279, *333*
–, –, Castrén, O. 274, 277, *333*
–, Nikkari, T. 273, *333*
–, –, Juva, K. 274, 279, *334*
–, –, Koskinen, O. 274, *334*
– s. Kärkkäinen, J. 267, *336*
– s. Nikkari, T. 266, *340*
Habedank, W.D. s. Gloor, M. 319, *331*
Hackemann, M. s. Hayward, A.F. 38, 46, 47, *99*
Hadden, E.M. s. Estensen, R.D. 126, *146*
– s. Hadden J.W. 120, *147*
Hadden, J.W., Hadden, E.M., Haddox, M.K., Goldberg, N.D. 120, *147*
– s. Estensen, R.D. 136, *146*
– s. Goldberg, N.D. 120, *146*
Haddox, M.K. s. Estensen, R.D. 126, *146*
– s. Goldberg, N.D. 120, 121, 136, *146*, 155, 156, *240*
– s. Hadden, J.W. 120, *147*

Haddox, M. s. Voorhees, J.J. 123, 124, 125, 127, 133, 140, 141, 142, *151*, *152*
Hadida, E., Marill, F.G., Sayag, J. 487, *528*
Hadkins, M.B. s. Cunliffe, W.J. 318, *328*
Hadorn, E. 88, *99*
Hadźimusić, M. s. Šálomon, T. 271, 317, *343*
Haeberlin, J.B. s. Gershbein, L.L. 274, 280, 319, *330*
Haefele, J.W. s. Kile, R.L. 316, 319, *336*
Hägele, W., Schäfer, H., Stüttgen, G. 319, *334*
Haensch, R. 269, 270, 293, *334*
Härkönen, M., Hopsu-Havu, V.K., Raij, K. 138, 140, 141, *147*
Haggard, M.E. s. Hansen, A.E. 52, *99*
Hahn, P. s. Bär, H.P. 124, *144*
Hailey, C.W. s. Jolly, H.W. Jr. 184, *243*
Haimovici, H. 357, *450*
Hais, I.M., Strych, A. 71, *99*
—, —, Spacek, J., Zenisek, A., Kral, J.A. 71, *99*, 180, 205, *240*
—, Zenisek, A., Kral, J.A. 71, *99*
— s. Kral, J.A. 71, *102*
Hajdú, P. s. Jung, E.G. *531*
Hall, R. s. Burton, J.L. 301, *327*
Halprin, J. s. Ohkawara, A. 47, *105*
Halprin, K. s. Marks, R. 56, 64, *103*
Halprin, K.H. s. Hsia, S.L. 139, *147*
Halprin, K.M. 119, *147*, 155, 156, 161, *240*
—, Adachi, K., Yoshikawa, K., Levine, V., Hsia, S.L. 161, *241*
—, Ohkawara, A. 136, *147*, 496. *528*
— s. Adachi, K. 130, 131, *143*
— s. Bell, R.F. 497, *522*
— s. Mui, M.M. 140, *149*, 210, *248*
— s. Ohkawara, A. 47, *105*, 497, *534*
— s. Wright, R.K. 140, *152*
— s. Yoshikawa, K. 138, 139, 140, *152*
Ham, P., Wheatley, V.R. *241*, 281, *334*
Hamberg, M., Svensson, J., Wakabayashi, T., Samuelson, B. 131, *147*
— s. Hammarström, S. 130, *147*, 211, *241*

Hambrick, G.W., Lamberg, S.I., Bloomberg, R. 89, *99*
Hamilton, S. s. Goodwin, P. 119, 136, 137, *146*, *147*
Hammarström, S., Hamberg, M., Samuelsson,B., Duell, E.A., Stawiski, M., Voorhees, J.J. 130, *147*, 211, *241*
Hammons, A. s. Pablo, G. 276, *341*
Hanau, R. s. Cazzato, G. 411, *448*
Hanawalt, Ph.C., Haynes, R.H. 484, *528*
— s. Smith, K.C. 460, 481, 483, 484, 504, 511, *537*
Handke, J. s. Gloor, M. 265, 307, 308, *331*
Hanke, W. 478, *528*
Hannon, D.P. s. Loomans, M.E. 217, *246*
Hansen, A.E., Adam, D.J.D., Wiese, H.F., Boelsche, A.N., Haggard, M.E. 52, *99*
— s. Brown, W.R. 52, *93*
Hansen, J.R. s. Anderson, R.L. 180, *232*
Hansen, K., Schliack, H. 398, 417, *450*
—, Staa, H. von 398, 417, 418, *450*
Hansen, K.M. s. Aprison, M.H. 477, *522*
Hansen, P. 218, *241*
Hanusova, S. 49, *99*
Hanúsová, S. s. Dolejsí, V. 186, *241*
Harber, L.C. 466, 517, *528*
—, Baer, R.L. 515, 516, 518, *528*
—, Harris, H., Baer, R.L. 516, 517, 518, *528*
—, Holloway, R.M., Wheatley, V.R., Baer, R.L. 513, 514, 515, *528*
—, Lashinsky, A.M., Baer, R.L. *528*
—, Targovnik, S.E., Baer, R.L. 474, 516, *528*
— s. Baer, R.L. *522*
— s. Hsu, J. *529*
— s. Orentreich, N. 512, *534*
— s. Pathak, M.A. 507, *535*
Harding, H.W. s. Lock, R.A. 31, 66, 75, *103*
Harding, H.W.J., Rogers, G.E. 29, 30, *99*
Hardman, J.G. s. Beavo, J.A. 142, *144*
Hardmeier, T. s. Jung, E.G. 497, *531*
Hardy, J.A. s. Jarrett, A. 45, *101*

— s. Spearman, R.I.C. 86, *110*
Hardy, M.H. s. Singh, A. 89, *110*, 213, *254*
Hargens, C.W. s. Christensen, M.S. 204, *236*
Harkness, D.R., Bern, H.A. 65, *99*
— s. Bern, H.A. 65, *91*
Harper, R.A., Flaxman, B.A., Chopra, D.P. 55, 89, *99*, 161, *241*
— s. Flaxman, B.A. 55, 89, *96*, 212, *238*
Harrap, B.S. s. Downes, A.M. 17, *95*
Harrell, E.R. s. Voorhees, J.J. 124, 125, 127, 133, 136, 138, 140, *151*
Harrell, R. s. Voorhees, J.J. 161, 210, *258*
Harris, H. s. Harber, L.C. 516, 517, 518, *528*
Harris, R.S. s. Sebrell, W.H. 479, *537*
Harrison s. Magans, H.W. *453*
Harrison, R. G. s. Wolf, J.E. 160, *260*
Hart, R.W., Setlow, R.B. 485, *528*
Harth, P. s. Herrmann, F. 182, *241*, 292, 312, *334*
— s. Rust, S. 181, *252*, 265, 277 323, *343*
— s. Stüttgen, G. 44, *112*
Harth, S. s. Förster, F.J. 302, *330*
Hartrop, P.J. s. Prottey, C. 214, *250*
Hartz, D. s. Schneider, W. *253*
Harville, D.D., Appenzeller, O. 302, *334*
Hasama, B. *450*
Hashimoto, I., Anton-Lamprecht, I., Gedde-Dahl, T. Jr., Schnyder, U.W. 157, *241*
—, Gedda-Dahl, T. Jr., Schnyder, U.W. *241*
—, Schnyder, U.W., Anton-Lamprecht, I., Gedde-Dahl, T. Jr., Ward, S. *241*
Hashimoto, K. 47, *99*, 158, 164 *241*
—, King, L.E., Yamanishi, Y., Beachey, E.H., Maeyens, E. 43, *99*
—, Kumakiri, M. *99*
—, Lever, W.F. 43, *99*
—, Tamotsu, K. 187, *241*
— s. King, L.E. 124, 125, *148*, 161, *243*
Haskin, D., Lasher, N., Rothman, St. 298, 300, *334*

Haslett, G.W. s. Liew, C.C. 62, *102*
Hasselmann, C. s. Laustriat, G. 476, *532*
Hassing, G.S. 277, 309, *334*
Hassler, R. 366, 368, 388, *450*
Hatanaka, K. s. Wade, M. 384, *458*
Hatanaka, R. s. Nakamura, R. 354, *454*
Hatano, H., Ohkido, M., Matsuo, I., Arai, R., Mamiya, G. 488, *528*
Hatcher, V.B. s. Lazarus, G.S. 45, 46, 47, *102*
Hauptmann, H. 429, *450*
Hausman, R.E., Moscena, A.A. 120, *147*
Hausmann, R. s. Bresch, D. 486, 487, *523*
Hausmann, W., Haxthausen, H. 519, *528*
Hausser, K.W., Vahle, W. 494, 495, 496, *528, 529*
Haxthausen, H. s. Hausmann, W. 519, *528*
Haxton, H.A. 356, 357, 377, 394, 436, 438, 439, 441, 444, *450*
Hay, J.B., Cooper, M.F., McGibbon, D., Shuster, S. 299, *334*
–, Hodgins, M.B. 317, *334*
Hayakawa, S. s. Ueda, H. 304, *346*
Hayes, C. s. Moorhead, J.F. 133, *149*
Hayes, E. s. Duell, E.A. 124, *145*
– s. Voorhees, J.J. 125, 127, 136, 138, *152*
Haygood, C. s. Weigand, D.A. 229, *259*
Haylett, T., Swart, L.S., Parris, D., Joubert, F.J. 17, 19, *99*
Haynes, R.H. s. Hanawalt, Ph.C. 484, *528*
Hayward, A.F., Hackemann, M. 38, 46, 47, *99*
Hayward, B.J. s. Lewis, C.A. 282, *338*
Head 417, *450*
Head, H., Riddoch, G. 407, *450*
Hearnshow, J.R. s. Glaister, D.H. 436, 438, *449*
Heaply, M.R., Winkelmann, R.U. 166, *237*
– s. Diaz, L.A. 168, *237*
Heaton, Ch.L. s. Shelley, W.B. 514, *537*
Heber, A. s. Borelli, S. 228, *234*
Hebra, F., Kaposi, M. 488, *529*
Heenen, M., Achten, G., Galand, P. 211, *241*

–, Galand, P. 119, *147,* 211, *241*
Heffron, P.F. s. Glaister, D.H. 436, 438, *449*
Hefnawi, H. el s. Rasheed, A. 487, *535*
Heid, E., Grosshans, E., Schubert, B., Bergoend, H., Maleville, J. 519, *529*
Heidbüchel, H. s. Tronnier, H. 512, *538*
Heikkinen, J.E., Järvinen, M., Jansén, C.R. 45, *99*
Heim, H.C. s. Buchanan, A.R. 477, *523*
Heinen, M. s. Herrmann, W.P. *241*
Heining, A. s. Carruthers, C. 281, *327*
Heite, H.J. 208, 218, *241*
–, Streckhardt, K.H. 301, *334*
Helander, I. s. Jansen, Ch.T. 520, *530*
Hélène, C. s. Charlier, M. 483, *524*
Heller, G. s. Förster, F.J. 302, *330*
Hellgren, L., Vincent, J. 309, *334*
Henckel, S. s. Förster, F.J. 181, 238, 302, *330*
Henning, R., Milner, R.J., Reske, K., Cunningham, B.A., Edelman, G.M. 161, *241*
Hennings, H., Elgjo, K., Iversen, O.H. 133, 134, *147*
– s. Elgjo, K. 55, 89, *95,* 133, *145, 155, 237*
Henrikson, R.C. s. Ellis, R.A. 290, *329*
Henseke, G., Schiefer, H. 282, 283, *334*
Heppleston, A.G. s. Simnett, J.D. 133, *151*
Hepworth, R. s. Bolam, R.M. 217, *234*
Herbacyznska-Cedro, K. s. Flower, R.J. 131, *146*
Herbst, F.S.M. s. Matoltsy, A.G. 20, *103*
Herbstreit, I. s. Ehlers, G. 155, *237*
Herd, J. s. Frain-Bell, W. 515, 517, 519, 520, *527*
Hergersberg, H. 85, *99*
Herndon, J.H. s. Steinberg, D. 52, *111*
Herman, P.S., Sams, W.M. 516, 517, *529*
Hermann, H. 377, *450*
Hermann et al. 208, *241*
Herold, W. s. Barth, J. 468, *522*
Herrmann, F. 182, 215, *241,* 312, *334*

–, Ippen, H., Schaefer, H., Stüttgen, G. 71, *99,* 154, 155, *241,* 289, *334, 529*
–, Prose, P.H. 215, *241,* 265, 267, 268, 292, 294, *334*
–, –, Salzberger, M.B. 302, 312, *334*
–, Rust, S., Harth, P. 182, *241*
–, –, –, Schneck, L. 292, 312, *334*
–, Scher, R., Coon, W.M., Mandol, L. 49, *100,* 265, 323, *334*
–, Schultka, O. 269, *334*
– s. Coon, W.M. 49, 54, *94*
– s. Rust, S. 181, *252,* 265, 277, 323, *343*
– s. Suliman, Z. 182, *256,* 271, 323, *346*
– s. Sulzberger, M. 312, *346*
– s. Sulzberger, M.B. 154, 218, *256*
Herrmann, F.M. s. Coon, W.M. 274, 278, 323, *327*
– s. Prose, P.H. 316, *342*
Herrmann, W.P. 45, *100*
–, Heinen, M., Jung, K. *241*
Herminghaus, O. s. Steigleder, G.K. 297, *345*
Hers, H.G., Hoff, F. van 46, *100*
Hertzman, A.B. s. Randall, W.C. 374, *454*
Herxheimer, A. 356, 438, *450*
Herz, E. s. Tarlov, J.M. 387, *457*
Herzberg, J.J. s. Götte, E. 217, *240*
Hess, R. 52, *100*
Hess, W.R. 356, 361, *450*
Hetherington, C. s. Cunliffe, W.J. 309, *328*
Hewitt, C.L. s. Bullough, W.S. 133, *144*
Hicks, D.M. 54, *100*
Hiestand, P.C. s. Jungmann, R.A. 129, *148*
Higier, H. 412, *450*
Higuchi, T. s. Tingstad, J.E. 215, *257*
Hilal, N.S. s. Davies, A.K. 518, *525*
Hildebrand, C.E. s. Tobey, R.A. 118, *151*
Hildebrandt, G. s. Schölmerich, F. *456*
Hill, H.R. s. Estensen, R.E. 120, *146*
Hillenbrandt, G., s. Schölmerich, F. 350, *456*
Hiller, F. 370, *450*
Hillström, L. s. Swanbeck, G. 506, *538*
Hitzelberger, J.F., Fosnaugh, R.P., 517, *529*

Hjorth, N., Fregert, S. 216
—, s. Fregert, S. 214, *239*
Hochschild, R. 46, *100*
Hodgins, L. T. s. Wheatley,
  V. R. 181, *259*, 286, *347*
Hodgins, M. B. s. Hay, J. B.
  317, *334*
Hodgson, C. 80, 81, *100*
— s. Flesch, P. 81, *96*
Hodgson, C. F. 487, *529*
Hodgson, G. 217, *241*
Hodgson-Jones, I. S.,
  MacKenna, R. M. B.,
  Wheatley, V. R. 320, 321,
  334
—, Wheatley, V. R. 268, 272,
  334
— s. Boughton, B. 280, 305, *326*
Höhne, W. E. s. Diezel, W. 480,
  525
Hoekstra, W. G., Phillips, P. H.
  100
— s. Kirk, D. I. 180, 208, *243*
— s. Rossmiller, J. D. 68, 73,
  107, 208, *251*
Hölzle, E., Plewig, G. 188, 189,
  212, *241*
Hönigsmann, H., Wolff, K.,
  Konrad, K. 46, *100*, 205,
  241
— s. Fritsch, P. 42, *97*, 158, *239*
— s. Konrad, K. 158, *245*
— s. Wolff, K. 512, *540*
Hoff, F. van s. Hers, H. G. 46,
  100
Hoffmann, H., Morsches, B.,
  Döhler, U., Holzmann, H.,
  Oertel, G. W. 143, *147*
Hofmann, N. s. Stüttgen, G. 44,
  112
Hoffman, I. K. s. Puhvel, S. M.
  319, *342*
Hoffmann, M., Kraemer, R.
  436, *450*
Hoffmann, W. D., Zesch, A.,
  Schaefer, H. 184, *242*
Hoffmann, W. s. Zesch, A. 155.
  184, *261*
Hoffmeister, H. s. Rupec, M.
  290, *343*
Hofmann, C., Burg, G., Plewig,
  G., Braun-Falco, O. 512,
  529
Hofmann, N. s. Ippen, H. 517,
  529
Hofmann, N. s. Stüttgen, G. 44,
  112
Hofsten, B. v. s. Oden, S. 396,
  454
Hogan, N. s. Estensen, R. E.
  120, *146*
Hogemann, K. E. 437, 439, *450*
Holbrook, K. A., Odland, G. F.
  174, 199, 200, *242*
Hole, H., Dreiss, M. 512, *529*

Holla, S. W. J. s. Mier, P. D.
  141, *149*
Holland, C. T. s. Cunliffe, W. J.
  309, *328*
Holland, K. T. s. Edwards, J. C.
  319, *329*
— s. Gould, D. J. 319, *333*
— s. Gowland, G. 319, *333*
Hollman, E. P. M. J. s. Mier,
  P. D. 141, *149*
Holloway, R. M. s. Harber, L. C.
  513, 514, 515, *528*
Holmes, R. L. s. Cunliffe, W. J.
  309, *328*
Holt, R. J. 277, *334*
Holtz, H. s. Leonhardi, G. 24,
  102
Holtzer, H. 118, 134, *147*
Holubar, K. s. Wolff, K. 44, 47,
  115, 498, 510, *540*
Holzmann, H., Korting, G. W.,
  Kobelt, D., Vogel, H. G.
  242
— s. Hoffmann, H. 143, *147*
Hong, H.-S. C. s. Bodey, G. P.
  185, *234*
Honsig, Chr. 268, *334*
— s. Schirren, C. G. 264, 292,
  344
Hoober, J. K., Bernstein, I. A.
  31, 56, 75, *100*
—, Cohen, S. 135, *147*
Hook, B., Neufahrt, A.,
  Leonhardi, G. 24, *100*, 178,
  242
Hoopes, J. E. s. Michael, J. C.
  289, 290, 291, 292, *339*
Hopf, G., Winkler, A. 271, 312,
  334
Hopkins, T. R., Spikes, J. D.
  478, *529*
Hoppe, U. 216, *242*
Hopsu-Havu, V. K. s. Fräki,
  J. E. 45, *96*
— s. Härkönen, M. 138, 140,
  141, *147*
Horáček, J. 54, *100*, 205, *242*,
  269, 271, 280, 281, 283,
  307, 314, 316, 319, 320,
  321, 323, 324, *335*
—, Černíková, M. 269, 271, 272,
  273, 297, 306, *335*
—, Peňázová, M. 293, *335*
—, Pospíšil, L. 276, 271, 313,
  335
— s. Černíková, M. 274, *327*
Horch, K. W., Tucket, R. P.,
  Burgess, P. R. 158, *242*
Hori, Y. s. Baden, H. P. 71, *90*
Horikawa, M., Nikaido, O.,
  Sugahara, T. 486, *529*
Horio, T., Minami, K. 514, *529*
—, Ofuji, S. 184, *242*
Horkay, I., Mészáros, C. 520,
  529

—, Tamasi, P., Csongor, J. 520,
  529
Horner, J. 352, 375, 377, *450*
Horning, E. C. s. Haahti, E.
  274, 276, 277, 279, *333*
Hornke, J. s. Jung, E. G. *531*
Hornstein, O. P. 225, *242*
— s. Schell, H. 162, *252*
— s. Schmidt, G. H. 162, *253*
Horstmann, E. 174, *242*
Horvath, P. N. s. Shelley, W. B.
  456
Hoshino, S. s. Ueda, H. 304,
  346
Hosszu, J. L. s. Rahn, R. C. 482,
  535
Houck, J. C. 212, *242*
Hougen, F. W. 271, *335*
Hovorka, J. s. Kral, J. A. 71,
  102
Howard, A., Pelc, S. P. 117,
  118, *147*
Howard-Flanders, P. s. Boyce,
  R. P. 484, *523*
Howe, C. s. Blumenfeld, O. O.
  35, *92*
Hozumi, M., Book, F. G. 304,
  335
Hsia et al. 210
Hsia, S. L., Voigt, W. 300, *335*
—, Wright, R., Mandy, S. H.,
  Halprin, K. H. 139, *147*
— s. Halprin, K. M. 161, *241*
— s. Mui, M. M. 140, *149*, 210,
  248
— s. Vroman, H. E. 285, 286,
  347
— s. Wright, R. K. 140, *152*
— s. Ziboh, V. A. 131, *152*, 286,
  348
Hsu, J., Forbes, P. D., Harber,
  L. C., Lakow, L. *529*
Huang, L. Y. s. Dale, B. A. 15,
  94, 179, *236*
Hudson, H. T. s. Freeman, R. G.
  494, 512, 517, *527*
Hudson, H. T. s. Owens, D. W.
  205, *249*
Hübscher, M. s. Gloor, M. 275,
  300, 310, *331*
Hummel, A. s. Gloor, M. 310,
  331
Humphreys, T. 120, 121, *147*
—, Penman, S., Bell, E. 56, *100*
Humphries, W. T., Wildnauer,
  R. H. 199, 229, *242*
Hundeiker, M. 187, *242*
—, Gründer, B., Junge, K. G.
  506, *529*
Hunter, G. A. s. Burry, J. N.
  517, 518, *524*
Hunter, R., Pinkus, H., Steele,
  Ch. *242*
— s. Williams, M. G. 209, *259*

Hunter, S.A. s. Burstein, S. 130, 131, *144*
Hunzinger, N. s. Schmid, U. 313, *344*
Huriez, C., Lebeurre, R., Lebeurre, B. 506, *529*
Hurk, J. van den s. Mier, P.D. 141, *149*, 210, *248*
Hurley, H.J., Shelley, W.B. 351, 360, *451*
−, −, Koelle, G.B. 351, *451*
−, s. Shelley, W.B. *456*
Huss, F. s. Marchionini, A. 51, *103*, 275, 320, *339*
Hutchinson, F. s. Raffle, E.J. 520, *535*
Hutchinson, J. 519, *529*
Hybásek, P. s. Lejhanec, G. 182, *245*, 271, *338*
Hybáskova, V. s. Lejhauer, G. 182, *245*
Hyndman, O.R., Wolkin, J. 440, *451*

Ide, H., Fishman, W.H. 47, *100*
Igali, S., Bridges, B.A., Ashwood, J., Scott, B.R. 512, *529*
Ignarro, L.J. 121, *147*
Iijima, S. s. Nagao, S. 158, *249*
Ikai, K., Nitta, H. 302, *335*
Ikai, K., Sugie, I., Nitta, H. 215, *242*, 302, *335*
− s. Brusilow, S.W. 70, *93*
Ilderton, E. s. Summerly, R. 317, *346*
Illig, L. 513, 514, 515, *529*
−, Born, W. 513, 514, 515, *529*
Imamura, S., Pochi, P.E., Strauss, J.S., McCabes, W.R. 319, *335*
Immich, H. s. Jung, E.G. 474, *531*
Incedayi, C.K., Ottenstein, B. 51, *100*
Inglis, A.S. s. Gillespie, J.M. 15, 17, *98*
Ingram s. McCrum, W.R. 361, *453*
− s. Ranson, S.W. 361, *455*
Ingram, D.J.E. s. Pathak, M.A. 511, *535*
Intoccia, A.P., Walsh, J.M., Bogner, R.L. 65, *100*
Ippen, H. 71, 214, *242,* 510, 515, 517, *529*
−, Hofmann, N. 517, *529*
−, Perschmann, U. 205, *242*
−, Tesche, S. *529*
− s. Herrmann, F. 71, *99*, 154, 155, 162, *241,* 289, *334, 329*
Ippen, H. s. Schreus, H.Th. 517, *537*

Iqbal, M. s. Wynn, C.H. 45, *115*
Isbell, K.H. s. O'Quinn, S.E. 517, *534*
Ishibashi, Y. s. Klingmüller, G. 168, *244*
Ishikawa, H., Klingmüller, G., Seebach, A. von 42, *100*
Ishikawa, K. s. Fitzpatrick, T.B. 158, *238*
Ison, A.E., Blank, H. 512, *529*
Isoun, M. s. Trosko, J.E. 485, *538*
Ito, K. 187, *242*
Itoiz, M.E., Rey, B.M. de, Cabrini, R.L. 44, *100*
Ivans, 185, *242*
Ive, F.A., Magnus, I.A., Warin, R.P., Wilson, R.P., Wilson-Jones, E. 519, *530*
Ive, H., Lloyde, J., Magnus, I.A. 514, *530*
Iversen, H.O., Evensen, A. 119, *147*
Iversen, K., Videback, A., Kirk, J.E. 268, 297, *335*
− s. Laursen, R.S. 214, *245*
Iversen, O.H. 133, *147*
−, Aandahl, E., Elgjo, K. 133, *147,* 501, *530*
− s. Bullough, W.S. 133, *144,* 501, *523*
− s. Hennings, H. 133, 134, *147*
Iwashita, K. 65, *100*
Izumi, A.K., Marples, R.R., Path, M.R.C., Kligman, A.M. 319, *335*

Jabonero, V. 351, 355, *451*
−, Gomez Bosque, P., Bordallo, F., Perez Casas, A. 351, 355, *451*
Jackson-Esoda, E.C. s. Wheatley, V.R. 273, 281, *347*
Jacob, F., Monod, J. 117, *147*
Jacob, J. 282, *335*
− s. Grimmer, G. 280, 283, 323, *333*
Jacob, M. s. Schwarz, E. 69, 73, 74, 76, *109, 254*
Jacobi, O. 80, *100*, 180, 184, 214, 217, 218, *242, 243*, 312, *335*
Jacobowitz, D.M. 158, *243*
Jacobs, P.H. s. Tromovitch, T.H.A. 51, *113*
Jadassohn, W. 207, 264, 270, *335*
−, Schaaf, F. 270, 298, 317, *335*
− s. Brun, R. 433, *448*
− s. Dvorken, L. 292, 312, *329*
− s. Schmid, U. 313, *344*
Jäger, B. s. Gloor, M. 217, 228,

239, 284, 304, 310, 311, *330, 331*
Jäkel, A. s. Liappis, N. 70, *102*
Jänner, M. s. Nagy, G. 218, 249, 497, *533*
Järvinen, M. s. Heikkinen, J.E. 45, *99*
Jahn, R.A. s. Mercer, E.H. 42, 43, *104*
Jakac, D. 506, 507, *530*
James, A.T., Wheatley, V.R. 274, 277, *335*
− s. Wheatley, V.R. 266, *347*
Janns, W. s. Tronnier, H. *538*
Janowitz, H.D., Grossman, M.I. 351, *451*
Jansén, C.R. s. Heikkinen, J.E. 45, *99*
Jansen, Ch.T., Helander, I. 520, *530*
Jarrett, A. 29, 44, 48, 49, 65, 86, *100*
−, Spearman, R.I.C. 48, 86, *100*
−, −, Riley, P.A., Cane, A.K. 48, 49, *100*
−, Witham, K.M., Hardy, J.A. 45, *101*
Jaskewycz, T. s. Johns, R.B. 475, *530*
Jausion, H., Marceron, S. 511, *530*
Jenkins, F.O., Welti, D., Baines, D. 474, 516, *530*
Jenkins, F.P. s. Coxon, J.A. 474, *525*
Jensen, J.E., Esterly, N.B. 18, *101*
Jensen, N.E., Sneddon, I.B. *530*
Jepson, R.P. s. Ratcliffe, A.H. *455*
Jessen, H. 33, 34, 37, *101*
Jessen, I. s. Tronnier, H. *258, 320, 346*
Jillson, O.F. 517, 518, *530*
Jimbow, K., Pathak, M.A., Fitzpatrick, T.B. 132, *148*
−, Queredo, W.C., Fitzpatrick, T.B., Szabo, G. 158, *243*
−, Sato, S., Kukita, A. *243*
− s. Goldsmith, L.A. 77, *98*
− s. Pathak, M.A. 508, *535*
Johns, R.B., Jaskewycz, T. 475, *530*
Johnson, B.E. 492, 493, 494, 497, 498, 499, 500, 501, 506, 508, 517, *530*
−, Daniels, F. 474, *530*
−, −, Magnus, I.A. 479, *530*
−, Mandel, G., Daniels, F. 474, *530*
− s. Zaynoun, S. 518, *540*
Johnson, G.S. s. Otten, J. 140, *150*

Johnson, K.O. s. Darian-Smith, I. 158, *236*
Johnson, P.G., Bell, A.P., McCormick, D.M. 475, *530*
Johnsson, C.E., Anggard, E. 131, *148*
Jolly, H.W. Jr., Hailey, C.W., Netick, J. 184, *243*
Jones, D.H. s. Anglin, J.H. 71, *90*
Jones, E.L., Woodbury, L. 298, 300, *336*
Jones, K.K. 270, 271, *335*
–, Spencer, M.C., Sanchez, S.A. 215, *243*, 268, *335*
Jones, K.L. s. Gospodarowicz, D. 121, *147*
Jones, P. s. Lamb, J. 519, *532*
Jong, J.C. de s. Vermeer, J.H. 66, *113*, 217, 223, *258*
Jordon, R.E. s. Diaz, L.A. 168, *237*
Jorgensen, H.O. s. Sondergaard, J.M. 132, *151*
Jori, G. 475, *530*
Josephs, H., Gloor, M., Friederich, H.C. 264, 268, 282, 283, *336*
– s. Gloor, M. 181, *239*, 282, 285, 304, *331*
Joubert, F.J. s. Haylett, T. 17, 19, *99*
Jürgens, J.L. s. Love, J.G. 370, 419, *453*
Jürgensen, E. 398, *451*
Jürgensen, P.W. s. Garrie, S.A. *239*
Juhlin, L. s. Alsins, J. 467, *522*
– s. Claesson, S. 499, *524*
Juliano, R.L. 34, 35, *101*
Jung, E.G. 465, 474, 485, 487, 488, 489, 490, 492, 502, 504, 506, 507, 508, 510, 512, 513, 515, 516, 517, 518, 519, 520, *530*, *531*
–, Bay, F. *531*
–, Bersch, A., Köhler, C. *531*
–, Bohnert, E. *531*
–, Bohnert, H., Erbs, G., Knobloch, G. von, Müllers, S. 205, *243*, 465, 483, *531*
–, Dümmler, U., Immich, H. 474, *531*
–, Hardmeier, T. 497, *531*
–, Hornke, J., Hajdú, P. *531*
–, Schnyder, U.W. *531*
–, Schwarz, K. *531*
–, Schwarz-Speck, M., Kormany, G. *531*
–, Trachsel, B. *531*
–, –, Immich, H. *531*
– s. Bohnert, E. 507, *523*
– s. Clorius, R. 519, 520, *525*
– s. Tödt, D. 513, 514, 515, *538*

Jung, H. s. Dertinger, H. 460, 486, *525*
Jung, K. s. Herrmann, W.P. *241*
Junge, K.G. s. Hundeiker, M. 506, *529*
Jung, R. 428, 429, *451*
Jungmann, R.A., Hiestand, P.C., Schweppe, J.B. 129, *148*
–, Lee, S.G., DeAngelo, A.B. 128, 129, *148*
–, Schweppe, J.S. 128, *148*
Juva, K. s. Haahti, E. 274, 279, *334*

Kaabe, S. s. Karitzki, B. 349, *451*
Kadatz, R. *451*
Kaden, R., Spier, H.W. *243*
Kadner, H., Biesold, C. 216, *243*
Kärkkäinen, J., Nikkari, T., Ruponen, S., Haahti, E. 267, *336*
Kahlke, W. s. Anton-Lamprecht, I. 157, *232*
Kahle, K.W. 349, 352, 354, 356, 374, 437, 443, *451*
–, Westermann, H. 436, 437, *451*
Kahlke, W. s. Klenk, E. 52, *101*
Kahn, D., Rothman, S. 354, *451*
Kahn, E. 398, *451*
Kahn, G. 493, *531*
–, Legg, J.K. 493, *531*
– s. Erickson, L. 28, *95*
Kaidbey, K.H., Klingmann, A.M. 511, *531*
Kakiuchi, S., Rall, T.W. 138, *148*
–, Yamazaki, R., Teshima, Y. 124, *148*
Kalantaevskaya, K.A. 301, *336*
Kaliner, M. s. Strom, T.B. 121, *151*
Kalkoff, K.W. s. Born, W. 211, *234*
Kalouskova, A. s. Kral, J.A. 71, *102*
Kaluskar, A.G., Grossweiner, L.I. 477, *531*
Kaman, R.L. s. Bernstein, I.A. 31, 55, 61, 62, *91*
– s. Kumaroo, K.K. 56, 58, *102*
Kamei, Y. s. Steigleder, G.K. 186, *256*
Kaminsky, S.D. 439, *451*
Kammerau, B., Klebe, U., Zenk, A., Schaefer, H. 184, *243*
Kamper, C. s. Elkind, M.M. 486, *526*

Kanaar, P. 317, 318, *336*
Kandutsch, A.A. 49, *101*, 281, *336*
Kang, E. s. Goldsmith, L.A. 77, *98*
Kanngiesser, W. 264, 275, 278, 280, *336*
– s. Schirren, C.G. 252, 292, *344*
Kanson s. Magans, H.W. *453*
Kantner, M. 88, *101*, 155, *243*
Kapeller, M., Gal-Oz, R., Grover, N.B., Doljanski, F. 42, *101*
Kaplan, D.M. s. Glomset, J.A. 48, *98*
Kaplan J. s. Grossmann, L. 484, *528*
Kaplan, J.C., Pichard, A.L., Laudat, M.H., Laudat, P. 125, *148*
Kaplan, S.A. s. Lavin, N.X. 125, *148*
Kaposi, M. s. Hebra, F. 488, *529*
Karásek, J., Oehlert, W. 209, *243*
Karasek, M.A. 89, *101*, *243*
– s. Delapp, N.W. 82, *94*
– s. Moore, J.T. 54, *104*
Karasek, M. s. Summerlin, W.T. 89, *112*
Karasek, M.A. s. Wilkinson, D.I. 50, *114*, 267, *348*
– s. Zackheim, H.S. 212, *260*
Karásek, M.S. 212, *243*
Karenfeld, A. s. Gloor, M. 303, 307, *331*
Kariniemi, A.L. 89, *101*, 213, *243*
Karitzki, B., Kaabe, S., Ugi, J. 349, *451*
Karle, I.L., Wang, S.Y., Varghese, A.J. *531*
Karlson, P. 4, 5, 57, 71, 88, *101*
Karlson-Poschmann, L. s. Butenandt, A. 480, *524*
Karplus, J.P. 361, 364, 368, 370, 405, *451*
–, Kreidel, A. 361, 364, 368, 370, *451*
Katchen, B. s. Lustig, B. 67, *103*, 178, *246*
Kato, H. s. Kufe, K. 353, *452*
Katz, A.G. s. Kligman, A.M. 317, 318, *337*
Kaufman, K.D. s. Pathak, M.A. 511, 512, 513, *535*
Kaufmann, H.P., Schnurbusch, H., Schoeb, Z.E. 273, *336*
–, Szakall, A., Budwig, J. 273, 275, *336*
–, Viswanathan, C.V. 273, *336*
Kaufmann, W. s. Thauer, R. *457*

- s. Zöllner, G. 350, *458*
Kautrowitz, F. s. Levine, L. 160, *245*
Kawasaki, T., Yamashina, I. 36, *101*
Keaty, C. s. Lamb, J. 529, *532*
Keddie, F., Sakai, D. 42, 47, *101*
-, Sandi, D. 187, 188, *243*
Keele, G.A. s. Chalmers, T.M. 354, *448*
Kefalides, N.A. 166, *243*
Keidel, W.D. *243*
Keijzer, W. s. Weerd-Kastelein, E.A. de 486, 488, *539*
Keirns, J.J. s. Kreiner, P.W. 132, *148*
Keizer, M.J.M. s. Malten, K.E. 54, *103*
Keley, W.H. s. Duell, E.A. 55, *95*
Keller, P. 155, *243*, 496, 499, 501, *531*
Keller, Ph. s. Rost, G.A. 459
Keller, W. s. Paschoud, J.M. 44, *106*
Kellermann, H. s. Gloor, M. 284, 304, 309, *331*
Kellum, R.E. 49, *101*, 263, 266, 275, 277, 280, 281, 318, *336*
-, Strangfeld, K. 274, 276, 278, 318, *336*
-, -, Ray, L.F. 276, *336*
-, Toshitani, S., Strangfeld, K. 285, 286, *336*
- s. Bell, R.F. 28, *91*
- s. Kingery, F.A.J. 52, *101*
- s. Nicolaides, N. 277, *340*
Kelsey, W.H. s. Duell, E.A. 124, *145*, 160, 237
- s. Voorhees, J.J. 123, 125, 127, 133, 136, 138, 140, 141, 142, *151*, *152*
- s. Walter, J.F. 512, *539*
Kendall, A.J., Luchsinger, B. 356, *451*
Kendall, D. 415, *451*
Kennedy, C.B. s. O'Quinn, S.E. 517, *534*
Kennedy, L. s. Montes, L.F. *248*
Kennedy, R. s. Wildnauer, R.H. 183, *259*
Kenney, J.A. 512, *531*
Kern, S. s. Tromovitch, T.H.A. 51, *113*
Kernen, R., Brun, R. 354, *451*
Kerr, D.N.S. s. Shuster, S. 302, *344*
Kerron, R.A. s. Menter, M.A. *533*
Ketscher, K.D. s. Wollmann, C. 218, *260*
Key, D.J., Todaro, G.J. *531*

Khan, S. s. Cunliffe, W.J. 309, *328*
Kidd, R.L., Krawczyk, W.S., Wigram, G.R. 158, *243*
- s. Wilgram, G.F. 497, 498, *539*
Kiem, I. s. Schmidt, C. 281, 322, *344*
Kiistala, U. s. Mustakallio, K.K. 51, *104*, 168, *243*, 277, 281, 324, *339*
- s. Nieminen, E. 265, 281, 307, *340*
Kile, R.L., Snyder, F.H., Haefele, J.W. 316, 319, *336*
Kim, Y.K., Buscher, H.P. 366, *451*
Kimmig, J. 519, *531*
-, Wiskemann, A. 459, *531*
- s. Grimmer, G. 280, 283, 323, *333*
- s. Kreysel, H.W. 506, *532*
Kimura, M. s. Ogawa, H. 164, *249*
King, C.A. s. Reimann, E.M. 126, *150*
King, L.E., Florendo, N.T., Solomon, S.S., Hashimoto, K. 124, *148*
King, L.E., Solomon, S.S., Hashimoto, K. 124, 125, *148*, 161, *243*
- s. Hashimoto, K. 43, *99*
Kingery, F.A.J., Kellum, R.E. 52, *101*
Kingston, W.P., Greaves, M.W. 131, *148*
Kint, A. 507, *531*
- s. Piérard, J. 29, *106*
Kinzel, V. s. Volm, M.V. 133, *151*
Kionke, M. s. Gloor, M. 182, *240*, 263, 274, 278, 280, 282, 283, 297, 298, 304, 305, 316, 317, 318, 319, *331*, *332*
Kirby, K.C., Swern, D., Baserga, R. 127, *148*
Kirby, T.J. s. Winkelmann, R.K. 51, *114*
Kirk, E. 297, 298, *336*
Kirk, D.I., Hoekstra, W.G. 180, 208, *243*
Kirk, J.E. 228, *243*
-, Chieffi, M. 297, *336*
-, Effersøe, K. 268, *336*
- s. Iversen, K. 268, 297, *335*
Kirk-Bell, S. s. Lehmann, A.R. 486, 487, *532*
Kirsche, W. 393, *451*
Kiviniemi, K. s. Rytömaa, T. 133, *175*
Kjeldahl 180
Klävi, K. s. Lincke, H. 272, *338*
Klaschka, F. 44, *101*, 171, 191,

199, 204, 213, 221, 226, 231, *243*, *244*
-, Binder, D. 158, 205, *244*
-, Krause, R.A. 201, 202, *244*
-, -, Stark, D. 202, 203, *244*
-, Lottermoser, A., Mühlenberg, D. 191, 204, *244*
-, Mengel, G., Nörenberg, M. 191, 195, 229, *244*, 501, *531*
-, Nörenberg, M. 186, 193, 194, 195, 196, 199, 229, *244*
-, Rauhut, K. 199, 225, *244*
- s. Krause, R.A. *245*
- s. Schwarz, E. 83, *109*
- s. Spier, H.W. 66, *111*, 206, 207, 216, *255*
Klaubert, W. s. Gloor, M. 321, 322, *332*
Klebe, U. s. Kammerau, B. 184, *243*
Kleber R., Fahr, E., Boebinger, E. 482, *531*
- s. Fahr, E. 482, *527*
Klehr, H.U., Klingmüller, G. 163, *244*
- s. Klingmüller, G. 168, *244*
Kleijer, W.J. 481, 485, 488, 489, *531*
Klein, S.A. *244*
Klein, W. s. Kossis, F. 486, *532*
Klein-Szanto, A.J.P. 156, *244*
Kleine-Natrop, H.E. 155, 182, 218, *244*, 312, *336*
Klenha, J., Krs, V. 45, *101*
Klenk, E., Kahlke, W. 52, *101*
Kligman, A.M. 42, 54, *101*, 155, 215, 222, *244*, 311, 312, 313, *336*
-, Christophers, E. 174, 193, 201, *244*
-, Katz, A.G. 317, 318, *337*
-, Leyden, I.J., McGinley, K.J. 185, *244*
-, Shelly, W.B. 292, 293, 294, 302, 312, *337*
-, Wheatley, V.R., Mills, O.H. 317, 318, *337*
-, Wooding, W.M., 207, *244*
- s. Ackermann, A.B. 311, 323, *325*
- s. Baker, H. 162, *233*
- s. Breit, R. 493, *523*
- s. Christophers, E. 169, *236*
- s. Frosch, P.J. 225, *239*
- s. Fulton, J.E. 306, *330*
- s. Goldschmidt, H. 177, 188, 240, 304, *333*
- s. Izumi, A.K. 319, *335*
- s. Magnusson, B. 222, *246*
- s. Marples, R.R. 185, *247*, 276, 309, 310, *339*

- s. Plewig, G. 190, *250,* 284, 311, *341*
- s. Singh, G. 185, *254*
- s. Strauss, J.S. 301, 318, *345*
- s. Williamson, P. 188, *259*
- s. Willis, I. 508, 518, *539*
- s. Kaidbey, K.H. 511, *531*
Klingmüller, G. 158, *244*
-, Klehr, H.U., Ishibashi, Y. 168, *244*
- s. Ishikawa, H. 42, *100*
- s. Klehr, H.U. 163, *244*
Klofat, H. s. Stüttgen, G. 44, 45, *112*
Kloos, G. 405, *451*
Kloss, G., Schwarz, E. 72, 73, 76, *101,* 178, *254*
- s. Schwarz, E. 71, 72, 73, 76, *109*
Klotz, U., Stock, K. 142, *148*
Knauer, A. Billigheimer, E. 442, *451*
Knetsch, V., Kotwas, J., Schäfer, H. 300, *337*
Knobloch, G. von s. Jung, E.G. 205, *243,* 465, 483, *531*
Knoche, H. 351, *452*
Knop, J., Oleffs, K. 319, *337*
Knop, R. 56, 59, *101*
- s. Schwarz, E. *109*
Knox, J.M., Warshawsky, J., Lichodziejewski, W., Freeman, R.G. 465, 467, *532*
- s. Duncan, W.C. 185, *237*
- s. Freeman, R.G. 199, 200, 201, 205, *239,* 494, 508, 512, 517, *527*
- s. Kusuhara, M. *532*
- s. Ogura, R.M. 65, *105,* 475, 478, 501, *534*
- s. Owens, D.W. 205, *249,* 299, *341*
- s. Rauschkolb, E.W. 271, 306, *342,* 480, *535*
- s. Ryohei, O. 65, *108*
Knutson, D.D. s. Fahrenbach, W.H. *238*
Kobayashi, M. s. Ueda, H. 304, *346*
Kobayasi, T., Asboe-Hansen, G. 168, 169, *244*
- s. Danielsen, L. 506, *525*
Kobelt, D. s. Holzmann, H. *242*
Koćar, J., Roth, A. 436, *452*
Koch, F. 223, *245*
Koch, H. s. Steigleder, G.K. 44, *111*
Koda, H. s. Miyagawa, T. 45, *104*
Koecke, H.U. 88, *101*
Köhler, C. s. Jung, E.G. *531*
Koehler, H. 154, *245*
Koelle, G.B. s. Hurley, H.J. 351, *451*

Köster, G. 387, 442, *452*
Koffanyi, T. s. Sperling, G. *457*
Kohler, H. s. Gloor, M. 264, 277, 281, 290, 295, 315, 316, 324, *332*
Kohn, E. s. Siemens, H.W. 489, *537*
Kohn, St.R., Pochi, P.E., Strauss, J.S., Sax, D.S., Feldman, R.G., Timberlake, W.T. 302, *337*
Kohne, D.E. s. Britten, R.J. 117, *144*
Kolattokudy, P.E. 283, *337*
Koljonen, M. s. Nieminen, E. 265, 281, 307, *340*
Kolpakov, F.I., Guzei, T.N., Kolpakova, A.F., Momot, V.M. 182, *245*
Kolpakova, A.F. s. Kolpakov, F.I. 182, *245*
Komura, J., Watanabe, S. 45, *101,* 168, *245*
Konopík, J., Záruba, F., Belšan, I., Zvěreva, E., Spanlangová, I. 281, 322, *337*
Konrád, B., Černíková, M. 320, 321, *337*
Konrad, K., Hönigsmann, H. 158, *245*
- s. Hönigsmann, H. 46, *100,* 205, *241*
- s. Wolff, K. 512, *540*
Kontacha, W. s. Silver, A. 381, *456*
Kooij, R., Graaf, H.J. de 301, *337*
Kooyman, D.J. 48, *101,* 278, 279, 281, *337*
- s. Engman, M.F. 275, *329*
Kopf, A.W. s. Brodkin, R.H. 506, *523*
Korenev, I.P. 303, *337*
Korfsmeier, K.-H. 222, *245*
Kormany, G. s. Jung, E.G. *531*
Kornhauser, A. 483, *532*
- s. Kramer, D.M. 132, *148*
- s. Krämer, D.M. 155, *245*
Korolev, J.F. 297, 302, 314, 317, 321, *337*
Korphus, J. 428, *452*
Korting, G.W., Brehm, A. 352, *452*
-, Nitz-Litzo, D. 65, 67, *101*
- s. Holzmann, H. *242*
Koskinen, O. s. Haahti, E. 274, *334*
Kossis, F., Klein, W., Altmann, H. 486, *532*
Kotwas, J. s. Knetsch, V. 300, *337*
Koziol, P. s. Lutsky, B. 300, *338*

Krämer, D., Pathak, M.A., Güngerich, U. 55, *101, 102*
Krämer, D.M., Pathak, M.A., Kornhauser, A., Wiskemann, A. 155, *245*
- s. Pathak, M.A. 504, *535*
Kraemer, K.H., Coon, H.G., Petinga, R.A., Barrett, S.F., Rahe, A.E., Robbins, J.H. 486, 488, 489, *532*
Kraemer, R. s. Hoffmann, M. 436, *450*
Kral, J.A., Zenisek, A., Strych, A., Hais, I.M., Petranova, O., Kalouskova, A., Hovorka, J. 71, *102*
- s. Hais, I.M. 71, *99,* 180, 205, *240*
- s. Zenisek, A. 70, *115,* 474, 475, *540*
Kramer, D.M., Pathak, M.A., Kornhauser, A., Wiskemann, A. 132, *148*
Krasnobrod, H. s. Epstein, W.L. 56, *95*
Krauch, C.H. 513, *532*
Kraus, J.S. 307, *337*
Kraus, S.J. 181, *245,* 310, *337*
Krause, D. s. Trosko, J.E. 485, *538*
Krause, P. s. Leonhardi, G. *338*
Krause, R.A., Klaschka, F. *245*
- s. Klaschka, F. 201, 202, 203, *244*
Krause, W., Soll, C. 506, *532*
Krawczyk, W.S. 42, *102*
-, Wilgram, G.F. 47, *102*
- s. Kidd, R.L. 158, *243*
- s. Wilgram, G.F. 497, 498, *539*
Krebs, A. s. Omar, A. 168, *249*
Krebs, E.G. s. Reimann, E.M. 126, *150*
Kreidel, A. s. Karplus, J.P. 361, 364, 368, 370, *451*
Kreiner, P.W., Gold, C.J., Keirns, J.J., Brock, W.A., Betinsky, M.W. 132, *148*
Kress, B. s. Carruthers, C. 20, *93*
Kress, H.Frh. v. 357, *452*
Kreysel, H.W., Stehmann, H., Wiskemann, A., Kimmig, J., 506, *532*
Krieg, L., Kühlmann, I., Marks, F. 33, *102*
Kriett, P. s. Glorr, M. 324, *332*
Krig et al. 211
Krinsky, N.I. 499, *532*
Krizek, H. s. Lorincz, A.L. 317, 318, *338*
Kroll, M. 437, *452*
Kroll, F.W. s. Foerster, O. 352, 359, 375, 381, *449*

Krotoszynski, B. K. s. Gershbein, L. L. 283, *330*
Krueger, G. G., Manning, D. D., Malouf, J., Ogden, B. 15, 89, *102*
— s. Voorhees, J. J. 155, 156, 157, *258*
— s. Zirker, D. K. 184, *261*
Krs, V. s. Klenha, J. 45, *101*
Krulig, L. s. Aso, K. 130, 131, *144*, 160, 211, *232*
Krumnov, R. 217, *245*
Kubilus, J. s. Baden, H. P. 15, 91, *232*
— s. Lee, L. D. 14, *102*, 179, *245*
Kudicke, R. s. Steigleder, G. K. 186, *256*
Kügelgen, H. von, Schwarz, E. 70, 72, *102*, 179, *245*
Kühl, M. s. Carrié, C. 220, *236*
Kühlmann, I. s. Krieg, L. 33, *102*
Kümpel, D. s. Gloor, M. 310, 325, *331, 332*
Kuhn-Bussius, H. 265, 270, 293, 294, 295, 302, *337*
— s. Eberhardt, H. 270, *329*
— s. Schäfer, H. *252*, 269, 270, 297, *344*
— s. Tronnier, H. 180, *258*, 270, *346*
Kuhnhemm, W. s. Rosenmund, K. W. 272, *343*
Kukita, A. s. Jimbow, K. *243*
— s. Pathak, M. A. 507, *535*
Kukita, N. 298, 316, *337*
Kukovetz, W. R. s. Poech, G. 127, *150*
Kulagin, V. I. 301, *337*
Kull, E. s. Brun, R. 269, 270, *326*
— s. Schwarz, K. *537*
Kumakiri, M. s. Hashimoto, K. 99
Kumar, R., Tao, M., Solomon, L. M. 125, 126, *148*
Kumar, S. s. Prasad, K. N. 125, *150*
Kumarisiri, M. s. Wheatley, V. R. 181, *259*
Kumaroo, K. K., Gray, R. H., Kaman, R. L., Bernstein, I. A. 56, 58, *102*
— s. Bernstein, I. A. 28, 31, 56, 66, *91*
Kumarzoo, K. K. s. Bernstein, I. A. 155, *233*
Kuno, Y. 368, *452*
Kunz, A. 361, *452*
Kuo, J. E. s. Lee, T. P. 121, *148*
Kuré, K., Okinara, S., Maeda, S., Kato, H. 353, *452*
Kurosumi, K. s. Suzuki, H. 164, *257*

Kushner, S. s. Grossmann, L. 484, *528*
Kuske, H. 459, 510, *532*
Kusuhara, M., Knox, J. M. *532*
— s. Ogura, R. 65, *105*
— s. Ryohei, O. 65, *108*
Kux, E. 370, 371, 378, 419, 428, 433, 446, *452*
Kuyendall, V. s. Cormia, F. E. 355, *448*
Kvorning, S. A. 268, 269, 272, 297, 302, *337*

Laage-Hellman, J. E. 436, 439, *452*
La Budde, J. A. s. Bartek, M. J. 184, *233*
Laden, K. s. Wolfram, M. A. 229, *260*
Laerum, O. D., Bøyum, A. 213, *245*
— s. Elgjo, K. 133, 134, *146*
Lagerholm, B. 45, *102*
— s. Gentele, H. 65, *98*
Lakow, L. s. Hsu, J. *529*
Lamas, J. s. Rothberg, S. 20, *107*
Lamb, J., Jones, Ph., Maxwell, Th. 519, *532*
—, Shelmisal, B., Looger, Z., Morgan, P., Keaty, C. 529, *532*
Lamb, J. H. s. Anglin, A. H., Jr. 71, *90*
Lamberg, S. I. 517, *532*
— s. Hambrick, G. W. 89, *99*
Lambert, B. s. Swanbeck, G. 512, *538*
Lamke, L.-O. s. Eriksson, G. 182, 208, *237*
Lampe, K. F., Fagerstrom, R. 511, *532*
Landau, J. W. s. Shechter, Y. 16, *110*
Landes, E. s. Faget, H. 308, *329*
Landis, R. E., s. Pecora, D. V. 276, *341*
Landowne, R. A. s. Lipsky, S. R. 274, *338*
Lands, E. M. 160, *245*
Lang, P. G. s. Stawiski, M. A. 124, *151*
Langan, T. A. 126, *148*
Langdon, R. G. s. Nicolaides, N. 280, 285, *340*
Langerhans, P. 28, *102*, *245*
Langhof, H. 300, *337*
Langley, J. N. 352, 356, 360, 374, *452*
—, Bennet, N. 356, *452*
—, Uyeno, K. 352, 356, *452*
Langner, A. s. Braun-Falco, O. 42, *92*

— s. Christophers, E. 42, *94*
Langs, L. K. s. Brooks, S. C. 303, *326*
Lantis, L. R. s. Marples, R. R. 185, *247*, 276, *339*
Lantz, J. P., Sutter, M. T., Tardieu, J. C. 274, 278, 306, 318, *337*
Laporte, G. 304, *337*
Larrègue, M. s. Degos, R. 519, *525*
Larsen, T. E. s. Elgjo, K. 212, *237*
Lasalvia, E., Garcia-Giralt, E., Macieira-Coellho, A. 133, *148*
Laschet, U. s. Burton, J. L. 300, *326*
Lasher, N. s. Haskin, D. 298, 300, *334*
Lashinsky, A. M. s. Harber, L. C. *528*
Laube, F. 228, *245*
Laudat, M. H. s. Kaplan, J. C. 125, *148*
Laudat, P. s. Kaplan, J. C. 125, *148*
Laurence, E. B., Christophers, E. 55, *102*, *245*
—, Elgjo, K. 133, *148*
— s. Bullough, W. S. 89, *93*, 126, 133, *144*, 162, 235, 300, *326, 501, 523*
— s. Christofers, E. 169, *236*
Laurent, R. s. Agache, P. 204, *232*, 270, 297, 298, *325*
— s. Azar, G. 316, *325*
Laursen, R. S., Effersoe, H., Videbaeck, A., Iversen, K. 214, *245*
Laustriat, G., Hasselmann, C. 476, *532*
Lavin, N. X., Rachelefsky, G. S., Kaplan, S. A. 125, *148*
Lavker, R. M. 49, *102*
—, Matoltsy, A. G. 38, *102*
— s. Matoltsy, A. G. 28, 33, *103*, 164, *247*
Lawrence, H. S. s. Young, J. M. 212, *260*
Lawrence, L. G. 467, *532*
Lazarus, G. S., Hatcher, V. B., Levine, N. 45, 46, 47, *102*
Lazorthes, G., Campan, L. 404, *452*
Lazović, O. s. Šálomon, T. 271, 308, 317, *343*
Lazurkin, Y. S. s. Shafranovskaya, N. N. *537*
Lea, W. A. s. Cornish, H. H. 68, *94*, 272, 281, *327*
Lebeurre, B. s. Huriez, C. 506, *529*
Lebeurre, R. s. Huriez, C. 506, *529*

Lecha, M. s. Pinol Aguadé, J. 519, *535*
Lee, J.L. s. Rothberg, S. 75, *107*
Lee, L.D., Baden, H.P., Kubilus, J., Fleming, B.F. 14, *102*
–, –, –, Flemming, B.R. 179, *245*
–, Fleming, B.C., Waitkus, R.F., Baden, H.P. 12, 14, *102*
– s. Baden H.P. 15, 29, 32, 71, 73, *90, 91,* 164, 178, *232*
Lee, L.T. s. Blumenfeld, O.O. 35, *92*
Lee, S.G. s. Jungmann, R.A. 128, 129, *148*
Lee, T.H. s. Burke, R.C. 68, 76, *93*
Lee, T.P., Kuo, J.E., Greengard, P. 121, *148*
Lee, W. s. Shalita, A. 274, *344*
Lees, W. s. Downing, D.T. 284, *328*
Legg, J.K. s. Kahn, G. 493, *531*
Legget, G. s. Lord, J.T. 132, *149,* 499, *532*
Legler, U. 436, 439, *452*
Lehmann, A.R., Kirk-Bell, S., Arlett, C.F., Paterson, M.C., Lohman, P.H.M., Weerd-Kastelein, E.A. de, Bootsma, D. 486, 487, *532*
Lehmann, G. 154, *245*
Leikola, E. s. Nieminen, E. 265, 281, 307, *340*
Lejhancová, G. 228, *245*
Lejhanec, G. *245,* 271, *337*
–, Hybásek, P., Vysin, V. 182, *245,* 271, *338*
–, –, –, Hybáskova, V. 182, *245*
–, Šerák, L., Hybášek, P., Pokorná, M. 271, *338*
Lejman, K. 187, *245*
Lely, M.A. van der 300, *338*
Lennartz, K.J. s. Pullmann, H. 55, *106,* 119, 137, *150,* 211, *251*
– s. Steigleder, K.G. 210, *256*
Lennox, F.G. s. Crewther, W.G. 11, 15, 27, *94*
Lenstra, J.B. s. Vermeer, D.J.H. 223, *258*
Lenz, H. s. Rohr, H. 394, 420, 426, *455*
Leone, Ph. s. Reed, R.J. 507, *536*
Leonhardi, G. 281, 292, *338*
–, Glasenapp, I. von, Brühl, G. 65, 67, *102*
–, –, Krause, P. *338*
–, Löhner, L., Gürenci, J., Holtz, H. 24, *102*
–, –, –, Schmidt, J. 24, *102*

–, Steigleder, K. 44, *102*
– s. Förster, F.J. 24, *96,* 178, *238*
– s. Hook, B. 24, *100,* 178, *242*
– s. Teimer, G. 55, *113*
Leonhardi, S. s. Förster, F.J. 45, *96*
Lerner, A.B. s. Fitzpatrick, T.B. 478, *527*
Lesser 442, *452*
Letterer, E. 3, *102*
Leuchtenberger, C., Lund H.Z. 28, *102*
Leun, J.C., van der 493, 499, 508, *532*
– s. Beerens, E.G.J. 168, *233*
– s. Rottier, P.B. *536*
Levan, N.E. s. Nicolaides, N. 50, *105,* 284, *340*
Lever, W.F. s. Hashimoto, K. 43, *99*
– s. Liss, M. 55, 72 81, *102*
– s. Orfanos, C.E. 141, 142, *150*
Levin, M. s. Wolfersberger, M.G. 71, *115*
Levine, L., Pong, S.-S., Robinson, D., Kautrowitz, F. 160, *245*
Levine, N. s. Lazarus, G.S. 45, 46, 47, *102*
Levine, V. s. Adachi, K. 130, 131, *143*
– s. Halprin, K.M. 161, *241*
– s. Ohkawara, A. 47, *105,* 497, *534*
– s. Yoshikawa, K. 138, 139, 140, *152*
Levis, W.R. s. Robbins, J.H. 490, *536*
Levy, E. s. Cahn, M. 519, *524*
Levy, H.L. s. Baden, H.P. 71, *90*
Levy, S.H. s. Lipnik, M.J. 65, *102*
Lewis 377, *452*
Lewis, C.A., Hayward, B.J., MacKenna, R.M.B. 282, *338*
Lewis, S. s. Shalita, A. 274, *344*
Lewy, F.H. 368, *452*
Leyden, I.J. s. Kligman, A.M. 185, *244*
Leyden, J. s. Fulton, J.E. 512, *527*
Liang, T.P. s. Spruit, D. 218, *255*
Liappis, N., Jäkel, A. 70, *102*
Libman, L.J. s. Burton, J.L. 301, *327*
Lichodziejewski, W. s. Knox, J.M. 465, 467, *532*
Liefländer, M., Tronnier, H. 65, *102*

Liew, C.C., Haslett, G.W., Allfrey, V.G. 62, *102*
Lincke, H. 215, *245,* 272, 297, 306, *338*
–, Klävi, K. 272, *338*
– s. Miescher, G. 313, *339*
Linder, F. 368, 401, 405, *452*
Lindley, H., Brad, A., Damaglou, A.P., Darskus, R.L., Elleman, T.C., Gillespie, J.M., Moore, C.H. 17, 18, 65, *102*
– s. Crewther, W.G. 11, 15, 27, *94*
Lindner, A. s. Enderlin, K. 293, 297, *329*
Lindner, J.E. s. Mackenzie, I.C. *246*
Lindsay, D.G. s. Nicolaides, N. 49, *105,* 275, 278, 280, 284, 319, *340*
Lindström, B. 398, *452*
Lipkin, G., Wheatley, V.R. 281, *338*
– s. Wheatley, V.R. 286, *347*
Lipmann, E.W. s. Spruit, D. 218, *255*
Lipnik, M.J., Levy, S.H. 65, *102*
Lipphardt, B.A. s. Gloor, M. 284, 304, 310, 311, *330*
Lippross, R. s. Peter, G. 49, *106,* 181, *250,* 266, 274, 275, 278, 279, 280, 281, *341*
Lipsky, S.R., Landowne, R.A., Lovelock, J.E. 274, *338*
Lipton, E.L., Steinschneider, A., Richmond, J.B. 368, *452*
Lis, H. s. Sharon, M. 161, *254*
Liss, M., Lever, W.F. 55, 72, 81, *102*
List, C.F. 356, *452*
–, Peet, M.M. 356, 357, 386, 387, 434, 438, 439, *452*
–, Pimenta, A. de M. 407, *453*
– s. Guttmann, L. 357, 368, 369, 377, 410, 411, 412, 428, 439, *450*
Little, J.B. s. Epstein, J. 486, *526*
Lloyd, W.S. s. Yu, J.H. 130, *152*
Lloyde, J. s. Ive, H. 514, *530*
Lo, W.B., Black, H.S. 480, *532*
– s. Black, H.S. 480, *523*
Lobbes, D. s. Stüttgen, G. 268, 302, *346*
Lobitz, W.C. 320, *338*
– s. Daniels, F. 496, 497, *525*
Lobitz, W.C., Jr. 355, *453*
– s. Farber, E.M. 355, *449*
– s. Montagna, W. 154, *248*

Locher, G. 190, 192, 220, 224, 228, *245*
– s. Burckhardt, W. 214, *235*
Lock, R.A., Harding, H.W., Rogers, G.E. 31, 66, 75, *103*
Lodin, A. s. Gentele, H. 65, *98*
Löber, G. 511, *532*
Löffler, H. s. Steigleder, G.K. 49, *111*
Löhner, L. s. Leonhardi, G. 24, *102*
Löhr, A. 217, *245*
Logan, G., Wilhelm, D.L. 498, *532*
Lohman, P.H.M. s. Lehmann, A.R. 486, 487, *532*
Lohrisch, I. s. Meffert, H. 480, *533*
Lolley, R.N. s. Schmidt, S.Y. 125, *150*
Loman, J. s. Myerson, A. 354, *454*
Long, V.J.W. 48, *103*, 275, 278, 281, 285, *338*
–, Yardley, H.J. 48, *103*
Longauer, J. s. Weirich, E.G. 211, *259*, 284, *347*
Looger, Z. s. Lamb, J. 519, *532*
Loomans, M.E., Hannon, D.P. 217, *246*
Lopez, C. s. Goldberg, N.D. 120, *146*
Lord, J.T., Ziboh, V.A., Poitier, J., Legget, C., Penneys, N.S. 132, *149*, 499, *532*
– s. Ziboh, V.A. 131, *152*
Lorenz, Th.H., Graham, D.T., Wolf, S. 270, 271, 302, 317, *338*
–, –, Wolff, H.G. 293, *338*
Lorincz, A.L. 51, *103*, 192, *246*, 281, 301, 322, *338*
–, Krizek, H., Brown, S. 317, 318, *338*
Lorincz, L.A. s. Gara, A. 50, *98*, 281, 322, *330*
Lorincz, A.L. s. Woodbury, L.P. 301, *348*
Lotmar, R. 184, 185, *246*
Lottermoser, A. s. Klaschka, F. 191, 204, *244*
Loud, A.V. s. Sauter, L.S. 284, 299, *343*
Love, J.G., Jürgens, J.L. 370, 419, *453*
Lovell, D.J. s. Bibel, D.J. 185, *233*
Lovelock, J.E. s. Lipsky, S.R. 274, *338*
Lowe, N.J., Stoughton, R.B. 160, *246*
Lu s. Wang, G.H. 360, *458*
Lucas, D. 183, *246*

Luchsinger, B. 354, 355, *453*
– s. Kendall, A.J. 356, *451*
Luderschmidt, C., Plewig, G. 284, 300, *338*
Ludwig, C. *453*
Ludwig, E. 300, *338*
Lübke, W. 435, *453*
Lüthy, F. 428, *453*
Luger, A. 488, 506, *532*
–, Zweymüller, E. *532*
Lukacs, I., Braun-Falco, O. 211, 212, *246*
–, Christophers, E., Braun-Falco, O. 211, *246*
Lund, H.Z. s. Leuchtenberger, C. 28, *102*
Lupulescu, A.P. 160, *246*
–, Birmingham, D.J., Pinkus, H. 214, *246*
Lustig, B., Katchen, B., Reiss, F. 67, *103*, 178, *246*
– s. Perutz, A. 302, *341*
Luton, E.F., Finchtum, R.N. 517, *532*
Lutsky, B., Budak, M., Koziol, P., Monahan, M., Neri, R.O. 300, *338*
Lutz, W. 298, 300, *338*
Lutze, W. 373, *453*
Lutzner, M.A. s. Burk, P.G. 488, 490, 520, *524*
– s. Guerrier, C.J. *528*
Luukkainen, T. s. Miettinen, T.A. 271, *339*
Lytle, C.D. s. Aaronson, S.A. 491, *522*

MacDonald, I. 306, *339*
–, Clarke, G. 305, *339*
MacFarlane, D.J. s. Blank, I.H. 155, 183, *234*
– s. Scheuplein, R.J. 183, *252*
Macieira-Coelho, A. s. Lasalvia, E. 133, *148*
MacKenna, R.M.B. *339*
–, Wheatley, V.R., Wormall, A. 268, 271, 273, 275, *339*
– s. Boughton, B. 265, 272, 280, 305, 318, 321, *326*
– s. Hodgson-Jones, I.S. 320, 321, *334*
– s. Lewis, C.A. 282, *338*
Mackenzie 417
Mackenzie, I.C. 169, 171, 206, *246*
–, Lindner, J.E. *246*
Mackenzie, L.A., s. Frain-Bell, W. 519, *527*
– s. Turnbull, B.C. 465, *538*
Mackie, B.S. *246*
MacManus, J.P., Franks, D.J., Youdale, T., Braceland, B.M. 127, *149*
–, Whitfield, J.F. 120, *149*

Mac Rae, T.P. s. Fraser, R.D.B. 1, 8, 10, 14, 15, 17, 18, 24, 25, 26, 27, 37, 46, 53, 56, 59, 62, 66, 85, 86, 87, 88, *96*
Maderson, P.F.A. 86, *103*
– s. Flaxman, B.A. 88, *96*, 118, *146*, 155, 156, *238*
Madgic, E.B. s. Wilgram, G. 43, *114*
Maeda, S. s. Kuré, K. 353, *452*
Maeyens, E. s. Hashimoto, K. 43, *99*
Magans, H.W., Harrison, Brobeck, Kanson *453*
Maggi, V.M. 47, *103*
Maggiora, A. s. Dvorken, L. 292, 312, *329*
Magnus, I.A. 467, 494, 510, 511, 512, 517, 519, *532*
– s. Grice, K. 499, *528*
– s. Ive, H. 514, 519, *530*
– s. Johnson, B.E. 479, *530*
Magnusson, B. 222, *246*
–, Kligman, A.M. 222, *246*
Magoun, H.W. 362, 364, *453*
– s. Clark, G. 361, *448*
Mahler, F. s. Burckhardt, W. *524*
Mahrle, G., Orfanos, C.E. 42, 43, 79, *103*, 140, 141, 143, 149, 156, 157, 158, 160, 161, 165, 210, *246*
– s. Orfanos, C.E. 43, *105*, 141, 142, 143, *149*, *150*, 166, 175, 187, 210, *249*
Mahler, I. s. Grossmann, L. 484, *528*
Mahrer, V. 491, *532*
Maibach, H.I., Marples, R.R., Taplin, D. 155, 185, *246*
–, Sams, W.M., Epstein, J.H. 512, *533*
– s. Bartek, M.J. 184, *233*
– s. Epstein, J.H. *526*
– s. Fisher, L.B. 311, *329*
– s. Frame, G.W. 184, *238*
– s. Gordon, B.I. *240*
Maibach, I.B. s. Fisher, L.B. 209, 210, *238*
Maibach, H.I. s. Mercer, E.H. 42, 43, *104*, 142, *149*
Maitheny, E.J. s. Strauss, J.S. 272, *345*
Majumder, G.C., Turkington, R.W. 126, *149*
Makamura, Y. s. Wade, M. 384, *458*
Makman, M.H. 210, *246*
Malaszkiewicz, J., Gloxhuber, C. 217, *246*
Males, J.L. s. Turkington, R.W. 135, *151*
Maleville, J. s. Heid, E. 519, *529*

Mali, J. W. H. 54, *103*
Malinoff, H. s. Bernstein, I. A. 31, 58, 61, 62, *91*
Malkinson, F. D., Rothman, S. T. 54, *103*
Malouf, J. s. Krueger, G. G. 15, 89, *102*
Malten, K. E., Spriut, D., Boemaars, H. G. M., Keizer, M. J. M. de 54, *103*
– s. Spruit, D. 182, 183, 185, 208, 218, *255*
Mamiya, G. s. Hatano, H. 488, *528*
Mandel, F. 358, *453*
Mandel, G. s. Johnson, B. E. 474, *530*
Mandol, L. s. Coon, W. M. 49, 54, *94*, 274, 278, 323, *327*
– s. Herrmann, F. 49, *100*, 265, 323, *334*
– s. Wheatley, V. R. 52, *114*, 273, 281, *347*
Mandur, J. s. Schilf, E. 356, 360, *456*
Mandy, S. H. s. Hsia, S. L. 139, *147*
– s. Wright, R. K. 140, *152*
Mangoni, C. s. Santoianni, P. 81, *108*
Mann, D. L. s. Terhorst, C. 161
Manning, D. D. s. Krueger, G. G. 15, 89, *102*
Manoussos, G. s. Aubin, G. 304, *325*
Manz, E. s. Marchionini, A. 51, *103*, 275, 320, *339*
Marcelo, C. L. s. Voorhees, J. J. 120, *151*, 155, 156, 157, *258*
Marceron, S. s. Jausion, H. 511, *530*
Marchionini, A. 246, 313, *339*
–, Manz, E., Huss, F. 51, *103*, 272, 320, *339*
–, Spier, H. W. 64, 67, *103*, 154, 215, *247*
– s. Schade, H. 312, 313, *343*
Marchionini, G., Spier, H. W. 361, *453*
Marchardt, V. s. Gloor, M. 182, *240*, 307, *332*
Marculescu, J. s. Wohlraab, W. 44, 45, 54, *114*, 190, 209, *260*
Marghescu, S. 24, *103*
Marill, F. G. s. Hadida, E. 487, *528*
Marks, F. 126, 133, 134, *149*
–, Grimm, W. 123, *149*
–, Raab, I. 125, *149*
–, Rebien, W. 124, 127, 134, *149*
– s. Krieg, L. 33, *102*
Marks, R. 187, *247*

–, Bhogal, B. 175
–, –, Dawber, R. P. R. 213, *247*
–, Halprin, K., Fukui, K., Graff, D. 56, 64, *103*
–, Saylan, T. 187, *247*
– s. Griffiths, W. A. D. 187, *240*
Marples, M. 155, *247*
Marples, R. R., Downing, D. T., Kligman, A. M. 185, *247*, 276, 309, 310, *339*
–, Kligman, A. T., Lantis, L. R., Downing, D. T. 185, *247*, 276, *339*
–, McGinley, K. J., Mills, O. H. 319, *339*
– s. Izumi, A. K. 319, *335*
– s. Maibach, H. I. 155, 185, *246*
– s. McGinley, K. J. 188, 189, *247*
– s. Plewig, G. 188, *250*
– s. Singh, G. 185, *254*
Marrs, J. M., Voorhees, J. J. 160, *247*
Martin, B. s. Breathnach, A. S. 175, *235*
Martin, C. M. s. Goldsmith, L. A. 30, 66, 88, *98*
Martin, E. s. Pecora, D. V. 276, *341*
Martin, H. 437, *453*
Martin, K. s. Spier, H. W. 44, *110*
Martinez, J. C., Peters, A. 166, 175, *247*
Martles 185
Marton, T. s. Cseplák, G. 187, *236*
Martt, J. M. s. Anderson, P. C. 52, *90*
Mascaro, J. M. s. Pinol Aguadé, J. 519, *535*
Mason, B. s. Frain-Bell, W. 519, *527*
Massopust s. Sherwood, C. 361, *456*
Masucci, F. J. s. Strauss, J. S. 272, *345*
Mathews-Roth, M. P. Mideline, R. L. 158, *248*
Mathur, G. P., Gaudhi, V. M. 132, *149*, 160
Matoltsy, A. G. 20, 28, 30, 31, 33, 39, 43, 44, 49, 65, 77, *103*, 118, *149*, 156, 157, 163, 164, 175, 177, 179, *247*
–, Balsamo, C. A. 20, *103*, *247*
–, Downes, A. M., Sweeney, T. M. 54, *103*, 182, *247*
–, Herbst, F. S. M. 20, *103*
–, Lavker, R. M., Matoltsy, M. N. 28, 33, *103*, 164, *247*

–, Matoltsy, M. N. 20, 24, 28, 33, 38, 39, 41, 77, *103*, *104*
–, Parakkal, P. F. 37, 43, 47, *104*, 175, *247*
–, Schragger, A., Matoltsy M. N. 182, *247*
–, Viziam, C. B. 209, *247*
– s. Downes, A. M. 182, *237*
– s. Lavker, R. M. 38, *102*
– s. Parakkal, P. F. 29, *106*
– s. Skerrow, C. J. *110*
– s. Skerrow, D. 20, 44, *110*
Matoltsy, M. N. s. Matoltsy, A. G. 20, 24, 28, 33, 38, 39, 41, 77, *103*, *104*, 164, 182, *247*
– s. Skerrow, D. 20, 44, *110*
Matsumaka, M. s. Brody, I. 175, *235*
Matsunaka, M., Mishima, Y. 88, *104*
Matsuo, I. s. Hatano, H. 488, *528*
Mattern, E. s. Gloor, M. 304, 310, 311, *332*
Mattheus, A. s. Flegel, H. 224, *238*
– s. Rätz, K. H. 303, *342*
Maudsley, D. V. s. Burstein, S. 130, 131, *144*
Maurer, W. s. Pilgrim, C. 119, *150*
Maurin, J. s. Témine, P. 517, *538*
Maxwell, T. L. s. Lamb, J. 519, *532*
Mayer, J. A. s. Molloy, J. F. 517, *533*
Mayer, R. L. 154, *247*
Mayr, J. K. 349, *453*
McAfee, D. A., Greengard, P. 121, *149*
McBride, M. E. s. Duncan, W. C. 185, *237*
McCabes, W. R. s. Imamura, S. 319, *335*
McCabe, M. G. P., Mier, P. D. 80, *104*
McCaffery, V. s. Ebling, F. J. 299, 301, *329*
McCarron, D. J., Jr. s. Song, Ch. W. 45, *110*
McCarty, L. s. Weeks, J. G. 319, *347*
McCormick, D. M. s. Johnson, P. S. 475, *530*
McCrum, W. R. 361, *453*
–, Ingram, 361, *453*
McCubbin, J. W. s. Gardner, J. W. 437, 439, 440, *449*
McCullough, E. C. 462, 463, *533*
McCullough, J. L., Weinstein, G. D. *247*
– s. Weinstein, G. D. *259*

McDonald, C. J. s. Wiley, C. L. 259
McDonald-Gibson, W. J. s. Greaves, M. W. 131, *147*, 160, *240*
McGibbon, D. s. Hay, J. B. 299, *334*
McGinley, K. J., Marples, R. R., Plewig, G. 188, 189, *247*
– s. Kligman, A. M. 185, *244*
– s. Marples, R. R. 319, *339*
McGrae, J. D., Perry, H. O. 464, 466, 519, *533*
McGrath, H. s. Cooper, M. F. 299, 317, *327*
McGrum s. Sherwood, C. 361, *456*
McGuire, J. 160, *247*
McKeller, J. F. s. Davies, A. K. 518, *525*
McKnight, M., Spikes, J. D. 478, *533*
McLaren, D., Salvatierra, O. H. *533*
McLeod, T. M. s. Raffle, E. J. 520, *535*
McManus, J. M. s. Freedberg, A. S. 436, 438, 439, 440, 441, 442, *449*
McNutt, N. S., Weinstein, R. S. 165, *247*
McOsker, E., Beck, L. W. 206, *247*
McQuarrie, I. s. Brown, W. R. 52, *93*
McVaugh, J. s. Blum, H. F. 506, *523*
Meffert, H., Dietzel, W., Sönnichsen, N. 480, *533*
–, Geschwendt, G., Reich, P. 281, 322, *339*
–, Lohrisch, I. 480, *533*
–, Reich, P. 307, *339*, 480, *533*
– s. Diezel, W. 480, *525*
– s. Sönnichsen, N. 489, 490, *537*
Mehregan, A. H. s. Epstein, S. *526*
Meigel, N., Plewig, G. 205, *247*
Meikle, A. W. s. Zirker, D. K. 184, *261*
Meinhof, W. 213, *247*, 519, *533*
Meister, A., Bukenberger, M. W. 71, *104*
Meister, M. M. s. Suskind, R. R. 217, *256*
Melbye, S. W., Freedberg, I. M. 45, 56, *104*
Mellanby, E. s. Fell, H. B. 46, *96*
Mellnikoff, J. s. Mellnikoff, S. M. 438, *453*
Mellnikoff, S. M. 438, 443, *453*
–, Mellnikoff, J. 438, *453*
Melski, J. W., Tannenbaum, L.,
Parrish, J. A., Fitzpatrick, T. B., Bleich, H. W. 512, *533*
Mendel, R. s. Gloor, M. 309, 310, *332*
Meneghini, C. L. 184, *248*
Mengel, G. s. Klaschka, F. 191, 195, 229, *244*, 501, *531*
Mennigmann, H. D. s. Pons, F. W. 483, *535*
Menter, M. A., Kerron, R. A., Amos, H. E. *533*
Mentha, C. s. Simeone, F. A. 381, *457*
Menton, D. N. 171, *248*
–, Eisen, A. Z. 159, 171, 175, *248*
Mercer, E. H. 4, 9, 15, 34, 39, 42, 83, 84, 88, *104*, *248*
–, Jahn, R. A., Maibach, H. I. 42, 43, *104*
–, Maibach, H. I. 43, *104*, 142, *149*
–, Munger, B. L., Rogers, G. E., Roth, S. I. 2, *104*, 178, *248*
– s. Birbeck, M. S. C. 25, *92*
Merker, H. J. s. Schweichel, J. U. 4, 47, *109*
Merrett, J. D. s. Beare, J. M. 184, *233*
Merrill, J. P. s. Strom, T. B. 121, *151*
Meruelo, D., Edidin, M. 161, *248*
Mescon, H. s. Moretti, G. 44, *104*
– s. Strauss, J. S. 319, *345*
Mészáros, C. s. Horkay, I. 520, *529*
Metcalfe, L. D. s. Gershbein, L. L. 274, *330*
Meyer, A., Brüchle, H., Schäfer, P. 396, *453*
Meyer, F.-U. s. Schwenke, W. 218, *254*
Meyer, F. U. s. Wollmann, C. 218, *260*
Meyer, G. s. Brun, R. 270, *326*
Meyer, W. s. Witschel, H. 46, *114*
Meyler, L. s. Ruiter, M. 51, *108*
Meyrick, G. s. Burton, J. L. 322, *327*
– s. Pye, J. R. 300, 320, 322, *342*
Mezei, M. 214, *248*
Michael, D. s. Elgjo, K. 55, 89, 95, 155, *237*
Michael, J. C., Hoopes, J. E. 289, 290, 291, 292, *339*
Micheline, R. L., Mathews-Roth, M., Pathak, M. A., Parrish, J. A. 158, *248*
Middleton, J. D. 67, *104*, 180, *248*, 313, *339*
Mier s. Voorhees
Mier, P. D., Hurk, J. M. A. van den 210, *248*
–, Hurk, J. van den, Holla, S. W. J., Hollman, E. P. M. J., Portes, J. E., Weemers, M. B. M. 141, *149*
–, Urselmann, E. 124, *149*
– s. McCabe, M. G. P. 80, *104*
Miescher, G. 67, *104*, 199, 200, 201, 204, 205, 206, 214, 222, *248*, 307, 313, 325, *339*, 496, 499, 500, 501, 508, 516, *533*
–, Lincke, H., Rinderknecht, P. 313, *339*
–, Schönberg, A. 264, 269, 294, 302, 303, *339*
–, Speck, K. 67, *104*, 185, *248*
Miettinen, T. A., Luukkainen, T. 271, *339*
Mikhail, G. R., Wertheimer, F. W. 507, *533*
Mikheev, G. M. 184, *248*
Miklaszewska, M., Nowak, A. 305, *339*
Mildenbergen H. s. Gloor, M. 284, 301, 304, 309, 310, 311, *332*
Miller, E. s. Robbins, J. H. 490, *536*
Miller, E. C. s. Stich, H. F. 486, 490, *537*
Miller, J. R. 187, *248*
Miller, O. G. s. Blank, I. H. *234*
Mills, O. H. s. Marples, R. R. 319, *339*
– s. Kligman, A. M. 317, 318, *337*
Milne, G. W. A. s. Avigan, J. *90*
– s. Steinberg, D. 52, *111*
Milner, R. J. s. Henning, R. 161, *241*
Milstein, H. G., Cornell, R. C. 160, *248*
Miltenberger, G. s. Gloor, M. 284, 304, 310, 311, *332*
Minami, K. s. Horio, T. 514, *529*
Minkin, W. s. Frank, S. B. 512, *527*
Minor, R. 394, *453*
Minor, V. 394, 399, 400, 428, *453*
Minor, V. L. 355, *453*
Minzono, N. s. Ohkido, M. 280, 303, 307, *340*
Mishima, Y. s. Brody, I. 175, *235*
– s. Matsunaka, M. 88, *104*
Mitchell, R. E. 506, *533*

Mitchell, W. M. s. Taylor, J. M. 135, *151*
Mitra, R. S. s. Vaughan, F. L. 54, *114*, 212, *258*
Miyagawa, T., Anai, M., Urabe, H. 81, *104*
—, Koda, H., Urabe, H. 45, *104*
Miyamoto, M. s. Fitzpatrick, T. B. 158, *238*
Miyata, C. s. Suzuki, H. 164, *257*
Miyazaki, H. s. Ogawa, H. 164, *249*
Mize, Ch. E. s. Avigan, J. 90
— s. Steinberg, D. 52, *111*
Mizuno, N., Freeman, R. G. 510, *533*
— s. Ohkido, M. 480, *534*
Moberg, E. 349, 355, 381, 396, 427, *453*
—, Dhunér, K. G. 355, 427, *453*
Modde, H. s. Tronnier, H. 228, *258*
Modzeleski, V. E. s. Nagy, B. 284, *340*
Moffat, G. H. 60, *104*
Mogilbvcik, M. s. Serebrjanik, B. 370, *456*
Mohr, U. s. Volm, M. V. 133, *151*
Molloy, J. F., Mayer, J. A. 517, *533*
Molnár, I. 405, *454*
Molnár, S. *453*
Momot, V. M. s. Kolpakov, F. I. 182, *245*
Monahan, M. s. Lutsky, B. 300, *338*
Monash, S., Blank, H. 182, *248*
Monnier, M. 361, 362, 368, *454*
Monod, J. s. Jacob, F. 117, *147*
Montagna, W. 65, *104, *351, 362, *454*
—, Eisen, A. Z., Rademacher, A. H., Chase, H. B. 28, *104*
—, Lobitz, W. C. jr. 154, *248*
—, Scott, E. J. van 89, *104*
— s. Sakurai, M. 352, *455*
— s. Silver, G. 381, *457*
Montes, L. F., Day, J. L., Wand, C. J., Kennedy, L. *248*
—, Pettillo, R. F., Brown, J. 214, *248*
Montgomery, H. s. Fitzpatrick, T. B. 478, *527*
Moore, C. H. s. Lindley, H. 17, 18, 65, *102*
Moore, J. B. s. Birnbaum, J. E. 127, 134, *144*, 160, 161, *233*
Moore, J. T., Karasek, M. A. 54, *104*
Moorhead, J. F., Paraskova-Tschnernozenska, E., Pirrie,

A. J., Hayes, C. 133, *149*
Moran, J. s. Gosporadowicz, D. 121, *147*
Morello, A. M., Dawning, D. T. 181, *248*
—, Downing, D.T. 285, *339*
Moretti, G., Mescon, H. 44, *104*
— s. Cipriani, C. 124, *145*
Morgan, D. L. s. Yuspa, S. H. 212, 222, *260*
Morgan, L. J., s. Scheuplein, R. J. 180, *252*
Morgan, P. s. Lamb, J. 519, *532*
Morison, W. L., Paul, B. S., Parrish, J. A. 499, *533*
Moritz, W. 56, *104*
Morrison, L. M., Spiegel, E. A. 418, *454*
Morsches, B. s. Hoffmann, H. 143, *147*
Mortazawi, S. A. M. s. Oberste-Lehn, H. 512, *534*
Mortoda, A. s. El-Hefnawi, H. 487, *526*
Morton, R. A. s. Festenstein, G. N. 271, *329*
Moschetto, Y., Dautrevaux, M., Biserte, G. 16, *104*
Moscena, A. A. s. Hausman, R. E. 120, *147*
Moscona, A. A. 120, *149*
Mosimann, J. s. Burckhardt, W. 499, *524*
Mottaz, J. H., Zelickson, A. S. 164, *248*
Mount, G. E. s. Perry, D. J. 443, *454*
Moyer, C. A. s. Onken, H. D. 182, *249*
Moyle, V., Baldwin, E., Scarisbrick, R. 272, *339*
Moyse, M. F. 437, *454*
Muck, O. *454*
Mühlenberg, D. s. Klaschka, F. 191, 204, *244*
Müller, E. 185, *248*
Müller, F. M. 373, *454*
Mueller, G. C. 134, *149*
Müller, I. C. 519, *533*
Müller, L. R. 355, 370, 373, 375, *454*
Müller, S. s. Jung, E. G. 205, 243, 465, 483, *531*
Mueller, S. T. s. Argyris, T. S. 90
Müller, W. E. s. Zöllner, E. J. *540*
Mütze, K. 460, 469, *533*
Mui, M. M., Hsia, S. L., Halprin, K. M. 140, *149*, 210, *248*
Mulder, M. P. s. Bootsma, D. 489, *523*
Mullink, J. A. M. s. Rottier, P. B. 499, *536*

Mumenthaler, M. Schliack, H. 374, 414, 415, *454*
Munger, B. L. *248*
— s. Mercer, E. H. 2, *104*, 178, *248*
Munsch, K. s. Gloor, M. 228, *240*
Muraki, T. 274, 277, 305, 306, *339*
Murtula 199
Musajo, L., Rodighiero, G. 513, *533*
Mustakallio, K. K., Kiistala, U., Piha, H. J., Nieminen, E. 51, *104*, 277, 281, 324, *339*
— s. Kiistala, U. 168, *243*
— s. Nieminen, E. 265, 281, 307, *340*
Myerson, A., Loman, J., Rinkel, M. 354, *454*

Nabors, C. J., Berliner, D. L. *249*
Nacht, S. s. Christensen, M. S. 204, *236*
Nader, J. S. 468, *533*
Nagao, S., Iijima, S. 158, *249*
Nagy, B., Modzeleski, V. E., Scott, W. M. 284, *340*
— s. Gazzarrini, F. 284, *330*
Nagy, G. 497, 507, *533*
—, Jänner, M. 218, *249*, 497, *533*
— s. Rasheed, A. 487, *535*
Nagy, Z. H. s. Nagy-Vezekényi, K. *249*
Nagy-Vezekényi, C. 31, *104*
Nagy-Vezekenyi, K., ZS-Nagy, I., Török, E. 23, *104*
—, Nagy, Z. H., Török, E. *249*
Nakamura, R., Hatanaka, R. 354, *454*
Nakamura, T. s. Fukuyama, K. 28, 34, 55, 56, 73, 75, *98*
Nakayama, F. s. Blomstrand, R. 48, *92*
Nasemann, T. 415, *454*
Nath, G. s. Goldman, L. 467, *528*
Naylor, P. F. D. *249*
— s. Dowling, G. B. 67, 68, 70, 95, 185, *237*
Needles, E. 437, 439, *454*
Neill, D. W. s. Beare, J. M. 184, *233*
Neistein, S. s. Prose, P. H. 89, *106*
Nékám, L., Racz, I. 313, *340*
Nelson, B. K. s. Flaxman, B. A. 43, 89, *96*, 212, *238*
Nemecek, R. A. s. Vroman, H. E. 285, 286, *347*
Neri, R. O. s. Lutsky, B. 300, *338*

Netick, J. s. Jolly, H. W. jr. 184, *243*
Neufahrt, A., Förster, F. J., Besser, H., Balikcioglu, S. 24, *104*
Neufarth, A. s. Förster, F. J. 45, 96, 178, *238*
Neufahrt, A. s. Hook, B. 24, *100*, 178, *242*
Neuhaus, H. s. Carrié, C. 215, 236, 313, *327*
Neumann, F., Elger, W. 300, *340*
Nevar, C. H. s. Argyris, T. S. 56, *90*
Newby, R. F. s. Riggs, A. D. 121, *150*
Newcomer, V. D. s. Shechter, Y. 16, *110*
Newman, H. W. s. Wilkins, R. W. 351, *458*
Nicol, S. E. s. Goldberg, N. D. 120, 121, *146*, 155, 156, *240*
Nicolaides, N. 34, 48, 53, *105*, 266, 267, 273, 276, 279, 280, 282, 319, 320, *340*
–, Ansari, M. N. A., Fu, H. C., Lindsay, D. G. 49, *105*, 275, 278, 280, 284, 319, *340*
–, Foster, R. C. 267, 271, 272, 273, 278, 279, *340*
–, Fu, H. C., Ansari, M. N. A. 267, *340*
–, –, –, Rice, G. R. 267, *340*
–, –, Rice, G. R. 266, *340*
–, Kellum, R. E., Wooley, P. V. 277, *340*
–, Levan, N. E., Fu. H. C. 50, *105*, 284, *340*
–, Ray, Th. 274, 277, *340*
–, Reiss, O. K., Langdon, R. G. 280, 285, *340*
–, Rothman, S. 277, 280, 285, 297, 305, *340*
–, Wells, G. C. 275, 276, *340*
– s. Ansari, M. N. A. 273, 278, 279, *325*
Niebauer, G. 498, 506, *533*
–, Stockinger, L. *533*
Niedermeyer, K. 420, *454*
Nieminen, E., Leikola, E., Koljonen, M., Kiistala, U., Mustakallio, K. K. 265, 281, 307, *340*
– s. Mustakallio, K. K. 51, *104*, 277, 281, 324, *339*
Nikaida, O. s. Horikawa, M. 486, *529*
Nikati, W. 352, *454*
Nikkari, T. 181, *249*, 266, 267, *340*
–, Haahti, E. 266, *340*
–, Valavara, M. 299, 306, *340*

– s. Haahti, E. 273, 274, 279, *333, 334*
– s. Kärkkäinen, J. 267, *336*
Nilzén, A. 217, *249*
Nisch, G. 397, *454*
Nishioka, K., Ryan, T. J. 160, *249*
Nitta, H. s. Ikai, K. 215, *242*, 302, *335*
Nitz-Litzo, D. s. Korting, G. W. 65, 67, *101*
Nix, T. E., Black, O., Nordquist, R. S., Anglin, J. H., Everett, M. A. 46, *105*, 164, *249*, 497, 498, 500, 501, *534*
Nix, Th. E., Nordquist, R. E., Everett, M. A. 497, 498, 500, 501, *534*
–, –, Scott, J. R., Everett, M. A. 497, 498, 500, 501, *534*
Nix, T. E., Jr., Nordquist, R. E., Scott, B. A., Jr., Everett, B. A., Everett, M. A. 46, *105*
Noble, W. C., Somerville, D. A. 277, *340*
Nödl, F. 487, *534*
Nörenberg, M. *249*
– s. Klaschka, F. 186, 191, 193, 194, 195, 196, 199, 229, 244, 501, *531*
Noonan, K. D. s. Burger, M. M. 211, *235*
Nordhaus, R., Zesch, A., Schaefer, H. 186, *249*
– s. Schaefer, H. 186, *252*
– s. Zesch, A. 190, *261*
Nordquist, J., s. Everett, M. A. 507, *527*
– s. Olson, R. L. 164, *249*
Nordquist, R. s. Olson, R. L. 44, *105*
Nordquist, R. E., Olson, R. L., Everett, M. A. 45, *105*
– s. Nix, T. E., Jr. 46, *105*
– s. Olson, R. L. 46, 47, *105*
Nordquist, R. F. s. Olson, R. L. 44, *105*
Nordquist, R. S. s. Nix, T. E. 164, *249*, 497, 498, 500, 501, *534*
Norins, A. L. 474, 475, *534*
Norman, A. *534*
– s. Donlon, T. 486, *525*
– s. Evans, R. G. 485, 504, *526*, *527*
Noronha, M. J., Vas, C. J., Asiz, H. 405, *454*
Norton, L. A. s. Downing, D. T. 286, 306, *328*
Nothnagel s. Charcot, J. M. 402, *448*
Noury, J.-Y. s. Degos, R. 519, *525*

Nowak, A. s. Miklaszewska, M. 305, *339*
O'Barr, T. s. Goldsmith, L. A. 73, *99*
Oberste-Lehn, H., Mortazawi, S. A. M. 512, *534*
O'Brien, T. M. s. Fitzgerald, M. J. T. 158, *238*
Oddoze, L. s. Témine, P. 517, *538*
O'Dea, R. F. s. Goldberg, N. D. 120, 136, *146*
Oden, S., Hofsten, B. v. 396, *454*
Odland, G. F. 4, 47, *105*, *249*
– s. Holbrook, K. A. 174, 199, 200, *242*
– s. Rushmer, R. F. *252*
O'Donnell, I. J. 18, 23, 24, *105*
–, Thompson, E. O. P. 16, 18, *105*
– s. Gillespie, J. M. 15, *98*
– s. Thompson, E. O. P. 17, 18, 87, *113*
Oehlert, W. 55, *105*
– s. Dörmer, P. H. 55, *95*, 119, *145*
– s. Karásek, J. 209, *243*
– s. Schultze, B. 119, *150*
Oertel, G. W. s. Hoffmann, H. 143, *147*
Ofuji, S. s. Horio, T. 184, *242*
Ogawa, H., Goldsmith, L. A. 31, 66, *105*
–, Miyazaki, H. 164, *249*
–, –, Kimura, M. 164, *249*
Ogden, B. s. Krueger, G. G. 15, 89, *102*
Ogura, R., Black, H. S., Knox, J. M. 478, *534*
–, Freeman, R. G., Knox, J. M. 501, *534*
–, Knox, J. M. 475, 478, *534*
–, –, Griffin, A. C. 65, *105*
–, –, –, Kusuhara, M. 65, *105*
Ohkawara, A., Halprin, K. M. 497, *534*
–, Halprin, J., Barber, P., Halprin, K. M. 47, *105*
–, Halprin, K. M., Levine, V. 497, *534*
–, –, Taylor, J. R., Levine, V. 47, *105*
– s. Halprin, K. M. 136, *147*, 496, *528*
Ohkido, M., Suzuki, K., Sugihara, I., Minzono, N. 280, 303, 307, *340*, 480, *534*
– s. Hatano, H. 488, *528*
Ohkubo, T., Sano, S. 304, *341*
Okinara, S. s. Kure, K. 353, *452*
Olah, L., Rölich, R. 47, *105*

Oleffs, K. s. Knop, J. 319, *337*
Olson, J. A. 46, *105*
Olson, R. L., Everett, M. A. 494, 498, *534*
–, Gaylor, J., Everett, M. A. 492, *534*
–, Nordquist, R. F. 44, *105*
–, Nordquist, R., Everett, M. A. 44, *105*, 164, *249*
–, Nordquist, R. E., Everett, M. A. 46, 47, *105*
–, Sayre, R. M., Everett, M. A. 492, 493, *534*
– s. Everett, M. A. 470, 494, 499, 507, *527*
– s. Nordquist, R. E. 45, *105*
O'Malley, B. W., Buller, R. E. 56, *105*
Omar, A., Krebs, A. 168, *249*
O'Neill, H. J., Gershbein, L. L., Scholz, R. G. 283, *341*
– s. Gershbein, L. L. 274, *330*
– s. Singh, E. J. 274, 278, *344*
Onken, H. D., Moyer, C. A. 182, *249*
O'Quinn, S. E., Kennedy, C. B., Isbell, K. H. 517, *534*
Orenberg, E. K. s. Aso, K. 140, *144*
Orentreich, N., Harber, L. C., Tromovitch, T. A. 512, *534*
Orfanos, C. *249*
–, Ruska, H. 25, *105*
–, –, Schade, H. 23, *106*
Orfanos, C. E., 25, *105*, 154, 156, 159, 164, 165, 166, 167, 168, 169, 173, 174, 175, 177, *249*
–, Christenhusz, R., Mahrle, G. 142, *149*, 175, 187, *249*
–, Mahrle, G. 142, 143, *150*
–, –, Rume, U. 166, 210, *249*
–, –, Runne, U. 43, *105*
–, Schaumburg-Lever, G., Mahrle, G., Lever, W. F. 141, 142, *150*
– s. Mahrle, G. 156, 157, 158, 160, 161, 165, 210, *246*
– s. Mahrle, G. 42, 43, 79, *103*, 140, 141, 143, *149*
Ortega, P. s. Woodbury, L. P. 301, *348*
Orth, D. N. s. Starkey, R. H. 135, *151*
Orthner, H. 361, 416, *454*
Oschmann, H. s. Gloor, M. 240, 270, 292, 297, 302, *332*, *333*
Osmundsen, P. E. 517, *534*
– s. Crow, K. D. 517, *525*
O'Toole, A. G. s. George, W. J. 121, *146*
Otten, J., Johnson, G. S., Pastan, I. 140, *150*
Ottenstein, B. *249*

– s. Incedayi, C. K. 51, *100*
Owens, D. W., Glicksman, J. M., Freeman, R. G., Carnes, R. 510, *534*
–, Knox, J. M. 299, *341*
–, –, Hudson, H. T., Troll, D. 205, *249*
– s. Freeman, R. G. 494, *527*
Øye, I. s. Brønstad, G. O. 122, *144*

Pablo, G., Fulton, J. E. 309, *341*
–, Hammons, A., Bradley, S., Fulton, J. E. 276, *341*
– s. Fulton, J. E. 310, *330*
Pachur, R. 316, *341*
Packer, L. s. Pereira, O. M. 478, *535*
Padberg, G. 80, *106*, 180, 216, *249*, 313, *341*
Paducheva, A. L., Belugina, O. P. 65, *106*
Paeslack, V. 405, 406, *454*
Painter, R. B. s. Rasmussen, R. E. 485, *535*
Palmer, A. J. 444, *454*
Panfilis, G. de s. Allegra, F. 119, 136, *143*
Pantlitschko, M., Raab, W. 269, 270, *341*
Papa, Chr. s. Fulton, J. E. 512, *527*
Parakkal, P. F., Matoltsy, A. G. 29, *106*, 175, *247*
– s. Matoltsy, A. G. 37, 43, 47, *104*
Paraskova-Tschnernozenska, E. s. Moorhead, J. F. 133, *149*
Pardee, A. B., de Asua, L. J., Rozengurt, E. 118, *150*
Parham, P. s. Terhorst, C. 161, *257*
Pariser, D. M., Richard-Taylor, J. 518, *534*
Parker, C. W. *249*
Parnell, J. P. s. Butcher, O. E. 264, 294, 302, *327*
Parrington, J. M., Delhanty, D. A., Baden, H. P. 489, *534*
Parris, D. s. Haylett, T. 17, 19, *99*
Parrish, J. A., Fitzpatrick, T. B., Tannenbaum, L., Pathak, M. A. 512, *534*
–, Pathak, M. A., Fitzpatrick, T. B. 512, *535*
– s. Melski, J. W. 512, *533*
– s. Micheline, R. L. 158, *248*
– s. Morison, W. L. 499, *533*
– s. Pathak, M. A. 508, *535*
– s. Ying, Ch. Y. 508, *540*
Parshley, M. S. s. Einbinder, J. M. 212, *237*

Parsons, W. B., Jr., Flinn, J. H. 51, *106*
Partridge, S. M. 506, *535*
Pascher, G. 27, 40, 41, 71, *106*, 179, 214, 249, 474, *535*
–, Steinrück, G., Spier, H. W. 179, 199, 214, *250*
– s. Röckl, H. 67, *107*, 185, *251*, 313, *343*
– s. Spier, H. W. 24, 66, 67, 68, 69, 70, 71, 72, 78, 79, 80, 81, *110*, *111*, 178, 179, 180, 184, 192, 215, 216, *255*, 474, *537*
Paschoud, J. M., Schmidli, B., Keller, W. 44, *106*
Pastan, I. s. Otten, J. 140, *150*
Paterson, M. C. s. Lehmann, A. R. 486, 487, *532*
Path, M. R. C. s. Izumi, A. K. 319, *335*
Pathak, M. A. s. Baden, H. P. 70, 71, *90*, *91*
–, Allen, B., Ingram, D. J. E., Fellman, J. H. 511, *535*
–, Daniels, F., Fitzpatrick, T. B. 510, *535*
–, Fowlks, W. L. *535*
–, Harber, L. C., Seiji, M., Kukita, A. 507, *535*
–, Krämer, D. M., Güngerich, U. 504, *535*
–, Parrish, J. A., Fitzpatrick, T. B., Jimbow, K. 508, *535*
–, Stratton, K. 474, *535*
–, Worden, L. R., Kaufman, K. D. 511, 512, 513, *535*
– s. Baden, H. P. 474, 475, *522*
– s. Jimbow, K. 132, *148*
– s. Krämer, D. 55, *101*, *102*, 155, *245*
– s. Kramer, D. M. 132, *148*
– s. Micheline, R. L. 158, *248*
– s. Parrish, J. A. 512, *534*, *535*
– s. Ying, Ch. Y. 508, *540*
Pathak, M. K. s. Cotran, R. S. 498, 499, *525*
Patt, H. M., Quastler, H. 118, *150*
Patterson, J. F., Griesemer, R. D. 285, 286, *341*
Patterson, M. C. 491, *535*
Patzelt, V. 28, *106*
Paul, B. S. s. Morison, W. L. 499, *533*
Pauling, L., Corey, R. B. 4, *106*
Pawlowski, A., Petrykiewicz, R. 317, *341*
Pearlman, C. s. Baden, H. P. 55, 56, *91*, 501, *522*
Pech, H. s. Schwarz, E. 69, 74, 76, 83, *109*, *254*
Peck, A. P. s. Glaister, D. H. 436, 438, *449*

Peck, S. M., Rosenfeld, H. 313, *341*
Pecora, D. V., Landis, R. E., Martin, E. 276, *341*
Peet, M. M. s. List, C. F. 356, 357, 386, 387, 434, 438, 439, *452*
Peker, J., Wohlrab, W. 184, *250*
- s. Wohlraab, W. 44, 45, *114, 260*
Pekka, J. s. Sondergaard, J. M. 132, *151*
Pelc, S. P. s. Howard, A. 117, 118, *147*
Pellerat, J., Rives, H. 517, *535*
Peňázová, M. s. Horáček, J. 293, *335*
Penman, S. s. Humphreys, T. 56, *100*
Penneys, N. S., Simon, P., Ziboh, V. A., Schlossberg, J. 323, *341*
- s. Lord, J. T. 132, *149,* 499, *532*
- s. Schmidt, C. 281, 322, *344*
- s. Ziboh, V. A. 131, *152*
Pereira, O. M., Smith, J. S., Packer, L. 478, *535*
Perera, D. H. s. Cunliffe, W. J. 296, *328*
Perera, W. D. H. s. Cunliffe, W. J. 296, *328*
PerezCasas, A. s. Jabonero, V. 351, 355, *451*
Perlish, J. S. s. Tabachnick, J. 45, *113*
Perrase 476
Perry, D. J., Mount, G. E. 443, *454*
Perry, H. O. s. Achor, R. W. P. 51, *90*
- s. McGrae, J. D. 464, 466, 519, *533*
- s. Winkelmann, R. K. 51, *114*
Perschmann, U. s. Ippen, H. 205, *242*
Perutz, A., Lustig, B. 302, *341*
Peter, D. s. Bues, E. 448
Peter, G. 185, *250*
-, Eichenseher, K. 280, 319, *341*
-, Peter, R. 181, *250,* 264, 275, 278, 280, 305, *341*
-, Ritter, W., Schröpl, F., Peter, R. 181, *250,* 266, 274, 278, 281, 305, *341*
-, Schröpl, F., Feisel, H. G., Thürauf, W. 181, *250,* 276, *341*
-, -, Lippross, R., Weiss, G. 49, *106,* 181, *250,* 266, 274, 275, 278, 279, 280, 281, *341*
Peter, R. s. Peter, G. 264, 266,

274, 275, 278, 280, 281, 305, *341*
Peterka, E. S. s. Erickson, L. R. 517, *526*
Peters, A. s. Martinez, J. C. 166, 175, *247*
Petinga, R. A. s. Kraemer, K. H. 486, 488, 489, *532*
Petit, J. F., Strominger, J. L., Söll, D. 73, *106*
Petranova, O. s. Kral, J. A. 71, *102*
Petrykiewicz, R. s. Pawlowski, A. 317, *341*
Pettillo, R. F. s. Montes, L. F. 214, *248*
Petzoldt, D. G., Braun-Falco, O., Wenig, K. H. 209, *250*
Pfautsch, M. s. Forck, G. 187, *238*
Phillips, B. J. s. Tisdale, M. J. 210, *257*
Phillips, G. O. s. Davies, A. K. 518, *525*
Phillips, M., Vandervoort, R. W., Becker, C. E. 183, *250*
Phillips, P. H. s. Hoekstra, W. G. *100*
Piccinini, S. s. Bonelli, M. 300, 317, *326*
Pichard, A. L. s. Kaplan, J. C. 125, *148*
Piérard, J., Kint, A. 29, *106*
Pietro, S. di s. Pricolo, V. 437, *454*
Piette, L. H., Bulow, G., Yamazaki, I. 474, *535*
Piha, H. J. s. Mustakallio, K. K. 51, *104,* 277, 281, 324, *339*
Pike, J. E. 129, 130, *150,* 160, *250*
Pilgrim, C., Maurer, W. 119, *150*
Pimenta, A. de M. s. List, C. F. 407, *453*
Pinkus, H. 190, 199, 208, *250*
-, Tanay, A. 88, *106*
- s. Hunter, R. *242*
- s. Lupulescu, A. P. 214, *246*
Pinol Aguadé, J., Lecha, M., Guix, J. R., Mascaro, J. M. 519, *535*
Pintus, G. 401, *454*
Pirrie, A. J. s. Moorhead, J. F. 133, *149*
Pitchard, J. E., Edwards, L. D., Christien, J. E. *341*
Pitts, J. N. s. Calvert, J. G. 460 *524*
Pitzin, D. s. Vetzowa, N. 316, 317, *347*
Plewig, G. 188, 190, *250,* 284, 317, *341*
-, Braun-Falco, O. 211, *250*

-, Christophers, E., Braun-Falco, O. 284, *341*
-, Kligman, A. M. 190, *250,* 284, 311, *341*
-, Marples, R. R. 188, *250*
- s. Fulton, J. E. 306, *330*
- s. Hölzle, E. 188, 189, 212, *241*
- s. Hofmann, C. 512, *529*
- s. Luderschmidt, C. 284, 300, *338*
- s. McGinley, K. J. 188, 189, *247*
- s. Meigel, N. 205, *247*
Plueckhahn, V. D., Banks, J. 183, *250*
Pluis, A. H. G. 465, *535*
Plummer, N. s. Goolamali, S. K. 301, *333*
Pochi, P. E., Downing, D. T., Strauss, J. S. 302, 306, *341*
-, Strauss, J. S. 299, 300, 301, 316, *341, 342*
- s. Downing, D. T. 267, 275, 284, 286, 306, *328*
- s. Freinkel, R. K. 309, *330*
- s. Greene, R. S. 263, 265, 266, 273, 275, 280, 281, 297, 298, 304, *333*
- s. Imamura, S. 319, *335*
- s. Kohn, St. R. 302, *337*
- s. Ramasastry, P. 280, 305, *342*
- s. Strauss, J. S. 181, *256,* 268, 269, 270, 272, 298, 299, 300, 304, 309, 318, *345*
- s. Sweeney, Th. M. 299, 300, *346*
Poech, G., Kukovetz, W. R. 127, *150*
Pösl, H., Schirren, C. G. 228, *250*
Pohl, P. s. Schiffter, R. 363, 366, 367, 368, *455*
Poitier, J. s. Lord, J. T. 132, *149,* 499, *532*
Pokorná, M. s. Lejhanec, G. 271, *338*
Pokorny, M. 225, 228, *250*
Poksoon, H. M. P., Wheatley, V. R. 52, *106*
Polak, L. 214, *250*
Pollard, E. C. s. Coetzee, W. F. 477, *525*
Pollock, L. J., Boshe, B., Chor, H., Finkelmann, J., Arieff, A. J., Brown, M. 405, *454*
Polson, J. B. s. George, W. J. 121, *146*
Pomerantz, S. H. 73, *106*
Pong, S.-S. s. Levine, L. 160, *245*
Pons, F. W., Mennigmann, H. D. 483, *535*
Pool, J. L. 415, *454*

Popp, E. s. Schmidt, G. H. 162, *253*
Porter, D., Shuster, S. 56, 65, *106*
Portes, J. E. s. Mier, P. D. 141, *149*
Pospíšil, L. s. Horáček, J. 276, 277, 313, *335*
Pot, F. s. Bootsma, D. 489, *523*
Potten, C. S. 162, 210, *250*
– s. Allen, T. D. *232*
Poursines, Y. s. Roger, H. 436, *455*
Powell, A. J., Duell, E. A., Voorhees, J. J. 122, *150*
Powell, E. W. 273, 304, *342*
–, Beveridge, G. W. 275, 316, 317, 320, *342*
– s. Beveridge, G. W. 309, *326*
Powell, J. A. s. Stawiski, M. A. 124, *151*
– s. Voorhees, J. J. 136, 138, *151*, 161, 210, *258*
Powell, V. E. s. Silverman, J. J. A. 442, *457*
Prasad, K. N., Kumar, S. 125, *150*
Pratzel, H. 68, *106*, 179, *250*
Pressman, B. C. s. Duve, C. de *95*
Pricolo, V., Pietro, S. di, Catania, C. V. 437, *454*
Priestley, G. C., Speakman, P. T. 56, *106*
Privat, Y. s. Témine, P. 517, *538*
Prose, P. H., Baer, R. L., Herrmann, F. M. 316, *342*
–, Frieman-Kien, A. E., Neistein, S. 89, *106*
–, Sedlis, E., Bigelow, M. 46, *106*
– s. Herrmann, F. 215, *241*, 265, 267, 268, 292, 294, 302, 312, *334*
Prottey, C., Hartrop, P. J. 214, *250*
Pruneiras, M. 158, *250*
–, Delecluse, C., Regnier, M. 155, *251*
Prunieras, M. s. Guerrier, C. J. *528*
– s. Regnier, M. 127, *150*
Pstragowska, W. 183, *251*
Psuji 158
Puhvel, M. s. Reisner, R. M. 181, *251*, 276, *343*
Puhvel, S. M. 281, 289, *342*
–, Hoffman, I. K., Reisner, R. M., Sternberg, T. H. 319, *342*
–, Reisner, R. M. 276, 309, *342*
–, –, Sakamoto, K. 281, 289, *342*
–, Sakamoto, M. 318, 319, *342*

Pujić, Z. s. Šálomon, T. 271, 308, 317, *343*
Pullmann, H., Lennartz, K. J., Steigleder, G. K. 55, *106*, 119, 137, *150*, 211, *251*
Purves-Stewart, J. *454*
Pye, J. R., Meyrick, G., Burton, J. L. 300, 320, 322, *342*
Pye, R. J. s. Burton, J. L. 322, *327*

Quastler, H. s. Patt, H. M. 118, *150*
– s. Sherman, F. G. 119, *151*
Queredo, W. C. s. Jimbow, K. 158, *243*
Quie, P. G. s. Estensen, R. E. 120, *146*

Raab, I. s. Marks, F. 125, *149*
Raab, W. 506, *535*
– s. Pantlitschko, M. 269, 270, *341*
Raab, W.P. s. Steigleder, G. K. 44, *111*
Rabin, M. s. Dale, B. A. 15, *94*, 179, *236*
Rabinowitz, Farber 160
Rabinowitz, I. N. s. Aso, K. 140, *144*, *232*
Rachelefsky, G. S. s. Lavin, N. X. 125, *148*
Racz, I. s. Nékám, L. 313, *340*
Rademacher, A. H. s. Montagna, W. 28, *104*
Radhakrishnan, A. N. s. Satwekar, K. 71, *108*
Rätz, K. H., Mattheus, A. 303, *342*
Raff, M. C. 161, *251*
Raffle, E. J., McLeod, T. M., Hutchinson, F. 520, *535*
Rahe, A. E. s. Kraemer, K. H. 486, 488, 489, *532*
Rahmann-Esser, M. s. Fegeler, F. 31, 55, 56, *95*, *96*
Rahn, R. C., Hosszu, J. L. 482, *535*
Raij, K. s. Härkönen, M. 138, 140, 141, *147*
Rajka, E. 513, 515, *535*
Rajka, G. 182, 183, *251*, 324, *342*
Rall, T. W. s. Kakiuchi, S. 138, *148*
Ramasastry, P., Downing, D. T., Pochi, P. E., Strauss, J. S. 280, 305, *342*
– s. Downing, D. T. 284, *328*
Ramb, G. s. Teimer, G. 55, *113*
Rampini, E. s. Cipriani, C. 124, *145*

Ramsay, C. A., Challoner, A. V. J. 498, *535*
–, Cripps, D. J. 498, *535*
–, Scrimenti, R. J., Cripps, D. J. 498, 514, *535*
– s. Cripps, D. J. 467, 488, 494, 495, 496, 500, 501, 502, *525*
– s. Fry, L. 317, *330*
Randall, W. C. 374, *454*
–, Hertzman, A. B. 374, *454*
Ranson, S. W. 361, *454*
–, Fischer, Ingram 361, *455*
– s. Clark, G. 361, *448*
– s. Wang, S. C. 362, 364, *458*
Ranvier, L. 28, 48, *106*
Rapoport, M. 387, 388, 434, *455*
Rasheed, A., Hefnawi, H. el, Nagy, G., Wiskemann, A. 487, *535*
Rashleigh, P. L., Rife, E., Goltz, R. W. 308, *342*
Rasmussen, R. E., Painter, R. B. 485, *535*
Ratcliff, R. L. s. Tobey, R. A. 118, *151*
Ratcliffe, A. H., Jepson, R. P. *455*
Ratti, A. s. Agache, P. 297, *325*
Rattier et al, 498
Rauch, S. 436, *455*
Rauhut, K. s. Klaschka, F. 199, 225, *244*
Rausch, L., Glodny, H. 65, *106*
Rauschkolb, E. W., Davis, H. W., Fenimore, D. C., Black, H. S., Fabre, L. F. 280, 306, *342*
–, Farell, G., Knox, J. M. 271, 306, *342*, 480, *535*
– s. Black, H. S. 303, *326*
Ray, L. F. s. Kellum, R. E. 276, *336*
Ray, Th. s. Nicolaides, N. 274, 277, *340*
Raymond, M. s. Summerly, R. 317, *346*
Reaven, E. P., Cox, A. J. 28, 89, *106*, 475, *535*
Reaven, E. P., Cox, A. J., Jr. 89, *106*
– s. Cox, A. J. 28, 31, *94*
Rebello, D. J. s. Suskind, R. R. 217, *256*
Rebien, W. s. Marks, F. 124, 127, 134, *149*
Rebuck, J. W., Crowley, J. H. *251*
Reed, R. J., Leone, Ph. 507, *536*
Rees, W. s. Epstein, J. H. *526*
Regan, J. D. 488, 490, *536*
–, Trosko, J. E., Carrier, W. L. 485, *536*

- s. German, J. 491, *527*
- s. Setlow, R. B. 486, 488, 490, *537*
- s. Yuhas, I. M. 486, *540*
Regelsberger, H. 399, 418, *455*
Regnier, M., Delescluse, C., Prunieras, M. 127, *150*
- s. Pruneiras, M. 155, *251*
Reich, P. s. Meffert, H. 281, 307, 322, *339*, 480, *533*
Reichmann, G. 274, *342*
Reimann, E. M., Brostrom, C. O., Corbin, J. D., King, C. A., Krebs, E. G. 126, *150*
Reimann, E., Walsh, D. A., Krebs, E. G. 126, *150*
Reimers, E. M. s. Gartmann, H. 506, *527*
Reinertson, R. P. 89, *107*
-, Wheatley, V. R. 48, 51, *107*, 274, 278, 281, *342*
- s. Wheatley, V. R. 280, 306, *347*, 479, *539*
Reinertson, R. V., Wheatley, V. R. 479, *536*
Reiser, R. s. Dieckert, J. W. 274, *328*
Reisner, R. M., Puhvel, M. 181, *251*, 276, *343*
-, Silver, D. Z., Puhvel, M., Sternberg, T. H. 276, *343*
- s. Puhvel, S. M. 276, 281, 289, 309, 319, *342*
- s. Sansone, G. 299, *343*
Reiss, F. s. Lustig, B. 67, *103*, 178, *246*
Reiss, O. K. s. Nicolaides, N. 280, 285, *340*
Remé, H. 445, *455*
Remsen, J. F., Cerutti, P. A. 491, *536*
Reske, K. s. Henning, R. 161, *241*
Rey, B. M. de s. Itoiz, M. E. 44, *100*
Rice, G. R. s. Nicolaides, N. 266, 267, *340*
Rice, J. M. s. Slaga, T. J. 55, *110*
Rice, M. s. Sutherland, B. M. 484, *538*
Ricetts, C. R., Squiere, J. R., Topley, E. 268, 313, *343*
Richmond, J. B. s. Lipton, E. L. 368, *452*
Richter, C. P., Woodrutt, B. C., Eaton, B. C. 383, 443, *455*
Richter, R. 155, *251*
Richard-Taylor, J. s. Pariser, D. M. 518, *534*
Riddoch, G. 351, *455*
- s. Head, H. 407, *450*
Rieth, H. 313, *343*
Rietkötter, J. s. Gloor, M. 268, 293, 294, 313, *332*

Rietschel, R. L., Allen, A. M. 217, *251*
Rife, E. s. Rashleigh, P. L. 308, *342*
Riggs, A. D., Newby, R. F., Bourgeois, S. 121, *150*
Riley, P. s. Auggenstein, L. 476, *522*
Riley, P. A. s. Jarrett, A. 48, 49, *100*
Rille, J. H. s. Ullmann, K. 154, *258*
Rinderknecht, P. s. Miescher, G. 313, *339*
Rinkel, M. s. Myerson, A. 354, *454*
Risi 476
Ritter, W. s. Peter, G. 181, *250*, 266, 274, 278, 281, 305, *341*
Ritz, A. s. Brun, R. 298, *326*
Rives, H. s. Pellerat, J. 517, *535*
Robbins, J. H., Levis, W. R., Miller, E. 490, *536*
- s. Burk, P. G. 488, 490, 520, *524*
- s. Kraemer, K. H. 486, 488, 489, *532*
Roberts, C. D. s. Cunliffe, W. J. 309, *328*
- s. Edwards, J. C. 319, *329*
Roberts, D. 276, 319, *343*
Robertshaw, D. 159, *251*
Robin, J. s. Aron-Brunetière, R. 300, *325*
Robinson, D. s. Levine, L. 160, *245*
Robinson, W. E. 60, *107*
Robison, G. A. s. Schmidt, M. J. 124, *150*
Rock, J. s. German, J. 491, *527*
Rockwell, R. J. s. Goldman, L. 467, *528*
Rodermund, O.-E. 222, *251*
Rodighiero, G., Chandra, P., Wacker, A. 513, *536*
- s. Musajo, L. 513, *533*
Rodriguez, H. A. s. Simeone, F. A. 381, *457*
Roe, D. A. 20, 65, 77, *107*
-, Flesch, P., Esoda, E. C. J. 42, *107*
- s. Flesch, P. 42, 79, *96*
Röckl, H. 155, 185, *251*
-, Pascher, G. 67, *107*
-, Spier, H. W., Pascher, G. 67, *107*, 185, *251*, 313, *343*
- s. Spier, H. W. 24, *111*
Röhrborn, G. s. Vogel, F. 512, *539*
Rölich, R. s. Olah, L. 47, *105*
Röth, K. 270, 271, *343*
Röttcher, K. A. s. Steigleder, G. K. 49, *111*
Roffo, A. H. 480, *536*

Roger, H. 436, *455*
-, Poursines, Y., Alliez, J. 436, *455*
Rogers, G. E. 15, 25, 30, 31, 75, *107*
-, Simmonds, D. H. 30, 75, *107*
- s. Downes, A. M. 65, *95*
- s. Filshie, B. K. 8, 25, *96*
- s. Fraser, R. D. B. 1, 8, 10, 14, 15, 17, 18, 24, 25, 26, 27, 37, 46, 53, 56, 59, 62, 66, 85, 86, 87, 88, *96*
- s. Harding, H. W. J. 29, 30, *99*
- s. Lock, R. A. 31, 66, 75, *103*
- s. Mercer, E. H. 2, *104*, 178, *248*
- s. Steinert, P. M. 14, 30, 56, 75, *111*
Rohn, F. H. L., Schwarzkopf, H. W. 218, *251*
Rohr, H. 413, *455*
-, Lenz, H. 394, 420, 426, *455*
Rollins, T. G. 206, *251*
Romiti, N., Szakall, A. *251*
Ronneberger, G. s. Gloor, M. 325, *331*
Rose, B. s. Eidinger, D. 222, *237*
Rosenauer, I. 443, 446, *455*
Rosenfeld, H. s. Peck, S. M. 313, *341*
Rosenmund, K. W., Kuhnhemm, W. 272, *343*
Rosenthal, S. A. s. Silberberg, J. 158, *254*
Roshchupkin, D. I. s. Vladimirov, Y. A. 476, 477, *539*
Ross, L. W. s. Scheuplein, R. J. 183, *252*
Rossmiller, J. D., Hoekstra, W. G. 68, 73, *107*, 208, *251*
Rost, G. A., Keller, Ph. 459
Roth, A. s. Koćar, J. 436, *452*
Roth, G. M. 375, *455*
Roth, H. J. s. Epstein, J. H. 526
Roth, S. I. s. Baden, H. P. 29, 32, 71, 73, *91*, 164, 232
- s. Mercer, E. H. 2, *104*, 178, *248*
Rothberg, S. 20, 56, 89, *107*, 179, *251*
-, Arp, B. C. 55, *107*
-, Axilrod, G. D. 39, *107*
-, Crounse, R. G., Davis, L., Avogardo, L., Lamas, J. 20, *107*
-, -, Lee, J. L. 75, *107*
-, Scott, E. J. van 23, 76, *107*
- s. Crounse, R. G. 75, 76, *94*
Rothenfußer, P. 171, *251*
Rothenstein, J., Schwarz, K., Schwarz-Speck, M., Storck, H. 517, *536*

Rothfield, L., Finkelstein, A. 34, *107*
Rothman, S. 48, 49, 51, 64, 70, 77, *107*, 154, 181, 202, 215, *251*, 269, 272, 280, 313, 322, *343*, 350, 384, 385, 407, *455*
—, Coon, J. M. 384, 385, *455*
—, Schaaf, F. 77, *107*, 263, *343*
— s. Bersaques, J. de 65, *91*
— s. Coon, J. M. 384, 393, *448*
Rothman, S. T. s. Gara, A. 50, 98, 281, 322, *330*
Rothmann, St. s. Haskin, D. 298, 300, *334*
Rothman, S. s. Kahn, D. 354, *451*
Rothman, S. T. s. Malkinson, F. D. 54, *103*
Rothman, S. s. Nicolaides, N. 277, 280, 285, 297, 305, *340*
— s. Santoianna, P. 45, *108*
— s. Walkinson, F. *259*
— s. Weitkamp, A. W. 278, *347*
Rottier, P. B. 499, *536*
—, Leun, J. C. van der *536*
—, Mullink, J. A. M. 499, *536*
Rowden, G. 45, 46, 47, *107*, *108*, 164, 165, *251*
Rowe, L., Dixon, W. J. 162, *251*
Rozengurt, E. s. Pardee, A. B. 118, *150*
Ruch, D. M. s. Cripps, D. J. 488, *525*
Rudall, K. M. 20, 85, *108*
Rudland, P. S., Gospodarowicz, D., Seifert, W. 135, *150*
Rudolph, G. s. Shamberger, R. J. 46, *110*
Ruiter, M., Meyler, L. 51, *108*
Rume, U. s. Orfanos, C. E. 166, 210, *249*
Runge, W. J., Fusaro, R. M. 501, *536*
Runkel, R. A., Wurster, D. E., Cooper, G. A. 276, 318, *343*
Runne, U. s. Orfanos, C. E. 43, 105
Rupec, M. *108*, 159, *251*, 290, *343*
—, Braun-Falco, O. 47, *108*
Rupec, M., Hoffmeister, H. 290, *343*
—, Vakizadeh, F., Brühl, R. *252*
— s. Braun-Falco, O. 3, 28, 44, 47, *92*
Ruponen, S. s. Kärkkäinen, J. 267, *336*
Rushmer, R. F., Buettner, K. J. K., Short, J. M., Odland, G. F. *252*
Rusk, H. A. 405, *455*
Ruska, H. s. Orfanos, C. 23, 25, *105*, *106*
Russell, T. R. s. Appleman, M. M. 125, *143*
Rust, S., Harth, P., Herrmann, F. 181, *252*, 265, 277, 323, *343*
— s. Herrmann, F. 182, *241*, 292, 312, *334*
— s. Steigleder, G. K. 44, *111*
— s. Suliman, Z. 182, *256*, 271, 323, *346*
Ryan, T. J. s. Grice, K. 499, *528*
— s. Nishioka, K. 160, *249*
Ryan, W. J. s. Yu, J. H. 130, *152*
Ryan, W. L. 69, *108*
Ryohei, O., Knox, J. M., Griffin, A. C., Kusuhara, M. 65, *108*
Rytömaa, T., Kiviniemi, K. 133, *150*

Sacher, R., Schliack, H., Sheskin, J. 433, *455*
Sachs, L. s. Bernstein, I. A. 31, 58, 61, 62, *91*
— s. Walber, G. K. 168, *259*
Sack, W. T. *455*
Saetren, H. 133, *150*
Saito, T. 352, *455*
— s. Tsuji, T. *258*
Sakai, D. s. Keddie, F. 42, 47, *101*
Sakamoto, M. s. Puhvel, S. M. 281, 289, 318, 319, *342*
Sakurai, M., Montagna, W. 352, *455*
Salfeld, K. s. Braun-Falco, O. 80, 81, *92*
Šalomon, T., Bobarević, B., Lazović, O., Pujić, Z. 308, *343*
—, —, —, Pujić, Z., Hadžimusić, M. 271, 317, *343*
—, Lazović, O., Bobarević, B., Pujić, Z. *343*
Salvatierra, O. H. s. McLaren, D. *533*
Salvatore, G. s. Vecchio, G. 476, *538*
Sams, W. M. 498, 510, 512, 513, 515, 517, *536*
—, Epstein, J. H. *536*
—, Smith, J. G. *536*
—, —, Burk, P. G. *536*
—, —, Finlayson, G. R. 508, *536*
—, —, Winkelmann, R. K. 498, 514, *536*
— s. Herman, P. S. 516, 517, *529*
— s. Maibach, H. I. 512, *533*
Samuelson, B. s. Hamberg, M. 131, *147*
— s. Hammarström, S. 130, *147*, 211, *241*
San, R. H. C. s. Stich, H. F. 486, 490, *537*
Sanchez, S. A. s. Jones, K. K. 215, *243*, 268, *335*
Sanctis, C. de, Cacchione, A. *536*
Sanda, M. 217, *252*
Sanders, S. L. s. Einbinder, J. M. 212, *237*
Sanderson, K. V. s. Yong, J. M. 517, *540*
Sandi, D. s. Keddie, F. 187, 188, *243*
Sano, S. s. Ohkubo, T. 304, *341*
Sansone, G., Davidson, W., Cummings, B., Reisner, R. M. 299, *343*
—, Reisner, R. M. 299, *343*
Santamaria, L. s. Giordano, G. G. 507, *528*
Santoianni, P., Mangoni, C., Stefano, S. di 81, *108*
—, Rothman, S. 45, *108*
Santus, R. s. Walrant, P. 475, *539*
Sarda, I. R. s. Strauss, J. S. 300, *346*
Sarkany, I., Gaylarde, P. 270, *343*
Sapp, T. M. s. Birnbaum, I. E. 127, 134, *144*, 160, 161, *233*
Sarda, I. R. s. Strauss, J. S. 181, *256*
Sarkany, I. 187, *252*
Sato, A., Anton-Lamprecht, I., Schnyder, U. W. *252*
Sato, G. s. Gospodarowicz, D. 121, *147*
Sato, S. s. Jimbow, K. *243*
Sattar, H. s. Grice, K. 183, *240*
Satwekar, K., Radhakrishnan, A. N., Baker, S. J. 71, *108*
Sauk, J. J., White, J. G., Witkop, C. J. 132, *150*
Saunders, H. L., Ebling, F. J. 300, *343*
Saunders, J. G. G. s. Burton, J. L. 302, *326*
Sauter, L. S., Loud, A. V. 284, 299, *343*
Sawont, P. L. s. Tappel, A. L. 47, *113*
Sax, D. S. s. Kohn, St. R. 302, *337*
Sayag, J. s. Hadida, E. 487, *528*
Saylan, T. s. Marks, R. 187, *247*
Sayre, R. M., Straka, E. R., Anglin, J. H., Everett, M. A. 467, *536*
— s. Everett, M. A. 470, 494, 499, 507, *527*
— s. Olson, R. L. 492, 493, *534*
Scarisbrick, R. s. Moyle, V. 272, *339*

Namenverzeichnis

Schaaf, F. 65, *108,* 154, 155, 162, 166, 207, 208, *252,* 493, 499, 506, *536*
- s. Jadassohn, W. 270, 298, 317, *335*
- s. Rothman, S. 77, *107,* 263, *343*

Schachter, M. 135, *150*

Schade, H., Marchionini, A. 312, 313, *343*
- s. Orfanos, C. 23, *106*

Schäfer, H. 270, 292, *343, 344*
-, Kuhn-Bussius, H. *252,* 269, 270, 297, *344*

Schaefer, H., Zesch, A., Nordhaus, R. 186, *252*
-, -, Stüttgen, G. 186, *252*

Schäfer, H. s. Hägele, W. 319, *334*

Schaefer, H. s. Herrmann, F. 71, *99,* 154, 155, 162, *241,* 289, *334, 529*
- s. Hoffmann, W.D. 184, *242*
- s. Kammerau, B. *243*

Schäfer, H. s. Knetsch, V. 300, *337*

Schaefer, H. s. Nordhaus, R. 186, *249*
- s. Stüttgen, G. 3, *112,* 154, 155, 166, 180, 185, 217, *256*
- s. Wendker, H. *259*
- s. Winkler, K. 181, 184, *260,* 270, 300, *348*
- s. Zesch, H. 184, 190, *261*

Schäfer, P. s. Meyer, A. 396, *453*

Schaffer, J. 442, *455*

Schaltenbrand, G., Bailey, P. 361, *455*

Schaumburg-Lever, G. s. Orfanos, L.E. 141, 142, 150

Schaumlöffel, E. s. Christophers, E. 119, *145,* 155, *236*

Schauwecker, R. 184, *252*

Scheen, S.R. s. Suskind, R.R. 217, *256*

Scheller, H. 381, *455*

Schell, H., Schmid, G.H. 162, *252*
-, -, Hornstein, O.P. 162, *252*
-, -, -, Zeissler, H.J. 162, *252*

Schemel, A. s. Gloor, M. 295, *332*

Schenk, G.O. 474, 480, *536*
-, Wolgast, R. 474, 480, *536*

Schenk, P. 45, *108,* 168, 169, *252*

Scher, R. s. Herrmann, F. 49, *100,* 265, 323, *334*

Scheuplein, R.J. 155, 183, 199, *252*
-, Blank, I.H. 183, *252*
-, -, Brauner, G.J.,

MacFarlane, D.J. 183, *252*
-, Morgan, L.J. 180, *252*
-, Ross, L.W. 183, *252*
- s. Blank, I.H. 155, 183, 199, *234*
- s. Dugard, P.H. 184, *237*

Schiedt, U. s. Butenandt, A. 480, *524*

Schiefer, H. s. Henseke, G. 282, 283, *334*

Schiefferdecker, P. 354, *455*

Schiemann, S. s. Wohlraab, W. 70, *115*

Schiffter, R. 357, 411, 420, 423, *455*
-, Pohl, P. 363, 366, 367, 368, *455*
-, Schliack, H. 349, 350, 356, 368, 371, 374, 387, 396, 403, 413, 426, 427, 428, 436, 437, 440, 441, *455*
- s. Schliack, H. 349, 350, 356, 361, 378, 382, 387, 388, 389, 390, 392, 394, 396, 411, 420, 423, 426, 427, 434, 435, *456*

Schiffter-Retzlaw, I. 356, 382, 386, 387, 390, 427, 434, 435, *456*
- s. Schliack, H. 382, 387, 390, 434, 435, *456*

Schilf, E. 356, 370, *456*
-, Mandur, J. 356, 360, *456*
-, Schuberch, A. 443, *456*

Schindler, G. s. Goldman, L. 467, *528*

Schirren, C.G. 184, *252*
-, Honsig, Chr. 264, 292, *344*
-, Kanngiesser, W., Woyton, A. *252,* 292, *344*
- s. Pösl, H. 228, *250*

Schlesinger, H. 353, *456*

Schliack, H. 351, 374, 381, 392, 393, 409, 415, 418, 445, *456*
-, Godt, P. 416, 417, *456*
-, Schiffter, R. 349, 350, 356, 361, 378, 388, 389, 390, 392, 394, 396, 411, 420, 423, 426, 427, *456*
-, -, Goebel, H.H., Schiffter-Retzlaw, I. 382, 387, 390, 434, 435, *456*
-, Simon, J. 423, *456*
- s. Sacher, R. 433, *455*
- s. Schiffter, R. 349, 350, 356, 368, 371, 374, 387, 396, 403, 413, 426, 427, 428, 436, 437, 440, 441, *455*
- s. Hansen, K. 398, 417, *450*
- s. Mumenthaler, M. 374, 414, 415, *454*

Schlossberg, J. s. Penneys, N.S. 323, *341*
- s. Schmidt, C. 281, 322, *344*

Schmid, G.H., Stöcker, E. 119, *150*
- s. Schell, H. 162, *252*

Schmid, O. 218, *252*

Schmid, R. s. Burckhardt, W. 222, *235*

Schmid, U., Hunziger, N., Brun, R., Jadassohn, W. 313, *344*

Schmidli, B. s. Paschoud. J.M. 44, *106*

Schmidt, C., Penneys, N.S., Ziboh, V.A., Kiem, I., Schlossberg, J. 281, 322, *344*

Schmidt, E. s. Gloor, M. 270, *332*

Schmidt, G.H., Hornstein, O.P., Popp, E. 162, *253*

Schmidt, H.G., Stöcker, E. 162, *253*

Schmidt, H.W. 218, *253*

Schmidt, J. s. Leonhardi, G. 24, *102*

Schmidt, K. 493, *536*

Schmidt, M.J., Robison, G.A. 124, *150*

Schmidt, S.Y., Lolley, R.N. 125, *150*

Schmidt-Nielsen, K. 272, *344*

Schneck, L. s. Herrmann, F. 292, 312, *334*

Schnedl, W. s. Carter, D.M. 512, *524*

Schneider, E. 436, *456*

Schneider, I. s. Wohlraab, W. 54, *114*

Schneider, W. 216, 217, 218, 223, 228, *253,* 312, 313, *344*
-, Hartz, D. *253*
-, Schuleit, H. 312, *344*
-, Tronnier, H. 223, 228, *253*
-, -, Bussius, H. 218, *253,* 268, 320, *344*
-, -, Wagner, H. 218, *253*
- s. Tronnier, H. 228, *258*

Schnieden, H. s. Ambalavanar, S. 123, *143*

Schnitzer, A. *253*

Schnur, H., Goldfarb, L. 269, 294, *344*

Schnurbusch, H. s. Kaufmann, H.P. 273, *336*

Schnyder, M.W. 433, *456*

Schnyder, U.W. 487, 497, 506, 507, *536*
- s. Anton-Lamprecht, I. 29, 73, *90,* 157, *232*
- s. Gloor, M. 228, 229, *240,* 296, 311, *331, 332*
- s. Hashimoto, I. 157, *241*
- s. Jung, E.G. *531*
- s. Sato, A. *252*
- s. Schweikert, H. 208, *254*
- s. Storck, H. *538*

Schoeb, Z.E. s. Kaufmann, H.P. 273, *336*
Schölmerich, F., Hildebrandt, G. 350, *456*
Schönberg, A. s. Miescher, G. 264, 269, 294, 302, 303, *339*
Schoenfeld, W. 187, *253*
Schöpf, E. 493, *536*
Schörcher, F. 356, 375, *456*
Schoffinius, H.H. s. Braun-Falco, O. 210, *234*
Scholz, R.G. s. O'Neill, H.J. 283, *341*
Schork, A. s. Stawiski, M.A. 124, *151*
Schrader, A. s. Bodechtel, G. 412, *447*
Schragger, A. s. Matoltsy, A.G. 182, *247*
Schreiber, E.C. s. Wong, K.K. 225, *260*
Schreiner, E. s. Wolff, K. 42, 44, 45, 46, *115*
Schreus, H. Th., Ippen, H. 517, *537*
Schröpl, F. s. Peter, G. 49, *106*, 181, *250*, 266, 274, 275, 276, 278, 279, 280, 281, 305, *341*
Schuberch, A. s. Schilf, E. 443, *456*
Schubert, B. s. Heid, E. 519, *529*
Schubert, H., Ziegler, H., Ziegler, V., Apel, R. 225, 228, *253*
Schuebli, H.P. 211, *253*
Schuleit, H. s. Schneider, W. 312, *344*
Schultheiss, E. 224, 229, *253*
Schultis, K. s. Steigleder, G.K. 49, *111*
Schultka, O. s. Herrmann, F. 269, *334*
Schultze, B., Oehlert, W. 119, *150*
Schulz, K.H. 154, 215, *253*
–, Wiskemann, A., Wulf, K. 517, *537*
Schulz, U. s. Gloor, M. 268, 270, 273, 274, 275, 276, 304, *332*
Schulze, E. 436, *456*
Schulze, R. 462, 468, 507, 508, *537*
Schulze, W. 155, *253*
Schumann, H. s. Steigleder, K.G. 210, *256*
Schuppener, H.J. s. Finke, J. 381, *449*
Schuppli, R. 218, *253*
Schuster, G. s. Tronnier, H. 228, *258*

Schwartz, L., Tulipan, L., Birmingham, J. 154, *253*
Schwarz, E. 32, 41, 43, 64, 68, 70, 71, 72, 73, 74, 75, 76, 77, 78, 79, 81, 82, 83, *108*, 155, 163, 179, *253, 254*
–, Berger, M. 31, 75, *108*, 178, *254*
–, –, Pech, H. 83, *109*
–, Klaschka, F. 83, *109*
–, Kloss, G. 71, 72, *109*, 178, *254*
–, Knop, R. *109*
–, Spier, H.W. 81, *109*
–, Thies, W., Kloss, G. 73, 76, *109*, 178, *254*
–, Witzke, G., Jacob, M., Pech, H. 69, 73, 74, 76, *109, 254*
– s. Kloss, G. 72, 73, 76, *101*
– s. Kügelgen, H. von 70, 72, *102*, 179, *245*
– s. Spier, H.W. 66, 67, *111*, 180, *255*
Schwarz, H.G. 217, *254*
Schwarz, K. 465, 467, 512, 516, 517, *537*
–, Fetz, St. 495, 496, *537*
–, Kull, E. *537*
–, Speck, M. 517, *537*
– s. Burckhardt, W. 517, *524*
– s. Jung, E.G. *531*
– s. Rothenstein, J. 517, *536*
– s. Storck, H. *538*
– s. Wüthrich, B. 217, *260*
Schwarz-Speck, M. s. Burckhardt, W. 517, *524*
– s. Jung, E.G. *531*
– s. Rothenstein, J. 517, *536*
Schwarzkopf, H.W. s. Rohn, H.L. 218, *251*
Schweichel, J.U., Merker, H.J. 4, 47, *109*
Schweikert, H., Schnyder, U.W. 208, *254*
Schweikert, H.U. 323, *344*
Schwenke, W., Wollmann, Ch., Meyer, F.-U. 218, *254*
– s. Wollmann, C. 218, *260*
Schwenkenbecher, A. *456*
Schweppe, J.B. s. Jungmann, R.A. 129, *148*
Schweppe, J.S. s. Jungmann, R.A. 128, *148*
Schwerdtner, H. s. Sonneck, H.-J. 218, *254*
Scott, A. 42, 65, *109*, 168, *254*
Scott, B.A., Jr. s. Nix, T.E., Jr. 46, *105*
Scott, B.R. s. Igali, S. 512, *529*
Scott, E.J. van 136, *151*, 508, *537*
–, Ekel, T.M. 136, *151*
–, Flesch, P. 65, *109*
– s. Frost, P. 32, *97*
– s. Montagna, W. 89, *104*

– s. Rothberg, S. 23, 76, *107*
– s. Waldorf, D.S. 23, *114*
– s. Weinstein, G.D. 211, *259*
Scott, J.R. s. Nix, Th.E. 497, 498, 500, 501, *534*
Scott, W.M. s. Nagy, B. 284, *340*
Scrimenti, R.J. s. Ramsay, C.A. 498, 514, *535*
Scully, J.P. 428, *456*
Sebrell, W.H., Harris, R.S. 479, *537*
Sedgwick, J.A. s. Baird, W.M. 126, *144*
Sedlis, E. s. Prose, P.H. 46, *106*
Seebach, A. von s. Ishikawa, H. 42, *100*
Seeberg, G. 214, *254*
Seifert, W. s. Rudland, P.S. 135, *150*
Seiji, M. s. Pathak, M.A. 507, *535*
Seitz, E.O. 495, *537*
Selby, C.C. 47, *109*
Sengel, D. s. Woringer, F. 517, *540*
Serák, L. s. Lejhanec, G. 271, *338*
Serebrjanik, B., Mogilbvcik, M. 370, *456*
Serri, F. s. Cerimele, D. 507, *524*
– s. Yamasawa, S. 507, *540*
Setlow, R.B. 476, 484, *537*
–, Regan, J.D. 486, 490, *537*
–, –, German, J., Carrier, W.L. 488, *537*
– s. Hart, R.W. 485, *528*
Shafferman 476
Shafranovskaya, N.N., Trifonov, E.N., Lazurkin, Y.S., Frank-Kamenetskii, M.D. *537*
Shalita, A., Lewis, S., Lee, W. 274, *344*
Shalita, A.R. 181, *254*
–, Wheatley, V.R. 277, *344*
Shamberger, R.J. Rudolph, G. 46, *110*
Sharon, M., Lis, H. 161, *254*
Sharratt, M. s. Grice, K. *240*
Sharry, L.F. s. Downes, A.M. 65, *95*
Shaw, J.M., Crowe, F.W. 218, *254*
Shaw, R.S. s. Freedberg, A.S. 436, 438, 439, 440, 441, 442, *449*
Shechter, Y., Landau, J.W., Newcomer, V.D. 16, *110*
Shelley, W.B. 294, *344*
–, Horvath, P.N. *456*
–, Heaton, Ch.L. 514, *537*
–, Hurley, H.J. *456*
– s. Hurley, H.J. 351, 360, *451*

- s. Kligman, A.M. 292, 293, 294, 302, 312, *337*
Shelmire, J.B.Jr. 180, *254*
Shelmisal, B. s. Lamb, J. 519, *532*
Shen, Y. s. Freinkel, R.K. 181, *239*, 276, *330*
Sheppard, H., Wiggan, G., Tsien, W.H. 127, *151*
Sherman, F.G., Quastler, H., Wimber, D.R. 119, *151*
Sherwood, C., Massopust, McGrum, Buchanan 361, *456*
Sheskin, J. s. Sacher, R. 433, *455*
Shibko, S. s. Tappel, A.L. 47, *113*
Shoffar, B. s. Cahn, M. 519, *524*
Short, J.M. s. Rushmer, R.F. *252*
Shubik, P. s. Stenback, F. 508, *537*
Shugar, D., Sierakowska, H. 45, *110*
Shuster, S., Goolamali, S.K., Smith, A.G., Thody, A.J., Alvarez-Udo, F., Kerr, D.N.S. 302, *344*
-, Thody, A.J. 301, *344*
- s. Archibald, A. 269, 292, *325*
- s. Burton, J.L. 265, 298, 300, 301, 302, 303, 304, 316, 322, *326*, *327*
- s. Cartlidge, M. 304, *327*
- s. Cooper, M.F. 299, 317, *327*
- s. Cunliffe, W.J. 264, 268, 270, 297, 298, 300, 302, 304, 316, *328*
- s. Dawber, R. 506, *525*
- s. Duffill, M. 137, *145*
- s. Goolamali, S.K. 301, *333*
- s. Hay, J.B. 299, *334*
- s. Porter, D. 56, 65, *106*
- s. Thody, A.J. 299, 301, *346*
Sibrack, L.A., Chakrabarti, S.G., Bernstein, I.A. 71, *110*
Sibrak, L.A., Gray, R.H., Bernstein, I.A. 30, 31, 32, 33, *110*, 164, *254*
Sibrack, L.A. s. Bernstein, I.A. 28, 31, 56, 66, *91*, 155, *233*
- s. Walber, G.K. 168, *259*
Sidi, E., Bourgeois-Spinasse, J., Aroute, J. 292, *344*
Siemens, H.W., Kohn, E. 489, *537*
Sierakowska, H. s. Shugar, D. 45, *110*
Sikorski, J., Woods, H.J. 27, *110*

Silberberg, J., Baer, R.L., Rosenthal, S.A. 158, *254*
Silver, A., Vensaci, A., Kontacha, W. 381, *456*
Silver, D.Z. s. Reisner, R.M. 276, *343*
Silver, G., Montagna, W., Bersaoi, C. 381, *457*
Silverman, J.J.A., Powell, V.E. 442, *457*
Silvers, W.K. s. Billingham, R.E. 89, *91*
Simeone, F.A., Mentha, C., Rodriguez, H.A. 381, *457*
Simmich, W. s. Stüttgen, G. 44, *112*
Simmonds, D.H. s. Rogers, G.E. 30, 75, *107*
Simnett, J.D., Fisher, J.M., Heppleston, A.G. 133, *151*
Simon, J. s. Schliack, H. 423, *456*
Simon, P. 443, *457*
- s. Penneys, N.S. 323, *341*
Simonin, R., Calas, E., Casalonga, J., Castelain, P.Y. *344*
Simpson, G.M., Blair, J.H., Cranswick, E.H. 52, *110*
Simpson, W.L. s. Brooks, S.C. 286, *326*
Sims, R.T. 65, *110*
Sinclair 52
Singh, A., Hardy, M.H. 89, *110*, 213, *254*
Singh, E.J. s. Gershbein, L.L. 274, 280, 319, *330*
Singh, G., Marples, R.R., Kligman, A.M. 185, *254*
Singh, Y.Y., Freinkel, R.K. 301, *344*
Singh, E.J., Gershbein, L.L. 281, *344*
-, -, O'Neill, H.J. 274, 278, *344*
Sivadjian, J. 187, *254*
Sixt, I. s. Spier, H.W. 188, 192, 221, *255*
Skerrow, C.J., Matoltsy, A.G. *110*
Skerrow, D. 14, *110*
-, Matoltsy, A.G., Matoltsy, M.N. 20, 44, *110*
Skinner, J. s. Ebling, F.J. 299, 300, 301, *329*
Skipski, V.P., Barclay, M., Barclay, R.K., Fetzer, V.A., Good, J.J., Archibald, F.M. 284, *345*
Skog, E. 304, *345*
-, Wahlberg, J. 222, *254*
Skorpil, V. s. Zverina, E. *458*
Slaga, T.J., Das, S.B., Rice, J.M., Thompson, S. 55, *110*

Slot, J.W. s. Beerens, E.G.J. 168, *233*
Smeenk, G. 217, *254*
Smell 175
Smiljanic, A.M. s. Weitkamp, A.W. 278, *347*
Smith, A.G. s. Shuster, S. 302, *344*
Smith, A.J.C. s. Cunliffe, W.J. 300, *328*
Smith, C.J., Camilleri, G.E. 46, *110*
Smith, D.E. s. Anderson, R.L. 181, *232*
Smith, E. s. Voorhees, J.J. 124, 125, 127, 133, 136, 138, 140, 141, 142, *152*
Smith, G.T., Fusaro, R.M., Grande, D. 271, *345*
Smith, J.G. 298, 300, *345*
-, Brunot, F.R. 298, 299, 300, *345*
- s. Grove, G.L. 55, *99*, 155, *240*
- s. Sams, W.M. 508, *536*
Smith, J.G. Jr., Fischer, R.W., Blank, H. 158, 182, *254*
Smith, J.S. s. Pereira, O.M. 478, *535*
Smith, K.C. 481, 483, *537*
-, Hanawalt, Ph.C. 460, 481, 483, 484, 504, 511, *537*
Smith, K.R. *254*
Smith, S.E. s. Anderson, R.L. 310, *325*
Sneddon, I.B. s. Jensen, N.E. *530*
Snyder, D.S., Eaglstein, W. 132, *151*
Snyder, F., Blank, M.L. 267, *345*
Snyder, F.H. s. Kile, R.L. 316, 319, *336*
Sobel, H. 272, *345*
Söll, D. s. Petit, J.F. 73, *106*
Sönnichsen, N., Meffert, H. 489, 490, *537*
- s. Diezel, W. 480, *525*
- s. Meffert, H. 480, *533*
Soffen, G.A., Blum, H.F. 507, *537*
Soffer, R.L. 66, *110*
Sognnaes, R.F. s. Barrnett, R.J. 28, 64, 85, *91*
- s. Butcher, E.O. 93
Soll, C. s. Krause, W. 506, *532*
Sollereder, B. s. Wolff, K. 158, *260*
Solomon, L.M. s. Kumar, R. 125, 126, *148*
Solomon, S.S. s. King, L.E., 124, 125, *148*, 161, *243*
Somerville, D.A. s. Noble, W.C. 277, *340*

Sommerkamp, B. s. Gleiss, J. 217, *239*
Sondergaard, J.M., Pekka, J., Jorgensen, H.O. 132, *151*
Sondergaard, J. s. Greaves, M.W. 132, *147*, 499, *528*
Song, Ch.W., Tabachnick, J., McCarron, D.J., Jr. 45, *110*
Sonneck, H.-J., Schwerdtner, H. 218, *254*
Souques, A. 436, 440, *457*
Sourek, K. 443, *457*
– s. Zverina, E. *458*
Souvid, J. 405, *457*
Spacek, J. s. Hais, I.M. 71, *99*, 180, 205, *240*
Spanlangová, I. s. Konopík, J. 281, 322, *337*
Speakman, P.T. s. Priestley, G.C. 56, *106*
Spearman, R.I.C. 85, 86, *110*
–, Hardy, J.A. 86, *110*
– s. Jarrett, A. 48, 49, 86, *100*
Speck, K. s. Miescher, G. 67, *104*
Speck, M. s. Miescher, G. 185, *248*
– s. Schwarz, K. 517, *537*
Spencer, M.C. s. Jones, K.K. 215, *243*, 268, *335*
Sperling, G., Koffanyi, T. *457*
Spiegel, E.A., Wohl, A.G. 418, *457*
– s. Baird, H.W. 418, *447*
– s. Morrison, L.M. 418, *454*
Spier, H.W. 64, 66, 67, *110*, 154, 163, 177, 178, 180, 181, 184, 192, 193, 200, 201, 208, 213, 214, 215, 216, 220, 221, *254*, *255*
–, Beiersdorf, H.U. 67, *110*
–, Caneghem, P. von 65, 77, *110*
–, Klaschka, F. 206, 207, *255*
– s. Marchionini, G. 361, *453*
–, Martin, K. 44, *110*
–, Pascher, G. 66, 67, 68, 69, 70, 71, 72, 78, 79, 80, 81, *110*, *111*, 178, 179, 180, 184, 192, 215, 216, *255*, 474, *537*
–, Röckl, H., Pascher, G. 24, *111*
–, Schwarz, E. 66, 67, *111*, 180, *255*
–, Szakall, A., Fischer, A., Klaschka, F. 66, *111*, 206, 216, *255*
– s. Kaden, R. *243*
– s. Marchionini, A. 64, 67, *103*, 154, 215, *247*
– s. Pascher, G. 179, 199, 214, *250*
– s. Röckl, H. 67, *107*, 185, *251*, 313, *343*

– s. Schwarz, E. 81, *109*
–, Sixt, I. 188, 192, 221, *255*
Spikes, J.D. s. Hopkins, T.R. 478, *529*
– s. McKnight, M. 478, *533*
Spruit, D. 182, 183, *255*
–, Malten, K.E. 182, 183, 185, 208, *255*
–, –, Lipmann, E.W., Liang, T.P. 218, *255*
– s. Malten, K.E. 54, *103*
Squier, C.A. Waterhouse, J.P. 45, *111*
Squiere, J.R. s. Ricetts, C.R. 268, 313, *343*
Staa, H. von s. Hansen, K. 398, 417, 418, *450*
Staak, W.J.B.M. van de, Stadhouders, A.M., Gilsing, H. 47, *111*
Stadhouders, A.M. s. Staak, W.J.B.M. van de 47, *111*
Stanton, L. s. Baird, H.W. 418, *447*
Stark, D. s. Klaschka, F. 202, 203, *244*
Starkey, R.H., Cohen, S., Orth, D.N. 135, *151*
Stary, Z. 255
Stase, J. s. Stott, Ch.W. 512, *538*
Stastny, M. s. Cohen, S. 135, *145*
Stawieski, M.A., Powell, J.A., Lang, P.G., Schork, A., Duell, E.A., Voorhees, J.J. 124, *151*
Stawiski, M. s. Hammarström, S. 130, *147*, 211, *241*
– s. Voorhees, J.J. 123, 124, 125, 127, 133, 136, 138, 140, 141, 142, *151*, *152*
Steele, Ch. s. Hunter, R. 242
Stefano, S. di s. Santoianni, P. 81, *108*
Stehmann, H. s. Kreysel, H.W. 506, *532*
Steigleder, G.K. 65, *111*, 157, 165, 186, 217, *256*, 276, *345*
–, Cortes-Cortes, A. 299, *345*
–, Elschner, H. 186, *256*
–, Enders, E. 45, *111*, 157, *256*
–, Gans, O. 65, *111*
–, Herminghaus, O. 297, *345*
–, Kudicke, R., Kamei, Y. 186, *256*
–, Löffler, H. 49, *111*
–, Raab, W.P. 44, *111*
–, Röttcher, K.A. 49, *111*
–, Rust, S., Koch, H. 44, *111*
–, Schultis K. 49, *111*
– s. Pullmann, H. 55, *106*, 119, 137, *150*, 211, *251*

Steigleder, K. s. Leonhardi, G. 44, *102*
Steigleder, K.G., Schumann, H., Lennartz, K.J. 210, *256*
Steinberg, D., Herndon, J.H., Uhlendorf, B.W., Mize, Ch.E., Avigan, J., Milne, G.W.A. 52, *111*
– s. Avigan, J. *90*
Steiner, K. *111*
Steinert, P.M. 14, 15, 38, 39, *111*
–, Dyer, P.Y., Rogers, G.E. 30, 75, *111*
–, Rogers, G.E. 14, 56, *111*
Steingräber, V. s. Gloor, M. 303, *332*
Steinrück, G. s. Pascher, G. 179, 199, 214, *250*
Steinschneider, A. s. Lipton, E.L. 368, *452*
Stelzer, E. s. Carrie, C. 220, *236*
Stenback, F., Garcia, H., Shubik, P. 508, *537*
Stenn, J.O. s. Stenn, K.S. 212, *256*
Stenn, K.S., Stenn, J.O. 212, *256*
Stephan, T. s. Ehlers, G. 155, *237*
Stern, F. 361, *457*
Stern, I.B. 212, *256*
– s. Dale, B.A. 15, 31, 33, *94*, 179, *236*
Stern, K.W. 498, *537*
Stern, W.K. 508, *537*
Sternberg, T.H. s. Puhvel, S.M. 319, *342*
– s. Reisner, R.M. 276, *343*
Stevanovic, D. 519, *537*
Stevenson, C.J. s. Birkett, D.A. 512, *523*
Stewart, M.E. s. Downing, D.T. 286, 306, *328*
Stich, H.F., San, R.H.C., Miller, E.C. 486, 490, *537*
Stillson, D.W. s. Buchanan, A.R. 477, *523*
Stochdorph, O. 351, 355, *457*
Stock, K. s. Klotz, U. 142, *148*
Stockinger, L. s. Niebauer, G. *533*
Stockum, G. s. Förster, F.J. 45, 96, 178, *238*
Stöcker, E. s. Schmid, G.H. 119, *150*
– s. Schmidt, H.G. 162, *253*
Stöhr, P., Jr. 355, 375, 377, *457*
Stolinski, C. s. Breathnach, A.S. 175, *234*
Storck, H. 214, *256*, 515, *537*
–, Schnyder, U.W., Schwarz, K. *538*
– s. Rothenstein, J. 517, *536*

Stott, Ch. W., Stase, J.,
 Bonomo, R., Campbell,
 A. H. 512, *538*
Stoughton, R. B. 54, *111,* 185,
 256
– s. Lowe, N. J. 160, *246*
– s. Tan, E. M. *538*
Strack, R. s. Gloor, M. *240,*
 263, 280, 282, 283, 304,
 313, 324, *332, 333*
Strada, E. s. Gara, A. 281, 322,
 330
Stradyn, P. J. 381, *457*
Straka, E. R. s. Sayre, R. M.
 467, *536*
Strangfeld, K. s. Kellum, R. E.
 274, 276, 278, 285, 286,
 318, *336*
Stratton, K. s. Pathak, M. A.
 474, *535*
Strauch, M. s. Stüttgen, G. 44,
 45, *112*
Strauss, J. S. 301, *345*
–, Kligman, A. M. 301, 318,
 345
–, Mescon, H. 319, *345*
–, Pochi, P. E. 268, 269, 270,
 298, 299, 300, 309, 318,
 345
–, –, Downing, D. T. 181, *256*
–, –, Masucci, F. J., Maitheny,
 E. J. 272, *345*
–, –, Sarda, I. R., Wotiz, H. H.
 181, *256,* 300, *346*
–, –, Whitman, E. N. 304, *346*
– s. Downing, D. T. 266, 267,
 275, 278, 280, 281, 284,
 286, 287, 288, 306, *328*
– s. Freinkel, R. K. 309, *330*
– s. Greene, R. S. 263, 265,
 266, 273, 275, 280, 281,
 297, 298, 304, *333*
– s. Imamura, S. 319, *335*
– s. Kohn, St. R. 302, *337*
– s. Pochi, P. E. 299, 300, 301,
 302, 306, 316, *341, 342*
– s. Ramasastry, P. 280, 305,
 342
– s. Sweeney, Th. M. 299, 300,
 346
Strauss, W. G. s. Frame, G. W.
 184, *238*
Streckhardt, K. H. s. Heite, H. J.
 301, *334*
Strom, T. B., Carpenter, C. B.,
 Garovoy, M. R., Austen,
 K. E., Merrill, J. P., Kaliner,
 M. 121, *151*
Ström, G. 361, *457*
Strominger, J. L. s. Petit, J. F.
 73, *106*
– s. Terhorst, C. 161, *257*
Strych, A. s. Hais, I. M. 71, *99,*
 180, 205, *240*
– s. Kral, J. A. 71, *102*

Studer, A., Frey, J. R. 56, *112*
Stüpel, H., Szakall, A. 67, *112,*
 154, 214, 228, *256*
Stüttgen, G. 154, 155, 156, 179,
 184, 215, *256,* 269, 302,
 346
–, Gigli, I., Harth, P. 44, *112*
–, Grosse, P., David, E. 302,
 346
–, Hofmann, N., Simmich, W.
 44, *112*
–, Klofat, H., Strauch, M. 44,
 45, *112*
–, Lobbes, D. 268, 302, *346*
–, Schaefer, H. 3, *112,* 154,
 155, 166, 180, 185, 217,
 256
–, Würdemann, J. 44, *112*
– s. Hägele, W. 319, *334*
– s. Herrmann, F. 71, *99,* 154,
 155, 162, *241,* 289, *334,*
 529
– s. Schaefer, H. 186, *252*
Stulinsky, F., Bonvallet, Dell,
 457
Sturrock, I. s. Frain-Bell, W.
 515, 517, 519, 520, *527*
Süss, R. s. Volm, M. V. 133,
 151
Sugahara, T. s. Horikawa, M.
 486, *529*
Sugai, T. s. Tsuji, T. *258*
Sugawara, K., Bernstein, I. A.
 32, 60, *112*
Sugie, I. s. Ikai, K. 215, *242*
Sugihara, I. s. Ohkido, M. 280,
 303, 307, *340,* 480, *534*
Sugie, I. s. Ikai, K. 302, *335*
Suliman, Z., Herrmann, F.,
 Rust, S. 182, *256,* 271, 323,
 346
Sulzberger, M. 294, *346*
–, Herrmann, F. 312, *346*
Sulzberger, M. B. 185, *256*
–, Herrmann, F. 154, 218, *256,*
 302, 312, *334*
–, Witten, V. H. 217, *256*
Summerlin, W. T., Charlton, E.,
 Karasek, M. 89, *112*
Summerly, R., Yardley, H. J.
 52, *112*
– Woodbury, S. 266, *346*
–, –, Boddie, H. G. 302, *346*
–, –, Yardley, H. J. 304, *346*
–, Yardley, H. J., Raymond, M.,
 Tabiowo, A., Ilderton, E.
 317, *346*
Sumner, D. s. Cotterill, J. A.
 302, *327*
Suntzoff, V. s. Bamberger, I. P.
 166, *233*
Suskind, R. R., Meister, M. M.,
 Scheen, S. R., Rebello, D. J.
 217, *256*
–, Rebello, D. J. 217, *256*

Susz, F. R. 65, *112*
Suter, H. 190, 191, 192, 193,
 199, 220, 225, 228, *256*
– s. Burckhardt, W. 214, *235*
Sutherland, B. M., Rice, M.,
 Wagner, E. K. 484, *538*
Sutherland, E. W. s. Beavo, J. A.
 142, *144*
Sutter, M. T. s. Lantz, J. P. 274,
 278, 306, 318, *337*
Sutter, T. 517, *538*
– s. Burckhardt, W. *524*
Suzuki, H., Kurosumi, K.,
 Miyata, C. 164, *257*
Suzuki, K. s. Ohkido, M. 280,
 303, 307, *340,* 480, *534*
Svensson, J. s. Hamberg, M.
 131, *147*
Swan, A. G. 207, 222, *257*
Swanbeck, G. 8, 53, *112,* 182,
 276, 309, *346,* 507, *538*
–, Hillström, L. 506, *538*
–, Thyresson, N. 53, *112*
–, Thyresson-Hök, M.,
 Bredberg, A., Lambert, B.
 512, *538*
Swanson, C. P. 460, *538*
Swart, L. S. s. Haylett, T. 17,
 19, *99*
Sweeney, T. M., Downing, D. T.
 54, *112,* 182, 183, *257*
Sweeney, Th. M., Szarnicki,
 R. J., Strauss, J. S., Pochi,
 P. E. 299, 300, *346*
Sweeney, T. M. s. Downes,
 A. M. 182, *237*
– s. Matoltsy, A. G. 54, *103,*
 182, *247*
Sweetman, B. J. s. Deurwaerder,
 R. A. de *94*
Swern, D. s. Kirby, K. C. 127,
 148
Szabo, G. s. Jimbow, K. 158,
 243
Szakall, A. 49, 54, 64, 66, 67,
 79, 83, *112,* 179, 182, 192,
 204, 218, *257*
–, Weber, M. 80, *112*
–, Buckup, H. 78, *93*
– s. Grünberg, T. H. 40, 78, *99*
– s. Kaufmann, H. P. 273, 275,
 336
– s. Romiti, N. *251*
– s. Spier, H. W. 66, *111,* 206,
 216, *255*
– s. Stüpel, H. 67, *112,* 154,
 214, 228, *256*
Szarnicki, R. J. s. Sweeney,
 Th. M. 299, 300, *346*
Szodoray, L. 39, *112*
–, Vezekényi, C. N. 28, *112*

Tabachnick, J. 45, 68, 71, *112,*
 474, *538*

–, Badie, J.H. la 45, 68, *113*
–, Perlish, J.S. 45, *113*
–, –, Chang, L.F., Freed, R.M. 45, *113*
–, –, Freed, R.M. 45, *113*
–, Weiss, C. 71, *113*
– s. Chang, L.F. 45, *93*
– s. Etoh, H. 55, *95*, 161, *238*
– s. Song, Ch.W. 45, *110*
– s. Taguchi, Y.H. 206, *257*
– s. Wolfersberger, M.G. 71, *115*
– s. Yamaguchi, T. 56, *115*
Tabah, E.J. 437, *457*
Tabiowo, A. s. Summerly, R. 317, *346*
Taguchi, Y.H., Tabachnick, J. 206, *257*
– s. Etoh, H. 55, *95*, 161, *238*
Tamasi, P. s. Horkay, I. 520, *529*
Tamotsu, K. s. Hashimoto, K. 187, *241*
Tan, E.M., Freeman, R.G., Stoughton, R.B. *538*
Tan, G. s. Edwards, J.C. 309, 319, *329*
Tan, S.G. s. Cunliffe, W.J. 264, 276, 296, *328*
Tanay, A. s. Pinkus, H. 88, *106*
Tannenbaum, L. s. Melski, J.W. 512, *533*
– s. Parrish, J.A. 512, *534*
Tanner, M.J.A., Boxer, D.H. 35, 36, *113*
Tao, M. 126, *151*
– s. Kumar, R. 125, 126, *148*
Taplin, D. s. Maibach, H.I. 155, 185, *246*
Tappeiner, J. 42, *113*
– s. Wolff, K. 42, *115*
Tappel, A.L., Sawont, P.L., Shibko, S. 47, *113*
Tarchanow 418
Tardieu, J.C. s. Lantz, J.P. 274, 278, 306, 318, *337*
Targovnik, S.E. s. Harber, L.C. 474, 516, *528*
Tarlov, J.M., Herz, E. 287, *457*
Taylor, J.M., Cohen, S., Mitchell, W.M. 135, *151*
Taylor, J.R. s. Ohkawara, A. 47, *105*
Tegtbauer, C. s. Forck, G. 187, *238*
Teimer, G., Ramb, G., Leonhardi, G. 55, *113*
Temine, P., Oddoze, L., Privat, Y., Costes, A., Maurin, J. 517, *538*
Tenhaeff, D. 300, *346*
Tennant, R.W. s. Yuhas, I.M. 486
Teo, T.S., Wang, J.H. 124, *151*
Terhorst, C., Parham, P., Mann,

D.L., Strominger, J.L. 161, *257*
Tesche, S. s. Ippen, H. *529*
Teshima, Y. s. Kakiuchi, S. 124, *148*
Tezuka, T., Freedberg, I.M. 33, *113*, 178, *257*
Thackray, P. s. Cunliffe, W.J. 296, *328*
Thauer, R. 361, *457*
–, Zöllner, G. 350, *457*
–, –, Kaufmann, W. *457*
– s. Zöllner, G. 350, *458*
Thekaekara, M.P. *538*
Thew, M. s. Goldschmidt, H. 189, *240*
Thiele, F.A.J. 179, *257*
Thies, W. 355, 359, *457*
–, Galente, L.F. 351, *457*
– s. Schwarz, E. 73, 76, *109*, 178, *254*
Thody, A.J., Shuster, S. 299, 301, *346*
– s. Goolamali, S.K. 301, *333*
– s. Shuster, S. 301, 302, *344*
Thomas, J.B. 460, *538*
Thomas, R.W. s. Griesemer, R.D. 280, *333*
Thompson, E.O.P., O'Donnell, I.J. 17, 18, 87, *113*
– s. Gillespie, J.M. 15, *98*
– s. O'Donnell, I.J. 16, 18, *105*
Thompson, S. s. Slaga, T.J. 55, *110*
Thompson, W.J. s. Appleman, M.M. 125, *143*
Thürauf, W. s. Peter, G. 181, 250, 276, *341*
Thune, P. 520, *538*
Thyresson, N. s. Swanbeck, G. 53, *112*
Thyresson-Hök, M. s. Swanbeck, G. 512, *538*
Tickner, A. 81, *113*
Tiedemann, H. 89, *113*
Timberlake, W.T. s. Kohn, St.R. 300, *337*
Tingstad, J.E., Wurster, D.E., Higuchi, T. 215, *257*
Tischale, M.J., Phillips, B.J. 210, *257*
Tobey, R.A., Gurley, L.R., Hildebrand, C.E., Ratcliff, R.L., Walters, R.A. 118, *151*
Todaro, G.J. s. Key, D.J. *531*
Tödt, D., Jung, E.G. 513, 514, 515, *538*
Török, E. s. Nagy-Vezekényi, K. 23, *104*, *249*
Tolman, E.L. s. Birnbaum, J.E. 127, *144*, 160, 161, *233*
Tomasi, T.B. s. Diaz, L.A. 168, *237*

Tomasini, C. s. Bonelli, M. 300, *326*
Topley, E. s. Ricetts, C.R. 268, 313, *343*
Toshitani, S. s. Kellum, R.E. 285, 286, *336*
Touraine, J.L. s. Estensen, R.D. 126, *146*
Trachsel, B. s. Jung, E.G. *531*
Traczyk, T.N. s. Freinkel, R.K. 275, *330*
Trifonov, E.N. s. Shafranovskaya, N.N. *537*
Troll, D. s. Owens, D.W. 205, *249*
Tromovitch, T.A. s. Orentreich, N. 512, *534*
Tromovitch, T.H.A., Jacobs, P.H., Kern, S. 51, *113*
Tronnier, H. 180, 185, 205, 216, 217, 218, 223, 224, 228, *257*, 300, 304, 312, *346*, 470, 493, 499, 517, *538*
–, Brunn, G. 274, 278, 279, 316, 317, 318, *346*
–, Bussius, H. 218, 223, 228, *258*
–, –, Vollbrecht, I. 183, *258*
–, Eisbacher, I. 216, *258*
–, Heidbüchel, H. 512, *538*
–, Jessen, I. *258*, 320, *346*
–, Kuhn-Bussius, H. 180, *258*, 270, *346*
–, Schneider, W. Schuster, G., Modde, H. 228, *258*
–, Schuster, G., Modde, H. *258*
–, Turek, B., Janns, W. *538*
–, Vollbrecht, I. *258*
– s. Liefländer, M. 65, *102*
– s. Schneider, W. 218, 223, 228, *253*, 268, 320, *344*
Trosko, J.E., Krause, D., Isoun, M. 485, *538*
– s. Cleaver, J.E. 488, *525*
– s. Regan, J.D. 485, *536*
Tschahargane, C. s. Haag, D. 155, *240*
Tsien, W.H. s. Sheppard, H. 127, *151*
Tsuji, T. 218, *258*, 488, *538*
–, Sugai, T., Saito, T. *258*
Tucket, R.P. s. Horch, K.W. 158, *242*
Tulinius, H. s. Dörmer, P.H. 55, *95*, 119, *145*
Tulipan, L. s. Schwartz, L. 154, *253*
Turek, B. 184, *258*
– s. Tronnier, H. *538*
Turkington, R.W. 135, *151*
–, Males, J.L., Cohen, S. 135, *151*
– s. Majumder, G.C. 126, *149*

Turnbull, B.C., Frain-Bell, W., MacKenzie, L.A. 465, *538*
Turro, N.J. 460, *538*
Tyagi, N. s. Chakravarti, D.N. 405, *448*
Tyrrell, R.M. 482, *538*

Ueda, H., Hayakawa, S., Hoshino, S., Kobayashi, M. 304, *346*
Ugazio, G., Gabriel, L., Dianzani, M.U. 307, *346*
Ugel, A.R. 28, 30, 31, 32, 33, 73, *113*
Ugi, J. s. Karitzki, B. 349, *451*
Uhlendorf, B.W. s. Steinberg, D. 52, *111*
Ullmann, K., Rille, J.H. 154, *258*
Ulmer, A. s. Diamantstein, T. 121, *145*
Umbach, W. 366, 436, *457*
Undeutsch, W. s. Gloor, M. 186, *239*
Unna 77, 174
Unna, P.G. 322, *347*
–, Golodetz, L. 48, *113*
Unna, P.J. s. Wulf, K. 510, 511, *540*
Uno 159
Unrau, P., Wheatcroft, R., Cox, B.J. 482, *538*
Urabe, H. s. Miyagawa, T. 45, 81, *104*
Urbach, F. 460, 468, 506, 507, *538*
– s. Berger, D. 493, 494, 495, 496, *523*
Urselmann, E. s. Mier, P.D. 124, *149*
Uyeno, K. s. Langley, J.N. 352, 356, *452*

Vahle, W. s. Hausser, K.W. 494, 495, 496, *528, 529*
Vakizadeh, F. s. Rupec, M. 252
Valavara, M. s. Nikkari, T. 299, 306, *340*
Valér, M. 217, *258*
Valtonen, E.J. 498, 499, *538*
Vanderhoek, J.Y., Cerutti, P.A. 482, *538*
Vandervoort, R.W. s. Phillips, M. 183, *250*
Vane, J.R. s. Blackwell, G.J. 131, *144*
– s. Flower, R.J. 131, *146*
Vankos, J., Gerö, A. 517, *538*
Varadi, D.P. 506, *539*
Varghese, A.J., Wang, S.Y. *539*
– s. Karle, I.L. *531*
– s. Wang, S.Y. 482, *539*

Vas, C.J. s. Noronha, M.J. 405, *454*
Vasileva, L.I. 177, *258*
Vaughan, F.L., Mitra, R.S., Bernstein, I.A. 54, *114*, 212, *258*
Vecchio, G., Dose, K., Salvatore, G. 476, *538*
Věchet, B. 468, *539*
Venema, G. s. Bron, S. 483, *523*
Vensaci, A. s. Silver, A. 381, *456*
Veraguth, O. 399, 418, 443, *457*
Verbov, J. 187, *258*
Verhagen, A.R.H.B. *539*
–, Burbach, J.P.E. 519, *539*
Vermeer, D.J.H., Jong, J.C. 217, *258*
–, Jong, J.C. de, Lenstra, J.B. 223, *258*
Vermeer, J.H., Jong, J.C. de, Donk, L.A. 66, *113*
Vesey, C.M., Calnan, C.D. 228, *258*
Vettermann, W. s. Gerlich, N. 182, *239*
Vetzova, N., Pitzin, D. 316, 317, *347*
–, –, Zlatkov, N.B. 317, *347*
Vezekényi, C.N. s. Szodoray, L. 28, *112*
Vickers, C.F. 184, *258*
–, Fritsch, W.C. 217, *258*
Videback, A. s. Iversen, K. 268, 297, *335*
– s. Laursen, R.S. 214, *245*
Vilanova, X. 319, *347*
Viley, et al. 160
Vincent, J. s. Hellgren, L. 309, *334*
Virchow, R. *114*
Viswanathan, C.V. s. Kaufmann, H.P. 273, *336*
Viziam, C.B. s. Matoltsy, A.G. 209, *247*
Vladimirov, Y.A., Roshchupkin, D.I., Fesenko, E.E. 476, 477, *539*
Vogel, F., Röhrborn, G. 512, *539*
Vogel, H.G. s. Holzmann, H. *242*
Voigt, W. s. Hsia, S.L. 300, *335*
Vogel, C. 439, *458*
Vollbrecht, I. s. Tronnier, H. 183, *258*
Volm, M.V., Kinzel, V., Mohr, U., Süss, R. 133, *151*
Voorhees, Mier 161
Voorhees, J.J., Chakrabarti, S.G., Bernstein, I.A. 31, *114*

–, Chambers, D.A., Duell, E.A., Marcelo, C.L., Krueger, G.G. 155, 156, 157, *258*
–, Colburn, N.H., Stawiski, M., Duell, E.A., Haddox, M., Goldberg, N.D. 123, 124, 125, 127, 138, *151*
–, Duell, E.A. 136, 138, 140, *151*
–, –, Bass, L.J., Harrell, E.R. 124, 125, 127, 133, 136, 138, 140, *151*
–, –, –, Kelsey, W.H. 127, *151*
–, –, –, Powell, J.A., Harrell, R. 136, 138, *151*, 161, 210, *258*
–, –, Chambers, D.A., Marcelo, C.L. 120, *151*, 155, 156, *258*
–, –, Kelsey, W.H. 123, 125, 127, 136, 138, *151*
–, –, –, Hayes, E. 125, 127, 136, 138, *152*
–, –, Stawiski, M., Harrell, E.R. 123, 124, 125, 127, 138, *152*
–, Kelsey, W., Stawiski, M., Smith, E., Duell, E.A., Haddox, M., Goldberg, N.D. 124, 125, 127, 133, 136, 138, 140, 141, 142, *152*
–, Marcello, C.L., Duell, E.A. 161, *258*
– s. Delescluse, C. 128, *145*
– s. Duell, E.A. 55, *95*, 124, 145, 160, *237*
– s. Hammarström, S. 130, *147*, 211, *241*
– s. Marrs, J.M. 160, *247*
– s. Powell, A.J. 122, *150*
– s. Stawiski, M.A. 124, *151*
– s. Walter, J.F. 512, *539*
Voss, J.G. 276, *347*
– s. Whiteside, J.A. 319, *347*
Vosschulte, R. 358, 380, 382, *458*
Vroman, H.E., Nemecek, R.A., Hsia, S.L. 285, 286, *347*
Vyšín, V. s. Lejhanec, G. 182, 245, 271, *338*

Wacker, A., Chandra, P. 512, 513, *539*
– s. Chandra, P. 513, *524*
– s. Rodighiero, G. 513, *536*
Wada, M. 360, *458*
Wade, H.A. s. Drummond, A.J. 468, *525*
Wade, M., Makamura, Y., Hatanaka, K., Aoki, T. 384, *458*

Wagner, E. K. s. Sutherland, B. M. 484, *538*
Wagner, H. s. Schneider, W. 218, *253*
Wagner, W. 368, 402, 437, *458*
Wahlberg, J. E. 183, 218, *259*
Wahlberg, J. s. Skog, E. 222, *254*
Waitkus, R. F. s. Lee, L. D. 12, 14, *102*
Wahabayashi, T. s. Hamberg, M. 131, *147*
Walber, G. K., Sachs, L., Sibrack, L. A., Ball, R., Bernstein, I. A. 168, *259*
Waldeyer, W. 28, *114*
Waldorf, D. S., Scott, E. J. van 23, *114*
Walker, R. J. s. Yuspa, S. H. 212, 222, *260*
Walkinson, F., Rothman, S. *259*
Walkley, K. 180, *259*
Walraut, P., Santus, R. 475, *539*
–, –, Grossweiner, L. I *539*
Walsh, D. A. s. Chen, L. J. 126, *144*
– s. Reimann, E. 126, *150*
Walsh, J. M., S. Intoccia, A. P. 65, *100*
Walsh, J. T. s. Wilkinson, D. I. 160, *259*
Walter, J. F., Voorhees, J. J., Kelsey, W. H., Duell, E. A. 512, *539*
Waltermire, J. A. s. Everett, M. A. 494, 499, *527*
Walters, R. A. s. Tobey, R. A. 118, *151*
Walzer, R. A. s. Einbinder, J. M. 168, 212, *237*
Wand, C. J. s. Montes, L. F. *248*
Wang, G. H. 443, *458*
–, Lu 360, *458*
Wang, G. M. s. Wong, K. K. 225, *260*
Wang, J. H. s. Teo, T. S. 124, *151*
Wang, S. C., Ranson, S. W. 362, 364, *458*
Wang, S. Y., Alcantara, R. 482, *539*
–, Varghese, A. J. 482, *539*
– s. Karle, I. L. *531*
– s. Varghese, A. J. *539*
Ward, M. s. Blum, H. F. 506, *523*
Ward, S. s. Hashimoto, I. *241*
Warin, R. P. s. Ive, F. A. 519, *530*
Warkany, S. F. s. Berry, H. K. 79, 81, *91*
Warshawsky, J. s. Knox, J. M. 465, 467, *532*
Watanabe, S. s. Komura, J. 45, *101*, 168, *245*

Waterhouse, J. P. s. Squier, C. A. 45, *111*
Weatherall, J. A., Winner, H. I. 185, *259*
Webb, R. B. s. Brown, M. S. 482, *523*
Weber, G. 125, *152*, 512, *539*
–, Braun-Falco, O. 513, *539*
– s. Braun-Falco, O. 42, *92*
Weber, M. s. Szakall, A. 80, *112*
Weck, A. de s. Brun, R. 297, *326*
Weeks, J. G., McCarty, L., Black, T., Fulton, J. E. 319, *347*
Weemers, M. B. M. s. Mier, P. D. 141, *149*
Weerd-Kastelein, E. A. de, Keijzer, W., Bootsma, D. 486, 488, *539*
– s. Lehmann, A. R. 486, 487, *532*
Weickmann, F. 349, 397, *458*
Weidemann, J. s. Gloor, M. 268, 294, *333*
Weigand, D. A., Gaylor, J. R. 190, 192, 205, 208, 229, *259*
–, Haygood, C., Gaylor, J. R. 229, *259*
Weigel, H. J. s. Gloor, M. 325, *333*
Weinstein, G. D., Frost, Ph. 211, *259*
–, McCullough, J. L. *259*
–, Scott, E. J. van 211, *259*
– s. Eaglstein, W. H. 132, *145*, 160, *237*, 499, *526*
– s. Frost, P. 32, *97*, 119, 136, 137, *152*
– s. McCullough, J. L. *247*
Weinstein, R. S. s. McNutt, N. S. 165, *247*
Weinstein, S. *259*
Weinstock s. Willgram 176
Weirich, E. G., Longauer, J. 211, *259*, 284, *347*
Weiss, B. s. Ebadi, M. S. 138, *145*
Weiss, C. s. Tabachnik, J. 71, *113*
Weiss, G. s. Peter, G. 49, *106*, 181, *250*, 266, 274, 275, 278, 279, 280, 281, *341*
Weissman, G., Fell, H. B. 46, *114*
Weitkamp, A. W., Smiljanic, A. M., Rothman, S. 278, *347*
Wells, G. C. s. Nicolaides, N. 275, 276, *340*
Wells, H. s. Yu, J. H. 130, *152*
Wells, W. W., Baumann, C. A. 480, *539*

Welti, D. s. Coxon, J. A. 474, *525*
– s. Jenkins, F. O. 474, 516, *530*
Wendker, H., Schaefer, H., Zesch, A. *259*
Wenig, K. H. s. Petzoldt, D. G. 209, *250*
Werdelmann, B. 217, *259*
Wertheimer, F. W. s. Mikhail, G. R. 507, *533*
Wessells, N. K. 88, 89, *114*
Westermann, H. s. Kahle, K. W. 436, 437, *451*
Wettermark, G. s. Claesson, S. 499, *524*
Weyer, E. R. s. Bjorksten, J. 45, *92*
Wheatcroft, R. s. Unrau, P. 482, *538*
Wheatley, V., Farber, E. M. 72, 80, 81, *114*
Wheatley, V. R. 181, *259*, 266, 272, 275, 282, 286, 323, *347*
–, Flesch, P. 52, 53, *114*
–, –, Esoda, E. C. J., Coon, W. M., Mandol, L. 52, *114*
–, –, Jackson-Esoda, E. C., Coon, W. M., Mandol, L. 273, 281, *347*
–, Hodgins, L. T., Coon, W. M. 181, *259*, 286, *347*
–, James, A. T. 266, *347*
–, Kumarisiri, M., Brind, J. L. 181, *259*
–, Lipkin, G., Woo, T. H. 286, *347*
–, Reinertson, R. P. 280, 306, *347*, 479, 539
– s. Boughton, B. 265, 271, 272, 274, 277, 280, 305, 318, 321, *326*
– s. Coon, W. M. 49, 54, *94*, 274, 278, 323, *327*
– s. Ham, P. *241*, 281, *334*
– s. Harber, L. C. 513, 514, 515, *528*
– s. Hodgson-Jones, I. S. 268, 272, 320, 321, *334*
– s. James, A. T. 274, 277, *335*
– s. Kligman, A. M. 317, 318, *337*
– s. Lipkin, G. 281, *338*
– s. MacKenna, R. M. B. 268, 271, 273, 275, *339*
– s. Poksoon, H. M. P. 52, *106*
– s. Reinertson, R. P. 48, 51, *107*, 274, 278, 281, *342*
– s. Reinertson, R. N. 479, *536*
– s. Shalita, A. R. 277, *344*
Wheeler, C. E. Jr. s. Briggaman, R. A. 15, 89, *92*, *93*, 166, 169, *235*
White, A. s. Ebling, F. J. 301, *329*

White, J.G. s. Glass, D.W. 121, 146
– s. Sauk, J.J. 132, *150*
Whiteside, J.A. s. Anderson, R.L. 181, *232*
–, Voss, J.G. 319, *347*
Whitfield, J.F. s. MacManus, J.P. 120, *149*
Whitman, E.N. s. Strauss, J.S. 304, *346*
Wichelmann, F. s. Forck, G. 187, *238*
Wics, W.D. 128, *152*
Wiegand, I. s. Gloor, M. 266, 268, 270, 273, 274, 275, 276, 304, 308, 309, 313, 316, 317, 318, 319, 320, 321, *331, 332, 333*
Wieland, G. s. Gloor, M. 268, 270, 273, 274, 275, 276, 304, *332*
Wier, K.A. s. Freinkel, R.K. 31, 56, *97*, 212, *239*
Wiese, H.F. s. Hansen, A.E. 52, *99*
Wiggan, G. s. Sheppard, H. 127, *151*
Wigram, G.R. s. Kidd, R.L. 158, *243*
Wilde, P.F., Ebling, J.F. 306, *347*
Wildnauer, R.H., Bothwell, J.W., Douglas, A.B. 192, 204, *259*
–, Kennedy, R. 183, *259*
– s. Humphries, W.T. 199, 229, *242*
Wiley, C.L., Williams, W.W., McDonald, C.J. *259*
Wilgram, G., Caulfield, J.B., Madgic, E.B. 43, *114*
Wilgram, G.F. 47, *114*
–, Kidd, R.L., Krawzyk, W.S., Cole, P.L. 497, 498, *539*
– s. Krawczyk, W.S. 47, *102*
Wilhelm, D.L. s. Logan, G. 498, *532*
Wilkins, R.W., Newman, H.W., Doupe, J. 351, *458*
Wilkinson, B.R. 60, *114*
Wilkinson, D.I. 50, 56, 59, *114*, 181, *259*, 274, 281, 286, 323, *347*
–, Farber, E.M. 51, *114*, 322, 323, *347*
–, Karasek, M.A. 50, *114*, 267, *348*
–, Walsh, J.T. 160, *259*
– s. Aso, K. 130, 131, *144*, 160, 211, *232*
Wilkinson, D.S. 517, *539*
– s. Crow, K.D. 517, *525*
Wilkinson, R. s. Burton, J.L. 301, *327*
– s. Eidinger, D. 222, *237*

Willers, M. s. Wulf, K. 510, 511, *540*
Willgram, Weinstock 176
Williams, J.P.G. 136, *152*
Williams, J.R. s. Epstein, J. 486, *526*
Williams, M., Cunliffe, W.J., Gould, D. 296, 303, *348*
–, –, Williamson, B., Forster, R.A., Cotterill, J.A., Edwards, J.C. 264, 280, 302, *348*
– s. Cunliffe, W.J. 296, 309, *328*
Williams, M.G., Hunter, R. 209, *259*
Williams, S.M. s. Cunliffe, W.J. 264, 276, 296, *328*
– s. Edwards, J.C. 309, 319, *329*
Williams, W.W. s. Wiley, C.L. *259*
Williamson, B. s. Cunliffe, W.J. 264, 309, 310, *328*
– s. Cotterill, J.A. 264, 265, 273, 275, 297, 302, 305, 307, 309, 317, *327, 328*
– s. Williams, M. 264, 280, 302, *348*
Williamson, P., Kligman, A.M. 188, *259*
Willis, I. 216, *260*
–, Kligman, A.M. 508, 518, *539*
–, –, Epstein, J. *539*
– s. Fulton, J.E. 517, *527*
Wilson 52
Wilson, J.D. 280, 289, *348*
Wilson, W.C. 357, 394, 412, 434, 439, *458*
Wilson-Jones, E. s. Ive, F.A. 519, *530*
Wimber 119
Wimber, D.R. s. Sherman, F.G. 119, *151*
Windhorst, D.B., Foster, R.C. 272, 323, *348*
Winer, L.H. s. Wright, E.T. 516, *540*
Winkelmann, R.K. 158, 212, *260*, 498, 499, *539*
–, Perry, H.O., Achor, R.W.P., Kirby, T.J. 51, *114*
– s. Achor, R.W.P. 51, *90*
– s. Epstein, J.H. 499, *526*
– s. Sams, W.M. 498, 514, *536*
Winkelmann, R.U. s. Heaply, M.R. 166, *241*
Winkler, A. s. Hopf, G. 271, 312, *334*
Winkler, F. 405, *458*
Winkler K. 299, 300, *348*
–, Schaefer, H. 181, 184, *260*, 270, 300, *348*

Winner, H.I. s. Weatherall, J.A. 185, *259*
Winston, M., Frank, L. 300, *348*
Winter, V., Freundova, D. 54, *114*
Winter, W. s. Braun-Falco, O. 47, *92*
Wiskemann, A. 470, 506, 508, 515, 519, *539*
–, Wulf, K. 519, *540*
– s. Kimmig, J. 459, *531*
– s. Krämer, D.M. 155, *245*
– s. Kramer, D.M. 132, *148*
– s. Kreysel, H.W. 506, *532*
– s. Rasheed, A. 487, *535*
– s. Schulz, K.H. 517, *537*
Witham, E. s. Frain-Bell, W. 519, *527*
Witham, K.M. s. Jarrett, A. 45, *101*
Witkop, C.J. s. Sauk, J.J. 132, *150*
Witschel, H. s. Meyer, W. 46, *114*
Witten, V.H. s. Sulzberger, M.B. 217, *256*
Wittmoser, R. 370, 372, 378, 381, 386, 419, *458*
Witzke, G. s. Schwarz, E. 69, 73, 74, 76, *109*, *254*
Wittiaux, R. s. Duve, C. de 95
Wodniansky, P. 405, *458*
Woernley, D.L. s. Carruthers, C. 20, *93*
Wohl, A.G. s. Spiegel, E.A. 418, *457*
Wohlraab, W., Marculescu, J., Schneider, I. 54, *114*
–, –, Zaumseil, R.P. 190, 209, *260*
–, Peker, J. *260*
–, –, Marculescu, J. 44, 45, *114*
–, Schiemann, S. 70, *115*
– s. Ehlers, G. 54, *95*, 155, *237*
– s. Peker, J. 184, *250*
Wohlwill, F. 416, *458*
Wolejsza, N.F. s. Wolfram, M.A. 229, *260*
Wolf, J. 186, 187, 188, 191, *260*
Wolf, J.E., Harrison, R.G. 160, *260*
Wolf, S. s. Lorenz, Th.H. 270, 271, 302, 317, *338*
Wolfersberger, M.G., Tabachnick, J. 71, *115*
–, –, Finkelstein, B., Levin, M. 71, *115*
Wolff, H.H. s. Christofers, E. 169, *236*
Wolff, H.G. s. Lorenz, Th.H. 293, *338*
Wolff, K. *260*, 498, *540*

–, Hönigsmann, H., Gschait, F., Konrad, K. 512, *540*
–, Holubar, K. 44, 47, *115,* 498, 510, *540*
–, Schreiner, E. 42, 44, 45, 46, *115*
–, Sollereder, B. 158, *260*
–, Tappeiner, J., Schreiner, E. 42, *115*
–, Wolff-Schreiner, E. C. 156, 159, *260*
– s. Carter, D. M. 512, *524*
– s. Fritsch, P. 42, *97*
– s. Hönigsmann, H. 46, *100,* 205, *241*
Wolff-Schreiner, E. C. s. Wolff, K. 156, 159, *260*
Wolfram, L. J. 312, *348*
Wolfram, M. A., Wolejsza, N. F., Laden, K. 229, *260*
Wolgast, R. s. Schenk, G. O. 474, 480, *536*
Wolkin, J. s. Hyndman, O. R. 440, *451*
Wollmann, C., Schwenke, W., Ketscher, K. D., Meyer, F. U. 218, *260*
Wollmann, Ch. s. Schwenke, W. 218, *254*
Wollner, B. s. Gloor, M. 266, 311, *333*
Wong, K. K., Wang, G. M., Dreyfuss, J., Schreiber, E. C. 225, *260*
Woo, T. H. s. Wheatley, V. R. 286, *347*
Wood, D. C., Bettley, F. R. 217, *260*
Wood, S. R. 218, *260*
Woodbury, L. s. Jones, E. L. 298, 300, *336*
Woodbury, L. P., Lorincz, A. L., Ortega, P. 301, *348*
Woodbury, S. s. Summerly, R. 266, 302, 304, *346*
Woodcock 498
Woodhall, B. s. Ford, F. R. 439, *449*
Wooding, W. M. s. Kligman, A. M. 207, *244*
Woodrutt, B. C. s. Richter, C. P. 383, 443, *455*
Woods, H. J. s. Sikorski, J. 27, *110*
Wooley, P. V. s. Nicolaides, N. 277, *340*
Worden, L. R. s. Pathak, M. A. 511, 512, 513, *535*
Woringer, F., Foussereau, J., Sengel, D., Batt, M.-Th. 517, *540*
Wormall, A. s. Boughton, B. 265, 272, 277, 280, 305, 318, 321, *326*

– s. MacKenna, R. M. B. 268, 271, 273, 275, *339*
Worst, P. K., Fusenig, N. E. 165, *260*
Worst, P. K. M. s. Frusenig, N. E. 127, *146,* 212, *239*
Wotiz, H. H. s. Strauss, J. S. 181, *256,* 300, *346*
Woyton, A. s. Schirren, C. G. 252, 292, *344*
Wright, E. T., Winer, L. H. 516, *540*
Wright, N. s. Duffill, M. 137, *145*
Wright, R. K., Mandy, S. H., Halprin, K. M., Hsia, S. L. 140, *152*
Wright, R. s. Hsia, S. L. 139, *147*
Wuepper, K. D. s. Buxman, M. M. 30, 66, *93*
– s. Epstein, J. H. *526*
Würdemann, J. s. Stüttgen, G. 44, *112*
Wüthrich, B., Schwarz, K. 217, *260*
Wulf, K., Unna, P. J., Willers, M. 510, 511, *540*
– s. Schulz, K. H. 517, *537*
– s. Wiskemann, A. 519, *540*
Wurster, D. E. s. Runkel, R. A. 276, 318, *343*
– s. Tingstad, J. E. 215, *257*
Wyllie, M. A. L. s. Breathnach, A. S. 47, *92*
Wynn, C. H., Iqbal, M. 45, *115*

Yamaguchi, T., Tabachnick, J. 56, *115*
Yamanishi, Y. s. Hashimoto, K. 43, *99*
Yamasawa, S., Cerimele, D., Serri, F. 507, *540*
– s. Cerimele, D. 507, *524*
Yamashina, I. s. Kawasaki, T. 36, *101*
Yamazaki, I. s. Piette, L. H. 474, *535*
Yamazaki, R. s. Kakiuchi, S. 124, *148*
Yardley, H. J. 51, 52, *115,* 281, *343*
–, Godfrey, G. 48, *115*
– s. Gray, G. M. 53, *99*
– s. Long, V. J. W. 48, *103*
– s. Summerly, R. 52, *112,* 304, 317, *346*
Yeagers, E. s. Everett, M. A. 470, *527*
Yellin, W. s. Anderson, R. L. 180, *232*
Yielding, K. L. s. Gaudin, D. 486, *527*

Ying, Ch. Y., Parrish, J. A., Pathak, M. A. 508, *540*
Yip, S. Y., Freinkel, R. K. 301, *348*
Yip, Y. S. s. Freinkel, R. K. 309, *330*
Yong, J. M., Sanderson, K. V. 517, *540*
Yoshikawa, K., Adachi, K., Halprin, K. M., Levine, V. 138, 139, 140, *152*
– s. Adachi, K. 130, 131, *143*
– s. Halprin, K. M. 161, *241*
Youdale, T. s. MacManus, J. P. 127, *149*
Young, A. G. 436, *458*
Young, J. M., Lawrence, H. S. Cordell, S. L. 212, *260*
Young, L. de s. Argyris, T. S. *90*
Yu, J. H., Wells, H., Ryan, W. J., Lloyd, W. S. 130, *152*
Yu, R. Y. s. Chopra, D. P. 160, *236*
Yuhas, I. M., Tennant, R. W., Regan, J. D. 486, *540*
Yuspa, S. H., Morgan, D. L., Walker, R. J., Bates, R. R. 212, 222, *260*
– s. Elgjo, K. 55, 89, *95,* 155, *237*

Zackheim, H. S., Farber, E. M. 77, *115*
–, Karasek, M. A., Cox, A. J. Jr. 212, *260*
Zahn, H., Biela, M. 20, *115*
Zahn, R. K. s. Zöllner, E. J. *540*
Zahnd, H., Citron, M. 68, 72, *115*
Záruba, F., Konopík, J. 281, 322, *337*
Zaumseil, R. P. s. Wohlrab, W. 190, 209, *260*
Zeynoun, S., Johnson, B. E., Frain-Bell, W. 518, *540*
Zehender, F., Dünner, M. 264, 302, *348*
Zeilig, C. E. s. Goldberg, N. D. 120, 121, *146,* 155, 156, *240*
Zeissler, H. J. s. Schell, H. 162, *252*
Zelichson, A. S. 159, *260*
Zelickson, A. S. 498, *540*
– s. Frichot, B. C. III 46, *97*
– s. Mottaz, J. H. 164, *248*
Zenisek, A., Kral, J. A. 70, *115,* 474, 475, *540*
– s. Hais, I. M. 71, *99,* 180, 205, *240*
– s. Kral, J. A. 71, *102*
Zenk, A. s. Kammerau, B. 184, *243*

Zesch, A., Nordhaus, R., Schaefer, H. 190, *261*
–, Schaefer, H. 155, 184, *261*
–, –, Hoffmann, W. 155, 184, *261*
– s. Hoffmann, W.D. 184, *242*
– s. Nordhaus, R. 186, *249*
– s. Schaefer, H. 186, *252*
– s. Wendker, H. *259*
Ziboh, V.A. 131, *152*
–, Hsia, S.L. 131, *152*, 286, *348*
–, Lord, J.T., Penneys, N.S. 131, *152*
– s. Lord, J.T. 132, *149*, 499, *532*

– s. Penneys, N.S. 323, *341*
– s. Schmidt, C. 281, 322, *344*
Ziegler, H. s. Schubert, H. 225, 228, *253*
Ziegler, V. s. Schubert, H. 225, 228, *253*
Zil, J.S. 211, *261*
Zimmermann, F. s. Friedrich, L. *239*
Zimmermann, M.C. 510, *540*
Zirker, D.K., Krueger, G.G., Meikle, A.W. 184, *261*
Zlatkov, N.B. s. Vetzova, N. 317, *347*
Zöllner, E.J., Müller, W.E.G., Zahn, R.K. *540*

Zöllner, G., Thauer, R. 350, *458*
–, –, Kaufmann, W. 350, *458*
– s. Thauer, R. 350, *457*
Zoster 417
ZS-Nagy, I. s. Nagy-Vezekényi, K. 23, *104*
Zülch, K.J. 377, 383, 393, *458*
Zvěreva, E. s. Konopík, J. 281, 322, *337*
Zverina, E., Skorpil, V., Sourek, K. *458*
Zweymüller, E. s. Luger, A. *532*

Sachverzeichnis

Abdeckeffekt, Wirkung auf Irritation 206
Abnutzungsdermatose 223
Abreißmaschine 192
Abreißvorrichtung 192
Abrißmethode (Stripping) 66
Abrißtest 221
Abrißzahl 191, 192
Abrißzahl, Stripping 193
Abschilferung der Hornschicht 117
–, tägliche 177
Abschuppung 177
Abschuppungsrate 185
–, Regulierung 47
Absorption, epidermale 183
–, perkutane 183, 184
Absorptionsfilter 466
Absorptionslinie 471
Acetylcholin 355
Acetylcholinmechanismus 351
Acne vulgaris 284, 316, 318
ACTH 123, 124
actinic reticuloid 518
Adaptationserscheinungen 206
Adaptationsphänomen 207
Adaptions- und Reparationsfähigkeit, epidermale 159
Adenase 83
Adenin 82, 140
Adenosin 124
Adenylzyklase 123, 139, 143
Adenylzyklasedefekt, membrangebundener 140
Adenylzyklase, mangelhaft stimulierbare 143
Adenzyklase 122, 124
–, Stimulatoren 122
Adhäsion, verminderte 142
Adrenalin 122, 123, 160
Adsorptionsmethoden 269
Äthinylöstradiol 181, 300
Agglutination 161
Aggregation, speziesspezifische 121
Akanthogene 208
Akantholyse 168
Akanthose 204
Akanthosefaktor 207
Akanthosemuster 208
Akanthosetest 207, 208
Akne 181, 223, 314
Aknekomedo 319
Akromegalie 301
Aktinomyzin 304

– D 59, 60, 61
Aktionsspektrum 494
–, karzinogenes 507
Aktivität, lipogenetische 285
Aktivitäten einiger hydrolytischer Enzyme der Talgdrüse 289
Akzeptor-Protein 31
Alanintransaminase 291
Albinomäuse 502
Aldolase 291
Alkaliabwehr der Haut 223
Alkalineutralisation 185, 228, 229
Alkalineutralisationsmessung 223
Alkalineutralisationsprobe 223, 228
Alkalineutralisationsrate 185
Alkalineutralisationszeit 313
Alkaliresistenz 185, 193, 228, 229
–, Bewertung 224
–, Minderung, konstitutionell bedingte 229
–, verminderte 225
Alkaliresistenzminderung des Ekzemkranken 229
Alkaliresistenzprobe 220, 225
Alkaliresistenzprüfung 224, 228, 231
Alkylierung der SH-Gruppen 16
Allergenaufklärung 221
Allergenpermeation 221
allo-Isoleuzin 179
Allopurinol 83
Alopecia areata 323
α-Fibrillen-Proteine 178
α-Glykosidase, saure 497
α-Helix 4, 5
α-Keratin 12
–, Doppelstruktur 25
–, Feinstruktur 26
–, Identitätsperiode 4
– -Mikrofibrille, 9 + 2 Modell 10
– -Ring-Core-Modell 10
– -Verbund-Helikes 10
α-Protein 85
–, epidermales, helikale Portionen 12
–, Aminosäure-Zusammensetzung 10
– menschlicher Epidermis 11

–, Verschiedenheit 10
–, Abschnitte, helikale 10
–, 9 + 2 Modell der a-Keratin-Mikrofibrille 10
–, random coils 10
–, Zufallsknäuel 10
– aus Wolle 11
– der Wolle 10
α- und β-Rezeptoren 123
α-Skleroprotein der Epidermis, Heterogenität 14
α-Struktur-Protein der Epidermis, Untereinheiten 14
Altershaut 284
–, Trockenheit 72
Altersveränderungen 68, 218
Alterung der Zellen 485
Amadori-Maillard-Kondensationsreaktionen 64, 79
Aminoakyl-tRNS-Transferasen 66
Aminoazidurie 488
Aminosäuren in Epidermisfraktionen haarloser Mäuse und Meerschweinchen 69
–, freie 178, 216
–, –, in Meerschweinchen-Epidermis 68
–, –, im Wasserlöslichen 179
– -Gehalt 12
– -Gehalt, Schweiß 396
–, helikale Portionen 10
–, hornschichteigentümliche 214
–, N-terminale 23
Aminosäurezusammensetzung 11
– alkalilöslicher Proteine epidermaler Hornschicht 21, 69
–, α-Proteine 10
– epidermaler SCM-α-Proteine 13
– von (SCMK)-Fraktionen der Wolle 27
– Guanidin-Merkaptoäthanol-löslicher Epidermisproteine 21
– der Untereinheiten 14
–, wasserlösliches 179
Amitriptylin 517
Amphibien 85
Anabolika 299
Analytik, zytomorphologische 189
Androgene 298, 304, 478

Sachverzeichnis

Androgenmetabolismus in der Haut 299
Androsteron 480
Aneuploidie 507
Angiokeratoma corporis diffusum Fabry 46
Angiome 487
Anhidrose 183, 374, 379, 381, 382, 383, 388, 389
– durch Lymphogranulomatose 422
–, periphere 378, 380
Anhidrosen 374, 386, 394
–, totale 394
Anoxybiose 47
Anpassungsvermögen der Pigmentbildung 205
Anteil, puromyzinunempfindlich 31
Anthralin 222
Antiandrogene 300, 303
Antibiotika 307
– und Hautoberflächenlipide 309
–, topisch verabreichte, und Hautoberflächenlipide 310
Antichalon, epidermales 162
Antigen-Antikörper-Reaktion 161
Antihistaminika 499, 517
Antikörper 179
Antikörperstrukturen 165
Arachidonsäure 129, 130, 160, 323
Arbeitsdermatologie 153, 154
Arbeitsdermatologische Untersuchungen 210
– Vorsorge-Untersuchungen 219
Arbeitsmedizin 218
Arbeitsmedizinische Vorsorgeuntersuchung 219
Arbeitsphysiologie der Hornschicht 154
Arbeits- und Sozialmedizin 154
Arbeits-Schwielen 205
Arbeitswelt 213, 218
Arginin 76
Arginin-Esterase 160
Arginintransferase 31, 66, 75
Arginin, Vorkommen in Epidermis 76
Arm-Plexuslähmung 425
Arm-Plexusläsionen 426
Arteria carotis externa, Unterbrechung von Ästen 435
Arylsulfatase 211
Asebia 50
Asparginsäuretransaminase 291
Atopiker, Lipide der Oberfläche 182
ATP 140
–, Menge von 292

– -verbrauchende Enzyme, membrangebundene 141
Atropin 385
Atropin- oder histaminartige Substanzen, Elemente, schmerzleitende 359
Aufheller, optische 517
Auflockerung der Hornschichtlagen 204
Aufrauhungsphänomen 216
Auriculo-temporalis-Syndrom 351
Auswahl der Gen-Sets für Keratinisation oder Muzinproduktion 56
Autolyse 47
Automatismen, infraläsionelle, spinale, Symptome 409
–, spinale 406, 408
Autonomie des ektodermalen Potentials 89
Autophagosom 45, 209
Autoregulation des Säuremantels 72
Axone, sudorisekretorische 381
Axonreflex 351, 384, 385
Azetyl-CoA 478
Azidose 47, 64
A-Zellen 25, 173
A-Zelltyp 173
A- und B-Zellen 172

Bahn, sudorimotorische 357
–, sudorisekretorische 356, 375, 392
Bakterizidie 67
–, wasserlösliches 185
Bakterien 512
Band, marginales 33
Barbiturate 302, 304
Barriere 190
Barriereeigenschaften des Stratum corneum 193
Barrierefunktion 183
– der Hornschicht 182
–, Rolle der Lipide 54
Barrierewirkung 168
Barrierezonen im Stratum corneum 182
Basaliom 324, 507
Basalmembran 166, 168
Basalschicht 159
Basalzellen 171, 502
Basalzellkern 168
Basen-Verhältnis der RNS 81
Basisproteinkern 20
Bausteinanalysen des Stratum corneum 178
Beck-Fall 408
Beeinflussung der freien Aminosäuren der Epidermis 69
–, lysomale, Zellteilung 46
– der Permeabilität 184

Behensäure 279
Bein-Plexusläsionen 426
Benetzbarkeit der Haut 182
– der Oberfläche 228
Benzocain 517
Benzylthio-2-Äthylamin 304
Berlock-Dermatitis 511
Berufsdermatosen 153
Berufseignungsprüfungen 220
Berufsekzematiker 225
Berufsgenossenschaften 219
Berufskrankheiten 153
– der Haut 154
Besiedelung, mikrobielle 220, 276
β-adrenerge Mechanismen 127
Betaadrenergen Substanzen 160
β-Galaktosidase 292
β-Glukuronidase 292
β-Glukuronidasehemmer 304
Beta-Glukosidase 211, 292
β-Hydroxybuttersäure CoA 291
β-Keratin, Identitätsperiode 4
β-Naphtol 304
β-Rezeptorenwirkung, c-AMP-Gehalt der Epidermis 123
Betastrahlenschädigung, Epidermis 161
Bewertung der Alkaliresistenz 224
Biosynthese einfach ungesättigter Fettsäuren der menschlichen Hautoberflächenlipide 288
Biosynthese von Paraffinen 283
– verzweigtkettiger Fettsäuren aus Isoleuzin 287
– – – aus Leukin 287
– – – aus Methionin und Isoleuzin 288
Bithionol 517
Bituminosulfonate 303
Blasenbildung 206
Blasenentstehung 206
Bloch-Weg 268, 289
Blut- und Hautlipide 306
Bolometer 468
Bräunungsreaktion, nicht enzymatische 64
Brown-Séquard-Syndrom 410
Buclosamid 517
by-pass repair 486
B-Zellen 25, 173
B-Zelltyp 174

Callus, Nukleinsäuren und Kataboliten 80
c-AMP 120–122, 156, 160, 161
– -Anabolismus 138
–, Bestimmungsmethoden 138
–, Durchblutung 138

–, Streubreite der Meßergebnisse 138
–, bifunktioneller Effekt auf Epidermis 128
c-AMP-abhängige Proteinkinase 122, 125, 126
– –, Formen der 126
– –, K_m-Wert 126
– –, pH-Optimum 125, 126
– –, Substrate 126
– –, Untereinheiten 126
– –, zyklo-Nukleotid-Stimulierung 126
c-AMP-bindendes Protein 129
– –, Bindung an Ribosomen 129
– –, Translokation 129
c-AMP, Differenzierung der Epidermis 127
–, Differenzierung und Proliferation 128
–, G_1-Chalon 134
–, EGF-Hemmer 134
–, G_2-Chalon 134
c-AMP-Gehalt, artefizielle Veränderung 139
– und Mitoserate, in Epidermis 127
– – –, in anderen Zellsystemen 127
c-AMP, Hemmung der Zellproliferation, Stimulierung der Differenzierung 121
c-AMP-Metabolismus 138
c-AMP-PDE, 124, 125
–, 5-AMP 125
–, Asthma 125
–, ATP 125
–, Dibutyryl-c-AMP 125
–, Steroidhormone 125
–, Theophyllin 125
–, Isoenzyme 141
–, Konzentration bei Psoriasis 141
–, Michaelis-Konstanten 124
–, Regulation 124
c-AMP-Phosphodiesterase 123, 124
– -Synthese 122
–, Transkription und Translation 128
c-AMP-PDE, Vorkommen 124
–, zytochem. Bestimmung 141
Candida albicans 277
Cadmiumsulfid 311
Candidiasis 325
Cantharidin 168, 174, 212, 222
Cantharidin-Methode 204
Carbutamid 517
casual level 268, 271
– –, Lipidspiegel 292, 293, 316, 320, 322
catabolite gene activator protein 121

cell division, contact inhibition 161
– recognition factor 120
c-GMP 120, 121, 126, 156, 160, 161, 211
c-GMP und c-AMP 121
c-GMP-Epidermis Psoriasis c-GMP und c-AMP 142
c-GMP, Promoter der Proliferation 121
Chalone 160
– als Inhibitoren der epidermalen Zellproliferation 133
–, Mitosehemmung und Adrenalin und zyklo-Nukleotide 133
– und zyklisches AMP 134
Charakterisierung, zytomorphologische der Hornschicht 189
Chemotoxine 319
Chinizarinmethode 394
Cholekalziferol 478
Cholesterin 48, 181, 272, 285, 305, 307, 320, 478, 480
– -α-oxyd 480
– -Fett-Akyl-Transferase 49
–, freies 324
–, – Veresterung 281
– im Hauttalg 314
– im Unverseifbaren 314
Cholesterinester 181
–, C_{18}/C_{16} Fettsäuren 49
–, Synthesewege 285
Cholesterinsynthese, Kandutsch-Russel-Weg 49
–, Bloch-Weg 49
– aus Squalen 280
–, Wege der 289
Cholesterinveresterung 48, 49
–, bakterielle 281, 289
– bei Psoriatikern 50
Cholezystitis, Hyperhidrose, reflektorische 417
Cholinesterase 351, 355
Chordotomie 369, 370, 410, 411
Chlormadinoazetat 300, 301
Chloroform, Lipidentzug durch 183
Chloroprothixen 517
Chlorothiazid 517
Chlorpromazin 512, 517
Chlorpropamid 517
Chlorthalidon 517
Chromatographie auf Glasfasern 274
Chymotrypsin 168
Chrysarobin 207
cis-Urokaninsäure 475
Clopamid 517
CO_2 475
Codons eines Histidinproteins 61

Coffein 124
Coliphagen-DNS 491
Combustio II 496
composites granules 33
Concanavalin A 161
contact inhibition of cell division 161
Corticosteroide 189, 311
Cortison 208
Cotton-Effekt 477
Cross-Links 483
^{14}C-Serin 74
Cyclamat 517
cycling cells 137
Cyproteronazetat 181, 300
–, 3 H-Index 162
dark repair 484
Dauerblockade 88
Dauermauserung 155
Dedifferenzierungsprozesse 209
Defekt, molekularbiologischer der psoriatischen Zelle 143
Defektmutanten 485
Defektsymptome, sympathische 369
Defektsymptom eines spinalen Krankheitsprozesses 374
Degeneration, aktinische 487
7-Dehydrocholesterin 280, 478
Dehydrogenase 291
Demethylchlortetrazyklin 512
Denaturierung von Proteinen 5
Denervierung, orthosympathische 377
–, periphere 351
dense homogenous deposits 33
Dermatitis 187, 189
–, allergische 153
–, cumulativ-insult 216
–, irritative 153
–, medikamentöse phototoxische 512
–, phototoxische 510
– seborrhoica 314, 321
– toxisch degenerative 216
Dermatogramme 186
Dermatome, hyperalgestische 417
– der Sensibilität 370
– der sudorisekretorischen Einflußzonen 373
–, symphatische Efferenzen 371
– der vegetativen Efferenzen 370
Dermis, epidermale Beeinflussung 499
Dermonekrotoxin 185
Desinfizientien 309

Sachverzeichnis

Desmosomen 43, 157, 165, 168, 169, 175, 177, 187, 209
– desintegration 498
–, Halb-D. 166
–, intrazytoplasmatische 45
–, junktionale 166
–, Keratinozyten 176
– -Protein, Aminosäurezusammensetzung 43
–, reguläre 166, 167
–, Zusammensetzung 44
Desoxy-Nukleoside 82
– ribonukleinsäure (DNS) 480
Desoxyribose 79
Desquamation 29, 166, 168, 176, 177
–, insensibilis 176
Detergentien 217, 228
Dexametason 184
Diabetis mellitus 307
Diät, cholesterinreiche 306
Diätmangel an essentiellen Fettsäuren 52
Diaza-Cholesterin 51
Dibromsalan 517
Dibutyryl-c-AMP 127
–, Epidermiskulturen 128
–, G_2-Phasen-Stop 127
–, Keratinisation 128
–, Mitosehemmung 127
Dicke des Stratum corneum 199
Diethazin 517
Differentialdiagnose, neurologische 400
Differenzierung, embryonale 88
–, epidermale 56
–, Restriktion 88
Differenzierungsprodukt der Epidermis 155
Differenzierungsprogramm 169
Differenzierungsstufen 156
Differenzierung, Steuerungsvorgänge 128
– und Wachstum 88
– und Zellteilung 88
Diffusible Faktoren, Epidermis-Dermis 89
Diffusion, passive 143
Diffusionshindernisse 183
Digalloyl-Trioleat 517
Digestiv-Vakuolen 45
Dihydrotestosteronbildung 300
2,8 Dihydroxyadenin 83
Dimerisation 474
Dimethylsulfoxyd DMSO 183, 222, 225, 226
Dinatriumcromoglycat 125
Disulfidbrücken 475, 476

– bildung 66
–, intramolekulare 14
Dithranol 209
–, Cignolin, DNS-Synthese 210
–,–, Zellzyklus 210
DNA, Menge von 292
DNS 307
– in Kallus 81
– in normaler Hornschicht 81
– -Polymerase 160
–, Promoter 120, 160
– -Replizierung 160
– und RNS-Stoffwechsel der Epidermis 55
– Schäden durch UV-Bestrahlung 481
– Synthese 118, 155, 160, 162, 211, 212, 222
– –, Dithranol, Cignolin 210
– -Synthesezeit 155
– –, Epidermishyperplasie 55
– –, Karzinogenese 55
– – und Lebenszeit der Epidermiszellen 55
Dochteffekt des Haares 294
Dopamin 123
Doppelbrechung 4
Doppelinnervation, sympathische 356
Doppelmembran 175
– der Organellen 177
Dosimeter-System, chemisches 468
Drehimpuls („Spin") 473
Druckintensität 206
Drüsenlipide, sofort lösliche 181
Drüsentalg 176
de Sanctis-Cacchione Syndrom (DSC-Sy) 488
Dualismus, klassisches Dogma 358
–, orthosympathisches und parasympathisches System 355, 356
Dünnschichtchromatogramm 273
Dünnschichtchromatographie 273
Dyschromie 487
Dyskeratose 167, 176, 221

E. coli-DNS Zytidin-Photohydrate 482
Effekt, antiproliferativer 211, 212
Eigenreproduktion 155
Eigenschaften der Haut, mechanische 155

Eindringtiefe der Farbstoffe 199
Einheitsmembran 34
Einzelstrangbrüche, Reparatur (rejoining, gap filling) 486
Eiweißstoffe der Haut, lösliche 24
Ektofermente 319
Ekzem 68, 177, 183, 189, 191, 193, 223, 227
–, chronisches 193
–, chronisch-rezidivierendes 222
–, degenerativ-toxisches 213
–, endogenes 324
–, mikrobielles 179
Ekzema atopic. 314
Ekzematiker 225
–, Wasserabgabe 183
Ekzematoid, traumatisches 216
Ekzemauslösung 217
Ekzembereitschaft 221
Ekzemheilung 229
Ekzemkranke, Alkaliresistenzminderung 229
Ekzemprophylaxe 218
Elastose, aktinische 505, 507
–, „senile" 505
Elastoseschollen 506
Eleidin 28, 48
Elektrophysiologie 155
Elektrospinresonanz (ESR)-Spektrometer 474
Elongation, Inhibitoren 62
Embryogenese 485
Empfindlichkeit des β-Rezeptors 124
Emulsionsbildung an der Hautoberfläche 215
Endstrecke, gemeinsame 375
Energieabsorption, molekulare, Primäreffekt 472
Energiediagramm elektronisch angeregter Moleküle 472
Energiezustände, elektronische 471
Entfettung der Haut 216, 222
Entgleisungen in der Regulation 142
Entzündungsmediatoren 499
Enzym, proteolytisches 217
Enzymaktivitäten in der Epidermis 292
– in den Talgdrüsen 290
Enzyme, Aktivität glykolytischer 292
–, ATP-Aktivität, Transport 165
–, Beta-Glukuronidase 165
–, DNS-Polymerase 165
–, Esterase 165
–, Hornschicht 165
–, Lipase 165
–, lysomale, „Freisetzung" 64

– und Nukleotide in der Epidermis und im Talgdrüsengewebe 291
–, Phosphatase 165
–, Ribonuklease 165
– in der Übergangszone, Aminopeptidase 165
epidermal growth factor (EGF) 124
–, Aminosäure-Zusammensetzung 135
–, Arginin-Esterase 135
– Hemmung 134
–, Ornithin-Dekarboxylase 135
–, Proteinsynthese 135
–, Serumkonzentration 135
–, Struktur 135
–, Vorstufe 135
–, Wirksamkeit 135
Epidermin 20
Epidermis, Barrierefunktion 85
– Dermis, diffusible Faktoren 89
– –, Interaktion 89
– –, Träger-Mechanismus 89
–, Differenzierungsprodukt- 155
–, gesunde 142
– haarloser Mäuse 76
–, Hauptzellfunktionen 54
–, Interzellularräume 42
–, Separation 166
– und Talgdrüsen, Bestandteile 290
Epidermisatrophie 487, 505, 507
Epidermisbreite und Hornschichtdicke 162
Epidermisdifferenzierung 168
Epidermiserneuerung 162
– im Alter 162
Epidermis-Fraktionen, Glyzin-Gehalt 74
–, ^{14}C-Serin-Verteilung 74
Epidermisphyperplasie, DNS-Synthesezeit 55
Epidermis-Irritation 208
Epidermismitose und Hornzellenstruktur 169
Epidermis-Protein-Fraktionen, alkalilöslich 22
Epidermisprotein, glyzinreiches 28
– und Wollprotein, Ähnlichkeiten der Aminosäurezusammensetzung 87
Epidermisproteine, alkalilösliche 20
Epidermis-Separierung 168
Epidermis-Skleroproteine 14
Epidermiszellaktivität 159
Epidermiszell-Degeneration 209
Epidermiszellen, autoradiographische Befunde 55

–, DNS normaler und psoriatischer Epidermis, Schmelzpunkt 55
–, DNS normaler und psoriatischer Epidermis, Zirkular-Dichromizität 55
–, DNS und RNS, epidermale, Charakterisierungen 55
–, G_0-Zellen 55
–, G_1-Zellen 55
–, G_2-Zellen 55
–, Kultivierung 212
–, Morphodynamik 169
–, Nukleotidrelation 55
–, Pool, proliferierender 55
–, psoriatische, bimodale Profile 54
–, Transitzeit 75
Epidermiszellproliferation 156
Epidermiszellstimulierung 204
Epidermiszysten 50
Epikutantest, Sensibilisierung 222
Epikutantestung 220
–, Abrißtest 221
–, Doppeltest 221
Erblichkeit klonaler Zellkulturen 88
Erkrankungsbereitschaft der Haut 221
Ernährung 302, 306
Erythematodes 46
Erythemdosis, minimale (MED) 493, 494
Erythemgradation 496
Erythemreaktion 205, 208
Erythemschwelle 493
Erythemwirksamkeitskurven, Aktionsspektren 495
Erythemzeit 207
Esmarch'sche Blutleere 354
Esterasen 276
état craquelé 213
Ethopromazin 517
Evolution des Integumentes 84
Excisions-Repair-Mechanismus 486
Exhairese des N. supraorbitalis 434
Exsikkation 213
Externa, schützende, Kunstharz 218
Externagrundlagen 312
Extraktionsmethoden, direkte 268
Extrapyramidale Gebiete, stereotaktische Koagulationen 367
Exzisionsreparatur 501, 507
– -Mechanismus 485
–, zeitlicher Ablauf 502
– -Bindung 66
– -Proteine 76

Faktor, angiogenetischer 160
Faktoren, emotionelle 317
Faltblattstruktur 4
Farbstoffe, Eindringtiefe 199
Farbstofflaser 468
Fasern, sudorisekretorische, Totaldefekt 358
Faserproteine 4
Fasten 306
Fazialislähmungen 387, 388
Fazialisläsionen 387
Fazialisstamm, Durchtrennung 388
Feder-Keratin 85
Feinstruktur der Hautoberfläche 187
Fentichlor 517
Fettalkohole, Synthesewege 285
Fettsäuremetabolismus 507
Fettsäuren 48
–, einfach ungesättigte der menschlichen Hautoberflächenlipide, Biosynthese 288
–, freie 181, 314, 317, 318
–, – und Glyzeride 275
–, –, im Schweiß 275
–, –, triglyzeride, tageszeitliche Schwankung 275
–, Hautoberflächenlipide 277
–, längerkettige 278
–, polyungesättigte 130, 160
– bei Psoriatikern 323
– im Stratum corneum 278
–, Synthesewege 285
–, verzweigtkettige aus Isoleuzin, Biosynthese 287
–, verzweigtkettige aus Leukin, Biosynthese 287
–, verzweigtkettige aus Methionin und Isoleuzin, Biosynthese 288
–, verzweigtkettige aus Valin, Synthese 286
–, Vortrennung 274
Fibrillen, kollagene 506
Fibroblastenkulturen von XP 491
Fibrome 487
Fibrosarkome 480, 487
Fieber, zentrales 405
Finger, Kauschwielen 205
Fingerknöchelpolster 205
Fingerschwielen 205
1-Fluor-2, 4-Dinitrobenzol 222
Fluoreszenz-Lampen 463
Fluorobutyrophenon 51
Folienmethode von Tronnier u. Kuhn Bussius 270
Formyl-Methionyl-tRNS 62
Fossile, lebende 85
Fraktion, mikrosomale 160

Sachverzeichnis

Fraktionen durch
  Präzipitation 20
Frazier'sche Operation 390
Freie Fettsäuren, mittelkettige,
  antibakterielle und fungizide
  Wirkung 313
– –, Reduktion durch
  Shampoo 310
Frey-Syndrom 436, 440, 441
Fruktose 79
Fumarase 291
Funktionsprüfungen der
  Haut 221
Funktionszustand der
  Hornschicht 214
Furchungsmuster, Hautoberfläche 187
Furosemid 517
Fußschweiß 444

Ganglion cervicale superior
  378, 386
– Gasseri 386
– stellatum 373,
  374, 377, 378, 380
– –, Läsionen 433
– –, Resektion 441
Gaschromatographie 274, 277
Gaschromatographie-Pattern
  der freien Fettsäuren 278
– der Paraffine 283
– der Wachsester 279
Gaslaser 467
G_1-Chalon 133, 160
G_2-Chalon 133, 160
Gefährdung der Haut 210
Gefälle, kraniokaudales 215
Gefäßschaden 498
Gefäßwandplexus, periadventitieller 386
Genetik XP 489
Genetische Regulationsmechanismen in der
  Proteinsynthese 117
Genitaltumor 426
Genodermatosen 157
Gen-Sets, Auswahl für
  Keratinisation oder
  Muzinproduktion 56
Geschmacksschwitzen 351,
  388, 393, 436, 437, 446
–, Aufhebung 437
–, Grenzstrangresektionen 394
–, Pathogenese 439, 440
–, postoperatives 441
– nach Stellatumblockade 441
–, zentralnervös ausgelöstes
  438
Gestagene 300
Gewebekulturen 169
–, embryonale 89
Gewerbedermatologie 218

G_1-Inhibitor 127
–, Funktion 134
G_2-Inhibitor 134
–, Funktion 134, 160
G_1-Interphase 160
Glanzschicht 159
Glanzzone 190, 191
– nach Abrissen 192
Gleichstromwiderstand 190
Globalstrahlung 462, 463
Glühbirnen 463
Glukagon 123, 124
Glukokortikosteroide 211,
  212, 301
Glukosamin 78, 79
Glukose 79, 292
Glukose-6-Phosphatdehydrogenase 291
Glutaminsäure 179
Glutaminsäureanhydrid = Pyrrolidonkarbonsäure PCS
  = Pyroglutaminsäure 71
Glutaminsäuredehydrogenase
  291
Glykogen 496
–, Menge von 292
Glykokalyx 42, 142, 161
–, Desquamation 42
–, Funktion, zementierende 42
–, Glykoprotein 42
Glykoproteolipid 42
–, Interzellular-Zement 41
–, Mukopolysaccharide 41
Glykolipide 34, 35
Glykolyse 307
Glykoproteine 34, 35, 160, 161
Glyko-Proteolipide 181
Glyoxylsäure 475
Glyzeride 285
– und Freie Fettsäuren 275
Glyzerin 272
Glyzerinaldehyd-Phosphatdehydrogenase 291
Glyzerophosphatdehydrogenase 291
Glyzin 74
Glyzin-Gehalt, alkalilösliche
  Proteine 73
G_2-Mitose-Assay 127
Golgi-Apparat 175, 177
Golgizonen 290
G_2-Periode 160
G_1-Phase 118, 119
G_2-Phase 118
G_0-Phase 160
Granula, zytoplasmatische 28
Granularzellschicht 86

Graustrahler 465
Grenzkonzentration, toxische
  221, 222
Grenzstrang 356, 357, 368, 375
–, lumbaler, Läsionen 425
–, lumbosakraler 380, 381

–, sympathischer, Läsionen 419
–, Verteilerfunktion 359, 376
–, Zerstörung 357
–, zervikaler 374, 388
Grenzstrangdurchschneidungen
  371
Grenzstrangganglien,
  zervikale 378
Grenzstrangirritationen 381
Grenzstrangkompression,
  lumbale 424
Grenzstrangläsionen 377,
  381, 384, 385, 419
–, Geschmacksschwitzen 438
Grenzstrangresektion 377
–, Geschmacksschwitzen 393
Grenzstrangunterbrechungen
  378, 379, 380
Grenzstrangzerstörung 420
–, lumbosakrale 423
Griseofulvin 518
Grotthus-Draper-Gesetz 469
Guanidin-Merkaptoäthanollösliche Epidermisproteine,
  Aminosäurezusammensetzung
  21
Guanin 82
Guanylzyklase 126
G_0–G_1-Übergang 119

Haarfolikel 56
Haarlipide 281
Haar- und Nagelkeratin 179
Haarscheibe 158
Haarverlust bei Walen,
  Keratohyalinverlust 86
Halbdesmosomen 168
Halbwertsbreite des
  optischen Filters 467
Halozellen/Ringzellen 189
Halsgrenzstrangverletzung,
  Geschmacksschwitzen 441
Halssympathikus, Läsionen
  433
Hapten-Trägerkomplex, photochemische Möglichkeiten
  zur Bildung 516
Hardening-Effekt 206, 207
Harnstoff 179
Harnstoffzyklus 75, 76
Hauptzellfunktionen der
  Epidermis 54
Haut, Alkaliabwehr 223
Hautbelastbarkeit 219, 225
Haut, Benetzbarkeit 182
Haut, Benetzungsfähigkeit 312
Hautdurchblutung 155
Hautdurchlässigkeit 222
Haut, Eigenschaften,
  mechanische 155
Haut, Entfettung 216
Hauterkrankungen, berufliche
  153
Haut, Erkrankungsbereitschaft 221

Hautfenster, Rebuck 222
Hautflora, saprophytäre beim Psoriatiker 323
Hautfunktionsprüfungen 220, 221
Haut, Gefährdung 210
Hautgesunde, Hornschicht-Diagnostik 230
Haut bei heißem Wetter 218
Hautirritabilität 205
– Farbstoffe 205
– Farbfilmentwickler 205
Hautirritation 206
Hautkeratin, physiko-chemische Eigenschaften 179
Hautkonstitution 223
Hautkrankheiten, infektiöse 325
Hautleistenmuster 187
Hautlipide, Spreitungsgeschwindigkeit 215
Hautoberfläche 185, 227, 228
–, Emulsionsbildung 215
–, Enzyme aus Mikroben 165
–, Feinstruktur 187
–, Lipidfilm 182
–, Lipidmantel 227
–, Puffer-Kapazität 184
–, Schutzfunktionen 67
–, Verteilungsmuster von Mikroben 227
Hautoberflächenbiopsie 187
Hautoberflächenfett 181
– bei Mensch und Tier 267
Hautoberflächenlipide 282, 318
– in Abhängigkeit von Lebensalter und Geschlecht 298
– bei Acne vulgaris 317
– und Antibiotika 309
–, antimikrobielle Wirkung 313
–, biochemischer Parameter 271
–, Einzelkomponenten 272
–, Erfassung physikalischer Eigenschaften 271
–, Fettsäuren 277
–, Konsistenz der 303
– beim Psoriatiker 323
– bei Seborrhoe 323
–, Schutzfunktion 313
– und topisch verabreichte Antibiotika 310
–, Zusammensetzung 304
–, – und Jahreszeit 308
Hautoberflächenlipidmenge 296, 316
Hautoberflächenprüfungen 229
Hautpermeabilität 184, 225
Hautpflegemittel 216
Haut, rauhe 216
Hautreaktion, kumulativ-irritative 222

Hautreaktion, nicht allergische 221
–, toxische 222
Hautreaktionen, Lichen ruber-ähnliche 205
–, phototoxische und photoallergische, Differenzierung 516
Hautreflex, psychogalvanischer 443
Hautrelief 186
Hautresistenz 226
Hautschäden, berufliche 218
Hautschutz 217, 218
Hautschutzmaßnahmen 217
Hautschutzpräparate 218
Hautschutz, protektiver 217, 218
Hautschutzsalbe 218
Haut, seborrhoische 312
–, sebostatische 312
Hautsensibilität 158
Hauttemperatur 155, 302
Haut, unbehaarte 277
Hautveränderungen, leprose 431
Hautwaschmittel 217
Hautwiderstand 418
–, elektrischer 399, 418
Haut, Zivilisationsschäden 67
–, Zweckfunktion 221
Head'sche Zone 417, 418
Hefezellen 512
HHT 129
Heißluftfön, Haarfettung 295
Helikal-Fraktion 11
Hemianhidrose, Horner-Syndrom 352
–, thermoregulatorische 372, 403
Hemianhidrosen 369
Hemihyperhidrosen 402
–, zerebrale 403
Hemihypohidrose 369, 370
Hémiplegie sudorale 402
Hemmung der Talgdrüsensekretion durch Lipide 294
Hereditäre Faktoren, Lipidmenge 296
HETE 129
Heterogenität des α-Skleroproteins der Epidermis 14
Heterophagosomen 45
Hexachlorophen, Wirkung auf Mikrobenflora 185
Hexadekan 208, 211
Hexochlorophen, Toxizität 183
6-Hexadecensäure 323
Hexokinase 291
Hexosen 78
Hidroangioma cutis 428, 432, 433
Hidrotika, zentral anregende 395
H-Ionenüberschuß 184

Hirnerkrankungen, organische, Hyperhidrosen, emotional auslösbare 443
Histamin 124, 475
Histamin-Ausschüttung 498
Histidase 475, 478
Histidin 28, 179
–, Hautoberflächen-Konstitutionstyp 77
^{3}H-Histidin-Inkorporierung 31
Histidin, mikrobielles Ekzem 77
–, Neurodermitis 77
Histidinprotein 31, 60
–, Codons 61
Histidin, Psoriasisschuppen 77
Histiozytome 487
Histogenese 88
Histokompatibilitäts-Antigene 161
Histone 125
Histonprotein 160
HL-A-System 161
Hormon- oder Mitogenwirkung 156
Horner-Syndrom 362, 371, 374, 378, 386, 403, 410
–, Hemianhydrose 352
– durch Pancoast-Tumor 421
–, stereotaktische Koagulationen, Nucleus ruber 363
–, – –, Subthalamus 363
Hornfett 49, 67
Hornhaut 222
Hornhaut-Kohärenz 153, 225, 227
Hornhautwiderstand 222
Hornschicht 155, 159, 166, 171, 173, 174, 181, 184, 186, 188, 203, 214, 216, 217, 221, 227, 231
–, Belastungsstudien 214
–, Inhaltsstoffe, wasserlösliche 214
–, Wasserlösliches 214
–, Luftfeuchtigkeit, relative 214
–, Hygroskopizität 214
Hornschichtabriß 176, 190, 193, 208, 209, 226
Hornschicht-Abrißstudien 191
Hornschicht-Abrißtechnik 184
Hornschicht-Abrißzahlen 190
Hornschichtalterationen 213
Hornschichtanalysen 220, 231
Hornschichtanalytik 226, 228
Hornschichtaufrauhung 216
Hornschicht, Barrierefunktion 182
Hornschicht-Barrieren 213
Hornschicht-Bausteine 214
Hornschicht-Belastbarkeit 220, 228
Hornschicht-Belastungsproben 227

Sachverzeichnis

Hornschicht-Dehnung 204
Hornschichtdiagnostik 220, 227, 228, 229
— bei Hautgesunden 230
Hornschichtdicke 192, 193, 199, 200, 201, 204, 227, 229, 230, 231, 501
—, Epidermisbreite 162
Hornschichtdickenveränderung, reaktive 204
Hornschichtdickenmessung 200, 201, 204
—, elektronische 202
—, unblutige 201
— in vivo 203
Hornschichtdickenunterschiede 171
Hornschichtdickenzunahme 204–206
Hornschichtdurchbrüche 153, 225
Hornschicht-Durchlässigkeit 231
Hornschichtentfernung 185
Hornschicht, erythemauslösende Stoffe 205
Hornschichtfestigkeit 195
Hornschichtfette 48, 52
—, Quelle der 53
Hornschichtfilme 192
Hornschichtfunktion 159, 216, 221
Hornschichtfunktionsdiagnostik 220
Hornschichtfunktionsproben 225
Hornschicht, Funktionszustand 214
Hornschichtgewicht 192, 227, 230
Hornschichtinhaltsstoffe 179, 213, 228
Hornschichtinkohärenz 198, 207, 213
Hornschicht, kolumnäre Struktur 188
Hornschicht-Kontraktion 229
Hornschichtlagen, Auflockerung 204
Hornschicht, Lichtschutzwirkung 205
Hornschichtlipide, alkohollösliche 52
Hornschichtmasse 229
Hornschicht, menschliche, Durchschnittswerte der großen Stoffgruppen 67
—, —, exfoliative Zytologie 188
—, normale, Nukleinsäuren und Kataboliten 80
—, —, „unbekannte Substanz" 81
—, parakeratotische, Phosphatidgehalt 49

Hornschichtparameter 186, 199, 220, 229, 230, 231
Hornschichtphysiologie 154
— Psoriasis 211
Hornschichtproteine, Kallus 53
Hornschichtprüfungen 228
Hornschichtquellung 223, 228
Hornschicht, Rauhigkeit 227
—, Reservoirfunktion 184
Hornschichtresistenz 38, 181, 185
Hornschicht-Schabsel, Stoffgruppen 177
Hornschichtschädigung 217
Hornschicht, Schutzfunktion 210
Hornschicht-Skleroproteine 185
Hornschicht, Stoffgruppen 66
Hornschicht-Teilansicht, sub-layer 173
Hornschicht-Teilzone 174, 193
Hornschichttransparenz 193, 198, 229
Hornschicht-Transparenzmessung 186, 194, 195, 196
—, apparative 195
Hornschicht-Transparenz-Mittelwerte 196
Hornschichttransparenzmuster 195, 197
Hornschichtverband 169
Hornschichtverdickung 207
Hornschicht, Wasser 178
—, Wassergehalt 180
Hornschicht-Zellagen 200
Hornschicht, Zellersatzrate 162
Hornschicht, zytomorphologische Charakterisierung 189
Hornzellablösung 163, 176
Hornzellanalyse 212
Hornzellarchitektur 171
Hornzelldiagnostik 189
Hornzelle 169, 172
—, Plasmamembran 175
Hornzellen 173, 176, 189
—, Dehydration 64
—, Interfaszetärflächen 188
—, Interfaszetärlinien 188
—, säulenförmige Strukturierung 170
Hornzellenstruktur, Epidermismitose 169
Hornzellen, Ultrastruktur 172
Hornzellgruppierung 195
Hornzell-Kohärenz 176
Hornzellkomponenten 157
Hornzell-Lamellen, Analysen 187
Hornzellmembran 174, 175
— Band, marginales 65
Hornzellmembrandichte 193
Hornzellmembranen 15, 36, 37
—, Band, marginales 37
—, cross-β-Protein 15

—, cross-β-Röntgendiffraktionsmuster 15
—, Dickenzunahme 37
—, Disintegration der äußeren Lamelle 37
—, epidermale 37
—, Harlekinfötus 15
—, Keratinosomen 37
—, Membran-Proteine 36, 41
—, Proteine, cross-reaktive 15
—, Resistenz 15
—, δ-Schicht 37
—, Superkontraktion 15
—, Zell-Membrankomplex 37
Hornzell-Membrankomplex
—, Extraktionsmethoden 39
—, Barriere 39
—, Hydrolyseprodukte 40
—, Membranproteine 39
—, Rohkeratin 39
—, Fraktionen 40
—, Schabsel 39
—, Wasserlösliches 40
Hornzelloberfläche 175, 187
Hornzellsäulenbildung 170
Hornzellschicht 191
Hornzell-Schichtung 171
Hornzellverband 172, 176, 214, 227
Hornzellverwitterung 177
Horstmann'sche Motive 186
Hydrochlorothiazid 517
Hydrokortison 46, 55, 69, 125, 184
Hydrolasen, nicht strukturgebundene 47
—, strukturgebundene 47
8-Hydroxyadenin 83
Hydroxy-dihydropyrimidine 491
6-Hydroxy-dihydropyrimidine 481, 482
4-Hydroxy-2-oxybenzoxathiol 304
Hydroxyurea 212
Hydrolyseumkehr 66
Hygroskopizität 67, 215
Hyper- oder Anhidrosen, thermoregulatorische 394
Hypergammaglobulinämie 488
Hyperhidrose 388, 389
—, flüchtige, nach Kopfangriffen 435
—, gustatorische 412
—, Hände 371
—, periläsionelle 409, 410, 428
—, reflektorische, bei Cholezystitis 417
Hyperhidrosen 381, 394
—, emotional auslösbare, als Residuen organischer Hirnerkrankungen 443
— an den Grenzlinien von anhidrotischen Bezirken 428

–, isolierte, chirurgische
   Therapie 443
– nach Nervendruckläsionen
   428
– nach Nervennähten 428
–, umschriebene 394
–, – des Gesichts 435
Hyperhydrose 221
Hyperkeratose 176, 206, 208
–, Akanthosetest 207
Hyperkeratosen, reaktive
   173, 205
Hyperthermie 405, 406
Hyperpigmentierungen,
   reaktive 205
Hypohidrose 388–390, 395
Hypohidrosen, infraläsionelle 411
Hypophysenhormone 301
Hypothalamus 368
–, ergotropsympathische Bahn
   362
–, limbisches System 364, 365
–, „psychische" Funktionen
   361
–, Schweißsekretion 361
–, vegetative Funktionen 361
Hypothalamusareal, sympatisches 361
Hypoxanthin 82, 83

Ichthyose 68, 179
Ichthyosen, verschiedene,
   α-Protein 15
Ichthyosis 177, 178
– congenita 15
– vulgaris 32, 52, 193
– X-chromosomale 73
Ichtyol-Natrium 311
Ichtyotiker 322
IF-2-artiger Faktor 62
Imipramin 517
Immuntoleranz, Induktion 207
Impetigo 325
Impulse, sympathikotone, Bahnverlauf 368
–, zentrale 358
Inaktivierung, photodynamische
   478
Indolyl-3-acryloyl-Glyzin 517
Induktion, embryonale 88
–, epidermale 89
– einer Immuntoleranz 207
Induktionsmodell 117
Induktionsverhältnis, reziprokes
   167
Infiltratzellen 167
–, Keratinozyten 167
Informationsmoleküle 120, 160
Infrarotspektroskopie 274
Inhaltstoffe, wasserlösliche 66,
   177
Inhibitoren der Initiationsreaktion 62
Initiation 62

– factors 56
Initiationskomplex 63
Initiationsreaktion, Inhibitoren
   62
Initiationsschritte 63
Initiator-Aminosäure N-Azetyl-
   Serin 62
Initiatorkomplex 62
Initiator-N-Azetyl-Alanin für
   Matrixprotein 62
Initiator-Seryl-tRNS der Keratinsynthese 62
Inkorporierung radiomarkierten
   Zyst(e)ins und Methionins in
   der keratogenen Zone der
   Haarkortex 65
Innervation, sympathische, im
   Gesicht 385
Insulin 302
Integument, Resistenzschwäche
   227
Interaktion von Dermis und
   Epidermis 123
–, Epidermis – Dermis 89
–, epidermo-dermale 207
–, heterotypische 88
intercellular-contact-layer 166
Interzellular-Zement, Glykokalyx 41
Interfaszetärflächen von Hornzellen 188
Interferenzfilter 466
Interzelluläre Kontaktzone 176
Interzellularräume der Epidermis 42
Interzellulärraum = IZR 165,
   166, 175, 209
Iriparanol, Hauterscheinungen,
   ichthysioforme 51
irregular dense bodies 497
Irritantien 222
Irritation, kumulative 213
Irritationsmethoden 222
Irritationsstudien 207
Ischias 415
Isocholesterin 280
Isomerisation 474
Isoproterenol 122–124, 127
Isopropylalkohol 309
Isoproterenolstimulierung 140
Isothipendyl 517
Isozitronensäuredehydrogenase
   (NAD) 291
Jodazetatessigsäure 222
Jodzahl, Bestimmung 272
Junction, dermo-epitheliale 89

Kallus 174, 178, 180, 229
–, „unbekannte Substanz" 81
Kampfgase 222
Kandutsch-Russel-Weg 280, 289
Karbamazepin 517
Karpaltunnel-Syndrom 430
Karzinogenese, DNS-Synthesezeit 55

Kaskadenwirkung 122
Kastration 299
Katabolismus, programmierter
   47
Katabolit-Repression 121
Katecholaminwirkung 122
Kaudaläsionen 414
Kauschwielen am Finger 205
Kinine 499
Kittsubstanz, interzellulär 166
Kephaline 281
Keratin 163
–, Abhängigkeit, nutritive, des
   S-Gehalts 65
–, Definition 1, 2
–, Hauptgruppen 1
– niederer Wirbeltiere 86
–, Ursprung 85
Keratinbildung 212
Keratine 178
–, Klassifikation 8
–, Abschnitte, helikale 10
–, coiled coil ropes 8
–, Darstellung, schematische 9
–, Matrix- (y) -Protein 8
–, Modelle des α-Keratins 8
–, 9+2-Modell 8
–, 9+2-Modell der α-Keratin-
   Mikrofibrille 10
–, Produkte der Zelldifferenzierung 1
–, α-Protein 10
–, –, Verschiedenheit 10
–, random coils 10
–, Ring-Core-Modell 10
–, Röntgendiffraktionsmuster 9
–, spekulative Phylogenese 86
–, Super-Helix 9
–, Verbund-Helikes 8, 9
–, Verschiedenheit des α-Proteins 10
–, Zufallsknäul 10
Keratin-Faser 2
Keratin-Filament 2
Keratinisation 2, 47, 155, 167,
   172, 181, 184, 213, 220
–, Autoradiographien mit ^{3}H-
   Arginin 54
–, Definition 1
– als Denaturierung 64
–, Differenzierung 54
– als Differenzierungsprozeß epithelialer Zellen 1
–, DNS-Replikation, separierte
   Kerne von Spinalzellen 54
–, EM-Schema 157
–, Histone 54
–, katabole Prozesse 64
–, Kontrolle, antimitotische 54
– und Lipidstoffwechsel 51
– Nukleoproteine, saure 54
–, Parallelen zur Nekrobiose 3
–, Phylogenese 83, 85
–, „physiologische
   Degeneration" 3

Sachverzeichnis

–, physiologischer Zelltod 4
–, programmierte Funktion der Lyosomen 3
– im Rahmen der Zell-Phänomenologie 3
–, Säuger 85
–, Schlüsselenzyme 54
–, spezifische Funktion der Epidermis 1
–, Untersuchungen, zytophotometrische 54
–, Vögel und Reptilien 85
– als Zellprogramm 4
Keratinisationsanomalien 51
Keratinisations-Typen 2
Keratinisationszone 163
Keratinmuster 23, 25, 173, 193
Keratinosebozyten 49
Keratinosomen 38, 45, 46, 47, 166, 175, 176, 177, 209, 498
–, Cementsomes 47
–, Freisetzung 43
–, Kittkörper 47
–, Körperchen, intrazytoplasmatische 47
–, membran coated granules 47
–, Membranverdickung 46
–, small dense granules 47
–, submikroscope granular component 47
Keratinozyt 155, 156, 163, 165, 166, 168, 169, 171, 173, 174, 176, 177, 187, 209, 211, 212, 214
–, Atmungskette 165
–, Desmosomen 163
–, dyskeratotische 497
–, Enzymaktivität 165
–, Enzyme, extramitochondriale 165
–, Ergastoplasma 163
–, Glukose-6-Phosphat-Dehydrogenase 164
–, Glykogengranula 164
–, Glykogenogenase 164
–, Glykolyse 165
–, Golgiapparat 165
– und Infiltratzellen 167
–, Inkorporation von ^{3}H-Thymidin 165
–, Interzellularraum 164
–, Karyoplasma 163
–, Keratinosomen 164
–, Keratohyalingranula 164
–, Keratohyalin-Synthese 164
–, Keratohyalin-Tonofibrillen-Komplexe 164
–, Kernchromatins 163
–, Lipoidanteile der Membran 163
–, Lysosomen 163
–, Lysozyme 164
–, Melaningranula 164
–, Membran, Lipoidanteile 163

–, Membranverschmelzungen 163
–, Mitochondrien 164, 165
–, Partikel, membranständige 163
–, Pentosephosphat-Zyklus 165
–, Phagolysosomen 164
–, Phagozytose 164
–, Phosphatase, saure 164
–, Phospholipase C 164
–, Phospholipide 164
–, Phosphorylase 164
–, Plasmalemm 165
–, –-Invaginationen 164
–, Profileration und Pigmentproduktion 158
–, psoriatische 142
–, Retikulum, endoplasmatisches 165
–, Ribosomen 163
–, RNS-Granula, basophile 163
–, RNS-Reserven 164
–, rRNS-Transport 163
– SH- und SS-Gruppen 163
–, Sphäridien 163
–, SS- und SH-Gruppen 163
–, Schrumpfungsartefakte 163
–, Stratum intermedium 165
–, ^{3}H-Thymidin, Inkorporation 165
–, Vakuolisierung 164
–, Wurzelfüßchen 165
–, Zellkern 163
–, Zellkernvolumina 165
–, Zellmembran, Dreischichtung 163
–, Zellperipherie 164
–, Zelltod 164
–, Zellveränderungen, regressive 163
–, Zementgranula 164
–, Zementosome 164
–, Zentrosomen 163
–, Zisterne, perinukleäre 163
–, Zitronensäurezyklus 165
–, Zytoplasma 163
–, Zytoplasmavolumen 165
keratin pattern 2, 25
Keratin-Schicht 2
Keratinstruktur, Modell 25
–, Lipide in 53
Keratin-Zelle 2
Keratoderma 52
Keratohyalin 28, 31, 73, 173, 175
–, Evolution des Haars 86
–, Heterogenität 34
–, histologische Färbbarkeit 28
–, Natur 28
–, nukleäres 33, 37, 65
– aus Rinderhufen 32
Keratohyalinbildung, Störung 32
Keratohyalingranula 28, 162, 174, 212, 213, 474

Keratohyalinprotein, schwefelreiches 33
Keratosen, hereditäre, Lipid-Stoffwechsel 52
Kerndoppelmembran 163
Kernsäule, sympathische, Rückenmark 371
Kernschatten 187
Kernvakuole 187, 188
7-Keto-Cholesterin 480
Klassifikation der Keratine 8
Klebestreifenabriß 192, 208
Kodak red color balancing gelatin filters 495
Koenzyme mit chromophoren Gruppen 477
Körnerschicht 159
Kohärenzfunktion 176
Kohärenzunterschiede des Stratum corneum 192
Kohäsionskräfte 166
Kohlenbogenlampen 465
Kohlenwasserstoffe 181
Kolumnär-Strukturen 169
Komedonen 190
Komedonenlipide 305
Kontaktallergen-Applikation 189
Kontaktallergene 221
Kontaktallergie 221
Kontaktdermatitis, allergische 189, 214, 221
–, –, irritative 218
–, nicht-allergische 216
Kontaktdermatitis-Hornzellen 189
Kontaktekzem 226
Kontaktreaktion 153, 158
Kontaktstoffe, iatrogene 222
Kontaktzonen, elektronische 168
–, interzelluläre 166
Kontrazeptiva, orale 517
Kontrolle der epidermalen Zelldifferenzierung 60
Kontrollmechanismen 88
Kopfhaut, behaart 277
Kopfhaut- und Haarlipide 315
– – – des Schuppenträgers 324
Kopfschuppenerkrankungen 190
Korneozyten 172, 174, 175, 188, 227
Kortikosteroide 160, 309
Kortikosteron 480
Krebszyklus 507
Kreuzigungsmerkmale Christi 442
Krotonöl 222
Kultivierung von Epidermiszellen 212
Kunstharz als schützende Externa 218
Kutis, Separation 166

Läsionen des distalen Neuron 393
– des Grenzstranges 385
–, peripher-neurologische 384
Laktat, sudorigenes 215
Laktat-Bikarbonat-Puffersystem 184
Laktatdehydrogenase 291, 478
Lamberg - Beer Gesetz 469
Lamina rara 166
Laminae densae 166
Laminektomien 359, 376
Lammelar ichthyosis 15
Landsmann- oder Seemannshaut 505
Langerhans-Zellen 45, 158, 162, 209
Langmuir'sche Waage 271
Langzeittransplantationen 15
Lanosterin 286
Laser 467
Laxantien 517
L-Dopa-Therapie 302
Leguminosae 511
Leitungsanaesthesien 358
Lektine 160, 161
Lepra, Schweißsekretionsstörungen 432
Leseprobe 193
Leuchtstoffröhren 463
– oder Fluoreszenzröhren, spektrale Verteilung 464
Leuzin 77
Leva-Dopa-Therapie 304
Levopromazin 517
Lezithine 281
Lichen planus 45
–, Hydrolasenaktivität 45
Licht 306
Lichtabsorption 228
Lichtdermatose-Chromogen 519
Lichtdermatose, polymorphe 509, 519
Lichtentzündung 491, 498
Lichtgewöhnung 499
Lichtphysiologie 155
Lichtquellen, künstliche 463
Lichtreaktion, persistente 518
Lichtreflexion 228
Lichtschutz 205
Lichtschutzstoffe 517
Lichtschutzwirkung der Hornschicht 205
Lichtschwiele 205, 307, 492
Lichturtikaria 509, 513
–, Einteilung 514
Lichtwirkung auf Enzyme 476
– auf Enzymproteine 477
Liebermann-Buchard-Reaktion 272
light repair 484
Limbische Gebiete, stereotaktische Koagulationen 367
Limonen 222

Lipaseinhibition 309
Lipaseinhibitor 319
Lipasen 276, 277, 319
–, epidermale 277
Lipidanalyse in menschlicher Epidermis 48
Lipidanomalien als Zeichen der Verhornungsstörung 53
Lipidbremse 216
Lipid-Doppelschicht 34
Lipide 220
–, bipolare 166
–, casual lipids 51
–, einfache 263
–, epidermale 275, 276, 296
–, –, Squalenanteil 280
– epidermaler Genese 305
–, epidermogene 180
–, glandogene 181
–, –, sebogene 180
–, heterokomplexe 181
–, heterokomplexverankerte 181
–, Hornschicht 177, 178
–, Isoprenoide 263
–, keratingebundene 52
– in Keratinstrukturen 53
–, Komplexe 263
–, langsam lösliche 181
– der Oberfläche 215
–, polare 281
–, –, Zellmembran 161
–, Rolle bei Keratinisation 48
–, skleroproteingebundene 181
–, sofort lösliche 52, 215, 216
–, Zusammensetzung 266
Lipidentzug durch Azeton 183
– – Diäthyläther 183
Lipidersatz 292
Lipidfilm der Hautoberfläche, Schutzwirkung 182
Lipidgewinnung, Methode 264
Lipid-Komponente, intramolekulare 8
Lipidlösungsmittelbäder 216
Lipidlösungsmittelkontakt 227
Lipidmantel der Hautoberfläche 227
Lipidmenge auf der Hautoberfläche 265
–, hereditäre Faktoren 296
– im Talg 314
Lipidmengen nach Kopfwäsche 293
Lipidminderung 182
Lipidmuster 182
– der Hautoberfläche 229
Lipidsekretion/Zeiteinheit 297
Lipidspreitung 182
Lipidstoffwechsel, hereditäre Keratosen 52
–, Keratinisation 51
Lipogenese 181, 284, 292, 300, 302, 303
– der epidermalen Differenzierung 48

Lipogeneseblocker 304
Lipolyse 319
–, bakterielle 276, 281
Lipopeptide 52
Lipoperoxyde 307
Lipoproteide 175
Lipoproteine 52, 222
Lösungsmittelresistenztest 226
Lügendetektor 443
Luftverunreinigungen, Paraffine 283
Lumisterin 478
Lymphogranulomatose, lumbosakrale Grenzstrang-Zerstörung 423
Lymphokine 212
Lymphozyten 160
Lymphozytenfunktion 212
Lymphozyten, Proliferation 120
Lyosomen 3, 44, 45
–, Hydrolasen 44
–, –, biochemische Nachweise 44
– und Lichtreaktion 46
–, Linien, auto- und heterophage 44
–, Marker-Enzyme 44
–, Nachweise, histochemische 44
–, primäre 45
–, sekundäre 45
Lyosomen-Konzept 47
Lyosomenlabilisierung 56
Lyosomenruptur 47
Lyosomen-Stabilizer 46
Lyosomentätigkeit 47
Lysin 77
Lysosomen 177, 209
Lysosomenruptur 498
Lysosomenveränderungen, primäre UV-induzierte 498

Magnesium 124
Makromolekülstrukturen, Evolution 85
Maleinsäuredehydrogenase 291
Maleinsäureenzym 291
Malondialdehyd 480
Mammakarzinome 301, 426
Mammatumore, benigne 301
Mangan 124
Marker-Enzyme 47
Marker, genetische 161
Markierung 502
Markierungsindex 206
Maser 468
Matrix-Protein 13, 23, 25, 26, 28
Matrixprotein 27
–, Sekundärstruktur 27
–, Struktur, pseudoglobuläre 27
Matrixproteine, epidermale 27
Matrix der Strukturproteine 175

Sachverzeichnis

Mattglastest nach Schäfer u. Kuhn-Bussius 270
Mäuse-Mutante ohne Talgdrüsen 50
Mauseohrepidermis, Stimulierung 206
Maus, ichthyotische 15
Mauserung 54
Mechanismus, ribosomaler 56
Mechanorezeptoren 158
Medianuskompression, distale 430
Mediatorsubstanzen 156
Meerschweinchenepidermis 56
–, Pulsmarkierungen 56
–, Sedimentationswerte 56
Meladinine-Effekt, photodynamischer 46
Melanin 474
Melanin-Einheit, epidermale 158
Melanosomen 45, 158
Melanosomenkomplexe 498
Melanozyten 158
Melanozyten-Keratinozyten-Einheit 158
α-Melanozyten-stimulierendes Hormon 301
Membrandefekte, Steuerungsentzug 142
Membran-Desmosomen 175
membrane coating granules 175, 177
Membran, Lipid-Protein-Mosaikstruktur 35
Membran-Kontaktstellen 168
Membranproteine 34
Membran des psoriatischen Keratinozyten 143
Membranrezeptoren 142
Membranstruktur, gestörte, psoriatischer Epidermiszellen 43
Membranverschmelzung, Nexus 166
Mepazin 517
Merkel-Zelle 158
Messenger-RNS 56
Metabutamid 517
Metaplasie, muköse 56
Methionin 77
Methoden, zytophotometrische 155
Methotrexat 82, 212
Methoxypsoralen 184
Methylnikotinat 207
Methylxanthine 124
Mevalonsäure 286
100000 MG-Protein 35
Mikrobiologie 155
Mikrofibrille 26
Mikrobenflora 185
Mikropinozytose 209
Milchsäure 79, 214
Minderung, konstitutionell bedingte der Alkaliresistenz 229

Minor-Methode 394
Minor-Test 370
Mischgeschwülste 487
Mitochondrien 290
Mitogene 160, 161
Mitogeneinfluß, Lymphozyten 121
Mitogen- oder Hormonwirkung 156
Mitose 118, 155, 159, 160
– Beeinflussung 161
Mitoseaktivität 168, 204, 209, 213
Mitosedauer, Epidermis 162
Mitoseindex 161, 206, 208
Mitosen und Phänotyp 88
Mitosen in der Talgdrüse, Zählung 284
Mitosehemmstoffe 208
Mitoserate 161, 171, 207
–, Epidermis, Beeinflussung 162
–, Akkord- und Schichtarbeit 162
Mitoseregulation 156
Mitoseregulatoren 160
Mitosestimulatoren 208
Mitosestimulierung 121
M-Linie, intercellular 166
Moberg, Ninhydrintest 396
9+2-Modell 25
Modifikation 224
Moisturing factor 180
Monochromatoren 467
Moraceae 511
Morbus-Hodgkin, Retikulosesarkome 425
Morphodynamik der Epidermiszellen 169
Morphogenese, embryonale 47
Morphologie, funktionelle 159
M-Phase 160
mRNS aus Basalzellen resp. Granularzellen 61
–, epidermale, Kodierung 61
–, „schwere" 59
–, stabile, langlebige 59, 60
Mucopolysaccharide 506
Mukopolysaccharide 165, 177
Multifungin 517
Muramidase 45
Muzin 85
Mycanodin 517
Mycosis fungoides 189

Nachschublager 214
NaF 124
Nagel- und Haarkeratin 179
Nagelkeratin 174
Nalidixinsäure 512, 517
Natriumalkylbenzolsulfonat 206
Natriumlaurylsulfat Hardening-Effekt 206
Natriumthiocyanat 168

Nebennierenrindenhormone 301
n - Elektronen 473
Neger, Stratum corneum 229
Ne-He Laser 467
Neoplasien 46, 211
Nervenbahnen, schweißhemmende 359
Nervenelemente, sudorisekretorische 356, 374
Nervenendfasern, adrenergische 159
–, cholinergische 159
Nervenfasern, vegetative, segmentale, System 359
Nervengeflecht, periglanduläres 352
Nervenläsionen, Differentialdiagnose 428
–, periphere Diagnostik 428
–, –, Schweißsekretion, Störungen 427
Nerven, periphere, Degeneration 358
Nervenstämme, periphere sensible, Läsionen 385
Nervensystem, autonomes 158
Nervenverletzungen, periphere 358
Nervus facialis 388
– –, „bulbäre" Bahn 387
– –, Unterbrechungen 433
– –, zweite „Schweißbahn" 387
– ischiadicus, Spritzenschäden 428
– trigeminus 385
– –, Unterbrechungen 434
Netzwerk, trabekuläres 188, 189
Neurodermitis 46, 51, 191
–, Cholesterinester, Verminderung 51
Neurofibrome 487
Neuron, distales, Läsionen 393
–, letztes sudorisekretorisches 357
–, sudorisekretorisches 351
–, Zerstörung 357
Neu-Syntheseweg der Pyrimidinribo- und desoxyribonukleotide 82
Neutralisationsfähigkeit 223
Neutralisationsvermögen 223, 228
Neutralisationswall 223
Neutralisationszeit 223
Neutrallipide 181
Nexus, tight-junctions 168
Nichtkeratine, Abbauprodukte 78
Nichtpeptid-Bindungen 6
Nierenerkrankungen 302
Nikotinsäure 51
Ninhydrin-Test 349, 382, 383
– von Moberg 355, 396
– als objektiver Sensibilitätstest 427

Ninhydrintest, normaler 411
Nikotinsulfat 385
Nitrazingelb-Indikator 220, 225
non acne Naevus 318
Nonadrenalin 123
non-cycling cells 137
Noradrenalin 127
Novocain-Leitungsanaesthesie 382
Nukleinsäuren 155
– und Katoboliten, Callus 80
– – –, normale Hornschicht 80
– – –, Psoriasis-Schuppen 80
Nukleolus 163
Nukleolyse 81
–, inkomplette, Parakeratose 81
Nukleoproteine 222
Nukleosidase 45
Nukleosidformation 81
Nukleosid-Kinase 81
Nukleotide und Enzyme in der Epidermis und im Talgdrüsengewebe 291
–, zyklische 119, 156
–, –, Kontrolle 121
–, –, Replikation und/oder skription und Modifikation chromosomaler Proteine 122
Nukleotidphosphodiesterase, zyklische 125
Nukleotidzyklasen 122

Oberfläche, Benetzbarkeit 228
–, Lipide 215
Oberflächen-Analysen 217
Oberflächenfaktoren 120
Oberflächenglättung 176
Oberflächenlipide 185, 215
– während des Alters 305
–, sebogene 49
Oberflächen-pH 184, 185
Oberflächenrelief 186, 195
Oberflächenschabsel 178, 179
Östrogene 184, 300, 303, 478, 480, 517
–, sebosuppressive Wirkung 300
Omadine MDS 284, 304, 311
Operatorgen 117
O-Phospho-Serin 73
Optische Aufheller (Stilebene) 517
Orbitale 472
Organogenese 88, 89
Ornithin 75, 76
Ornithin-Dekarboxylase 135
Orotsäure 81
Ort der RNS-Synthese 55
Orthohyperkeratose 173
Orthosympathikus – Parasympathikus 358

γ-Oryzanol 304
Osmiumsäuretest 270
Oxalsäure 475
4α, 5-Oxydocholestanon 480
Oxyprolin 178
Oxytetrazyklin 308
Ozon 463
Ozon-Verbrauch 463

Palmo-Plantar-Keratosen 51
Palmo-Plantar-Region 174
Palmoplantare Schweißabsonderung, Sonderstellung 443
Palmitinsäure/Stearinsäure, Verhältnis 305
p-Aminobenzoesäure 517
Pancoast-Tumor 357, 394, 420, 421, 426
Papaverin 123
Papez-Circuit 365
Papierchromatographie 273
Paraffinanteil 282
Paraffine 282, 321
–, Biosynthese 283
–, Gaschromatographiepattern 283
–, Luftverunreinigungen 283
Paraffine in Talgdrüsen 283
Parakeratose 78, 168, 176, 187, 206, 208
–, freie Aminosäuren 73
–, Glyzin-Gehalt 73
–, Serin-Gehalt 73
–, Zitrullin-Gehalt 73
–, inkomplette Nukleolyse 81
–, Kerytohyalin 28
Parakeratosezellen 189
Parakeratose, Zitrullin 73, 76
Parasympathikomimetika 358, 382, 395
Parasympathikus – Orthosympathikus 358
Parkinsonismus 302
Pars disjuncta, abschabbarer Teil, Schabsel 66
Pars disjuncta strati cornei 163, 173
– –, Vorfeld 66
– compacta strati cornei 174
– conjuncta, Barriere 66
– – strati cornei 173, 215
Partikelstreuung 463
Pathogenese des Geschmacksschwitzens 439
Pauly-Reaktion 28
–, Histidin 28
–, Keratohyalin 28
–, Urokaninsäure 28
PDE, K_m-Werte 125
Penetration 183, 184
Penetrationskinetik 184
Pentosen[1] 78
Pentosen 78, 79

Peptidhormone 160
Peptidketten 179
Peptidmuster 222
Peptidrost 5, 7
Perazin 517
Periphere Nerven, Drucklähmungen 430
– –, Spritzenlähmung 429, 430
Permation 213
Permeabilität 192
–, Beeinflussung 184
Permeabilitätsprobe 220
Permeation 183, 184
Permeationsmechanismen 183
Peroxydasen 478
Peroxyde 508
Perspiratio insensibilis 182, 214, 350, 352
persistent light reactor 518
Perth-O-Meter 216
Pferd, Schweißdrüsen 352
PGE_1 124, 160
PGE_2 129, 130, 160, 211
PGE_{2a} 129
PGF_2 160, 211
PGF_{2a} 130
PGG_2 130
PGH_2 130
PG-Synthetase-Komplex
Pharmaka, hyperämisierende 303
pH-Änderung 217
Phänotyp und Mitosen 88
Phenol 222
Phenothiazinderivate 302, 304
Phenylalanin 475
Phenylephrin 123
Phentolamin 123, 124
Phleb(arteri-)ektasie, genuine, diffuse 433
Phosphatase, saure 45, 177, 292, 498
Phosphatasen saurer Isoenzyme 47
6-Phosphatglukonsäuredehydrogenase 291
Phosphatidgehalt parakeratotischer Hornschicht 49
Phosphatwerte, Callus 80
–, Hornschicht 80
–, Psoriasis Schuppen 80
Phosphofruktokinase 291
Phosphoglukomutase 291
Phospholipase 130
Phospholipidaufspaltung 275
Phospholipide 48, 130, 181, 274, 281, 305
–, Zellmembran 161
Phospholipid-Verteilung 49
Phosphoprotein, alkaliösliche Proteine 73
Phosphoreszenzphänomene 513
Phosphoribosyltransferasen 82

Phosphorylase 291
pH-Optimum 124
pH-Wert 184, 214, 228
Photoaddition 474
Photoaddukte der Aminosäuren 483
Photoallergie 509, 515, 517
Photoallergen 515
Photoallergien, Folgekrankheiten 518
Photochemotherapie, orale 512
Photodermatitis durch Farbstoffe 511
Photodermatitis – Steinkohlenteer 510
Photodimerisierung 482
Photohydratation 482
Photoisomeren der Urokaninsäure 474
Photokathoden 468
Photolyse 474
Photolyseprodukte 475
Photolyse der S-S-Bindungen 475
photopatch test 515
Photoreaktion, primäre 480
Photoreaktionen an Purinen 483
Photosensibilisierte Einzelstrangbrüche 483
Photosensibilisierung, intramolekulare 483
Phototoxische Stoffe im Steinkohlenteer 511
Photozellen 468
Phylogenese, Kertinisation 85
Phythämagglutinin 161
Phytansäure 52
physiko-chemische Eigenschaften des Hautkeratins 179
Phytophotodermatitis 511
Pigmentbildung, Anpassungsvermögen 205
Pigmentgehalt im Stratum corneum 193
Pigmentproduktion und Keratinozyten-Profileration 158
Pigmentstimulierung 474
Pili multigemini 89
Piloarrektion 399
Piloarrektion, diagnostische Schlüsse 398
Pilocarpin 215, 351, 354, 355, 377, 382, 387, 388, 393, 395
– -Schwitzen 373, 383
Pityriasis 213
– versicolor 325
PKV, inverser 514
Plasmalemm 167
– -Bereiche 166
–, Keratinozyten 168
Plasmamem 124, 161
– der Hornzelle 175
Plasmamembranen 34

plasma unit membrane 161
PLE, Diagnostische Kriterien 520
Plexuskompression durch Metastasierung 427
Plexusläsionen 385, 414
–, lumbosakrale 426
Plexus lumbalis, topographische Beziehungen 424, 425
Poikilodermie 487
Poikilothermie 405, 406
Poliomyelitis, Störungen der Schweißsekretion 412
polymorphic light eruption, PLE 519
Polypeptidelongation 63
Polyploidie 507
Polysomen, epidermale, pulsmarkierte RNS 59, 60
–,–, Ultrazentrifugation 58
Porokeratose, aktinische 507
Portionen, helikale, Aminosäuren 10
–,– des epidermalen α-Proteins 12
Positionseffekte 476
Postlyosomen 46
post replicational repair 486
Potential, ektodermales, Autonomie 89
Practolol 123
Prä-Adaptierung an das Landleben 85
Präkanzerosen 505, 507
Präkeratin 11, 12, 14, 20, 179
–, säurelösliches 12
–, Transformation 54
–, Untereinheiten 14
–, Zusammensetzung 13
Präkursor-Produkt-Verhältnis 13
Präputialdrüse der Ratte 298
Präzipitations-Parakeratosen 209
Prausnitz-Küstner-Versuch 513
Procain 358, 377, 385
Prochlorperazin 512, 517
Progeria Hutchinson-Gilford 486
Progesteron 300, 480
Programm der Zelldifferenzierung 3
Proliferation und Differenzierung, Steuerung 118
Proliferation von Lymphozyten 120
Proliferationshemmung 212
Proliferationshyperkeratose 177
Prolin 77
Promazin 517
Promethazin 517
Promoter 117
Propanolol 304
Propionibakterien 276, 319
Propranolol 123, 124
Propyonyl-CoA 286

Prostaglandin-Biosynthese, Inhibitoren 131
Prostaglandin E_1, E_2 124
Prostaglandin-Synthese nach UV-Bestrahlung 132
Prostaglandin-Synthetase 131
Prostaglandin-Stoffwechsel 129
Prostaglandine 119, 156, 160, 499
–, Adenylzyklase 131
–, Beteiligung an pathologischen Zuständen 130
–, c-AMP-Konzentration 131
–, DNS-Synthese 132
–, Vergleich mit UV-B-Effekt 132
–, PUVA 132
–, Melaninproduktion 132
–, lokalisierte Hormonwirkungen 130
–, physiologische Funktionen 130
– der Serien A, B, E und F 129
–, Wirkung auf c-AMP-Gehalt 132
Prostigmin 355, 385
–, Schwitzen 395
Proteasen 44
Proteinanteil, puromyzinempfindlich 31
Proteine, alkalilösliche epidermaler Hornschicht, Arminosäurezusammensetzung 21
–, chromosomale als Substrat der Phosphorylisierung 128
–, Denaturierung 5
–, epidermale (epitheliale), Löslichkeit 15
–, fibrilläre 179
–, glyzin-tyrosinreiche 16
– der inneren Wurzelscheiden 75
–, glyzin-tyrosinreiche, Analysen 18
–, lösliche 24
–, Menge von 292
–, radiomarkierte, Lokalisation 34
–, Sekundärstruktur 6
–, Primärstruktur 6
–, Hauptvalenzbindungen 6
–, covalent bonds 6
–, Disulfidbindungen 6
–, z-(γ-Glutamyl)-Lysin-Brücken 6
–, Esterbindungen 6
–, Nebenvalenzen 6
–, Wasserstoffbrücken 6
–, Bindung, heteropolare 7
–, Bindungen, apolare 7
–, Meridian-Reflexion 7
–, Reflexion, äquatoriale 7
–, Röntgenstrukturanalysen 7
Proteinfaktoren 56

Proteinfraktionen epidermaler Verhornungsprodukte, verschiedene, Aminosäurezusammensetzung 41
– aus Keratohyalin, verschiedene, Aminosäurenzusammensetzung 30
Protein, His-reiches, Struktur 32
– Makromolekül, pH 6,3 fällbar 22
Proteinmaterial, epidermales 20
–, Fraktionen, S-arme 20
–, Fraktionen, S-reiche 20
–, Löslichkeit 20
Proteinsynthese, Empfindlichkeit 61
–, Grundschema 57
Proteinsynthesen, epidermale 56
Protein-Synthesesystem, Asziteszellfreies, ^{14}-C-Aminosäure-Einbau 61
Proteolipid 181
Proteolyse 217
Prothipendyl 517
Prozeß, bidirektional steuerbarer 156
Psoralen 517
– (Furocoumarine) 511
–, C4-Zykloaddition 513
Psoralen-Molekül zwischen 2 Thyminen, Projektion 512
Psoriasisepidermis 211
Psoriasiskeratinozyt 211
Psoriasisschuppen 24, 45
–, freie Aminosäuren 72
–, Nukleinsäuren und Kataboliten 80
–, Phosphatasen 45
–, Proteinasen 45
Psoriasiszelle, Plasmamembran 165
Psoriatiker 322
Psoriatikerhaut, unbefallene, Sterolestergehalt 51
Psychopharmaka 517
Psoriasis 68, 160, 167, 177, 178, 187, 210, 211, 212
–, Adenylzyklase 143, 210
–, – und regulierendes Rezeptorprotein 140
–, Adrenalin 210
–, Anthralin 210
–, Anthralin-Dimer 210
– als atavistische Regression 86
–, ATP 210
–, cAMP 210, 211
–, c-AMP/c-GMP-Relation 137, 143
–, c-AMP/c-GMP-Ungleichgewicht 136
–, c-AMP-Gehalt 138, 139

–, c-AMP-Synthese 140
–, Cignolin 209
–, c-GMP 210
–, Chalone 211
–, 1,8-Dihydroxyanthrachinon 210
–, DNS-Synthese 210
–, DNS-Synthesephase 136
–, entgleiste Zellzyklusregulation 136
–, Enzymverteilungsmuster- 209
–, Gehalt an freier Arachidonsäure und HETE 130
–, Glykokalix 210, 211
–, Glykokalyx-Verlust 142
–, Hornschichtabrisse 209
–, Keratinozyten 210
–, Membrandefekte 142
–, Membran-Signalverluste 142
–, Monophoesterase 210
–, physiologische 86
–, Propranolol 210
–, Prostaglandin 210, 211
–, pustulöse 158
–, Regulationsmechanismen 210
–, Regulatorsubstanzen 211
–, Verringerung des non-cycling cell pool 137
– vulgaris 157, 168, 175, 189, 314
–, Wasserabgabe 183
–, Zellmembran 210
–, Zellmembran-Diffusion 143
–, Zellproliferation 210
–, Zellzyklus 136
Pufferkapazität 67, 185, 217, 221
– der Hautoberfläche 184
Purin-Basen, Reutilisation 84
Purine 81, 481
–, Spar-Stoffwechsel 82
Purin-Nukleotide, Epidermis 82
Purin- und Pyrimidinstoffwechsel 155
Purin-Stoffwechsel menschlicher Epidermis 82
Puromyzin 60
Pyodermie, chronische 177
Pyrimidindimeren 491
Pyrimidine 81, 481
–, Reutilisation im Epidermisstoffwechsel 81
Pyrimidin-Nukleotide 81
Pyrimidinphotoaddukte 481, 482
Pyrimidin- und Purinstoffwechsel 155
Pyrimidinribo- und desoxyribonukleotide, Neu-Syntheseweg 82

Pyroglutaminsäure = Glutaminsäureanhydrid = Pyrrolidonkarbonsäure 71
Pyrollidonkarbonsäurehexadecylester 303
Pyrrolidinkarbonsäure 180
Pyrrolidonat stark hygroskopisch 72
Pyrrolidonkarbonsäure PCS = Glutaminsäureanhydrid = Pyroglutaminsäure 71
Pyruvatkinase 291

Quantenäquivalentgesetz von Stark – Einstein 469
Quantenausbeute 469, 475
– der Wellenlängen 504
Quantenenergie 461
Quecksilberbogenlampen 464
–, Bandenspektrum 464
Quecksilber-Hochdruck-Lampe 465
Quecksilber-Niederdrucklampen 463, 465
Quellung des Zellkerns 222
Querschnittsläsionen 373, 405
–, hohe 406
Querschnittssyndrom 351
Quinethazon 517
Quinidine 518

Rachitisheilung 478
Rachitisprophylaxe 479
Radikalfänger 474
random coil 5
Rayleigh-Streuung 463
Reaktionen, photochemische 476
Reaktion, phototoxische 508
–, sensibilisierte photochemische, nicht sauerstoffabhängig 509
–, –, sauerstoffabhängig 509
Reaktionsmechanismen 156
Reaktionsschwelle, individuelle 221
Reaktionsvermögen 156
Reflexe, viszerosudorale 417
Reflexhyperhidrose 407
Reflex, psychogalvanischer 418
Reflexschema viszerogener Impulse 418
Reflexschwitzen 350, 351, 382
– bei Hautreizen 406
Refraktionsindex 460
Refsumsyndrom 52
Regelmechanismen, kybernetische 156
Regeneration der Haut 499
Regenerationszeit 507
Regulation der c-AMP-PDE 124
–, Entgleisungen 142
Regulationsfaktoren 119
–, Cycl. Nucleotide 161
Regulationsmechanismen 159

Regulatoren des epidermalen Zyklus 160
Regulatoren des Zellzyklus 119
Regulatorgen 117
Regulatorische Einflüsse, Determinierung von Epithelien 89
Regulatormoleküle 120, 161
Regulierung der Abschuppungsrate 47
Rehabilitation 220
Reibungseffekt, Blasenbildung 206
Reinigung und Pflege 217
Reinigungsmittel 217
Reißverschlußprinzip 169
Reize, psychische 360
–, sensorische 360
–, zentrogene 354
Reizhyperhidrose 403
Reizsymptom eines spinalen Krankheitsprozesses 374
Reizwirkungen 156
–, mechanische 206
Reizzustand, perifokaler 409
Rektumtumor 426
Relation epidermaler Lipide/Talgdrüsenlipide in den Kopfhaut- und Haarlipiden 311
Repair-Aktivität an Mäuse-Epidermis Aktionsspektrum 503
Repair-Replikation und S-Phasendepression in menschlicher Epidermis, Dosisabhängigkeit 505
Reparations- und Adaptionsfähigkeit, epidermale 159
Reparatur bei Einzelstrangbrüchen (rejoining, gap filling) 486
Reparatur durch genetische Rekombination 486
replacement sum 268, 316, 318, 320, 322
Repressor 117
Reproduktion 155
Reservoirfunktion der Hornschicht 183
Resistenz der Hornschicht 38
Resistenzschwäche des Integuments 227
Resonanzwanderung 472
Resorption 184
Resorptionsphysiologie 155
Resorzinderivate 512
Restriktion, Differenzierung 88
retained level 268
Retentionshyperkeratosen 76, 173, 176, 177
Retikuloid, aktinisches 518, 519
Retikulosesarkome, Morbus-Hodgkin 425
Retinoinsäure, DNS-Stimulierung 55
Rezeptor-Adenylzyklase-Komplex 124

Rezeptorensysteme 161
Rezeptoren der Zellmembran 156
Rezeptormoleküle 160
–, zytoplasmatische 120
Rezeptorproteine der Zellmembran 120
Reziprozitätsgesetz von Bunsen–Roscoe 469
Ribonukleinsäure (RNS) 491
Ribose 79
Ribose-5-Phosphatisomerase 291
Ribosomen, monomere 56
Ribosomenprofil, „Einfrieren" mit Zykloheximid 56
Ribosomen/Polysomenprofil, Inkorporierung von ^{3}H-Aminosäuren 56
– –, RNS-Spezies 56
Ribosomenpräparationen, Gewinnung aktiver 56
Ribosom, Proteinsynthese 63
Richner-Hanhart-Syndrom 77
Ringzellen/Halozellen 189
RNase 45
RNS, Basen-Verhältnis 81
– in Kallus 81
– in normaler Hornschicht 81
–, Nukleotidreaktionen in Granular- und Spinarzellen 61
RNS-Polymerase 212
RNS-Polymeraseaktivität 211
RNS-Synthese 155
RNS-synthetisierendes System 212
rRNS-Präkursor 59
Röntgenbeugungsmuster 4
Röntgendiffraktionsstudien 53
–, epidermales Hornschicht-Lipid 54
Röntgeninterferenzmuster vom α-Typ 13
Rosazea 321, 322
Rubinlaser 467
Rückenmark, sympathische Kernsäule 371, 373
–, Totaldefekt 408
Rundfilterchromatographie 273
Rutaceae 511

Säulenchromatographie 273
Säulenförmige Strukturierung der Hornzellen 170
Säuremantel 67, 184
Säurezahl 323
–, Bestimmung 272
Salbengrundlagen 218
Salbutamol 123
Salvage pathway 81, 82, 140
Salizylanilide, halogenierte 517
Salizylsäure 184
–, Toxizität 183
Sarcina lutea 284

Schäden, aktinische 487
– am Grenzstrang von Th 5 433
Schicht, interzelluläre 142
Schilddrüsenhormone 301
Schleifung 487
Schmerzpunkt 227
– -Bestimmung 226, 231
Schokoladendiät 306
Schuppen 178
Schutzfunktionen der Hautoberfläche, Wasserlösliches 67
Schutzfunktion der Hornschicht 210
Schutzorgan 154
Schutzpräparate 228
Schwankungen, diurnale, Epithel proliferative 162
Schwanzschuppenhornschicht 86
Schwarzlichtlampen 465
Schwefel, kolloidaler 311
Schweiß 214
–, ekkriner 181
–, Gehalt an Aminosäuren 396
–, kalter 360
Schweißabsonderung, Nervennähte 427
–, Palmoplantare 440, 443
Schweißausbrüche, periphere Mangeldurchblutung 355
Schweißauslösung 350
Schweißbahn, bulbäre 388
Schweißbahnen und Schweißzentren 353
Schweißbahn, zweite, Geschmacksschwitzen 442
Schweißbilder, normale 399
Schweißdefekt, thermoregulatorischer 393
Schweißdrüsen, apokrine 159
–, Doppelinnervation 356
–, ekkrine 159
–, –, im Gesicht 391
–, –, regionale Verteilung 399
Schweißdrüsenfunktionssteuerung 159
Schweißdrüsen des Gesichts 385
– an Hohlhand und Fußsohle, Zwischenstellung 442
Schweißdrüseninnervation 352, 356, 361
Schweißdrüsen-Innervation, dualistische 354
–, orthosympathische 354
–, parasympathische, zentrogene 354
Schweißdrüseninnervation des Gesichts 388
Schweißdrüsen, Restfunktion 410
Schweißdrüsentätigkeit, aktive Hemmung 360

–, Hemmung 359
–, Normaleinstellung 351
–, Tonus 351
Schweißexpulsionen 398
Schweißnerven 370
Schweiß-Provokation, gustatorische 395
–, mastikatorische 395
Schweiß-Provokationsversuche, pharmakologische 354
Schweißpünktchen 396
Schweiß, Rückresorption 355
Schweiß Rückresorption 357
– Ultrafiltration 357
– Rückresorption, nervale Steuerung 360
Schweißsekretion im Bereich des Kopfes, Störungen 394
Schweißsekretion, Diagnostik von Störungen 355
– nach Exhairese von Trigeminusästen 390
–, „Geheimratsecken" 391
– im Gesicht, Störungen 395
–, Läsionen von Plexus oder peripheren Nervenstämmen 382
– und psychisches Verhalten 442
Schweißsekretionsdiagnostik 398
Schweißsekretion, Sistieren 393
–, spastisch gesteigerte 374, 393
–, spontane 396
Schweißsekretionsstörungen des Gesichts 433
Schweißsekretionsstörungen der Lepra 432
Schweißsekretionsstörungen, Untersuchungsmethoden 394
Schweißstörungen vom zentralen Typ 393
Schweißsekretionsstörungen, zerebral 401
Schweißsekretion, Thalamus, Hypothalamus 366
–, thermoregulatorische 355
–, totale Blockierung 357
–, Verhalten 400
–, zentrogene thermoregulatorische, Störungen 412
–, asymmetrische Störungen 412
Schweiß- und Talgdrüsen 221
Schweiß, Talgpromotionseffekt 215
Schweiß- und Talgsekretion 220
Schweißtest von Minor 355
–, phototechnische Variation 397
Schwerwirkungen 168
Schwiele, chemische 206

Schwielenhorn 178
Schwitzen, adrenergisches 360
–, cholinergisches 382
–, cholinergisch provoziertes 350, 351
–, emotionales 350, 351, 373
–, gustatorisches 351
–, –, Geschmacksschwitzen 350
–, Neurophysiologie 352
–, palmoplantares 442
– durch Parasympathikomimetika 395
–, parasympathisches 356
– durch Pilocarpin 395
– durch Prostigmin 395
–, psychisch 368
–, spontanes 350, 351
–, supraläsionelles 408
–, suprapubisches, thermoregulatorisches 408
–, thermisches 215
–, thermoregulatorisches 350, 351, 368, 373, 395
–, Überwärmung 350
SCM-α-Proteine, epidermale, Aminosäurezusammensetzung 13
SCMKB 2 18
SCMKB-Fraktionen 17
– Komponenten 17
– S-Gehalt 17
SCMKB, homologe Subfraktion 18
SCM-Epidermis[a] resp. Hornschichtproteine, Aminosäurezusammensetzung 24
SCMK-Extrakt aus Kuhschnauzen, Fraktionierung 23
SCMK-Fraktionen, Aminosäurezusammensetzung 17
(SCMK)-Fraktionen der Wolle, Aminosäurezusammensetzung 27
SCMK-Präkursoren 17
Seborrhoe 221, 223, 296
Seborrhoea oleosa 304, 314, 315
– – capitis 309
– sicca 304, 314, 315
Seborrhoe, Hautoberflächenlipide 181
–, Ialgrate 181
Seborrhoiker 223, 295, 313
Seborrhoisches Ekzem 320
Sebostase 282
Sebostatiker 223, 295, 313
Seidenfibroin, Synthese 62
Seifen 228
Seifenlösung, Hardeningeffekt 206
Seitenhornzellen, vegetative 412
Sekretion, holokrine 284, 290
Sekretionsraten, Talg 181

Sekundärreaktionen, photobiologische 473
–, photochemische 515
Selendisulfid 284, 304, 311
Sensibilisierung, photoallergische 508, 509
–, photochemische 508
Sensibilisierungsbereitschaft 221
Sensibilisierungsstudien 222
Sensibilität, gestörte 381
–, taktische 158
Separation von Epidermis 166
– von Kutis 166
Serin 72, 73
– -Gehalt, alkalilösliche Proteine 73
Serotonin 124
Sexualhormone 298, 306
S-Gehalt, nutritive Abhängigkeit 65
S-haltige Peptide 77
SH-Gruppen-reiches Band, subkorneales 64
Sialoglykoprotein 36
–, Zusammensetzung 36
Silikon 218
Sinnesphysiologie 155
Sitzschwielen 205
S-Karboxymethyl (SCM)-Keratine 16
– S-arme (SCMKA) 16
– S-reiche (SCMKB) 16
Skarifikation 222
Skleroproteine 163, 174, 177, 178, 216
Skleroprotein A 178
Skleroprotein B 178
Skleroprotein, säurelöslich 13
Smaser 468
Solarkonstante 462
Sommerprurigo 519
Sonnenstrahlung, Energiefluß 463
Sonnenbestrahlung, spektrale verteilung der direkten 462
Sonnenbrand (sunburn) 474, 491
Sonnenlicht, Wirksamkeit 205
Sozial- und Arbeitsmedizin 154
Spätveränderungen, Schwelle für 417
Spann- und Scherkräfte 169
Sparstoffwechsel 81, 82
Speicherkrankheiten 46
Spektralanalyse 271
Spektrin 35
Spektrophotometrie 65
Spektrum, elektromagnetisches 460
– des Lichts 461
– – tRNS-Pool 62
Sperrschichtphotozellen 468
Sphäroproteine, Entfaltung 64
S-Phase 160

Sachverzeichnis

S-Phasen-Aktivität 501
– in der menschlichen Basalzellschicht 500
S-Phasendepression, Aktionsspektrum 504
Spiegelmonochromatoren 467
Spinalganglien 393
Spinaliome 324, 507
Spinalnervenwurzeln 356, 357, 359, 360, 373, 376
Spinalnervenwurzelläsionen, Störungen der Schweißsekretion 413
Spinalschicht 159
Spreitungsgeschwindigkeit von Hauptlipiden 215
Spreitung des Talgdrüsensekrets 292
Squalen 50, 181, 272, 280, 285, 286, 305, 317, 321
–, Cholesterinsynthese aus 280
Squalenanteil an den epidermalen Lipiden 280
Squalenmengen in Komedonen 280
SS-Bindungen 175
S-Stoffwechsel, epidermaler 65
Stearine 181
STH 124
Substanzen, fakultativ, toxische 222
–, lösliche aus Zellextrakten 156
–, wasserlösliche, kleinmolekulare 67
Substanz, „unbekannte", in Kallus 81
–,–, in normaler Hornschicht 81
Substrate, irritative 228
Sudorisekretorische, Alterationen 376
– Bahn 350
– Fasern 370
– –, Gefäßgebundene 385
Süßstoff 517
Sukzinatdehydrogenase 478
Suktionsblase 168
Sulfaguanidin 517
Sulfamethoxypyridazin 517
Sulfamonomethoxin 517
Sulfanilamid 517
Sulfaphenazol 517
Sulfathiazol 517
Sulfhydryl-Darstellung mit ^{203}Hg 65
Sulfhydrylgruppen 14
Sulfonamide 517
Sulfoxazole 517
sunburn cells 497
surface coat 42
Sympathektomien 358, 373, 375, 377, 386, 407, 445
–, lumbale 374

Sympathikus, Ausschaltung 444
–, lumbaler, Läsion 394
–, zerebrale Representation 361
Sympathikusfunktion, „nichtlimbische" Großhirnrindenareale 367
Sympathikusgrenzstrang 385
Sympathikusläsion, unvollständige 394
Sympathikusläsionen 377, 381
Sympathikusresektion, Nebenwirkungen 446
Sympathische Kernsäule des Rückenmarks 373
Sympatisches Leitungssystem, anatomische Besonderheiten 393
Symptome der infraläsionellen spinalen Automatismen 409
Syndrom, aurikulotemporales 436
Synthese verzweigtkettiger Fettsäuren aus Valin 286
Syntheseweg aus Azetyl-CoA 286
– der Cholesterinester 285
Synthesewege der Fettalkohole 285
– – Fettsäuren 285
– – Triglyzeride 285
– – Wachsester 285
Syringomyelie 412
–, Störungen der Schweißsekretion 411
System, informationsverarbeitendes 143
–, RNS-synthetisierendes 212

Staphylokokken 185
Staphylokokkus aureus 277
Stärkegel-Elektrophoresen 16
Start-Codon der mRNS 62
Steady state der Kopfhaut- und Haarlipide 295
Steigerung der Zelldurchsatzrate 206
Steinkohlenteer 304, 311
–, Photodermatitis 510
–, phototoxische Stoffe 511
Stellatumanaesthesie 377, 394
Stellatumblockade, Geschmacksschwitzen 441
Stellatumextirpationen 373
Stereoisomerie, mechanische 4
Stereotaktische Koagulationen, Nucleus ruber 363
– –, Subthalamus 363
Sterine 280
Steroidbiosynthese 478
Steroidhormone 125, 160
Steuermechanismen, interzelluläre 142

Steuerung der epidermalen Zellproliferation durch UV-Licht 55
Steuerung der Proliferation und Differenzierung 118
Steuerungsentzug über Membrandefekte 142
Stickstoffbilanzierung 180
Stilebene 517
Stilling'sche Säule 370, 411
Stimulatoren der Adenzyklase 122
Stimulation der c-AMP-PDE 125
Stimulierbarkeit 160
Stimulierung, chemische 206
Stimulierung der Mauseohrepidermis 206
Störungen der Schweißsekretion, klinische Diagnose 392
– – Thermoregulation 405
Stoffe, erythemauslösende der Hornschicht 205
Stoffwechselfunktionen, strahlenresistente 55
Strahleneffekte, kombinierte 508
Strahlung 306
–, Äquivalentgrößen 462
–, terrestrische 462
Strahlungseffekte, primäre und sekundäre 469
Strahlungsenergie 461
–, Absorption 470
Strahlungsleistung 461, 462
Strahlungsstrom, radiant exitance, emittance 461
Stratum basale 159
– –, Zellverweildauer 155
– compactum 173
Stratum corneum 66, 155, 157, 159, 166, 167, 168, 173, 179, 186, 189, 190, 212, 213, 217, 220, 227, 228
– – Barriereeigenschaften 193
– – Barrierezonen 182
– – Bausteinanalysen 178
– – Desintegration 176
– – Hornzellen 176
– – Interzellulärraum 176
– – Dicke 199
– – Disulfidbrücken 15
– – hygroskopische Substanzen im 313
– – Irritation 228
– – Kohärenzunterschiede 192
– – Neger 229
– – Pigmentgehalt 193
– – Wassergehalt 312, 313
– desquamans 188, 190
– disjunctum 173
– –, abschabbares, freie Aminosäuren 68
– –,–, wasserlösliche Inhaltsstoffe 68

– granulosum 159, 174, 190
– germinativum 155, 168, 169
– intermedium 163, 166, 168, 173, 174, 175, 177, 190
– lucidum 174, 190
– Malpighii 159, 165, 166, 176, 177, 211
– spinosum 159
Streptokokken 185
Streßreaktionen 360
Streßsituationen 307
Stripping 183, 192
–, Abrißzahl 208
–, Hornzelldiagnostik 189
Stripping-Methode, Verwendung für Klebestreifenabrisse 190
Strippingverfahren 188
Strukturgene 117
Struktur des His-reichen Proteins 32
Strukturprotein 15
Strukturproteine, zelluläre 175

Tag-Nacht-Rhythmus, Epiderms 162
Talg 165
Talgdrüse, Aktivitäten einiger hydrolytischer Enzyme 289
Talgdrüsenentleerung 303
Talgdrüsen, Enzymaktivitäten 290
Talgdrüsengröße 284
–, Bestimmung 284
Talgdrüsenhyperplasie, senile 284
Talgdrüseninhalt 275
Talgdrüsenlipide 181, 182, 281
Talgdrüsen, Paraffine in 283
Talgdrüsensekretion, Hemmung durch Lipide 294
– beim Neugeborenen 297
–, Reduktion in der Schwangerschaft 298
Talgdrüsensekretion/Zeiteinheit 297
Talgdrüse, Zählung der Mitosen in der 284
Talg, Funktion 215
Talglipide 181
Talgpromotionseffekt des Schweißes 215
Talg, Regeneration 215
Talgregenerationszeit 293
Talg- und Schweißdrüsen 221
Talg- und Schweißsekretion 220
Talgsekretion 181, 215
– im Kindesalter 297
–, tageszeitliche Abhängigkeit 303
– und weiblicher Zyklus 298
Talgspiegel, replacement sum 215

Talgspreitung 228
Taurin 77
Teer 212
Tektin 35
Teleangiektasien 487
Teleolyosomen 46
Tesafilm-Abrisse 191, 227
Testosteron 181, 299, 480
Tetrachlorsalizylanilid 517
Tetrachlorsalizylanilin-Methode, Zellersatzrate 162
Tetradekanoylphorbolacetat 126, 222
5:8:11:14 Tetraen-Säure 304
Tetrazykline 304, 307
Thalamus, Schweißsekretion 366
Thermoregulation 358
–, Störungen 405
Thermosäulen 468
Thermosensibilität 158
Thiabutazid 517
Thioglykolsäure, Barrierfunktion 183
Thiopropazat 517
Thioridazin 517
Th 3-4, Läsionen 433
Thorakaler Grenzstrang, Eingriffe, Indikation 446
Th 5, Schäden am Grenzstrang 433
Thymidindimerisierung 483
^{3}H-Thymidineinbau in Epidermiszellen 503
^{3}H-Thymidinmarkierung 212
Thymin-Dimeren 482
Thyreoglobulin 476
Titration, potentiometrische 223
Tod, physiologischer 47
Tolbutamid 517
Tonofibrillen 165, 166, 169
Tonofibrillenbündel 162
Tonofibrillen-Keratohyalin-Komplexe 162, 163
Tonofilamente 155, 162, 165, 167, 175, 176, 209, 498
–, Stabilisierung 15
total level 268
– –, Lipidspiegel 292
Träger-Mechanismus, Epidermis-Dermis 89
Trabekelwerk, irreguläres 189
Transaldolase 291
Transesterifizierung 49
Transfer-RNS 56
Transformation des Präkeratins 54
Transglutaminasen 30, 66
T- = transitional Zellen 172
Transitzeit, verkürzte 136
Transketolase 291
Transkription 56, 61
Translation 56

Translationshemmer, kleinmolekulare 62
Translokation eines c-AMP-aktivierbaren Proteinkinase-Komplexes 128
Transparenzmessung 199
Transparenzwert 197
Transparenzwertabweichung 199
Transpeptidierung 66
Transportproteine 161
Transsudation 352, 354
Traumatisierung 217
–, iterative 213
Tribomsalizylanilid 517
Trichohyalin 29
Trichophytie 177
Triflupromazin 517
Trigeminus 386
Trigeminusläsionen 381
Triglyzeride 275, 307, 317, 318
Triglyzeridspaltung 276
Trimeprazin 517
tRNS-Isoakzeptoren 64
tRNS-Pool, Spektrum 62
tRNS-Spezies, isoakzeptierender 64
Triose-Isomerase 291
Triplettzustand 473
Tropfmethode, Hautprüfung 222
Trunci sympathici 381
Truncus sympathicus 375
– –, chirurgische Eingriffe 444
Trypthophan 179
Tumorinduktoren, chemische 161
Tumor-Promoter 222
Turnover-Zeit 206
Tween 60 222
Tyrosin 77, 475
Tyrosinase 478
T-Zellen, transitional cells 174

Übergangs-Transit-Zone 2
Übergangszone 171, 174
–, Esterasen, unspezifische 173
–, Glukurodinasen 173
–, Lipasen 173
–, Lipide 173
–, Nukleasen 173
–, PAS-positive Substanzen 173
–, Phosphatasen, saure 173
–, Phospholipide 173
–, Proteasen 173
–, Substanzen, PAS-positive 173
–, Sulfhydryl-Gruppen 173
–, transitional zone 173
Ultrastruktur in den Hornzellen 172
Ultrazentrifugation epidermaler Polysomen 58
Umbilliferae 511

Umgruppierung 474
UMP 81
Umweltbedingungen 282
–, Abgasgehalt der Luft 282
–, Verkehrspolizisten 282
Umwelteinflüsse 276
Umweltfaktoren 302, 306
Unterarm-Handschuh-Eluate 66
Untereinheiten des α-Struktur-Proteins der Epidermis 14
Untersuchungen, arbeitsdermatologische 210
–, histochemische 496
Unverseifbares 181, 314
Urea 76
Uridin-Diphosphoglukose 79
Urokaninsäure 28, 32, 81, 179, 214, 216, 474
– in Histidin-Protein 71
– in Hühner- u. Schlangen-Epidermis 71
–, Korrelation mit Keratohyalin 71
– als Lichtschutzfaktor 71
– unter Methotrexat 71
–, peptidgebunden 71
– in Psoriasisschuppen 71
– in Sänger-Epidermis 71
– nach So 90/Y90 71
Urtikaria solaris 513
UV-Bestrahlung 306
UV-Erythem 491, 492
–, Stärkegrade 492
UV Haut-Eindringtiefe (Transmission) verschiedener Wellenlängen 470
UV-induzierte cis-syn-Zyklobutan-Dimerisierung 481
UV-Licht 303
UV-Mutanten von E. coli 485
UV-Strahlung, Einfluß auf die Fettsäuren des Hauttalges 307
UV-Wirkung, Lyosomenruptur 205

Vakuom 45
Valin 77, 179
Vasopressin 123
Vehikeleffekt 183
Veränderungen, aktinische 505
–, histologische 496
Veränderung der Wasserbarrierefunktion 183
Verankerungsfibrillen 166
Vererbung 229
Veresterung des freien Cholesterins 281
Verhältnis von c-AMP/c-GMP 143
– Palmitinsäure/Stearinsäure 305
Verschmelzung 168
Verseifung 271

Verteilungsmuster von Mikroben, Hautoberfläche 227
Verhornung 155, 156, 169, 209, 213
–, Sprung in die 33, 163
Verhornungsanomalien 157
Verhornungsprodukte, „harte" 2, 29, 76
–, Nukleolyse 81
–, Nukleolyse-Produkte 81
–, Vielfalt 2
–, „weiche" 2, 29, 76
Verhornungsprozeß 162
Verhornungsstörungen 159
–, Zusammensetzung freier Aminosäuren 68
Verhornung des Zellinnenkörpers 163
Viruseffekte 161
Viskosität 215
Vitamin A 212
–, antikeratinisierender Effekt 56
–, Einfluß 46
– -Säure 189, 211, 212
Vitamin D 478
Vitamin D 3 280
Viamin-D-Synthese in der Haut, photochemische Reaktionen 479
Vogelepidermis 49
Vorderseitenstrangdurchtrennung 410
Vorsorgeuntersuchungen, arbeitsdermatologische 219
–, arbeitsmedizinische 219
Vortrennung Fettsäuren 274

Wachsalkohole 274, 276
Wachse 181
Wachsester 49, 285, 306, 317, 321
–, Analysen 279
–, biologische Funktion 280
–, Gaschromatographiepattern 279
–, Kettenlänge 279
–, Synthesewege 285
Wachstum und Differenzierung 88
Wachstumsfaktoren 160
Wärmeeinwirkung 229
Waschmittel 217, 218, 228
–, proteasehaltige 217
Waschmittelverträglichkeit 217
Wasser, gebundenes 180
–, chlorhaltiges 309
Wasserabgabe, transepidermale 183
Wasseraufnahme 228
Wasserbarrierefunktion, Veränderung 183
Wasserbindung, Beeinflussung der Hornschicht 180
Wasserbindungsvermögen 228

Wasserdampfabgabe 228
Wasserdiffusion 183
Wassergehalt 184
– des Stratum corneum 312, 313
Wasserlösliches (Wl) 67, 68, 179, 184, 185, 215, 216, 220
–, Alpha-Ketoglutarsäure 180
–, Amadori-Maillard-Kondensationsreaktionen 79
–, Ameisensäure 180
–, Aminosäuren, freie 179
–, Aminosäuren-N 180
–, Aminosäurenanalysen menschlicher Hornschicht 67
–, Ammonium 179
–, Anteil freier Aminosäuren, Mensch 69
–, Bakterizidie 185
–, Chlorid 179
–, Desoxyribose 79
–, Eisen 180
–, epidermaler Hornschicht 65, 66
–, Epidermis-Schweiß-Interferenz 214
–, freie Hexosen 78
–, freie Pentosen 78
–, Fruktose 79
–, Gesamt-N-Bestimmung 180
–, Glukosamin 78, 79, 180
–, Glukose 79
–, Glyzin-Gehalt 74
–, Harnsäure 180
–, Herkunft 69, 70
– –, Aminosäuren, freie, epidermogen 70
– – – als Fossilien 70
– –, Histidase 70
– –, Histidin 70
– –, sudorigenes 69, 70
– –, Urokanase 70
– –, Urokaninsäure 70
–, Hexosen 78, 179
–, Hornschicht 178
–, Hygroskopizität 180
–, Imidazolylakrylsäure 180
–, Kalium 179
–, Kalzium 179
–, Kohlehydrat-Aminosäuren-Kondensate 180
–, Korrelation der Komponenten 75
–,–, zwischen Pentose- und Amino-N-Werten 79
–, Kreatinin 180
–, Kupfer 180
–, Leuzin 77, 180
–, Lysin 77
–, Magnesium 179
–, Methionin 77
–, Milchsäure 79, 179
–, Monosaccharide 78
–, Natrium 179

–, Nukleinsäurebausteine 66
–, Nukleolyseprodukte 81
– –, Purine 81
– –, Pyrimidine 81
–, Pentosen 79, 179
–, Pentosen[1] 78
–, Phosphatwerte 80
–, Phosphor 180
–, Prolin 77
–, Pyroglutaminsäure 179
–, Reutilisation, selektive 65
–, Reutilisation S-haltiger Peptide 77
–, Ribose 79
– und Schutzfunktionen der Hautoberfläche 67
–, Serin-Gehalt 73
–, Serin-Glyzin-Relation 73, 75
–, Serin-Herkunft 73
–, Streubreite 67
–, Taurin 77
–, Tyrosin 77, 180
–, Uridin-Diphosphoglukose 79
–, Urokaninsäure 180
–, UV-Absorptionsspektrum 180
–, Valin 77
–, Zitronensäure 180
–, Zitrullin-Gehalt 76
–, Zitrullin-Herkunft 75
–, Zusammensetzung Hautoberfläche, Mensch 69
–, Zyst(e)in 77
Weichmacherfunktion 215
Weizenkeim-Agglutinin 161
Wetter, heißes, Haut 218
Wiesengräserdermatitis 511
Wirksamkeit des Sonnenlichts 205
Wollprotein und Federkeratin, Ähnlichkeiten der Aminosäurezusammensetzung 87
Wollproteinfraktionen, schwefelreiche, Aminosäurezusammensetzung 19
Wundheilung 47, 209
Wurzelfüßchen 166
Wurzelläsionen 385
Wurzelreizsyndrome 415

Xanthin 82, 83
Xanthinoxydase 83
Xenon-Bogen-Lampe 465
Xeroderma pigmentosum 487
–, heterogene Gruppen 489
– als heterogenes Syndrom 489
–, historische Entwicklung 488
– Patienten, Nomenklatur 490
Xerodermoid, pigmentiertes 488, 490
XP Fibrolasten 490
XP, Variante 489

Yin-Yang-Hypothese 120, 121, 161

Zelladhäsion 43, 177
Zelldifferenzierung 2, 212
–, epidermale, Kontrolle 60
–, Programm 3
Zelldurchmesser 188
Zelldurchsatzrate, Steigerung 206
Zellen vom B-Typ 173
Zellenpool, poliferativer 211
Zellerkennungsfaktoren 120
Zellerneuerung 54
Zellersatzrate der Hornschicht 162
Zellextrakte, Substanzen, lösliche 156
Zellformen 188
Zellgrenzen 187
Zellhybride 49
Zellinhaltsstoffe 181
Zellinnenkörper, Verhornung 163
Zellkern, Quellung 222
Zellkernrückstände 189
Zellkernstrukturen 156
Zellkinetik 190
Zellkontaktstellen, artspezifische 142
Zellkulturen, klonale, Erblichkeit 88
Zelleben, Verkürzung 55
Zellmembran 181
–, dreischichtige 175
– als informationsverarbeitendes System 120
–, psoriatische 141
–, Rezeptoren 119, 156
–, Rezeptorproteine 120
Zellmorphen 188
Zellmorphologie 159, 190
Zelloberfläche 188
Zelloberflächenmaterial 42
Zellorganellen, Verlust 64
Zellpotenzen, Restriktion der 85
Zellproliferation 159, 211
–, epidermale 55
–, –, Steuerung durch Chalone, Zyklonukleotide 55
–, –, Steuerung durch epidermale Inhaltsstoffe 55
–, –, Steuerung durch ionisierende Strahlung 56
–, –, Steuerung durch UV-Licht 55
–, –, Steuerung durch Viren 56
–, –, Steuerung durch Vitamine und Steroide 56
–, –, Steuerung durch Zytostatika 56
–, Regulation 160
–, reziprok kontrollierter Prozeß 121

Zellproteine, Hydrolyse 65
Zellreduplikationszone 155
Zellsäulen 169, 171
Zellstrukturen, Destruktion 77
Zellteilung und Differenzierung 88
Zellteilung, lyosomale Beeinflussung 46
Zellteilungsphasen 160
Zelluläre Schäden, Reparatur 500
Zellverweildauer im Stratum basale 155
Zellzwischenräume 165
Zellzyklus 118, 211
– -Dauer 210
–, Regulationshemmer 55
–, Steuerung, interzelluläre 120
–, Verkürzung 55, 136
Zellzyklusphasen, Dauer 119
Zement, interzellulärer 177, 181
Zementsubstanz 18
Zentralnervensystem 302
Zinsser-Cole-Engmann-Syndrom 176
Zitronensäuresynthetase 291
Zitrullin 75, 76
–, Hyperkeratose 76
–, Parakeratose 76
–, peptidgebundenes 31
– im Peptidverband 75
– -Protein 30, 75, 76
– – –, Aminosäurezusammensetzung, Haar, Meerschweinchen 29
Zivilisationsschäden der Haut 67
Zone, dynamische 361
–, keratogene 2, 64
–, präkeratogene 214
Zonen, hyperalgetische 418
Zoster, Störungen der Schweißsekretion 415
Zufallsknäul 5
Zyklopenthiazid 517
Zyklus, Regulatoren 119
–, weiblicher u. Lipidspiegel 305
–, –, Talgsekretion 298
Zyst(e)in 77
Zysteinisation 2, 65
Zystin 475
Zystingehalt 178
Zystinisation 2, 65
Zytochromoxydase 478
Zytogenese 88
Zytologie exfoliative, der menschlichen Hornschicht 188
Zytoplasma, kondensiertes 38
Zytosin-Nukleotide 82
Zytostatika 208

Spezielle pathologische Anatomie

Ein Lehr- und Nachschlagewerk

Herausgeber: W. Doerr, G. Seifert, E. Uehlinger

Band 7 (in 2 Teilen)

Histopathologie der Haut

Teil 1

Dermatosen

Von G. Achten, E.H. Beutner, T.P. Chorzelski, E. Frenk, E. Grosshans, S. Jablonska, O. Male, T. Nasemann, U.W. Schnyder, F. Vakilzadeh, J. Wanet, H. Zaun

Redigiert von U.W. Schnyder

2., neubearbeitete und erweiterte Auflage. 1978. 298 Abbildungen in 435 Einzeldarstellungen, 17 Tabellen. XXII, 562 Seiten
Gebunden DM 260,–; US $ 130.00
ISBN 3-540-08636-6

Inhaltsübersicht: Die Standardwerke und Bücher seit P.G. Unna. – Hautkrankheiten bekannter Aetiologie: Viruskrankheiten der Haut. Pilzkrankheiten. Hautkrankheiten durch Würmer und Protozoen. Durch Insekten und Arachnoidea ausgelöste Häutkrankheiten. Nichtinfektiöse Granulome. Infektiöse epitheloidzellige Granulomatosen. Physikalisch bedingte Hautreaktionen, Histopathologie der cutanen Syphilisformen und der übrigen Spirochätosen. Vorwiegend epidermale Dermatosen. Bullöse Dermatosen. Dermo-epidermale Erkrankungen. Vorwiegend cutane Dermatosen Entzündliche Erkrankungen der Subcutis. Haut- und Serumimmunfluoreszenz bei Dermatosen. Erkrankungen des Melanin Pigment Systems. Pathologie der Haare. Pathologie der Nägel.

Die 2. Auflage der *Histopathologie der Haut* erscheint in zwei Teilbänden. Der erste Band umfaßt die Hautkrankheiten mit Ausnahme der Stoffwechselkrankheiten, während im zweiten Band die Tumoren und Stoffwechselkrankheiten abgehandelt werden. Neu im ersten Teil sind Kapitel über die Erkrankungen des Melanin-Pigment-Systems und die Immunfluoreszenz der Haut. Die übrigen Kapitel wurden teils erheblich überarbeitet und ergänzt. Der Schwerpunkt der Darstellung liegt auf der diagnostischen Histopathologie. Es wird gezeigt, wie aus der Kenntnis feingeweblicher Veränderungen auf die nosologische Zuordnung der Erkrankungen der Haut und ihrer Anhangsgebilde geschlossen werden kann. Wo die Aetiologie unklar ist, wird eine nach topographischen Gegebenheiten geordnete Darstellung bevorzugt. So vermittelt der Doppelband eine systematische Information über den heutigen Wissensstand der Pathologie des Integumentes unter Berücksichtigung der Basisliteratur.

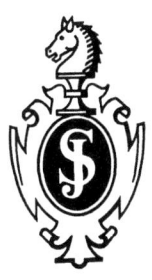

**Springer-Verlag
Berlin
Heidelberg
New York**

The only modern histopathology of the skin in German, these two subvolumes systematically present the current state of knowledge on the pathology of the integument.
New features of the second edition are a chapter on diseases of the melanin pigment system and one on the immunofluorescence of the skin.

Springer Dermatologie
Eine Auswahl

Basic Problems in Burns
Proceedings of the Symposium for Treatment of Burns, Held in Prague, September 13–15, 1973
Editors: R. Vrabec, Z. Koníčková, J. Moserová
1975. 62 figures, 56 tables. IX, 224 pages
Cloth DM 68,–; US $ 34.00
Avicenum, Czechoslovak Medical Press, Prague
ISBN 3-540-07112-1

Distribution rights for the Socialist Countries:
Avicenum, Verlag für Medizin, Prague

O. Braun-Falco, H. Goldschmidt, S. Lukacs
Dermatologic Radiotherapy
1976. 48 figures, including 16 color plates.
XIV, 154 pages
Cloth DM 35,40; US $ 17.70
ISBN 3-540-90186-8

A. Luger
Cytostatica in der Dermatologie
Indikation – Kontraindikation – Nebenwirkungen. Mit einem Geleitwort von T. Nasemann
1977. 29 Abbildungen, 10 Tabellen.
XII, 194 Seite
(Kliniktaschenbücher)
DM 24,–; US $ 12.00
ISBN 3-540-08040-6

S. Marghescu, H.H. Wolff
Untersuchungsverfahren in Dermatologie und Venerologie
Geleitwort von O. Braun-Falco
2., verbesserte Auflage 1977. 105 Abbildungen, davon 75 farbig, 8 Tabellen. XII, 170 Seiten
DM 21,– US $ 10.50
J.F. Bergmann Verlag, München
ISBN 3-8070-0299-5

T. Nasemann, W. Sauerbrey
Lehrbuch der Hautkrankheiten und venerischen Infektionen
für Studierende und Ärzte
2., überarbeitete und erweiterte Auflage 1977.
310 Abbildungen, 4 Farbtafeln. XXI, 439 Seiten
DM 48,–; US $ 24.00
ISBN 3-540-08045-7

J. Petres, M. Hundeiker
Korrektive Dermatologie
Operationen an der Haut
Mit einem Geleitwort von K.W. Kalkoff
1975. 84 Abbildungen, 21 Tafeln. XI, 135 Seiten
Gebunden DM 58,–; US $ 29.00
ISBN 3-540-07066-4

G. Plewig, A.M. Kligman
Akne
Pathogenese, Morphologie, Therapie
Übersetzt aus dem Englischen von H. Lincke-Plewig
1978. 110, vorwiegend farbige Tafeln.
XIV, 347 Seiten
Gebunden DM 117,–; US $ 58.50
ISBN 3-540-08686-2

K. Sigg
Beinleiden
Entstehung und Behandlung
Mit einem Geleitwort von H. Willenegger
2., neubearbeitete und erweiterte Auflage 1976.
121 Abbildungen in 284 Einzeldarstellungen, davon 74 Farbabbildungen. VIII, 145 Seiten
DM 36,–; US $ 18.00
ISBN 3-540-07919-X

K. Sigg
Varizen – Ulcus cruris und Thrombose
Mit Beiträgen namhafter Experten
4., überarbeitete und erweiterte Auflage 1976.
130 farbige, 411 Schwarzweiß-Abbildunge.
XV, 403 Seite
Gebunden DM 178,–; US $ 89.00
ISBN 3-540-07373-6

Der Hautarzt – Supplementum 2
Verhandlungen der Deutschen Dermatologischen Gesellschaft. 31. Tagung, gehalten in Köln vom 29.3. bis 2.4.1977. Im Auftrag der Deutschen Dermatologischen Gesellschaft herausgegeben von G.K. Steigleder, H. Aulepp
1977. 280 Abbildungen in 357 Einzeldarstellungen, 200 Tabellen. XXII, 376 Seiten
DM 98,–; US $ 49.00
Vorzugspreis für Abonnenten der Zeitschrift „Der Hautarzt" DM 78,–; US $ 39.20
ISBN 3-540-08518-1

Dermatochirurgie in Klinik und Praxis
Vorträge des 1. Symposiums für Dermatochirurgie in München. Herausgegeben: B. Konz, G. Burg. Geleitwort von O. Braun-Falco.
1977. 144 Abbildungen. XI, 238 Seiten
DM 68,–; US $ 34.00
ISBN 3-540-08048-1

Preisänderungen vorbehalten

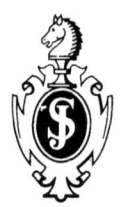

Springer-Verlag
Berlin
Heidelberg
New York

If you have any concerns about our products,
you can contact us on
ProductSafety@springernature.com

In case Publisher is established outside the EU,
the EU authorized representative is:
**Springer Nature Customer Service Center GmbH
Europaplatz 3, 69115 Heidelberg, Germany**

Printed by Libri Plureos GmbH
in Hamburg, Germany